疾病与生命科学前沿研究丛书

Principles and Application of Cancer Biotherapy

肿瘤生物治疗基础与临床应用
（修订版）

夏建川　主编

U0210085

科学出版社

北京

内 容 简 介

肿瘤生物治疗是当今肿瘤治疗学发展最快的领域，主要包括肿瘤基因治疗、免疫治疗、细胞因子治疗和分子靶向药物治疗等。由于肿瘤生物治疗具有高度的特异性，毒副作用低，在临床上已显示出良好的应用前景。本书涵盖了肿瘤生物治疗学研究和临床应用领域中最重要、最活跃和最前沿的领域，内容新颖，资料翔实。本书共分三篇，第一篇集中介绍了肿瘤生物治疗的研究基础，包括肿瘤病因学和发病机制以及相应的基因治疗、分子靶向治疗和免疫治疗的研究进展；第二篇介绍了肿瘤生物治疗的临床应用，包括生物治疗领域各种治疗手段的单独应用和与传统治疗手段的联合应用；第三篇介绍体细胞免疫治疗规范化操作和实验室管理，可为同行从业人员提供有益的参考。

近年来肿瘤的免疫治疗取得了突破性进展，为恶性肿瘤的治愈带来了新的希望。应广大读者的要求修订版中主要针对肿瘤免疫治疗的新进展做了详细的介绍，补充了许多新的内容，这对我们了解肿瘤免疫治疗的基础研究和临床应用取得的最新成果将会有很大帮助。本书可供广大肿瘤专业研究人员、临床医师、药物开发科技人员、开展生物治疗的技术人员，以及在校学习的学生阅读。

图书在版编目 (CIP) 数据

肿瘤生物治疗基础与临床应用/夏建川主编 .—北京：科学出版社，2011.8

ISBN 978-7-03-031833-6

Ⅰ.①肿… Ⅱ.①夏… Ⅲ.①肿瘤-生物疗法 Ⅳ.①R730.5

中国版本图书馆 CIP 数据核字（2011）第 137931 号

责任编辑：莫结胜 刘 晶 / 责任校对：纪振红
责任印制：徐晓晨 / 封面设计：东方人华设计室

科 学 出 版 社出版
北京东黄城根北街 16 号
邮政编码：100717
http://www.sciencep.com

北京虎彩文化传播有限公司 印刷
科学出版社发行 各地新华书店经销

*

2011 年 7 月第 一 版 开本：787×1092 1/16
2020 年 2 月第六次印刷 印张：47 1/4
字数：1 120 000

定价：188.00 元
（如有印装质量问题，我社负责调换）

《肿瘤生物治疗基础与临床应用》编写委员会

主　编　夏建川

副主编　姜文奇　管忠震　黄文林　吴沛宏

编　委　（按姓氏拼音排序）

崔念基　管忠震　何友谦　黄金华　黄文林

姜文奇　李永强　李志铭　刘冬耕　刘孟忠

吕　跃　马海清　潘　科　潘求忠　宋立兵

王风华　吴江雪　吴沛宏　夏建川　徐国良

徐瑞华　曾木圣　张　蓓　张　力　张晓实

朱孝峰

序　言

　　肿瘤生物治疗已成为当今肿瘤治疗学中发展最迅速的一个领域。它主要是通过生物制剂或细胞制品对机体防御机制的调节作用，来增强机体抗肿瘤免疫的能力或特异性阻断肿瘤细胞信号通路，从而达到抑制肿瘤生长和侵袭的目的。肿瘤生物治疗主要包括肿瘤基因治疗、免疫治疗、细胞因子治疗和单克隆抗体治疗等。这些治疗从理论上把肿瘤当作一种系统性疾病，更多的是"扶正"的作用；而单克隆抗体由于具有高度的靶向性，对机体的毒副作用小，在临床上显示出良好的应用前景，已成为恶性肿瘤的有效辅助治疗手段，在部分恶性肿瘤的某些阶段甚至可以作为一线治疗方案。近年来，许多肿瘤生物治疗的新理论、新技术、新药物正以惊人的速度从实验室走向临床。然而，如何正确认识生物治疗在临床肿瘤综合治疗中的作用；如何将肿瘤生物治疗与其他常规肿瘤治疗方法有机地结合起来；如何加强体细胞免疫治疗的规范化操作和质量控制，这些已成为当前临床医生和研究人员迫切需要解决的重要问题，也正是本书作者们的初衷之所在。

　　近年来，肿瘤生物治疗无论在基础研究还是在临床应用领域都取得了重大进展。要把肿瘤生物治疗的理论基础和临床应用，以及体细胞免疫治疗的规范化操作和实验室管理撰写成专著并非易事，原因在于它需要编著者同时具有肿瘤生物治疗基础知识与临床应用的经验，而且还能掌握这一领域最新动态。令人欣喜的是，中山大学肿瘤防治中心夏建川教授、姜文奇教授等长期工作在肿瘤生物治疗基础研究和临床治疗领域，他们结合基础研究和临床工作的丰富经验，搜集了大量最新基础研究和临床试验研究的成果，精心撰写了《肿瘤生物治疗基础与临床应用》一书。该书其余作者也均具有良好的基础研究背景和肿瘤生物治疗临床实践经验。

　　我有幸在该书出版前阅读了书稿内容，认为本书涉及了肿瘤生物治疗基础研究和临床应用领域中最重要、最活跃和最前沿的领域，内容新颖、资料翔实全面、实用性强。全书共分三篇：第一篇集中介绍了肿瘤生物治疗的基础研究，包括肿瘤病因学和肿瘤发病的分子机制以及相应的基因治疗、免疫治疗和分子靶向药物基础研究的最新进展；第二篇介绍了肿瘤生物治疗的临床应用，包括生物治疗领域各种治疗手段的单独应用和与传统治疗手段的联合应用；第三篇介绍体细胞免疫治疗规范化操作和实验室管理。该书作者充分发挥基础研究和临床实际工作相结合的优势，以"从基础研究走向临床应用"为主线贯穿全书，首次结合近年来肿瘤生物治疗的临床实践经验，分别对各种常见肿瘤在综合治疗原则的基础上，对生物治疗与手术、化疗、放疗和微创介入治疗有机结合的增效治疗进行了详细的阐述和分析，充分体现了肿瘤多学科综合治疗的发展趋势。另外，编著者还总结了近年来开展肿瘤体细胞免疫治疗的临床经验，系统地介绍了体细胞免疫治疗规范化操作和实验室管理，为肿瘤体细胞免疫治疗在临床中规范化应用奠定了坚实的基础，这是本书最大的特色和创新。我认为《肿瘤生物治疗基础与临床应用》是一本难得的基础和临床相结合的好书。本书的出版，将满足国内肿瘤生物治疗领域的临床医生和研究人员的迫切需求，对我国肿瘤生物治疗健康有序的发展将起到良好的推动作用。

曾益新

中国科学院院士

中国抗癌协会副理事长

中山大学肿瘤防治中心主任、肿瘤医院院长

2011 年 5 月 23 日

前　言

肿瘤生物治疗主要是指通过机体防御机制或生物制剂的作用以调节机体自身的生物学反应，从而达到治疗肿瘤的目的，主要包括肿瘤基因治疗、免疫治疗、细胞因子治疗和分子靶向药物治疗等。随着现代分子生物学、肿瘤学和肿瘤免疫学的发展，肿瘤的生物治疗已成为继手术、放疗和化疗后的第4种肿瘤治疗模式，在临床上已显示出良好的应用前景。

肿瘤的基因治疗近年来有了较大的发展。目前已进行了1000多项肿瘤基因治疗的临床试验，有2种肿瘤基因治疗药物在我国批准上市。但肿瘤基因治疗仍存在一些关键问题亟待解决：在基础研究方面，主要发展方向是安全、有效、靶向转基因系统研究；在临床研究方面，主要发展方向是规范及优化临床方案，建立完善的肿瘤基因治疗安全性及疗效评价系统。

在肿瘤免疫治疗领域，肿瘤疫苗、单克隆抗体、细胞因子和过继性细胞免疫治疗等的联合应用，为增强肿瘤免疫治疗的疗效起到了积极作用。2010年4月，美国食品药品监督管理局（FDA）批准前列腺癌疫苗 Provenge（sipuleucel-T）上市。Provenge 属于一种新型的自体源性细胞免疫疗法药物，适用于晚期前列腺癌患者，可以调动患者自身的免疫系统对抗肿瘤，这对推动自体免疫细胞治疗恶性肿瘤的临床应用具有历史性意义。随着肿瘤免疫学和分子生物学的发展，将会有更多新的、有效的生物治疗方法在临床肿瘤治疗过程中得到应用，造福人类。

近年来肿瘤生物治疗领域出现了一大亮点，即肿瘤分子靶向药物的临床应用，它给肿瘤患者带来了新的希望。肿瘤分子靶向治疗是针对可能导致细胞癌变的环节，如细胞信号转导通路、原癌基因和抑癌基因、细胞因子及受体、肿瘤血管形成、自杀基因等，从分子水平来逆转这种恶性生物学行为，从而抑制肿瘤细胞生长，甚至使其完全消退的一种全新的生物治疗模式。

肿瘤患者的综合治疗和个体化治疗一直是临床医师探讨的热点。近年来，许多肿瘤生物治疗的新理论、新技术、新方法和新药物正在从实验室走向临床，并根据肿瘤患者的个体遗传特性，设计个体化的治疗方案，使治疗肿瘤的疗效不断提高，肿瘤患者的生存期也不断延长。由于肿瘤的发生与发展涉及多基因、多因素和多步骤的复杂过程，因此，肿瘤问题的最终解决需依靠多个学科、多种治疗手段的有机结合，只有这样才能取得更好的疗效。

本书共分三篇：第一篇介绍肿瘤生物治疗的研究基础，包括肿瘤生物治疗的发展史、肿瘤病因学、肿瘤发病的分子机制、肿瘤基因治疗基础、肿瘤免疫治疗、肿瘤分子靶向治疗和肿瘤干细胞等章节，使读者了解肿瘤生物治疗的历史和现状，以及肿瘤生物治疗的基本原理；第二篇介绍肿瘤生物治疗的临床应用，包括肿瘤基因治疗的临床应用、肿瘤免疫治疗的临床应用、靶向肿瘤干细胞治疗、肿瘤分子靶向药物治疗的临床应用、化疗联合生物治疗、放射治疗联合生物治疗、微创介入治疗联合生物治疗和肿瘤多学科联合的综合治疗等章节；第三篇介绍体细胞免疫治疗规范化操作和实验室管理，包括体细胞治疗管理参考指南和制度建设、生物治疗实验室安全管理制度、实验室安全事故防范、应急处理及污染控制等；同时介绍几种抗肿瘤效应细胞的制备流程、规范化操作和质量控制。

近年来肿瘤的免疫治疗取得了突破性进展，为恶性肿瘤的治愈带来了新的希望。应广大读者的要求修订版中主要针对肿瘤免疫治疗的新进展做了详细的介绍，补充了许多新的内容，这对我们了解肿瘤免疫治疗的基础研究和临床应用取得的最新成果将会有很大帮助。本书可供广大肿瘤专业研究人员、临床医师、药物开发科技人员、开展生物治疗的技术人员以及在校学习的学生阅读。我们由衷希望我国的肿瘤生物治疗能在规范化操作的基础上，健康有序地发展，让更多的肿瘤患者受益。

由于本人水平有限，书稿中难免出现错误，望广大读者见谅，并在使用的过程中提出宝贵意见。

夏建川

目 录

第一篇
肿瘤生物治疗基础

第一章　肿瘤生物治疗的发展史

在 2000 多年前，人们就已经观察到少数恶性肿瘤患者的病灶可以自发消退，尤其是在发生急性感染之后，这种现象就更为明显，因此长期以来人们一直相信人体内存在着对抗肿瘤生长的力量，并积极探索这样的力量，以达到治愈肿瘤的目的。20 世纪 50 年代以来，随着分子生物学、微生物学、免疫学、细胞生物学和肿瘤生物学的长足发展，人们对肿瘤的发生、发展和转移机制，以及机体的抗癌机制的认识进入了更深的层次，各种治疗肿瘤的生物制剂和手段相继出现，从而开创了新的肿瘤治疗方法——生物治疗。与手术切除、放疗和化疗等传统方法不同，生物治疗或增强机体抗肿瘤机制，或抑制肿瘤生长与转移机制，特异性强，不良反应较轻，因而发展前景广阔。实际上，肿瘤生物治疗的研究可以追溯到更早，在 18 世纪就已出现肿瘤生物治疗的雏形，然而公认的肿瘤生物治疗的开始当属 1891 年美国纽约纪念医院骨科医师威廉·科莱（William B. Coley）创立的"科莱毒素"疗法。肿瘤生物治疗的思想源于肿瘤自发性消退，但只有在人们对肿瘤生物学特性、肿瘤免疫学的更深入了解和现代医学的全面进步之后，生物治疗研究才取得了可喜的进步，生物治疗才能更广泛地应用于临床并蓬勃发展。

肿瘤生物治疗是在免疫治疗的基础上发展起来的，以其疗效和影响来看，第一代生物治疗当推"科莱毒素"治疗。早在科莱之前，已有大量关于感染后肿瘤痊愈的文献记载。18 世纪，人们已经开始总结这些现象，并开始尝试在肿瘤病灶诱发感染，以达到治疗的目的。这些方法尽管在治疗恶性肿瘤方面取得了一定的效果，但遗憾的是人为感染往往不易控制，有些患者没有死于肿瘤，反而死于严重的人为感染。科莱是对这种疗法进行系统研究的第一人。最开始，科莱也使用细菌注射肿瘤病灶诱发同样的感染，这种疗法虽然取得了成功，但在没有抗生素的年代，其风险也是显而易见的。在这些基础上，科莱对这一疗法进行改进，使用化脓链球菌和黏质沙雷菌的提取物代替细菌进行治疗，这就是免疫治疗史上有名的"科莱毒素"。这种毒素可诱发与细菌感染相似的全身或局部反应，但没有急性化脓性感染的风险。在此后的 40 多年中，科莱应用这一疗法治疗了 1200 多例恶性肿瘤患者，其中至少 30 人存活了 30 年以上。1934 年，美国医学协会规定只有科莱毒素才能用于肿瘤的全身治疗，充分肯定了科莱毒素在癌症治疗中的应用价值。遗憾的是，当时的肿瘤免疫学还未起步，人们并不了解这一疗法的作用机制，随着规范的无菌手术、放疗和化疗的出现，科莱疗法逐渐被主流肿瘤学界所忽视。但是科学家们对这一疗法的研究和探索并未停止，除科莱毒素外，短小棒状杆菌和卡介苗（BCG）等也被用于治疗恶性肿瘤。2002 年，Bassi 总结了 1496 例患者的临床研究资料，发现 BCG 治疗膀胱原位癌的完全缓解率为 $60\% \sim 79\%$，目前认为 BCG 治疗膀胱癌是肿瘤免疫治疗最为成功的范例之一。

在科莱的时代，现代免疫学尚处于起步阶段，人们还无法从免疫学角度解释科莱毒素治疗肿瘤的机制。但是，在当时抗感染免疫治疗成熟的启发下，人们即已设想应用肿瘤疫苗治疗恶性肿瘤，1902 年，Leyden 和 Blumenthal 首先尝试了全细胞肿瘤疫苗临床试验，在此后的半个世纪内的肿瘤疫苗治疗均以肿瘤或其提取物为主，但其疗效未获肯定。20世纪50年代，Prehn和Klein等采用近交系小鼠研究化学致癌剂诱发的肿瘤时，发现肿瘤细胞存在特异性移植抗原（tumor-specific transplantation antigen，TSTA），机体的免疫系统能识别并对其产生免疫应答，初步证明了肿瘤免疫原性的存在，表明肿瘤免疫治疗的合理性。70年代，Burnet提出"免疫监视"理论，认为机体的免疫系统能够通过细胞免疫机制识别并清除癌变的异常细胞。1975年，Kohler和Milstein等建立了杂交瘤技术，产生了高度特异的单克隆抗体。在此前后的近30年内，应用血清学技术和单克隆抗体技术，发现肿瘤患者血清和单克隆抗体可与肿瘤细胞发生反应，这表明人肿瘤的抗原性确实存在，期间发现了多种肿瘤相关抗原，但从体液免疫入手研究机体抗肿瘤免疫应答无疑是走了弯路，而且由于人肿瘤特异性抗原问题悬而未决，肿瘤免疫治疗的特异性问题受到怀疑和挑战。直到1991年，比利时科学家Boon等成功分离了特异性CTL识别的人类黑色素瘤抗原MAGE-1，这是肿瘤免疫学史上的划时代转折，此后相继鉴定出了数百种肿瘤抗原。90年代，免疫学的另一突破是抗原提呈和免疫识别理论的建立、T细胞活化的双信号模式的阐明、树突状细胞（DC）免疫生物学的进展和人HLA基因测序的完成，这些成果使得肿瘤特异性主动免疫治疗走出低谷，开始了新的腾飞阶段。

细胞因子为免疫细胞存活、活化、分化、扩增和发挥效应所必需，决定着免疫应答的类型、方向和强度，在细胞免疫学的起步阶段，人们即已提出应用细胞因子扩增抗肿瘤免疫细胞的设想。20世纪70年代，人们发现NK细胞具有抗肿瘤活性，肿瘤细胞内浸润淋巴细胞与预后密切相关，提示细胞免疫在机体抗肿瘤应答中具有重要作用。与此同时，应用细胞因子在体外活化和扩增杀伤细胞及肿瘤浸润淋巴细胞过继回输治疗肿瘤的研究也在进行。1985年，美国《新英格兰医学杂志》报道了Rosenberg等应用淋巴因子活化的杀伤细胞（LAK）和IL-2治疗转移黑色素瘤和肾癌的结果，其有效率达44%，开创了细胞因子和体细胞过继免疫治疗人类肿瘤的先河。此后多种体细胞过继免疫治疗相继问世，1991年细胞因子活化的杀伤细胞（CIK）治疗肿瘤的临床试验结果首次见诸文献报道，目前这一治疗技术在国内广泛应用。随着抗原提呈和免疫识别机制的阐明，在CIK的基础上人们又建立了DC-CIK和HLA半合子免疫细胞过继治疗技术，其效果优于自体CIK细胞回输。

20世纪末肿瘤免疫学的巨大突破使人们对肿瘤免疫治疗充满了期待，彻底治愈肿瘤似乎有了希望，各种免疫治疗策略在这一时期迅速发展。然而，进入21世纪，人们总结免疫治疗临床试验的结果却发现，免疫治疗虽可在机体内诱导抗肿瘤免疫应答，但未必能诱发肿瘤消退。进一步研究发现，在肿瘤的生成与侵袭过程中，虽然机体免疫系统可产生抗肿瘤免疫应答并杀伤肿瘤细胞，但肿瘤细胞及其基质也可产生各种免疫抑制性细胞因子，在肿瘤局部形成抑制性免疫微环境，形成免疫屏障，抑制免疫细胞对肿瘤的杀伤。此外，抗肿瘤免疫本身可对肿瘤细胞造成选择压力，肿瘤细胞的遗传不稳定性有利于产生肿瘤抗原或抗原提呈缺陷突变株，从而逃避免疫杀伤。在这些发现的基础上，Dunn等于2002年提出了免疫编辑（immunoediting）学说，阐述了肿瘤发生发展过程中免疫系统与肿瘤之间的相互作用，2004年，Dunn等将免疫编辑进一步分为三个阶段，即清除、平衡和逃逸。在这一学说的基础上形成了新一代的免疫治疗策略，肿瘤免疫治疗的发展进入了新的阶段,这一阶段的核心任务是对抗肿瘤免疫抑制和逃逸机制进行研究,从而增强免疫治疗效果。

20 世纪 50 年代对生命科学和医学的发展来说具有重要意义,1953 年 DNA 双螺旋结构的提出从分子水平揭示了生命活动的本质,开创了生命科学和医学研究的新纪元,此后生命科学研究及其应用在分子水平上迅猛发展。在此之前,人们已经认识到环境因素与肿瘤发病之间的关系,20 世纪初荷兰植物学家 Hugo de vries 和德国动物学家 Theodor Boveri 提出了突变学说,以解释肿瘤的起源。基于分子生物学的研究成果,1969 年,美国科学家 Huebner 和 Todaro 提出了癌基因假说,70 年代从 Rous 病毒中分离出第一个病毒癌基因 *v-src*,1981 年分离出第一个人类癌基因 *RAS*,1986 年第一个抑癌基因 *RB* 成功克隆,而 *p53* 虽在之前已被克隆,但直到 1989 年才明确其抑癌基因功能,其突变体则可促进肿瘤生长。自鉴定出第一个癌基因以来,人们已克隆并鉴定出多种肿瘤相关基因,人类基因组计划的完成使分子肿瘤学的研究进入后基因组时代,肿瘤相关基因的研究周期大大缩短。

DNA 双螺旋结构的提出和遗传性疾病相关基因的鉴定促使人们寻找改变机体遗传物质的方法,纠正遗传缺陷,治愈遗传性疾病。发现肿瘤相关基因后,人们认识到环境致癌因素通过基因起作用,设想通过纠正肿瘤基因紊乱抑制肿瘤生长。1972 年,Berg 等建立了重组 DNA 技术,1977 年生长抑素基因在大肠杆菌中表达成功,1985 年小鼠基因治疗实验获得成功,1987 年腺苷脱氨酶(ADA)基因转入灵长类动物获得成功,1988 年美国批准人体基因治疗,1989 年 Rosenberg 首次进行人体基因标记/转移实验。1990 年,Anderson 等开始了第一次真正的人类疾病基因治疗,成功治愈了两例 ADA 缺陷的重症联合免疫缺陷患者。1991 年,Rosenberg 等将 TNF-α 编码基因导入 TIL,用于治疗晚期黑色素瘤,这是人类肿瘤基因治疗的开始,此后大量基因治疗方案用于恶性肿瘤治疗临床试验,2000 年美国专业从事基因治疗的企业已近百家。基因治疗曾因 1999~2003 年发生的安全事故受到置疑而走向消沉。在不断完善基因治疗临床试验规范、加大监管力度的同时,人们并没有放弃改进基因治疗的努力,通过一系列技术对载体进行改造,大大提高了基因治疗的安全性,使基因治疗逐步摆脱失败的阴影,重新燃起希望。2009 年,美国《科学》杂志所评的年度十大科学突破,排在第 7 位的就是基因治疗再度兴起。目前世界各国在肿瘤基因治疗方面都给予了巨大的投入,肿瘤基因治疗临床试验占到了基因治疗的半数以上,但真正上市用于肿瘤治疗的产品还很少,这主要是因为基因治疗的效果尚不理想,体外效果与体内疗效存在差异,其长期应用的安全性仍有待解决。虽然存在着这些问题,肿瘤基因治疗的发展前景仍被看好,随着肿瘤发病机制研究的深入和相关技术的完善,基因治疗在未来必可取得重大突破,成为临床上不可缺少的肿瘤治疗策略。

除在基因水平上抑制癌基因外,还可在功能上抑制其表达产物及相关信号通路,这就是肿瘤分子靶向治疗。分子靶向药物有单克隆抗体和小分子靶向药物,在发现单克隆抗体可与肿瘤细胞发生反应后,人们即设想应用抗肿瘤血清或者单克隆抗体治疗肿瘤,随后即开发了用于肿瘤治疗的单克隆抗体并进行了动物实验。1982 年,Miller 等报道一例非霍奇金淋巴瘤患者经用特制的鼠抗独特型单克隆抗体短期治疗后获完全缓解,这一成功及当时某些出色的动物实验资料很快激发起学术界和商业界的兴趣，抗肿瘤单克隆抗体研发出现热潮。在当时，单克隆抗体所针对的肿瘤抗原主要是胚胎性肿瘤抗原，单克隆抗体的特异性受到置疑。其后一系列用不同抗体的临床试验均未能获得当初的效果，加之抗体昂贵的价格、鼠源性抗体的毒副作用和特殊的给药技术要求等，对单克隆抗体的热情于20世纪80年代末开始降温。为降低单克隆抗体的免疫毒性，人们应用基因工程技术开发出了人鼠嵌合性抗体和人源化抗体并用于恶性肿瘤治疗临床试验。1997年，嵌合性抗体利妥昔单抗被美国批准用于治疗淋巴瘤，这是第一个上市的治疗肿瘤的单克隆抗体，此后十余年时间，单克隆抗体药物已成为抗肿瘤药物研发热点之一，单克隆抗体年销售收入达上百亿美元，占生物产业市场销售额的1/3。

随着癌基因的鉴定，尤其是蛋白酪氨酸激酶类癌基因在肿瘤发病中的突出作用，以及在此之前已经发现的酶抑制剂，使人们自然想到开发酪氨酸激酶抑制剂用于肿瘤治疗。最开始人们从自然界中寻找天然的激酶抑制剂，20世纪80年代早期先后发现了槲皮素、薰草菌素等，但这些天然化合物既会抑制酪氨酸激酶又会抑制丝/苏氨酸激酶，随后发现的除莠霉素A、染料木黄酮和erbstatin则只具有抑制酪氨酸激酶的活性。受到这些发现的鼓舞，人们开始研究人工合成的酪氨酸激酶抑制剂。1988年，Levitzki实验室合成了第一个酪氨酸激酶抑制剂，即表皮生长因子受体酪氨酸激酶抑制剂。早期的酪氨酸激酶抑制剂为酪氨酸类似物，称为酪氨酸磷酸化抑制剂，随后Levitzki等将这些化合物改造成为ATP类似物。与此同时，汽巴-嘉基公司（现已并入诺华公司）的研究人员筛选出了蛋白激酶C-α抑制物，该化合物可竞争性地结合激酶的ATP位点，对其进一步改造筛选出了血小板源性生长因子受体抑制剂CGP 53716。意外的是，CGP 53716还具有抑制Gag-Abl的活性，在此基础上进行优化则诞生了BCR-ABL抑制剂伊马替尼。在完成动物实验后，伊马替尼于1998年进入I期临床试验，由于其在治疗慢性粒细胞性白血病和胃肠道间质瘤上的神奇效果，美国于2001年批准伊马替尼上市。此后医学界和制药界进入了一个寻找分子靶点和开发靶向药物的热潮，一系列分子靶向药物相继问世，并获得了巨大的经济效益和社会效益。目前新一代分子靶向药物具有抑制酶谱更广、抑制活性更强的优点，可克服肿瘤细胞对第一代药物的抗药性，昭示着良好的应用前景。

在肿瘤免疫肿瘤领域，科学家们对肿瘤患者自身免疫系统的抗肿瘤免疫反应机理所做的长期探索终于有了回报。近年来，癌症免疫疗法的临床试验出现了令人鼓舞的结果：首先是激活身体自然免疫反应来对抗癌症，其次是设计新的获得性抗肿瘤免疫，帮助免疫系统发现并摧毁癌症细胞。例如，免疫检查点抑制剂可激活T细胞抗肿瘤的活性，增强机体抗肿瘤的免疫应答，抗CTLA-4分子抗体（ipilimumab）、抗PD-1分子抗体（（nivolumab Opdivo、pembrolizumab：Keutruda）和抗PDL-1分子抗体在恶性肿瘤治疗中显示出良好效果，以及CAR-T细胞（chimeric antibody receptor engineered T cell）和TCR-T细胞（gene modified TCR T cell）应用于癌症治疗，显示出的疗效和广阔的应用前景。这些新的免疫治疗给临床肿瘤治疗带来了观念上的改变，人们逐渐认识到在癌症的免疫疗法中，治疗的标靶是身体的免疫系统而不是直接针对肿瘤。这种新的治疗会促使T细胞和其他免疫细胞来对抗肿瘤——*Science*杂志认为这些研究成果足以使其登上2013年度最重要的科学突破的榜首。

回顾肿瘤生物治疗的发展历史，科莱虽被奉为肿瘤生物治疗的创始人，但却少有人对其结果进行现代医学研究。最近有人对 1890～1960 年用科莱毒素治疗的肿瘤病例进行回顾性分析发现，百年内在开发肿瘤现代疗法方面的费用可以说是一个天文数字，但其疗效和科莱毒素相比并没有优势。在几代科学家的不懈努力下，肿瘤生物治疗经过一系列挫折后，在 20 世纪末终于开始大放异彩，进入迅速发展的阶段，新的治疗分子靶点、治疗药物和治疗策略不断涌现，其成果令人鼓舞。传统的肿瘤治疗手段在大量清除肿瘤组织和降低机体肿瘤负荷方面具有重要作用，但是应当看到，发生肿瘤的患者往往具有全身性的缺陷，可以称为"肿瘤体质"，继以生物治疗可以改善患者的"肿瘤体质"，清除不可见的残余病灶，预防复发，提高生存质量，因此，肿瘤多学科联合治疗是未来肿瘤治疗的方向，充分利用不同肿瘤治疗方法的优势，并适时有机结合起来，将有望解决肿瘤复发和转移的关键性问题，为最终治愈肿瘤带来希望。

（陈义兵　夏建川）

参 考 文 献

曾益新. 1999. 肿瘤学. 北京：人民卫生出版社.

Cotrim A P, Baum B J. 2008. Gene therapy: some history, applications, problems, and prospects. Toxicol Pathol, 36: 97-103.

Cross D, Burmester J K. 2006. Gene therapy for cancer treatment: past, present and future. Clin Med Res, 4: 218-227.

Dillman R O. 1994. Antibodies as cytotoxic therapy. J Clin Oncol, 12: 1497-1515.

Druker B J. 2009. Perspectives on the development of imatinib and the future of cancer research. Nat Med, 15: 1149-1152.

Foon K A. 2006. Biological therapies: twenty-five years of progress in cancer therapy. Cancer Biol Ther, 5: 331-334.

Gillet J P, Macadangdang B, Fathke R L, et al. 2009. The development of gene therapy: from monogenic recessive disorders to complex diseases such as cancer. Methods Mol Biol, 542: 5-54.

Hoption Cann S A, van Netten J P, van Netten C, et al. 2002. Spontaneous regression: a hidden treasure buried in time. Med Hypotheses, 58: 115-119.

Hoption Cann S A, van Netten J P, van Netten C. 2003. Dr William Coley and tumour regression: a place in history or in the future. Postgrad Med J, 79: 672-680.

Hunter T. 2009. Tyrosine phosphorylation: thirty years and counting. Curr Opin Cell Biol, 21: 140-146.

Marx J L. 1982. Monoclonal antibodies in cancer. Science, 216: 283-285.

Nissim A, Chernajovsky Y. 2008. Historical development of monoclonal antibody therapeutics. Handb Exp Pharmacol, 181: 3-18.

Oldham R K. 1983. Monoclonal antibodies in cancer therapy. J Clin Oncol, 1: 582-590.

Oldham R K, Dillman R O. 2008. Monoclonal antibodies in cancer therapy: 25 years of progress. J Clin Oncol, 26: 1774-1777.

Parish C R. 2003. Cancer immunotherapy: the past, the present and the future. Immunol Cell Biol, 81: 106-113.

Prentice H G. 1981. Monoclonal antibodies and cancer. Lancet, 1: 562-563.

Steinitz M. 2009. Three decades of human monoclonal antibodies: past, present and future developments. Hum Antibodies, 18: 1-10.

Sullivan D M, Salladay S A. 2007. Gene therapy: restoring health or playing God? J Christ Nurs, 24: 199-205.

Thompson C B. 2009. Attacking cancer at its root. Cell, 138: 1051-1054.

Traxler P. 2003. Tyrosine kinases as targets in cancer therapy-successes and failures. Expert Opin Ther Targets, 7: 215-234.

Vile R. 2000. Cancer gene therapy—new approaches to tumour cell killing. J Gene Med, 2: 141-143.

Waldmann T A. 2003. Immunotherapy: past, present and future. Nat Med, 9: 269-277.

Wong S, Witte O N. 2004. The BCR-ABL story: bench to bedside and back. Annu Rev Immunol, 22: 247-306.

第二章　肿瘤病因学

肿瘤的病因是指肿瘤发生的原始动力，没有它，肿瘤不会发生。与一般的感染性疾病不同，肿瘤的发生是多基因、多种因素相互作用导致正常细胞恶变的结果。与肿瘤发病相关的因素依其来源、性质和作用方式的不同分为内源性和外源性两大类。外源性因素来自外界环境，与自然环境和生活条件密切相关，包括化学因素、物理因素和生物因素；内源性因素则包括机体的免疫状态、遗传背景、激素水平及 DNA 损伤修复能力等。

第一节　化学致癌因素

最早观察到化学因素与人类肿瘤的关系可以追溯到 1775 年。Percivall Pott 发现童年时当过烟囱清扫工的男性患阴囊癌的比例增高，提示职业暴露与某种特定类型肿瘤的发病有关。1875 年，Volkman 和 Bell 观察到长期与石蜡油和焦油接触的工人易患皮肤癌。此外，德国的科学家 Rehn 报道接触苯胺的工人易发生泌尿道膀胱肿瘤。这些早期的观察结果促使研究人员通过进行化学诱导癌发生的动物实验来验证各种化学物质的致癌性。1915 年，Yamagiwa 和 Ichikawa 反复用煤焦油涂擦兔耳成功地诱发了皮肤癌，后来研究证实煤焦油中的致癌物为多环芳烃。

随着现代工业的迅速发展，新的化学物质与日俱增。目前认为凡能引起人或动物肿瘤形成的化学物质，均称为化学致癌物（chemical carcinogen）。近几年，通过肿瘤流行病学与病因学研究证实，对动物有致癌作用的化学物质已达 2000 余种，其中有些可能和人类肿瘤的形成有关。

一、化学致癌物的分类

根据化学致癌物的作用方式可将其分为直接致癌物、间接致癌物、促癌物三大类。

所谓直接致癌物，是指进入人体后能与体内细胞直接作用，不需代谢就能诱导正常细胞癌变的化学致癌物，这类化学致癌物的致癌力较强、致癌作用快速，常用于体外细胞的恶性转化研究，如各种致癌性烷化剂、亚硝酰胺类致癌物等。

所谓间接致癌物，是指进入人体后须经体内微粒体混合功能氧化酶活化，变成化学性质活泼的形式方具有致癌作用的化学致癌物。这类化学致癌物广泛存在于外环境，常见的有致癌性多环芳烃、芳香胺类、亚硝胺及黄曲霉毒素等。根据间接致癌物代谢活化的程度，一般将未经代谢活化的、不活泼的间接致癌物称为前致癌物（precarcinogen）；经过体内代谢转变为化学性质活泼、寿命极短的致癌物称为近致癌物（proximate carcinogen）；近致癌物若进一步转变成带正电荷的亲电子物质，则称为终致癌物（ultimate carcinogen）。终致癌物与 DNA、RNA、蛋白质等生物大分子共价结合而导致它们的损伤，从而引起细胞癌变。

促癌物又称为肿瘤促进剂（tumor promoting agent），促癌物单独作用于机体无致癌作用，但能促进其他致癌物诱发肿瘤形成，常见的有巴豆油（佛波醇二酯）、糖精及苯巴比妥等。

根据化学致癌物与人类肿瘤的关系，又可将化学致癌物分为肯定致癌物（defined carcinogen）、可疑致癌物（suspected carcinogen）及潜在致癌物（potential carcinogen）（表1-2-1）。

肯定致癌物是指经流行病学调查确定并且临床医师和科学工作者都承认对人和动物有致癌作用，其致癌作用具有剂量反应关系的化学致癌物；可疑致癌物具有体外转化能力，而且接触时间与发癌率相关，动物致癌实验阳性，但结果不恒定，这类致癌物还缺乏流行病学方面的证据；潜在致癌物一般在动物实验中可获得某些阳性结果，但在人群中尚无资料证明对人具有致癌性。

表 1-2-1　与人类肿瘤有关的部分致癌物

肯定致癌物	可疑致癌物	潜在致癌物
砷及砷化物	丙烯腈	氯仿
联苯胺	碱性品红	DDT（双对氯苯基三氯乙烷）
苯	黄曲霉毒素	亚硝基脲
石棉	二甲基硫酸盐	镉及镉的化合物
铬及铬的化合物	镍及某些镍的化合物	四氯化碳
2-萘胺	氮芥	二甲基肼
氯乙烯	铍及铍的化合物	钴、硒、铅、汞
4-氨基联苯	非那西丁	肼

根据致癌物是否引起基因序列的改变分为遗传毒性致癌物（genotoxic carcinogen）和非遗传毒性致癌物（non-genotoxic carcinogen）。遗传毒性致癌物是指具有使 DNA 核苷酸序列编码信息发生改变的化学物质。遗传毒性致癌物能够引起癌基因的活化或者抑癌基因的功能丢失，从而导致肿瘤发生。非遗传毒性致癌物不引起 DNA 序列的改变，可能通过修饰组蛋白、干扰 DNA 甲基化、染色质重塑等表观遗传学机制引起细胞癌变，或者通过促进细胞有丝分裂、影响细胞周期等机制促进肿瘤的发生。例如，糖精在致突变实验中为阴性，但高剂量长期使用可以引起膀胱癌。

二、化学致癌物的代谢

大部分化学致癌物是间接致癌物，通过口腔、呼吸道、皮肤和药物注射等途径进入体内，然后经过代谢分布到各种组织中，被体内的酶催化转换为直接致癌物。肝脏含有丰富的细胞色素 P450 酶系统，能将间接致癌物活化成为强效的亲电子物质，因此，肝脏是其主要活化场所。机体内同时还存在谷胱甘肽、N-乙酰转移酶等能结合灭活致癌物的酶系统，能通过生物转化将致癌物质变成无毒的亲水代谢产物排出体外。酶的作用是相对的，一些酶能活化某种致癌物，也能够灭活另一种致癌物，这主要取决于致癌物的化学结构。一般情况下，机体能够及时灭活吸收进体内和代谢产生的致癌物，保持致癌物代谢的相对平衡。但由于环境污染加重、生活饮食方式改变、人们在日常生活中接触致癌物的机会明显增加、多种致癌物进入机体后产生的累积作用和协同作用，以及进入机体的致癌物剂量超出机体代谢转化能力等各种因素，导致肿瘤的发病率上升。

三、常见的化学致癌物

（一）亚硝胺类

亚硝胺（nitrosamine）是近30年最受到人们注意的致癌物质之一。亚硝胺类化合物可分为亚硝酰胺和亚硝胺两类。亚硝酰胺为直接致癌物，如甲基亚硝基脲、甲基硝基亚硝基胍，这些物质的物理性质不稳定，体外试验可使细胞恶性转化，体内试验可诱发动物多种器官的肿瘤。亚硝胺类为间接致癌物，需经体内代谢后才具有致癌性。亚硝胺又可分为脂肪族和环状亚硝胺。较常见的脂肪族亚硝胺有二甲基亚硝胺、二乙基亚硝胺等，环状亚硝胺有亚硝基哌嗪、亚硝基吗啉等。

目前已知的亚硝基化合物约有300多种，经动物试验证实，其中约90%具有致癌活性。在所试的动物（包括灵长类，如猿）中，还没有发现哪一种动物能耐受得住亚硝基化合物的致癌作用。N-亚硝基化合物致癌的部位很广，可诱发肝癌、食道癌、肾癌、鼻咽癌等肿瘤，且与其结构密切相关，具有亲器官特异性。例如，对称性的二甲基亚硝胺可致肝癌，不对称性的甲基苄基亚硝胺可致食道癌，环状的亚硝基吗啉可致鼻咽癌。

亚硝胺类化合物在环境中存在的方式有两个显著的特征：一是广泛存在于空气、水、香烟烟雾、熏烤肉类、咸鱼、油煎食品、酸菜中；二是环境中存在很多可以合成致癌性亚硝胺的前体物质，这些物质（如亚硝酸盐、硝酸盐、二级胺等）普遍存在于肉类、蔬菜、谷物、烟草、酒类及鱼类中。亚硝胺前身物质在酸性环境中易于合成亚硝胺。人胃液 pH 的范围为 $1.3 \sim 3.0$，是亚硝胺合成的理想场所。人类接触亚硝基化合物是不可避免的，亚硝胺能通过烷化 DNA 诱发突变，也能活化许多原癌基因，从而导致癌变。

烟草是肯定的致癌物，不论其使用方式如何都是有致癌性的。值得注意是，烟草特异亚硝胺类化合物（tobacco specific N-nitrosamines，TSNA）是一类在烟草加工过程中由烟草中最主要的烟碱和新烟碱类化合物被亚硝化和还原而产生的衍生物，现已检出4种致癌物。

（二）真菌毒素

目前已知的真菌毒素有200余种，相当一部分是致癌的，称为致癌性真菌毒素，常见的有黄曲霉毒素、杂色曲毒素、灰黄霉素等。同一真菌毒素可由一种或数种真菌产生，一种真菌也可产生一种或数种真菌毒素。真菌毒素主要诱发肝癌和肾癌，亦可诱发皮肤癌、淋巴肉瘤等。

黄曲霉毒素（aflatoxin）是一类结构类似、致癌性极强的化合物，其基本结构都含有二呋喃环。黄曲霉毒素有10多种，毒性和致癌性最强的代表化合物为黄曲霉毒素 B_1。黄曲霉毒素进入体内可形成环氧化合物，然后再水解，与 DNA 等大分子结合诱发肿瘤。

流行病学调查表明，大部分肝癌高发区，当地粮油食品，特别是花生、玉米、花生油等均含有大量的黄曲霉毒素 B_1，可达 $1\sim8$ μg/kg（L）。去除黄曲霉毒素的有效方法有挑选霉粒法、大米和玉米加水搓洗法、植物油加碱去毒法及白陶土吸附法等。

（三）多环芳烃类

多环芳烃化合物（polycyclic aromatic hydrocarbon）是一类含苯环的化学致癌物，又名多环碳氢化合物。这类化合物可形成三环、四环或五环的结构，致癌作用强，小剂量应用就能引起局部组织细胞的恶变，如 3,4-苯并芘（BaP）、1,2,5,6-双苯并芘、甲基胆蒽（3-MC）、二甲基胆蒽（9,10-DMBA）等都是具有强致癌作用的多环芳烃类致癌物。这些化学物质广泛存在于外环境中，主要来源于工业废气、汽车废气及家庭烟道气等，烧烤肉、鱼食品中多环芳烃也有较高含量，烟草燃烧后的烟雾中也含多环芳烃，石油及其衍生物燃烧后的分解产物也含有稠环芳烃类化合物，此类致癌物主要诱发肺癌和皮肤癌。

（四）芳香胺和偶氮染料类

芳香胺（aromatic amines）及偶氮染料（azo dye）是一类含有苯环与氮原子的化学致癌物，主要存在于各种着色剂、除草剂、防氧化剂、人工合成染料中。例如 β-萘胺、联苯胺、品红、苋菜红、奶油黄等化合物均是印染工业的基本原料，可导致膀胱癌、肝癌等。另外，烟草燃烧后的烟雾中也含芳香胺。

早就有人发现从事染料工业的工人易患膀胱癌，后经流行病学研究与动物试验证实苯胺染料工人容易发生膀胱癌可能是长期接触染料中的 2-萘胺所致。

芳香胺类化合物在动物体内常在远隔部位诱发癌瘤（肝、膀胱、乳腺或结肠等部位），如 2-乙酰氨基芴（AAF）及其有关化合物引起大鼠肝癌时，其代谢过程主要在肝内进行，依赖两类酶的激活，产生 N-羟基-乙酰氨基芴硫酸酯（或乙酯），有强烈致癌性。此类活性酯与鸟嘌呤 C-8 连接，使该两链区变性或框移突变。

偶氮染料分子结构中含有可致癌的偶氮基（—N＝N—）化合物，这类化合物的代表者是奶油黄（butter yellow）。

（五）苯　　类

苯的致白血病作用比较肯定，自 1908 年首例报道苯致急性白血病以来，至 1974 年至少有 150 例报道。国内至 1982 年，文献共报道苯中毒白血病 6 例。早年文献报道制鞋、凹版印刷和喷漆工中白血病发病率高于一般人群近 20 倍。1974 年土耳其调查制鞋工人中苯接触者急性白血病的发病率为 13/10 万，较一般人群高 2～3 倍。40 例因苯致白血病的类型包括急性粒细胞白血病（15 例）、红白血病（7 例）、白血病前期（7 例）、急性淋巴细胞白血病（4 例）、急性单核细胞白血病和急性粒单核细胞白血病（4 例）、慢性粒细胞白血病（2 例）、急性早幼粒细胞白血病及不能分类白血病（各 1 例），未见慢性淋巴细胞白血病。苯致急性白血病以急性粒细胞白血病和红白血病为主。

（六）其他化学致癌物

1. 有致癌性的药物、农药

某些抗癌药物对人类的致癌作用业已证明。例如，氮芥、环磷酰胺可诱发膀胱癌，马利兰可致肺癌和乳腺癌，氯霉素、环磷酰胺、溶肉瘤素、氨甲蝶呤等可诱发白血病，非那西丁诱发肾盂癌。

致癌药物中最主要的一类为具有烷化作用的抗癌药，在理论上烷化作用能够引起基因及染色体突变。使用该类药物可能导致第二种癌症，最常见的是白血病后的膀胱癌。

农药应用日益广泛，其致癌性问题已被人们注意。狄氏剂（Dieldrin）、艾氏剂（Aldrin）、毒杀芬（Toxaphene）、灭蚊灵（Mirex）等有机氯杀虫剂对动物有致癌作用。

2. 内源性致癌物

内源性致癌物是指人和动物体内某些具有致癌性的正常成分或代谢产物，这些化合物在结构上多与外源性致癌物相类似。雌激素、肾上腺皮质激素还参与或促进 AAF 等致癌物的致癌作用。色氨酸的一些代谢产物，如 3-羟犬尿酸原、3-羟-2-氨基苯甲酸、3-羟-2-氨基苯乙酮等可能是内源性致癌物。研究发现，给雄性小鼠注射雌激素可诱发乳腺癌及其他靶组织的肿瘤。

3. 植物致癌成分

双稠吡咯啶生物碱：此类物质经分子内电荷重排，形成一个游离基，即正碳离子或类似的亲电剂，呈强致癌性。

苏铁素：在肠道被啮齿动物肠道细菌丛的酶水解，释放出非糖部分甲基偶氮氧甲醇，此化合物可使 DNA 烷化，其烷化性质和二甲基亚硝胺十分相似。

黄樟素：已明确黄樟素结构能在大鼠、小鼠肝内形成最终致癌代谢物。

4. 微量元素及其他

铬（Cr）、镍（Ni）、砷（As）、镉（Cd）、铍（Be）、钼（Mo）、铅（Pb）、汞（Hg）等对人类有致癌作用。铁负荷过大的人易患肝癌，而明显缺乏者对致癌物的敏感性增加。

5. 石棉

石棉暴露可导致肺癌和间皮瘤发生。动物实验各种石棉注入胸膜腔几乎全部发生间皮瘤。不仅石棉作业人员，甚至石棉工业区附近的居民也会发生间皮瘤。据调查，吸烟与石棉在肺癌发生中有协同作用。肺癌死亡率在石棉作业人员中比一般居民高 5~7 倍；吸烟比不吸烟高 7.84 倍；接触石棉并吸烟者比不接触石棉也不吸烟者高 92 倍之多。

四、化学致癌物的鉴定

随着科学技术的发展，越来越多的新型化学物质被人工合成，并应用到日常生活的方方面面，因此，如何灵敏、快速、准确地评价新化合物对人体的致癌性十分迫切。目前化学致癌物鉴定的方法包括体外致突变筛选、体内致癌性鉴定和人群流行病学调查三种方式。目前有 100 多种体外致突变筛选方法，基本原理是通过在体外检测化学物质作用后的原核细菌或者真核细胞 DNA 是否出现突变，来判断该化学物质的致癌性。Ames

试验利用沙门氏菌作为研究对象，它是经典的致突变筛选方法，能检测出 70%～90% 的已知化学致癌物。DNA 损伤诱导基因或 DNA 加合物检测技术和单细胞凝胶电泳 (single cell gel electrophoresis, SCGE) 技术是新发展的快速体外致突变筛选方法。然而，体外筛选方法存在假阴性，无法筛选出非遗传毒性致癌物，而且体外培养的细胞不能真实反映其在体内的生物活性，因此，化学致癌物的鉴定必须进行动物体内致癌试验。一般的动物体内致癌试验至少需要 2 年时间，甚至 5～7 年，如果试验组动物肿瘤的发病率比对照组高 10% 以上，则认为该化学物质具有致癌性。由于普通的动物致癌试验耗时长，费用高，目前国外开始应用转基因小鼠模型，通过转基因技术使小鼠对致癌物的敏感性增强，该方法能够快速评价致癌物在动物体内的致癌能力，但动物致癌试验的结论不能直接套用在人身上。人群流行病学调查是化学物致癌鉴定方法的重要组成部分，有很多已知致癌物是通过人群流行病学调查发现的。人群流行病学调查一般采用回顾性调查，而且很多肿瘤的发生是环境中多种致癌物质共同作用的结果，很难对具体某一种化学物质的致癌性进行客观评价，这些是人群流行病学调查存在的不足。可见，要对某种化学物质的致癌性进行鉴定，需要结合不同层次的鉴定方法，尽量做到灵敏、准确、快速，只有这样，才能满足现实的需要，并对肿瘤的防治起指导作用。

第二节　物理致癌因素

物理致癌因素主要包括电离辐射和紫外线两种，其致癌效应的潜伏期很长。要揭示其对肿瘤发生率的影响，需收集大量受作用人群的流行病学资料，进行终生观察，有时甚至需要观察几代才有结果。物理因素可以使各种组织、体细胞对外源性和内源性致癌因子及辅助致癌因子的敏感性发生变化而致癌，也可以损伤遗传细胞，在后代中引起肿瘤。

一、电离辐射

电离辐射是最主要的物理性致癌因素，主要包括以短波和高频为特征的电磁波辐射，以及电子、质子、中子、α粒子等的辐射。长期接触镭、铀、氡、钴、锶等放射性同位素可引起恶性肿瘤。

电离辐射对生物靶损伤的机制主要是产生电离，形成自由基。自由基的性质非常活泼，它可以破坏正常分子结构而使生物靶受伤。DNA 是电离辐射的重要生物靶，电离辐射对 DNA 的损伤主要是单链断裂及碱基结构改变。电离辐射引起的 DNA 断裂，在细胞水平以染色体断裂的形式表现出来，表现为多种染色体畸变方式，如重复、缺失、倒位、易位等。染色体畸变的形成直接影响结构基因在基因组内的正常排列，或造成基因片段的丢失或重排，甚至可能改变基因的调控机制。

目前日常生活中常用的手机、电子计算机等产生的电磁波是否对人体具有致癌性已经引起广泛关注，然而，目前对手机辐射能否引起脑部肿瘤的研究结果不尽一致，还存在争议。另外，随着医疗技术的进步，X 射线、CT、介入手术、放疗等医疗性放射线对患者和医疗工作者的致癌风险也应值得重视。

与辐射有关的肿瘤包括以下几种。

（1）皮肤癌。放射性皮肤恶性肿瘤的临床特征均发生在受照部位。早期放射工作者在尚未懂得防护的情况下经常暴露在 X 射线照射范围中，引起皮肤暴露处癌变，病变多见于手部，尤以手指为多，这多为放射工作者慢性放射损伤的结果。临床特征为局部皮肤萎缩变薄、粗糙、疣状增生、角质突起，或反复破裂形成溃疡，经久不愈。潜伏期较长，平均 20～29 年。例如，捷克铀矿工人，由于工作环境中 α 辐射体剂量达到 1～2Gy，使矿工面部原发性皮肤基底细胞癌增多。

（2）白血病。受照人群中白血病的发病率随造血细胞受照剂量的增加而增加，剂量越大潜伏期越短，尤其与骨髓受照剂量有关，范围是 3～4Gy。国际放射防护委员会估计，若成年人群全身照射每年 1cGy，则将在 10 万人口中诱发 2 例白血病和 2 例其他恶性肿瘤。此外，肿瘤发生率还与受照年龄、性别有关，20 岁以下、35～49 岁之间发生率高，男性略高于女性。

（3）甲状腺癌。甲状腺不论经内照射或外照射，都可能导致肿瘤，病理学为滤泡性腺癌，而甲状腺髓样癌在受照对象中发生率未见增加。受照女性的甲状腺癌发生率较男性者为高。年龄在 5 岁以下者较其他年龄组有更高的危险性，成年人的发生率仅为儿童的一半。

（4）肺癌。辐射诱发肺癌可由外照射或内照射引起。辐射导致肺癌的资料主要来自日本广岛和长崎的原子弹爆炸幸存者、接受 X 射线照射治疗的强直性脊柱炎患者及接受氡照射的铀矿工的流行病学调查。在气管、支气管和肺剂量达到 1Gy 时，14 年后可检出肺癌。

（5）乳腺癌。在辐射所致乳腺癌中激素起着重要作用，其发生率与剂量呈线性关系。育龄妇女对辐射的敏感性最高，40 岁以上敏感性差。受照者多在受照后 15～20 年发生乳腺癌。

（6）骨肿瘤。在低 LET 即 γ 射线或 X 射线辐射的情况下，如日本原子弹爆炸的幸存者中，其辐射剂量达 4Gy 未见骨肿瘤。在医疗照射大剂量的情况下，如用 X 射线治疗强直性脊柱炎的患者可致骨肿瘤，但未发现剂量与反应之间的关系。内照射（如 α 辐射体的 ^{224}Ra 和 ^{226}Ra）引起的骨肉瘤与剂量呈线性关系。

（7）多发性骨髓瘤和淋巴瘤。1990 年，美国电离辐射生物效应委员会的报告中收集了日本原子弹爆炸幸存者的资料（≤100cGy）、X 射线治疗后患者的随访资料、放射工作者及有内照射影响的工人等各种资料，共发现 50 例多发性骨髓瘤，发生率有所增加。淋巴瘤死亡率的增加仅发现在美国 1920～1930 年从事放射工作的人员，因当时防护条件较差，接受辐射剂量较高。当今美国和中国的 X 射线工作者中均未见淋巴瘤发病率增加。

（8）其他肿瘤。在调查的 2215 例 X 射线治疗头癣的儿童中，随访 25 年，估计照射脑部剂量达 1.4Gy 者，出现 8 例肿瘤（恶性 3 例），对照组 1413 例无脑肿瘤。国内徐秀凤对 300 例 X 射线治疗头癣患者进行调查，模拟计算当脑部的吸收剂量为 64.5～281.5cGy 时，发现颅内肿瘤 2 例。

二、紫外线

紫外线对人和动物的皮肤有致癌作用。研究发现，紫外线的平均年照射量和皮肤癌发病率相关,紫外线照射的时间长短和频率是其致癌性的重要因素。流行病学调查显示,受紫外线照射后皮肤基底细胞癌发病率为正常对照组的 10 倍,还有研究发现皮肤基底细胞癌和鳞状细胞癌的发病率与地球纬度有关,居住在赤道附近的人群的发病率明显高于距赤道较远的人群,提示皮肤癌与紫外线照射强度相关。紫外线与黑色素瘤也有关系,有资料认为,白人的黑色素细胞受紫外线作用易致恶变,而黑人的黑色皮肤保护了黑色素细胞,使其免受紫外线照射,故可减少其发病。另外,有多个流行病学调查研究证实,日常的紫外线照射防护能够明显降低皮肤癌发病率,这从反面证实了紫外线是皮肤癌的重要致癌因素。

紫外线(ultraviolet,UV)包括三种不同的波段:UVA(320~400nm)、UVB(280~320nm)和 UVC(200~280nm),通过大气层到达地球表面 90%~99% 是 UVA,1%~10% 是 UVB。UVB 能直接引起 DNA 断裂、交联,UVA 主要通过产生氧化物间接损伤 DNA,虽然照射皮肤的紫外线主要是 UVA,但 UVB 的致癌能力是 UVA 的 1000~10 000 倍。紫外线照射导致 DNA 形成环丁烷嘧啶二聚体(cuclobutane pyrimidine dimmer,CPD)和 6-4 光产物(6-4 photoproduct)。正常情况下,机体能够通过光修复(photoreactivation)和核苷酸切除修复(nucleotide excision repair)机制修复这两种 DNA 损伤,部分不能及时修复损伤的细胞则出现生长停滞或者凋亡,阻止细胞癌变。着色性干皮病患者由于缺乏切除嘧啶二聚体的修复酶类,从而无法有效地清除这种二聚体,导致基因结构改变、DNA 复制错误,很容易患皮肤肿瘤。

研究发现,UVA 能够激活细胞 MAPK 信号转导通路,引起 *AP-1* 转录和 COX-*2* 表达增加,推测紫外线可能通过此途径促进皮肤肿瘤的发生。动物实验发现紫外线照射能够抑制皮肤迟发型超敏反应,诱导调节性 T 细胞和 IL-10 的产生,抑制机体的免疫功能,这可能是导致皮肤肿瘤发生的原因之一。

第三节　致瘤性病毒

病毒在肿瘤病因学方面的作用已有 90 多年的研究历史。尽管病毒与人类恶性肿瘤的病因学关系仍未完全阐明,但有实验证据表明某些病毒确实与人类某些恶性肿瘤有关。1908 年,Ellermann 和 Bang 首先证明白血病鸡的无细胞滤液可于健康鸡中诱发白血病,为病毒致癌的实验性研究奠定了基础。1911 年,Rous 将患有肉瘤的鸡除去肿瘤细胞的肿瘤滤液进行移植试验,也成功地诱发健康鸡产生肉瘤。1933 年,Shope 将病毒所致的野兔乳头状瘤进行皮下移植实验,发生浸润性鳞癌;1934 年,Luck'e 观察到可以通过冻干的无细胞提取物传播蛙肾癌;2 年后,Bittner 首次证明含有致瘤病毒的乳汁可将鼠乳腺癌传给子代。到 20 世纪 50 年代,科学家已发现鼠白血病是由病毒引起的,60 年代初在电子显微镜下证实了这种病毒的形态,1962 年,Burkitt 发现该病毒可以引起淋巴瘤。1964 年,Epstein 和 Barr 在 Burkitt 淋巴瘤细胞培养液中发现该病毒,命名为 EB 病毒,后证实该病毒与鼻咽癌密切相关,这是最早发现的与人肿瘤存在明显病因学关系的病毒。随着 20 世纪分子生物学的蓬勃发展,病毒瘤基因相继被克隆,功能被阐明。在此基础上,从信号转导与细胞周期的角度进一步探索致瘤病毒导致肿瘤发生的分子机制,已获得了环境因素如何与宿主基因相互作用的一些实验依据,这些进展极大地丰富了人们对病毒致瘤分子机制的认识。

肿瘤病毒是指能引起机体发生肿瘤，或使细胞恶性转化的一类病毒。肿瘤病毒与宿主细胞的相互作用会引起细胞恶性转化，关键在于有致癌作用的病毒基因与细胞 DNA 发生整合（integration），这样，病毒基因就成为细胞 DNA 的一个组成部分，干扰宿主细胞的分化、分裂和生长，从而导致恶性转化。

一、致瘤性病毒分类

根据所含核酸类型将与人类相关的致瘤性病毒分为致瘤性 RNA 病毒和致瘤性 DNA 病毒两大类（表 1-2-2）。

表 1-2-2　致瘤性病毒分类的主要特征

致瘤性 RNA 病毒	致瘤性 DNA 病毒
既有病毒增殖，又可转化细胞	只有转化细胞作用，无病毒增殖（EB 病毒除外）
转化细胞效果很好，有时一个病毒分子即可转化	转化效果很差，可能需要 10～100 个病毒分子才能转化
有逆转录酶存在	无逆转录酶存在
有包膜	不一定有包膜

与动物或人类肿瘤有关的致瘤性 DNA 病毒有 5 类：乳-多-空病毒类、腺病毒类、疱疹病毒类、乙型肝炎病毒类及痘病毒类。致瘤性 DNA 病毒的共同特征为：病毒的致癌作用发生在病毒进入细胞后复制的早期阶段，相关的瘤基因多整合到宿主细胞 DNA 上。此外，DNA 病毒一般没有细胞内同源物，其编码的蛋白质主要为核蛋白，直接调节细胞周期，并与抑癌基因相互作用，从而使细胞周期紊乱。

与禽类、哺乳类动物和人类肿瘤有关的致瘤性 RNA 病毒主要是逆转录病毒。致瘤性 RNA 病毒的分类有多种原则，如下陈述。

（1）根据病毒形态可分为 A、B、C、D 共 4 种类型，与肿瘤有病因学联系的主要是 C 型，其次是 B 型。A 型可能为 B、C 型病毒的不成熟形式，D 型病毒是从恒河猴乳腺中分离出来的，目前还未证明它的致瘤作用。

（2）根据病毒基因组结构是否完整，又可将其分为非缺陷型和缺陷型 RNA 致瘤病毒。非缺陷型 RNA 致瘤病毒无需辅助病毒，可以产生完整的病毒颗粒。缺陷型 RNA 致瘤病毒基因组结构常具有缺陷，需要在辅助病毒的辅助下才能形成完整的病毒颗粒，但它含有与病毒致瘤相关的癌基因。

（3）根据 RNA 病毒在动物体内的致瘤潜伏期和体外转化细胞的能力，可将其分为急性 RNA 致瘤病毒和慢性 RNA 致瘤病毒两类。急性 RNA 致瘤病毒诱导动物产生肿瘤的潜伏期一般为 3～4 周，并具有在体外转化细胞的能力，这类病毒基因组中的结构基因常有部分丢失，病毒癌基因常取代丢失部分以致病毒复制功能缺陷，因此需要在辅助病毒协助下才能产生完整的病毒颗粒，这类病毒的致瘤性与其基因组中的癌基因有关。慢性 RNA 致瘤病毒在动物中潜伏期较长，一般 4～12 个月才能诱发肿瘤，对体外培养的细胞无转化能力。作为一种非缺陷型病毒，慢性 RNA 致瘤病毒在感染的细胞内能复制产生完整的病毒颗粒，但它不带有致瘤基因。当这类病毒整合到宿主细胞基因组内时，由于病毒基因组末端长末端重复序列（LTR）的插入，位于 LTR 内的病毒启动子或增强子致使细胞内某些邻近的原癌基因过度表达，从而导致细胞癌变。

（4）根据 RNA 病毒基因组结构和致瘤机制的不同，进一步将其分为转导性逆转录病毒、顺式激活逆转录病毒和反式激活逆转录病毒三种。转导性逆转录病毒具有病毒癌基因，能转导入宿主细胞，根据其致瘤潜能，归属于急性 RNA 致瘤病毒，根据其基因组结构的完整性，往往属于缺陷型 RNA 致瘤病毒，这类病毒的致瘤性与其基因组中含有病毒瘤基因有关。顺式激活逆转录病毒的基因组不含病毒瘤基因，但其整合至细胞基因组后能激活近旁细胞癌基因，根据其致瘤潜能，归属于慢性 RNA 致瘤病毒，这一类逆转录病毒虽不携带病毒瘤基因，但也能在体外转化细胞，诱发恶性肿瘤。反式激活逆转录病毒通过其编码的转录调节蛋白而激活同基因组的细胞基因和（或）病毒基因，其本身无病毒瘤基因，但可通过反式激活其他基因而致瘤。

二、致瘤性病毒感染宿主细胞的方式与细胞转化

病毒感染细胞后，细胞的表现或是死亡，或是增殖，病毒的遗传基因可存在于增殖细胞之中。病毒是分子生物，可以影响细胞的生命活动，细胞被感染后病毒的变化有以下两种。

（一）增殖性感染

病毒能在细胞中繁殖复制，导致细胞裂解、死亡，这种细胞称为允许性细胞（permissive cell）。在增殖性感染（productive infection）［或称裂解性感染（lytic infection）］中，全部病毒复制所需的基因充分表达，但病毒繁殖会引起细胞裂解死亡，使病毒失去寄生场所。

（二）非增殖性感染

病毒在细胞内完全不能复制，或复制率很低；宿主感染后，细胞可存活，病毒复制发生在细胞周期的某个阶段，这种细胞称为非允许性细胞（non-permissive cell），在非增殖性感染（non-productive infection）［或称顿挫性感染（abortive infection）］中，并非所有病毒基因均能表达，实质是病毒使细胞发生遗传性改变。

病毒核酸整合于细胞核酸中，使细胞发生细胞遗传信息改变，即发生转化。

总之，一个正常细胞如何改变其遗传性，成为无限生长的癌细胞，是一个多基因、多因素相互作用的结果，其具体的环节还不十分明确。肿瘤病因学是非常复杂的，是一个重要的医学问题，是环境因素与宿主因素（内因）相互作用的过程。从癌细胞发展成为临床上的肿瘤，是癌细胞与机体抗癌反应性之间矛盾斗争的结果。

三、常见致瘤性病毒举例

估计人类肿瘤的 15%～20% 与病毒有关，对于有些肿瘤（如肝癌、宫颈癌等），病毒感染是主要原因。与人类肿瘤发病相关的致瘤性 DNA 和 RNA 病毒主要有 EB 病毒（EBV）、乙型肝炎病毒（HBV）、丙型肝炎病毒（HCV）、乳头状瘤病毒、人类 T 细胞白血病病毒（HTLV）等，它们分别与鼻咽癌、Burkitt 淋巴瘤、肝癌、人宫颈癌、人类 T 细胞白血病或成人 T 细胞性白血病有关。

（一）EBV 与鼻咽癌（NPC）的关系

EBV 属于疱疹病毒（herpesvirus），直径 150～200nm，外包有被膜，核心为双链 DNA，大小约 170kb；分子质量为 10^8Da。EBV 基因组有 5 个独特区（U1～U5）、4 个内部重复系列（IR1～IR4）及末端重复系列（TR）。

EB 病毒与多种人类肿瘤相关，如 Burkitt 淋巴瘤、霍奇金淋巴瘤（Hodgkin lymphoma）、非霍奇金淋巴瘤、原发性中枢神经系统淋巴瘤、移植后淋巴增生性紊乱淋巴瘤、致死性 X 性连锁淋巴细胞增生综合征、鼻咽 T/NK 细胞淋巴瘤、鼻咽癌、淋巴上皮样癌、胃腺癌、肺癌、乳癌、大肠癌等，其中，关系最明确的是 Burkitt 淋巴瘤及鼻咽癌。新近研究发现，在胸腺瘤、胆管癌、平滑肌瘤、肝肉瘤中也可以检测出 EB 病毒。

EB 病毒一般在幼年感染人群，90% 以上的人群都有 EB 病毒感染史。在被它感染的宿主血清中可检查出多种特异性的 EBV 相关抗体，包括病毒壳抗原 VCA、膜抗原 MA、早期抗原 EA、核抗原 EBNA 等的抗体。EBV 基因组在潜伏感染状态时编码 11 种蛋白质产物，其中潜伏膜蛋白（LMP1）被认为是病毒的致瘤蛋白。

最早发现的 EBV 血清流行病与 NPC 相关的证据是 Old 等于 1966 年发现的在 NPC 患者血清中存在抗 EBV 的沉淀抗体。目前 VCA-IgA、EA-IgA 尤其具有临床诊断意义。NPC 标本中有 EBV-DNA 的存在和相应抗原的表达，抗原 EBNA1、LMP1 的表达证明 EBV 与 NPC 关系密切。在 NPC 中，EBNA1 是维持潜伏状态所必需，LMP1 在体外能使上皮细胞分化障碍，并发生明显的形态学变化。*LMP*1 基因转染 PHEK-1 细胞（一种非致癌的、角化的、永生的上皮细胞），会使其由原来的扁平、多角形转变成束梭形、多层生长的细胞。估计 LMP1 在鼻咽上皮癌变早期起重要作用，使其分化成熟障碍，在其他因素的共同作用下，最终导致鼻咽上皮细胞形成肿瘤。

（二）肝炎病毒与原发性肝癌

HBV 属于嗜肝 DNA 病毒科。完整的 HBV 称为 Dane 颗粒，直径约 42nm，由外膜和核壳组成，含 DMA 分子、DNA 聚合酶和其他蛋白酶。HBV 基因组的 DNA 分子质量为 $(1.6～2.0)×10^6$Da，具有 3200 个碱基对。

乙型肝炎病毒与人类原发性肝细胞癌的发生有密切的关系。首先，流行病学调查表明，HBV 的感染与人类原发性肝细胞癌的发生率呈平行关系，75%～80% 的原发性肝细胞癌是由于持续地肝炎病毒感染引起的，其中 50%～55% 归因于 HBV 感染。肝癌（HCC）患者血清 HBsAg 阳性率高于正常人；台湾前瞻性流行病学调查结果得出，HBsAg 阳性者 HCC 危险性是阴性者的 217 倍；HBsAg 阳性者 50% 以上死于肝硬化或肝癌，HbsAg 阴性人群中肝硬化和肝癌仅为 2%。肝癌发生率与 HBV 的基因型和 HBV 的 DNA 拷贝数密切相关。HBV 包括 8 种基因型，亚洲地区的 HBV 主要为 B 型和 C 型，研究表明，C 型 HBV 更容易诱发肝癌，而在西方国家，D 型比 A 型更容易诱发肝癌。HBeAg 和 HBsAg 双阳性人群比单纯 HBsAg 阳性人群患肝癌的风险高 6 倍，血清 HBV 的 DNA 拷贝数大于 10^5/ml 是肝癌发生的独立危险因素。其次，从临床情况看，肝癌多从慢性乙型肝炎、肝硬化演变而来。从病理资料看，肝癌大多合并大结节性肝硬化，在我国这种肝硬化多由乙肝病毒感染所致。近年的分子生物学研究更证实在肝细胞的 DNA 中整合有乙肝病毒 DNA 的片段。HBsAg 阳性的 HCC 患者，肝癌细胞中可检出整合的或游离的 HBV DNA。在 HBV 血清指标阴性的 HCC 患者肝组织及肝癌细胞株中都可检测到整合的 HBV DNA。近来研究发现 HBV 编码的 X 基因具有一定的转化细胞的功能，动物致癌实验证明其能引起实验性肝癌。用 HBV 疫苗预防乙型肝炎的发生，有可能降低和控制肝癌的发病。这些证据都说明乙肝病毒感染与肝癌的关系密切。

从致癌机制看，目前认为 HBV 诱发肝癌是一个涉及多种因子、多步骤协同作用的过程。感染 HBV 后，HBV 基因整合进肝细胞基因组是诱发癌变的第一步，比如，HBV 基因能够整合到 $c\text{-}myc$ 癌基因和端粒酶逆转录酶基因。HBV 基因随机整合到肝细胞基因组，有可能导致肝细胞癌基因的激活、抑癌基因的丢失和细胞周期调控基因的突变。慢性 HBV 感染导致持续的肝脏慢性炎症，肝细胞坏死、再生和肝脏纤维化，在这个过程中，肝细胞基因的突变逐渐累积，最终导致肿瘤的发生。由 HBV 编码的调节蛋白——HBx 蛋白和 PreS2 活化因子家族通过 PKC、RAS 等信号转导通路影响细胞的增殖、周期调节和凋亡，阻碍 DNA 的修复，促进肿瘤的发生。

丙型肝炎病毒（HCV）也与肝癌密切相关，全球 25%～30% 的原发性肝细胞癌可归因于 HCV 感染，在日本，高达 70% 的 HCC 归因于 HCV 感染。意大利一项长达 17 年的前瞻性队列研究发现 1b 型 HCV 是诱导肝癌发生的主要基因型。HCV 是单链 RNA 病毒，长约 9600 个核苷酸。与 HBV 不同，HCV 感染人体后不整合到肝细胞基因组中，主要通过引起机体慢性免疫反应，间接损伤肝细胞。HCV 核心蛋白能够作用于多条细胞生长的信号转导途径，影响细胞增殖调控，在致癌过程中发挥重要作用。

（三）人乳头状瘤病毒与宫颈癌

人乳头状瘤病毒（human papillomavirus，HPV）是小双链 DNA 病毒，有 130 多个亚型，其中有些亚型与人类异常疣、尖锐湿疣、传染性软疣等三种良性肿瘤的形成有关，但与人类宫颈癌发病相关的两个主要亚型是 HPV16 和 HPV18，50%～70% 的宫颈癌患者存在 HPV16 感染，7%～20% 存在 HPV18 感染。在大约 90% 的宫颈癌组织中可检测到这两型 HPV 核酸的同源序列，而且可以检测到 HPV 编码的 E6 和 E7 基因的转录产物，现在认为 E6 和 E7 是 HPV 的癌基因。HPV 的复制依赖宿主细胞的 DNA 复制机制，E6、E7 蛋白能够使分化的上皮细胞保持在 DNA 复制状态，从而保持自身的复制。研究证明，E6 和 E7 蛋白产物可以与 P53 或 RB 结合，从而导致这两种重要的抑癌基因蛋白产物失活或降解。E6 蛋白还能够抑制 DNA 修复酶活性，E7 蛋白能通过破坏中心体，使染色体结构和数目出现异常。在以上多种因素的共同作用下，鳞状上皮细胞增殖生长失控，最终导致肿瘤发生。

临床研究表明，HPV 四联疫苗能够有效预防女性感染 HPV6、HPV11、HPV16 和 HPV18 型 4 种 HPV 引起的持续性感染、宫颈癌前病变和外生殖器病变，2006 年美国疾病预防控制中心推荐 11～26 岁女性接种 HPV 四联疫苗，以预防宫颈癌和其他 HPV 相关疾病。

（四）HTLV 与人类 T 细胞白血病

目前已知的与人肿瘤相关的逆转录病毒有人类 T 细胞白血病病毒（HTLV）和成人 T 细胞白血病病毒（ATLV）。ATLV 与 HTLV 有序列上的同源性，属于同一家族，归入 I 型 HTLV。2%～6% 的 HTLV-I 感染者会患上成人 T 细胞白血病。HTLV 的基因组结构为典型的逆转录病毒基因组结构，保留有完整的结构基因，本身不携带癌基因，但编码两个反式调节蛋白 Tax 和 Rex，*Tax* 基因可在转基因鼠中诱发多发性间质肿瘤。研究表明，Tax 能够结合 MEKK1 蛋白激酶，活化 NF-κB，破坏 DNA 修复系统。

综上所述，致瘤性病毒感染肯定与某些人类肿瘤发病有关，但是似乎单独病毒感染还不足以引起肿瘤，还需要其他一些因素参与，如细胞类型特异的丝裂原刺激、免疫抑制及遗传因素等，此外，还包括某些化学因素的协同作用。

除了病毒之外，包括幽门螺旋杆菌在内的某些胃肠道菌群也与胃部肿瘤形成相关；某些寄生虫也可能与某些癌症相关，如华支睾吸虫与肝癌、麝猫后睾吸虫与胆囊癌、埃及裂体吸虫与膀胱癌等。

第四节　肿瘤发生的机体因素

长期生活、工作在同一环境，受到相同环境影响的群体中只有少数人患肿瘤，即使在某种恶性肿瘤的高发地区，该肿瘤的发病率也仅为 0.1%～0.2%，可见在肿瘤的形成过程中，宿主本身的状况起着重要的作用。这种作用包括个体水平的遗传、免疫、年龄、性别和肥胖等多因素的影响。

一、遗传与肿瘤

肿瘤流行病学、肿瘤临床统计学资料提示，肿瘤的发生与宿主遗传因素有一定关系。例如，在中国人中，广东人的鼻咽癌发生率最高。在新加坡的中国人、马来西亚人和印度人，其鼻咽癌的发病率之比为 13.3∶3.2∶0.4。又如，日本人患松果体癌的概率比其他国家人群高 11～12 倍，提示遗传背景有区别。胃癌、膀胱癌、肝癌、男性乳腺癌、白血病和霍奇金淋巴瘤有家族聚集现象，法国报告一家系中连续 5 代 24 个女性成员中有 10 人患乳腺癌。遗传性肿瘤综合征（hereditary cancer syndrome）家族中常有多个成员早年就患有肿瘤，存在成对的器官同时发生肿瘤，或者同一个体出现多种原发肿瘤的特点。核蛋白 BRCA1 和 BRCA2 能够保护细胞免除 DNA 损伤，研究表明，*BRCA1* 和 *BRCA2* 基因突变者患乳腺-卵巢肿瘤综合征（breast-ovarian cancer syndrome）的风险明显提高，而且这种肿瘤易感性为常染色体显性遗传。尽管遗传易感性有着不少客观资料，但符合孟德尔遗传规律的单基因肿瘤（视网膜母细胞瘤、Wilm 瘤和神经母细胞瘤等）或肿瘤综合征（家族性结肠息肉、Gardner 综合征等）毕竟是少见的。90% 以上的肿瘤估计是环境与遗传两种因素相互作用的结果。

近年来，有关癌基因和抑癌基因研究的发展进一步阐明了遗传与肿瘤发生的关系。目前认为，有两类基因直接参与肿瘤的发生，分别是癌基因和抑癌基因。癌基因的表达产物对细胞增殖起正调节作用，当它们发生突变或过度表达，可致细胞的过度增生。而抑癌基因的表达产物则对细胞的增殖起负调节作用，当抑癌基因的结构与功能改变或抑癌基因丢失时，就会失去对细胞增殖的负调节作用，也会发出使细胞增生的信息。

1974年，Knudson用两步突变假说试图解释遗传在肿瘤发生中的作用。以视网膜母细胞瘤为代表，该假说认为遗传性肿瘤第一次突变发生于生殖细胞，第二次突变发生于体细胞，因此解释了遗传型肿瘤发病年龄较早，肿瘤表现为多发性和双侧性；散发性肿瘤的两次突变均发生于体细胞，故肿瘤发生迟，并且多是单发或单侧性的。两次突变假说不仅可以解释罕见的遗传性肿瘤，而且也为常见肿瘤的遗传易感性的研究提供了一个很好的模型。

肿瘤是一种多基因遗传病，但遗传、遗传性疾病与肿瘤发生的确切机制迄今还未完全阐明。对大多数与遗传有关的肿瘤的发生而言，遗传仅是一种倾向，即由于遗传或遗传性疾病所具有的DNA或染色体改变，增加了对病毒、化学致癌物质或物理性致癌因素的敏感性，也影响了DNA分子的正常修复，加上某些免疫反应进而促进肿瘤的形成与发展。近年研究发现，乙肝病毒感染使细胞对 $p53$ 基因突变的修复能力降低，而黄曲霉毒素 B_1 诱导的 $p53$ 基因突变进一步增加染色体的不稳定性，共同促进肝癌的发生。

近年来，单核苷酸多态性（single nucleotide polymorphism，SNP）与肿瘤关系的研究进展让遗传和肿瘤的关系更加清晰。在正常人群中，基因组存在多样性，当基因组DNA一个位点上两个可互相替换的碱基出现的频率均大于1‰时，该位点即称为单核苷酸多态性位点。SNP位点具有高密度和高保守的特点，平均1000～2000个碱基上就有一个SNP位点，因此SNP位点能够比以往的遗传标记提供更多的遗传信息和更准确的基因定位。SNP位点能反映个体表型、疾病易感性和对药物、环境因子的反应的差异。一些特定的SNP位点就与肿瘤易感性、肿瘤转移及肿瘤对药物的敏感性密切相关。研究发现，多种代谢酶基因、DNA损伤修复酶基因、癌基因和抑癌基因均存在SNP位点。代谢酶的多态性使人体对体内激素和体外致癌物质的代谢及排泄存在个体差异，DNA损伤修复酶的多态性使不同个体修复DNA损伤的能力不同，这些差异导致不同个体对肿瘤的易感性不同。例如，参与类固醇类激素代谢酶基因中的一些SNP位点就与前列腺癌、乳腺癌、卵巢癌易感性相关。目前已经发展出多种SNP检测技术，能够高通量、快速、准确地检测大量基因，甚至全基因组的SNP位点。通过分析基因组中不同SNP位点与肿瘤易感性的关系，能够定位肿瘤易感基因，确定患某肿瘤的高危人群，这将有助于阐明肿瘤发生的分子机制，使肿瘤的预防更有针对性，甚至实现肿瘤的个体化预防。

二、免疫与肿瘤

从理论上讲，人体每天都有许多细胞可能发生突变，并产生有恶性表型的癌细胞，但一般都不会发生肿瘤。为了阐明机体免疫功能与肿瘤发生的关系，Burnet提出了免疫监视学说，认为在癌细胞出现早期，机体免疫系统可以识别这些"非己"细胞，并通过免疫活化细胞（T细胞、NK细胞和巨噬细胞）及体液免疫特异性识别肿瘤细胞，在早期杀灭这些异常细胞，从而抑制肿瘤细胞的形成和生长。但当机体免疫功能低下或受抑制时，肿瘤发生率增高。器官移植术后应用大量免疫抑制剂的患者，其恶性肿瘤的发生率是正常人的100倍，且以淋巴瘤居多。经放射等处理的小鼠，特别是裸鼠（无胸腺）体内移植肿瘤有很高的成活率。同时，肿瘤细胞有逃脱这种免疫监视的能力，由于妨碍了机体的免疫监视的功能，肿瘤细胞就可能在体内迅速分裂、增殖，形成肿瘤。影响肿瘤细胞逃脱机体免疫监视的因素很多，主要包括免疫耐受和免疫抑制两个方面。有时少量肿瘤细胞刺激宿主引起微弱免疫反应，可能导致肿瘤的免疫耐受，促使肿瘤的生长。宿主血清内可存在由肿瘤细胞分泌的一种抗原抗体复合物，称为"封闭因子"，具有"封闭"肿瘤细胞，使之逃脱T细胞、NK细胞的杀伤作用，有助于肿瘤的生长。此外，来自肿瘤细胞的"巨噬细胞移动抑制因子"能抑制巨噬细胞的移动，影响其对肿瘤细胞的杀伤作用。与此同时，宿主体内还有不少体液因子（如"去封闭因子"、"转换因子"等），以对抗肿瘤细胞，抑制肿瘤生长。总之，免疫和肿瘤形成之间的关系十分复杂，肿瘤细胞和各种免疫因素相互作用，不断平衡与失衡，最终得以生长或被消灭。

三、年龄与肿瘤

肿瘤和年龄的关系密切，儿童、青年和成人的肿瘤谱存在着明显的区别。儿童较多见母细胞瘤，如肾母细胞瘤、肝母细胞瘤、神经母细胞瘤和视网膜母细胞瘤，还多见来自间叶组织的肉瘤，尤其是快速生长的间叶组织（淋巴造血组织等）的肿瘤，如急性粒细胞白血病、急性淋巴细胞白血病、淋巴瘤等。青年除多见淋巴造血组织肿瘤外，骨和软组织的恶性肿瘤也甚常见，如骨肉瘤、纤维肉瘤、横纹肌肉瘤等。成人则多发生上皮来源的癌。

造成上述差别的原因尚不清楚，可能包括多方面的因素，如组织的分化与成熟程度、致癌物质的作用环节、剂量-效应关系和宿主反应性，以及随年龄增长的物质代谢差异、激素水平和特殊刺激物质的作用等。

一般随着年龄的增长，癌的发生率上升，原因可能包括以下几个方面：①致癌刺激物引起细胞损伤、转化、恶变和肿瘤形成需要有一个较长的发展过程，可能青年时代接受致癌物刺激，但到老年才出现癌症；②老年人免疫力降低，对突变细胞的免疫监视作用减弱，以致癌症的发生率增高；③随着人类平均年龄增长，肿瘤的相对发病率也增高，老年人中癌症也更多见到。

四、性别与肿瘤

除了性器官（卵巢、子宫、睾丸）及与性激素有密切关系的器官（如乳房、前列腺）的肿瘤外，女性肿瘤的发病率为男性的40%～70%。就肿瘤类别而言，女性的胆管、甲状腺肿瘤较为常见，而男性多见肺、鼻咽、胃肠道肿瘤。除了不同性激素可以影响不同性器官的肿瘤发生外，上述差异可能归咎于工作和生活环境的不同及某些癌前病变的影响。

性器官和与性激素密切相关的器官是性激素的靶器官，这些器官的细胞上都有特异的性激素受体，导致所谓激素依赖性肿瘤的发生。职业和工作环境污染对肿瘤在男女性别上的不同发病率也有影响。一般来说，男性从事某些职业及接触工作环境的污染机会比较多，因而某些肿瘤在男性中的发病率比较高。例如，染料工厂中接触多量苯胺所导致的膀胱癌、接触氯乙烯导致的肝血管肉瘤、石棉工人中的间皮瘤、矽肺患者合并肺癌和放射线工作者中的手部皮肤癌等都多见于从事这类工作又未注意防护的男性。另外，女性中胆管结石和慢性炎症较为多见，它们作为一种癌前病变，导致胆管肿瘤的发病率增高。

五、肥胖症与肿瘤

体重指数（body mass index，BMI）在 $25\sim30kg/m^2$ 的为超重，大于 $30kg/m^2$ 为肥胖症。世界卫生组织（WHO）2005 年报告全球约有 4 亿人患有肥胖症，预计 2015 年将达到 7 亿人。肥胖症与糖尿病、高血压、心脑血管疾病关系密切，已经成为影响人类健康的全球化问题。研究认为，肥胖会增加患乳腺癌、子宫内膜癌、食管癌、结肠癌、肾癌的风险，这可能与脂肪组织影响体内类固醇激素、胰岛素代谢、释放生长因子和炎症因子等因素有关。也有研究认为，由于脂肪组织能够储存二噁英（dioxin）、有机氯杀虫剂等多种脂溶性致癌物质，逐渐积蓄的致癌物在脂肪水解或脂肪细胞凋亡时，从脂肪组织中释放出来，达到足以致癌的浓度，最终导致细胞出现恶变。体重明显下降、脂肪水解过多将使释放到外周的致癌物质浓度更高。虽然目前已有不少流行病学和实验数据证明肥胖症与多种肿瘤有密切关系，但具体的致癌机制还不十分清楚。

六、炎症与肿瘤

150 多年前，Rudolph Virchow 发现肿瘤组织中浸润的炎症细胞，揭开了炎症与肿瘤之间关系的神秘面纱。炎症是机体对内、外源性损伤因子的一种生理性防御反应，涉及多种炎症细胞和炎症因子。炎症与肿瘤存在联系已经成为一种共识，这是基于流行病学、分子生物学和转基因动物实验多方面的证据。例如，炎症疾病增加患膀胱癌、宫颈癌、胃癌、肠癌等肿瘤的风险；非甾体类抗炎药物能够降低患结肠癌、乳腺癌的风险和死亡率；大多数肿瘤组织中存在炎症细胞、趋化因子、细胞因子；针对炎症细胞、炎症介质和因子（TNF-α、IL-1β、COX2）、炎症相关转录因子（NF-κB、STAT3）的治疗措施能够降低肿瘤的发病率，减缓肿瘤的扩散。

研究表明，持续的、不受机体调控的炎症将会促进肿瘤的发生，而肿瘤细胞能够分泌各种细胞因子和趋化因子，并募集炎症细胞，营造有利于肿瘤生长的炎症微环境。炎症能够促进肿瘤细胞的增殖、转移，促进血管生成，抑制机体抗肿瘤免疫并影响化疗药物对肿瘤细胞的作用。但是炎症能否直接导致肿瘤发生？炎症是否是肿瘤发生发展过程中的必然因素？这些问题还有待进一步的研究来解答。

综上所述，机体从各个方面影响肿瘤的生成，肿瘤的发生是各种因素综合作用的结果。

第五节　肿瘤干细胞学说

虽然对各种致癌因素的研究日益深入，不少致癌因素引起基因改变的机制也已经了解得比较清楚，然而在各种致癌因素作用下，发生改变的基因是如何促使正常细胞最终形成肿瘤的呢？近年来提出的肿瘤干细胞学说让我们对肿瘤病因有了一个全新的认识角度。

肿瘤干细胞学说认为肿瘤细胞中有一群具有干细胞特征的细胞，能够自我更新并分化为普通的肿瘤细胞，它们是维持肿瘤生长和肿瘤复发转移的根源。1994 年，John Dick 等首次证实白血病干细胞的存在。2003 年，Al-Hajj 等鉴定 $ESA^+CD44^+CD24^{-/low}Lin^-$ 乳腺癌干细胞，首次证明实体肿瘤中干细胞的存在。目前的研究表明肿瘤干细胞存在于白血病、乳腺癌、神经系统肿瘤、结肠癌、肝癌等多种肿瘤中。

肿瘤干细胞具有如下几个重要特征：①肿瘤干细胞能够通过不对称分裂进行自我更新和分化，形成和肿瘤干细胞来源肿瘤特征相似的异质性肿瘤；②肿瘤干细胞在肿瘤组织中所占的比例小，一般仅占 0.2%～5%，但具有很强的成瘤能力，只需要 100～1000 个肿瘤干细胞就能在 NOD/SCID 小鼠体内成瘤；③肿瘤干细胞表达特定的表面标记，如急性髓性白血病（AML）干细胞表面标记为 $CD34^+CD38^-Thy^-Lin^-$、乳腺癌干细胞表面标记为 $ESA^+CD44^+CD24^{-/low}Lin^-$；④对化疗药物耐药，对放疗不敏感。

目前对于肿瘤干细胞的来源有两种不同的观点。第一种观点认为肿瘤干细胞来源于正常的组织干细胞：正常干细胞由于基因突变导致自我更新和分化的调节失控，转化为肿瘤干细胞。第二种观点认为肿瘤干细胞是由正常的体细胞突变后获得自我更新能力而来的。虽然目前对于各种致癌因素如何使机体细胞转化为肿瘤干细胞还缺乏深入的研究，但肿瘤干细胞学说已经为肿瘤病因学研究提供了一个新的内容。

（夏建川）

参 考 文 献

汤钊猷. 2000. 现代肿瘤学. 第二版. 上海：上海医科大学出版社.

曾益新. 2003. 肿瘤学. 第二版. 北京：人民卫生出版社.

Bachelor M A, Bowden G T. 2004. UVA-mediated activation of signaling pathways involved in skin tumor promotion and progression. Semin Cancer Biol，14：131-138.

Butel J S. 2000. Viral carcinogenesis：revelation of molecular mechanisms and etiology of human disease. Carcino-genesis，21：405-426.

Irigaray P，Newby J A，Lacomme S，et al. 2007. Overweight/obesity and cancer genesis：more than a biological link. Biomed Pharmacother，61：665-678.

Mantovani A，Allawena p，Sica A，et al. 2008. Cancer-related inflammation. Nature，454：436-444.

Oliveira P A，Colaco A，Chaves R，et al. 2007. Chemical carcinogenesis. An Acad Bras Cienc，79：593-616.

Reya T，Morrison S J，Clarke MF，et al. 2001. Stem cells，cancer，and cancer stem cells. Nature，414：105-111.

Wogan G N，Hecht S S，Felton J S，et al. 2004 Environmental and chemical carcinogenesis. Semin Cancer Biol，14：473-486.

第三章　肿瘤发生的分子机制

肿瘤是一种由于细胞内相关基因突变、遗传及表观遗传变异等因素累积而导致的复杂性疾病。肿瘤的发病过程是多因素、多步骤的，其中包括癌基因和抑癌基因突变、细胞周期相关调控基因的变异、表观遗传变异、细胞基因组的不稳定性、细胞增殖和凋亡紊乱，以及肿瘤血管生成、免疫逃逸、肿瘤转移等多个方面和多个复杂的过程。

自 1970 年肿瘤分子生物学开始兴起以来，随着生物化学、分子生物学等技术的发展，人类全基因组测序及解码的完成，各种高通量技术及蛋白质表达筛查技术的出现，人们对肿瘤发生发展的分子机制也有了更进一步的深入研究和认识。近年来，研究人员不仅对肿瘤相关癌基因和肿瘤抑制基因在肿瘤发生发展过程中所起作用的研究更加深入，而且对肿瘤免疫逃逸、肿瘤转移、肿瘤血管生成、肿瘤干细胞等在肿瘤进一步发展过程中的作用也有了深入的认识。此外，在肿瘤的遗传学和表观遗传学方面，细胞基因组的不稳定性、染色体的异常、DNA 异常甲基化、miRNA 等与肿瘤发生发展的相关性的研究也进入了崭新的阶段，这些研究使人们对肿瘤发生的分子机制有了更深刻的认识。

第一节　癌　基　因

癌基因是指细胞中发生突变或过量表达，引起细胞癌变的原癌基因。这些基因在细胞中有其正常的生物学功能，主要是刺激细胞的正常生长以满足细胞更新的需要，但是当它们发生突变或过度表达后，就可能会促使细胞不断地增殖并引起细胞癌变。目前研究较多的癌基因有 RAS、BCL-2、MDM2 等。

一、RAS 基因

RAS 基因的激活是人类恶性肿瘤形成的关键因素之一，RAS 基因家族包括 H-RAS、K-RAS、N-RAS 三个成员，各种 RAS 基因具有相似的结构，都由 4 个外显子组成，它们的编码产物称为 P21 蛋白。RAS 蛋白为膜结合的 GTP/GDP 结合蛋白，定位于细胞膜内侧，在传递细胞的生长分化信号方面起重要的作用。RAS 蛋白通过 GTP 与 GDP 的相互转化来调节信息的传递（图 1-3-1）。

RAS 基因的点突变和蛋白质过表达出现在许多恶性肿瘤中，包括肺癌、胰腺癌、黑色素瘤等。RAS 基因突变可以激活丝裂原活化蛋白激酶（mitogen-activated protein kinase，MAPK）信号转导途径，有研究表明，在结肠直肠癌中，有近 37% 的发病率是由该因素引起的。RAS 基因突变激活了 GTPase，并直接将信号传递给 BRAF 基因，BRAF 通过丝氨酸-苏氨酸激酶的激活，进一步引起 MAPK 信号转导途径的级联反应。另外，有研究人员发现 RAS 基因与抑癌基因 Rb 之间的相互作用会影响肿瘤细胞的发

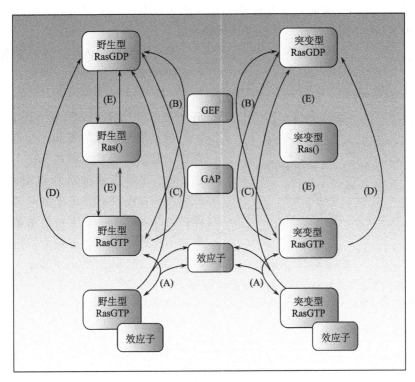

图 1-3-1　*RAS* 基因的信号转导模式图

（A）Ras 效应子特异性地结合 Ras GTP；（B）GEF 促使 Ras GTP 与 GDP 的转换；（C）GAP 促进 GTP 的水解；（D）Ras 本身具有低的 GTP 酶活性，可以催化 GTP 到 GDP 的转化；（E）在没有 GEF 的协助时，也可发生核苷酸的结合与解离（Stites et al.，2009）。

生发展，它们的相互作用既可能促进肿瘤细胞的生长，也可能抑制其生长，这与细胞的类型特征等相关。*K-Ras* 单拷贝的缺失会使得 *Rb*$^{+/-}$ 类型的小鼠生存率至少延长 40％，*Rb*$^{+/-}$、*K-Ras*$^{+/-}$ 类型小鼠体内的肿瘤细胞具有较强的分化性能，但侵袭能力较弱。此外，在肿瘤的血管生成及肿瘤免疫逃逸过程中，*RAS* 基因也发挥着重要的作用。有研究表明，*H-RAS* 基因转化的 HeLa 细胞分泌 IL-8，通过促进肿瘤血管的生成而在肿瘤免疫逃逸过程中促进肿瘤的生长。

二、*BCL-2* 基因

人 *BCL-2* 基因位于 18q21.3，由 3 个外显子和 2 个启动子组成，*BCL-2* 基因表达的蛋白质是一种膜结合蛋白，它的异常表达能够促使细胞抵抗细胞凋亡，这些细胞可能容易积累一些与异常 BCL-2 蛋白起互补作用或协同作用的遗传学变异，从而导致明显的恶性表型，并且 BCL-2 蛋白抑制细胞凋亡的能力在肿瘤细胞的增殖中也起一定的作用。

在滤泡性淋巴瘤的研究中，85％的肿瘤中发现了 t（14；18）（q32；q21），而在染色体的断裂点处发现了 *BCL-2* 基因的异常表达。随后，有研究人员在小鼠模型中研究了 *BCL-2* 基因的异常表达与淋巴瘤的关系，并发现 *BCL-2* 基因的过量表达能够促进肿瘤细胞的增殖。之后，有研究发现肿瘤细胞中 *BCL-2* 基因的异常表达能够增强另外一个癌基因 *MYC* 的作用，并进一步促进肿瘤的发展。

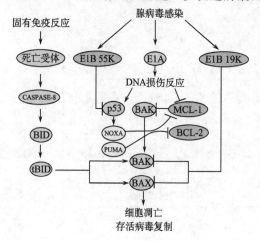

图 1-3-2　腺病毒感染的细胞中细胞凋亡的调控
（White，2006）

另外，有研究表明，在由病毒癌基因引起的肿瘤发生过程中，*BCL-2* 基因家族的成员 *BAX*（*BCL-2* associated X-protein）和 *BAK*（*BCL-2* antagonist/kil-ler）能够限制病毒的复制，并可引起细胞凋亡。但是，病毒编码的 *Bcl-2* 基因同系物 v-*Bcl-2* 却能够抑制肿瘤细胞的凋亡，从而在病毒还没有完成复制前抑制细胞的死亡。细胞的不正常生长使染色体组变得更加不稳定，进而促进肿瘤的进一步发展（图 1-3-2）。

三、*MDM2* 基因

MDM2 基因是一类细胞原癌基因，与细胞的增殖和分化有关。*MDM2* 基因编码的蛋白质产物是一种 DNA 结合的核蛋白，它的过量表达可能参与正常细胞向恶性肿瘤细胞的转化过程（图 1-3-3）。*MDM2* 基因主要通过基因的扩增和染色体易位而激活。

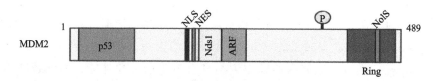

图 1-3-3　*MDM2* 基因概略图示

近期有研究表明 *MDM2* 基因能够影响染色体的易位和基因组的不稳定性，并能够影响 DNA 双链的修复功能，而这些过程都与 *p53* 基因密切相关。*MDM2* 是 *p53* 的转录靶基因，可在野生型 *p53* 基因的诱导下增强转录表达，致使细胞中 MDM2 蛋白水平升高，进而与 *p53* 结合形成复合物，抑制 *p53* 的转录活性。*MDM2* 基因是肿瘤发展过程中重要的调节者，MDM2 蛋白与 E3 泛素连接可以调节 P53 蛋白的稳定性和活性。在 *MDM2* 基因突变影响肿瘤发生的研究方面，近期发现在 *MDM2* 基因第一个内含子第 309 位碱基的变异能够使 MDM2 蛋白的表达提高 1～4 倍；在小鼠模型研究中，Mdm2 蛋白的表达提高 4 倍可以使小鼠自然发生多种类型的肿瘤，而降低 Mdm2 蛋白的表达可以减少肿瘤的发生。

除了 *RAS*、*BCL-2*、*MDM2* 这三个癌基因以外，研究较多的还有 *MYC*、*ASPP* 基因等，这些基因的突变、表达异常与肿瘤的发生发展密切相关。以上的这些研究成果对于肿瘤的基因治疗、靶向治疗等具有重要的启示,以这些癌基因为靶向的基因治疗研究也在不断地开展并取得了一定的成果。

第二节　抑癌基因

抑癌基因又称为肿瘤抑制基因,是一类调控细胞生长、抑制肿瘤细胞恶性表型的基因。这些基因在正常的情况下负责控制细胞的生长和增殖,但是当它们不能表达或者产物失活后,可导致细胞癌变。抑癌基因的产物的主要作用是抑制细胞增殖、促进细胞分化、促进细胞迁移。目前,根据抑癌基因产物所起的作用,主要可将其分为6类:转录调节因子,如 *p53*、*Rb* 等;负调控转录因子,如 *WT* 等;周期蛋白依赖性激酶抑制因子,如 *p15*、*p16* 等;某些信号通路的抑制因子;DNA 修复因子;与发育和干细胞增殖相关的信号转导相关基因,如 *APC* 等。

一、*p53* 基因

p53 基因是一种重要的肿瘤抑制基因,人们对它的研究也非常深入。有统计表明,在人类所有的恶性肿瘤中,有 50% 以上都发现了该基因的突变。*p53* 基因位于人类的17 号染色体,含有 11 个外显子,P53 蛋白由 393 个氨基酸残基组成,包含有多个功能域,包括 N 端的转录激活结构域、序列特异的 DNA 结合结构域、C 端非专一的 DNA 调节结构域。P53 蛋白可以直接或者间接地与其他蛋白质相互作用,参与转录调控,P53 蛋白通过 DNA 结合作用及反式激活作用参与细胞生长、分裂调控,此外,P53 蛋白是细胞 G_0/G_1-S 转换所必需,并且可以通过抑制与 DNA 复制相关的细胞基因或基因产物阻止细胞 DNA 的复制,以提供足够的时间使损伤 DNA 修复,如果修复失败,P53 蛋白则引发细胞凋亡等。如果 *p53* 基因的两个拷贝都发生了突变,对细胞的增殖失去了调控,就会引发细胞癌变。

近年来,人们对 *p53* 基因相关调控途径的研究更加全面和深入,该途径由上百个基因组成,这些基因的产物与细胞凋亡、细胞衰老、细胞周期停滞密切相关,能够对环境应激信号做出相应的反应,并能够将这些信号传递给邻近的细胞。当环境应激信号输入 *p53* 基因途径后,可以诱导该途径活化并传递信号(图 1-3-4)。例如,DNA 损伤信号被细胞检测到后进一步传递给 P53 蛋白及其诱导途径,进而做出相应的反应,该途径的核心调控者是前文提到的 *MDM2* 基因。当 P53 蛋白激活后,就会与基因组中的 DNA 调控元件相结合,从而引起下游的一系列反应(图 1-3-5)。P53 蛋白可以作用于线粒体,引起细胞色素 c的释放,进而促发细胞凋亡。

基于这些研究基础,人们对 *p53* 基因在抑制肿瘤细胞生长的过程中的作用机制有了更深入的理解,但是 *p53* 基因相关调控途径仍然存在着许多问题需要进一步的研究和探索,如对其作用机制进行进一步的深入探讨、如何将这些研究成果应用于临床治疗等。

二、*Rb* 基因

Rb 基因是第一个被克隆和完成全序列测定的抑癌基因。*Rb* 基因定位于人类 13 号染色体,表达产物为 928 个氨基酸残基组成的蛋白质,Rb 蛋白分布于核内,是一类 DNA

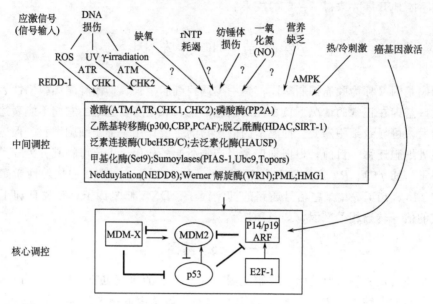

图 1-3-4　*p53* 基因相关调控途径信号输入及调控图示 (Levine et al.，2006)

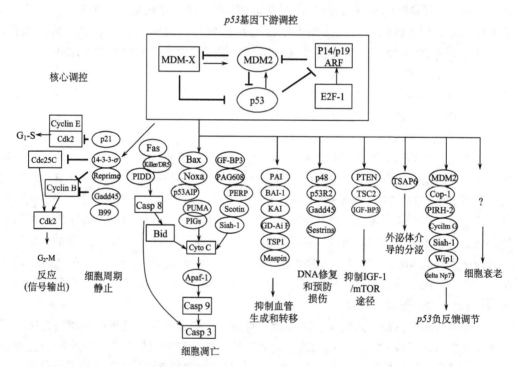

图 1-3-5　*p53* 基因相关调控途径信号输出及调控图示 (Levine et al.，2006)

结合蛋白,可被磷酸化和去磷酸化,磷酸化的 Rb 蛋白是 *Rb* 基因调节细胞分化的主要形式,未磷酸化的 Rb 蛋白是非活化形式,可与细胞内的多种蛋白质结合,Rb 蛋白通过磷酸化和去磷酸化调控细胞内与核酸合成有关的酶的基因表达。Rb 蛋白是细胞生长、分化调控的中心环节,可间接抑制 DNA 的合成,使细胞停滞于 G_1 期,当 *Rb* 基因丢失或突变时,细胞由 G_1 期无限制地进入 S 期,促使肿瘤的发生。

近年来,*Rb* 基因的相关研究主要集中于 *Rb* 基因家族及其相关的调控因子方面。*Rb* 基因家族及其调控因子不仅调控细胞周期循环,而且与细胞衰老、凋亡、分化、细胞的自我吞噬作用、基因组的不稳定性及端粒的功能等有着密切的关系。例如,miR335 直接作用于 *Rb* 基因的 $3'$ 端非编码区域,调控 Rb1 的表达,通过改变细胞内 Rb1 的表达水平,激活抑癌基因 *p53* 的相关调控途径,抑制细胞的增殖及肿瘤细胞的转化。

三、*APC* 基因

APC（adenomatous polyposis coli，APC）基因也是重要的肿瘤抑制基因之一,是 Herrera 于 1986 年在研究格德纳综合征时首先发现的。*APC* 基因含有一个 8538bp 的可读框,共含有 15 个外显子,mRNA 为 8.9kb,表达的蛋白质产物含 2843 个氨基酸残基。*APC* 基因的突变主要集中于第 15 个外显子,常见的突变类型有碱基置换和移码突变,研究表明,*APC* 基因变异与大肠癌的关系极为密切。*APC* 基因的功能缺陷会促使 β-骨架蛋白在细胞核内定位,进而使 Wnt 信号转导途径发生异常,并持续激活,而 Wnt 信号转导途径是肿瘤形成的关键因素之一,因此,*APC* 基因的突变及表达异常会促进肿瘤的形成。

第三节　基因组不稳定性

基因组的不稳定性也是肿瘤发生的关键因素,这是因为染色体扩增、染色体易位、杂合性缺失及 DNA 修复功能缺陷等都会促进肿瘤的发生。

一、染色体不稳定性

染色体扩增在肿瘤的发生发展过程中起着重要的作用,异常的染色体数目会导致非整倍体的形成,与肿瘤的发展密切相关。目前研究较多的是 6p 染色体扩增与肿瘤的关系,研究表明,6p 染色体扩增与结肠直肠癌、卵巢癌、膀胱癌等肿瘤的转移、静脉侵袭都密切相关。研究发现,6p 染色体扩增在 B 细胞淋巴瘤中经常发现,主要在 6p21~6p23 区域,该区域所含有的基因数目几乎是 6 号染色体上所有基因的 1/2,并且包含了 1/3 的 CpG 岛。

染色体易位是指两条非同源染色体同时发生断裂,所形成的断裂片段移到一条染色体的断裂端,并发生连接,形成新的染色体,包括染色体内易位和染色体间易位。染色体易位常常伴有基因位置的改变。染色体易位与很多肿瘤的发生都密切相关,如血液系统恶性肿瘤、肉瘤等。例如,在淋巴细胞白血病发现 t（4；11）,在髓细胞白血病中发现 t（9；22）等染色体易位的现象。

二、杂合性缺失

杂合性缺失在肿瘤细胞中是一种普遍的 DNA 变异，与肿瘤的发生、发展有着密切的关系。杂合性缺失是指同一位点上两个多态性的等位基因中的一个出现突变或缺失。长期的细胞遗传学的研究证实，几乎所有的肿瘤细胞都存在染色体片段的非随机性丢失，这意味着这些丢失的片段中必然包含着某些与肿瘤相关的基因，抑癌基因的杂合性缺失会导致肿瘤的发生。

有研究表明，染色体 1p 和 19q 联合杂合性缺失与少突胶质细胞瘤、星形胶质细胞瘤具有密切的关系，并对肿瘤的治疗和预后具有重要的影响。另外，有研究报道，在胃癌、肺癌、肝癌、胰腺癌、大肠癌、宫颈癌等多种肿瘤中均发现有 $p57^{kip2}$ 基因 mRNA 和蛋白质表达的减少或缺失，$p57^{kip2}$ 基因属于细胞周期依赖性激酶抑制因子家族，位于染色体 11p15.5 上 D11S648 和 D11S679 之间的约 2.2kb 的区域内，该区域在多种肿瘤中发生高频杂合性缺失，$p57^{kip2}$ 基因的杂合性缺失在肿瘤的发生过程中起着重要的作用。

三、DNA 修复功能缺陷

DNA 修复是细胞对 DNA 受损伤后产生的一种反应，这种反应可以使 DNA 重新行使正常的功能，如果细胞不具备这些修复功能，就无法应对经常发生的 DNA 损伤事件，细胞就不能正常生存。

DNA 修复包括直接修复、切除修复、错配修复等。直接修复是通过一种可连续扫描 DNA、识别出损伤部位的蛋白质，将损伤部位直接修复的方法。在所有原核生物和真核生物中都存在一种光复活酶（photoreactivating enzyme），在可见光存在下，这种酶可以结合胸腺嘧啶二聚体引起的扭曲双螺旋部位，催化两个胸腺嘧啶再生，重新形成正常的 A-T 碱基对，随后，光复活酶会从已经修复好的 DNA 上脱落。切除修复是指通过切除-修复内切酶使 DNA 损伤消除的修复方法，修复系统中主要的酶是 ABC 切除核酸酶，ABC 切除核酸酶先从损伤部位的两侧切去含有损伤的 DNA 链，然后，解旋酶除去内切酶切点之间的 DNA 片段，DNA 片段由外切酶降解，产生单链缺口，然后在 DNA 聚合酶的催化下按照互补链填充缺口，切口最后通过 DNA 连接酶连接。错配修复是指在含有错配碱基的 DNA 分子中，使正常核苷酸序列恢复的修复方式，通过修复酶识别出错配的 DNA 双链，切除错配部分，然后通过 DNA 聚合酶和 DNA 连接酶的作用，合成正确配对的双链 DNA。

DNA 的修复与肿瘤的发生发展有着密切的关系，DNA 修复通路的遗传性和获得性缺陷将会破坏基因的完整性，使细胞向恶性转变，从而引发肿瘤。有研究表明，DNA 修复基因（如 MLH1、MSH2 等）缺陷的遗传性非息肉性结肠癌（hereditary nonpolyposis colon cancer，HNPCC）患者，年龄在 45 岁以上患结肠直肠癌的概率可达到 80%。DNA 修复功能缺陷是由于 DNA 修复基因的突变或者甲基化而失活，进一步使基因组的不稳定性增加，加速肿瘤的发生。在结肠直肠癌患者中，有 15% 发现 DNA 修复基因的功能失活，这些患者中，大都存在 MLH1 基因启动子由于甲基化而失活的现象。另外，某些 DNA 修复基因的单核苷酸多态性与肿瘤的易感性有着密切的关系。XRCC1 基因是碱基切除修复途径中的重要基因，它与 DNA 聚合酶 β 基因、

PARP、LIG3结合形成复合体，参与离子辐射和化学诱变剂所致 DNA 损伤后的单链断裂修复及碱基切除修复。研究发现，在 *XRCC1* 基因的编码区有三个单核苷酸多态位点，这些单核苷酸的变异会导致蛋白质相应氨基酸的改变。与肺癌、结直肠癌、乳腺癌、食管癌等多种肿瘤的发生风险密切相关。

第四节 表观遗传变异

表观遗传变异是指 DNA 序列不发生改变，但基因表达却发生了可遗传的改变。表观遗传变异主要包括 DNA 甲基化、组蛋白修饰、基因组印记等。研究表明，当把小鼠的 DNA 甲基转移酶或组蛋白乙酰基转移酶等敲除后，小鼠发生肿瘤的概率大大增加；在人类很多肿瘤中都发现了组蛋白乙酰基转移酶、甲基转移酶及染色质编辑因子等的突变或基因沉默（图 1-3-6）。

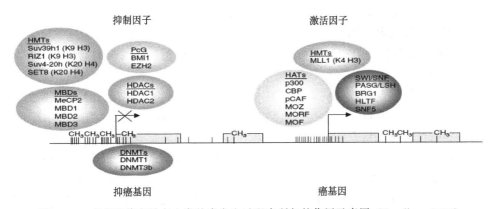

图 1-3-6 表观遗传变异在人类肿瘤发生过程中所起的作用示意图（Esteller，2006）

近年来，有关表观遗传变异在肿瘤的发生发展过程中所起的作用研究较多。细胞内 DNA 的超甲基化会导致基因组更加不稳定；基因启动子 CpG 岛的超甲基化导致肿瘤抑制基因（如 *p16*、*BRCA1* 和 *hMLH* 等）的失活。新近的研究发现，组蛋白在控制基因表达、染色质结构方面起着重要的作用，并且在 DNA 甲基化修饰过程中扮演重要的角色，组蛋白修饰的变异在肿瘤转移和恶化过程中起着重要的作用。

另外，miRNA 与肿瘤发生发展的关系也受到了较多的关注。miRNA 是一种非编码的小 RNA 分子，长度一般为 21～23 个核苷酸，类似于 siRNA 分子，通过与靶基因 mRNA 碱基配对引导沉默复合体 RISC 降解靶基因 mRNA，阻抑 mRNA 的翻译。多数 miRNA 具有高度保守性、时序性和组织特异性，在细胞增殖、分化、凋亡、血细胞分化、同源异形盒基因调节和胚胎后期发育等过程中起着重要的调节作用。近来研究发现，miRNA 表达与多种肿瘤相关，几乎 50％的 miRNA 在基因组上定位于与肿瘤相关的脆性位点，表明 miRNA 在肿瘤的发生发展过程中起着至关重要的作用。例如，miR221 在肺癌组织中表达显著上调，通过下调肿瘤抑制因子原肌球蛋白 1（TPM1），行使癌基因的功能，与肺癌形成、预后和总生存期相关。miR2122 是肝组织特异的 miRNA，在正常的肝细胞中表达丰富，但是在肝癌细胞中表达明显降低。miR2122 作为一种肿瘤抑制因子，可以抑制血管内皮细胞的增殖，抑制肿瘤细胞的生长、转移和侵袭。

基于这些研究，有人认为肿瘤也可看做是一种表观遗传性疾病，有研究人员猜想具有这些表观遗传变异性的基因可以看做是新一代的癌基因和肿瘤抑制基因，并可为肿瘤的治疗提供新的方法和策略。

第五节　端粒和端粒酶

端粒是真核染色体两臂末端的 DNA 重复序列，避免正常染色体发生融合，从而保证每条染色体的完整性和稳定性。端粒在决定细胞的寿命中起着重要的作用，细胞分裂次数越多，端粒的消耗也越多，细胞的寿命就越短。端粒 DNA 由许多高度重复序列构成，并有蛋白质与端粒 DNA 结合。端粒 DNA 可以保护染色体不被核酸酶降解，防止染色体间的相互融合，并可以为端粒酶提供底物。

端粒酶是一种逆转录酶，由 RNA 和蛋白质组成，RNA 可作为模板序列，指导合成端粒 DNA 的重复序列。端粒酶在正常的人体组织中的活性是被抑制的，但是在肿瘤细胞中被重新激活。

研究表明，端粒酶的激活使肿瘤细胞永生化，许多恶性肿瘤细胞都具有较高的端粒酶活性，在淋巴瘤、乳腺癌、急性白血病、肺癌等肿瘤中端粒酶检测都呈阳性。此外，由病毒所引起的肿瘤在所有肿瘤患者中占据了 1/5，近年来，对于肿瘤病毒如何控制端粒和端粒酶的活性，如何使宿主细胞的分裂与其增殖相互协调等有了更进一步的深入研究。某些肿瘤病毒可以增加逆转录酶的转录活性，如 EB 病毒、疱疹病毒、乙肝病毒、丙肝病毒等；某些病毒可以通过顺式调控方式激活逆转录酶，或者通过表观遗传变异增强逆转录酶的活性；EB 病毒可以通过转录翻译后调控机制来调控逆转录酶活性；另外有些病毒的蛋白质可以负调控逆转录酶基因的拷贝数或其酶活性。基于这些研究，人们将更加深入地了解端粒和端粒酶作用与肿瘤发生发展的作用机制，并提供潜在的治疗靶标。

第六节　肿　瘤　转　移

肿瘤转移是恶性肿瘤细胞从其原发灶迁移到机体其他部位的过程，主要方式包括 4 种：直接蔓延到邻近部位、淋巴道转移、种植转移和血行转移。肿瘤转移已经直接危害到肿瘤患者的生命安全，据统计，有近 90% 的癌症死亡率是由肿瘤转移导致的。

近年来，有研究表明，肿瘤转移并不只是发生在肿瘤生成的晚期阶段，在肿瘤发生的起始阶段，由于突变等积累的抑癌基因失活、癌基因激活等，某些细胞可以无限增殖，形成原发瘤，其中有少数细胞具有侵袭性，能够在其他的位置扩增，即肿瘤发生了转移，这些研究为肿瘤的治疗提供了新的思路和技术。目前，关于肿瘤转移分子机制的认识主要有以下几个方面：①肿瘤细胞突破基底膜的相关因素，如基质金属蛋白酶（MMPs）、肝素酶等。它们可以降解血管基底膜和内皮细胞外基质，促进血管生成，继而促进肿瘤生长、浸润与迁移；②转移病灶的营养供应，如血管内皮生长因子

（VEGF）、转化生长因子、表皮生长因子等。这些因子可以刺激内皮细胞增殖、促进血管基底膜降解，诱导毛细血管新生，增加血管的通透性，为肿瘤细胞及转移病灶的生长增加营养供应；③肿瘤干细胞。有研究认为胃癌干细胞通过激活 TGF-β 等信号传导途径促进细胞的生长和转移；④肿瘤细胞黏附、迁移运动等，如细胞骨架蛋白、肌动蛋白丝的组装、细胞伪足形成和延伸等是肿瘤发生转移的主要因素。这些因素主要通过影响肿瘤细胞从原发肿瘤脱落，从而导致肿瘤细胞的迁移和侵袭。

另外，近年来在肿瘤转移的分子机制方面研究也较多。肿瘤转移是一种复杂的、多步骤的生物学过程，其中涉及很多的分子和信号转导途径。转化生长因子 TGF-β 被认为是许多生理条件下 EMT（epithelial－mesenchymal transition）过程的主要调节因子，而这一过程主要通过 Smads 依赖的途径，并在很大程度上依赖于胞内的环境。*TWIST* 和 *AKT* 基因在肿瘤的发展和肿瘤转移过程中起着重要的作用。*TWIST* 基因编码一个转录调控因子，可以与 *AKT2* 基因的启动子结合，调控 *AKT2* 基因的表达。*AKT2* 基因编码表达丝氨酸/苏氨酸激酶，进而引起下游的一系列反应，从而促进肿瘤细胞的转移和侵袭。

第七节　肿瘤血管生成

血管生成在肿瘤的发生发展过程中起着重要的作用。肿瘤血管生成的发生一方面是由于肿瘤细胞释放的血管生成因子作用于血管内皮细胞，并促进内皮细胞的增殖和迁移；另一方面，内皮细胞也会旁分泌某些血管生长因子，以刺激肿瘤细胞的生长。肿瘤细胞和内皮细胞的相互作用始终贯穿于肿瘤血管生成的全过程。肿瘤血管生成一般包括血管内皮基质降解、内皮细胞增殖、内皮细胞移行、内皮细胞管道化分支形成血管环和新的基底膜形成等步骤。目前发现多种活性物质可以调节肿瘤血管的生成，如生长因子、细胞因子、血管生成营养素、IL-1 等，这些物质能直接或间接地作用于血管内皮细胞，引起血管膨胀、内皮细胞变形等，促进肿瘤血管的生长，目前研究较多的有 VEGF、TNF、TGF、PDGF、IGF 等。基于近年来对肿瘤血管生成方面的研究，以抗肿瘤血管生成为基础的新的肿瘤治疗药物和技术不断出现。

血管内皮生长因子（vascular endothelial growth factor，VEGF）是单基因编码的同源二聚体糖蛋白，能够直接刺激血管内皮细胞移动、增殖及分裂，并能够增加微血管的通透性，促进内皮细胞表达 PA、PAI、间质胶原酶及凝血酶原，使血浆纤维蛋白外渗，导致纤维素在肿瘤间质中沉积，促进巨噬细胞、成纤维细胞及内皮细胞生长，从而导致肿瘤血管生成并在肿瘤生长中起重要作用。VEGF 与其受体 KDR 和 Flt-1 在几乎所有人体肿瘤中均有过表达，而在正常成熟的血管组织中表达水平较低，VEGF 与受体 KDR、Flt-1 高亲和力结合后，可以直接刺激血管内皮细胞增殖，促进内皮细胞产生纤溶酶原激活物抑制因子，增加血管通透性，在血管生成过程中发挥重要的作用。IL-1β 是血管内皮生长因子引发血管生成所必需的启动者。*MYC* 或者其他癌基因被激活后 1～2h，细胞内就会明显地表达并分泌 IL-1β，IL-1β 是依赖 *MYC* 基因的血管生成的关键因素（图 1-3-7）。

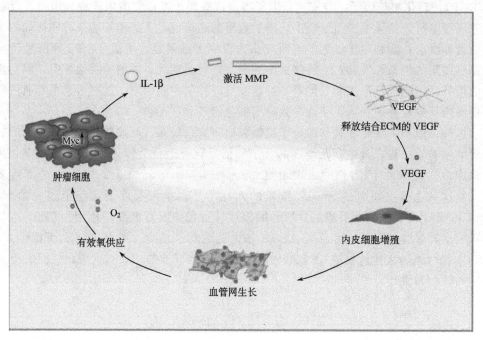

图 1-3-7 肿瘤、微环境相互作用与血管生成（Shchors et al.，2007）

血小板源性生长因子 PDGF（platelet-derived growth factor）由两条高度同源的 A 链及 B 链组成，这使 PDGF 具有三种形式的二聚体结构，即 PDGF-AA、PDGF-BB 及 PDGF-AB，体内单核/巨噬细胞是合成 PDGF 的主要细胞。PDGF 必须与细胞膜上的相应受体结合后才能发挥其生物学效应。PDGF 受体由两种亚单位 α 及 β 构成，其分子质量为 170～180kDa。二者与 PDGF 结合力相差很大，α 单位与 PDGF 的 A 链及 B 链有较高的亲和力，而 β 亚单位仅与 B 链有高亲和力。PDGF 受体是一种具有酪氨酸蛋白激酶活性的跨膜糖蛋白，由细胞外 N 端与 PDGF 特异识别的结构域、单链跨膜的中间疏水结构域和细胞内 C 端具有酪氨酸蛋白激酶活性的结构域组成。当受体与其配体结合后促使两个受体分子形成二聚体，激活受体酪氨酸残基自身磷酸化，或促使靶蛋白的酪氨酸残基磷酸化，从而将信号传入细胞内，经级联式放大信号转导，调控细胞的生命活动，包括靶细胞的分裂增殖等。PDGF 可以促进内皮细胞 DNA 的合成和增殖，诱导血管生成，在结肠癌、肺癌、子宫内膜癌等肿瘤中，PDGF 均有促进血管生成的作用。PDGF 可以同肿瘤细胞产生的其他多种生长因子相互作用，以促进血管的发生。例如，在很多肿瘤中都检测到 PDGF-BB 和 FGF2 同时过表达，二者的相互作用促使高密度原发性血管丛的形成，促进内皮细胞的增殖，从而导致新血管的生成和肿瘤的转移。

在一个快速生长的恶性肿瘤组织中，肿瘤血管的生成是肿瘤细胞与肿瘤微环境、多种生长因子与细胞因子、血管生成促进因子与抑制因子等相互作用共同调节的结果，肿瘤血管的生成促进了肿瘤的转移与演进。

肿瘤是一种涉及多基因、多因素和多步骤的全身性疾病，这其中包括了癌基因、抑癌基因突变、DNA 损伤修复基因失活、细胞周期调控基因的变化、染色体变异、表观遗传变异、细胞增殖和凋亡紊乱，以及肿瘤血管生成、免疫逃逸、肿瘤转移等复杂的过程。

近年来，在肿瘤发生的分子机制方面的研究取得了新的进展，人们对肿瘤发生发展的分子机制有了更进一步的认识，这些研究成果将不仅为揭示肿瘤复杂的发病机制、多程序多阶段的发病过程提供基础和启示，而且促进了肿瘤治疗药物和方法的进步。

同时，我们也应该注意，应将肿瘤发生发展的分子机制研究与肿瘤的预防、诊断及治疗紧密结合起来，将基础研究的成果尽快应用于临床治疗。另外，目前对于一些信号转导途径的作用机制、一些分子变异的致癌机制、多种 miRNA 之间的相互作用与肿瘤的关系、肿瘤细胞与肿瘤微环境的相互作用与肿瘤发生发展的关系、以及肿瘤血管生成过程中血管生成因子与抑制因子的相互作用对于肿瘤进一步发展的影响等仍然不是很清楚，在这些方面有待进一步的研究。

在取得了这些研究成果的同时，我们也应该注意将肿瘤发生发展的分子机制与肿瘤的预防、诊断及治疗紧密结合起来，将基础研究的成果尽快应用于临床治疗。另外，目前对于一些信号传导途径的作用机制、一些分子变异的致癌机制，以及多种 miRNA 之间的相互作用与肿瘤的关系、肿瘤细胞与肿瘤微环境的相互作用与肿瘤发生发展的关系、肿瘤血管生成过程中血管生成因子与抑制因子的相互作用对于肿瘤进一步发展的影响等，仍然不是很清楚，在这些方面有待进一步研究。

（夏建川　王丹丹）

参 考 文 献

Ancrile B，Lim K H，Counter C M，et al. 2007. Oncogenic Ras-induced secretion of IL6 is required for tumorigenesis. Genes & Dev，21：1714-1719.

Bellon M，Nicot C. 2008. Regulation of telomerase and telomeres：human tumor viruses takecontrol. J Natl Cancer Inst，100：98-108.

Bouskal A，Eischen CM. 2009. Mdm2 affects genome stability independent of p53. Cancer Res，69：1697-1701.

Bovée J V，Hogendoorn PC. 2010. Hogendoorn. Molecular pathology of sarcomas：concepts and clinical implications. Virchows Arch，456：193-199.

Bronner C E，Baker S M，Morrison P T，et al. 1994. Mutation in the DNA mismatch repair gene homologue hMLH1 is associated with hereditary non-polyposis colon cancer. Nature，368：258-261.

Cheng GE，Zhang W Z，Wang L H，et al. 2008. Regulation of cancer cell survival，migration，and invasion by twist：AKT2 Comes to Interplay. Cancer Res，68（4）：957-960.

Clark E A，GolubT R，Lander E S，et al. 2000. Genomic analysis of metastasis reveals an essential role for RhoC. Nature，406：532-537.

Diaz -Flores E，Shannon K . 2007. Targeting oncogenic Ras. Genes and Development，21：1989-1992.

Duda D G，Batchelor T T，Wiclett C G，et al. 2007. VEGF-targeted cancer therapy strategies：current progress，hurdles and future prospects. Trends Mol Med，13：223-230.

Esteller M. 2006. Epigenetics provides a new generation of oncogenes and tumour suppressor genes. British Journal of Cancer，94：179-183.

Fraga M F，Ballestar E，Villar -Garea A，et al. 2005. Loss of acetylation at Lys16 and trimethylation at Lys20 of histone H4 is a common hallmark of human cancer. Nat Genet，37：391-400.

Fraga M F，Esteller M. 2005. Towards the human cancer epigenome：a first draft of histone modifications. Cell Cycle，4：144-148.

Gelinas C，White E. 2005. BH3-only proteins in control：Specificity regulates MCL-1 andBAK-mediated apoptosis. Genes Dev，19：1263-1268.

Goss K H，Groden J. 2000. Biology of the adenomatous polyposis coli tumor suppressor. J Clin Oncol，18：1967-1979.

Grady W M, Markowitz S D. 2008. TGF-β signaling pathway and tumor suppression. Cold Spring Harbor, NY: Cold Spring Harbor Laboratory Press: 889-938.

Hemann M T, Bric A, Teruya-Feldstein J, et al. 2005. Evasion of the p53 tumour surveillance network by tumour-derived MYC mutants. Nature, 436: 807-811.

Herbert B, Pitts A E, Baker S I, et al. 1999. Inhibition of human telomerase in immortal humancells leads to progressive telomere shortening and cell death. Proc Natl Acad Sci USA., 96: 14276-14281.

Herman J G, Umar A, Polyok K, et al. 1998. Incidence and functional consequences of hMLH1 promoter hypermethylation in colorectal carcinoma. Proc Natl Acad Sci, 95: 6870-6875.

Jun C H, Kim I K, Park S M, et al. VEGF-C mediates RhoGDI2-induced gastric cancer cell metastasis and cisplatin resistance. Int J Cancer. 2014. 135 (7): 1553-1563.

Levine A J, Finlay C A , Hinds P W. 2004. P53 is a tumor suppressor gene. Cell, 116 (2 Suppl): S67-S69.

McDonnell T J, Deane N, Platt F M, et al. 1989. bcl-2-immunoglobulin transgenic mice demonstrate extended B cell survival and follicular lymphoproliferation. Cell, 57: 79-88.

Moll U M, Wolff S, Speidel D, et al. 2005. Transcription-independent pro-apoptotic functions of p53. Curr Opin Cell Biol, 17: 631-636.

Montes de Oca Luna R, Wagner D S, Lozano G. 1995. Rescue of early embryonic lethality in mdm2-deficient mice by deletion of p53. Nature, 378: 203-206.

Nosho K, Irahara N, Shima K, et al. 2008. Comprehensive biostatistical analysis of CpG island methylator phenotype in colorectal cancer using a large population-based sample. PLoS One, 3: 3698-3708.

Peeper D S, Upron T M, Ladha M H, et al. 1997. Ras signaling linked to the cell-cycle machinery by the retinoblastoma protein. Nature, 386: 177-181.

Santos GC, Zielenska M, Prasad M, et al. 2007. Chromosome 6p amplification and cancer progression. J Clin Pathol, 60: 1-7.

Scarola M, Schoeftner S, Schneider C, et al. 2010. miR-335 directly targets Rb1 (pRb/p105) in a proximal connection to p53-dependent stress response. Cancer Res, 70 (17): 6925-6933.

Sekaric P, Cherry J J, And rophy E J. 2008. Binding of HPV 16 E6 to E6AP is not required for activation of hTERT. J Virol, 82: 71-76.

Shchors K, Evan G. 2007. Tumor angiogenesis: cause or consequence of cancer? Cancer Res, 67 (15): 7059-7061.

Shchors K, Shchors E, Rostker F, et al. 2006. The Myc-dependent angiogenic switch in tumors is mediated by interleukin 1h. Genes Dev, 20: 2527-2538.

Spurgers K B, Chari N S, Bohnenstiehl N L, et al. 2006. Molecular mediators of cell death in multistep carcinogenesis: a path to targeted therapy. Cell Death and Differentiation, 13: 1360-1370.

Stites E C Ravichandran K S. 2009. A systems perspective of ras signaling in cancer. Clin Canler Res, 15 (5): 1510-1513

Tsujimoto Y, Gorham J, Cossmam J, et al. 1985. The t (14; 18) chromosome translocations involved in B-cell neoplasms result from mistakes in VDJ joining. Science, 229: 1390-1393.

Veikkola T, Karkkainen M, Claesson-Welsh L, et al. 2000. Regulation of angiogenesis via vascular endothelial growth factor receptors. Cancer Res, 60 (2): 203-209.

Vogelstein B, Lane D, Levine A J. 2000. Surfing the p53 network. Nature, 408: 307-310.

White E. 2006. Mechanisms of apoptosis regulation by viral oncogenes in infection and tumorigenesis. Cell Death and Differentiation, 13: 1371-1377.

Wu L, de Bruin A, Saavedra H I, et al. 2003. Extra-embryonic function of Rb is essential for embryonic development and viability. Nature, 421: 942-949.

Zhang X, Miao X, Luabg G, et al. 2005. Polymorphisms in DNA base excision repair genes ADPRT and XRCC1 and risk of lung cancer. Cancer Res, 65 (3): 722-726.

Zhu S, Si M L, Wu H, et al. 2007. MicroRNA221 targets the tumor suppressor gene tropomyosin (TPM1). Biol Chem, 282 (19): 14328-14336.

第四章 肿瘤基因治疗基础

第一节 肿瘤基因治疗的过去、现在及未来

一、肿瘤基因治疗的产生背景

肿瘤基因治疗是指将人的正常基因或有治疗作用的基因通过一定方式导入人体靶细胞以发挥肿瘤治疗作用的生物医学技术。随着 DNA 双螺旋结构的发现和以 DNA 重组技术为代表的现代分子生物学技术的发展，以及人类对疾病认识的不断深入，越来越多的证据表明，多种疾病与基因的结构或功能改变有关。肿瘤的形成是多种因素作用引起的多基因改变。肿瘤细胞中与增殖、分化、凋亡等功能相关的调控基因发生突变，会导致细胞的异常增殖、转移与侵袭。此外，肿瘤细胞与微环境（胞外基质、免疫细胞、血管生成等）的相互作用也在肿瘤的生长与转移中发挥重要作用。对肿瘤发生机制及肿瘤-机体相互作用机制的深入研究，为肿瘤基因治疗提供了有力的理论依据。肿瘤基因治疗以肿瘤细胞及肿瘤微环境为潜在靶点，直接改变肿瘤或宿主的特定基因，达到治疗肿瘤的目的。

二、基因治疗研究的重要里程碑事件

早在 1968 年，美国科学家迈克尔·布莱泽在《新英格兰医学杂志》上发表了题为《改变基因缺损：医疗美好前景》的文章，首次在医学界提出了基因疗法的概念。在 40 年后，基因治疗已经在多种对人类健康威胁严重的疾病的治疗中得到应用，包括遗传病、恶性肿瘤、心血管疾病、感染性疾病等。自 1990 年 5 月美国国立卫生研究院（National Institutes of Health，NIH）批准了美国第一例基因治疗临床试验（ADA-SCID）以来，截至 2017 年 4 月，基因治疗临床试验多达 2462 项。由于潜在的巨大市场和商业利润，接近 64.6%（1590 项）是癌症的基因治疗，其余包括心血管疾病（7.2%）、单基因遗传病（10.5%）、感染性疾病（7.4%）等。给药途径包括肿瘤组织内、静脉内、皮下、骨髓、肌肉、膀胱内、腹腔内等。临床试验方案：Ⅰ期 1409 个（57.2%）、Ⅰ/Ⅱ期 500 个（20.3%）、Ⅱ期 429 个（17.4%）、Ⅱ/Ⅲ期 24 个（1%）、Ⅲ期 91 个（3.8%）、Ⅳ期 3 个（0.1%）。美国是进行基因治疗研究最多的国家，临床方案占总数的 62.9%[①]。

基因治疗的发展经历了曲折的过程。1989 年，美国国立卫生研究院批准进行人类历史上的首次转基因临床试验，但这一试验只是采用示踪基因对肿瘤浸润性淋巴细胞进行标记，并不是真正意义上的基因治疗。1990 年，美国国立卫生研究院的 Blease 和 Anderson 合作进行了第一例人类基因治疗，并获得成功，标志着基因治疗时代的开始。但随后进行的多项基因治疗临床试验令人沮丧的结果使人们对基因治疗的热情很快平息

---

① 上述资料引自 http://www.wiley.co.uk/wileychi/genmed/clinical/，The Journal of Gene Medicine Clinical Trial Database，Wiley Database。

下来。1999 年 9 月，Jesse Gelsinger 在美国宾夕法尼亚州大学进行的基因治疗临床试验中不幸死亡，成为被报道的首例死于基因治疗的患者。这一事件促使 FDA 暂停基因治疗临床研究，并制订更加严格的监管程序。2002 年，逆转录病毒载体基因治疗导致患者出现白血病的严重不良事件，使基因治疗的发展遭受严重打击。但随后人们认识到基因治疗在治疗严重威胁生命的疾病中，利大于弊，因此各国又相继开放基因治疗临床试验。2004 年，深圳市赛百诺基因技术有限公司研发的"重组人 p53 腺病毒注射液"（今又生™，Gendicine），成为世界上首个获准上市的基因治疗药物。在今又生上市 2 年之后，上海三维制药有限公司研发的"重组人 5 型腺病毒注射液"（安柯瑞™，H101），成为全球首个获准上市的溶瘤病毒类基因治疗药物。今又生和安柯瑞都属于肿瘤基因治疗药物，用于晚期鼻咽癌的基因治疗。

2012 年，荷兰 UniQure 公司的 Glybera 由欧盟审批通过，这个项目采用腺相关病毒（AAV）作为载体，用以治疗脂蛋白脂肪酶缺乏引起的严重肌肉疾病。Glybera 的获批上市开启了基因治疗的新时代。2015 年 10 月和 12 月，安进公司的溶瘤病毒药物 T-Vec 分别在美国和欧洲获得批准上市，这是基于单纯疱疹病毒（HSV-1）载体的黑色素瘤的基因疗法，成为第一个被批准的非单基因遗传疾病的基因疗法。2016 年 5 月，全球制药巨头葛兰素史克公司的基因疗法 Strimvelis 被欧盟批准上市，成为世界上第一个被批准上市的针对儿童重症联合免疫缺陷病进行基因修复的疗法，该项治疗是基因治疗成功走向临床市场的又一个里程碑。

（一）首次转基因临床试验——NIH-Neo-TIL-MM 方案

1989 年，美国国立卫生研究院批准进行人类历史上的首次转基因临床试验。该试验在美国国立癌症研究院（The National Cancer Institute，NCI）Steven Rosenberg 博士的领导下进行，将携带新霉素磷酸转移酶基因（neomycin phosphotransferase）的逆转录病毒转染肿瘤浸润性淋巴细胞（tumor infiltrating lymphocyte，TIL），对 TIL 进行基因标记，用于监测 TIL 在体内的存活率及其在肿瘤中的分布（NIH-Neo-TIL-MM 方案）。

（二）首个基因治疗的成功案例——NIH-ADA-PBL-SCID 方案

1990 年 9 月，美国国立卫生研究院正式批准 French Anderson 主持的 ADA 缺陷型重度联合免疫缺陷症（adenosine deaminase-deficient severe combined immunodeficiency disease，ADA-deficient SCID）基因治疗临床试验——NIH-ADA-PBL-SCID 方案，这是世界上首个基因治疗临床试验。患儿是一位 4 岁女孩 Ashanti de Silva，她因腺苷脱氨酶基因（adinosine deaminase deficiency，ADA）缺陷造成免疫系统的 T 细胞与 B 细胞死亡，从而导致免疫力丧失。治疗小组从患儿外周血中分离出单个核细胞，用重组人 IL-2 和 CD3 单抗刺激 T 细胞增殖，采用携带人 ADA 基因的 LASN 逆转录病毒转染，数日后将扩增的 T 细胞回输患儿体内。该患儿在随后的 10 个半月中，共接受了 7 次上述的自体细胞回输，治疗后，患儿细胞和体液免疫功能明显增强，临床症状改善，随访 5 年仍可在患儿体内 T 细胞中检测到载体序列，其他免疫指标检测也证实其长期作用。这一研究作为世界上首个基因治疗的成功个案，证明了基因治疗的可行性，大大推动了临床基因治疗的发展，Anderson 本人也因此被誉为"基因治疗之父"。

（三）首个获准上市的基因治疗药物——重组人 p53 腺病毒注射液（今又生™，Gendicine）

2004 年，深圳市赛百诺基因技术有限公司研发的"重组人 p53 腺病毒注射液"（今又生™，Gendicine）获得中国国家食品药品监督管理局的生产批文，成为世界上首个获准上市的基因治疗药物。今又生™以复制缺陷的 5 型腺病毒为载体，携带正常人的 *p53* 基因，其适应证为"与放疗联合试用于现有治疗方法无效的晚期鼻咽癌的治疗"。

（四）首个获 FDA 批准上市的癌症基因治疗方法——CTL-019（Kymriah，tisagenlecleucel）

2017 年 7 月 12 日，美国 FDA 肿瘤药物专家咨询委员会召开针对诺华（Novartis）公司 CAR-T 疗法 CTL-019（Kymriah，tisagenlecleucel）的评估会议，最终以 10：0 的投票结果一致推荐批准此疗法上市。Kymriah 是一款基于基因改造的自体 T 细胞免疫疗法，该疗法在提取患者的 T 细胞后，通过基因改造，将一种特定的蛋白（嵌合抗原受体，即 CD19-CAR）装入 T 细胞。经过改造的 T 细胞重新注射入人体后，能够特异性识别白血病细胞表面的抗原（CD19），并将白血病细胞杀死。CTL-019 通过后仅三个多月，2017 年 10 月 19 日美国 FDA 又批准了 Kite Pharma 公司的 CAR-T 疗法 Yescarta（axicabtagene ciloleucel）上市，其可用于治疗特定类型的大 B 细胞淋巴瘤成人患者。这是美国 FDA 批准的首款针对特定非霍奇金淋巴瘤的 CAR-T 疗法，也是第二款获批的 CAR-T 疗法。

三、肿瘤基因治疗发展方向

（一）肿瘤基因治疗研究面临的主要问题——有效性、安全性

尽管目前已进行了超过 1000 项的肿瘤基因治疗临床试验，有 2 个肿瘤基因治疗药物获准上市，但肿瘤治疗研究领域仍存在一些关键问题亟待解决：①基因的传递系统和效率是制约肿瘤基因治疗的首要问题；②靶基因的筛选问题，肿瘤发生发展是多基因多阶段的复杂过程，如何选择合适、有效的靶基因具有重要的意义；③提高肿瘤基因治疗的靶向性，对外源基因进行多途径、多层次的表达调控。④基因治疗的安全性：基因治疗可能具有潜在的、长期的、延迟的副作用。病毒载体免疫原性较强、高滴度时有明显的细胞毒性。病毒载体其插入或整合到基因组位置是随机的，有引起插入突变及激活癌基因的潜在危险。

（二）肿瘤基因治疗发展方向

目前，肿瘤基因治疗的发展在经过了准备期、狂热期后，进入了理性期的发展阶段。在基础研究方面，肿瘤基因治疗的主要发展方向是安全、有效、靶向的转基因系统的研究，即选择有效的靶基因，通过安全、高效的载体系统介导，对治疗基因进行多途径、多层次的表达调控。同时要运用新的技术，如 CRISPR/Cas9、TALEN 等靶向基因敲除技术可以快速、高效地编辑基因组中特定靶点的遗传信息。在临床研究方面，主

要发展方向是规范及优化临床方案，建立完善的肿瘤基因治疗安全性及疗效评价系统。在临床实践中，基因治疗与化疗、放疗、免疫治疗、干细胞治疗等联合治疗也是未来肿瘤治疗的重要发展方向。

(吴江雪)

参 考 文 献

Aiuti A, Bachoud-Lévi A C, Blesch A, et al. 2007. Progress and prospects: gene therapy clinical trials (part 2). Gene Ther, 14: 1555-1563.

Alexander B L, Ali R R, Alton E W, et al. 2007. Progress and prospects: gene therapy clinical trials (part 1). Gene Ther, 14: 1439-1447.

Arendt M, Nasir L, Morgan I M. 2009. Oncolytic gene therapy for canine cancers: teaching old dog viruses new tricks. Vet Comp Oncol, 7: 153-161.

Cai Q, Rubin J T, Lotze M T. 1995. Genetically marking human cells—results of the first clinical gene transfer studies. Cancer Gene Ther, 2: 125-136.

Coutelle C, Themis M, Waddington S N, et al. 2005. Gene therapy progress and prospects: fetal gene therapy—first proofs of concept—some adverse effects. Gene Ther, 12: 1601-1607.

Flotte T R. 2004. Gene therapy progress and prospects: recombinant adeno-associated virus (rAAV) vectors. Gene Ther, 11: 805-810.

Friedmann T. 1992. A brief history of gene therapy. Nat Genet, 2: 93-98.

Gill D R, Pringle I A, Hyde S C. 2009. Progress and prospects: the design and production of plasmid vectors. Gene Ther, 16: 165-171.

Gonin P, Gaillard C. 2004. Gene transfer vector biodistribution: pivotal safety studies in clinical gene therapy development. Gene Ther, 11 (Suppl 1): S98-S108.

Gottesman M M. 2003. Cancer gene therapy: an awkward adolescence. Cancer Gene Ther, 10: 501-508.

Hermiston T W, Kirn D H. 2005. Genetically based therapeutics for cancer: similarities and contrasts with traditional drug discovery and development. Mol Ther, 11: 496-507.

Li C, Bowles D E, van Dyke T, et al. 2005. Adeno-associated virus vectors: potential applications for cancer gene therapy. Cancer Gene Ther, 12: 913-925.

Li S D, Huang L. 2006. Gene therapy progress and prospects: non-viral gene therapy by systemic delivery. Gene Ther, 13: 1313-1319.

Liu T C, Kirn D. 2008. Gene therapy progress and prospects cancer: oncolytic viruses. Gene Ther, 15: 877-884.

McCormick F. 2001. Cancer gene therapy: fringe or cutting edge? Nat Rev Cancer, 1: 130-141.

Pan J J, Zhang S W, Chen C B, et al. 2009. Effect of recombinant adenovirus-p53 combined with radiotherapy on long-term prognosis of advanced nasopharyngeal carcinoma. J Clin Oncol, 27: 799-804.

Peng Z, Yu Q, Bao L. 2008. The application of gene therapy in China. IDrugs, 11: 346-350.

Sack B K, Herzog R W. 2009. Evading the immune response upon in vivo gene therapy with viral vectors. Curr Opin Mol Ther, 11: 493-503.

Seow Y, Wood M J. 2009. Biological gene delivery vehicles: beyond viral vectors. Mol Ther, 17: 767-777.

St George J A. 2003. Gene therapy progress and prospects: adenoviral vectors. Gene Ther, 10: 1135-1141.

Thomas C E, Ehrhardt A, Kay M A. 2003. Progress and problems with the use of viral vectors for gene therapy. Nat Rev Genet, 4: 346-358.

Willmon C, Harrington K, Kottke T, et al. 2009. Cell carriers for oncolytic viruses: Fed Ex for cancer therapy. Mol Ther, 17: 1667-1676.

第二节　肿瘤基因治疗

肿瘤基因治疗的基本内容由治疗的靶基因、表达载体和治疗策略三大部分组成，其中，表达载体是基因治疗的关键因素之一。用于基因治疗的载体包括病毒载体和非病毒载体两大类，其中主要以病毒载体为主，包括逆转录病毒载体、慢病毒载体、腺病毒载体、腺相关病毒载体、单纯疱疹病毒载体、痘病毒载体等。其中，腺病毒、逆转录病毒的载体所占比例最多，见图 1-4-1。由于每一种病毒载体均具有自身的优势和局限，所以需要根据所治疗疾病的需要，同时结合病毒的包装能力、宿主的范围、组织或细胞靶向特异性、复制能力、是否与宿主基因组整合及转基因表达的持续时间等因素，选择合适的载体。非病毒载体主要有裸 DNA、单克隆抗体及智能纳米材料，其中，裸 DNA 所占比例最多。由于非病毒载体是一种新型的载体系统，通过对非病毒基因载体基础和应用的深入研究及方法学上的改进，会不断提高其转染率，利用非病毒基因载体进行基因治疗将会取得理想的临床疗效。为了保证基因治疗的安全性，寻找理想的靶向表达载体亦是目前国内外研究的热点领域，如启动子特异性载体、可诱导型载体、双靶向载体等。

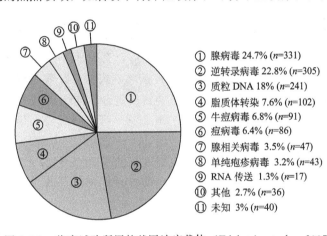

① 腺病毒 24.7% (n=331)
② 逆转录病毒 22.8% (n=305)
③ 质粒 DNA 18% (n=241)
④ 脂质体转染 7.6% (n=102)
⑤ 牛痘病毒 6.8% (n=91)
⑥ 痘病毒 6.4% (n=86)
⑦ 腺相关病毒 3.5% (n=47)
⑧ 单纯疱疹病毒 3.2% (n=43)
⑨ RNA 传送 1.3% (n=17)
⑩ 其他 2.7% (n=36)
⑪ 未知 3% (n=40)

图 1-4-1　临床试验所用的基因治疗载体（Edelstein et al.，2007）

一、病　毒　载　体

（一）逆转录病毒载体

1. 逆转录病毒概况

逆转录病毒载体（retroviral vector）是经修饰的逆转录病毒。逆转录病毒又称为携带逆转录酶的病毒，它是 RNA 病毒，大约有 10kb，有 3 个基因：*gag*，编码病毒的核心蛋白；*pol*，编码逆转录酶；*env*，编码病毒的被膜糖蛋白。这些蛋白质都是病毒基因组反式作用元件。在每个基因组的长末端重复序列（LTR）附近含有涉及整合的具有顺式作用的启动子序列。此外，在 *env* 基因中还有包装病毒 DNA 和 RNA 剪切位点的序列。病毒再围绕两个 RNA 基因组装配并沿外层脂膜从宿主细胞出芽，最后包埋入包膜蛋白。可见，它先侵入宿主细胞，以病毒 RNA 为模板，靠酶形成 DNA 环化，然后整合到宿主细胞的染色体中以原病毒的形式在宿主细胞中一代代传下去。逆转录病毒只能感染有丝分裂活跃的细胞，且只有 1～30 个前病毒就可以整合。感染性的逆转录病毒可导致大量形形色色的人类疾病，如 AIDS、肿瘤、神经性疾病及炎性疾病。

按照目前国际病毒分类标准，逆转录病毒科分为 7 个属：α 逆转录病毒属、β 逆转录病毒属、γ 逆转录病毒属、δ 逆转录病毒属、ε 逆转录病毒属、慢病毒属和泡沫病毒属。

2. 逆转录病毒载体的构建

逆转录病毒载体最常建立在莫罗尼鼠白血病病毒上。莫罗尼鼠白血病病毒是一种双向性病毒，既能感染鼠细胞并在鼠模型中发展，又能感染人的细胞，从而可以进行治疗。在包装的细胞株中用感兴趣的治疗性基因来代替中心结构基因（*gag*、*pol* 和 *env*），缺乏结构基因的逆转录病毒载体不能在细胞内复制，故称为复制缺陷型病毒。有的逆转录病毒还带有癌基因（*vonc*），有致癌作用，在成为载体前要把这部分去除。由于非必需基因序列缺乏包装序列（*psi*），所以它们不被包含在病毒颗粒内。为了防止重组导致病毒具有复制能力，所有的载体同源区域都要去除，而且非必需基因必须在两个转录单位上表达。即使这样，病毒还是会有很小的机会具备复制能力。

3. 逆转录病毒载体的优缺点

逆转录病毒载体在早期基因治疗中的应用最为广泛，逆转录病毒的许多特点使其成为基因转移载体的上佳选择。最重要的一点是它可以有效地整合入靶细胞基因组并稳定持久地表达所带的外源基因。病毒基因组以转座的方式整合，其基因组不会发生重排，因此所携带的外源基因也不会改变。另外，逆转录病毒载体能高效感染宿主细胞；病毒基因和所携带的外源基因都能表达；宿主范围广泛，可同时感染大量细胞并长期停留。然而，逆转录病毒载体仍具有一些不足，包括：①病毒基因容量有限；②因病毒具有强大的启动子和增强子，病毒基因组可以随机插入靶细胞的基因组；③逆转录病毒有致癌作用，可能使受体细胞恶变。复制缺陷型病毒偶有回复成野生型病毒，因而给临床应用的安全性带来一定风险。

4. 逆转录病毒载体相关的临床试验

法国 SCID 试验中出现的严重不良事件使得逆转录病毒在基因治疗临床试验中所占的载体比例从 28%（2004 年）降至 22.8%（2007 年）。逆转录病毒高效靶向分裂期细胞，当整合到靶细胞的染色体后基因表达稳定，但是它对染色体的整合缺乏特异性，可能灭活细胞的抑癌基因或激活癌基因，这是逆转录病毒载体基因治疗的主要缺陷。逆转录病毒的转入不是随机的，它们优先选择基因的内含子和转录起始位点，这一现象令人担忧。

5. 慢病毒载体

慢病毒属属于逆转录病毒科，它可感染非分裂期的细胞，这是它区别于逆转录病毒而吸引人之处。慢病毒载体（lentivirus vector）是以 HIV-1（人类免疫缺陷 I 型病毒，human immunodeficiency virus-1）为基础发展起来的基因治疗载体，这种复制缺陷型病毒载体最初来源于 HIV-1 转导的淋巴细胞。慢病毒载体是一种 VSV-G 假型外套膜慢病毒载体，宿主细胞广泛，从而拓宽了基因治疗的适应证。建立在 HIV-1 基础上的慢病毒载体可靶向造血细胞，可将外源基因传递给分裂期和非分裂期的细胞，因此适合于肿瘤的基因治疗。和莫罗尼鼠白血病病毒一样，HIV-1 基因组也含有 *gag*、*pol*、*env* 基因及 5′LTR 和 3′LTR。然而，HIV-1 基因组还包括 *tat*、*rev*、*nef*、*vif*、*vpr* 和 *vpu* 6 个基因。利用相同的原理可以得到其他的慢病毒载体，具有广阔的应用前景。慢病毒载体能够产生表达 shRNA 的高滴度的慢病毒，在周期性和非周期性细胞、干细胞、受精卵及分化的后代细胞中表达 shRNA，实现在多种类型的细胞和转基因小鼠稳定地沉默特定基因表达，为在原代的人和动物细胞组织中快速而高效地研究基因功能，以及产生特定基因沉默动物提供了可能性。慢病毒作为 siRNA 的携带者，不但具备特异性地使基因表达沉默的能力，而且充分发挥了慢病毒载体自身所具备的优势，为基因功能的研究提供了更强有力的工具。

6. 有复制能力的逆转录病毒载体

溶瘤病毒（oncolytic virus）是一种通过遗传学改变而具有复制能力的病毒，这种经过高度稀释的减毒病毒能利用肿瘤（靶）细胞中抑癌基因的失活或缺陷，选择性地在靶细胞内复制，最终导致肿瘤细胞的溶解和死亡，但在正常细胞中它只是少量存在或不能增殖，利用这种病毒进行的肿瘤治疗称为溶瘤病毒治疗。溶瘤病毒治疗（oncolytic virotherapy）以病毒的复制能力来杀伤快速增殖的肿瘤细胞，它给肿瘤基因治疗带来了希望。事实上，最早的溶瘤病毒治疗可以追溯到一个世纪前的 1904 年，一位慢性白血病患者在患流行性感冒后肿瘤出现了戏剧性的消退，研究发现是因为感染了野生型病毒。在最近 25 年中，溶瘤病毒治疗发展迅速。建立在鼠白血病病毒（MLV）基础上的有复制能力的逆转录病毒载体（RCR）与其他的溶瘤病毒不同，它不会立即溶解肿瘤细胞，而是通过稳定的整合保持病毒持续感染。以 MLV 为基础的 RCR 具有以下优点：①只能感染进行有丝分裂的细胞来实现自身繁殖；②非裂解性复制，稳定整合，免疫原性降低；③通过稳定转移自杀基因来调节细胞杀伤；④有效复制并将基因转移给肿瘤细胞。当然，用 RCR 进行肿瘤的基因治疗时因为 MLV 回复突变，故有出现宿主癌变的可能。与 RCR 一样，抗逆转录病毒药物齐多夫定（3′-azido-3′-deoxythymidine，AZT）能迅速终止野生型 MLV。在静脉注射 RCR 的裸鼠的骨髓和脾脏中，污染的少量病毒可以完全被 AZT 抑制。

（二）腺病毒载体

1. 腺病毒概况

腺病毒（Ad）是中等大小的无包膜双链线性 DNA 病毒，与人类上呼吸道感染、眼部疾病及胃肠炎症有关，外壳由下列结构蛋白组成：五邻体、六邻体、纤维结节，其中，纤维结节与五邻体可分别与靶细胞表面的腺病毒受体（CAR）和整合素结合，共同介导病毒内化过程。其基因组为 36kb，分为早期转录区和晚期转录区，早期基因又分为 E1a、E1b、E2、E3、E4，以及两个延迟型早期单元 IX 和 IVa2，编码病毒的调节蛋白；晚期基因为 L1~L5，编码病毒的结构蛋白，复制周期为 32~36h。腺病毒广泛存在于自然界，目前已分离出 51 种人血清型病毒。根据 DNA 序列同源性、在啮齿类动物中的致病性和血凝集素反应特性分为 6 种亚型（A~F），其中 B1、C、E 型可引起呼吸道感染，B2 型可引起肾脏和泌尿道感染，D 型可引起流行性角膜结膜炎，F 型可引起胃肠炎。Ad2、Ad4、Ad5、Ad7 和 Ad35 是最常用于疫苗和基因治疗的腺病毒载体（adenovirus vector）。

2. 腺病毒载体的构建和分类

腺病毒载体的构建是通过感染后最先表达的 *E1A* 和 *E1B* 基因而使其复制缺陷，这些基因可用感兴趣的治疗性基因取代。通过缺失 *E3* 基因可产生更多的插入空间。目前构建重组腺病毒载体的方法有体内同源重组和体外直接连接。临床上使用的所有病毒载体中，腺病毒载体占 25%。近年来，腺病毒载体成为最引人瞩目的肿瘤基因治疗载体之一。根据重组腺病毒载体中病毒基因的置换程度可将其分为第一代、第二代、第三代。第一代重组腺病毒载体是一类复制缺陷、非辅助病毒依赖型载体，*E1* 和（或）*E3* 区是缺失的，可插入 6.5kb 的表达盒，其复制必须在可提供反义 E1 蛋白的 293 细胞中完成。第二代载体缺失 *E2* 和（或）*E4* 区，其中，*E2* 缺失减少了 DNA 复制和晚期基因转录，*E4* 缺失减少了细胞毒性和免疫原性，它允许最大插入 14kb 的表达盒。第三代载体也称为无肠型腺病毒，缺失几乎全部的病毒基因，容量扩大到 35kb，代之以感兴趣的治疗基因，于是解决了载体免疫源性的问题，从而使转导基因长期表达，这种载体仍在研究中。

3. 腺病毒载体的优缺点

腺病毒载体用于基因治疗有其自身的优势，包括：①宿主范围广；②可感染分裂期和非分裂期细胞；③可容纳大片段外源 DNA，病毒基因组很少发生重排；④病毒基因组自主复制，整合机会少，插入突变风险低。相对于逆转录病毒，腺病毒的不整合、不致瘤，使其具有很好的安全性。腺病毒载体的局限性在于它不整合到宿主的染色体中，使得转导基因表达只是短期的。腺病毒载体的主要缺陷是腺病毒编码蛋白可以激发机体的免疫反应，减少治疗基因表达的持续时间，使病毒载体很快被清除，而且对腺病毒载体的免疫反应可能会对宿主产生潜在的危害。针对这一问题，有些实验室在构建腺病毒载体时尽可能将病毒基因除去，以减少机体的免疫反应。

4. 溶瘤腺病毒

人的血清 5 型腺病毒（Ad5，种类 C）具有许多特性使得它非常适合于构建溶瘤病毒。Ad5 基因组不和严重疾病相关，且很有特征性，使得它相对容易被基因修饰。鉴于此，将衣壳蛋白装上尾丝修饰，可以有效而特异地感染肿瘤细胞。另外，它在血液中滴度高、相对稳定，可以全身给药，从而可能治疗远处转移。使条件复制腺病毒（conditionally replicating adenoviruse，CRAd）在肿瘤细胞内选择性复制有两种策略。第一种策略是删除病毒基因组以防止病毒在正常细胞内复制，但允许在有缺陷的肿瘤细胞内进行复制，因为肿瘤细胞有遗传缺陷，从而弥补了有缺失的病毒基因功能。用这种方法构建的最早并最广泛被应用的溶瘤腺病毒是 *dl*1520 病毒，即 Onyx-015，这也是最早应用于临床的基因重组腺病毒，缺乏 *E1B-55k*。但该病毒治疗有效率不超过 14%，因而溶瘤治疗必须和化疗、放疗联合才能提高疗效。H101 是基因重组的人 5 型腺病毒，结构和 Onyx-015 类似，初步显示其具有优良的抗肿瘤效应和安全性，在中国已获国家食品药品监督管理局批准上市。第二种策略是用一种肿瘤或组织选择性启动子（TSP）来控制病毒复制基因的表达，用在特定肿瘤内有活性的外源性启动子来控制在复制过程中首先表达的 *E1A* 基因。最早的例子是在前列腺癌靶向病毒 CN706 内应用前列腺特异性抗原启动子。人的端粒逆转录酶启动子（hTERT）已被用在一系列端粒酶阳性肿瘤细

胞控制 *E1A* 的表达和病毒复制。一种 TSP 可用来控制其他与复制有关的病毒基因，如 *E1B*、*E4* 或 *E1A* 的表达。

5. 腺病毒载体在中国的应用

对腺病毒载体的研究，我国走在世界的前列。"今又生"（重组人 p53 腺病毒注射液）是由深圳市赛百诺基因技术有限公司研制成功的、拥有自主知识产权的一类新药，获得了国家食品药品监督管理局颁发的新药证书、准字号生产批文、药品 GMP 证书，是世界首个获准上市的基因治疗药物。"今又生"是由正常人肿瘤抑制基因 *p53* 和改构的 5 型腺病毒基因重组而成的。前者是"今又生"发挥肿瘤治疗作用的主体结构，后者主要起载体作用，携带治疗基因 *p53* 进入靶细胞内发挥作用。"今又生"的上市，引起了全世界的广泛关注，被誉为"基因研究和生物高技术领域新的里程碑"，已通过局部或全身成功治疗了多种实体瘤。2006 年，全球首个获准上市的溶瘤病毒类基因治疗药物 H101（重组人 5 型腺病毒）是由上海三维生物技术有限公司研发的基因治疗药物，主要与化疗结合，治疗难治性晚期鼻咽癌。

（三）腺相关病毒载体

1. 腺相关病毒概述

腺相关病毒（adeno-associated virus，AAV）是微小、无被膜的病毒，病毒颗粒直径约 25nm，含有 4.7kb 的线状单链 DNA 基因组。其基因组两端为两个反向末端重复序列（inverted terminal repeat，ITR），中间为两个可读框（open reading frame，ORF）。ITR 在病毒包装、复制过程中起重要作用。可读框包括 *rep* 基因和 *cap* 基因。*rep* 基因能编码 4 种蛋白质，即 Rep78、Rep68、Rep52 和 Rep40，这 4 种蛋白质具有解螺旋酶和 ATP 酶的活性。*cap* 基因能够编码 3 种衣壳蛋白，即 VP1、VP2 和 VP3。腺相关病毒是依赖性病毒，其复制需要辅助病毒（腺病毒或疱疹病毒）的帮助。在无辅助病毒时，腺相关病毒的复制受到抑制，但它可以特异性整合到 19q13.3 染色体上。该整合位点位于几个肌肉特异性基因附近，目前的实验认为此位点不会致病。

2. 腺相关病毒载体的构建

腺相关病毒有 12 个血清型，不同血清型的病毒有不同的组织特异性，如 AAV-1 对肌肉有高度亲和力，AAV-5 对视网膜有高度亲和力，AAV-8 对肝脏有高度亲和力，而且不同的血清型病毒有不同的受体，AAV-2 的受体是硫酸肝素蛋白多糖、成纤维细胞生长因子和 $\alpha_V\beta_5$ 整合素受体，AAV-4 的受体是 O 型唾液酸，AAV-5 的受体是血小板源性生长因子，因此可以在不同的组织中选用不同血清型的病毒载体。目前用于基因治疗的重组腺相关病毒载体主要以 AAV-2 为基础改造而成。重组腺相关病毒载体可以只保留两端的 ITR 序列，将病毒的编码序列敲除用于携带治疗基因。

3. 腺相关病毒载体的优缺点

腺相关病毒载体的优点是非致病性病毒载体，感染谱广，能够感染分裂和非分裂细胞，未敲除 *rep* 基因时，病毒能够特异性整合到 19q13.3 上，但敲除 *rep* 基因后，病毒会随机整合到染色体上。腺相关病毒载体的缺点是病毒小，最大外源插入基因序列约为 5kb，rAAV-2 载体制备滴度低，且感染效率低。为克服以上缺点，有科学家用 rAAV-1 载体感染鼠肌肉，其感染效率比 rAAV-2 提高约 1000 倍。McCarty 等建立自身互补型腺相关病毒载体，也可以提高感染效率，增加载体感染持久性，减少载体病毒的使用剂量，最大限度克服机体对载体的免疫反应。为提高载体插入目的基因量，Yan 等用反式剪接技术将两个 AAV 载体 ITR 区头尾相连，可将插入基因增加到 9kb，这种技术已经成功应用在肺、视网膜等部位以 AAV 为载体的目的基因的表达。

4. 腺相关病毒载体的应用

腺相关病毒载体广泛应用在帕金森病、阿尔茨海默病、Z 型血友病、心功能衰竭、类风湿关节炎及恶性肿瘤等疾病治疗的临床试验。将重组腺相关病毒载体携带神经营养因子和谷氨酸脱羧酶基因应用在帕金森病的治疗中，实验证明，颅内注射以 rAAV 为载体的基因治疗药物是安全的，还能对帕金森病患者提供明显的治疗作用。Z 型血友病是 X 染色体隐性遗传，其凝血因子 IX（FIX）编码基因突变或缺失，会引起凝血因子 IX 缺乏，使患者凝血功能障碍，特别是儿童有严重的出血性倾向，目前主要靠长期输血浆治疗，应用基因治疗，长期表达凝血因子 IX 被认为是治疗 Z 型血友病的良好手段。肌肉注射表达凝血因子 IX 的 rAAV 载体提高凝血因子已经用于临床试验，但要达到有效的药物治疗浓度需要较高剂量的 rAAV 载体，这可能会引起肝功能损伤，故其临床应用还有待进一步研究。rAAV 载体也被用于肿瘤的基因治疗。研究表明，大部分前列腺癌组织相容性复合体I表达缺失，使肿瘤相关抗原的提呈能力降低，这种免疫缺陷在前列腺癌的发展和转移中起重要作用，因此有学者用 AAV 载体携带基因表达粒细胞-巨噬细胞集落刺激因子，应用于前列腺癌的基因治疗，该方法已经进入临床试验阶段。

（四）单纯疱疹病毒载体

1. 单纯疱疹病毒概述

单纯疱疹病毒（herps simplex virus，HSV）属于疱疹病毒科，是双链 DNA 病毒，其基因组长 152kb，能编码至少 80 种产物。病毒基因组包括长单一区（UL）、短单一区（US）及其两侧与复制、包装相关的反向重复序列。病毒包含一个二十面体衣壳，衣壳含病毒基因组及核心蛋白，衣壳外面围绕着由大约 20 种蛋白质组成的非晶型被膜，被膜外是由多种糖蛋白组成的包膜，包膜对病毒结合并进入宿主细胞非常重要。单纯疱疹病毒有两个血清型，即 HSV-1 和 HSV-2，HSV-1 为基因治疗常用的载体。HSV 生命周期分为裂解期和隐性期。在隐性感染期内，单纯疱疹病毒潜伏在神经系统内，大部分病毒基因不表达，但是病毒仍保持转录活性，在一定条件下，隐性感染的病毒可被激活，进入裂解期。单纯疱疹病毒可感染分裂和非分裂细胞，对神经系统有天然的亲嗜性，可顺向或逆向轴浆转运，并可以经突触从一个神经元传播到另一个神经元，可以将目的基因传递到神经系统肿瘤中，因此，作为载体在神经系统肿瘤的基因治疗载体中有独特的优势。

2. 单纯疱疹病毒载体的构建及应用

HSV-1 被改造成三种载体：扩增子载体、复制缺陷型载体、有复制能力型载体。扩增子载体只保留病毒复制起始序列和包装信号序列，其特点包括：①转基因容量大，最大可达 150kb；② 感染细胞的类型广泛，可以携带多个基因副本；③载体构建方便，毒性较小。扩增子载体在肿瘤基因治疗中用于抗血管生成、免疫增强和 RNAi 等。例如，在胰腺癌中，扩增子载体携带缺氧诱导的可溶性血管内皮生长因子受体 sFlk-1，可以减少肿瘤血管生成，减缓胰腺癌的生长。复制缺陷型病毒载体是将复制必需的基因突变或敲除。例如，早期表达基因（ICP0、ICP4、ICP22、ICP27、ICP47等）在各种重组病毒载体中缺失，使病毒丧失复制能力。复制缺陷型单纯疱疹病毒载体被用于黑色素瘤、胶质肉瘤、胶质母细胞瘤的治疗。有复制能力型单纯疱疹病毒载体将病毒部分基因突变，使病毒在正常已分化的细胞中失去复制能力，而在分裂活跃肿瘤细胞和正在分裂的细胞中病毒获得复制相关的酶，可进行自我复制，引起肿瘤细胞裂解死亡，而释放出来的病毒又可再次感染肿瘤细胞，达到溶瘤的目的。这种具有限制复制能力的单纯疱疹病毒载体具有溶瘤病毒的特点，在头颈部鳞癌、星形细胞瘤、结肠癌、胰腺癌、前列腺癌等恶性肿瘤中广泛应用。在恶性神经胶质瘤患者的 I 期临床试验中，将G207、1716两种HSV载体注入脑内后，有明显的抗肿瘤作用，并且没有引起病毒性脑炎等严重的副作用。

（五）痘病毒载体

痘病毒（poxvirus）是一类复杂的DNA病毒，直径为300～400nm。痘病毒的基因组是线性双链DNA，不同成员的基因组为130～360kb。基因组末端是反向末端重复序列（inverted terminal repeat，ITR），不同成员大小不等，长度为0.1～12.4kb。中间是可读框（ORF），编码多种蛋白质，如DNA依赖的RNA聚合酶、转录因子、甲基化酶、聚合酶等。痘病毒可以感染分裂和非分裂细胞。目前已经构建多种痘病毒载体，如痘苗病毒载体、禽痘病毒载体、羊痘病毒载体、副痘病毒载体等，常用的是痘苗病毒载体。痘苗病毒载体具有以下几个特征：①可携带较长DNA片段，可容纳大约26kb的外源基因；②重组病毒构建相对简单；③细胞型的选择广泛；④在细胞质内表达；⑤依靠痘病毒基因组启动子，能有效地表达外源基因。采用痘苗病毒载体构建的重组基因疫苗可应用于抗肿瘤的治疗。Kaufmam等在鼠的模型中应用痘苗病毒载体携带IL-2和IL-12基因，可抑制肿瘤生长，减少肿瘤肺转移，延长生存时间。Kim等在兔的肝癌肺转移动物模型中，经静脉注射痘病毒载体表达粒细胞-巨噬细胞集落刺激因子，检测到有意义的粒细胞-巨噬细胞集落刺激因子，从而抑制肝脏原发肿瘤及肺转移瘤的发展。

二、非病毒载体

病毒载体携带治疗性DNA的容量相对较小的局部性，以及出于安全性考虑，使得建立在非病毒基础上人工合成的载体迅速发展。最简单的非病毒载体基因递送系统是将质粒DNA直接注入某一组织尤其是肌肉组织中，从而产生较病毒载体水平低的基因表达，其中，质粒DNA表达受真核细胞启动子驱动。"裸"DNA是临床试验中最常用的非病毒系统，所占比例为18%，较前有所升高，可能与逆转录病毒应用出现安全性问题有关。"裸"DNA方法很简单，但是基因递送的效率很低。许多物理化学的方法可以提高转染率。一种方法是利用脂质体，因为DNA带负电荷，它可以和带正电的脂质体形成复合物。脂质体转染法在临床试验中占7.6%。还可以采用粒子轰击的方法使DNA进入细胞，即所谓的"基因枪"。另外，可以通过受体介导的细胞内吞作用来实现质粒DNA的基因递送，通过特殊的配体和质粒DNA相结合来控制DNA的递送。

目前，小环载体的研究在肿瘤治疗的载体研究中显示出特有的优势。小环DNA

（McDNA）在提高基因表达并延长基因表达时间上是一个很好的选择。将叶酸盐修饰的聚乙醇胺纳米粒子和 McDNA 相结合可作为一种新的肿瘤基因递送系统。张超等人的研究发现，在叶酸盐受体阳性细胞中，McDNA 能提高 2～8 倍叶酸盐标记的载体基础上的基因表达。体内进一步研究显示，全身应用叶酸盐标记的多倍体可导致叶酸盐受体阳性细胞中转基因的选择性聚集，而且 McDNA 介导的方法可获得高于传统质粒 2.3 倍的基因表达。吴江雪等在对鼻咽癌进行的研究中发现，携带人 *IFN-γ* 基因的重组小环载体较传统的质粒 DNA 抗肿瘤效果更强，原因在于它能介导 *IFN-γ* 基因持久的高水平表达。

非病毒载体方法的主要优点是它们给药方便，并且不会引起严重的免疫反应。它的主要缺点是，和病毒载体相比，基因转移的效率通常比较低，但是在临床试验中也有采用两种载体结合的方法。

三、肿瘤特异性基因启动子治疗

肿瘤特异性基因在肿瘤中高表达，而在正常组织中低表达或不表达，用这种特异性基因的启动子来启动目的基因的表达，从而达到对肿瘤的靶向治疗。常见的肿瘤特异性启动子基因治疗有以下几种。

甲胎蛋白（α-fetoprotein）是一种糖蛋白，在胚胎期的肝脏中表达，出生后 2 周内甲胎蛋白迅速降低，正常人一般低于 $20\mu g/L$，而原发性肝癌患者大多明显升高。在目的基因前加上甲胎蛋白启动子，可以实现目的基因在肝癌细胞中的特异性表达。有研究者用重组腺病毒携带甲胎蛋白启动子及其驱动的 *HIV-vpr* 基因，证明 *rvAdAFP-vpr* 只在 AFP 阳性肝癌细胞中表达 *HIV-Vpr*，并诱导肝癌细胞 G_2 期阻滞和细胞凋亡，而在 AFP 阴性肝癌细胞中不表达 Vpr，并且不能诱导肝癌细胞 G_2 期阻滞和细胞凋亡。

前列腺特异性抗原（prostate specific antigen，PSA）是由前列腺上皮细胞分泌的单链糖蛋白，在正常人血清中含量很低，而在前列腺癌患者中明显升高，是前列腺癌诊断的重要标志。将前列腺特异性抗原启动子克隆入携带胸腺嘧啶激酶的重组腺病毒载体，可以实现其在前列腺癌细胞中特异性表达，抑制肿瘤细胞的生长。趋化因子受体 4（CXCR4）在前列腺癌的骨转移中起重要作用，有研究者用逆转录病毒载体携带前列腺特异性抗原启动子调控的 CXCR4si RNA 在前列腺癌细胞中表达，显著抑制了前列腺细胞癌中 CXCR4 的表达。

癌胚抗原（CEA）是一种膜糖蛋白，在腺癌，特别是胃肠道肿瘤细胞中含量很高，是胃肠道恶性肿瘤的诊断标志之一。癌胚抗原启动子适用于胃肠道恶性肿瘤的靶向治疗。在裸鼠肠癌移植瘤模型中，重组逆转录病毒携带由癌胚抗原启动子调控的胞嘧啶脱氨酶，明显增加了结直肠癌细胞对 5-氟尿嘧啶的敏感性。CEA 启动子可以使融合单纯疱疹病毒胸苷激酶（HSVTK）在 CEA 阳性癌细胞中专一表达，增强其杀伤作用。

端粒酶是一种核酸核蛋白酶，又是人体内唯一携带自身 RNA 模板的逆转录酶，能以自身的 RNA 为模板合成端粒的重复序列，以维持端粒长度的稳定性。端粒酶在正常细胞中活性很低，而在 85% 的肿瘤细胞中活性明显升高，因此端粒酶启动子可以作为特异性启动子适用于多种肿瘤。有学者用病毒载体携带端粒酶启动子及启动子驱动的自杀基因在端粒酶活性高的肿瘤中表达，发现其可以抑制肿瘤的生长。

Epstein-Barr 病毒（EBV），又名人类疱疹病毒 4 型，与多种人类疾病相关，如传染性单核细胞增多症、Burkitt 淋巴瘤、鼻咽癌、霍奇金病等。其中与鼻咽癌的关系最为密切，超过 90% 的鼻咽癌组织中可以检测到 EBV 的感染，而在癌旁或正常组织中则检测不到 EBV 的表达。鼻咽癌属于 EBV Ⅱ 型潜伏型感染，在携带 EBV 的细胞中恒定表达 EBV 核抗原 1（EBNA1）蛋白。EBNA1 可以使 EBV 的基因组以稳定的附加体形式存在，并参与病毒基因组的复制、核转移，介导 EBV 对宿主的免疫逃逸。在 EBV 基因组中存在 3 个 EBNA1 结合位点，其中亲和力最高的是位于 oriP 序列中的 FR 区。FR 区由 20 个串联重复的 30bp 序列组成，是依赖于 EBNA1 的转录增强子。Li 等在 2002 年构建了带有 FR 序列的 CMV 启动子（oriP-CMV promoter），在鼻咽癌组织中通过腺病毒介导特异性表达 p53 基因，这是首次针对 EBV 阳性的鼻咽癌组织构建特异表达外源基因的治疗载体。此外，该特异性启动子 oriP 还可用于其他 EBV 相关的疾病基因治疗当中。

（黄文林　周　毅　李荔霞）

参 考 文 献

陈晓鹏，胡良鹤，童朝刚，等. 2008. 肿瘤特异性启动子及其在肿瘤基因靶向治疗中的应用. 国际肿瘤学杂志，35：566-569.

韩剑峰，秦郑德. 2005. 痘苗病毒载体在冠状病毒反向遗传学中的应用. 国外医学病毒学分册，12：121-125.

黄文林. 2002. 分子病毒学. 北京：人民卫生出版社.

黄文林. 2009. 肿瘤分子靶向治疗. 北京：人民卫生出版社.

王启钊，吕颖慧，肖卫东，等. 2010. 重组腺相关病毒载体临床实验研究. 中国生物工程杂志，30：73-79.

魏强，王健伟，郭丽，等. 2006. 以人甲胎蛋白启动子控制表达 HIV-1vpr 基因的重组腺病毒诱导肝癌细胞 G_2 期阻滞和细胞凋亡作用的研究. 中国实验诊断学，10：725-729.

翟新验，卢胜明. 2005. 痘病毒载体的应用. 中国生物工程杂志，25：82-85.

Cao G，Kuriyama S，Cui L，et al. 1999. Analysis of the human carcinoembryonic antigen promoter core region in colorectal carcinoma-selective cytosine deaminase gene therapy. Cancer Gene Ther，6：572-580.

Chao H，Liu Y，Rabinowitz J，et al. 2000. Several log increase intherapeutic transgene delivery by distinct adeno-associated viral serotype vectors. Mol Ther，2：619-623.

Cody J J，Douglas J T. 2009. Armed replicating adenoviruses for cancer virotherapy. Cancer Gene Ther，16：473-488.

Cozzi P J，Burke P B，Bhargav A，et al. 2002. Oncolytic viral gene therapy for prostate cancer using two attenuated，replication-competent，genetically engineered herpes simplex viruses. Prostate，53：95-100.

Daya S，Berns K I. 2008. Gene therapy using adeno-associated virus vectors. Clin Microbio Reviews，21：583-593.

Deluca N A，Schaffer P A. 1988. Physical and functional domains of the herpes simplex virus transcriptional regulatory protein ICP4. J Virol，62：732-743.

Edelstein M L，Abedi M R，Wixon J. 2007. Gene therapy clinical trials worldwide to 2007-an update. J Gene Med，9：833-842.

Epstein A L，Marconi P，Argnani R，et al. 2005. HSV-1-derived recombinant and amplicon vectors for gene transfer and gene therapy. Curr Gene Ther，5：445-458.

Epstein A L. 2005. HSV-1-based amplicon vectors：design and applications. Gene Ther，12（Suppl 1）：S154-158.

Felgner P L. 1997. Nonviral strategies for gene therapy. Sci Am，276：102-106.

Flotte T R. 2007. Gene therapy: the first two decades and the current state-of-the-art. J Cell Physiol, 213: 301-305.

Frenkel N, Singer O, Kwong A D. 1994. Minireview: the herpes simplex virus amplicon —a versatile defective virus vector. Gene Ther, 1: S40-46.

Gotoh A, Ko S C, Shirakawa T, et al. 1998. Development of prostate-specific antigen promoter-based gene therapy for androgen-independent human prostate cancer. J Urol, 160: 220-229.

Joshee N, Bastola D R, Cheng P W. 2002. Transferrin-facilitated lipofection gene delivery strategy: characterization of the transfection complexes and intracellular trafficking. Hum Gene Ther, 3: 1991-2004.

Kaufman H L, Flanagan K, Lee C S, et al. 2002. Insertion of interleukin-2 (IL-2) and interleukin-12 (IL-12) genes into vaccinia virus results in effective antitumor responses without toxicity. Vaccine, 20: 1862-1869.

Kay M A, Glorioso J C, Naldini L. 2001. Viral vectors for gene therapy: the art of turning infectious agents into vehicles of therapeutics. Nat Med, 7: 33-40.

Kim J H, Oh J Y, Park B H, et al. 2006. Systemic armed oncolytic and immunologic therapy for cancer with JX-594, a targeted poxvirus expressing GM-CSF. Mol Ther, 14: 361-370.

Kooby D A, Carew J F, Halterman M W, et al. 1999. Oncolytic viral therapy for human colorectal cancer and liver metastases using a multi-mutated herpes simplex virus type-1 (G207). Faseb J, 13: 1325-1334.

Lachmann R. 2004. Herpes simplex virus-based vectors. Int J Exp Pathol, 85: 177-190.

Le L P, Rivera A A, Glasgow J N, et al. 2006. Infectivity enhancement for adenoviral transduction of canine osteosarcoma cells. Gene Ther, 13: 389-399.

Lefkowitz E J, Wangb B C, Upton C. 2006. Poxviruses: past, present and future. Virus Research, 118: 1320-1326.

Li J H, Chia M, Shi W, et al. 2002. Tumor-targeted gene therapy for nasopharyngeal carcinoma. Cancer Res, 62: 171-178.

Li W, Nicol F, Szoka F C Jr. 2004. GALA: a designed synthetic pH-responsive amphipathic peptide with applications in drug and gene delivery. Adv Drug Deliv Rev, 56: 967-985.

Liu F, Shollenberger L M, Huang L. 2004. Non-immunostimulatory nonviral vectors. FASEB J, 18: 1779-1781.

Lu Y, Choi Y K, Campbell-Thompson M, et al. 2006. Therapeutic level of functional human alpha 1 antitrypsin (hAAT) secreted from murine muscle transduced by adeno-associated virus (rAAV1) vector. J Gene Med, 8: 730-735.

Marconi P, Argnani R, Epstein A L, et al. 2009. HSV as a vector in vaccine development and gene therapy. Adv Exp Med Biol, 655: 118-144.

Marconi P, Krisky D, Oligino T, et al. 1996. Replication-defective herpes simplex virus vectors for gene transfer in vivo. Proc Natl Acad Sci USA, 93: 11319-11320.

Markert J M, Medlock M D, Rabkin S D, et al. 2000. Conditionally replicating herpes simplex virus mutant, G207 for the treatment of malignant glioma: results of a phase I trial. Gene Ther, 7: 867-874.

McAuliffe P F, Jarnagin W R, Johnson P, et al. 2000. Effective treatment of pancreatic tumors with two multimutated herpes simplex oncolytic viruses. J Gastrointest Surg, 4: 580-588.

McGeoch D J, Rixon F J, Davison A J. 2006. Topics in herpesvirus genomics and evolution. Virus Res, 117: 90-104.

Niedobitek G, Agathanggelou A, Nicholls J M. 1996. Epstein-Barr virus infection and the pathogenesis of nasopharyngeal carcinoma: viral gene expression, tumour cell phenotype, and the role of the lymphoid stroma. Semin Cancer Biol, 7: 165-174.

Niranjan A, Wolfe D, Tamura M, et al. 2003. Treatment of rat gliosarcoma brain tumors by HSV-based multigene therapy combined with radiosurgery. Mol Ther, 8: 530-542.

Reinblatt M, Pin R H, Bowers W J, et al. 2005. Herpes simplex virus amplicon delivery of a hypoxia-inducible soluble vascular endothelial growth factor receptor (sFlk-1) inhibits angiogenesis and tumor growth in pancreatic adenocarcinoma. Ann Surg Oncol, 12: 1025-1036.

Rodriguez R, Schuur E R, Lim H Y, et al. 1997. Prostate attenuated replication competent adenovirus (ARCA) CN706: a selective cytotoxic for prostate-specific antigen-positive prostate cancer cells. Cancer Res, 57: 2559-2563.

Seth P. 2005. Vector-mediated cancer gene therapy: an overview. Cancer Biol Ther, 4: 512-517.

Shah K, Breakefield X O. 2006. HSV amplicon vectors for cancer therapy. Curr Gene Ther, 6: 361-370.

Su C Q, Sham J, Xue H B, et al. 2004. Potent antitumoral efficacy of a novel replicative adenovirus CNHK300 targeting telomerase-positive cancer cells. J Cancer Res Clin Oncol, 130: 591-603.

Subak-Sharpe J H, Dargan D J. 1998. HSV molecular biology: general aspects of herpes simplex virus molecular biology. Virus Genes, 16: 239-251.

Tai C K, Kasahara N. 2008. Replication-competent retrovirus vectors for cancer gene therapy. Front Biosci, 13: 3083-3095.

Watanabe D, Brockman M A, Ndung'u T, et al. 2007. Properties of a herpes simplex virus multiple immediate-early gene-deleted recombinant as a vaccine vector. Virology, 357: 186-198.

Wells D J. 2004. Gene therapy progress and prospects: electroporation and other physical methods. Gene Ther, 11: 1363-1369.

Wu J, Xiao X, Zhao P, et al. 2006. Minicircle-IFNgamma induces antiproliferative and antitumoral effects in human nasopharyngeal carcinoma. Clin Cancer Res, 12: 4702-4713.

Xia Z J, Chang J H, Zhang L, et al. 2004. Phase III randomized clinical trial of intratumoral injection of E1B gene-deleted adenovirus (H101) combined with cisplatin-based chemotherapy in treating squamous cell cancer of head and neck or esophagus. Ai Zheng, 23: 1666-1670.

Young L S, Searle P F, Onion D, et al. 2006. Viral gene therapy strategies: from basic science to clinical application. J Pathol, 208: 299-318.

Zhang C, Gao S, Jiang W, et al. 2010. Targeted minicircle DNA delivery using folate-poly (ethylene glycol)-polyethylenimine as non-viral carrier. Biomaterials, 31: 6075-6086.

第五章　肿瘤免疫治疗

第一节　免疫治疗的过去、现在及未来

肿瘤免疫学（tumor immunology）是研究肿瘤的抗原性、机体的免疫功能与肿瘤发生、发展的相互关系，机体对肿瘤的免疫应答及其抗肿瘤免疫的机制、肿瘤的免疫诊断和免疫防治的科学。肿瘤的发生和发展主要是由于人体防御系统对癌细胞失去调节和控制，导致机体和肿瘤之间失去抗衡所致。因此，有可能通过调动机体固有的免疫功能去抵御、杀伤并最终彻底消灭癌细胞。肿瘤免疫治疗就是通过人为的干预，激发和调动机体的免疫系统，增强抗肿瘤免疫力，从而控制和杀伤肿瘤细胞。研究表明，手术、放疗、化疗能治愈部分肿瘤，不是由于杀死了全部肿瘤细胞，而是由于当肿瘤负荷明显降低时，机体的免疫功能恢复，清除了微小残留病灶或明显抑制了残留肿瘤细胞的增殖，这说明机体免疫对肿瘤生长有重要意义。免疫治疗是继手术治疗、放射治疗和化学治疗这三大常规治疗之后的第 4 种肿瘤治疗模式。

一、肿瘤免疫治疗理论基础演变

肿瘤免疫理论经历了两次大的飞跃：免疫监视理论和免疫编辑学说。

（一）免疫监视理论

免疫监视（immunologic surveillance）的概念早在 1909 年就已由 Ehrlich 最先提出，他认为，在癌细胞中，突变累积能使免疫系统像清除炎症物质那样破坏癌细胞，免疫系统不仅负责防御微生物侵犯，而且能清除改变了的宿主成分。20 世纪 50 年代，Foley 证实，纯系小鼠诱发的肿瘤能在同系小鼠之间移植。例如，在肿瘤的生长过程中若将移植瘤完全切除，小鼠会对再次接种的肿瘤产生抵抗能力，再次接种的肿瘤或者不再生长，或者长到一定的大小便自行消退。这种抗性有专一性，因为它对再次接种来源于同系动物的另一肿瘤没有抵抗能力。实验说明，肿瘤的确能被宿主视为"非己"而产生特异的免疫排斥反应（图 1-5-1），这使人们相信机体存在着抗肿瘤免疫机制。60 年代，经 Thomas、Burnet 和 Good 等将该观点系统化，提出了免疫监视学说。免疫监视学说的中心思想是：免疫系统具有一个十分完备的监视功能，能精确地区分"自己"和"非己"的成分，它不仅能清除外界侵入的各种微生物，排斥同种异体移植物，而且还能消灭机体内突变的细胞，防止肿瘤的生长，保护机体的健康。每当免疫监视功能由于这种或那种原因被削弱时，便为肿瘤的发生提供了有利条件。如果机体不具备免疫监视功能，人类的肿瘤发病率会大大提高。然而，无胸腺鼠、裸鼠中自发肿瘤的发生率并不比野生型鼠高，化学致癌剂不能在无胸腺鼠、裸鼠中产生更高的肿瘤诱发率。由此，体内是否存在肿瘤免疫监视一直是个广为争议的话题。随着基因打靶技术、转基因鼠技术的成熟及高特异性单克隆抗体技术的发展，免疫监视理论才得以在免疫缺陷鼠模型中从

分子水平得到明确的证实。临床也得到了一些支持的证据，原发和继发的免疫缺陷患者（如艾滋病患者、为了防止移植排斥反应而应用免疫抑制剂的肾移植患者等）肿瘤发生率增多。然而，其肿瘤类型仅为淋巴网状肿瘤（网状细胞肉瘤、淋巴肉瘤），其他肿瘤的发生率并无明显增高。至今人们对该理论仍有争议，肿瘤的免疫监视学说还有待进一步证实。

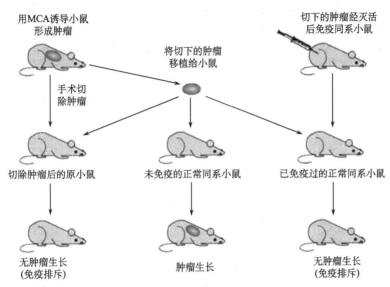

图 1-5-1　用免疫排斥等方法证实肿瘤特异性抗原的存在。先用化学致癌剂甲基胆蒽（methychol-anthrene，MCA）诱发小鼠皮肤发生肉瘤，当肉瘤生长至一定大小时，予以手术切除。将此切除的肿瘤移植给正常同系小鼠后可生长出肿瘤。但是，将此肿瘤植回原来经手术切除肿瘤的小鼠，则　　　　　　不发生肿瘤，表明该肿瘤具有可诱导机体产生免疫排斥反应的抗原

（二）免疫编辑学说

　　肿瘤细胞具有逃避免疫系统识别和攻击的能力，机体尽管存在免疫监视，但仍发生恶性肿瘤，提示免疫监视理论还不能系统解释免疫系统在肿瘤发生中的作用，因此，Schreiber 和 Dunn 等于 2002 年首次提出了肿瘤免疫编辑学说。该学说认为，肿瘤免疫编辑（immunoediting）是一个动态发展的过程，主要由三个阶段组成：清除（elimination）、均衡（equilibrium）和逃逸（escape）（图 1-5-2）。清除期与免疫监视相同，指免疫系统识别并消除肿瘤。如果所有肿瘤细胞被消除，消除期结束；如果部分肿瘤细胞被消除，则进入暂时性的平衡期。在平衡期，淋巴细胞和 IFN-γ 等对肿瘤组织中的肿瘤细胞进行选择杀伤，识别并杀伤免疫原性强的肿瘤细胞，而具有异质性的、基因不稳定的肿瘤细胞能够抵抗免疫系统的攻击。因此，免疫均衡期的结果就是产生弱免疫原性的新的肿瘤克隆，它们携带新的、不同的突变位点，并对免疫攻击具有更强的耐力，这个阶段被称为"残酷的达尔文式选择"。经免疫选择保留下来的肿瘤细胞变异体在免疫功能不完善的情况下生长，此时便进入了逃逸期。在此期间，肿瘤细胞生长不仅不受免疫系统控制，甚至利用免疫系统更快地生长和转移。当机体发生肿瘤时，肿瘤细胞可以凭

借多种方式逃避免疫系统的监控而分裂生长，这就是肿瘤的免疫逃逸。肿瘤免疫逃逸的机制很多，包括：①低表达或不表达人类白细胞抗原（HLA）I 类抗原或肿瘤抗原，造成肿瘤抗原不能提呈；②释放肿瘤相关应激诱导配体抑制自然杀伤（NK）细胞活性，避免被其清除；③过表达蛋白酶抑制因子 9（PI-9）和 B7-H1，使细胞毒 T 淋巴细胞（CTL）释放的颗粒酶 B 失活，抑制效应 T 细胞的活性；④死亡信号途径缺陷；⑤表达吲哚胺-2,3-双加氧酶（IDO），降低局部色氨酸浓度，促进 T 细胞凋亡和抑制性 T 细胞增殖；⑥诱导髓源性抑制细胞（MDSC）生成，使淋巴细胞功能紊乱；⑦诱导 CD4$^+$ CD25$^+$ T 调节细胞，抑制肿瘤免疫应答；⑧产生免疫抑制性细胞因子（IL-10 和 TGF-β）等，直接或间接阻碍抗肿瘤免疫效应。

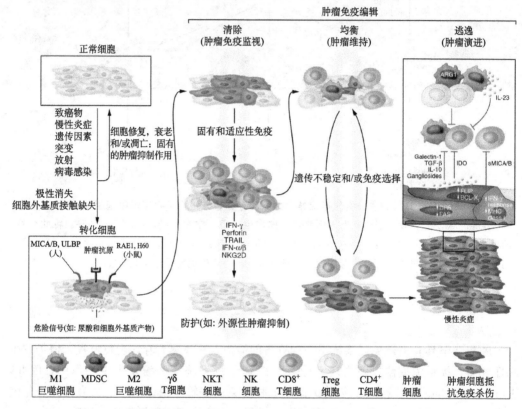

图 1-5-2　免疫编辑的三个阶段：清除、均衡和逃逸（Swann et al., 2007）

目前的第二代肿瘤免疫治疗多基于肿瘤免疫编辑学说，在重视抗肿瘤免疫应答的同时，兼顾肿瘤的免疫逃逸机制。其主要分为三类：非特异性免疫治疗、主动免疫治疗和被动免疫治疗（图 1-5-3）。

二、肿瘤免疫治疗

1796 年，Jenner 医生发现故意感染牛痘病毒能够引起轻微的疾病并继而引起对天花感染的免疫，从而开始了医学免疫干预最伟大的革命（图 1-5-4）。主动免疫治疗能够通过引起免疫反应有效地抑制通常引起急性自限性感染性疾病的病原体。预防性疫苗

肿瘤免疫治疗		
主动性	非特异性	BCG，痤疮丙酸杆菌，左旋咪唑，细胞因子基因等
	特异性	灭活的肿瘤细胞或其提取物，重组抗原，独特型抗原，协同刺激分子基因等
被动性	非特异性	LAK细胞，细胞因子
	特异性	单用抗体或联合药物、前体药物及放射性核素；双特异性抗体；T细胞
	两者结合	细胞和双特异性抗体
BCG: 卡介苗是一种牛型结核分枝杆菌		

1) 抗原刺激

• 外源性抗原(疫苗)

抗原：肽段、蛋白质、DNA、RNA或肿瘤融解物

辅助剂：TLR配体、细菌制剂(BCG)

靶细胞：肿瘤干细胞、增殖细胞

• 内源性抗原

刺激物：射频消融、化疗、冷冻消融或细菌

2) 针对免疫逃逸机制

• 全身或局部应用免疫刺激剂

• 阻断或中和负性调节细胞(Tregs、MSDC)

• 抑制可导致免疫耐受的酶(IDO、iNOS)

• 阻断或中和免疫调节因子(VEGF、TGF-β、IL-10和PGE-2)及耐受源性受体(B7-H1)

• 指向死亡受体的抗体或融合蛋白(TRAIL和FAS)

图 1-5-3　第二代肿瘤免疫治疗模式

在对抗感染性病原体（如病毒）方面非常成功，这些病原体能引起自限性疾病，并且通常伴随着长效免疫。癌症可以通过主动免疫进行治疗的想法是在 1890 年由外科医生 William B. Coley 提出来的。Coley 找到了一个肉瘤被治愈的病例：一个德国人，入院时脸上长了个鸡蛋大的肉瘤，数次切除后均复发，不见好转，这个患者被停止治疗，神奇的是，4 个月后，该患者病愈出院了。记录显示，该患者最后一次手术的伤口感染了化脓性链球菌，在术后经历了数次高热，每次发热，患者的肿瘤都减小一些，直至完全消失了。Coley 推测是伤口的感染激起的自身免疫，从而帮助患者杀死了癌细胞。这则病例促使 Coley 开始尝试通过向肿瘤内部注射链球菌来对肉瘤进行治疗。他的第一例实验病例是一位长期卧床，在腹壁、膀胱和骨盆长有恶性肉瘤的患者，治疗的结果是：癌症被治愈，这位患者又活了 26 年，最后死于心脏病。就此他提出利用常见细菌感染肿瘤激起人体免疫系统对肿瘤的攻击，以达到治愈癌症的目的。Coley 使用的这种癌症疗法在今天被称为"癌症免疫疗法"，他的这个发现只不过是"再发现"而已：在一古代著作里提到，著名的古埃及医生 Imhotep 也可能使用了类似的感染和切开法来治疗肿瘤。20 世纪初就有人设想肿瘤细胞可能存在着与正常组织不同的抗原成分，通过检测这种抗原成分或用这种抗原成分诱导机体的抗肿瘤免疫应答，可以达到诊断和治疗肿瘤的目的，但这方面研究在随后的几十年中没有取得明显的进展。直到 20 世纪 50 年代，由于发现肿瘤特异移植抗原（tumor-specific transplantation antigen，TSTA）及机体免疫反应具有抗肿瘤作用，免疫学在肿瘤的诊断和治疗上的应用才引起了重视（图 1-5-5）。

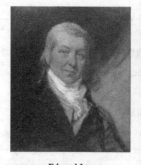
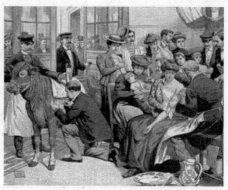

Edward Jenner
1749~1822

图 1-5-4 1796 年 Jenner 发现预防天花的牛痘疫苗

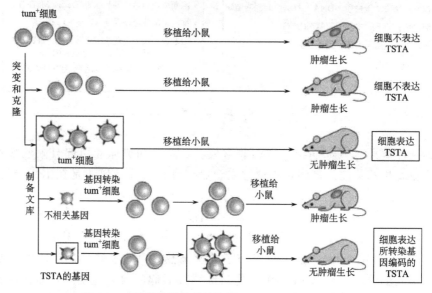

图 1-5-5 肿瘤特异性移植抗原（TSTA）的基因确定

将一株能在小鼠体内致瘤的细胞命名为"tum⁺"。tum⁺ 细胞缺乏免疫原性，在小鼠体内呈进行性生长。用化学致癌剂在体外处理 tum⁺ 细胞并进行克隆，发现其中某些细胞克隆株能在同基因小鼠中形成肿瘤将这些细胞命名为"tum⁻"。tum⁻ 细胞不形成肿瘤是因为其表面表达 TSTA，具有免疫原性，可诱导特异性细胞毒性 T 细胞（CTL）排斥 tum⁻ 细胞。为了克隆 tum⁻ 肿瘤中编码 TSTA 的基因，用 tum⁻ 肿瘤细胞制备基因文库，然后基因转染 tum⁺ 细胞株，如果 tum⁺ 细胞被转入编码 TSTA 的基因，便可获得免疫原性，在小鼠体内不能形成肿瘤。

（一）主动免疫治疗

肿瘤疫苗（tumor vaccine）是直接应用肿瘤抗原进行主动免疫治疗的一种方法。主动免疫的目标是：①诱导 CTL 对抗原提呈细胞表面 HLA-I 型分子上肿瘤抗原的识别；②活化 CD4 辅助 T 细胞；③发挥免疫记忆功能。20 世纪初，人们就开始用经照射或病毒感染的肿瘤细胞或瘤细胞粗提物作为免疫原探讨主动免疫对荷瘤机体的治疗效果。但由于肿瘤细胞免疫原性弱，而人类肿瘤的特异性抗原又迟迟未获证实，肿瘤细胞疫苗的研究一直未取得突破性进展。1991 年，Van der Bruggen 和 Terry Boon 等发现了人类肿瘤特异性抗原 MAGE1，在恶性黑色素瘤中它能诱发针对自身肿瘤细胞的细胞毒性 T 细胞（CTL）。此后，Rosenberg 也从黑色素瘤分离到 MART-1、gp100 等肿瘤抗原。肿瘤特异性抗原的发现，标志着肿瘤疫苗从早期的非特异性疫苗向肿瘤抗原特异性疫苗发展，是肿瘤免疫学研究的划时代转折。2005 年，Rohrbach 等制备出了融合蛋白疫苗，它由细胞毒性淋巴细胞相关抗原-4（CTLA-4）胞外结构域和 HER2 蛋白特异性抗原片段组成。实验证实，CTLA-4-HER2 融合蛋白疫苗可促进针对过表达 HER2 肿瘤细胞的免疫杀伤作用，并可形成特异性的免疫记忆。2006 年，人类历史上第一个宫颈癌疫苗"Gardasil"被批准上市，它能预防人乳头瘤状病毒（HPV）16/18 型感染长达 5 年以上，降低宫颈癌的发病率。肿瘤疫苗具有特异性、在体内免疫效应维持时间长等优点，已成为研究热点。

（二）细胞因子

1976 年，Morgan 发现并克隆出了 T 细胞生长因子 IL-2，使在体外研究 T 细胞成为可能。1985 年 12 月，美国国家肿瘤研究所（NCI）的 Stephen Rosenberg 在《新英格兰医学杂志》上首次报道了 25 名晚期恶性黑色素瘤和肾癌患者经大剂量 IL-2 加 LAK 细胞治疗后，有效率达 44%，这一成绩轰动了世界并开创了 IL-2 及其所诱导细胞治疗肿瘤的临床应用。1992 年，美国 FDA 正式批准 IL-2 用于恶性黑色素瘤及肾癌的治疗。随着研究的深入，人们不断发掘出免疫细胞及分子在肿瘤治疗中不可估量的潜力，越来越多的细胞因子类药物在临床上获得广泛应用（表 1-5-1）。

表 1-5-1　美国 FDA 已批准生产和临床应用的细胞因子类药物

药物名称	适应证	批准上市年份
IFN-α	白血病、Kaposi 肉瘤、肝炎、恶性肿瘤、AIDS	1986
IFN-β	多发性硬化症	1996
IFN-γ	慢性肉芽肿、生殖器疣、恶性肿瘤、过敏性皮炎、感染性疾病、类风湿性关节炎	1990
G-CSF	自身骨髓移植、化疗导致的粒细胞减少症、白血病、再生障碍性贫血	1991
GM-CSF	自身骨髓移植、化疗导致的粒细胞减少症、AIDS、再生障碍性贫血、MDS	1991
EPO	慢性肾功能衰竭导致的贫血、恶性肿瘤或化疗导致的贫血、失血后贫血	1989
IL-2	恶性肿瘤、免疫缺陷、疫苗佐剂	1992
IL-22	恶性肿瘤或化疗导致的血小板减少症	1998
sTNFRI	类风湿性关节炎	1999

（三）单克隆抗体

19 世纪末，白喉毒素的发现宣告第一代抗体的诞生。20 世纪 70 年代，George Kohler 和 Cesar Milstein 发明了杂交瘤技术用于单克隆抗体的制备。1982 年，Levy 等应用抗独特型单克隆抗体诱导 B 细胞淋巴瘤患者病情的缓解，第一次有效地利用单克隆抗体治疗人类肿瘤。1986 年，美国 FDA 批准了第一个抗体药物 Muronomab-CD5（Orthoclon OKT3）用于器官移植排斥反应治疗后，带动了单克隆抗体类药物的迅猛发展。目前，FDA 已批准 20 多个单克隆抗体上市，其中 11 个是抗肿瘤治疗的靶向抗体（表 1-5-2）。

表 1-5-2　美国 FDA 批准的单克隆抗体

产品	商品名	作用靶点	公司	适应证
Abatacept	ORENCIA（哺乳动物细胞）	CTLA4-Ig	Bristol-Myers Squibb Company	治疗类风湿性关节炎
Abciximab 阿昔单抗	ReoPro（嵌合，NS0）	GPIIb/IIIa	Centocor	抗凝
Adalimumab 阿达木单抗	Humira（人源）修美乐	TNFa	CAT/ Abbott	风湿性关节炎、幼年特发性关节炎、银屑病性关节炎、强直性脊柱炎、克罗恩氏病、溃疡性结肠炎、斑块状银屑病
Ado-trastuzumab emtansine	KADCYLA（人源化，CHO）	HER2	Genentech, Inc.	对转移疾病以前接受治疗，或完成辅助治疗期间或 6 个月内疾病复发。
Aflibercept 重组融合蛋白	EYLEA（CHO）	VEGF/Ang2	Regeneron Pharmaceuticals, Inc.	用于新生血管性年龄相关性黄斑变性（wet-AMD，湿性 AMD）的治疗
Alefacept，LFA3-Fc 融合蛋白	Amevive（CHO）	CD2	Biogen/Idec	中重度银屑病
Alemtuzumab	Campath（人源化，CHO）	CD52	Ilex Oncology/Millennium Pharmaceuticals/Berlex Laboratories	B-细胞慢性淋巴细胞白血病
Basiliximab 巴利昔单抗	Simulect（嵌合，鼠骨髓瘤）舒莱	CD25	Novartis	肾移植急性排斥
Belatacept 融合蛋白	NULOJIX（哺乳动物细胞）	CTLA4	Bristol-Myers Squibb Company	适用于在成年患者接受肾移植中预防器官 排斥
Belimumab	BENLYSTA（全人，哺乳动物细胞）	Blys	Human Genome Sciences，Inc.	治疗系统性红斑狼疮（SLE）
Bevacizumab 贝伐（珠）单抗	Avastin（人源化，CHO）安维汀，阿瓦斯汀	VEGF	Genentech	结肠或直肠转移性癌；局部蔓延、复发、转移性非小细胞肺癌（2006）；蔓延性 HER2-阴性乳腺癌（2008）；胶质母细胞瘤（2009）；转移性肾细胞癌的治疗
Brentuximab Vedotin（cAC10-MMAE）	ADCETRIS（CHO）	CD30	Seattle Genetics，Inc.	治疗霍奇金氏淋巴瘤和系统性间变性大细胞淋巴瘤
Canakunumab	ILARIS（全人，骨髓瘤细胞）	IL-1β	Novartis Pharmaceuticals Corporation	治疗成年和儿童 4 岁和以上隐热蛋白（cryopyrin）-相关周期综合症（CAPS）
Certolizumab Pegol	Cimzia（人源化，大肠杆菌）	TNFα	UCB	治疗克隆氏病（Crohn's disease）
Cetuximab 西妥昔单抗	Erbitux（嵌合，鼠骨髓瘤）爱必妥	EGFR	ImClone/ BMS	转移性结肠癌或直肠癌；头颈鳞状细胞癌

产品	商品名	作用靶点	公司	适应证
Daclizumab	Zenapax（人源化，CHO）	CD25	Hoffmann-LaRoch	肾移植急性排斥
Denosumab 地诺单抗	Prolia（全人，CHO）	RANKL	Amgen Inc.	用于具有骨折高风险的绝经后女性骨质疏松症的治疗
Eculizumab	Soliris（人源化，骨髓瘤细胞）	complement protein C5	Alexion Pharmaceuticals	治疗阵发性睡眠性血红蛋白尿（PNH）
Efalizumab 依法利珠单抗	Raptiva（人源化，CHO）瑞体肤	CD11a	Xoma/ Genentech	慢性中重度银屑病
Etanercept 依那西普	ENBREL（CHO）恩利	TNFR-Fc 融合蛋白	Amgen/Wyeth	中重度类风湿关节炎；银屑病
Gemtuzumab ozogamicin	Mylotarg（人源化，NS0）	CD33	Celltech / Wyeth	CD33＋急性髓性白血病
Golimumab	SIMPONI ARIA（全人，重组细胞株）	TNF	Janssen Biotech, Inc.	联合甲氨蝶呤治疗中度至重度成人活动型风湿关节炎（RA）成
I-131Tositumomab	Bexxar（鼠源，杂交瘤）	CD20	Corixa Corp. and GlaxoSmithKli	non-Hodgkin's 淋巴瘤
Ibritumomab tiuxetan	Zevalin（鼠源，杂交瘤）	CD20	IDEC	B 细胞 non-Hodgkin's 淋巴瘤
Infliximab 英夫利昔单抗	Remicade（嵌合，NS0）类克	TNFa	Centocor	Crohn's 病；溃疡性结肠炎、类风湿关节炎、强制性脊柱炎、银屑病性关节炎、斑块状银屑病
Ipilimumab 易普利姆玛单克隆抗体	YERVOY（全人，CHO）	CTLA4	Bristol-Myers Squibb Company	治疗晚期（转移性）黑色素瘤
Muromomab-CD3 莫罗单抗	Orthoclone OKT3（鼠源，杂交瘤）爱欧山	CD3	Ortho Biotech	肾移植急性排斥
Natalizumab 那他珠单抗	TYSABRI（人源化，骨髓瘤细胞）	α4-integrin	Biogen Idec	治疗多发性硬皮症（multiple sclerosis
Obinutuzumab	GAZYVA（人源化，CHO）	CD20	Genentech	联合苯丁酸氮芥（chlorambucil）化疗，用于既往未经治疗的慢性淋巴细胞白血病（CLL）患者
Ofatumumab	Arzerra	CD20	Glaxo GRP LTD	慢性淋巴细胞白血病
Omalizumab 奥马珠单抗	Xolair（人源化，CHO）索雷尔	免疫球蛋白 E（IgE）	Tanox/Novartis Ge	中重度持续性哮喘；慢性特发性荨麻疹（CIU）（2014
Palivizumab 帕利珠单抗	Synagis（人源化，NS0）	F protein of RSV	MedImmune	防治小儿下呼吸道合胞病毒感染
Panitumumab 帕尼单抗	Vectibix（全人，CHO）维克替比	EGFR	Amgen	治疗结直肠癌
Pertuzumab	PERJETA（人源化，CHO）	HER2	Genentech, Inc.	治疗 HER2-阳性的晚期（转移性）乳腺癌

产品	商品名	作用靶点	公司	适应证
Ramucirumab 雷莫芦单抗	Cyramza（嵌合，CHO）礼来	VEGFR2	Elililly And Co	晚期胃癌或胃-食管结合部腺癌
Ranibizumab 雷珠单抗	LUCENTIS（人源化，大肠杆菌）诺适得	VEGF-A	Genentech	治疗新生血管性（湿性）年龄相关性黄斑变性（AMD）
RAXIBACUMAB 瑞西巴库单抗	Abthrax（全人，鼠细胞）	PA component OfB. anthracis toxin	Human Genome Sciences, Inc.	吸入性炭疽治疗
Rilonacept	ARCALYST（CHO）	IL1	Regeneron Pharma-ceuticals, Inc.	治疗成人和 12 岁及以上儿童的家族冷自主炎症综合征和穆-韦二氏综合征
Rituximab 利妥昔单抗	Rituxan/MabThera（嵌合，CHO）美罗华	CD20	IDEC/ Genentech	CD20＋ B 细胞 non-Hodgkin's 淋巴瘤；类风湿性关节炎（2006）；慢性淋巴细胞白血病
Siltuximab	SYLVANT（嵌合，CHO）	IL6	Janssen Biotech	多中心 Castleman 氏病（MCD）人免疫缺陷病毒（HIV）阴性和人类疱疹病毒-8（HHV-8）阴性患者
Technetium (99mTc) fanolesomab	NeutroSpec（鼠源，杂交瘤）	CD15	TechnologiesPala-tin	阑尾炎疑似患者的鉴别诊断
Tocilizumab	ACTEMRA（人源化）	IL6 受体	Genentech, Inc.	治疗中重度活动性类风湿关节炎（RA）
Trastuzumab 曲妥珠单抗	Herceptin（人源化，CHO）赫赛汀	HER2	Genentech	过度表现基因 HER2 的转移性乳腺癌；乳腺癌的辅助性疗法；HER2 受体为阳性的转移性胃癌
Ustekinumab	STELARA（全人，重组细胞株）	IL-12/23	Centocor Ortho Biotech Inc.	治疗银屑病关节炎
Vedolizumab 维多珠单抗	Entyvio（人源化，CHO）	anti-α4β7 整合素	TakedaPhlarm-sUSA	溃疡性结肠炎或克罗恩病

（四）过继细胞免疫治疗

1985 年，根据 Rosenberg 等的报告，肿瘤患者自体的免疫细胞在体外经大剂量 IL-2 培养后回输可使肿瘤转移灶消退，这种淋巴因子激活的杀伤细胞称为 LAK 细胞。LAK 细胞是外周血淋巴细胞在体外经过 IL-2 培养后诱导产生的一类新型杀伤细胞，其杀伤肿瘤细胞不需抗原致敏且无 MHC 限制性。LAK 细胞的成功掀起了过继性免疫效应细胞治疗研究的热潮。LAK/IL-2 进行临床治疗试验，结果显示，LAK 细胞治疗效果较好的肿瘤为黑色素瘤、肾癌、淋巴瘤、卵巢癌和结肠癌和以转移性肾癌为例，LAK＋IL-2 治疗的有效率为 9％～35％。TIL 细胞是肿瘤组织分离出的淋巴细胞经 IL-2 培养产生的，瘤杀伤活性为 MHC 限制性，同样数量 TIL 细胞的抗肿瘤作用比 LAK 细胞增加 100 倍，但在人体内的抗肿瘤作用并未明显增加，且一些患者的肿瘤难以切除，多数患者甚至不能分离培养出有效数量的 TIL，因此 TIL 难以广泛应用。其他一些过继性免疫细胞治疗也已进入临床试验，如体外培养的自体或异体的肿瘤抗原特异性 CTL、基因修饰的 TIL、巨噬细胞、自然杀伤细胞、抗 CD3 单抗（MabCD39）激活的杀伤细胞（CD3AK）、MabCD3 培养上清刺激的外周血淋巴细胞（T3CSPBL）、细胞因子诱导的杀伤细胞（cytokine induced killer，CIK）等。1991 年，Schmidt-WolfI 等采用 MabCD3、IL-2、IFN-α、IL-1α 培养正常人外周血淋巴细胞后，细胞的抗肿瘤活性比 CD3AK 明显增加，称为 CIK 细胞。然而上述细胞对肿瘤只具备非特异的杀伤能力，即缺乏靶向性，临床疗效有一定局限。2011 年，美国宾夕法尼亚大学的 Carl H. June 教授利用患者改造后的自身 T 细胞（CAR-T）治愈了两位晚期慢性淋巴细胞白血病（血癌）患者。2012 年 June 成功治愈了患有 B 细胞异常引起的急性淋巴细胞白血病（ALL）的 7 岁儿童 Emily Whitehead；2015 年 11 月 Waseem Qasim 教授结合基因编辑与 CAR-T 技术，成功挽救了 1 岁儿童 Layla 的生命。CAR-T，全称是 chimeric antigen receptor T-cell immunotherapy（嵌合抗原受体 T 细胞免疫疗法），即通过基因改造后获得靶抗原单克隆抗体单链可变区（scFv）的 T 细胞，是近年来发展起来的第五代过继免疫细胞治疗方法。CAR-T 通过抗原与抗体结合的原理特异性识别肿瘤细胞表面抗原，无主要组织相容性复合体（MHC）限制性，避免因肿瘤细胞 MHC 下调或丢失导致的免疫逃逸，且通过在嵌合基因设计时增加共刺激分子信号，可增强 CAR-T 细胞对肿瘤杀伤活性。以嵌合抗原受体（chimeric antigen receptor，CAR）为基础的免疫治疗于 1989 年提出以来，已经从一种崭新的生物技术发展成为治疗恶性肿瘤的有效方法之一。目前有关 CAR-T 的抗原受体细胞在全球有 77 项临床实验正在进行，其对血液肿瘤的疗效已经获得了肯定，未来在其他肿瘤的治疗中还将发挥巨大的潜力（图 1-5-6）。

三、免疫治疗的前景

关于肿瘤治疗最早的记录在公元前 1600 年，Edwin Smith Papyrus 直接用刀做了肿瘤的外科切除术。3400 年之后的 1809 年，外科切除术成为实体瘤的首选治疗方式，并延续到今天。1895 年，Roentgen 报道了 X 射线在医学诊断方面的应用，人们很快发现通过放射治疗癌症的方法。化疗是 20 世纪的一大发现。第一次世界大战中暴露于氮芥气的士兵发生血细胞减少症，激发了人们的研究兴趣。第二次世界大战早期，有临床试验表明，化疗对恶性血液肿瘤患者有效。化疗还可作为一些实体瘤的辅助治疗方式之一。

肿瘤的免疫治疗基于机体的免疫系统，具有监视和杀伤肿瘤细胞的能力，与化疗和放射治疗相比，具有特异性强、副作用小的特点。然而，肿瘤免疫经过数十年的研究，留给我们的只是在处理癌症患者方面的有限的进步，这使我们对免疫治疗的效果产生了怀疑。实际上，目前取得的大多数进步都是集中在对以前的试验失败的原因的理解方面，然而正是这个事实推动了临床应用的快速发展。至少最近的许多临床试验证实了免疫疗法在某些癌症中的潜力。有些方案是对现有治疗方案的补充及改善；有些方案似乎足以对已经建立的治疗方案提出挑战，尤其是当考虑到毒性之时；还有些方案甚至已经在临床实践中占有一席之地。当前我们最需解决的关键问题是在提供了足够的抗原刺激后，如何消除机体负性的免疫反应。疫苗、单克隆抗体、细胞因子和过继性疗法等，以

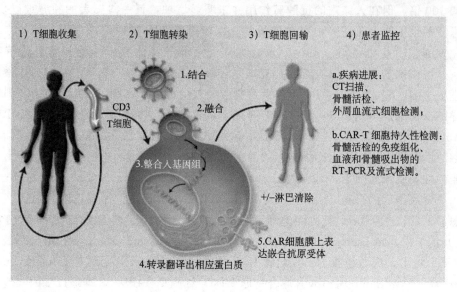

1）T细胞收集　　　2）T细胞转染　　　3）T细胞回输　　　4）患者监控

1.结合

CD3
T细胞

2.融合

3.整合入基因组

+/−淋巴清除

5.CAR细胞膜上表
达嵌合抗原受体

4.转录翻译出相应蛋白质

a.疾病进展：
CT扫描、
骨髓活检、
外周血流式细胞检测；

b.CAR-T细胞持久性检测：
骨髓活检的免疫组化、
血液和骨髓吸出物的
RT-PCR及流式检测。

图 1-5-6　CAR-T 治疗流程示意图

1）T 细胞收集：从癌症病人外周血中分离获得 T 细胞；2）T 细胞转染：用基因工程技术将 CAR 基因整合进入 T 细胞基因组，转录翻译出相关蛋白质，在 T 细胞膜上表达能识别肿瘤细胞并且同时激活 T 细胞的嵌合抗体，即制备 CAR-T 细胞，并进行大量扩增；3）T 细胞回输：把扩增好的 CAR-T 细胞回输到病人体内，回输前可选择性地对病人进行淋巴清除；4）监控：应用 CT、骨髓活检、外周血流式细胞检测等技术，严密监护病人的疾病进展；并通过骨髓活检行免疫组化、血液和骨髓吸出物行 RT-PCR 及流式检测等，检测 CAR-T 细胞是否持续存在。

及这些方法的联合应用，将为免疫治疗提供多维的思路。伴随着后基因组时代的到来，以及转基因技术、生物芯片技术等新技术手段及蛋白质组学、生物信息学等新兴学科的发展和应用，必然会为肿瘤的免疫治疗提供新的启发，使其产生突破性的飞跃，造福人类。

（梁小婷　　夏建川）

参 考 文 献

陈影. 2005. 肿瘤的免疫监视和免疫编辑. 现代免疫学, 25（6）：522-525.

郭锋杰，李官成. 2008. 从自然选择学说看肿瘤免疫. 医学与哲学, 29（5）：64-65.

李海燕，尤艳. 2006. 干扰素治疗肿瘤机制研究的进展. 实用肿瘤学杂志, 20（3）：245-246.

王瑞婷，申兴斌，刘云霞. 2008. 免疫监视与肿瘤免疫逃逸. 承德医学院学报, 18（4）：327-329.

杨维华，刘英. 2003. 树突细胞与肿瘤免疫治疗进展. 中国肿瘤, 12（6）：345-347.

Davis I D, Jefford M, Parente P, et al. 2003. Rational approaches to human cancer immunotherapy. J Leukoc Biol, 73（1）：3-29.

Dunn G P, Old L J, Schreiber R D. 2004. The immunobiology of cancer immunosurveillance and immunoediting. Immunity, 21（2）：137-148.

Dunn G P, Old LJ, Schreiber R D. 2004. The three Es of cancer immunoediting. Annu Rev Immunol, 22：329-360.

Emens L A, Jaffee E M. 2003. Cancer vaccines：an old idea comes of age. Cancer Biol Ther, 2（4 Suppl）：S161-168.

Finn O J. 2008. Cancer immunology. N Engl J Med，358（25）：2704-2715.

Graziano D F，Finn O J. 2005. Tumor antigens and tumor antigen discovery. Cancer Treat Res，123：89-111.

Herbert J，Coffin J. Reducing patient risk for human papillomavirus infection and cervical cancer. J Am Osteopath Assoc，2008，108（2）：65-70.

Parish C R. 2003. Cancer immunotherapy：the past，the present and the future. Immunol Cell Biol，81（2）：106-113.

Rescigno M，Avogadri F，Curigliano G. 2007. Challenges and prospects of immunotherapy as cancer treatment. Biochim Biophys Acta，1776（1）：108-123.

Rohrbach F，Weth R，Kursar M，et al. 2005. Trageted delivery of the ErbB2/HER2 tumor antigen to professional APCs results in effective antitumor immunity. Immunol，174（9）：5481-5489.

Strausberg R L. 2005. Tumor microenvironments，the immune system and cancer survival. Genome Biol，6（3）：211.

Street S E，Cretney E，Smyth M J. 2001. Perforin and interferon-gamma activities independently control tumor initiation，growth，and metastasis. Blood，97（1）：192-197.

Street S E，Trapani J A，Mac Gregor D，et al. 2002. Suppression of lymphoma and epithelial malignancies effected by interferon gamma. Exp Med，196（1）：129-134.

Swann J B，Smyth M J. 2007. Immune survei illance of tumors. J Clin Invest，117（5）：1137-1146.

Rosenberg S O. 2008. Immune Surveillance：A Balance Between Pro-and Anti-tumor Immunity. Curr Opin Genet Dev，18（1）：11-18.

Van der Bruggen P，Traversari C，Chomez P，et al. 1991. A gene encoding an antigen recognized by cytolytic T lymphocytes on a human melanoma. Science，254（5038）：1643-1647.

Wei Y Q，Wang Q R，Zhao X，et al. 2000. Immunotherapy of tumors with xenogeneic endothelial cells as a vaccine. Nat Med，6（10）：1160-1166.

第二节　肿瘤免疫学基础

　　肿瘤免疫学（tumor immunology）是研究肿瘤发生、发展与机体免疫系统之间的关系，以及应用免疫学原理和手段对肿瘤进行预防、诊断与治疗的一门学科。

　　19 世纪末，感染性疾病病原的发现和接种疫苗产生的免疫保护效应，对医学发展产生了深远的影响。在这些理论和原理的背景下，人们初步设想抗肿瘤免疫应答存在的可能并诱导和扩大这种应答。在 19 世纪 90 年代，Coley 开始尝试用细菌提取物治疗肿瘤患者，这一疗法主要是通过广泛地增强免疫系统来实现的。早在 1908 年，Paul Ehrlich 就提出了细胞免疫直接对抗肿瘤的概念，并成功地用肿瘤抗原疫苗对动物实施免疫。

　　20 世纪 60 年代末期，Thomas 和 Burnet 提出的免疫监视学说为肿瘤免疫学奠定了理论基础，有力地推动了肿瘤免疫学的发展。机体内存在诸多抗肿瘤免疫监视机制，包括特异性和非特异性的免疫机制，免疫系统对肿瘤的监视作用抑制了肿瘤的发生、生长和转移，并有可能使某些恶性肿瘤发生自然消退；同时，体内存在着大量的保护机制，这也为肿瘤逃避宿主的免疫监视提供了庇护，使肿瘤逃避机体的免疫监视而继续生长、转移。

　　随着基础免疫学的发展及分子生物学技术在肿瘤免疫学研究中的广泛应用，有关肿瘤免疫学的研究也达到了一个前所未有的高度，从"免疫监视"、"免疫编辑"假说，逐步发展到目前的"免疫赦免"假说，不断的推动着肿瘤免疫学的发展及应用。"免疫编辑"假说认为，肿瘤的发生、发展与机体的免疫系统之间是一个双向选择的过程，即免疫系统既能够抑制肿瘤的生长和转移，又能够选择带有附加突变的肿瘤细胞克隆。反过来，肿瘤又能影响免疫系统，一方面肿瘤细胞能诱导机体产生抗肿瘤免疫反应，另一方面又能通过一系列机制对抗免疫系统，抑制抗肿瘤免疫应答，这种由肿瘤细胞诱导的免疫无反应性被称为"免疫赦免"。"免疫赦免"假说认为，肿瘤组织局部在临床前期就已处于很强的免疫抑制状态；随着肿瘤的进展，这种局部的免疫抑制状态可逐渐扩展至全身，并能削弱那些抑制肿瘤转移的免疫屏障，从而进一步促进肿瘤生长和转移。因此深入研究肿瘤与免疫系统相互作用机制，有助于全面了解肿瘤的生物学特性，同时可为现代肿瘤生物治疗学提供新的理论依据。

一、免疫系统的基本组成和功能

免疫系统（immune system）是人和高等动物识别自我和非我、引发免疫应答、执行免疫效应和最终维持自身免疫稳态的组织系统。免疫系统包括免疫器官、免疫细胞和免疫分子。与免疫系统有关的细胞和体液因子又可分为先天性免疫（innate immunity 或 natural immunity）和获得性免疫（acquired immunity）两个相关的功能系统。先天性免疫又称非特异性免疫（non-specific immunity），是与生俱来的、可遗传的，在同一种系的不同个体间无明显差异，初次接触即可发挥效应。因此，任何非自身物质，无论是起源于病毒感染，还是来源于另一个个体（如移植），都会被效应细胞（如巨噬细胞、自然杀伤细胞）非特异性识别并进行杀伤。

获得性免疫又称特异性免疫（specific immunity），是一个更复杂的免疫系统，是指机体与所识别的抗原物质相互作用，发生免疫应答而建立和得到加强的免疫力，其特点是后天获得的，具有针对性，具有免疫记忆性，但不能遗传，个体差异性显著。特异性免疫由淋巴细胞、抗体和细胞因子等组成，其作用机制复杂，根据其主导成分不同又可分为细胞免疫（cellular immunity）和体液免疫（humoral immunity）。细胞免疫是指由致敏 T 细胞介导的、淋巴因子及其他辅佐细胞参与共同完成的免疫，其特点是出现以细胞浸润为主的炎症反应或 T 淋巴细胞直接杀伤靶细胞的特异性细胞毒作用。体液免疫为 B 细胞介导的免疫，B 细胞受抗原刺激后活化、分化和增殖，形成浆细胞并分泌抗体，由于主要是血清或血浆中的抗体发挥免疫效应，故称体液免疫。细胞免疫和体液免疫都是机体的特异性免疫形式，在机体免疫应答的过程中常常存在交叉。

（一）免疫器官和免疫细胞

免疫器官主要分为中枢免疫器官（central immune organ）和外周免疫器官（peripheral immune organ）。

中枢免疫器官是免疫细胞产生、发育、接受抗原刺激（主要是自身抗原，与自身免疫耐受的形成有关）和分化、成熟的场所，同时对外周免疫器官的发育起主导作用。中枢免疫器官包括胸腺和骨髓，鸟类还包括腔上囊。

外周免疫器官又称二级免疫器官（secondary immune organ），是成熟淋巴细胞定居的场所，也是这些淋巴细胞对外来抗原产生免疫应答的部位之一。外周免疫器官包括淋巴结、脾脏、扁桃体及黏膜淋巴组织等。

1. T 淋巴细胞

T 淋巴细胞简称 T 细胞，来源于骨髓淋巴样干细胞，绝大多数 T 细胞在胸腺中发育成熟后进入外周血液循环，故称为胸腺依赖性淋巴细胞（thymus dependent lympho-cyte）。T 细胞约占外周血淋巴细胞的 70% 左右，是最重要的免疫细胞，执行细胞免疫功能。

T 细胞在发育的不同阶段及成熟 T 细胞的静止和活化期，其细胞膜均表达一些分子标记，这些分子标记与 T 细胞的功能密切相关，它们在 T 细胞膜上相对稳定，从而成为鉴别和分离 T 细胞及其亚群的重要依据。T 细胞膜上主要的分子标记包括以下 4 种。

（1）T 细胞抗原识别受体。T 细胞抗原识别受体（T cell receptor，TCR）是 T 细胞特异性识别抗原的受体，是一种异二聚体，共有 α、β、γ、δ 4 种肽链。其中，由 α 肽链和 β 肽链组成的 TCRαβ 异二聚体约占成熟 T 细胞 TCR 的 95%，由 γ 和 δ 肽链组成的 TCRγδ 异二聚体所占的比例较小。T 细胞表面的 TCR 通常和 CD3 构成复合体，该复合体中，TCR 可特异性识别 MHC 分子-抗原肽复合物，CD3 则可将 TCR 的双识别信号传入细胞内，引起 T 细胞活化、增殖。

（2）白细胞分化抗原。白细胞分化抗原（cluster of differentiation，CD）是白细胞（包括血小板、血管内皮细胞等）在分化成熟为不同谱系和在分化的不同阶段及活化的过程中，出现或消失的细胞表面标记，大多是糖蛋白。T 细胞主要的 CD 分子有：CD1~8、CD27、CD28、CD38、CD39、CD45、CD60、CD95、CD98~CDW101。

（3）主要组织相容性复合体（MHC）。同大多数有核细胞一样，T 细胞在发育的不同阶段都表达 MHC-I 类分子，而 MHC-II 类分子仅可在部分活化的 T 细胞中表达。

（4）细胞因子受体。T 细胞表面可表达多种细胞因子的受体（cytokine receptor，CKR），包括白细胞介素受体（IL-1R~IL-4R、IL-6R~IL-10R 和 IL-12R）、肿瘤坏死因子-α 受体（TNF-αR）、转化生长因子-β 受体（TGF-βR）和粒细胞集落刺激因子受体（G-CSFR）等。不同的细胞因子与相应的受体结合，可诱导 T 细胞增殖、成熟及凋亡，或向不同的功能状态发生分化。

2. B 淋巴细胞

B 淋巴细胞简称 B 细胞，因来源于鸟类法氏囊（bursa of fabricius）或哺乳动物的骨髓（bone marrow）而得名。哺乳动物的 B 细胞来源于骨髓干细胞，并在骨髓中分化成熟，B 细胞一旦成熟，就会离开骨髓进入外周免疫器官的非胸腺依赖区定居，亦参与淋巴细胞的再循环。人血液中的 B 细胞占外周血淋巴细胞的 5%~25%。在抗原的刺激下，B 细胞可被激活，发生分化、增殖而获得抗体产生能力，介导体液免疫应答，同时 B 细胞还能摄取、加工和提呈抗原，是体内重要的抗原提呈细胞。与 T 细胞一样，B 细胞表面也表达各种不同的分子标记，参与抗原的识别及与其他免疫细胞或免疫分子相互作用等过程。B 细胞膜上主要的分子标记包括以下 7 种。

（1）B 细胞抗原识别受体。B 细胞抗原识别受体（B cell receptor，BCR）由 B 细胞表面的免疫球蛋白分子（surface immunoglobulin，sIg）组成，是 B 细胞特征性的标志之一。成熟 B 细胞可同时表达 sIgD 和 sIgM，另外少数成熟 B 细胞还可表达 sIgG、sIgA 或 sIgE。与 TCR 不同，BCR 识别抗原时无 MHC 限制性，能够直接识别完整的、天然的蛋白质抗原、多糖或脂类抗原。

在成熟 B 细胞表面，BCR 总是和 CD79a（Igα）、CD79b（Igβ）共同表达，形成 BCR-CD79a/CD79b 复合体，前者能够识别抗原，后者参与转导 BCR 接受的抗原刺激信号。

（2）Fc 受体。Fc 受体（Fc receptor，FcR）是结合免疫球蛋白 Fc 段的分子结构，根据其结合免疫球蛋白的不同，可分为 FcγR（与 IgG 结合）、FcεR（与 IgE 结合）、FcαR（与 IgA 结合）和 FcμR（与 IgM 结合）。

（3）主要组织相容性复合体。B 细胞表面不仅表达 MHC-I 类分子，同时也表达较高比例和密度的 MHC-II 类分子，故 B 细胞可以作为抗原提呈细胞特异性地识别抗原，并提呈给 T 细胞以协助细胞免疫。

（4）白细胞分化抗原。B 细胞表面主要表达的 CD 分子有：CD10、CD19～CD24、CD37、CD40、CD45、CD53、CD72～CD75、CDw76、CD77～CD86。B 细胞在不同的分化阶段，其表达的 CD 分子也不完全相同。

（5）细胞因子受体。B 细胞表面表达多种细胞因子受体（cytokine receptor，CKR），如 IL-1R、IL-2R、IL-4R、IL-5R、IL-6R、IL-7R、IFN-αR、IFN-γR 和 TGF-βR 等。多种细胞因子均可参与 B 细胞的活化、增殖和分化。

（6）补体受体。B 细胞表面的补体受体（complement receptor，CR）主要是 C3 受体，与补体 C3b 和 C3d 结合的受体分别称为 CRI（CD35）和 CRII（CD21）。

（7）丝裂原受体。丝裂原（mitogen）是一种非特异性淋巴细胞激活剂。B 细胞表面表达 PWM、LPS、SPA 等丝裂原受体。

3. NK 细胞

自然杀伤细胞（natural killer cell，NK cell）简称 NK 细胞，参与非特异性免疫应答，是机体防御体系的第一道屏障。NK 细胞来源于骨髓造血干细胞，主要分布于外周血和脾，占外周血淋巴细胞的 10%～15%。NK 细胞不表达特异性的抗原识别受体，其功能不同于 T、B 淋巴细胞，对靶细胞的杀伤不需要预先致敏，杀伤过程为"MHC 非限制性"，表现为一种速发效应。

目前在 NK 细胞的发育过程中，尚未发现它有类似于 B 细胞的 sIg 或 T 细胞的 TCR 基因重排现象。存在于 NK 细胞表面的受体有杀伤细胞活化性受体（killer-cell activatory receptor，KAR）和杀伤细胞抑制性受体（killer-cell inhibitory receptor，KIR）。KAR 包括 FcRIII（属 Ig 超家族）和 NKR-P1（存在于大鼠和小鼠中，属于 C 型凝集素超家族），分别结合靶细胞上的 IgFc 区域和糖基配体，触发 NK 细胞的杀伤作用。KIR 仅识别靶细胞上 MHC-I 类分子的特异性抗原决定簇，KIR 与自身细胞的 MHC-I 类分子或自身多肽形成的复合物结合时，对 NK 细胞的杀伤活性产生抑制信号，从而避免 NK 细胞对自身的攻击；缺乏 MHC-I 类分子或突变的 MHC-I 类分子的靶细胞都不能被 KIR 识别，不能抑制 NK 细胞对其的杀伤。NK 细胞这种独特的作用方式弥补了 CTL 在杀伤靶细胞时必须识别 MHC-I 类分子，而无法杀伤 MHC-I 类分子阴性的靶细胞的缺陷，说明 NK 细胞和 T 细胞在免疫监视中分别承担着不同的任务。

最近 NK 细胞在适应性免疫系统中的调节功能被证实。NK 细胞产生一系列的细胞因子，包括 IFN-γ、TNF-α、GM-CSF、M-CSF、IL-2、IL-3、IL-5 和 IL-8，激活的 NK 细胞分泌的细胞因子影响辅助性 T 细胞反应，并激活巨噬细胞，从而影响适应性免疫反应的发展。NK 细胞还被证明可以激活 B 细胞产生抗体，甚至发挥 APC 的功能，以 MHC-II 限制性的方式提呈抗原给特异性的 T 淋巴细胞克隆，NK 细胞的缺乏会妨碍 CTL 的诱导。因此，NK 细胞似乎在调节 B 细胞和 T 细胞介导的免疫应答方面发挥重要的作用。

4. 树突细胞

树突细胞（dendritic cell，DC）外形不规则，细胞核大、不规则，细胞质较少，由于这类细胞具有长的细胞质突起，呈树突状，故称为树突细胞。目前发现 DC 存在于除脑组织外的所有组织和器官，其高表达 MHC-I 类和 MHC-II 类分子，是目前公认的功能最强的抗原提呈细胞。

DC 来源于骨髓中 CD34$^+$ 造血干细胞，DC 前体细胞进入外周血后可进一步分化成熟，并迁移定居到不同的组织器官，随着在组织间的移行，其功能也相应发生了变化。幼稚 DC 有很强的胞饮及受体介导的内吞作用，具有非常强的抗原捕捉能力。随着抗原被吞入细胞内，幼稚 DC 逐渐趋向成熟，在 DC 成熟的过程中，其吞噬作用逐渐减弱，抗原提呈能力逐渐增强，同时还分泌一些细胞因子。DC 携带抗原逐渐迁移到次级淋巴器官中的 T 细胞富含区，通过 MHC 限制性途径把抗原提呈给 T 细胞，使 T 细胞激活。在抗原提呈的过程中，DC 表面的共刺激分子、各种黏附分子及分泌的细胞因子都会发挥一定的作用。

最近研究发现，成熟的 DC 由外周迁移到次级淋巴器官后，一方面能够通过激活 T 细胞而激发免疫应答；另一方面，在局部免疫微环境的影响下，成熟 DC 还可以进一步分化成为调节型 DC，这种调节型 DC 可通过抑制 T 细胞的增殖而抑制免疫应答。调节型 DC 是一种新型的树突细胞亚群，虽然能够激活初始型 T 细胞，但并不能使其发生增殖。另外，调节型 DC 还对成熟 DC 引起的 T 细胞增殖具有很强的抑制作用。

5. 巨噬细胞

巨噬细胞（Mφ）也是一类重要的抗原提呈细胞。静止状态的 Mφ 仅表达低水平的 MHC-II 类分子，在 IFN-γ 等细胞因子的刺激下，Mφ 表面的 MHC-II 类分子的表达可明显提高，Mφ 表面还表达有 IgFc 受体、补体受体及细胞因子受体等。在抗肿瘤免疫中，巨噬细胞具有抗原提呈功能，参与调节 T 细胞的特异性免疫应答。未活化的巨噬细胞对肿瘤细胞无杀伤作用，活化后可作为效应细胞发挥非特异性杀伤作用，但过度活化的巨噬细胞可抑制淋巴细胞的增殖，抑制 NK 和 CTL 的抗肿瘤活性。肿瘤产生的许多细胞因子（如 IL-4、IL-6、IL-10、MDF、TGF-β、PGE2 和 M-CSF 等）能够逆转和抑制活化巨噬细胞的细胞毒活性，诱导巨噬细胞的抑制活性。

（二）细 胞 因 子

细胞因子（cytokine，CK）是指免疫细胞（如单核巨噬细胞、T 细胞、B 细胞和 NK 细胞等）和某些非免疫细胞（如血管内皮细胞、表皮细胞和成纤维细胞等）经刺激后合成和分泌的一类生物活性物质。CK 多属于小分子的多肽或糖蛋白，通过与 CK 受体结合而发挥其生物学效应。CK 可作为细胞间的信号传递分子，介导和调节免疫应答、炎症反应，也可作为生长因子促进靶细胞的增生、分化，还可刺激造血并参与组织修复等。CK 的生物学效应极其复杂，例如，一种 CK 可作用于多种不同类型的靶细胞，而多种 CK 也可作用于同一靶细胞；同一 CK 对不同靶细胞可显示出不同效应，不同 CK 又可具有某些相同的生物学效应。

1. 白细胞介素

白细胞介素（interleukin，IL）是指由白细胞分泌并作用于另一些白细胞的细胞因子，但有些白细胞介素（如 IL-1 和 IL-6）亦可由其他细胞产生，如 IL-7 主要由基质细胞分泌。自 1979 年第一个白细胞介素被命名后，目前已报道的白细胞介素有 33 种（IL-1～27 和 IL-30～35）。

2. 干扰素

病毒感染的细胞能够产生一种细胞因子，作用于其他细胞同样能干扰病毒的复制，因而命名为干扰素（interferon，IFN）。根据其来源、生物学性质及活性的差异，可分为 IFN-α、IFN-β、IFN-γ 等，IFN-α 和 IFN-β 归为 I 型 IFN，IFN-γ 归为 II 型 IFN。另外，IL-28A、IL-28B 和 IL-29 目前已归类为 IFN，分别对应 IFN-λ1、IFN-λ2 和 IFN-λ3，被归为 III 型干扰素。

3. 肿瘤坏死因子

肿瘤坏死因子（tumor necrosis factor，TNF）根据其来源和结构的不同，可分为 TNF-α 和 TNF-β。

TNF-α 的来源极为广泛，主要来自单核-巨噬细胞，此外，几乎所有的免疫细胞、内皮细胞和成纤维细胞等都可产生 TNF-α。TNF-β 又称淋巴毒素（lymphotoxin，LT），主要由 T 细胞和 NK 细胞产生。在 $CD4^+$ T 细胞中，只有 Th1 细胞产生 TNF-β，而 Th2 细胞不产生 TNF-β。TNF-β 与 TNF-α 共享同一受体，但亲和力不同，信号转导机制也不尽相同。

4. 集落刺激因子

集落刺激因子（colony-stimulating factor，CSF）为选择性刺激造血干细胞增生分化成某一谱系的细胞因子。根据细胞因子刺激不同造血细胞系或不同分化阶段的细胞在半固体培养基中形成的不同细胞集落，将其分别命名为 G-CSF、GM-CSF、M-CSF、multi-CSF（IL-3）、SCF、EPO 和 Eo-CSF（IL-5）。

5. 趋化因子

趋化因子（chemokine）亚家族包括 50 余种分子质量为 8～11kD a 的蛋白质，其结构有较大的同源性，蛋白质的氨基末端往往含 1 或 2 个半胱氨酸残基。根据半胱氨酸残基的排列方式，可将趋化因子分为 CXC、CC、C 和 CX3C 4 个亚家族。

（三）主要组织相容性复合体、黏附分子

1. 主要组织相容性复合体

同种异体移植物移植后会发生免疫排斥反应，这是由细胞表面的同种异型抗原诱导的，这种抗原称为组织相容性抗原。体内具有多种组织相容性抗原，其中能引起强而迅速的排斥反应者称为主要组织相容性抗原，其编码基因是一组紧密连锁的基因群，称为主要组织相容性复合体（major histocompatibility complex，MHC）。不同种属的哺乳

类动物，其 MHC 及其编码的抗原系统有不同的命名，小鼠的主要组织相容性抗原称为 H-2 系统（histo-compatibility antigen-2，H-2），人的则称为人白细胞抗原系统（human leucocyte antigen，HLA）。它们的组成结构、分布和功能等极为相似。

HLA 复合体位于 6 号染色体短臂（6p21.31），其 DNA 片段约有 3600kb。HLA 复合体的结构十分复杂，具有多基因性和多态性。这些基因按其产物的功能被分为三群，即经典 HLA 基因、免疫功能相关基因和免疫无关基因。经典的 HLA 基因是指其编码产物直接参与抗原提呈并决定个体组织相容性的基因，包括经典的 HLA-I 类基因和 HLA-II 类基因，分别编码 HLA-I 类抗原分子和 HLA-II 类抗原分子。另外，习惯上还将 HLA 复合体分为三个区，每一区内的 HLA 基因分别称为 HLA-I、HLA-II 和 HLA-III 类基因，分别编码相应的抗原分子。

（1）HLA-I 类抗原分子。HLA-I 类抗原分子由 HLA-I 区 A、B、C 位点的基因编码，是一种跨膜糖蛋白，在人体内分布广泛，存在于所有的有核细胞表面，其中以外周血白细胞和淋巴细胞表面的表达量最高。

（2）HLA-II 类抗原分子。HLA-II 类抗原分子由 HLA-II 区 DP、DQ、DR 位点的基因编码，也是一种跨膜糖蛋白，分布不如 I 类抗原那样广泛，主要表达在激活的 T 细胞、B 细胞、单核巨噬细胞和树突细胞的表面。

（3）免疫功能相关基因。免疫功能相关基因包括三类，也具有一定的多态性，与机体的免疫应答及调节有关。其中，位于 HLA 复合体中段的基因又称 HLA-III 类基因，主要的基因有编码血清补体成分的基因、抗原加工提呈相关基因、非经典 I 类基因及炎症相关基因。其中，非经典 I 类基因（如 HLA-E 基因和 HLA-G 基因）的编码产物可与 NK 细胞的 KIR 结合，发挥抑制效应；炎症相关基因包括肿瘤坏死因子（TNF）基因家族和热激蛋白（HSP）基因家族。另外，HLA 复合体中还存在着一些与免疫无关的基因，如位于 III 类基因区的 21 羟化酶（CYP21）基因。

2. 黏附分子

黏附分子（adhesion molecule，AM）是一类介导细胞与细胞、细胞与细胞外基质间黏附作用的膜表面糖蛋白。黏附分子在免疫学中的作用主要有：参与免疫细胞的发育和分化、免疫应答和免疫调节、炎症反应、淋巴细胞再循环，以及调节免疫细胞的凋亡。黏附分子与肿瘤的关系主要包括对肿瘤浸润和转移的影响，以及对 T 细胞的激活和对 CTL 杀伤肿瘤细胞的影响。

（1）B7 分子。B7 分子是最重要的黏附分子之一，包括 B7-1（CD80）、B7-2（CD86）和 B7-3，是分子质量为 50～70kDa 的跨膜糖蛋白。CD80 和 CD86 在氨基酸水平上有 25% 的同源性，但二者的细胞质区无同源性。B7-1 主要分布在 B 细胞、激活的单核细胞、树突细胞、激活的 T 细胞及 NK 细胞的表面；B7-2 在静止的 B 细胞上表达水平较低，B 细胞被激活后表达可迅速升高。B7 分子的配体为 CD28 和 CTLA-4（CD152）。CD28 分子主要表达于 T 细胞，在浆细胞中也有表达。CTLA-4 与 CD28 有 31% 的同源性，主要表达于激活 T 细胞的表面，在静止 T 细胞中不表达。B7-1 与 CD28 结合后可为 T 细胞的激活提供协同刺激信号，并能够增强激活 T 细胞分泌细胞因子，其与 CTLA-4 结合则产生相反的效应。CTLA-4 与 B7-1 分子的亲和力约是 CD28 与 B7-1 的 10 倍，但 CTLA-4 表达的时机迟于 CD28，其表达的量也低于 CD28。B7-1

与 CD28/CTLA-4 结合的这种特性有助于维持机体的免疫稳态。在 APC 与 T 细胞的相互作用中，B7 与 CD28/CTLA-4 结合后为 T 细胞的活化提供了协同刺激信号。肿瘤细胞一般不表达（或仅低表达）B7 分子，从而难以诱导肿瘤特异性的 T 细胞应答。

PD-1（CD279）是 CD28 家族成员，PD-1 主要表达于活化的 T 淋巴细胞、B 淋巴细胞和巨噬细胞表面。PD-L1（CD274）是 PD-1 的配体，又称 B7 同源分子 1（B7 homologue 1，B7-H1），是 B7 家族成员，其细胞外区与 B7-1、B7-2 的同源性分别为 20% 和 15%。不同于其他 B7 家族分子的是，它具有负向调节免疫应答的作用。在正常情况下，PD-L1 与 PD-1 结合后，由 PD-1 传递抑制性信号，调控淋巴细胞的功能，维持外周淋巴细胞对自身抗原的免疫耐受，从而防止自身免疫性疾病的发生。但在肿瘤的发生发展中，许多肿瘤细胞系及肿瘤细胞高表达 PD-L1 分子，通过 PD-L1 与 PD-1 的结合，可传递抑制性信号，通过抑制 TIL 细胞活化，影响 Th 细胞分化，抑制效应细胞因子的产生，促进抑制性细胞因子的分泌，增加 TIL 细胞凋亡等方式抑制 TIL 细胞的功能，从而导致肿瘤免疫逃逸的发生。

（2）细胞黏附分子。细胞黏附分子（ICAM）包括 ICAM-1（CD54）、ICAM-2（CD102）和 ICAM-3（CD50），它们都是淋巴细胞功能相关抗原-1（LFA-1）的配体，LFA-1 广泛分布于 T 细胞、B 细胞、粒细胞、单核细胞和活化的巨噬细胞的表面。ICAM-1 为 76~114kDa 的单链糖蛋白，广泛表达于造血和非造血系统来源的多种细胞的表面。ICAM-1 与 LFA-1 结合后可参与 T 细胞-T 细胞、T 细胞-B 细胞、T 细胞–基质细胞、效应细胞–靶细胞间的相互作用和炎症反应。ICAM-1 与 LFA-1 结合后，同 B7-CD28 结合后一样，能为 $CD4^+$ T 细胞的活化提供协同刺激信号。多种肿瘤细胞表面可表达 ICAM-1、TNF 和 IFN-γ 等细胞因子，可促进某些肿瘤细胞 ICAM-1 分子的表达。肿瘤细胞 ICAM-1 分子的表达可能与肿瘤组织内淋巴细胞的浸润有关，同时肿瘤细胞高表达的 ICAM-1 可与白细胞表面的 LFA-1 结合而发生黏附，有利于肿瘤细胞在血管内停留。ICAM-1/LFA-1 在介导免疫细胞的活化及免疫细胞接触并杀伤肿瘤细胞的过程中具有重要的作用。

（四）抗原提呈

抗原（antigen，Ag）是一类能刺激机体免疫系统使之产生特异性免疫应答，并能与相应免疫应答产物（抗体和致敏淋巴细胞）在体内外发生特异性结合的物质。T 细胞并不能直接识别完整的抗原分子，需要通过抗原提呈细胞（APC）摄取抗原并将其处理成免疫原性多肽，以 MHC-抗原肽复合物的形式表达于 APC 表面，供 T 细胞的 TCR 识别。根据抗原的来源不同，可将抗原分为内源性抗原和外源性抗原，两者被 APC 加工和提呈的机制不同，分别称为 MHC-I 类分子提呈途径和 MHC-II 类分子提呈途径。

（1）MHC-I 类分子提呈途径。MHC-I 类分子参与内源性抗原的提呈过程，内源性抗原为在细胞质中内源性合成的蛋白质分子，包括病毒包膜蛋白、肿瘤抗原、同种异型抗原、MHC 分子和 TCR 等。MHC-I 类分子提呈途径的基本过程是：①内源性的抗原在细胞质中被蛋白酶降解为多肽；②在热激蛋白 HSP70 和 HSP90 的参与下，水解后的肽段借助抗原肽转运蛋白（TAP）转运到粗面内质网（RER）腔中；③最后由 gp96 提交给新合成的 MHC-I 类分子，形成抗原肽-MHC-I 类分子复合物，表达于细胞表面，供 CD8$^+$ T 细胞的 TCR 识别，诱发特异性 CTL。

（2）MHC-II 类分子提呈途径。MHC-II 类分子参与外源性抗原的提呈过程，具体过程如下所述。①外源性抗原经吞噬、吞饮或受体介导的内吞作用进入 APC 后，在胞内被质膜包裹，内化形成吞噬小体后与溶酶体融合，形成吞噬溶酶体或称内体（endosome），抗原蛋白质在内体的酸性环境中被酶解，形成免疫原性肽段。②MHC-II 类分子的合成与转运。MHC-II 类分子 $\alpha\beta$ 异二聚体在内质网中合成，合成后即与一种恒定链（invariant chain，Ii）非共价结合，形成 α_3-β_3-Ii$_3$ 九聚体。Ii 可以封闭 MHC-II 类分子的肽结合槽，阻止 MHC-II 类分子在内质网或细胞质中与内源性抗原结合，有助于 MHC-I、MHC-II 类分子的明确分工。③抗原肽-MHC-II 类分子复合物的形成：当 α_3-β_3-Ii$_3$ 九聚体被转运到内体后，在内体中某些蛋白质水解的作用下，MHC-II 类分子的 $\alpha\beta$ 异二聚体与 Ii 解离，继而暴露出肽结合槽。已暴露肽结合槽的 MHC-II 类分子可与同一内体中被处理过的外源性抗原多肽结合，形成抗原肽-MHC-II 类分子复合物，并被转运至 APC 表面。④抗原肽-MHC-II 类分子复合物被抗原特异性 T 细胞的 TCR 识别后，激发抗原特异性免疫应答。

（3）抗原的交叉提呈。内源性和外源性抗原在细胞内分别循不同途径、在不同的细胞内区中被加工和提呈，但是，现在发现抗原还存在有交叉提呈途径。一般情况下，外源性抗原保持在膜泡系统内并不进入胞液，但是在某些情况下，外源性抗原可逃脱膜泡系统进入胞液，被加工后由 MHC-I 类分子提呈。抗原的交叉提呈过程如下：①外源性抗原进入 APC 后形成吞噬体，大部分在其中经水解酶水解后循 MHC-II 类分子途径被提呈，另有少部分抗原可由吞噬体中逆转位到细胞质侧进入 MHC-I 类分子提呈途径；②蛋白类抗原可被吞噬体细胞质侧的泛素/蛋白酶体复合体降解，产生能与 MHC-I 类分子相结合的多肽；③在 TAP 复合体的协助下，多肽被转运至内质网，并在此形成抗原肽-MHC-I 类分子复合物；④抗原肽-MHC-I 类分子复合物可通过分泌途径移位至细胞膜，供 CD8$^+$ T 细胞所识别。

另外，某些非 MHC 分子（如 CD1 分子）也可提呈抗原。CD1 分子主要提呈糖脂或脂类抗原，尤其是分枝杆菌的某些菌体成分，构成了机体抗感染免疫的重要环节。

（五）抗肿瘤免疫应答过程

当肿瘤发生后，机体可通过多种免疫效应机制发挥抗肿瘤作用。机体的抗肿瘤机制包括细胞免疫和体液免疫两个方面，它们密切联系、相互影响，涉及多种免疫效应分子和效应细胞（图 1-5-7）。一般认为，细胞免疫在抗肿瘤免疫中起主导作用，体液免疫仅在某些情况下起协同作用。不同诱因和组织来源的肿瘤，其免疫原性有很大的差别，因此在诱导机体产生抗肿瘤免疫应答时也会有所差异。由于肿瘤并不只是单一病因的疾病，机体抗肿瘤免疫应答的产生及其强度不仅取决于肿瘤的免疫原性，还会受到宿主的免疫状态和其他因素的影响。

1. 细胞免疫机制

细胞免疫是指由 T 细胞介导的，致敏 T 细胞、淋巴因子及其他辅助细胞共同参与完成的免疫，其特点是出现以细胞浸润为主的炎症反应或 T 淋巴细胞直接杀伤靶细胞的特异性细胞毒作用。抗肿瘤细胞免疫中各种效应细胞及其可能的作用机制如下所述。

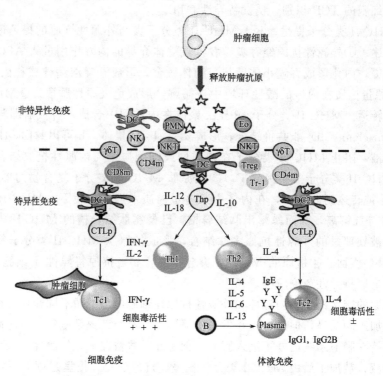

图 1-5-7　机体的抗肿瘤免疫效应机制示意图

＋＋＋表示细胞毒活性明显加强；±表示细胞毒活性改变不明显

1）T 细胞

T 细胞介导的免疫应答既可直接杀伤肿瘤细胞，又可活化免疫系统的其他成分，在控制具有免疫原性肿瘤细胞的生长中起重要的作用。由于 T 细胞并不具有直接识别完整抗原分子的能力，需要通过抗原提呈细胞（APC）摄取抗原并将其处理成免疫原性多肽，以 MHC-抗原肽复合物的形式表达于 APC 表面，供 T 细胞识别而激发抗原特异性免疫应答。在 T 细胞激活的过程中，需要两个来自胞外信号的刺激才能活化，此即 T 细胞活化的双信号作用。T 细胞激活的第一信号来自 TCR 与 MHC-抗原肽复合物的特异性结合，TCR 在特异性识别 APC 所提供的抗原肽的过程中，还必须同时识别与抗原肽形成复合物的 MHC 类分子，这种特性称为 MHC 限制性。由于 T 细胞在抗原识别的过程中必须同时识别抗原肽与 MHC 类分子，因此称为 T 细胞的双识别。双识别仅为 T 细胞的活化提供第一信号，T 细胞活化的第二信号为协同刺激信号（costimulatory signal），是由 APC 和 T 细胞表面黏附分子对之间的相互作用所提供的，其中最重要的协同刺激分子为 B7/CD28。第二信号对 T 细胞的激活同样非常重要，若 TCR 在抗原识别的过程中缺乏协同刺激信号，则 T 细胞并不能激活而处于克隆无能状态。此外，活化的抗原提呈细胞所分泌的细胞因子，如 IL-2 和 IL-12 等，在 T 细胞激活的过程中也起了重要的作用，有学者将其称为是 T 细胞活化的第三信号。

抗原致敏的 T 细胞只能特异地杀伤、溶解带有相应抗原的肿瘤细胞，并受 MHC 类分子的限制。T 细胞可分为 CD4$^+$ T 细胞和 CD8$^+$ T 细胞，在抗原识别和免疫效应中分别受到 MHC-II 类分子和 MHC-I 类分子的限制。

CD4$^+$ T 细胞主要通过分泌细胞因子激活其他效应细胞和诱导炎症性反应而发挥作用。CD4$^+$ T 细胞又可分为 Th1 和 Th2 两个细胞亚群。Th1 细胞可分泌 IL-2、IFN-γ 和 TNF 等细胞因子，参与细胞免疫的调节，能够激活 CD8$^+$ T 细胞、NK 细胞和 Mφ，增强其杀伤能力，促进靶细胞 MHC-I 类分子的表达，提高其对 CTL 的敏感性，在机体抗肿瘤免疫中起重要作用；Th2 细胞可分泌 IL-4、IL-5、IL-6 或 IL-10 等细胞因子，能够促进 B 细胞的增殖分化并产生抗体，主要参与体液免疫调节。另外，某些 CD4$^+$ T 细胞还具有细胞毒性，能够直接识别肿瘤细胞表面 MHC-II 类分子提呈的抗原而杀伤肿瘤细胞。

目前认为，CD8$^+$ T 细胞是抗肿瘤免疫的主要效应细胞。激活的 CD8$^+$ T 细胞又称细胞毒性 T 淋巴细胞（cytotoxic T lymphocyte，CTL），能够直接发挥细胞毒作用杀伤肿瘤细胞，杀伤过程受 MHC-I 类分子的限制，具有高度特异性，其杀伤肿瘤细胞的机制有：①分泌型杀伤，通过分泌、释放效应分子（如穿孔素、颗粒酶、淋巴毒素和 TNF 等）引起靶细胞的裂解或凋亡；②非分泌型杀伤，激活的 CD8$^+$ T 细胞表面可表达 Fas 配体（FasL）并与肿瘤细胞表面的 Fas 分子结合，启动靶细胞的死亡信号转导途径而诱导凋亡。

2）NK 细胞

NK 细胞是细胞免疫中的非特异性成分，它不需要预先致敏就能直接杀伤或通过分泌细胞因子而杀伤肿瘤细胞。未致敏的 NK 细胞杀瘤谱非常窄，只对少数血液来源的肿瘤有效，当 NK 细胞被 IL-2、IFN-γ 等细胞因子激活后，其杀瘤谱及杀伤效率都可大大提高。NK 细胞的杀伤作用无肿瘤抗原特异性和 MHC 限制性，即 NK 细胞不需要识别靶细胞表达的 MHC-I 类分子，甚至自身靶细胞 MHC-I 类分子可抑制 NK 细胞对其杀伤。这种独特的作用机制可使 NK 细胞处于宿主抗肿瘤免疫的第一道防线，作为 CTL 抗肿瘤机制强有力的补充。NK 细胞的杀伤机制包括：①释放穿孔素、颗粒酶、NK 细胞毒因子（NKCF）和 TNF 等使靶细胞溶解破裂；②通过 ADCC 效应及 Fas/FasL 机制发挥抗肿瘤作用；③分泌大量的细胞因子，发挥免疫调理作用。

3）巨噬细胞

巨噬细胞在机体抗肿瘤免疫中的作用不仅仅是作为提呈抗原的 APC，而且还是吞噬、溶解和杀伤肿瘤细胞的效应细胞，激活的 Mφ 功能更强。Mφ 杀伤肿瘤细胞的机制有：①活化的 Mφ 与肿瘤细胞结合后通过溶酶体酶等直接杀伤肿瘤细胞；②活化的 Mφ 分泌 TNF、NO 等细胞毒性因子而间接杀伤肿瘤细胞；③Mφ 通过 ADCC 效应杀伤肿瘤细胞。值得注意的是，巨噬细胞是一群异质性很强的细胞，在某些情况下，肿瘤局部浸润的 Mφ 非但不能杀伤肿瘤细胞，反而能够产生一些促进肿瘤细胞生长和转移的因子（如 EGF、TGF-β 等），从而促进肿瘤的生长和转移。另外，机体内肿瘤的长期存在可引起 Mφ 的免疫应答受抑制，这主要是通过 Mφ 前列腺素的自分泌来调节的。

除上述杀伤性细胞外，体内的天然细胞毒细胞（NC 细胞）、K 细胞等，也可以相应的机制参与机体的抗肿瘤免疫。

2. 体液免疫机制

体液免疫为 B 细胞介导的免疫，B 细胞受抗原刺激后活化、增殖、分化，形成浆细胞并分泌抗体，由于主要是血清或血浆中的抗体发挥免疫效应，故称体液免疫。抗肿瘤体液免疫主要是指抗肿瘤抗体所发挥的抗瘤效应。抗肿瘤抗体虽然能够通过以下几种方式发挥作用，但一般认为，体液免疫在抗肿瘤免疫中只处于从属地位。

（1）激活补体系统，溶解肿瘤细胞。细胞毒性抗体 IgM 和某些 IgG 亚类（IgG1 和 IgG3）与肿瘤细胞结合后，在补体的参与下，能够溶解肿瘤细胞，称为补体依赖性细胞毒性反应（complement dependent cytotoxicity，CDC）。细胞毒性抗体识别并结合肿瘤细胞表面抗原后，发生变构并暴露出补体结合位点，以经典途径的方式激活补体，引起补体级联反应，形成攻膜复合物，使肿瘤细胞被迅速溶解。CDC 主要杀伤呈分散状态的悬浮肿瘤细胞（如白血病细胞）或少量经体液转移的实体瘤细胞，对防止肿瘤转移起一定的作用。

（2）抗体依赖性细胞介导的细胞毒作用。IgG 在特异性结合肿瘤细胞的表面抗原后，其 Fc 段可发生变构，与 Mφ、NK 细胞、中性粒细胞等表面的 Fc 受体结合而使它们激活，激活的效应细胞通过释放 TNF、IFN-γ 等细胞因子和颗粒胞吐（或称脱颗粒）而杀伤肿瘤细胞，这一过程称为抗体依赖性细胞介导的细胞毒效应（antibody dependent cell-mediated cytotoxicity，ADCC）。ADDC 对肿瘤细胞的杀伤仅需要较少的抗体分子就可启动，较 CDC 效应产生得快而强，在肿瘤形成早期即可从血清中检出。

（3）抗体的调理作用。吞噬细胞在有抗体（IgG 类）存在的情况下，可通过其表面的 Fc 受体更加显著地吞噬结合了抗体的肿瘤细胞，即抗体的调理作用。此外，血清中被激活的补体成分 C3b 和 C5a 通过与吞噬细胞表面 CR1 结合也可提高吞噬细胞对肿瘤细胞的吞噬活性。

（4）抗体的封闭作用。细胞恶变后其表面可过表达某些受体，这些受体与其相应的配体结合后可刺激肿瘤细胞生长。其抗体可通过封闭肿瘤细胞表面的受体，阻碍其功能，从而抑制肿瘤细胞的增殖。例如，转铁蛋白可促进某些肿瘤细胞生长，其抗体可通过封闭作用而抑制此类肿瘤细胞的生长。

（5）抗体改变肿瘤细胞的黏附特性。抗体与肿瘤细胞膜表面的抗原结合后，可干扰肿瘤细胞的黏附特性，阻止其克隆形成及与血管内皮的黏附，从而有助于控制肿瘤细胞的生长和转移。

理论上抗体可通过上述机制发挥抗肿瘤作用，实践中人们也应用单克隆抗体在治疗某些肿瘤中取得了成功。但有证据表明，在自然状态下，抗肿瘤体液免疫应答似乎与荷瘤宿主对肿瘤的免疫排斥无关。相反，在某些情况下，肿瘤特异性抗体非但不能杀伤肿瘤细胞，反而通过覆盖肿瘤细胞表面的抗原位点而干扰了特异性细胞免疫应答，造成肿瘤细胞的免疫逃逸。

（六）免 疫 耐 受

免疫耐受（immune tolerance）是指机体免疫系统在接触某种抗原后，产生的特异性免疫无应答状态，表现为当再次接触同一抗原时，不发生可查见的免疫反应，但对其他抗原仍保持正常的免疫应答。免疫耐受与免疫抑制截然不同，前者是特异性的，而后者是非特异性的，即机体对各种抗原均呈无反应或反应低下的状态。按免疫耐受形成的特点可分为天然免疫耐受和获得性免疫耐受，前者指免疫耐受出生时即存在，后者指出生后人为给予非己抗原诱导而成。免疫耐受按其形成的机制又可分为 T 细胞免疫耐受、B 细胞免疫耐受及 DC 和 NK 细胞免疫耐受等。

1. T 细胞免疫耐受

T 细胞免疫耐受按其发生的部位又分为中枢性免疫耐受和外周性免疫耐受。

（1）中枢性免疫耐受。中枢性免疫耐受又称胸腺内免疫耐受。胸腺属于中枢性免疫器官，是 T 细胞发育和成熟的主要场所，在 T 细胞对自身抗原免疫耐受的形成中起着重要的作用。早在 1959 年，Burnet 即提出克隆清除学说（clonal deletion theory），该学说认为：胚胎时期免疫细胞由于高度突变和分化，形成了无数个具有不同反应特异性的细胞克隆，每个克隆均表达与其他克隆不同的抗原识别受体，可与相应的抗原发生反应；某一克隆若在胚胎时期与相应的抗原接触，该克隆即被破坏清除或被抑制，而成为禁忌克隆；该个体出生后再接触同一抗原，就会表现为对该抗原的免疫无反应性，即天然免疫耐受。现已证实，"克隆清除"是通过 T 细胞的阴性选择、T 细胞的"否决"现象等机制实现的。①T 细胞的"阴性选择"。前 T 细胞在胸腺皮质发生 TCR 基因重排后，经过"阳性选择"存活的 T 细胞迁移到胸腺髓质，与胸腺基质细胞接触，凡是能识别这些基质细胞所携带自身抗原的 T 细胞克隆均停止发育并通过凋亡途径被清除，此即"阴性选择"，从而使成熟 T 细胞形成自身耐受。② T 细胞的"否决"现象（veto phenomenon）。在某些生理条件下，T 细胞自身也能参与对其他 T 细胞的选择。T 细胞借助 TCR 与携带自身抗原的"否决细胞"（也属于 T 细胞）结合时，可启动否决信号，使自身反应性 T 细胞发生凋亡而被清除。

（2）外周性免疫耐受。外周性免疫耐受又称胸腺后免疫耐受。在健康成年个体内，可出现具有潜在自身反应性的 T 细胞，机体可能通过多种机制清除这类进入外周的自身反应性 T 细胞，从而维持正常的免疫稳态。①对自身抗原的不识别。机体存在一些天然的生理性的屏障，可将自身反应性 T 细胞与某些含自身抗原的组织隔离，从而形成免疫特赦部位。②外周自身反应性 T 细胞克隆的清除。自身反应性 T 细胞由于反复接触持续存在的自身抗原，CD4$^+$ T 细胞被激活并高表达 Fas 及 FasL，从而引起自身及邻近激活的 T 细胞凋亡，从而建立并维持外周自身耐受。③缺乏激活信号。正常情况下，自身组织细胞一般不表达 MHC-II 类分子并低表达协同刺激分子，故自身反应性 T 细胞缺乏足够的激活信号。④具有潜在自身反应性的 T 细胞被抑制。体内可能存在一种反馈调节，自身反应性 T 细胞一旦被激活，立即就会被抑制。这种机制可能由某些抑制性细胞因子（如 IL-10 和 TNF-β）或抑制性细胞所介导。

2. B 细胞免疫耐受

B 细胞产生高亲和力的抗体需依赖于 T 细胞，由于刺激 T 细胞建立免疫耐受的阈值低于 B 细胞，故 T 细胞辅助功能缺陷是导致 B 细胞耐受的重要机制。但某些情况下，B 细胞也可直接对抗原产生耐受。B 细胞免疫耐受也可分为中枢性免疫耐受和外周性免疫耐受。

（1）中枢性免疫耐受。中枢性免疫耐受即 B 细胞在骨髓内形成的免疫耐受。B 细胞在骨髓内发育成熟，若未成熟的 B 细胞在骨髓内接触高浓度的多肽抗原，即可被破坏清除或丧失活化能力。未成熟 B 细胞可通过"克隆清除"或"克隆无能"等机制形成免疫耐受。"克隆清除"是指骨髓中未成熟 B 细胞表面的 IgM 受体与自身细胞膜表面的抗原交联，通过 IgM 受体向 B 细胞内传递抑制性信号，阻止未成熟 B 细胞进一步发育，并诱导凋亡，最终被清除。"克隆无能"是指骨髓中未成熟 B 细胞表面的 IgM 受体与可溶性自身抗原结合，由于可溶性自身抗原与膜表面抗原相比，其与 BCR 的亲和力较低，故不会引起"克隆清除"，而是转变成"无能"B 细胞，"无能"B 细胞表面的 BCR 存在缺陷，不能被激活。另外，少数自身反应性 B 细胞可发生内源性轻链重排，这种重排有可能改变 B 细胞表面 BCR 的特异性，从而避免对自身抗原的识别，产生免疫耐受，该过程又称"受体校正"（receptor editing）。

（2）外周性免疫耐受。某些具有潜在自身反应性的 B 细胞能够正常发育并迁移至外周组织，这部分 B 细胞可通过外周成熟自身反应性 B 细胞耐受机制而被抑制，包括：①部分成熟 B 细胞在外周通过 Fas/FasL 途径被排除；②缺乏 Th 细胞的辅助，B 细胞不能被激活而产生耐受。另外，独特型-抗独特型网络在免疫耐受的形成和自身耐受的维持上也起着重要的作用，其可能的机制有：①免疫细胞表面的抗原受体具有独特型抗原决定簇，可刺激机体产生抗独特型抗体而导致细胞凋亡；②抗独特型抗体可作用于 TCR 或 BCR 上的独特型抗原决定簇，使 T 细胞、B 细胞产生免疫耐受；③大量的抗独特型抗体还可通过诱导体内抑制性细胞的激活而抑制自身免疫应答。

二、免疫调节机制

肿瘤细胞与机体免疫系统之间的相互作用十分复杂，它包括多种细胞及细胞因子间的相互作用与调节。近年来，关于肿瘤免疫学研究的进展十分迅速，目前认为，许多肿瘤细胞均携带一些具有免疫原性的抗原表位，这些抗原表位可被机体的抗肿瘤免疫效应机制识别，为抗肿瘤免疫治疗提供靶位。但是，这些靶位本身所引起的肿瘤免疫反应却差别很大，有时能引起机体特异性抗肿瘤免疫应答，但有时也引起特异性的免疫耐受。机体的免疫系统具备有效的内部调节功能，目前认为，体内具有免疫调节功能的淋巴细胞主要是：调节性 T 细胞（regulatory T cell，Treg）、NK T 细胞（natural killer T cell）、γδ T 细胞等。这些具有调节功能的淋巴细胞在机体的抗肿瘤免疫中也发挥着重要的作用，下面分别介绍它们在抗肿瘤免疫中的作用。

（一）调节性 T 细胞

具有免疫调节功能的 T 细胞统称为调节性 T 细胞。目前已经发现有多种 Treg 亚群，其中研究较多的是 $CD4^+ CD25^+$ Treg，大部分这类细胞可同时表达 CTLA-4。$CD4^+ CD25^+$ Treg 是健康个体 T 细胞库的组成成分之一，具有独特的生物学功能，能够促进一些抑制性细胞因子的分泌、下调免疫共刺激分子和黏附分子的表达、抑制细胞增殖、促进细胞凋亡、抑制自身反应性 T 细胞的免疫反应并抑制传统 T 细胞的活化等，在维持机体内环境的稳定、肿瘤免疫监视、诱导移植耐受及自身免疫性疾病的发生中发挥着重要的作用。关于 $CD4^+ CD25^+$ Treg 的免疫抑制机制目前尚不十分清楚，目前认为，$CD4^+ CD25^+$ Treg 主要通过与靶细胞相互接触而发挥抑制性作用，受刺激后其表面能够表达膜型 TGF-β1，使其与 $CD4^+ CD25^-$ T 细胞表面的 TGF-β 受体相结合，从而发挥抑制性作用。另外，$CD4^+ CD25^+$ Treg 还可通过下调抗原提呈细胞表面的免疫共刺激分子（如 CD80、CD86 等），从而间接抑制 $CD4^+ CD25^-$ T 细胞的激活。$CD4^+$

CD25$^+$ Treg 不仅能够抑制 CD4$^+$ CD25$^-$ T 细胞，还能够抑制抗原诱导的 CD8$^+$ T 细胞的增殖及分泌 IFN-γ、抑制 B 细胞分泌抗体等。

CD4$^+$ CD25$^+$ Treg 一旦被激活，即可通过抗原非特异性方式抑制 CD4$^+$ T 细胞和 CD8$^+$ T 细胞，它是目前所发现的重要的免疫抑制性细胞之一。在外周激活 CD4$^+$ CD25$^+$ Treg 的生理机制目前尚不清楚。分析调节型 T 细胞和传统型 T 细胞表面的 T 细胞受体（TCR）并未发现其 Vα 或 Vβ 基因有明显的差异，这说明调节型 T 细胞同传统型 T 细胞一样，能够通过 TCR 以相同的机制识别多样性的抗原。不同的是，CD4$^+$ CD25$^+$ Treg 对自身抗原的识别同样具有很高的亲和力，这种亲和力同其对外来抗原识别的水平相当。因此，区分自身抗原与外来抗原并不是启动 CD4$^+$ CD25$^+$ Treg 激活的关键。现在认为，肿瘤局部微环境的抑制性特征在诱发 CD4$^+$ CD25$^+$ Treg 的激活中起了重要的作用。在肿瘤局部，由肿瘤细胞分泌的免疫抑制性细胞因子（如 IL-10、TGF-β 等）可降低 APC 对肿瘤抗原的摄取、加工和提呈能力，阻止其充分的激活，这种条件使 CD4$^+$ CD25$^+$ Treg 较经典 T 细胞更易被激活。CD4$^+$ CD25$^+$ Treg 在功能上高度分化，对抗原的刺激较经典 T 细胞敏感，低浓度的抗原即可激活 CD4$^+$ CD25$^+$ Treg。CD4$^+$ CD25$^+$ Treg 具有潜在的识别肿瘤细胞表达的自身抗原及非己抗原的能力，一旦被激活，其免疫抑制效应无组织相容性及抗原特异性，包括针对肿瘤相关抗原免疫应答在内的所有免疫应答都将受到抑制。

CD4$^+$ CD25$^+$ Treg 参与机体免疫系统对自身抗原形成免疫耐受的过程，从而避免自身免疫性疾病的发生；由于大多数肿瘤相关抗原属自身抗原，机体对早期原发性肿瘤一般处于免疫无反应状态，这种"肿瘤免疫耐受"的形成与 CD4$^+$ CD25$^+$ Treg 存在着一定的关系。既然 CD4$^+$ CD25$^+$ Treg 有抑制多种自身抗原产生免疫应答的潜能，那么它也应该具有抑制肿瘤抗原这一特殊自身抗原免疫应答的作用，由此推断，选择性除去 CD4$^+$ CD25$^+$ Treg 可提高机体的抗肿瘤免疫应答。在正常动物中，CD4$^+$ CD25$^+$ Treg 可以抑制识别自身肿瘤细胞的免疫效应细胞发育和活化。在无应答小鼠体内，直接去除 CD4$^+$ CD25$^+$ Treg 有可能引起有效的抗肿瘤免疫反应。在一段时间内给予抗 CD25 单克隆抗体选择性去除 CD4$^+$ CD25$^+$ Treg，可引起有效的特异性抗肿瘤免疫应答。另外，通过同时给予抗 CTLA-4 单克隆抗体和抗 CD-25 单克隆抗体来消除体内 CD4$^+$ CD25$^+$ Treg，可使抗肿瘤免疫反应得到更明显的增强，这可能是由于抗 CTLA-4 单克隆调抗体通过阻断剩余 CD4$^+$ CD25$^+$ Treg 表面的 CTLA-4 分子，从而影响 CD4$^+$ CD25$^+$ Treg 介导的免疫抑制。体外试验表明，CD4$^+$ CD25$^+$ Treg 可间接抑制抗肿瘤免疫反应。体外去除小鼠脾细胞悬液中的 CD4$^+$ CD25$^+$ Treg 后，APC 表面自身抗原肽-MHC 复合物可刺激 CD4$^+$ CD25$^-$ Treg 发生增殖，活化的 CD4$^+$ CD25$^-$ Treg 可产生大量的 IL-2，从而引起抗肿瘤免疫效应细胞扩增。剔除 CD4$^+$ CD25$^+$ Treg 疗法不仅能阻止原发性肿瘤的生长，还能增强肿瘤疫苗的免疫保护效应及机体免疫系统对新生肿瘤的抵抗作用。例如，剔除 CD4$^+$ CD25$^+$ Treg 联合给予肿瘤抗原（酪氨酸相关蛋白-2）进行免疫治疗能成功地预防小鼠黑色素瘤的发生；剔除 CD4$^+$ CD25$^+$ Treg 还可延长荷瘤动物的生存期。

在一些人类肿瘤组织中可分离出大量的 CD4$^+$ CD25$^+$ Treg，说明其也参与人体抗肿瘤免疫的调节。在结直肠癌患者中，14.2% 的肿瘤浸润型 CD4$^+$ T 淋巴细胞为 CD25

阳性。在非小细胞肺癌及卵巢癌的肿瘤浸润型淋巴细胞中，发现更高比例的 $CD4^+$ $CD25^+$ Treg 上调 CTLA-4 的表达并可分泌 TGF-β。另外，肿瘤患者外周血中 $CD4^+$ $CD25^+$ Treg 的比例也有不同程度升高。Ichihara 等报道胃癌患者外周血中 $CD4^+$ $CD25^+$ Treg 细胞的比例为 $(14.2\pm4.9)\%$，食道癌为 $(19.8\pm6.9)\%$，均高于正常对照组的 $(7.2\pm2.1)\%$。在早期非小细胞肺癌、晚期卵巢癌、黑色素瘤、肝细胞癌、消化系统肿瘤患者及 B-NHL 等患者的外周血中也观察到有 $CD4^+$ $CD25^+$ Treg 升高的现象。有证据表明，$CD4^+$ $CD25^+$ Treg 在肿瘤患者外周血中的比例与患者的病程、PS 状态存在一定的相关性。

$CD4^+$ $CD25^+$ Treg 具有负向调节机体抗肿瘤免疫应答的功能，在一些肿瘤患者中常存在异常升高。可以设想，在剔除 $CD25^+$ T 细胞或使 $CD25^+$ T 细胞失活的基础上，再通过免疫治疗或接种肿瘤疫苗等方法将有效地控制肿瘤的发生和发展。剔除 $CD25^+$ T 细胞可能的抗肿瘤机制为：剔除 $CD25^+$ T 细胞后能够引起 $CD4^+$ $CD25^-$ T 细胞自发性扩增并通过分泌 IL-2 而引起 NK 细胞的扩增，NK 细胞介导的非特异性杀伤肿瘤细胞将引起肿瘤抗原的释放，通过抗原提呈细胞最终激活肿瘤抗原特异性的 $CD8^+$ T 细胞。令人欣慰的是，在正常小鼠中注入抗 CD25 抗体并没有引起自身免疫性疾病，这可能是由于抗 CD25 抗体只能一过性地减少 $CD4^+$ $CD25^+$ T 细胞的数目。虽然没有发现剔除 $CD4^+$ $CD25^+$ Treg 后能够诱导自身免疫性疾病的发生，但是有实验证明，在 $CD4^+$ $CD25^+$ Treg "缺席" 的情况下，加强对 TCR 的刺激可引起多器官特异性自身免疫性疾病的发生。故临床上应谨慎使用采取剔除 $CD4^+$ $CD25^+$ Treg 作为增强抗肿瘤免疫应答的治疗手段。

（二）调节性 NK T 细胞

NK T 细胞是一类特殊的 T 细胞亚群，此类细胞既表达 αβ T 细胞受体，同时又能表达 NK 细胞的表面标记 CD161（在小鼠中称为 NK1.1），故命名为自然杀伤 T 细胞（natural killer T cell，NK T 细胞）。NK T 细胞最大的特征是其 TCRαβ 中的 α 链编码基因在同一种物种中是恒定的，而 β 链编码基因则极其有限（如小鼠 NK T 细胞 TCR 的 α 链为 $V\alpha14$-$J\alpha18$，β 链为 $V\beta8.2$，人的为 $V\alpha24$-$J\alpha15$ 和 $V\beta11$）。NK T 细胞识别抗原与 T 细胞或 NK 细胞存在一些相似之处，但也有一些差异。同 T 细胞相类似，NK T 细胞在识别抗原时同样具有 MHC 限制性，但其所需的 MHC 分子属非经典的 MHC-I 类分子——CD1d 分子。通过对小鼠 MHC 类分子晶体结构的分析，与有关的 MHC-I 类或 MHC-II 类分子的抗原结合槽相比，CD1d 分子的抗原结合槽更深、更窄、更具有疏水性。抗原结合槽这种疏水性的特征使 CD1d 分子非常适合于提呈一些疏水性的抗原，如糖脂类抗原。NK T 细胞主要识别糖脂类抗原而非多肽类抗原。

NK T 细胞被激活后能够迅速地分泌大量的细胞因子，包括 IL-4、IL-10、IL-13 和 IFN-γ 等，尽管对于 NK T 细胞影响机体免疫系统的准确机制目前了解得还不是很清楚，然而现在一般认为，NK T 细胞被激活后，能够作为 "危险信号" 激发并调节机体的免疫系统，引起其他免疫效应细胞的激活。另外，NK T 细胞被激活后还可分化成具有细胞毒性和杀伤活性的效应细胞，在抗肿瘤免疫、保护性免疫应答及免疫调节中发挥着重要作用。NK T 细胞在免疫反应中显示多方面的作用，它在进化上高度保守，说明这类细胞在免疫系统中扮演着重要的角色。目前认为，NK T 细胞最重要的功能是免疫调节功能。

NK T 细胞在肿瘤免疫中的作用十分复杂，经 TCR 接受刺激后 NK T 细胞能迅速产生 IL-4、IFN-γ 等细胞因子。同时，一些细胞因子也能影响 NK T 细胞的功能，其中研究最为广泛的是 IL-12。现已证明，NK T 细胞是 IL-12 在体内引起抗肿瘤免疫反应所必需的效应细胞亚群，IL-12 能够直接或间接地影响 NK T 细胞的抗肿瘤机制。NK T 细胞能够表达 IL-12 和 IFN-γ 受体，这些受体有助于 NK T 细胞对外界刺激的快速反应。不管是在体外还是在体内，IL-12 都能够诱导 NK T 细胞，使其具有细胞毒活性并分泌 IFN-γ。另外，IL-12 介导的 NK T 细胞的激活能够被 IL-18 进一步加强，但激活后的 NK T 也有可能通过 Fas 介导的激活诱导的细胞凋亡途径而发生凋亡。NK T 细胞不只是简单地被 IL-12 激活，它还能反过来诱导 IL-12 的产生。NK T 细胞在识别 APC 表面 CD1d-抗原复合体的过程中，同时可通过其表面表达的 CD40L 与 APC 相互作用，从而诱导 APC 产生更多的 IL-12。在某些情况下，单独应用 IL-12 对 NK T 细胞还有可能产生负面影响。例如，小鼠在注射 IL-12 后能够引起小鼠肝脏内 NK T 细胞的迅速减少。

IL-12 通过调节 NK T 细胞而介导抗肿瘤免疫。Taniguchi 等采用 IL-12 治疗不同遗传背景的黑色素瘤荷瘤小鼠，观察到 $J\alpha281$ 基因（现在指 $J\alpha15$ 基因）突变后，导致小鼠体内没有 NK T 细胞，因而不能控制 B16 黑色素瘤的生长和转移，与之相比，正常小鼠能够控制 B16 肿瘤的生长及转移，据此认为 IL-12 的抗肿瘤作用部分是由 NK T 细胞介导的。最近研究表明，外源性给予细胞因子的剂量能够决定抗肿瘤免疫是由何种效应细胞所介导。在内源性 IL-12 产生及外源性给予低剂量的 IL-12 的情况下，NK T 细胞在抗肿瘤免疫中起重要的作用。但是，当外源性给予大剂量的 IL-12 后，抗肿瘤免疫便不再是 NK T 细胞依赖的，而是由 NK 细胞介导的。这说明，这两种不同的细胞毒性效应细胞在免疫监视的过程中所起的作用不同。关于 NK T 细胞与 NK 细胞的相互作用，目前认为，半乳糖酰基鞘氨醇（α-GalCer）在体内激活 NK T 细胞的同时还伴有 NK 细胞的激活，这些 NK 细胞的激活依赖于 IL-12 和 IFN-γ。在小鼠中，如果缺乏 NK T 细胞，α-GalCer 并不能引起 NK 细胞的细胞毒活性。然而，α-GalCer 还能通过激活诱导的细胞凋亡途径引起 NK T 细胞的凋亡。机体内 NK 细胞还同时存在不依赖于 NK T 细胞的激活途径，这主要是指不依赖于 IL-12 和（或）IFN-γ 的机制。Metelitsa 等报道，NK T 细胞在杀伤血液系统来源的肿瘤时为 CD1d 依赖性的，所以 NK T 细胞并不能杀灭 CD1d 阴性的肿瘤。但是，NK T 细胞可通过产生 IL-2 而激活 NK 细胞，激活后的 NK 细胞能够溶解对 NK T 细胞抵抗的肿瘤细胞。尽管在一些方面，NK T 细胞和 NK 细胞介导的抗肿瘤作用是相互独立的，但是在大多数抗肿瘤的过程中 NK T 细胞和 NK 细胞还是具有互补作用的。

NK T 细胞还可以通过一些途径引起抗肿瘤的 CTL 反应或其他抗肿瘤免疫反应。例如，半乳糖酰基鞘氨醇（α-GalCer）刺激的 NK T 细胞能够引起抗肿瘤的 CTL 免疫应答，这种免疫应答依赖于 Th1 类细胞因子的产生，包括 IL-12 的产生。另外，NK T 细胞还能够通过 IL-12 依赖性途径，以旁观者的身份引起记忆性 T 细胞的扩增，这可能与肿瘤复发的过程密切相关。另外，还有一些细胞因子也与 NK T 细胞的产生及功能的维持密切相关，如淋巴毒素、IL-7、IL-15、IL-18 等。

NK T 细胞的功能十分复杂，某些 NK T 细胞还能够抑制机体的抗肿瘤免疫反应。例如，从 B16 黑色素瘤肿瘤浸润淋巴细胞中分离出 NK T 细胞能够抑制抗肿瘤的 CTL 的产生及活化。NK T 细胞（CD3$^+$ 和 CD5$^+$）被证明参与紫外线诱导的皮肤癌的产生，但大多数 CD5$^+$ NK T 细胞并不是 Vα14$^+$，因此这群 NK T 细胞并不一定是标准的 NK T 细胞。NK T 细胞还有可能通过分泌 IL-4 和（或）IL-13 而抑制机体的抗肿瘤免疫应答。

NK T 细胞亚群是 T 淋巴细胞群体中一个独特而重要的组成部分，它可通过 CD1d 途径在早期被激活，从而快速地分泌 Th1/Th2 类细胞因子，故可弥补常规 CD4$^+$ T 细胞介导的抗原特异性免疫反应启动缓慢的不足。有人认为，NK T 细胞是 IL-12 早期活化的靶细胞，活化后的 NK T 细胞可以通过释放各种细胞因子来参与机体的抗肿瘤免疫反应。作为一种新发现的免疫调节型 T 细胞，NK T 细胞在先天性免疫和获得性免疫反应的发生、发展、维持和中止中都起着重要的作用。

（三）调节性 γδ T 细胞

γδ T 细胞在机体发育的过程中先于 αβ T 细胞出现，处于机体免疫防御系统的第一线，在抗微生物感染免疫中发挥着重要的作用。近年来发现 γδ T 细胞在抗肿瘤免疫中也具有重要的作用。类似于 αβ T 细胞，γδ T 细胞也表达 CD3、使用 TCR 识别抗原，并具有细胞毒性和分泌多种细胞因子及趋化因子的功能。但是 γδ T 细胞又具有自己的特点。例如，识别抗原不需要 MHC 类分子提呈，可直接识别蛋白质或肽类抗原，尤其是脂蛋白；γδ T 细胞还能够识别 MHC-I 类抗原相关分子——MICA 和 MICB，这类分子常在感染、损伤或细胞转化等应急的条件下产生。

肿瘤浸润淋巴细胞中发现 γδ T 细胞，说明 γδ T 细胞在机体的抗肿瘤免疫中也具有重要的作用。近年来，随着 γδ T 细胞基因敲除小鼠的应用，目前已清楚地表明没有 γδ T 细胞，动物对多种致癌物及肿瘤细胞将更加敏感，其机制是多方面的，其中一种是 γδ T 细胞能够通过 NKG2D 识别肿瘤细胞表面配体而介导直接的杀伤效应，更为重要的可能在于 γδ T 细胞的免疫调节功能。

细胞因子是免疫系统内重要的功能性介质，根据 CD4$^+$ T 细胞所分泌细胞因子的不同，可将 CD4$^+$ T 细胞分为 Th1 细胞（分泌 IL-2、IFN-γ 等细胞因子）和 Th2 细胞（分泌 IL-4、IL-5、IL-6、IL-10 等细胞因子）两个细胞亚群。IL-12 能够诱导 Th0（Th1、Th2 的前体细胞）细胞向 Th1 方向分化，参与细胞免疫调节，在抗肿瘤免疫中起重要作用；IL-4 能够诱导 Th0 细胞向 Th2 方向分化，主要参与体液免疫的调节。与 αβ T 细胞不同，γδ T 细胞高表达 IL-12Rβ 链，对 IL-12 的反应强于对 IL-4 的反应，激活后主要产生 IFN-γ。无论是诱导向 Th1 极化还是向 Th2 极化的条件，γδ T 细胞都能产生 IFN-γ。与 CD4$^+$ T 细胞不同，γδ T 细胞还具有不依赖于 IL-12 而产生 IFN-γ 的功能。早期募集到肿瘤部位的 γδ T 细胞，被肿瘤细胞表面某些分子激活后，可产生 IFN-γ，成为驱动 T 细胞分化的早期细胞因子来源，诱导 CD4$^+$ T 细胞向 Th1 方向分化。同时，γδ T 细胞也与其他天然免疫细胞（如 NK 细胞、NK T 细胞和 DC 等）发生相互作用，共同参与抗肿瘤免疫应答。

γδ T 细胞优势性产生的 IFN-γ，在抗肿瘤免疫的各个阶段都具有重要的意义，特别是在肿瘤发生的早期阶段，γδ T 细胞能募集到肿瘤局部，是 IFN-γ 重要的早期来源，决定了 Th1/Th2 类细胞因子的平衡，从而可以引起有效的抗肿瘤免疫应答。体外培养的 γδ T 细胞，即使在 Th2 极化的环境条件下，也可产生 IFN-γ。从多种肿瘤（如子宫肌瘤、肺腺癌和 B16 黑色素瘤等）中分离出的 γδ T 细胞都能产生大量的 IFN-γ。在时间上，γδ T 细胞募集到肿瘤部位明显早于 αβ T 细胞，这些早期浸润的 γδ T 细胞在体外即使缺少进一步的刺激也能产生 IFN-γ；IFN-γ 基因敲除的 γδ T 细胞嵌合小鼠比正常 γδ T 细胞嵌合小鼠表现出更高的肿瘤易感性，IFN-γ 基因敲除的小鼠在甲基胆蒽（MCA）诱导的原发肿瘤和 B16 黑色素瘤移植瘤中均具有更高的肿瘤生长率，这表明 γδ T 细胞是 IFN-γ 重要的早期来源，在抗肿瘤免疫中具有重要的保护作用。另外，剔除 γδ T 细胞能够显著降低 CD4 和 CD8$^+$ T 细胞在肿瘤抗原刺激下产生 IFN-γ 的能力，这表明 γδ T 细胞还能调节 αβ T 细胞 IFN-γ 的产生。

除了早期提供 IFN-γ 参与机体的抗肿瘤免疫外，γδ T 细胞还具有其他的一些抗肿瘤机制。表达 MICA 和 MICB 分子的肿瘤细胞，可激活 TCR 和 NKG2D，其中任一途径都可使 γδ T 细胞产生细胞毒活性并释放细胞因子。例如，皮肤相关的 γδ T 细胞能够通过 NKG2D 介导的细胞毒效应杀伤肿瘤细胞，在防止肿瘤的发生、发展中具有重要的作用。NKG2D 还为肿瘤浸润型 γδ T 细胞提供共刺激信号，从而增强其抗原依赖性效应功能。γδ T 细胞可通过分泌 MIP-1α、MIP-1β、RANTES 和 IL-8 等趋化因子，使活化的淋巴细胞、APC 和中性粒细胞募集到特定部位，产生效应；活化的 γδ T 细胞还可诱导内皮细胞和基底细胞产生趋化因子，进一步放大信号。γδ T 细胞还能分泌穿孔素而产生细胞毒活性。γδ T 细胞激活后能上调 Fas L 的表达，诱导 Fas 敏感性肿瘤细胞发生凋亡。然而，目前尚不清楚 γδ T 细胞的细胞毒活性是否与其产生的 IFN-γ 相关。总之，γδ T 细胞具有独特的抗原识别特性和组织分布，是最合适的早期抗肿瘤效应细胞之一，与其他天然免疫细胞一起构成机体防御恶变的第一道屏障，在抗肿瘤免疫监视和免疫效应中都发挥着重要的作用。

（四）巨噬细胞的免疫调节作用

巨噬细胞在对肿瘤的免疫调节中具有正反两方面的作用。以往人们对巨噬细胞的正向作用研究比较多，认为巨噬细胞作为体内重要的免疫细胞，可通过直接杀伤、吞噬肿瘤细胞、分泌各种效应因子，在机体抗肿瘤免疫反应中发挥非特异性免疫功能。此外，巨噬细胞还可通过向辅助性 T 淋巴细胞提呈肿瘤相关抗原，调节抗肿瘤特异性免疫反应。但近年来随着研究的深入，巨噬细胞对肿瘤生长的促进作用越来越受到人们的关注。研究发现，在肿瘤局部常常有大量的巨噬细胞浸润，这群巨噬细胞对肿瘤的生长和发展有着多方面的影响，包括对肿瘤生长的速度、血管的生成、基质形成及溶解的影响。巨噬细胞在抑制肿瘤生长的同时，也可促进肿瘤生长，这主要取决于巨噬细胞的激活状态及肿瘤细胞的内在特点。

1. 巨噬细胞的抗肿瘤作用机制

巨噬细胞的抗肿瘤作用机制主要包括以下 4 种。①直接杀伤肿瘤细胞：巨噬细胞可通过非特异性受体介导与肿瘤细胞密切接触，通过膜融合作用，活化巨噬细胞内的溶酶体、蛋白水解酶等，直接进入肿瘤细胞，发挥杀伤作用。②ADCC 效应：IgG 在特异性结合肿瘤细胞的表面抗原后，其 Fc 段可发生变构并通过与巨噬细胞表面的 Fc 受体结合而激活，激活的巨噬细胞可通过释放 TNF、IFN-γ 等细胞因子及颗粒胞吐（或称脱颗粒）等作用杀伤肿瘤细胞。③抗原提呈作用：巨噬细胞表达 MHC-II 类分子，能够提呈肿瘤相关抗原给辅助性 T 淋巴细胞，参与抗肿瘤特异性免疫反应的调节。④通过其分泌产物杀伤肿瘤细胞；激活的巨噬细胞可产生多种细胞因子，如 TNF-α、IL-1、IL-2、IFN-γ 等，细胞因子可直接或通过调节其他免疫细胞间接发挥抗肿瘤作用，其中 TNF-α 的作用较重要。

此外，巨噬细胞还可合成和释放一氧化氮（NO），NO 对肿瘤细胞具有一定的毒性作用，具体表现为：干扰肿瘤细胞的能量代谢；抑制肿瘤细胞蛋白质合成；对 DNA 产生直接或间接的毒性作用，包括 DNA 碱基脱氨基、单链的断裂、与蛋白质、氨基酸交联及与 DNA 或 RNA 共价结合等；诱导肿瘤细胞凋亡，这是 NO 对 DNA 损伤和激活抑癌基因 $p53$ 表达的结果。TNF-α 和 NO 还具有协同作用，NO 可使 TNF-α 杀伤那些原来对 TNF-α 不敏感的肿瘤细胞。

2. 巨噬细胞抗肿瘤功能的抑制及促肿瘤生长的机制

巨噬细胞抗肿瘤功能的抑制可能涉及巨噬细胞自身因素和肿瘤组织对巨噬细胞功能的抑制两个方面。有人认为，在肿瘤发生之前巨噬细胞可能已经存在功能改变，包括：①MHC-I/II类分子的表达及提呈偏差，抗原提呈能力下降；②某些受体被封闭或损坏，吞噬能力下降；③吞噬溶酶体融合不良或缺乏溶酶体，氧化代谢缺陷导致巨噬细胞杀伤功能下降等。巨噬细胞上述功能的改变使肿瘤发生的可能性大大增加。

肿瘤组织对巨噬细胞功能的抑制表现在以下 4 个方面。①肿瘤组织内往往缺乏有效的激活因子。例如，IFN-γ 被认为是肿瘤浸润巨噬细胞强有力的激活因子，在肿瘤组织内往往缺乏 IFN-γ 的表达，并且随着肿瘤的进行性生长而逐渐减少。②肿瘤组织可产生抑制巨噬细胞活性的抑制因子，如 IL-10、TGF-β、前列腺素 E、单核细胞移动抑制因子（MIF）等。③在一些肿瘤组织中肿瘤细胞被纤维母细胞包围，虽然在一定程度上限制了肿瘤细胞向周围的浸润，但同时也阻碍了巨噬细胞与肿瘤细胞的直接接触。④肿瘤细胞对巨噬细胞的功能存在负反馈机制，可减少一氧化氮合酶-2（NOS2）和反应氧活性物（ROS）的产生。

另外，巨噬细胞还具有一定的促肿瘤生长的作用。研究发现，在某些肿瘤（如乳腺癌）中，存在大量的免疫抑制性巨噬细胞浸润，这些免疫抑制性巨噬细胞可激活抑制性 T 细胞（Ts），从而抑制抗体、淋巴因子和细胞毒性 T 淋巴细胞的产生，抑制自然杀伤细胞的激活，间接促进肿瘤的生长。这些肿瘤浸润的巨噬细胞还可以分泌一些促血管生成物质，如 VEGF、IL-8、bFGF 等，从而促进肿瘤的血管生成，加速肿瘤的浸润及转移。有研究者发现，在生长旺盛的肿瘤组织中，巨噬细胞内精氨酸酶的活性也随之增强，而精氨酸酶可促进多氨（肉毒碱、精脒和精胺）的合成，多氨是细胞增殖、分化和致瘤性转化的基本物质，巨噬细胞可通过精氨酸酶途径来促进肿瘤细胞的增殖。另外，巨噬细胞产生的某些效应因子在抗肿瘤作用中也具有两面性。例如，一氧化氮（NO）的双重效应是浓度依赖性的，适宜的低浓度可促进肿瘤的生长，而高浓度时则抑制肿瘤生长。

三、肿瘤免疫逃逸机制

现在已经明确，机体的免疫系统能够产生抗肿瘤免疫应答，但是许多肿瘤细胞仍能通过特定的机制逃避机体的免疫应答而继续生长。机体的抗肿瘤免疫反应与肿瘤逃避免疫系统的攻击形成了一对此消彼长的矛盾关系，这种关系的倾向最终决定了肿瘤是继续生长还是消失。现有多种学说解释肿瘤免疫逃逸现象。

（一）肿瘤细胞"漏逸"

机体对于免疫原性强的肿瘤表现出明显的抗肿瘤免疫反应，免疫原性强的肿瘤细胞极易被机体消灭。但是，免疫原性弱的自发性肿瘤并不能诱发有效的抗肿瘤免疫应答。在肿瘤生长初期，肿瘤细胞数目较少，不足以刺激机体免疫系统产生足够强的免疫应答，使其能够逃避机体免疫系统的攻击而继续存活与增殖。此时，宿主非但不能对少量肿瘤细胞产生足够的免疫应答，还可能通过分泌细胞因子来刺激肿瘤细胞不断生长，这种现象称为免疫刺激（immunostimulation）。肿瘤在机体内持续生长，编码肿瘤抗原的基因可出现一些附加突变，从而干扰或逃避机体的免疫识别，使肿瘤细胞得以逃逸机体的抗肿瘤免疫。另外，某些突变可使肿瘤细胞迅速生长从而超过机体的抗肿瘤免疫效应，导致宿主不能有效地清除大量生长的肿瘤细胞，称为肿瘤细胞的"漏逸"（sneaking through）。

（二）肿瘤细胞的免疫原性降低

1. 肿瘤抗原诱发免疫耐受

恶性肿瘤的发生发展是一个长期的过程，包括癌前期、原位癌及浸润癌三个阶段。一般情况下，致癌因素作用 30～40 年，经过 10 年左右的癌前期阶段可恶变为原位癌。原位癌历时 3～5 年，在促癌因素的作用下，最终发展成为浸润癌。浸润癌的病程一般在 1 年左右，但长者可达 10 年。许多肿瘤相关抗原是在胚胎期表达的蛋白质类物质，机体在胚胎时期就已经对这些物质产生了免疫耐受。另外，肿瘤特异性抗原可作用于处于不同分化阶段的淋巴细胞，处于幼稚阶段的淋巴细胞接触肿瘤抗原后，可诱发免疫耐受。例如，在小鼠乳腺癌病毒诱发的肿瘤模型时，新生期感染过的小鼠到成年期再感染此种病毒时极易发生乳腺癌，但是将该肿瘤移植给在新生期未感染过此种病毒的小鼠，则诱发宿主产生较强的免疫应答，这说明该肿瘤具有一定的抗原性，却在原发瘤小鼠中产生了免疫耐受。

2. 抗原缺失和调变

大多数肿瘤细胞只具有较弱的免疫原性，同时，宿主对肿瘤抗原的免疫应答可导致肿瘤细胞表面抗原减少或丢失，从而使肿瘤细胞不被免疫系统识别，得以逃避机体的免疫攻击，这种现象称为"抗原调变"（antigen modulation）。例如，表达胸腺白细胞抗原（TL 抗原）的小鼠白血病细胞系，经抗 TL 抗原的抗体处理后，抗体可与肿瘤细胞结合，使抗原的分布发生改变直至该抗原消失。抗原调变与免疫选择有一定的相似之处，但也有不同之处。抗原调变是由于肿瘤细胞表面抗原发生内化、肿瘤细胞表面的抗原或抗原抗体复合物发生脱落，从而导致抗原不能被检出，该过程只是反映了肿瘤细胞表型变化而非基因型的改变，经调变的肿瘤细胞，再次进入宿主还有可能重新诱发抗体产生。自然发生的肿瘤并不是单克隆的，有效的肿瘤识别和细胞毒反应对逃避免疫反应的肿瘤细胞造成了一种选择压力。于是肿瘤被发现以这样一种方式发展——目前被识别的抗原不再表达也就是所谓的抗原丢失变异。免疫选择是指在肿瘤形成的过程中，某些对免疫监视敏感的肿瘤细胞被清除，而不敏感的肿瘤细胞被选择性地存活下来。肿瘤抗原缺失和调变都可导致宿主难以识别该细胞克隆，该克隆可能扩增成为优势性细胞群。

3. 抗原覆盖

抗原覆盖是指肿瘤细胞表面抗原可能被其他分子所覆盖，如可被肿瘤细胞高表达的唾液黏多糖或肿瘤细胞激活的凝聚系统所覆盖。经覆盖后的肿瘤抗原不能被宿主的免疫系统识别，从而逃避了机体的抗肿瘤免疫，又称肿瘤细胞表面抗原的封闭。肿瘤患者的血清中存在一些可封闭肿瘤细胞表面的抗原决定簇的成分，从而使肿瘤细胞逃避免疫效应细胞的攻击，这些成分称为封闭因子（blocking factor）。目前对于封闭因子的本质尚无明确的定论，其化学本质可能是：①可溶性的肿瘤抗原，可溶性的肿瘤抗原封闭效应细胞的抗原受体，使之失去活性；②封闭抗体，封闭抗体与肿瘤细胞表面的肿瘤抗原结合，遮盖了肿瘤表面的抗原表位，从而阻碍了效应细胞与其结合；③肿瘤抗原-抗体复合物。可通过其抗原部分与效应细胞结合而封闭效应细胞，也可通过其抗体部分与肿瘤细胞表面的抗原结合而封闭肿瘤细胞表面的抗原位点，从而阻断免疫应答，还可通过其抗体的 Fc 段与效应细胞（巨噬细胞和 NK 细胞等）的 Fc 受体结合，阻断这些细胞对肿瘤细胞的攻击。

4. 抗原处理过程缺陷

1）肿瘤细胞 MHC-I 类分子表达异常

部分肿瘤细胞 MHC-I 类分子的缺失或下调，导致 T 细胞不能识别肿瘤细胞抗原，从而使肿瘤细胞得以逃避宿主的免疫攻击。在病毒诱发的肿瘤模型中，由于肿瘤特异性抗原为维持肿瘤细胞的恶性表型所必需，故不能丢失，因此，其 MHC-I 类分子表达异常是此类肿瘤细胞免疫逃逸的重要机制。

在人类肿瘤中，约有 15% 的黑色素瘤、9% 的头颈部肿瘤和 21% 的结直肠肿瘤存在有 HLA-I 类分子的缺失。另外，前列腺癌和乳腺癌中也存在不同程度的 HLA-I 类分子的缺失。HLA-I 类分子的缺失主要与野生型 $\beta2\text{-}m$ 等位基因的缺失有关。HLA-I 类分子的缺失可通过转染野生型 $\beta2\text{-}m$ 基因得以纠正。另外，多种肿瘤中还存在 HLA-I 类分子的下调，主要是由于甲基化或染色质结构改变所致调节因子与 HLA-I 类分子重链基因增强子之间的结合改变，从而导致 HLA-I 类分子重链 mRNA 的表达下调。另外，HLA-I 类分子加工和提呈途径中相关酶类的表达和（或）功能异常，HLA-I 类分子的肽负载缺陷可导致 HLA-I 类分子不能组装和不稳定。

MHC-I 类分子结合 NK 细胞表面的杀伤抑制性受体（KIR），因此，MHC-I 类分子缺陷的肿瘤细胞对 NK 细胞的杀伤作用更加敏感。但是，MHC-I 类分子的缺失通常只发生在肿瘤中的部分细胞，多数情况是部分等位基因缺失，而不是 MHC-I 类分子全基因缺失。另外，肿瘤细胞常常表达非经典的 MHC-I 类分子，如 HLA-G。HLA-G 可结合 NK 细胞表面的杀伤抑制性受体（KIR），从而阻止 NK 细胞激活。

2）肿瘤抗原加工、提呈障碍

抗原加工、提呈是一个复杂的过程，可分为 MHC-I 类分子加工提呈途径、MHC-II 类分子加工提呈途径和交叉提呈途径。内源性抗原和外源性抗原在细胞内分别循不同的途径、在不同的细胞内区被加工。一般而言，内源性抗原经 MHC-I 类分子提呈，外源性抗原经 MHC-II 类分子提呈。另外，机体还存在交叉提呈途径——部分外源性抗原可经 MHC-I 类分子途径被提呈。

巨大多功能蛋白酶（large multifunctional protease，LMP）和抗原肽转运子（transporter of antigen peptides，TAP）在抗原的加工、提呈过程中起重要的作用。

Restifo 等研究了 26 种不同的人类肿瘤细胞系的抗原加工能力，利用重组的痘苗病毒转染肿瘤细胞，使其能够瞬时表达鼠的 MHC-I 类 Kd 分子，观察瞬时表达 Kd 分子的人肿瘤细胞的抗原提呈功能。研究发现，三种人类小细胞肺癌细胞始终不能将内源性蛋白提呈给对 Kd 限制性的痘苗特异性细胞毒性淋巴细胞。进一步研究表明，这些细胞系不能将 MHC-I 类分子从细胞质内质网转移到细胞表面。这些肿瘤细胞的 LMP-1、LMP-2、TAP-1、TAP-2 4 种抗原加工、提呈必需蛋白的 mRNA 表达水平也较低，这提示肿瘤细胞抗原加工能力下降，不能将特异性抗原提呈给 T 细胞可能是其逃避机体免疫监视的机制之一，其确切的缺陷机制目前尚不清楚。通过免疫组化法分析包括肺癌、乳腺癌、大肠癌、宫颈癌等在内的多种人类肿瘤 TAP-1 的表达情况，结果表明，在人类肿瘤中普遍存在 TAP-1 的表达减少。

5. 免疫共刺激信号缺乏

T 细胞的激活需要双信号，第一信号为特异性的抗原识别信号，第二信号即协同刺激信号。协同刺激信号为 T 细胞特异性激活所必需，它决定接受抗原刺激的 T 细胞是发生增殖，还是凋亡。协同刺激信号由 APC 表面的黏附分子与 T 细胞表面相应配体结合后提供。肿瘤局部的树突细胞常低表达 B7-1、B7-2 和 CD40 等免疫共刺激分子。

黏附分子表达异常使肿瘤细胞逃避免疫监视。大多数表达 MHC-I 类分子的肿瘤细胞因缺乏免疫共刺激分子而不能诱导有效的抗肿瘤免疫应答。缺乏 B7 分子的肿瘤细胞转染 B7 基因后，肿瘤细胞能诱导机体产生特异性抗肿瘤免疫应答。但是，单纯转染 B7-1 基因并不能激发机体的免疫反应，这可能是由于肿瘤细胞内同时还存在抗原加工途径的障碍或其他免疫共刺激分子缺陷。

（三）肿瘤表达免疫抑制分子和诱导淋巴细胞凋亡

1. 肿瘤细胞表达免疫抑制分子

肿瘤细胞可表达一些免疫抑制分子，如 DcR3、galectin-1 等。

诱骗受体 3（decoy receptor-3，DcR3）是最近发现的一种可溶性受体，属肿瘤坏死因子受体家族的一员，其能与 FasL、LIGHT 及 TLIA 等结合，阻断其正常的生理功能。DcR3 竞争性地与 FasL 结合，阻断 Fas/FasL 的作用，抑制 FasL 诱导的细胞凋亡，有助于肿瘤细胞逃避机体免疫系统的清除；DcR3 还能与 TNFR 家族另一成员 LIGHT（herpes virus entry mediator（HVEM）-L，疱疹病毒侵入介体-L）发生特异性结合，能够阻断 LIGHT 介导的细胞凋亡；此外，DcR3 还能阻断 TNF 和 IL-1α 诱导表达的肿瘤坏死因子样配体（TLIA）介导的细胞凋亡。DcR3 除了通过以上机制具有抗凋亡作用外，其还具有较强的细胞调节作用，DcR3 可抑制 T 细胞的趋化作用，降低 T 细胞与抗原提呈细胞之间的相互作用。DcR3 的抗凋亡与细胞调节的生物学特性可使宿主免疫系统发生紊乱，有助于肿瘤细胞逃避机体免疫系统的监视和清除，促进肿瘤的发生和发展。在人类的许多恶性肿瘤（如神经胶质瘤、原发性肝癌、胰腺癌、肺癌及病毒相关淋巴瘤）中都可检测到 DcR3 的高表达。

半乳糖凝集素（galectin）家族均具有保守的糖识别域，对 β-半乳糖苷具有特殊的亲和力，对细胞的增殖、黏附和凋亡具有调节作用。I 型半乳糖凝集素（galectin-1）能够通过改变肿瘤细胞和基质之间的黏附能力而促进肿瘤的转移，此外，其还能诱导肿瘤浸润 T 细胞发生凋亡，从而使肿瘤细胞逃避机体免疫效应细胞的攻击。在许多肿瘤（如结直肠癌、甲状腺癌、乳腺癌等）中，galectin-1 的表达都有升高。

2. 诱导淋巴细胞凋亡

肿瘤细胞常可表达 FasL，当表达 Fas 的淋巴细胞进入肿瘤组织时，淋巴细胞不仅不能杀伤肿瘤细胞，反而被肿瘤细胞表达的 FasL 诱导凋亡。Hahne 等将表达 FasL 的黑色素瘤细胞分别植入 Fas 基因缺失和野生型的小鼠体内，在植入后的第 6 天发现野生型的小鼠均可触及肿块，但在 Fas 基因缺失的小鼠中仅有一半可触及肿块，且明显小于野生型。尽管表达 FasL 的肿瘤细胞可通过 Fas/FasL 途径诱导效应细胞凋亡，但不表达 FasL 的肿瘤细胞同样可逃避免疫监视。Restifo 提出在识别 FasL⁻ 肿瘤细胞过程中，T 细胞表达 FasL，FasL⁺ T 细胞随后可自杀或诱导其他 T 细胞凋亡，使 FasL⁻ 肿瘤细胞同样得以逃避机体的免疫监视。

（四）肿瘤诱发免疫抑制

1. 肿瘤诱导免疫抑制细胞

抑制性细胞是体内一种性质独特的细胞群体，它们通过抑制细胞免疫及体液免疫的方式来调节机体的免疫应答水平。在正常状态下，抑制性细胞的数量及活性均保持在一定的水平，从而有效地避免了自身免疫性疾病的发生。但在肿瘤发生后，抑制性细胞在功能和数量上都显著增强，抑制机体对肿瘤的免疫应答，使肿瘤逃避了机体的免疫监视。现已鉴定出多种抗原特异性和非特异性的抑制性细胞，包括抑制性 T 细胞（suppressor T cell，Ts）、抑制性 NK T 细胞和抑制性巨噬细胞。

Ts 细胞包括 CD4⁺ 和 CD8⁺ T 细胞。肿瘤患者外周血 Ts 细胞百分比明显增高，某些肿瘤患者还可出现 CD4⁺/CD8⁺ 比例下降或倒置，这种变化随肿瘤的进展而愈加显著。目前认为，肿瘤细胞可通过表达或释放某些肿瘤抗原或其他可溶性物质而诱导激活 Ts 细胞。Ts 细胞的激活同样需要抗原提呈细胞（APC）的存在，抗原提呈的过程中也要受 MHC-II 类分子的限制，肿瘤浸润的巨噬细胞是激活 Ts 细胞最有效的抗原提呈细胞。Ts 细胞较经典的 Th 细胞更易被激活，在激活的过程中具有抗原特异性，一旦被激活后，即可以抗原非特异性的方式发挥免疫抑制作用。

体内另一群重要的免疫抑制性细胞是抑制性巨噬细胞。在正常状态下，单核巨噬细胞（Mφ）在维持机体免疫稳态中起重要作用，不但具有直接的免疫杀伤作用，还可通过分泌一系列的细胞因子参与免疫调节。随着对单核巨噬细胞研究的深入，发现其是一群异质性很强的群体，除具有正性免疫调节作用外，还具有负性调节作用。有关肿瘤患者和荷瘤动物免疫状态的研究表明，荷瘤宿主免疫功能低下除与 Ts 细胞有关外，抑制性单核巨噬细胞在其中也起了重要的作用。Maeda 等研究分析了晚期癌症患者的免疫功能与预后之间的关系，按患者外周血单核细胞的含量将患者分成两组，发现单核细胞含量比例较高的一组几乎不产生肿瘤抗原特异性 CTL 或是产生的量很少，而单核细胞含量比例低的一组患者能够产生肿瘤抗原特异性 CTL，且术后 2 年的肿瘤复发率明显低于前组。这提示，癌症患者体内单核细胞对 CTL 的激活具有抑制作用。抑制性巨噬细胞可通过与效应细胞的直接接触而改变效应细胞的功能，还可通过分泌一些抑制性因子（如前列腺素 E2、NO 和长链不饱和脂肪酸等）而发挥免疫抑制作用。

2. 肿瘤诱导免疫抑制因子

肿瘤细胞自身还可产生、释放免疫抑制因子，如 TGF-β、IL-10、PGs 等，从而直接参与宿主免疫状态的抑制。不同肿瘤细胞释放的免疫抑制物也不尽相同，这些抑制因子在肿瘤局部的作用更为重要，其在局部积累、聚集，形成一个深度免疫抑制微环境，使进入该区域的免疫效应细胞失去活性，从而使肿瘤得以逃避效应细胞的攻击。肿瘤局部所形成的免疫抑制微环境是目前困扰肿瘤免疫治疗的一个重要问题。

（1）转化生长因子。转化生长因子 β（transforming growth factor β，TGF-β）具有较强的负性免疫调节作用，多种肿瘤细胞表达 TGF-β。TGF-β 抑制淋巴细胞产生 IL-2、阻碍 NK 细胞、LAK 细胞和 Tc 细胞的分化及成熟，抑制 IFN-γ 诱导的巨噬细胞对肿瘤细胞的杀伤作用等。$CD4^+$ T 细胞较 $CD8^+$ T 细胞更易受 TGF-β 的影响，TGF-β 在体内主要是抑制 $CD4^+$ T 细胞的激活，进而影响体内 CTL 的诱导激活，应用 TGF-β 中和抗体后可恢复 $CD4^+$ T 细胞介导的 CTL 的激活。另外，TGF-β 还通过降低肿瘤细胞表面 MHC-II 类抗原的表达来降低机体对肿瘤的免疫应答。

（2）白细胞介素-10。正常情况下，IL-10 主要由 Th2 细胞产生，也可来源于 Th0 细胞、单核-巨噬细胞、B 细胞及某些非淋巴细胞，许多肿瘤细胞可分泌 IL-10。体外培养的肿瘤细胞中可检测到 IL-10 的 mRNA，其培养上清中可检出 IL-10，肿瘤细胞培养上清可抑制淋巴细胞产生 IFN-α、IFN-β 和 IL-2 等细胞因子，IL-10 中和抗体可消除其抑制作用。IL-10 能够抑制初始 T 细胞的增殖及活化 T 细胞细胞因子的产生，特别是抑制 Th1 细胞产生 IL-2 和 IFN-γ 等细胞因子，从而抑制细胞免疫应答。IL-10 能刺激 B 细胞分化、增殖及产生抗体，从而使抗肿瘤免疫偏向于体液免疫应答。IL-10 能抑制一氧化氮（NO）的产生，从而干扰 IFN-γ 对巨噬细胞的活化，降低其表面 MHC-II 类分子的表达水平，抑制其抗原提呈能力。IL-10 可抑制 NK 细胞活性，干扰 NK 细胞和巨噬细胞产生细胞因子。

（3）前列腺素。前列腺素（prostaglandin，PG）为二十碳不饱和脂肪酸经环氧化酶等作用而产生的一组活性介质，包括多种功能不同、结构相似的衍生物。荷瘤宿主免疫功能低下与前列腺素密切相关，其中前列腺素 E2（PGE2）与荷瘤宿主免疫抑制之间的关系研究得最为深入。许多癌症患者血清中 PGE2 的水平明显升高，其升高的程度与免疫抑制呈正相关。头颈部鳞癌、肺癌等均可比相应正常组织产生更高水平的 PGE2，有人认为肿瘤局部浸润的淋巴细胞（TIL）免疫功能的低下与肿瘤细胞释放的 PGE2 有关。另外，TGF-β 可刺激单核巨噬细胞及纤维母细胞等释放 PGE2。PGE2 不仅可抑制 $CD8^+$ T 细胞的分化成熟，还可抑制淋巴细胞产生细胞因子，降低一些杀伤细胞对肿瘤细胞的细胞毒作用。

此外，某些肿瘤细胞的代谢产物也具有免疫抑制活性，它们在肿瘤局部阻止免疫细胞对肿瘤细胞的杀伤中起着重要的作用。腺苷（adenosine，ADO）是核酸的代谢产物，其对淋巴细胞的功能具有抑制作用。在乏氧代谢环境下，肿瘤细胞可产生高水平的腺苷并可释放到细胞外，在肿瘤局部累积的腺苷可干扰免疫细胞对肿瘤细胞的杀伤作用。

3. 肿瘤诱导 T 细胞亚群和功能紊乱

1）T 细胞亚群紊乱

晚期肿瘤患者常可出现明显的全身免疫功能抑制，在外周静脉血中各细胞亚群在构成和功能上呈现异常，表现为 CD4$^+$ T 细胞的减少和 CD8$^+$ T 细胞的增多，以及 CD4$^+$ T 细胞/CD8$^+$ T 细胞比例的下降或倒置。这种变化常随着肿瘤的进展而加重，经手术切除或其他有效的治疗后，其 T 细胞亚群的比例可逐渐恢复至正常或接近正常。另外，许多实验表明，肿瘤患者胸腺和脾脏的免疫状态常可出现异常。在荷瘤宿主中常可出现胸腺萎缩，胸腺细胞大量减少。有人研究分析荷乳腺癌小鼠的胸腺中各细胞亚群的比例，发现随着肿瘤的增大，胸腺出现进行性萎缩。脾脏是机体重要的免疫应答场所，目前认为，脾脏在肿瘤免疫中具有双向性，即在肿瘤发展的早期具有正性免疫作用，抑制肿瘤的生长；在晚期，脾脏内可产生大量的抑制性细胞，并释放出具有抑制活性的可溶性物质，抑制机体的免疫应答。

2）Th1/Th2 漂移

在肿瘤的进展期，不仅荷瘤宿主的细胞免疫功能异常，而且淋巴因子的功能亦可发生失调，如 IL-2、IL-4、IL-6、IL-10、IFN-γ 等细胞因子的水平常发生改变。自 1986 年 Th1/Th2 的概念提出以来，人们对其在机体免疫反应中的作用进行了大量的研究。Th1 细胞可分泌 IL-2、IFN-γ、TNF 等细胞因子，参与细胞免疫调节，激活 CD8$^+$ T 细胞、NK 细胞和 Mφ，增强其杀伤能力，或促进靶细胞 MHC-I 类分子的表达，提高其对 CTL 的敏感性，在机体抗肿瘤免疫中起重要作用。Th2 细胞可分泌 IL-4、IL-5、IL-6、IL-10 等细胞因子，促进 B 细胞的增殖、分化和产生抗体，主要参与体液免疫调节。IL-12 诱导 Th0（Th1、Th2 的前体细胞）细胞向 Th1 方向分化。IL-4 诱导 Th0 细胞向 Th2 方向分化。Th1 和 Th2 细胞所分泌的细胞因子具有自身正反馈作用和相互交叉调节抑制对方扩增的作用。IL-10 和 IL-4 是抑制 Th1 细胞应答和介导 Th2 细胞发育的主要细胞因子。

Yamamura 和 Kharkevitch 最早发现肿瘤患者体内 Th2 型细胞因子较 Th1 型细胞因子处于优势状态。在多种肿瘤中，包括非小细胞肺癌、绒癌、卵巢癌、脑胶质瘤、肾癌、结直肠癌、黑色素瘤、淋巴瘤等多种类型的肿瘤中都发生 Th2 漂移。无论是在肿瘤患者的外周血中还是在肿瘤组织的局部，都发现有 Th2 的漂移，Th2 型细胞因子的优势状态是肿瘤免疫逃逸的重要机制之一。

Th1/Th2 漂移与肿瘤进展有关。Tsukui 等检测 140 例 HPV 感染后出现宫颈病变的妇女外周血 IL-2 的生物活性状况，结果发现，25 例 HPV-DNA（＋）但病理检查正常、66 例轻度鳞状上皮病变、21 例高度鳞状上皮病变和 28 例侵袭性宫颈癌患者体内 IL-2 的应答率依次为 35％、20％、17％和 7％。抗肿瘤免疫应以 Th1 型细胞介导的细胞免疫为主导，但是随着病情恶性程度的加重出现明显的 IL-2 应答下降的趋势，提示机体的抗肿瘤免疫能力在逐渐下降。Norimasa 在肺癌患者中观察到肿瘤组织 Th1/Th2 比率高于外周血淋巴细胞和区域淋巴结淋巴细胞，以鳞癌及有吸烟史的患者较明显，复发患者的 Th1/Th2 比明显低于未复发的患者。Tatsumi 在肾癌和黑色素瘤患者中也观察到，当疾病进展时，CD4$^+$ T 细胞对 MAGE-6 抗原表位的反应性向 Th2 方向发生偏移，而对 EB 病毒及流感病毒相关抗原表位的反应性仍为 Th1 型。健康志愿者和肿瘤稳定患者的 CD4$^+$ T 细胞对 MAGE-6 抗原表位的反应为 Th1 型或 Th1/Th2 混和型。完全缓解（CR）后 CD4$^+$ T 细胞对 MAGE-6 抗原表位的反应由 Th2 型转变为 Th1 型。

肿瘤细胞本身也表现为 Th2 型细胞因子模型。Huang 等采用 RT-PCR 和 ELISA 检测了 5 例非小细胞癌细胞株 IL-10、IL-5、IL-4、IL-13、IL-2 和 IFN-γ 的表达情况，发现 5/5 细胞株表达 IL-10、IL-5，3/5 表达 IL-4，2/5 表达 IL-13，没有一株表达 IL-2 和 IFN-γ。Gastl 等检测了 48 株非造血系统肿瘤细胞株中细胞因子的表达情况，28/48 株细胞表达 IL-6，15/48 株细胞表达 IL-10，未发现有 Th1 型细胞因子表达。刘杰等采用 RT-PCR 和 RNA 斑点杂交法检测了 20 种人肿瘤细胞株中细胞因子 mRNA 的表达情况，发现在大多数肿瘤细胞株中 Th2 型细胞因子处于强势表达状态。

3）T 细胞信号通路异常

T 细胞通过 TCR 识别 MHC 类分子-抗原肽复合物，启动下游的信号转导，方能激发特异性免疫反应。CD3 分子由 γ、δ、ε、ζ 和 η 5 种链组成，与 TCR 形成复合体能够稳定 TCR 的结构，并将 TCR 双识别的信号传入 T 细胞内，引起 T 细胞的活化、增生。与正常个体外周血分离出的 T 细胞相比，肿瘤患者 T 细胞中 CD3 分子 ζ 链的表达常可出现下调。Reichert 等分析了 130 多例原发性口腔鳞癌中肿瘤浸润淋巴细胞 CD3 分子 ζ 链的表达情况，发现 ζ 链的表达与肿瘤的分期呈负相关。结合患者的肿瘤分期或淋巴结状况分层发现，ζ 链无或低表达患者的 5 年生存率较正常表达者明显降低，是 III 期与 IV 期口腔鳞癌患者预后的独立因素。在卵巢癌、肾细胞癌、宫颈癌、结直肠癌、前列腺癌及黑色素瘤等肿瘤患者的肿瘤浸润淋巴细胞、肿瘤相关淋巴细胞或外周血单核细胞中同样也发现存在有 ζ 链的表达缺陷。另外，肿瘤患者 T 细胞中转录因子 NF-κB 的表达常可出现降低，NF-κB 与许多细胞因子及 T 细胞活化过程中起重要作用的膜调节分子的基因表达密切相关，其功能减弱可引起 T 细胞功能受损。例如，肾细胞癌患者 T 细胞中 NF-κB 的活化存在缺陷，在正常 T 细胞培养时加入肾细胞癌的培养上清液能够诱导出这种缺陷状态，起作用的可溶性产物可能是肾细胞癌来源的神经节苷脂。此外，信号转导过程中涉及的 p56^{lck}、p59^{fyn} 和 ZAP70 等分子的表达也会出现异常，导致 T 细胞活化障碍。

无论是在肿瘤患者的肿瘤浸润淋巴细胞还是在外周循环的 T 细胞中，都发现 T 细胞中存在信号转导缺陷，这些缺陷既是局部的又是全身的，可能与肿瘤的负荷相关，综合在一起考虑，似乎是肿瘤浸润淋巴细胞功能的缺失与否较其数量与表型更能反映患者的预后。

（五）肿瘤血管内皮细胞与免疫逃逸

血管内皮细胞不仅是构成血管与组织间屏障的重要组成部分，而且还具有许多重要的生理调节功能，在免疫反应中血管内皮细胞能够通过提呈抗原，以及产生各类细胞因子和表达各种细胞表面黏附分子来参与机体免疫应答的调控。在肿瘤发生的过程中，肿瘤血管内皮细胞虽然起源于肿瘤周围正常的血管内皮细胞，但是由于长期处于肿瘤微环境中，其表型及功能特性都发生了明显的变化，导致其免疫学特性也发生了相应的改变。肿瘤血管生成妨碍了免疫效应细胞及免疫治疗药物对肿瘤细胞的杀伤作用，许多免疫治疗方案在肿瘤血管形成之前效果相当理想，然而肿瘤血管一旦形成其效果将受到限制。

由于肿瘤血管内皮细胞是免疫效应细胞和免疫治疗药物进入肿瘤组织的第一道屏障，其免疫学特性的改变可能在肿瘤免疫逃逸中起到了重要的作用，可能的机制如下所述。

(1) 肿瘤血管内皮细胞表面各种细胞黏附分子的表达水平降低，包括多种选择素、整合素及免疫球蛋白在内的肿瘤血管内皮细胞黏附分子的表达都出现不同程度的下调。细胞黏附分子表达的下调降低了免疫细胞与肿瘤血管内皮细胞之间的黏附及其跨内皮细胞的迁移，从而妨碍了免疫效应细胞进入肿瘤组织。肿瘤血管内皮细胞上黏附分子的表达下调可能与肿瘤细胞产生的或肿瘤细胞诱导其他细胞产生的各种促血管生成因子有关。例如，碱性成纤维细胞生长因子（basic fibroblast growth factor，bFGF）的增加可下调肿瘤血管内皮细胞表面多种黏附分子的表达，包括 ICAM-1、ICAM-2、VCAM-1 及 E 选择素。

(2) 肿瘤血管内皮细胞 MHC 类分子的表达异常。较正常血管内皮细胞，肿瘤血管内皮细胞 MHC 类分子常可出现表达下调或不表达。MHC-I 类分子正常情况下在血管内皮细胞上都有表达，在某些细胞因子的作用下血管内皮细胞也可表达 MHC-II 类分子，但肿瘤微环境中的血管内皮细胞常缺乏 MHC-II 类分子的表达，仅表达 MHC-I 类分子，并且其表达也相对较弱。肿瘤血管内皮细胞表面 MHC 类分子的表达异常使其抗原提呈能力下降，不利于机体抗肿瘤免疫反应的产生。

(3) 肿瘤血管内皮细胞的抗自由基损伤活性增强。氧化损伤是免疫效应细胞杀伤肿瘤细胞的机制之一，活性氧代谢产物需要透过内皮细胞屏障才能发挥其功能。现已发现，肿瘤血管内皮细胞过氧化物酶的活性可能出现增强，其可灭活氧化应激反应中产生的多种活性氧代谢产物，保护肿瘤血管内皮细胞免受损伤。肿瘤血管内皮细胞抗氧化损伤能力的增强，一方面使其本身不易被免疫细胞产生的氧化物破坏，另一方面也保护了肿瘤细胞免受氧化损伤的破坏。

(4) 肿瘤血管内皮细胞合成细胞外基质能力增强。肿瘤血管内皮细胞合成细胞外基质的能力增强，包括纤连蛋白、层粘连蛋白、IV 型胶原及 V 型胶原在内的多种细胞外基质均有不同程度的增多，增多的细胞外基质沉积在血管的周围，从而使肿瘤血管外基质增厚。基膜的增厚一方面增加了肿瘤血管内皮细胞的屏障功能，使免疫效应细胞透过血管内皮细胞到达肿瘤局部的难度升高，有利于肿瘤细胞逃避机体的免疫监视；另一方面，增多的细胞外基质还可结合多种细胞生长因子，促进肿瘤细胞的生长，增强肿瘤细胞的抗损伤能力。

肿瘤血管内皮细胞不仅与肿瘤的生长和转移有关，而且由于其处于特定的微环境中，具有一些不同于正常组织内皮细胞的免疫学特性，这些免疫学特性可能与肿瘤的免疫逃逸有关。深入研究肿瘤血管内皮细胞的免疫学特性，有助于更好地认识肿瘤的生物学特性及其免疫逃逸机制。

(六) 程序性死亡分子 1 (PD-1) 及其配体 (PDL-1) 与免疫逃逸

程序性死亡分子 1 (PD-1) 及其配体 (PD-L1) 是一对负性免疫共刺激分子，目前认为其也参与了肿瘤的免疫逃逸。PD-1 (CD279) 是 CD28 家族成员，其胞质区含有 2 个酪氨酸残基，靠近 N 端的 1 个位于免疫受体酪氨酸抑制基序 (immunoreceptor tyrosine-based inhibitory motif，ITIM) 中，靠近 C 端的 1 个位于免疫受体酪氨酸转化基序 (immunoreceptor tyrosine-based switch motif，ITSM) 中。PD-1 主要表达在活化的 T

淋巴细胞、B淋巴细胞和巨噬细胞表面。

PD-L1（CD274）是 PD-1 的配体，属于 I 型跨膜糖蛋白，含有 290 个氨基酸，由细胞外区、疏水跨膜区及含 30 个氨基酸的细胞质区组成。其中，细胞外区含 1 个免疫球蛋白（immunoglobulin，Ig）V 样区、1 个 Ig C 样区。PD-L1 又称 B7 同源分子 1（B7 homologue 1，B7-H1），是 B7 家族成员，其细胞外区与 B7-1、B7-2 的同源性分别为 20% 和 15%。不同于其他 B7 家族分子的是，它具有负向调节免疫应答的作用。

在正常情况下，PD-L1 与 PD-1 结合后，由 PD-1 传递抑制性信号，调控淋巴细胞的功能，维持外周淋巴细胞对自身抗原的免疫耐受，从而防止自身免疫性疾病的发生。但在肿瘤的发生发展中，许多肿瘤细胞系及肿瘤细胞高表达 PD-L1 分子，PD-L1 与 PD-1 的结合，可通过传递抑制性信号，抑制 TIL 细胞活化、影响 Th 细胞分化、抑制效应细胞因子的产生、促进抑制性细胞因子的分泌、增加 TIL 细胞凋亡等方式抑制 TIL 细胞的功能，从而导致肿瘤免疫逃逸的发生。在肿瘤微环境中，PD-L1 在肿瘤免疫逃逸中起了十分重要的作用。一方面，CD8＋T 细胞可被诱导产生 PD-1 分子，与肿瘤细胞表面的 PD-L1 结合后，抑制 CD8＋T 细胞产生颗粒酶和穿孔素；另一方面，PD-L1 也可表达在肿瘤相关巨噬细胞表面，它们与 CD8＋T 细胞表面 PD-1 结合，也可诱导 CD8＋T 细胞发生凋亡。此外，PD-L1 还可促进肿瘤细胞发生上皮间质化而促进肿瘤的转移和浸润，在肿瘤的免疫逃逸中也起到了重要作用。

越来越多的证据表明，PD-1/PD-L1 信号通路在肿瘤免疫中起到关键性作用，同时为肿瘤免疫治疗提供了新的分子靶标，如果从根源上阻断 PD-1/PD-L1 信号通路的激活，便可以增强抗肿瘤免疫治疗效应。

（七）恶性肿瘤的代谢与免疫逃逸

在恶性肿瘤发生发展过程中，肿瘤细胞必须要解决两方面的问题：一是获得其快速生长所需的营养物质；二是逃避来自宿主免疫系统的监视和攻击。这主要通过其独特的代谢来实现。肿瘤细胞代谢的改变对肿瘤微环境造成了很大影响，使微环境中代谢产物和 pH 都发生了相应变化，这特定的新陈代谢造成肿瘤微环境的变化，帮助肿瘤细胞得以生存、转移及免疫逃逸。

1. 有氧糖酵解制造的酸性环境抑制机体免疫

肿瘤细胞代谢的重要特点就是，在有氧情况下仍保持较高水平的糖酵解，肿瘤组织的糖酵解与其供氧状况无关，故名有氧糖酵解，这一现象又被称之为"Warburg 效应"。在肿瘤微环境中，有氧条件下依然保持高乳酸产生水平。乳酸是肿瘤细胞酵解的最终产物也是产量最大的产物，可以作为肿瘤转移和总生存期的标志。细胞外乳酸的效应包括：①阻碍单核细胞向 DC 转化；②抑制 DC 和 CTL 释放细胞因子；③抑制单核细胞迁移；④降低 CTL 的功能。研究表明，活化的 T 细胞能量主要来源于糖酵解。由于细胞内乳酸分泌依赖其在细胞内外浓度之比，当肿瘤细胞向细胞外释放大量乳酸时，免疫细胞就不能分泌出自己的乳酸。最终，免疫细胞会因为乳酸过多而死亡。细胞外乳酸的蓄积还会造成 pH 的下降，进而导致 CTL 功能降低，然而，调节性 T 细胞功能不受乳酸和酸性环境的影响，这是因为调节性 T 细胞的代谢主要依赖脂肪酸氧化。因此，在实体瘤中尽管有大量免疫细胞浸润，却不能改善肿瘤的治疗效果和预后。

2. 氨基酸代谢变化所致的免疫逃逸

在肿瘤中精氨酸含量的下降能抑制 T 细胞的功能，尤其是 CD8＋T 细胞。肿瘤微环境中的髓系来源抑制细胞（myeloid derived suppressor cell，MDSC）和巨噬细胞，都能诱导精氨酸酶（arginase，ARG）和一氧化氮合酶（nitric oxide synthase，NOS）的表达。ARG 将精氨酸降解成鸟氨酸和尿素，NOS 将精氨酸氧化为瓜氨酸和一氧化氮（nitric oxide，NO）。NO 通过抑制主要组织相容性复合体-II 表达，抑制 T 细胞的增殖及促进 T 细胞凋亡来抑制 T 细胞功能。肿瘤来源的细胞因子，如转化生长因子-β，能够通过 MDSC 而诱发活性氧（reactive oxygen species，ROS）的生成，其中过氧化物分子与 NO 反应产生游离过氧亚硝基（peroxynitrite，PTN）。PNT 能诱导 T 淋巴细胞凋亡，还能硝基化和亚硝基化 T 细胞受体和 CD8 分子，使 T 细胞耐受。亚硝基化的 T 细胞受体失去了识别特异性肽段/MHC 复合物的能力，因而限制了 CD8＋T 细胞的抗肿瘤能力。

色氨酸是 T 细胞分裂增殖所必需的，在缺乏色氨酸及色氨酸分解产物的环境中，活化的 T 细胞停滞于 S 期，不能合成 DNA，并且对 Fas 介导的凋亡极为敏感，这表明色氨酸减少会导致免疫抑制。吲哚胺 2，3-双加氧酶（Indoleamine 2，3dioxygenase，IDO）是一种色氨酸分解酶，在黑色素瘤、结肠癌和肾细胞癌中过表达。IDO 表达上调与结肠癌低的淋巴细胞浸润及恶性程度高明显相关。在肿瘤微环境中，肿瘤细胞、肿瘤相关性巨噬细胞和调节性 T 细胞均可分泌 IDO。IDO 的高表达通过调节性 T 细胞直接抑制 T 细胞功能，从而使肿瘤微环境成为一个免疫耐受的环境。色氨酸代谢增加所致的代谢产物的蓄积能够进一步加重免疫抑制。

3. 脂类代谢改变与免疫系统间的相互作用

一些免疫细胞，如巨噬细胞和 DC，能摄取肿瘤细胞和肿瘤细胞碎片，包括代谢产物，诸如脂质、胆固醇和核苷酸等。正常情况下，巨噬细胞会再利用吞噬来的胆固醇组成自身成分，还能增加胆固醇外流。然而试验中在吞噬细胞触发炎症性信号时，就不能观察到胆固醇外流了，这说明吞噬细胞的胆固醇负载可能取决于炎性条件。与之一致的是，有研究表明，肿瘤患者的 DC 也是这样使脂类聚积于细胞内，这种脂类的堆积能影响 DC 的成熟，从而不能有效的激活 Th1 细胞和细胞毒性 T 细胞（cytotoxic T cell，CTL），反而诱导 Th0 细胞分化为调节性 T 细胞，对抗肿瘤免疫反应起负调控作用。

四、肿瘤免疫学理论的发展

（一）免疫监视学说

早在 1904 年，Ehrlich 就预言，机体的免疫反应具有抗肿瘤作用，这一观点并没有受到足够的重视，直到 20 世纪中叶，随着免疫理论的逐渐成熟，发现细胞免疫是介导同种异体移植物排斥反应的主要机制。在 50 年代后期，Thomas 进一步提出，细胞免疫可能代表了机体防御肿瘤的机制，其后 Burnet 基于许多临床和实验证据提出了免疫监视（immune surveillance）学说，该学说认为机体在生长发育的过程中，其体细胞会时常发生突变，其中一些突变可能会导致细胞恶性转化。当具有异常增殖能力的肿瘤细胞在体内形成时，它们携带着新的抗原决定簇，随着肿瘤细胞的增殖，当新的抗原达到一定数量时，就开始产生胸腺依赖性免疫反应，像机体清除同种异体移植物那样，最终排斥肿瘤。免疫监视的作用在于识别和破坏那些在临床上不能识别的原位肿瘤；当肿瘤的生长超过了机体免疫监视机能的控制时，肿瘤细胞可在体内继续生长并形成肿瘤。

免疫监视假说一经提出，就有研究者采用多种多样的方法去观察在免疫功能受损的动物中，其自发或化学诱发肿瘤的发生率较正常个体的改变情况。这些实验大都采用给动物注射抗淋巴细胞血清或给予药物后，人为造成动物的后天性免疫抑制状态。与正常小鼠相比，免疫缺陷型小鼠表现出更高的病毒相关性肿瘤发生率和更高的淋巴瘤发生率。

裸鼠的出现为免疫监视的研究提供了在遗传学层面上的动物模型，较人为诱发的后天性免疫抑制更有说服力。比较有代表性的实验是 Stutman 采用 CBA/H 系裸鼠研究在生理条件下免疫监视是否发生。实验发现，与野生型小鼠相比，CBA/H 系裸鼠并没有对化学致癌剂表现出更高的敏感性，在注射致癌剂后也没有表现出更短的肿瘤形成潜伏期。另外，在自发性、非病毒源性肿瘤的发生率方面，CBA/H 系裸鼠和野生型小鼠之间也没有明显的统计学意义。Rygaard 和 Povlsen 也使用了大量的裸鼠进行长时间的观察，也没有发现裸鼠较野生型小鼠在自发性肿瘤的发生率方面存在差异。限于当时对于裸鼠免疫缺陷的认识水平，当时认为裸鼠模型优于实验性免疫抑制的动物模型，但采用裸鼠的实验结果并不支持免疫监视机制，因此免疫监视学说的正确性在当时受到怀疑。现在认为，Stutman 等的实验设计中存在着一定的缺陷：①裸鼠并不是完全缺乏免疫力的，与野生型小鼠相比，裸鼠 T 淋巴细胞数量稀少，但仍可以检测到有功能的 $\alpha\beta$ T 细胞，难以确定这群细胞在肿瘤形成过程中的作用；②Stutman 在实验中所采用的 CBA/H 系裸鼠对 MCA（methylcholanthrene，甲基胆蒽）高度敏感，MCA 在体内需要借助芳香基羟化酶系统才能从前体转化为具有致癌能力的形式，不同种系的小鼠拥有不同的同工酶亚型并具有不同的活性，CBA/H 系裸鼠表达一种具有高特异性活性的同工酶，MCA 在该系小鼠中所诱发的细胞转化率远远超过机体的免疫防御机制；③Rygaard 和 Povlsen 虽然应用了大量的裸鼠并观了 3～7 个月，但是，在肿瘤抑制系统（如 p53 系统）功能正常的情况下观察自发性肿瘤形成，3～7 个月时间还是相对较短；④这些实验是在尚未发现其他淋巴细胞亚群的情况下进行的，随后发现的一些淋巴细胞亚群，如 NK 细胞并不是胸腺依赖性淋巴细胞，$\gamma\delta$ T 细胞也是在胸腺外发育的一种淋巴细胞亚群，因此，当时并没有可能考虑到关于这些淋巴细胞亚群的功能。

携带有特定的基因突变的近交系小鼠的出现为研究参与肿瘤发生过程中各种因素及其作用的机制提供了可能，这些小鼠携带有特定的基因突变，能够影响不同的组织从而导致特定的淋巴细胞或细胞因子发生缺失或无功能，且能影响并阻断特定的信号转导通路。这些实验结果不仅强烈地支持免疫系统在控制肿瘤的形成中起了重要的作用，而且还认为先天性免疫和获得性免疫同样参与了机体的免疫监视。NK T 细胞、$\gamma\delta$ T 细胞、NK 细胞、$\alpha\beta$ T 细胞、IFN-γ、IL-12 等在抗肿瘤免疫中发挥重要作用（表 1-5-3）。大量的实验结果都强烈地支持免疫监视学说的基本内容——正常机体的免疫系统能够识别并清除原发性肿瘤，各种淋巴细胞及其产生的细胞因子都参与了该过程并在其中扮演了重要的角色。

表 1-5-3　免疫缺陷型小鼠对化学诱发肿瘤或自发性肿瘤的易感性

表型或缺失	免疫缺陷	肿瘤易感性
RAG-2$^{-/-}$	T 细胞、B 细胞和 NK T 细胞	MCA 诱导的肉瘤和自发性肠道肿瘤
RAG-2$^{-/-}$×STAT 1$^{-/-}$ (RkSk)	T 细胞、B 细胞和 NK T 细胞，对 IFN-γ 和 IFN-α/β 不敏感	MCA 诱导的肉瘤、自发性肠道肿瘤和乳腺癌
BALB/c SCID	T 细胞、B 细胞和 NK T 细胞	MCA 诱导的肉瘤
Perforin$^{-/-}$	缺少穿孔素（perforin）	MCA 诱导的肉瘤和自发性弥漫性淋巴瘤
TCR Jα281$^{-/-}$	NK T 细胞	MCA 诱导的肉瘤
Anti-asialo-GM1 抗体	NK 细胞和激活的巨噬细胞	MCA 诱导的肉瘤
Anti-NK1.1 抗体	NK 细胞和 NK T 细胞	MCA 诱导的肉瘤
Anti-Thy1 抗体	T 细胞	MCA 诱导的肉瘤
αβ T 细胞$^{-/-}$	αβ T 细胞	MCA 诱导的肉瘤
γδ T 细胞$^{-/-}$	γδ T 细胞	MCA 诱导的肉瘤和 DMBA/TPA 诱导的皮肤肿瘤
STAT-1$^{-/-}$	对 IFN-γ 和 IFN-α/β 不敏感	MCA 诱导的肉瘤、在 STAT-1$^{-/-}$×p53$^{-/-}$ 中具有广谱的肿瘤易感性
IFNGR1 受体$^{-/-}$	对 IFN-γ 不敏感	MCA 诱导的肉瘤、在 IFN-γ 受体$^{-/-}$×p53$^{-/-}$ 中具有广谱的肿瘤易感性
IFN-γ$^{-/-}$	缺少 IFN-γ	MCA 诱导的肉瘤、C57BL/6：自发性弥漫性淋巴瘤、BALB/c：自发性肺腺癌
Perforin$^{-/-}$×IFN-γ$^{-/-}$	缺少穿孔素和 IFN-γ	MCA 诱导的肉瘤和自发性弥漫性淋巴瘤
IL-12$^{-/-}$	缺少 IL-12	MCA 诱导的肉瘤
WT + IL-12*	外源性 IL-12	较低的 MCA 诱导的肉瘤的发生率

*野生型小鼠接受 MCA 处理时，在肿瘤形成的过程中给予外源性的 IL-12。

（二）人类的免疫监视现象

如果小鼠存在免疫监视现象，那么这种现象是否在人类中同样存在呢？免疫监视假说应用到人类的推论就是免疫缺陷或免疫抑制个体应该具有更高的肿瘤发生率。对移植后应用免疫抑制剂的患者和先天性免疫缺陷患者的追踪观察结果显示其肿瘤发生的相对危险度明显升高，其肿瘤发生相对危险度的升高部分是由病毒源性恶性肿瘤发生率的增高引起的。例如，在澳大利亚、新西兰及斯堪的纳维亚半岛移植中心登记的结果显示，非霍奇金淋巴瘤、卡波济肉瘤、泌尿系肿瘤及肛门周围肿瘤的发病率明显升高。其中，大多数肿瘤为病毒源性肿瘤，分别与 EB 病毒、人类疱疹病毒和人乳头状瘤病毒的感染相关。在获得性免疫缺陷综合征（acquired immune deficiency syndrome，AIDS）的患者中，这些肿瘤的发病率同样也有升高。然而，没有证据显示免疫系统能够降低机体非病毒源性肿瘤的发生。

显而易见的是，在免疫缺陷个体中评价免疫监视理论的困难在于他们对致瘤性病毒具有更高的易感性。非病毒源性自发肿瘤的发生需要长期的过程，由于移植后患者的生存期一般较短，加上存在医源性因素的干扰，有可能干扰自发性肿瘤发生的似然比。尽管如此，在这些患者中还是观察到某些没有明显病毒病因学肿瘤的相对危险度升高。有报道称，在器官移植的患者中，恶性黑色素瘤的发病率与正常人相比大约升高了 4 倍。Cincinnati 移植中心总结了 1968~1995 年移植患者的肿瘤发病率，发现接受移植人群的黑色素瘤发病率比正常人高 2 倍。在正常儿童人群中，黑色素瘤的发病率为 0.3%~

0.4%，在接受移植的儿童中发病率为 4%。另外，移植后人群中非卡波氏肉瘤（non-Kaposi's sarcomas）的发病率升高了约 3 倍。匹兹堡大学移植中心总结了 1980～1993 年 608 例接受心脏移植患者的肿瘤发生情况，发现肺癌的发病率比正常人群高约 25 倍。在澳大利亚和新西兰，追踪观察 1965～1998 年 925 例接受肾移植手术的患者，发现结肠癌、胰腺癌、肺癌、内分泌肿瘤和恶性黑色素瘤的发病率明显升高。芬兰、丹麦、挪威和瑞典四国总结了自 1964～1982 年共 5692 例接受肾脏移植的患者的肿瘤发病情况，也显示结肠癌、肺癌、膀胱癌、肾癌、输尿管癌、内分泌肿瘤及恶性黑色素瘤的肿瘤发病率明显比正常人群为高。在患有严重免疫缺陷性疾病的个体中，一些无明确病毒病因学的肿瘤的发病率也确实出现了升高。

肿瘤浸润性淋巴细胞与患者预后呈显著正相关。超过 500 例皮肤黑色素瘤患者 5 年、8 年和 10 年的追踪观察结果显示，如果将快速生长期皮肤黑色素瘤中淋巴细胞的浸润分为三种情况——快速浸润、非快速浸润及无浸润，快速淋巴细胞浸润型患者的生存期比无浸润型患者的生存期长 1.5～3 倍，非快速浸润型患者的生存期居中。在乳腺癌、膀胱癌、结肠癌、前列腺癌、卵巢癌、直肠癌及神经母细胞瘤患者也观察到类似结果。因此，无论是从小鼠还是人类肿瘤获得的数据，都强烈地支持存在免疫监视现象。

（三）免疫雕刻在肿瘤发生过程中的作用

假设免疫监视存在，为什么在具有正常免疫能力的个体中还会发生肿瘤呢？免疫系统在肿瘤发生、发展的过程中，就像对病毒、细菌和寄生虫的选择那样，能够选择那些在正常免疫环境中更好地存活的肿瘤变异株，这称为免疫系统对肿瘤的免疫雕刻（immunologic sculpting）。具有正常免疫能力的个体对可移植性肿瘤具有免疫再筛选作用，能够筛选产生免疫原性较低的肿瘤株。然而，只有极少数的实验比较过存在或缺失正常免疫功能的个体中原发性肿瘤免疫原性的特点。采用 129/SvEv 遗传背景的野生型和 RAG-2$^{-/-}$ 缺陷型小鼠研究 MCA 诱导肉瘤的结果发现，无论是从野生型还是 RAG-2$^{-/-}$ 缺陷型小鼠中分离出的肿瘤细胞都能移植到 RAG-2$^{-/-}$ 缺陷型小鼠中，它们具有相似的增殖动力学，这提示来源于存在或缺失完整免疫系统的小鼠中的肿瘤并不具有遗传性的生长差异。17 例从野生型小鼠中分离出的肉瘤移植到免疫功能完整的 129/SvEv 个体中都能生长，然而，20 例从 RAG-2$^{-/-}$ 缺陷型小鼠中分离出的肉瘤移植到免疫功能完整的个体中，有 8 例未能生长，即使接种较多的肿瘤细胞也是如此。因此，从免疫缺陷的小鼠中分离出的肿瘤细胞比从免疫功能正常的小鼠中分离出的肿瘤细胞具有更强的免疫原性。其他一些相关的实验也得出了类似的结论。在野生型鼠移植模型中，免疫缺陷鼠来源的肿瘤细胞比野生型鼠来源的肿瘤细胞更易被排斥。例如，分别在 TCR Jα281$^{-/-}$ 小鼠（缺少 NK T 细胞）和野生小鼠中运用 MCA 诱导产生肿瘤，将诱导产生的肿瘤分别移植到野生小鼠中，结果显示：TCR Jα281$^{-/-}$ 小鼠来源的肿瘤较后者生长缓慢。然而，若将这些肿瘤移植到 TCR Jα281$^{-/-}$ 小鼠中，其生长增殖方式相似。此外，来源于 perforin$^{-/-}$ 小鼠的淋巴瘤移植到 perforin$^{-/-}$ 小鼠中生长非常活跃，但移植到野生型小鼠中就会出现免疫排斥。

综上所述，肿瘤往往带有其起源免疫环境的印记，"免疫印记"导致产生能更好地承受机体免疫系统抗肿瘤作用的肿瘤细胞，在这个过程中免疫原性高的肿瘤细胞被清除，遗留下来的是那些能够在有免疫能力的个体中生存的变异株（它们的免疫原性发生了下降，或者是获得了其他一些能够逃避或抑制机体免疫攻击的机制）。肿瘤基因组的不稳定性使免疫雕刻现象容易发生。肿瘤免疫雕刻的靶点包括编码肿瘤抗原的基因、编码参与抗原加工和提呈过程中的基因，以及编码 IFN-γ 信号转导过程中的基因。肿瘤免疫雕刻可能在肿瘤发生的过程中持续存在，但是这个过程最主要的影响是在肿瘤发生的早期——亚临床期。当肿瘤可以检测到时，大多数肿瘤的免疫原性已经在它们与免疫系统相互作用的过程中得到了一定的修饰。

（四）肿瘤免疫编辑

免疫系统在肿瘤发生过程中对宿主表现出保护作用，对肿瘤则表现出雕刻作用，但"免疫监视"假说只考虑了免疫系统对机体的保护作用及在细胞恶性转化早期阶段的作用，没有全面描述肿瘤发生过程中肿瘤和免疫系统的相互作用。肿瘤"免疫编辑"（cancer immunoediting）假说力求更全面地描述免疫系统保护机体和雕刻肿瘤这一双重作用。"免疫编辑"假说认为，免疫系统既可能清除肿瘤细胞或对肿瘤细胞产生非保护性免疫反应，又可能促进免疫无反应性或免疫耐受性的产生。肿瘤细胞在与免疫系统的相互作用过程中，免疫原性强的克隆被清除，免疫原性较弱的克隆则被保留。肿瘤细胞基因组的不稳定性导致免疫原性更弱的克隆最终成为优势肿瘤细胞群体，在免疫系统无明显缺陷的情况下肿瘤不断生长。先天性免疫和获得性免疫都参与了这一过程。

确定肿瘤免疫编辑过程中的细胞动力学机制还有很多的工作需要完成。一般将免疫编辑分为三个过程：免疫清除（elimination）、免疫平衡（equilibrium）和免疫逃逸（escape），又称肿瘤免疫编辑的"三 E 过程"（the three E's）（图 1-5-8）。免疫监视只发生在肿瘤的免疫清除过程中，"达尔文"式的肿瘤变异株选择过程发生在免疫平衡过程中，这有可能最终导致免疫逃逸的发生，即临床肿瘤病灶的出现。

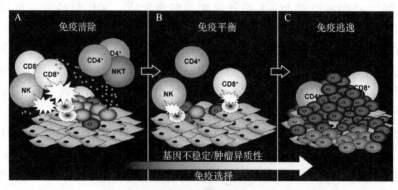

图 1-5-8 肿瘤免疫编辑的"三 E 过程"

肿瘤免疫编辑包括三个过程：A. 与免疫编辑相对应的免疫清除阶段；B. 免疫平衡阶段，免疫系统与肿瘤细胞相互作用，选择和（或）促进具有更强的逃避机体免疫攻击能力的肿瘤变异株的产生；C. 免疫逃逸阶段，经过免疫雕刻后的肿瘤细胞能够在免疫功能正常的个体中无限制地生长扩增。在图 A 和图 B 中，进展中的肿瘤细胞用蓝色表示、肿瘤细胞变异株用红色表示、间质细胞和未转化的细胞用灰色表示；在图 C 中，在免疫平衡过程中所形成的具有附加突变的肿瘤变异株用橙色表示。不同的淋巴细胞亚群在其上已表明。小的橙色的斑点代表各种细胞因子，白色的闪电形框代表淋巴细胞对肿瘤细胞的攻击（Dunn et al.，2002）另见彩图。

肿瘤"免疫监视"假说的基本观点包含在免疫清除过程之中（图 1-5-8A 和图 1-5-9）。如果机体免疫系统能够成功地清除发展中的肿瘤，该过程就称为"完全的编辑过程"，免疫编辑的后续过程将不再发生。在免疫清除的过程中，一旦实体瘤生长达到一定的大小，将开始呈现侵袭性生长，并将需要更多的血供，这个过程会引起一系列的连锁反应，如肿瘤间质及肿瘤血管的生成。肿瘤侵袭性生长造成其周围组织出现微小破坏，产生炎症信号，引起免疫细胞（NK T 细胞、NK 细胞、γδ T 细胞、Mφ、DC）募集到肿瘤局部（图 1-5-9A）。转化后细胞的结构（转化过程本身所引起的，或正在发生的有限的炎症反应所引起的改变）能够被局部浸润的淋巴细胞（如 NK T 细胞、NK 细胞和 γδ T 细胞）识别，并刺激它们分泌 IFN-γ。在第二个阶段（图 1-5-8B），最初产生的 IFN-γ 通过抗增殖或诱导凋亡引起部分肿瘤细胞死亡，引起肿瘤细胞本身或肿瘤周围的正常组织细胞释放趋化因子，如 CXCL10（interferon-inducible protein-10，干扰素诱导的蛋白-10、MIG（monokine induced by IFN-γ，γ 干扰素诱导的单核因子）、CXCL11（interferon-inducible T cell α chemoattractant，干扰素诱导的 T 细胞 α 化学引诱物）等。部分化学因子能够抑制肿瘤内新生血管的形成，引起更多的肿瘤细胞死亡。肿瘤细胞死亡所产生的碎片能够被局部的树突细胞摄取，摄取了肿瘤细胞碎片的 DC 随后迁移到肿瘤的引流淋巴结。炎症过程中所产生的趋化因子招募更多的 NK 细胞和巨噬细胞到肿瘤局部，发挥非特异性抗肿瘤作用。在第三个阶段（图 1-5-9C），肿瘤浸润的 NK 细胞和巨噬细胞能够分别分泌 IFN-γ 和 IL-12，IFN-Y 和 IL-12 又可反过来进一步激活巨噬细胞和 NK 细胞，激活的 NK 细胞和巨噬细胞可通过多种机制杀伤更多的肿瘤细胞，如肿瘤坏死因子相关的凋亡途径、穿孔素诱导的凋亡途径及活性氮氧介质诱导的凋亡途径等。在肿瘤的引流淋巴结中，新迁移来的 DC 诱导肿瘤抗原特异性 $CD4^+$ T 细胞分泌 IFN-γ（Th1 细胞），有利于产生肿瘤特异的 $CD8^+$ T 细胞。在第四个阶段（图 1-5-9D），肿瘤抗原特异性 $CD4^+$ T 细胞和 $CD8^+$ T 细胞迁移到肿瘤组织。IFN-γ 可提高肿瘤细胞的免疫原性，迁移到肿瘤组织的细胞毒性 T 淋巴细胞可以特异性杀伤带有肿瘤抗原的肿瘤细胞。

如果免疫细胞和细胞因子不能完全杀伤肿瘤细胞，免疫系统和肿瘤细胞的相互作用就进入动态平衡过程，该过程称为免疫平衡（图 1-5-8B）。在这个过程中，部分淋巴细胞和 IFN-γ 继续向肿瘤细胞施加免疫选择的压力，抑制但并不能完全清除那些残存的肿瘤细胞。残留的肿瘤细胞因其基因组的不稳定，不断产生新的变异，其中免疫原性较弱的克隆受到的免疫压力小，生长迅速，逐步成为优势克隆。在这个"达尔文"式的选择过程中，最初逃逸出的肿瘤细胞的变异株大多数还是被破坏掉了，但是又产生了新的、带有不同突变的变异株，这些突变可赋予它们更高的抵抗免疫攻击的能力。免疫平衡过程可能是肿瘤免疫编辑中时间最长的阶段，长达数年。

残存的肿瘤细胞通过遗传学或表观遗传学变化的后果是获得对免疫监视和免疫清除的不敏感性，并开始具有不受控制的自主增殖能力，最终发展成临床可见病灶，这一过程称为免疫逃逸（图 1-5-8C）。肿瘤细胞通过抑制抗原提呈细胞的成熟、降低共刺激分子的表达，使 T 细胞不能得到充分激活从而诱发免疫耐受；通过降低 MHC-I 类分子的表达来逃避 MHC-I 类分子限制性 CTL 的杀伤；通过直接分泌或诱导周围免疫细胞分泌免疫抑制性细胞因子，如 IL-10、TGF-β，抑制机体抗肿瘤免疫。另外，机体免疫系

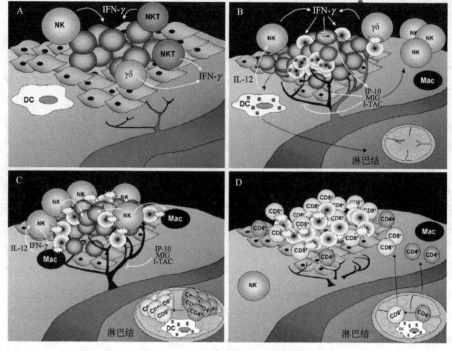

图 1-5-9　免疫清除阶段的示意图

A. 免疫启动阶段，参与先天性免疫的各种细胞，如 NK T 细胞、NK 细胞和 γδ T 细胞能够识别达到一定数量的肿瘤细胞，受刺激后能分泌 IFN-γ；B. 先前产生的 IFN-γ 能够激活各种先天性免疫级联反应，包括：IFN-γ 的抗增殖并诱导肿瘤细胞凋亡，诱导一系列趋化因子的生成，以及肿瘤局部的巨噬细胞和 NK 细胞能够启动肿瘤细胞的自杀机制。这些事件可引起部分肿瘤细胞发生死亡，肿瘤局部的 DC 能够摄取死亡的肿瘤细胞或肿瘤细胞的碎片（蓝色的方块），并迁移到肿瘤的引流淋巴结；C. 在肿瘤抗原特异性的 CD4+ T 细胞和 CD8+ T 细胞在引流淋巴结形成的时候，肿瘤局部的 NK 细胞和巨噬细胞是抑制肿瘤生长的主要效应细胞；D. 肿瘤抗原特异性的 CD4+ T 细胞和 CD8+ T 细胞在各种趋化因子的吸引下，可归巢到肿瘤局部，识别和杀伤表达特征性抗原的肿瘤细胞。肿瘤细胞（蓝色）、未转化的细胞（灰色）、死亡的肿瘤细胞（白色到灰色的梯度变化，周围伴有黑色虚线）、淋巴细胞、DC 和巨噬细胞分别用不同的颜色表示（Dunn et al.，2002）。另见彩图。

统对肿瘤的作用还具有两面性，肿瘤局部慢性炎症改变可促进肿瘤生长，其机制为：诱导血管生成、抑制获得性免疫、产生生长因子及参与组织重构。此时，免疫系统不仅无力清除肿瘤，反而出现免疫细胞或免疫因子抑制机体抗肿瘤免疫，促进肿瘤生长和转移，肿瘤犹如脱缰野马，迅速生长和转移，最终夺取患者的生命。

　　肿瘤"免疫编辑"假说脱胎于肿瘤"免疫监视"假说。Thomas 和 Burnet 在最初提出"免疫监视"假说的时候是非常有预见性的。尽管"免疫监视"假说建立在对肿瘤抗原和移植免疫规律有初步认识的基础上，在其后相当长的一段时间内试图用免疫缺陷型小鼠模型来证实"免疫监视"假说，但由于动物模型的缺陷得出的片面结论，使"免疫监视"假说一度被放弃。随着对肿瘤抗原分子机制认识的深入，采用从基因型上定义的免疫缺陷型与野生型完全互补的小鼠模型，使有关肿瘤免疫监视的观点重新获得新的生命。免疫系统不仅能够保护机体对抗肿瘤的发生，同时还能"雕刻"发展中的肿瘤的免疫表型，衍生"免疫编辑"理论。

五、免疫赦免

"免疫编辑"理论认为机体免疫应答向肿瘤细胞施加的选择性压力能够诱使肿瘤细胞下调其免疫原性并促进肿瘤生长，其描述了免疫系统对肿瘤的选择性作用，但并没有全面描述肿瘤发生发展过程中与免疫系统的动态相互作用。肿瘤"免疫赦免"（immune privilege）假说则力求更全面地描述肿瘤和免疫系统的动态相互作用，该假说认为在临床前期，肿瘤组织局部就已处于很强的免疫抑制状态，使肿瘤细胞能够抵御自身或疫苗诱导的抗肿瘤免疫。实体瘤大多是由局部发生恶变的体细胞发展而来的，因此对于早期肿瘤而言，并不需要产生全身免疫抑制，局部免疫抑制就已经足够了。随着时间的推移和肿瘤的进展，这种局部免疫抑制状态可逐渐扩展至全身，减轻机体对肿瘤抗原的免疫反应性，并能同时削弱那些抑制肿瘤转移的免疫屏障，从而进一步促进肿瘤生长、转移。免疫监视机制能够清除大多数发展中的肿瘤，只有极少数能够逃脱机体的免疫监视而发展至临床期肿瘤，因此实体瘤发展过程中的关键一步是在局部产生对肿瘤特异性免疫反应的抑制。实体瘤发生时能够引起局部出现炎症反应，局部的炎症反应反过来又能够促进肿瘤的生长。然而，肿瘤一般并不引起包括红、肿、热、疼在内的急性炎症反应样表现。肿瘤一般只是引起巨噬细胞介导的微弱的慢性炎症反应，这种炎症反应更像伤口愈合或组织重构过程中的慢性炎症反应。炎症反应在肿瘤形成过程中所扮演的角色非常复杂。在肿瘤微环境中形成的抗原提呈细胞（APC）在激活 T 细胞方面表现出了不同程度的缺陷，暗示着肿瘤微环境产生的 APC 是不成熟的或者是具有免疫抑制性的。肿瘤形成过程中能够选择性募集抑制性 APC 或诱导 APC 转化成抑制性 APC。此外，这些具有抑制作用的APC 能够迁移到引流淋巴结，向 T 细胞通过抑制性的方式提呈肿瘤抗原。目前已知的在肿瘤引流淋巴结中的免疫抑制机制有 IDO、PDL1 和（或）PDL2，调节型 T 细胞。这或许是肿瘤逃避机体免疫监视的方法之一。更为严重的问题是，一旦肿瘤建立起了局部的免疫赦免区域，肿瘤抗原相关疫苗则有可能引起调节型 T 细胞的扩增，从而在肿瘤局部微环境内阻断疫苗诱导效应 T 细胞杀伤肿瘤细胞的能力。这对于设计有效的抗肿瘤疫苗具有重要参考的意义。

在已确立的局部免疫抑制区，肿瘤同样能够有效地阻止肿瘤浸润 T 淋巴细胞的杀瘤效应。肿瘤及其间质细胞能够通过调节肿瘤抗原的交叉提呈和激活免疫抑制而抑制效应 T 细胞的功能。免疫抑制建立及维持的机制有：调节型 T 细胞、FASL、PDL1 和（或）PDL2、IDO、精氨酸酶和免疫抑制性细胞因子。这种多层次的免疫抑制机制或许可以解释为什么肿瘤免疫治疗虽然能够成功诱导全身免疫反应，但却很少伴随着显著的临床疗效。一些化疗方案能够减少肿瘤局部调节型 T 细胞的数量，并在诱导肿瘤细胞凋亡的过程中增强其免疫源性，这为诱导有效的抗肿瘤免疫提供了潜在的可能。然而，肿瘤局部调节型 T 细胞的数量能够在化疗后得到快速恢复，并重新建立起局部的免疫抑制区域，维持肿瘤生长。因此，化疗后继之以免疫治疗可能会较其单用更加有效。

提高免疫治疗的成功率将依赖于局部免疫赦免机制进一步的阐明。获得性免疫赦免机制表明，由调节型免疫细胞介导的局部免疫抑制在特定的部位能够起到免疫主导的作用。显而易见的是，全面的破坏机体的免疫赦免机制可能会诱发自身免疫性疾病，仅破坏那些在肿瘤发生、发展过程中建立起来的病理性局部免疫赦免机制则有可能引起临床获益。否则，即使是特定肿瘤相关抗原能够引起全身免疫反应，也并不一定能够带来临床获益，原因之一就是肿瘤局部建立起了免疫赦免区域。更为糟糕的是，那些不针对局部免疫赦免机制设计的治疗方案还有可能使局部免疫抑制程度加重，促进肿瘤进展。这提示我们需要建立相应的方法加强对原位免疫应答机制的研究，同时治疗的方向也必须定位于那些能够建立或维持局部免疫赦免机制的关键环节。

（夏建川　张念华）

参 考 文 献

姜文奇. 2005. 肿瘤生物治疗学. 广州：广东科技出版社.

尹芝南, 高云飞, 陶箭. 2005. γδ T 细胞：提供早期 IFN-γ 来源的免疫调节细胞. 现代免疫学, 25 (1)：1-4.

张文健, 吴练秋, 叶丽亚, 等. 2005. 肿瘤血管内皮细胞的免疫学特性. 癌症, 24 (5)：634-638.

Akers S N, Odunsi K, Karpf A R. 2010. Regulation of cancer germline antigen gene expression：implications for cancer immunotherapy. Future Oncol, 6 (5)：717-732.

Alexandra Flemming. 2008. Cancer：New target for tumour immunotherapy. Nature Reviews Drug Discovery, 7 (1)：644-645.

Arum C J, Anderssen E, Viset T, et al. 2010. Cancer immunoediting from immunosurveillance to tumor escape in microvillus-formed niche：a study of syngeneic orthotopic rat bladder cancer model in comparison with human bladder cancer. Neoplasia, 12 (6)：434-442.

Aude-Hélène C, Ludovic M, Delphine C, et al. 2010. Phosphoantigensovercome human TCRVγ9＋ $\gamma\delta$ cell immunosuppression by TGF-β：Relevance for cancer immunotherapy. J Immunol, 184 (1)：6680-6687.

Baecher-Allan C, Viglietta V, Hafler D A. 2004. Human CD4$^+$ CD25$^+$ regulatory T cells. Semin Immunol, 16 (2)：89-98.

Ballestreto A, Boy D, Moran E, et al. 2008. Immunotherapy with dendritic cells for cancer. Adv Drug Deliv Rev, 60 (2)：173-183.

Chang C C, Campoli M, Ferrone S. 2004. HLA class I antigen expression in malignant cells：why does it not always correlate with CTL-mediated lysis? Curr Opin Immunol, 16 (5)：644-650.

Chapman J R, Webster A C. 2004. Cancer after renal transplantation：the next challenge. Am J Transplant, 4 (6)：841-842.

Chianese-Bullock K A, Wooolson E M, Tao H, et al. 2005. Autoimmune toxicities associated with the administration of antitumor vaccines and low-dose interleukin-2. J Immunother, 28 (4)：412-419.

De Vleeschouwer S, Van Calenbergh F, Demaerel P, et al. 2004. Transient local response and persistent tumor control in a child with recurrent malignant glioma：treatment with combination therapy including dendritic cell therapy. Case Report. J Neurosurg, 100 (5 Suppl Pediatrics)：492-497.

Dirkx A E, Oude Egbrink M G, Kuijpers M J, et al. 2003. Tumor angiogenesis modulates leukocyte-vessel wall interactions *in vivo* by reducing endothelial adhesion molecule expression. Cancer Res, 63 (9)：2322-2329.

Dobrzanski M J, Reome J B, Hollenbaugh J A, et al. 2004. Tc1 and Tc2 effector cell therapy elicit long-term tumor immunity by contrasting mechanisms that result in complementary endogenous type 1 antitumor responses. J Immunol, 172 (3)：1380-1390.

Dranoff G. 2004. Cytokines in cancer pathogenesis and cancer therapy. Nat Rev Cancer, 4 (1)：11-22.

Dunn G P, Bruce A T, Sheehan K C, et al. 2005. A critical function for type I interferons in cancer immunoedi-ting. Nat Immunol, 6 (7)：852.

Dunn G P, Old L J, Schreiber R D. 2004. The immunobiology of cancer immunosurveillance and immunoediting.

Immunity, 21 (2): 137-148.

Dunn G P, Old L J, Schreiber R D. 2004. The three Es of cancer immunoediting. Annu Rev Immunol, 22: 329-360.

Dunn G P, Bruce A T, Ikeda H, et al. 2002. Cancer immunoediting : from immunosurveillance to tumor escape. Nature Immunology, 3 (11): 991-998.

Fallarino F, Grohmann U, Hwang K W, et al. 2003. Modulation of tryptophan catabolism by regulatory T cells. Nat Immunol, 4 (12): 1206-1212.

Farag S S, VanDeusen J B, Fehniger T A, et al. 2003. Biology and clinical impact of human natural killer cells. Int J Hematol, 78 (1): 7-17.

Fehervari Z, Sakaguchi S. 2004. Development and function of CD25[+]CD4[+] regulatory T cells. Curr Opin Immunol, 16 (2): 203-208.

Feng H, Zeng Y, Graner M W, et al. 2002. Stressed apoptotic tumor cells stimulate dendritic cells and induce specific cytotoxic T cells. Blood, 100 (12): 4108-4115.

Finn O J. 2004. Tumor immunology at the service of cancer immunotherapy. Curr Opin Immunol, 16 (2): 127-129.

Flynn S, Stockinger B. 2003. Tumor and CD4 T-cell interactions: tumor escape as result of reciprocal inactivation. Blood, 101 (11): 4472-4478.

Garcia-Lora A, Algarra I, Garrido F. 2003. MHC class I antigens, immune surveillance, and tumor immune escape. J Cell Physiol, 195 (3): 346-355.

Ghiringhelli F, Larmonier N, Schmitt E, et al. 2004. CD4[+]CD25[+] regulatory T cells suppress tumor immunity but are sensitive to cyclophosphamide which allows immunotherapy of established tumors to be curative. Eur J Immunol, 34 (2): 336-344.

Guermonprez P, Amigorena S. 2005. Pathways for antigen cross presentation. Springer Semin Immunopathol, 26 (3): 257-271.

Hokland M, Kuppen P J. 2005. Natural killer cells: from "disturbing" background to central players of immune responses. Mol Immunol, 42 (4): 381-383.

Houde M, Bertholet S, Gagnon E, et al. 2003. Phagosomes are competent organelles for antigen cross-presentation. Nature, 425 (6956): 402-406.

Ikeda H, Chamoto K, Tsuji T, et al. 2004. The critical role of type-1 innate and acquired immunity in tumor immunotherapy. Cancer Sci, 95 (9): 697-703.

Jiang H, Chess L. 2004. An integrated view of suppressor T cell subsets in immunoregulation. J Clin Invest, 114 (9): 1198-1208.

Kanzawa T, Germano I M, Komata T, et al. 2004. Role of autophagy in temozolomide-induced cytotoxicity for malignant glioma cells. Cell Death Differ, 11 (4): 448-457.

Knutson K L, Disis M L. 2005. Tumor antigen-specific T helper cells in cancer immunity and immunotherapy. Cancer Immunol Immunother, 54 (8): 721-728.

Lake R A, Robinson B W. 2005. Immunotherapy and chemotherapy—a practical partnership. Nat Rev Cancer, 5 (5): 397-405.

Martin D A, Elkon K B. 2004. Mechanisms of apoptosis. Rheum Dis Clin North Am, 30 (3): 441-454.

Martin-Fontecha A, Thomsen L L, Brett S, et al. 2004. Induced recruitment of NK cells to lymph nodes provides IFN-gamma for T (H) 1 priming. Nat Immunol, 5 (12): 1260-1265.

Melchionda F, McKirdy M K, Medeiros F, et al. 2004. Escape from immune surveillance does not result in tolerance to tumor-associated antigens. J Immunother, 27 (5): 329-338.

Mirandola P, Ponti C, Gobbi G, et al. 2004. The response of human natural killer cells to interleukin-2. J Endocrinol Invest, 27 (6 Suppl): 146-150.

Nencioni A, Grunebach F, Schmidt S M, et al. 2008. The use of dendritic cells in cancer immunotherapy. Crit Rev in Oncol Hematol, 65 (3): 191-199.

Nowak A K, Lake R A, Marzo A L, et al. 2003. Induction of tumor cell apoptosis in vivo increases tumor antigen cross-presentation, cross-priming rather than cross-tolerizing host tumor-specific CD8 T cells. J Immunol, 170 (10): 4905-4913.

Nowak A K, Robinson B W, Lake R A. 2003. Synergy between chemotherapy and immunotherapy in the treatment of established murine solid tumors. Cancer Res, 63 (15): 4490-4496.

Opferman J T, Korsmeyer S J. 2003. Apoptosis in the development and maintenance of the immune system. Nat Immunol, 4 (5): 410-415.

Shi Y, Evans J E, Rock K L. 2003. Molecular identification of a danger signal that alerts the immune system to dying cells. Nature, 425 (6957): 516-521.

Sinkovics J G, Horvath J C. 2005. Human natural killer cells: a comprehensive review. Int J Oncol, 27 (1): 5-47.

Smyth M J. 2005. Type I interferon and cancer immunoediting. Nat Immunol, 6 (7): 646-648.

Stumbles P A, Himbeck R, Frelinger J A, et al. 2004. Cutting edge: tumor-specific CTL are constitutively crossarmed in draining lymph nodes and transiently disseminate to mediate tumor regression following systemic CD40 activation. J Immunol, 173 (10): 5923-5928.

Takaoka A, Yanai H. 2006. Interferon signaling network in innate defence. Cellular Microbiology, 8 (6): 907-922.

Turtle C J, Hart D N. 2004. Dendritic cells in tumor immunology and immunotherapy. Curr Drug Targets, 5 (1): 17-39.

Vigouroux S, Yvon E, Biagi E, et al. 2004. Antigen-induced regulatory T cells. Blood, 104 (1): 26-33.

Wolf A M, Wolf D, Steurer M, et al. 2003. Increase of regulatory T cells in the peripheral blood of cancer patients. Clin Cancer Res, 9 (2): 606-612.

Yang S, Haluska F G. 2004. Treatment of melanoma with 5-fluorouracil or dacarbazine in vitro sensitizes cells to antigen-specific CTL lysis through perforin/granzyme-and Fas-mediated pathways. J Immunol, 172 (7): 4599-4608.

Zhang M, Tang H, Guo Z, et al. 2004. Splenic stroma drives mature dendritic cells to differentiate into regulatory dendritic cells. Nat Immunol, 5 (11): 1124-1133.

Zitvogel L, Apetoh L, Ghiringhelli F, et al. 2008. Immunological aspects of cancer chemotherapy. Nat Rev Immunol, 8 (1): 59-73.

第三节　肿瘤非特异性免疫治疗

一、概　述

　　肿瘤非特异性免疫治疗主要是利用先天免疫系统针对非我排斥的特点，对肿瘤细胞进行杀伤及清除。先天免疫（congenital immunity）是指机体对进入体内的抗原物质的一种无选择性排斥、清除功能，这是生物体在种系发育的长期过程中逐步建立起来的一系列天然保护能力。先天免疫的特点是：①作用范围广，机体对入侵抗原物质的清除没有特异的选择性；②反应快，抗原物质一旦接触机体，立即遭到机体的排斥和清除；③有相对的稳定性，既不受入侵抗原物质的影响，也不因入侵抗原物质的强弱或次数而有所增减，但是，当机体受到共同抗原或佐剂的作用时，也可增强免疫的能力；④有遗传性，生物体出生后即具有非特异性免疫能力，并能遗传给后代，因此，非特异性免疫又称先天免疫或物种免疫；⑤是特异性免疫发展的基础。从种系发育来看，无脊椎动物的免疫都是非特异性的，脊椎动物除非特异性免疫外，还发展了特异性免疫，两者紧密结合，不能截然分开。从个体发育来看，当抗原物质入侵机体以后，首先发挥作用的是非特异性免疫，而后产生特异性免疫。因此，非特异性免疫是一切免疫防护能力的基础。

在先天免疫防御系统中，淋巴和单核吞噬细胞系统是机体的第二道防线。微生物进入机体组织以后，多数沿组织细胞间隙的淋巴液经淋巴管到达淋巴结，但淋巴结内的巨噬细胞会消灭它们，阻止它们在机体内扩散，这就是淋巴屏障作用。如果微生物数量大、毒力强，就有可能冲破淋巴屏障，进入血液循环，扩散到组织器官中去。这时，它们会受到单核吞噬细胞系统屏障的阻挡。单核吞噬细胞系统的细胞包括游离在血液中的单核细胞，以及在组织中固定和游走的巨噬细胞，如在结缔组织中的组织细胞、在肝内的库普费尔氏细胞、在肺中游走和固定的尘细胞等。机体内还有一类吞噬细胞，主要为中性粒细胞和嗜酸性粒细胞。它们不属于单核吞噬细胞系统，但与单核吞噬细胞系统一样，分布于全身，对入侵的微生物和大分子物质有吞噬、消化和消除的作用。在正常体液中还有一些非特异性杀菌物质，如补体、调理素、溶菌酶、干扰素、乙型溶素、吞噬细胞杀菌素等，也与淋巴和单核吞噬细胞系统屏障一样，是机体的第二道防线，有助于消灭入侵的微生物。

生物细胞在正常分裂增殖过程中具有一定的变异率，但突变的细胞不一定是恶变细胞，由恶变细胞形成的肿瘤是细胞分裂和分化障碍造成的结果。这些恶变细胞与原正常细胞有很多不同点（如伴有新的抗原），因而可引起机体的免疫应答。机体对肿瘤的免疫应答包括免疫监视（immune surveillance）和免疫排斥。如同针对微生物入侵一般，先天免疫系统屏障同样会对恶变的肿瘤细胞进行识别与排斥，在肿瘤的免疫监视和免疫排斥中均扮演着重要的角色。实验证实，人为干预小鼠的先天免疫系统可以使小鼠发生肿瘤的敏感性增加，表明先天免疫系统对防止肿瘤发生具有重要作用。同时，从另一方面也给出提示，即增强先天免疫系统的功能也可能在肿瘤治疗中发挥作用。

肿瘤非特异性免疫治疗主要是利用先天免疫系统中的效应分子，直接或间接清除肿瘤细胞，其中包括细胞因子免疫治疗及免疫效应细胞过继性免疫治疗等方式。非特异性免疫治疗的特点是不受肿瘤抗原的限制，不需要抗原致敏则可直接针对肿瘤细胞进行杀伤。同时，杀伤效应具有广谱性，不局限于单一的肿瘤细胞，对多种肿瘤细胞均有效。非特异免疫治疗虽然没有记忆性，但是效应细胞杀伤的肿瘤细胞可释放出大量的肿瘤相关抗原（TAA），这些肿瘤抗原可被体内专职的抗原提呈细胞（APC）〔如树突细胞（DC）〕摄取、加工并提呈给 T 细胞，从而诱导产生肿瘤抗原特异性的细胞毒 T 淋巴细胞（CTL）。同时，非特异性免疫效应细胞释放的细胞因子也有助于激活 APC 并刺激 CTL 的产生。因此，非特异性免疫治疗在自身直接杀伤肿瘤细胞的同时，也激活获得性免疫反应，从而使机体产生针对肿瘤细胞的特异性免疫反应，对防治肿瘤复发具有重要作用。

二、非特异性免疫刺激

非特异性免疫刺激治疗是最早开展的肿瘤生物治疗，这些制剂大部分来自病原微生物本身或其某些成分，本身并不具备肿瘤抗原针对性，基本原理是免疫刺激。许多研究表明，由于通常情况下癌变过程的渐进性、肿瘤抗原的隐匿性和肿瘤免疫逃逸等，机体抗癌免疫力远没有抗微生物免疫那么迅速和强烈，免疫刺激剂的作用就是激发机体的免疫反应，使抗癌免疫在起始阶段就被加强。在肿瘤治疗中，免疫刺激剂多联合其他疗法一并使用。

1. 卡介苗

卡介苗（Bacillus Calmette-Guerin，BCG）原是一种预防人类结核病的菌苗。在20世纪60年代Mathe等报道化疗与BCG联合治疗小儿急性白血病取得较好疗效后，这一效应立即引起广泛兴趣。

自1976年以来，BCG一直被用于膀胱癌的治疗，然而其抗癌机制却一直并未完全阐明。在用BCG治疗裸鼠膀胱癌的实验中，BCG并未表现出任何抗癌效果，提示胸腺存在下的免疫系统是BCG抗瘤作用的基础。通过对T淋巴细胞亚群的研究发现，BCG主要通过细胞介导的T辅助细胞（Th1）分泌细胞因子（IL-2和IFN-γ等）发挥抗瘤效应。新近的研究发现，BCG可引起多型核中性细胞表达并释放能引起肿瘤坏死因子相关凋亡的配体（tumor necrosis factor-related apoptosis-inducing ligand，TRAIL），后者在BCG的抗癌机制中可能扮演重要角色。

由于IFN-α和IL-18与BCG在诱导T辅助细胞免疫方面具有协同作用，现已发展出可以分泌IFN-α和IL-18的重组BCG菌株，BCG的免疫刺激功能得到了明显增强。

BCG不仅是膀胱癌的有效治疗手段，还可用于黑色素瘤、淋巴肉瘤等的治疗，临床常通过皮肤划痕法和皮内注射法；膀胱肿瘤可采用膀胱内灌注法进行治疗。其毒副作用与剂量和给药方式有关：可在注射部位发生红肿，少数形成溃疡；重复使用可发生过敏反应；可有发热、寒战、关节痛；剂量过大时可刺激抑制性T细胞，降低机体各种免疫反应，促进肿瘤生长。

2. 短小棒状杆菌

短小棒状杆菌（*Corynebacterium parvum*，CP）是一种革兰氏阳性厌氧杆菌，具有免疫佐剂的作用。CP的抗肿瘤作用可能通过激活巨噬细胞，增强溶酶体活性，诱导干扰素和提高NK细胞活性起抗肿瘤作用。

CP通过腔内注射对消除癌性胸水、腹水及瘤内注射（肺癌、乳腺癌、黑色素瘤）治疗晚期肿瘤有一定效果。个别患者有寒战、发热、转氨酶升高、局部疼痛、恶心、呕吐及肝肾损害等毒副作用，但一般反应较轻。

3. OK-432

OK-432（picibanil）的商品名为"沙培林"，由溶血性链球菌A组III组低毒变异株Su开发而来，是细菌类非特异性免疫调节剂。一般认为，OK-432是一种多细胞因子诱生剂，通过诱导产生IFN-γ和IL-12等细胞因子，可增强NK细胞和LAK细胞活性，非特异地提高机体的免疫力，发挥其抗肿瘤作用。

临床上，OK-432可用于治疗包括头颈部和消化系统多种肿瘤，甲状腺癌、肺癌和癌性浆膜腔积液等。部分患者用后有畏寒、发热、周身不适或局部疼痛等症状。

4. 多糖类

临床常用的多糖类有香菇多糖（lentinan）、云芝多糖（krestin，PS-K）和多抗甲素（α-polyresistin），这些制剂都是属于非特异性免疫刺激剂，能刺激单核巨噬细胞的增殖，增强T细胞和NK细胞的活性，临床上主要用于消化道肿瘤的辅助治疗。

5. 免疫组织和细胞提取物

免疫组织和细胞提取物是20世纪70年代兴起的免疫增强剂，主要有胸腺素（thymosin)、转移因子（transfer factor，TF）和免疫核糖核酸（immune RNA），这些制剂来源于免疫组织（胸腺、脾、淋巴结）和外周淋巴细胞，能够促进 T 细胞的分化成熟，增强 T 细胞对抗原的应答反应，增强 CTL 和 NK 细胞的活性，对 T 细胞免疫功能低下患者的免疫功能的恢复，以及协助宿主抗病毒感染和抗肿瘤都有积极的作用。

三、细 胞 因 子

（一）细胞因子的概念

细胞因子是由细胞分泌的、具有生物活性的小分子蛋白质的统称。免疫细胞之间的相互作用可以通过细胞膜表面的配体与受体的结合实现，这一作用需要细胞之间相互接触，此外还可以通过分泌可溶性的细胞因子实现。从不同角度看，细胞因子有多种其他名称：由单核-巨噬细胞分泌的细胞因子通常称为单核因子（monokine），由淋巴细胞分泌的细胞因子称为淋巴因子（lymphokine），可刺激造血干细胞和造血祖细胞分化成熟的细胞因子称为集落刺激因子（colony stimulating factor），参与白细胞间相互作用的细胞因子称为白细胞介素（interleukin）。在固有免疫应答和适应性免疫应答过程中，细胞因子起着重要的调节作用，甚至决定免疫应答的方向，因而在抗肿瘤免疫中也起着重要的作用。

（二）细胞因子的共同生物学特性

细胞因子多是分子质量为 $10 \sim 25kDa$ 的糖蛋白。天然的细胞因子是由抗原、丝裂原或者其他刺激物活化的细胞分泌的。多数细胞因子以单体的形式存在，少数细胞因子如 IL-10、IL-12、M-CSF、TGF-β 等以二聚体的形式存在，TNF-α 以三聚体的形式存在，而 IL-16 则以四聚体的形式与其受体结合。细胞因子虽然种类繁多，生物学作用各异，但具有以下共同特征。

（1）细胞因子通常以旁分泌或自分泌的形式发挥作用，在局部形成很高浓度，作用于邻近细胞或分泌该细胞因子的细胞，短暂地发挥作用。在全身炎症反应时，某些细胞因子（如 IL-1 等）在血液中的浓度可明显升高，以作用于远端的靶细胞，表现出内分泌效应

（2）细胞因子通过与靶细胞表面的高亲和力受体结合发挥效应作用，一般在 pmol/L 的浓度即可发挥作用。

（3）一种细胞可以分泌多种细胞因子，在不同刺激条件下可以产生不同的细胞因子；不同类型的细胞也可以产生一种或几种相同的细胞因子。例如，单核细胞可分泌 IFN-β、GM-CSF、TNF-α 及 IL-6 等多种细胞因子，而单核细胞、巨噬细胞、B 细胞、NK 细胞、内皮细胞及成纤维细胞等多种细胞均可分泌 IL-1。

（4）一种细胞因子可作用于多种靶细胞，产生不同的生物学效应，这种特性称为多效性。不同的细胞因子可作用于同一靶细胞，产生相同或相似的生物学效应，这一性质称重叠性。不同的细胞因子可以形成相互作用网络：一种细胞因子可增强另一种或几种细胞因子的生物学作用，表现出协同效应；亦可抑制另外一种或几种细胞因子的生物学作用，表现出拮抗效应。此外，一种细胞因子还可调节另外一种或几种细胞因子或其受

体的表达，影响其功能的发挥。

（三）细胞因子的抗肿瘤作用

细胞因子具有免疫调节、抗肿瘤、促进造血与组织修补等多种生物学功能。它在肿瘤治疗方面的作用主要体现在以下 4 个方面：①直接干扰细胞生长，杀伤肿瘤细胞；②通过激活机体免疫系统（如 NK 细胞、肿瘤特异性细胞毒性 T 细胞等）杀伤肿瘤细胞；③通过抑制肿瘤细胞的转移，控制肿瘤的发展；④作为放疗、化疗的辅助治疗手段，维持机体的正常功能。近年来，国内外有许多实验室致力于细胞因子在肿瘤治疗方面的研究和应用，取得了许多重要的成果。

1. 肿瘤坏死因子（TNF）

1975 年，Carswell 等发现接种卡介苗的小鼠注射细菌内毒素后，其血清中出现一种活性因子可致肿瘤组织出血坏死，遂命名为肿瘤坏死因子（tumour necrosis factor，TNF）。根据来源和结构的不同，TNF 可分为两种：TNF-α 和 TNF-β。前者由单核巨噬细胞产生，后者由活化的 T 细胞产生，又名淋巴毒素（lymphotoxin）。TNF-α 是迄今发现的抗肿瘤活性最强的细胞因子，它对肿瘤细胞具有直接溶解作用，可以引起肿瘤坏死，使肿瘤体积缩小甚至消失。其作用机制可能为：①TNF-α 与靶细胞膜表面的 TNF 受体结合，传递细胞外信号至细胞内，使细胞内 cAMP 浓度增高，从而使 DNA 链断裂；②TNF-α 与肿瘤细胞表面的 TNF 受体结合以后，引起线粒体和内质网破坏、溶酶体破裂，最后导致细胞裂解。此外，TNF-α 还能增强 NK 细胞活性、刺激 T 细胞增殖。研究表明，TNF-α 对小鼠的肺及皮肤肿瘤非常有效。但是，TNF-α 的毒副作用非常强，与其他细胞因子联用，可以减少毒性，并增强其作用。联合使用 TNF-α 与 IFN-γ 或美法仑可以有效治疗软组织肉瘤和转移性黑色素瘤。

2. 干扰素（IFN）

IFN 由英国科学家 Isaacs 于 1957 年利用鸡胚绒毛尿囊膜研究流感病毒干扰现象时首先发现，是最早发现的细胞因子，也是最早用于临床治疗的细胞因子。最初发现病毒感染的细胞能产生一种物质，该物质可干扰另外一种病毒的感染和复制，因而将其命名为干扰素。干扰素通常是低分子质量的糖蛋白，具有广泛的抗病毒、抗肿瘤和免疫调节的功能。

根据其结构、理化性质与生物学特性，干扰素可分为 α、β、γ 三型。α、β 干扰素分别由白细胞和成纤维细胞产生，主要通过抑制肿瘤细胞增殖和分化（阻止细胞由 G_0 期进入 G_1 期），促进部分恶性细胞表型的逆转来发挥抗肿瘤作用。IFN-γ 主要由 NK 细胞和 T 淋巴细胞产生，是一种很强的免疫调节剂。它可以促进-MHC-I 类分子的表达，增强了肿瘤靶细胞对 CTL 杀伤的敏感性；可以有力地增强 NK 细胞的活性；也可以通过诱导凋亡来发挥抗肿瘤作用。此外，IFN-γ 还可以抑制新生血管的形成，从而抑制肿瘤的转移。干扰素在临床上对各类肿瘤（如毛细胞白血病、急性白血病、骨髓瘤等血液系统的肿瘤；T 细胞淋巴瘤、非霍奇金及霍奇金淋巴瘤等淋巴系统的肿瘤；肝癌、喉癌、卵巢瘤、直肠癌等实体瘤）都有明显作用，其中以对血液系统恶性肿瘤的疗效最为显著。

3. 集落刺激因子

集落刺激因子（colony stimulating factor，CSF）是一类调节血细胞生成的高度特异蛋白质，根据其刺激不同造血细胞系或不同分化阶段的细胞在半固体培养基中形成的细胞集落不同分别命名为：粒细胞集落刺激因子（granulocyte colony stimulating factor，G-CSF）、巨噬细胞集落刺激因子（macrophage colony stimulating factor，M-CSF）、粒细胞–巨噬细胞集落刺激因子（granulocyte-macrophage colony stimulating factor，GM-CSF）和多能集落刺激因子（multi-CSF，即 IL-3），还包括促红细胞生成素（erythropoietin，EPO）和血小板生成素（thrombopoietin，TPO）等。

G-CSF 的主要作用是促进粒细胞集落的形成，诱导中性粒细胞的分化并增强其杀伤功能，同时对单核细胞、成纤维细胞、平滑肌细胞和粒细胞有趋化作用。M-CSF 的主要生物活性是促进单核–巨噬细胞的存活、增殖和活化；并可作为炎症反应中的介质，提高巨噬细胞杀伤肿瘤细胞的能力。GM-CSF 是造血因子中的重要一员，主要由 T 细胞和巨噬细胞产生。它具有多种生物活性，可以促进抗原提呈细胞（APC）分化、成熟和活化，以激发对肿瘤的免疫应答；可以促进髓样祖细胞增殖，增强中性粒细胞、单核巨噬细胞、嗜酸性粒细胞对肿瘤细胞的吞噬作用和 ADCC 效应；可以促进 Th、Tc、NK 在肿瘤局部浸润。实验表明，直接使用 GM-CSF 重组质粒治疗小鼠骨髓瘤、脑转移瘤疗效显著。GM-CSF 还可以与多种肿瘤抗原和细胞因子共同使用，提高对转移性黑色素瘤、脑肿瘤及胸腺淋巴瘤等多种肿瘤的疗效。自 20 世纪 90 年代应用于临床以来，GM-CSF 在对肿瘤放疗、化疗所致的白细胞减少、骨髓抑制的治疗上也取得了很好的效果。此外，GM-CSF 是体外刺激培养树突细胞（DC）的重要细胞因子，在肿瘤治疗性疫苗研制中发挥重要作用。EPO 特异地作用于红细胞样前体，促进红细胞的生成。晚期肿瘤患者长期使用 EPO，可大大改善肿瘤局部缺氧状态，提高放化疗的疗效，明显提高生活质量。TPO 通过与其特异性受体 MpL 结合而发挥其生物学作用，它参与巨核细胞增殖、分化、成熟并分裂形成有功能的血小板的全过程，是对巨核细胞系相对特异性的细胞因子；TPO 也作用于早期干细胞，扩大定向巨核系祖细胞池；能有效地减轻实体瘤并完全缓解白血病患者化疗后血小板降低的程度，缩短其减少的持续时间，促进血小板计数恢复，并减少血小板输注需求。

4. 白细胞介素

白细胞介素（interleukin，IL）最初是指由白细胞分泌又在白细胞间发挥作用的细胞因子，后来发现白细胞介素也可由其他细胞分泌，并作用于其他细胞，但这一名称仍然沿用。白细胞介素于 1979 年开始命名，在细胞间相互作用、免疫调节与炎症反应过程中起着重要的调节作用。目前报道的白细胞介素有 34 种，在这里介绍几种临床上常用的白细胞介素。

1）白细胞介素-2（IL-2）

IL-2 是白细胞介素中的一种，又名 T 细胞生长因子，主要由活化的 T 细胞分泌。IL-2 具有多种生物学功能，在免疫调节中起中心作用：①刺激活化的 T 细胞生长和分化，增强 T 细胞的杀伤活性；②刺激白血病细胞的增殖和免疫球蛋白的产生，促进 B 细胞表达 IL-2 受体；③刺激单核巨噬细胞的细胞毒活性；④促进 NK 细胞增殖，增强 NK 细胞的杀伤活性；⑤是扩增和激活 LAK 和 TIL 的必需因子。因此，IL-2 可以通过激活 CTL 细胞、巨噬细胞、NK 细胞、LAK 细胞和 TIL 的细胞毒作用及诱导效应细胞分泌 TNF 等细胞因子而杀伤肿瘤细胞，也可以通过刺激抗体的生成而发挥抗肿瘤作用。

IL-2 的临床应用：高剂量的 IL-2 已经获得美国 FDA 的批准用于转移性肾癌和恶性黑色素瘤的治疗，并在 5%～10% 的患者引起持续完全缓解；IL-2 可静滴和皮下肌肉注射，腔内注射治疗癌性胸水疗效显著。但 IL-2 也有副作用，轻者寒战、发烧，严重者可能出现低血压、毛细血管渗漏综合征。另有报道称，低剂量 IL-2 在与肿瘤疫苗联合治疗黑色素瘤时，可以引起自身免疫毒性。副作用出现程度与使用剂量及药品纯度有关。

2）白细胞介素-7（IL-7）

IL-7 主要由骨髓和胸腺中的基质细胞产生。最初发现 IL-7 是前 B 细胞生长因子，后来发现 IL-7 在淋巴细胞的形成和功能等多方面均发挥作用。目前认为，IL-7 可以动员多功能干细胞和髓源性祖细胞，促进正常 T、B 淋巴细胞增殖；可以促进 T 细胞的功能，并诱导单核细胞分泌细胞因子。目前研究表明，IL-7 可以促进化疗后小鼠淋巴细胞的再生；可以诱导 LAK、CTL、CIK 细胞的形成，是继 IL-2 后第 2 个成功用于诱导过继输注免疫细胞增殖的细胞因子。此外，将一定浓度的重组人 IL-7 直接注射至荷人纤维肉瘤小鼠的肿瘤基底部，能抑制肿瘤生长，甚至使部分小鼠肿块完全消退。将 IL-7 基因整合至肿瘤细胞后制备的 IL-7 转基因瘤苗，可以增强肿瘤细胞的免疫原性，有效地诱导机体的抗肿瘤细胞免疫，使瘤细胞成瘤性下降。

3）白细胞介素-11（IL-11）

IL-11 由 Paul 等于 20 世纪 90 年代首先发现，是由纤维细胞、上皮细胞和软骨细胞等基质细胞分泌的一种多功能造血调控因子。IL-11 对造血细胞，尤其是巨核细胞具有重要的调控作用，能够促进多阶段的巨核细胞和血小板的生成，在骨髓造血调控中发挥重要作用；参与上皮细胞的生长和调控，防止上皮细胞凋亡；在神经细胞、脂肪细胞及小肠腺窝绒毛干细胞等非造血细胞中亦具有明显的生物活性。IL-11 可有效地缓解临床上肿瘤放化疗所致血小板减少症、口腔溃疡等副作用。动物实验也表明它对化疗药物治疗导致的小鼠肠道损伤具有保护作用。

4）白细胞介素-12（IL-12）

IL-12 是由 P40 和 P35 两个亚单位组成的一种糖蛋白，主要由抗原提呈细胞（如单核细胞、巨噬细胞和树突细胞）产生。它是目前已知激活 NK 细胞和 CTL 细胞生物活性最强的细胞因子，具有多种重要的生物学活性。其抗肿瘤作用主要表现在：①促进巨噬细胞、NK 细胞和 T 淋巴细胞增殖，诱导 IFN-γ、IL-2、TNF-α、GM-CSF 和 IL-3 等多种细胞因子生成；②增强 NK 细胞、CTL 细胞的细胞毒活性；③协同 IL-2 促进 LAK 细胞、CIK 的形成。大量动物实验和临床研究表明，IL-12 能够明显抑制多种肿瘤的生长和转移，延长荷瘤动物的生存时间。但是，大剂量 IL-12 直接应用机体会出现严重毒副作用，如胃肠道出、肝毒性和贫血，甚至导致机体死亡。目前对于 IL-12 抗肿瘤作用的研究主要集中在基因治疗方面，携带相关基因腺病毒或逆转录病毒转染后的肿瘤细胞、DC、肿瘤成纤维细胞可局部分泌 IL-12，发挥较好的抗瘤效果。

5）白细胞介素-18（IL-18）

IL-18 由 Okamura 等于 1995 年从中毒性休克小鼠的肝脏中克隆成功，因发现该蛋白质具有与 IL-12 相似的生物学活性，且其诱导 IFN-γ 的能力比 IL-12 强，故又命名为干扰素 γ 诱生因子（interferon gamma inducing factor，IGIF）。IL-18 主要由活化的抗原提呈细胞（APC）合成和分泌，是一种多功能免疫调节蛋白，在体内分布广泛，作用呈多样化，如诱导 Th1 细胞产生 IFN-γ、IL-13、GM-CSF、IL-8 等多种细胞因子，促进 T 细胞增殖，加强 FasL 介导的细胞毒效应，增强 IL-2 及 GM-CSF 的活性，促进 NK 细胞增殖、活化，并增强其杀伤功能，抑制肿瘤新生血管的形成等。研究表明，IL-18 通过诱导小鼠体内的 NK 细胞和 CD8$^+$ 细胞毒性 T 细胞间接发挥抗肿瘤作用。动物实验表明，IL-18 对肺癌、乳腺癌、骨髓瘤等多种肿瘤的生长有明显的抑制作用。将 IL-18 基因转染的部分肿瘤细胞注入机体，可以使机体对肿瘤的再侵袭产生免疫能力。

6）白细胞介素-21（IL-21）

IL-21 主要是由活化的 CD4$^+$ T 细胞分泌的，具有广泛的生物学功能，主要表现为免疫调节功能。其中，最显著的特征是能增强效应 T 细胞及活化的 NK 细胞的功能，包括促进 IFN-γ 分泌及增强细胞毒活性，从而有效增强机体的天然免疫及特异性免疫，促使荷瘤动物产生较强的抗肿瘤免疫效应。研究表明，体内注射大剂量的重组 IL-21，或者将 IL-21 基因直接导入肿瘤细胞内，使瘤细胞自身分泌 IL-21，对结肠癌、黑色素瘤、纤维肉瘤可获得一定的治疗效果。此外，由于 IL-21 没有剂量依赖性的毒副作用，从而在肿瘤的免疫治疗中拥有更加广阔的应用前景。

7）白细胞介素-23（IL-23）

2000 年，Oppmann 等在研究 IL-6 时发现了一组新的 cDNA 序列，并把其编码的蛋白质命名为 p19。p19 单独存在时没有生物学活性，而当其与 IL-12 的 p40 亚单位结合后，可以表现新的生物学活性，该二聚体被命名为白细胞介素-23。IL-23 主要由活化的 DC 细胞、单核巨噬细胞、T 细胞和内皮细胞分泌，其抗肿瘤作用主要体现在：①直接刺激 DC 细胞，增强 DC 细胞的抗原提呈能力；②促进 DC 细胞分泌 IFN-γ，增强 NK 及 CTL 细胞的活性；③促进 CD4$^+$ Th1 细胞介导的免疫应答，增强记忆性 T 细胞对肿瘤抗原肽的免疫反应；④作为抗血管生成因子影响肿瘤微循环。研究表明，经 IL-23 修饰的 DC 疫苗对颅内的神经胶质瘤、胰腺癌等具有明显的疗效。IL-23 介导的抗肿瘤作用主要在肿瘤生成的后阶段较为明显，缺乏早期抗肿瘤能力，可能与诱导 IFN-γ 产生的能力较弱有关。

8）白细胞介素-24（IL-24）

IL-24 又名黑色素瘤分化相关抗原 7（melanoma differentiation associated antigen 7，MDA-7），由 Jiang 等于 1995 年从人恶性黑色素瘤细胞中发现，主要由淋巴细胞和单核细胞分泌。它与 IL-10 家族成员（IL-10、IL-19、IL-20、IL-24、IL-26）结构相似、序列同源，并具有细胞因子样特征，被认为是该家族的新成员。目前研究显示，IL-24 抗肿瘤作用的机制与其诱导细胞凋亡、抑制肿瘤细胞转移侵袭及抗血管生成有关。体外研究显示，IL-24 具有广谱抗肿瘤作用，对皮肤癌、前列腺癌、乳腺癌、肾癌、结肠癌、肺癌和中枢神经系统恶性肿瘤细胞等多种组织来源的肿瘤均具有显著的生长抑制和诱导凋亡作用，但对正常细胞没有影响。

5. 血管内皮细胞生长抑制因子

血管内皮细胞生长抑制因子（vascular endothelial growth-inhibitor，VEGI）是由

Tan 等于 1997 年从表达序列标签（expressed sequenced tag，EST）库中发现的肿瘤坏死因子超家族的新成员，主要在内皮细胞中表达。VEGI 可以抑制内皮细胞增殖，诱导血管内皮细胞凋亡，还可以抑制新生血管生成，从而产生抗肿瘤生长的作用。Hou 等在小鼠肺癌模型上发现，使用 VEGI-192 能通过特异性地杀伤血管内皮细胞，明显地抑制肿瘤的形成和生长，并可以延长肿瘤鼠的存活时间。临床研究也表明，体内 VEGI 的表达水平与乳腺癌患者的预后密切相关。

6. 干细胞因子

干细胞因子（stem cell factor，SCF）又被称为干细胞生长因子（stem cell growth factor，SCGF）、肥大细胞生长因子（mast cell growth factor，MGF）、青灰因子（steel factor，SLF）和 c-kit 蛋白配体（c-kit ligand，KL），是 1990 年发现的一种重要的造血细胞因子。SCF 是一种作用于最早期造血干/祖细胞的造血细胞因子，在维持造血细胞存活、促进造血细胞增殖和分化、调控各系造血细胞的生长发育中起着重要作用。

SCF 的生物学活性主要包括：①促进 IL-3 依赖的早期造血前体细胞的增殖和分化，可与 IL-3、G-CSF、GM-CSF 和 EPO 等细胞因子协同促进髓样、淋巴样和红细胞样细胞的产生；②在体外，SCF 和 IL-7 协同促进前体 B 细胞增生；③促进肥大细胞发育和黑色素细胞的增殖。

SCF 单独作用刺激造血细胞增殖和促进克隆形成的能力都微弱，但与其他细胞因子协同作用时具有明显促进造血功能等作用。鉴于 SCF 的潜在临床价值，重组人 SCF 已经在多个国家上市，用于骨髓移植后外周造血干/祖细胞的动员，与其他细胞因子联合，可用于肿瘤放化疗造成的骨髓抑制，还可用于再生障碍性贫血的辅助治疗。

四、非特异性细胞免疫治疗（过继性免疫治疗）

（一）过继性免疫治疗的概念

过继性免疫治疗是指通过回输体外培养扩增的、具有抗肿瘤作用的免疫效应细胞，直接杀伤肿瘤或激发机体抗肿瘤免疫反应的肿瘤治疗方法。过继性免疫治疗的优点主要表现在以下几个方面。第一，免疫细胞在体外处理，可绕过肿瘤患者体内免疫障碍的种种机制。例如，新鲜分离的肿瘤浸润性淋巴细胞（TIL）往往缺乏抗肿瘤效应，而在体外一定条件下培养一段时间后可恢复特异性抗肿瘤作用。第二，免疫细胞的活化及效应过程往往由一些细胞因子介导，而目前利用生物技术可大规模生产多种细胞因子、肿瘤抗原或多肽，这使体外大量扩增抗肿瘤免疫细胞成为可能。第三，免疫细胞的体外活化扩增可避免一些生物制剂在体内大量应用而带来的严重毒副作用，如 IL-2、TNF-α、IL-4、IL-7、IL-12 等具有抗肿瘤作用，抗 CD3 单克隆抗体（CD3mAb）的体内应用可激活 T 淋巴细胞，但这些制剂的作用极其复杂，在体内大量应用可产生严重的副作用，甚至会导致死亡，而在体外操作可避免这些副作用。目前，过继性免疫治疗已经成为肿瘤免疫治疗的主要方式之一。

（二）过继性免疫治疗的方法

1. LAK 细胞

LAK 细胞全称为淋巴因子激活的杀伤细胞（lymphokine activated killer cell）。

1982 年，Grimm 等首先报道外周血单个核细胞（PBMC）中加入 IL-2 体外培养 4～6 天，能诱导出一种非特异性的杀伤细胞，并将该细胞命名为 LAK 细胞。LAK 细胞是被细胞因子活化的多种免疫细胞群体，并不专属于某个特定的细胞类型。许多实验表明，LAK 细胞的前体细胞是 NK 细胞和 T 细胞，但 LAK 细胞不仅可以杀伤 NK 细胞及 CTL 敏感的肿瘤细胞，也可以杀伤多种对 CTL、NK 不敏感的肿瘤细胞。LAK 无需抗原致敏，且其杀伤作用无 MHC 限制性，可杀伤同基因型、同种异体，乃用至异种的肿瘤细胞。目前尚未发现 LAK 细胞特有的表面标志，而针对 LAK 细胞杀伤肿瘤细胞的机制也不完全清楚。普遍认为，LAK 细胞可通过两种方式杀伤肿瘤细胞：一种方式是通过 LAK 细胞的表面分子识别肿瘤细胞的表面分子，二者之间相互接触，LAK 细胞释放细胞毒介质对肿瘤细胞进行直接杀伤；另一种方式是 LAK 细胞释放大量的炎症细胞因子 TNF-α 和 IFN-γ，从而间接杀伤肿瘤细胞。

　　LAK 细胞被认为是最早应用于肿瘤免疫治疗的细胞治疗方式。早期的临床应用中，给患者同时回输 IL-2 及 LAK 细胞，在肾癌、黑色素瘤、肝癌、大肠癌及部分淋巴瘤上有一定疗效，其他肿瘤疗效不够理想。LAK 细胞治疗方式的缺点是为了维持 LAK 细胞的活性，通常需要给患者同时注射大剂量的 IL-2，许多患者会出现较强的毒副作用，如毛细血管渗漏综合征。为了减轻毒副作用，有时不得不终止 IL-2/LAK 细胞治疗或降低 IL-2 的用量，从而限制了 LAK 细胞的应用。改进的方法是采用其他激活物质联合刺激的方法，在保证 LAK 细胞活性的同时可大大降低 IL-2 的用量，从而减轻患者的毒副作用。

2. 肿瘤浸润淋巴细胞

　　肿瘤浸润淋巴细胞（tumor infiltrating lymphocyte，TIL）是继 LAK 细胞后发现的又一类具有抗癌活性的免疫效应细胞。TIL 细胞的制备方法与 LAK 相似，所不同的是，TIL 的细胞来源是肿瘤组织中分离的浸润淋巴细胞，同时刺激用的 IL-2 用量也大大减少，仅为 LAK 细胞的 0.1%，而 TIL 的杀伤活性却是 LAK 细胞的 50～100 倍。TIL 的表型以 CD4 和 CD8 为主，因此主要是 T 淋巴细胞。新鲜分离到的 TIL 的抗肿瘤活性低下，而经过 IL-2 体外培养或体内激活，TIL 的活性可明显增加。在体外 IL-2 的刺激下，TIL 细胞可快速增殖并可长期传代培养，所扩增出的细胞 80%～90% 为成熟的 T 细胞，此时的 T 细胞在丝裂原 PHA 的刺激下增殖反应强烈。TIL 细胞的杀伤活性具有一定的肿瘤特异性和主要组织相容性复合体（MHC）的限制性，这一点与 LAK 细胞有显著不同。

　　TIL 细胞的杀伤活性显著强于 LAK，同时诱导活化后的 TIL 的杀伤活性不再依赖于 IL-2 的存在，因此 TIL 在临床应用上有更好的优势。目前 TIL 临床应用最广的是黑色素瘤的免疫治疗，对肾癌有较好的疗效，对其他肿瘤也有一定的疗效。TIL 细胞的局限性在于取材要求高，容易污染，而且并非所有肿瘤患者都可分离得到 TIL 细胞，尤其是在晚期患者中，其适用范围非常受限制。随着实验手段的不断改进，目前部分肿瘤（如黑色素瘤）TIL 的 TCR 基因已经明确。因此，通过克隆这些特异性的 TCR 基因，以病毒介导的方式转导给外周血正常的 T 淋巴细胞，可解决 TIL 细胞来源的限制，使体外大量多次制备 TIL 成为可能。目前，TCR 转基因治疗法在临床上治疗黑色素瘤中取得了令人满意的疗效。

3. CD3AK 细胞

CD3AK 细胞全称为抗 CD3 单克隆抗体激活的杀伤细胞（anti-CD3 monoclonal antibody activated killer cell）。20 世纪 80 年代，人们就已发现针对 T 细胞表面分化抗原 CD3 分子的单克隆抗体具有很强的丝裂原作用，当淋巴细胞与 CD3McAb（抗 CD3 单克隆抗体）共育 2～3 天后，淋巴细胞可见明显增殖，此种激活为一次性完成，淋巴细胞一经激活即无需 CD3McAb 持续存在而发挥作用。其后证实，几乎所有的 T 细胞均可被 CD3McAb 激活。当加入低剂量 rIL-2（20U/ml）继续培养即可维持其活跃增殖，经 2～3 周培养后每个细胞克隆可扩增 10^4～10^5 倍，体外增殖及活性维持可达 4～5 周。其机制可能为 CD3AK 细胞的 IL-2R 表达增加，对 IL-2 的反应增强，促使细胞分裂增殖及细胞毒活性增强。CD3AK 细胞的表型为 $CD3^+$、$CD4^+$ 及 $CD8^+$ 的混合体，随着培养时间的延长，$CD3^+$ 和 $CD8^+$ 双阳性细胞的比例增加，而 CD4/CD8 的比例则下降。因此，CD3AK 细胞在表型上似乎接近于 CTL。

与 LAK 细胞、CTL 及 NK 细胞类似，CD3AK 细胞通过与靶细胞的接触直接对靶细胞进行杀伤。虽然 CD3AK 的大部分细胞与 CTL 表型相似，但 CD3AK 对于靶细胞的杀伤是 MHC 非限制性的。与 LAK 细胞相比，CD3AK 细胞增殖周期短、体外存活期长、IL-2 依赖性低、抗癌活性更强，因此，CD3AK 细胞具有很好的临床应用前景。

4. CIK 细胞

CIK 细胞的全称为细胞因子活化的杀伤细胞（cytokine-induced killer）。1991 年，美国斯坦福大学 Schmidt Wolf 等发现在多种细胞因子（IFN-γ、CD3 单抗、IL-1 和 IL-2）的作用下，外周血中的单个核细胞可以被定向诱导并大量增殖成为具有抗肿瘤活性的细胞群。CIK 细胞又称自然杀伤样 T 淋巴细胞，具有 NK 细胞的非主要组织相容性复合体限制性杀瘤特点和 T 淋巴细胞强大的抗瘤活性。

CIK 细胞是一异质性细胞群体，多数细胞带有 T 细胞标志，部分带有 NK 细胞标志，其中一群 $CD56^+$ 细胞共表达 CD3，而这部分 $CD3^+$ $CD56^+$ 细胞被证明是 CIK 细胞群中的主要效应细胞，$CD3^+$ $CD56^+$ 细胞在未经培养的 PBMC 中占 1％～5％，培养后在绝对数量和相对数量上都可获得明显增长。实验证明，$CD3^+$ $CD56^+$ 细胞主要来源于 PBMC 中的 T 细胞（$CD3^+$ $CD56^-$），而非 NK 细胞（$CD3^-$ $CD56^+$）。

$CD3^+$ $CD56^+$ T 细胞是 CIK 群体中主要的效应细胞，而 T 细胞是机体免疫系统实现细胞免疫和免疫调节的重要成分，特别是在抗病毒感染和对癌细胞的免疫监视上具有重要作用。CD3 是 T 细胞的表面分子，它与 T 细胞表面的抗原受体（TCR）结合成复合体。TCR 是免疫球蛋白超家族成员之一，是 T 细胞特有的表面标志，在 MHC 分子的限制下能够识别抗原。T 细胞的活化主要是通过 CD3-TCR 复合体途径来实现的。为了保持 TCR 的激活信号，需要 T 细胞协同刺激分子共同参与，其中 CD28 和 B7 激活途径在抗肿瘤免疫中起重要作用。

CIK 细胞是多种细胞因子共同诱导培养的细胞，多种细胞因子的作用是相互协同的，单一因子对效应细胞的增殖及细胞毒活性无作用或者小于多种细胞因子的联合作用，联合作用的机制是最终共同激活静止 T 细胞，提高细胞表达 IL-2 受体和产生 IL-2 的能力，启动自分泌途径 IL-2 依赖的 T 细胞激活反应。

目前的研究显示 CIK 可能通过三种途径发挥杀瘤的作用。①CIK 细胞对肿瘤细胞的直接杀伤作用。CIK 细胞可能通过黏附因子 LFA-1/ICAM-1 途径与肿瘤细胞结合后，分泌含大量 BLT 酯酶的颗粒，这些颗粒能穿透靶细胞膜，导致肿瘤细胞的裂解。②进入体内活化的 CIK 细胞可分泌多种细胞因子，不仅对肿瘤细胞有直接抑制作用，而且还可通过调节免疫系统间接杀伤肿瘤细胞。Kornacker 等在用 CIK 治疗慢性淋巴细胞白血病（CLL）的研究中发现，CIK 分泌的 IFN-γ 能促使 CLL 细胞上 ICAM-1 的表达，从而能提高细胞毒效应细胞所诱导的凋亡。此外，CIK 细胞还能分泌 IL-2、IL-6、TNF-α 及 GM-CSF 等细胞因子，增强细胞毒作用。③诱导肿瘤细胞凋亡及坏死。CIK 细胞能活化肿瘤细胞凋亡基因，使 *Bcl-2*、*Bcl-xL*、*DAD1* 和 *survivin* 基因表达上调。Sun 等在 CIK 对 MGC-803 胃癌的杀伤作用的研究中指出，CIK 早期诱导肿瘤细胞凋亡，晚期则通过对 P53、C-myc 和 Bcl-2 的下调及 Bax 的上调来实现诱导肿瘤细胞坏死。Verneris 等认为，某些肿瘤细胞（如黑色素瘤和卵巢癌）通过 FasL 介导淋巴细胞凋亡而逃脱免疫清除，但对 CIK 细胞敏感，这是因为在 CIK 细胞诱导的过程中，由于 IFN-γ 等细胞因子的作用或活化诱导的细胞死亡机制导致对 Fas 敏感的或已被活化的 T 细胞逐渐被选择性清除，最后诱导获得的 CIK 细胞便对 Fas 耐受。此外，由于细胞型 Fas 相关死亡区域蛋白样白细胞介素-1β 转换酶抑制蛋白（cFLIP）的存在及 Fas 死亡区结合蛋白（FADD）水平很低，影响了死亡信号的转导，再加上 CIK 细胞高水平表达抗凋亡基因，这些原因共同导致了 CIK 细胞可以耐受表达 FasL 的肿瘤细胞诱导的凋亡，从而对其进行有效的杀伤。

使用主要组织相容性复合体（MHC）I 类和 II 类抗体不能阻滞 CIK 细胞对靶细胞的杀伤作用，说明 CIK 细胞的杀伤作用具有非 MHC 限制性。同时，CIK 对 NK 敏感或不敏感的细胞均有较强的杀伤作用。研究表明，CIK 细胞能够有效杀伤对 NK 敏感的人白血病细胞系 K562，在体外对人肝癌细胞系 HuH-7、SK-Hep1 的杀伤作用强于对 K562 的杀伤作用。Sun 等在研究 CIK 细胞对 MGC-803 胃癌细胞株诱导凋亡作用及机制中证明，随着 CIK 细胞与胃癌细胞效靶比增加及作用时间延长，抑制率明显增强。同一作用时间、不同效靶比之间的差异有统计学意义（$P < 0.01$）；同一效靶比、不同作用时间之间的差异也有统计学意义（$P < 0.01$）。我们的实验结果也证明，在体外随着效靶比的增加，CIK 细胞对肝癌细胞系的杀伤作用增加，因此，增加 CIK 细胞的数量对于肿瘤细胞的灭活十分重要。虽然随着培养技术的改进，一次制备得到的 CIK 细胞可以达到 1.0×10^{10} 以上，但肿瘤患者肿瘤细胞的数目非常庞大，因此有必要通过其他治疗手段在有效降低肿瘤负荷后，使体内残留肿瘤细胞数量显著降低，之后再采用 CIK 细胞辅助治疗才能收到较好的临床疗效。

除了直接杀伤肿瘤细胞的作用外，CIK 细胞还可分泌大量炎性细胞因子，通过调节机体免疫反应性间接杀伤肿瘤细胞。我们的实验表明，CIK 细胞可以分泌大量的 IFN-γ。IFN-γ 是由 CD4$^+$ 或 CD8$^+$ 细胞产生的同源二聚体糖蛋白，可通过多种途径直接或间接发挥抗肿瘤作用，增强自然杀伤细胞（NK）、巨噬细胞（Mφ）及细胞毒性 T 细胞（CTL）的活性；IFN-γ 还可以促进肿瘤细胞表达 MHC-I 类分子，有助于肿瘤抗原的提呈和 CTL 的激活。但 CIK 细胞分泌的 IL-4 水平很低，说明 CIK 并不能通过 IL-4 来发挥间接抑制肿瘤的效应，这一结果与其他研究报道类似。此外，CIK 细胞还能分泌 IL-2、IL-6、TNF-α 和 GM-CSF 等细胞因子，增强细胞毒作用。

CIK 细胞是继 LAK、TIL、CD3AK 细胞后出现的新型抗肿瘤免疫效应细胞。与其他过继性免疫治疗细胞相比，CIK 具有增殖速度快、杀伤活性高、肿瘤杀伤谱广、副作用小、对正常骨髓造血影响轻微等优点。因此，CIK 细胞被认为是新一代肿瘤过继细胞免疫治疗的首选方案之一。尽管 CIK 细胞目前在临床应用上存在诸多问题尚待解决，但是随着技术的不断改进及完善，CIK 细胞必将在肿瘤生物治疗上发挥重要作用。

5. NK 细胞

NK 细胞（nature killer cell，自然杀伤细胞）是除 T、B 细胞之外的第三类淋巴细胞。NK 细胞由于细胞质中常含嗜天青颗粒，因此又称为大颗粒淋巴细胞。NK 细胞分布较广，在正常外周血中占淋巴细胞总数的 $5\% \sim 10\%$，脾中占 $1\% \sim 2\%$，淋巴结和骨髓中也有 NK 细胞存在。NK 细胞的表型为 $CD3^- CD16^+ CD56^+$，不表达 TCR 及 Ig。NK 细胞是先天性免疫系统的重要组成部分，是机体抗御感染和防止细胞恶性转化的重要免疫调节细胞。与 T 淋巴细胞不同，NK 细胞无须识别肿瘤特异性抗原便可以直接杀伤肿瘤细胞，杀伤活性不受 MHC 限制。NK 细胞的杀伤功能受其表面所表达的受体调节，这些受体或为抑制性受体，或为活化性受体，可与细胞表面 MHC 或非 MHC 配体结合。研究表明，正常组织细胞通过表达 MHC-I 分子与 NK 细胞表面的抑制性受体 KIR 相结合，从而避免 NK 细胞的免疫杀伤。而肿瘤细胞由于遗传变异通常导致 MHC-I 缺失，NK 细胞可选择性杀伤这些 MHC-I 缺陷的细胞，此即"迷失自我"学说。除 MHC-I 缺失外，肿瘤细胞通常表达 MHC-I 类相关分子 MICA/B 及巨细胞病毒 UL16 结合蛋白（ULBP-1、ULBP-2 和 ULBP-3），可选择性结合 NK 细胞表面活化受体 NKG2D 并激活 NK 细胞，进而被 NK 细胞识别并杀伤。当然，肿瘤细胞也会表达 NK 细胞某些抑制性受体的配体，最常见的就是 MHC-I，从而抑制 NK 细胞的活性。然而，研究发现，某些高表达 MHC-I 的肿瘤细胞仍然对 NK 细胞非常敏感。因此，肿瘤细胞是否能被 NK 细胞识别并杀伤往往取决于对 NK 细胞活化受体及抑制受体的作用平衡倾向。NK 细胞杀伤肿瘤细胞主要通过以下几条途径：①释放穿孔素及颗粒酶诱导靶细胞凋亡；②通过死亡配体（如 TNF-α、FASL 和 Trail）介导靶细胞凋亡；③分泌炎症细胞因子（如 TNF-α 和 IFN-γ）间接调控杀伤作用；④通过 CD16 受体的 ADCC 效应介导靶细胞的杀伤。

在肿瘤微环境的研究中表明，NK 细胞缺乏或活性低是导致肿瘤患者预后差的一个重要因素，表明 NK 细胞在肿瘤免疫监视中发挥重要作用，这也从另一方面体现出 NK 细胞所具有的抗肿瘤免疫效应。过去利用 NK 细胞进行肿瘤免疫治疗的研究，由于体外扩增技术的限制，往往是直接从淋巴细胞中分离高纯度的 NK 细胞进行使用，这样的操作由于成本过高难以在临床上实现。随着实验技术的进步，目前通过饲养细胞、组合细胞因子的方法已经可以从外周血单核细胞中大量扩增高纯度的 NK 细胞，完全可以满足临床应用的要求。因此，随着纯化技术及扩增技术的不断改进，NK 细胞必将成为肿瘤免疫治疗的重要组成部分。

6. NK T 细胞

自然杀伤 T 细胞（natural killer T cell，NKT）最早是从 C57BLP6 小鼠的胸腺中检测出的一种特殊类型的 T 淋巴细胞。除表达 T 细胞的表面标志（如 TCR 和 CD3）分子外，NK T 也表达 NK 细胞表面的一些特异的分子，如 NK1.1（NKR2PIC）、

CD161、CD16 和 CD122（IL-2Rβ）。常规的 NK T 细胞为 CD4$^+$ 和 CD4$^-$CD8$^-$，它们的 TCR 比较局限，人大部分 NK T 细胞的 TCR 的 α 链为 Vα24Jα18，β 链多为 Vβ11。与传统的 T 细胞不同，NK T 细胞不识别由经典的 MHC-I 或 MHC-II 类分子提呈的肽类抗原，而是识别由非经典的 MHC-I 类分子 CD1d 提呈的糖脂类分子抗原，之后具有迅速分泌大量细胞因子、参与机体先天性免疫和获得性免疫的能力。对 NK T 细胞有结合或刺激作用的配体是类脂多肽。第一个被鉴定的此类多肽是一种从植物中提取的 α2 半乳糖神经酰胺（alpha-galactosylceramide，α-Galcer）。α-Galcer 是一种由亲水性的碳水化合物部分与疏水性的酰基鞘胺醇部分通过连接形成的糖脂，由于相对分子质量仅在 800 000 左右，极微量的 α-Galcer 就能介导 NK T 细胞与 CD1d 分子间的结合和刺激作用，使细胞大量扩增及功能活化，迅速分泌大量细胞因子，发挥免疫调节及抗感染、抗肿瘤的作用。NK T 细胞可以通过两条途径活化。①通过 TCR 激活。α-Galcer 与 CD1 结合后可提呈给 Vα14$^+$NK1.1$^+$NK T 细胞，导致 NK T 细胞活化，诱导 NK 细胞的增殖和细胞毒性，合成并分泌大量 Th1 或 Th2 类细胞因子，增强 T 淋巴细胞和 B 淋巴细胞中活化信号的表达，促进肿瘤特异性细胞毒性 T 淋巴细胞（cytotoxic T lymphocyte，CTL）的生成，同时调节机体先天性和获得性免疫反应。②细胞因子和单克隆抗体的活化作用。IL-12 和 IL-18 是两种强有力的 NK T 细胞扩增和活化剂。IL-12 可以显著促进 NK T 细胞体外对 YAC 细胞的杀伤活性和体内对 EL24 淋巴瘤肝脏转移灶的清除，并选择性促进 Th1 类细胞因子的合成和分泌；IL-18 可以提高活化 NK T 细胞释放 Th2 类细胞因子的作用。此外，抗 NK1.1 单克隆抗体可以明显增强 NK T 细胞的体外扩增和对 YAC21 等肿瘤细胞的杀伤活性。

　　NK T 细胞既可通过识别靶细胞上的 CD1d 配体（ligand）复合物，直接介导抗肿瘤反应，也可通过分泌 IL-12 和 IFN-γ，激活 NK 细胞，间接介导抗肿瘤反应。研究表明，NK T 细胞在受到 α-Galcer 及 IL-12 激活后，通过穿孔素介导方式杀伤肿瘤细胞，而杀伤不依赖肿瘤细胞有无表达 MHC 分子，表明 NK T 细胞与 NK 细胞及 CTL 有不同的杀伤机制。此外，NK T 细胞在 IL-12 激活后，杀伤肿瘤细胞可不受 CD1d 的限制，表明还存在其他的杀伤机制。激活 NK T 细胞最关键的分子是 α-Galcer，表明 α-Galcer 可能是一种理想的抗肿瘤药物。据报道，日本研究人员通过改进 α-Galcer，研制出 KRN7000，它是目前最有效的 α-Galcer 配体，在有效激活 NK T 细胞和临床肿瘤免疫治疗中可能发挥积极作用。

（潘　科　夏建川）

参 考 文 献

Ambrosino E, Berzofsky J A, Terabe M. 2008. Regulation of tumor immunity: the role of NKT cells. Expert Opin Biol Ther, 8 (6): 725-734.

Cerundolo V, Silk J D, Masri S H, et al. 2009. Harnessing invariant NKT cells in vaccination strategies. Nat Rev Immunol, 9 (1): 28-38.

Dranoff G. 2004. Cytokines in cancer pathogenesis and cancer therapy. Nat Rev Cancer, 4 (1): 11-22.

Gattinoni L, Powell D J Jr, Rosenberg S A, et al. 2006. Adoptive immunotherapy for cancer: building on success. Nat Rev Immunol, 6 (5): 383-393.

Godfrey D I, Berzins S P. 2007. Control points in NKT-cell development. Nat Rev Immunol, 7 (7): 505-518.

Gontero P, Bohle A, Malmstrom P U, et al. 2010. The role of bacillus Calmette-Guerin in the treatment of non-muscle-invasive bladder cancer. Eur Urol, 57 (3): 410-429.

Hamuro J. 2005. Anticancer immunotherapy with perorally effective lentinan. Gan To Kagaku Ryoho, 32 (8): 1209-1215.

Johnson L A, Heemskerk B, Powell D J Jr, et al. 2006. Gene transfer of tumor-reactive TCR confers both high avidity and tumor reactivity to nonreactive peripheral blood mononuclear cells and tumor-infiltrating lymphocytes. J Immunol, 177 (9): 6548-6559.

Kim-Schulze S, Taback B, Kaufman H L. 2007. Cytokine therapy for cancer. Surg Oncol Clin N Am, 16 (4): 793-818.

Klingemann H G. 2005. Natural killer cell-based immunotherapeutic strategies. Cytotherapy, 7 (1): 16-22.

Kumar V, McNerney M E. 2005. A new self: MHC-class-I-independent natural-killer-cell self-tolerance. Nat Rev Immunol, 5 (5): 363-374.

Lanier L L. 2001. A renaissance for the tumor immunosurveillance hypothesis. Nat Med, 7 (11): 1178-1180.

Lanier L L. 2008. Up on the tightrope: natural killer cell activation and inhibition. Nat Immunol, 9 (5): 495-502.

Margolin K. 2008. Cytokine therapy in cancer. Expert Opin Biol Ther, 8 (10): 1495-1505.

Matsuda J L, Mallevaey T, Scott-Browne J, et al. 2008. CD1d-restricted iNKT cells, the 'Swiss-Army knife' of the immune system. Curr Opin Immunol, 20 (3): 358-368.

Naylor P H, Hadden J W. 2010. Preclinical studies with IRX-2 and thymosin alpha 1 in combination therapy. Ann N Y Acad Sci, 1194: 162-168.

Rosenberg S A, Restifo N P, Yang J C, et al. 2008. Adoptive cell transfer: a clinical path to effective cancer immunotherapy. Nat Rev Cancer, 8 (4): 299-308.

Smyth M J, Godfrey D I, Trapani J A. 2001. A fresh look at tumor immunosurveillance and immunotherapy. Nat Immunol, 2 (4): 293-299.

Smyth M J, Hayakawa Y, Takeda K, et al. 2002. New aspects of natural-killer-cell surveillance and therapy of cancer. Nat Rev Cancer, 2 (11): 850-861.

Sutcliffe S, Platz E A. 2008. Inflammation and prostate cancer: a focus on infections. Curr Urol Rep, 9 (3): 243-249.

Sutlu T, Alici E. 2009. Natural killer cell-based immunotherapy in cancer: current insights and future prospects. J Intern Med, 266 (2): 154-181.

Terme M, Ullrich E, Delahaye N F, et al. 2008. Natural killer cell-directed therapies: moving from unexpected results to successful strategies. Nat Immunol, 9 (5): 486-494.

Verneris M R, Kornacker M, Mailänder V, et al. 2000. Resistance of ex vivo expanded $CD3^+CD56^+$ T cells to Fas-mediated apoptosis. Cancer Immunol Immunother, 49 (6): 335-345.

第四节　肿瘤特异性免疫治疗

早在一个世纪前 Ehrlich 就发展了宿主抗肿瘤免疫概念，到了 20 世纪 90 年代初期，经几个实验室研究小鼠可移植肿瘤细胞系的结果后，这一概念得到进一步的证实。1910年，Cantamin 证实用相同的经照射灭活的肿瘤细胞免疫小鼠后，小鼠可产生对移植肿瘤的保护性免疫。

肿瘤的主动免疫治疗主要是利用肿瘤细胞或肿瘤抗原物质的免疫原性，采用各种有效的抗原提呈方法，使宿主免疫系统产生针对肿瘤抗原的抗肿瘤免疫应答，从而达到治疗肿瘤或预防复发的作用。与其他治疗手段相比，主动免疫治疗有以下两个特点：①通过主动免疫能够激发全身性的抗肿瘤效应，特别适用于多发病灶或有广泛转移的恶性肿瘤；②主动免疫治疗通过调动机体自身的力量达到抗肿瘤的目的，副作用小。

一、基本原理

免疫应答的基本过程是机体中抗原提呈细胞对抗原摄取、加工，并将抗原提呈给淋巴细胞（T、B 细胞），使淋巴细胞活化、增殖、分化成为效应细胞，发生免疫反应（包括体液免疫和细胞免疫），最终清除抗原物质，这个过程是非常复杂的动态过程。下面将这些过程分为几个阶段来描述。

1. 抗原提呈细胞

免疫应答的启动是从抗原提呈细胞（APC）对抗原的摄取、加工并提呈给其他淋巴细胞开始的。抗原提呈细胞主要有：单核细胞（monocyte）、各种巨噬细胞（macrophage，Mφ）、B 细胞、树突细胞（dendritic cell，DC）及内皮细胞（endothelial cell）等。

单核细胞和巨噬细胞均来源于骨髓干细胞，骨髓中的髓样干细胞在多种集落刺激因子（colony stimulating factor，CSF）、IL-2、IL-4 及干扰素（IFN）等因子的作用下，诱导分化成单核细胞，并进入血液循环，然后在毛细血管中穿过内皮细胞层移行至全身各种组织，形成具有组织特异性的巨噬细胞，如肝的 Kupffer 细胞、结缔组织的组织细胞、骨的破骨细胞、关节的滑膜 A 型细胞和神经组织的小胶质细胞等。树突细胞是一类非常重要的抗原提呈细胞，无吞噬功能，但其表面表达较高密度的 MHC-II 类分子，且由于有较多树状突起，表面积较大，有利于抗原提呈。树突细胞由于其表型特征和组织分布不同，可分为多种，如滤泡树突细胞（follicular dendritic cell，FDC）、淋巴样树突细胞（lymphoid dendritic cell，LDC）、并指状细胞（interdititating dendritic cell，IDC）及朗格汉斯细胞（Langerhans cell，LC）。上述抗原提呈细胞都有一个共同的特征，即都具有 MHC-II 类分子的表达，这是抗原提呈的重要分子。

由于抗原的来源和性质不同，其加工和提呈的途径也不同。就目前已知蛋白质抗原可分为内源性抗原和外源性抗原两大类，这两类抗原的免疫应答过程是不同的。免疫学中所指的外源性抗原（exogenous Ag）是指细胞外抗原，这是相对于细胞内合成的抗原即内源性抗原（endogenous Ag）而言的，后者主要由自身细胞器合成，如病毒抗原、肿瘤抗原及自身分子突变的抗原等。同样是病毒，灭活的（无感染性）的病毒抗原都是通过外源性抗原加工提呈途径，而活病毒（有感染性）则通过内源性抗原提呈途径。

2. T 细胞活化

免疫应答的重要过程是淋巴细胞的活化，而 T 细胞的活化是细胞介导的免疫应答中不可缺少的内容。T 细胞活化主要表现为细胞分裂增殖，克隆扩增并出现分化，由静止状态转变为效应细胞并执行各种功能，如辅助 T 细胞分泌 IFN-γ、辅助效应 T 细胞对靶细胞的杀伤、诱导靶细胞凋亡的功能。

T 细胞活化需要几个基本条件：①抗原提呈细胞（或靶细胞）表面 MHC-抗原肽复合物与 T 细胞表面的 TCR 结合为第一信号；②抗原提呈细胞表面 B7 分子与 T 细胞表面 CD28 分子结合形成第二信号；③白细胞介素 1（IL-1）和白细胞介素 2（IL-2）等细胞因子被认为是 T 细胞活化的第三信号。三种信号对 T 细胞活化过程缺一不可。CD3 作为与 T 细胞受体紧密联系在一起的辅助分子，是将 TCR 信号传入 T 细胞的不可缺少的分子。IL-1 是巨噬细胞等抗原提呈细胞产生的细胞因子，它与其他信号一起可以刺激 T 细胞分泌 IL-2，IL-2 和 T 细胞表面 IL-2 受体的产生是 T 细胞活化的重要标志，故 IL-2 又称 T 细胞生长因子。因此，T 细胞既分泌 IL-2，又具有 IL-2 受体，形成了自分泌活化扩增信号的正反馈效应，使被活化的 T 细胞克隆得到快速扩增活化。

T 细胞接受抗原刺激后，膜信号通过蛋白激酶系统传向胞内，通过 CD28→PTK（经蛋白酪氨酸激酶，protein tyrosine kinase）途径和 TCR→PKC（蛋白激酶 C，protein kinase C）途径均可激活 JNK 蛋白激酶（jun N-terminal kinase-1，JNK-1）；TCR 途径激活 PLC（磷脂酶 C，phospholipase C）导致 IP_3 增高，使内质网 Ca^{2+} 释放，导致胞质钙增高，进一步激活钙调磷酸酶（calcineurin），它与 JNK 通过 DNA 结合蛋白启动 IL-2 基因的转录，分泌 IL-2 作为 T 细胞生长因子，又可与 T 细胞自身 IL-2 受体结合，形成正反馈效应，从而活化 T 细胞。

3. 外源性抗原免疫应答

外源性 Ag 是通过 MHC-II 分子提呈的。外源性 Ag 首先要经过抗原提呈细胞内吞作用，形成小囊泡进入胞质，该小囊泡称为内吞体（endosome），这种内吞体中含多种水解酶，可以将其中的抗原水解成一定长度的肽段（12～20 肽）。抗原提呈细胞中内质网上新合成的 MHC-II 分子，在无抗原肽时，首先与内质网上的一种叫恒定链（invatiant chain）的分子结合，从而保持良好的构象。恒定链是相对分子质量为 3.0×10^4 的 Ig 超家族成员，这种复合分子随着内质网膜移动，形成囊泡，并与内粒体囊泡融合，这时 MHC 分子上的恒定链被抗原肽取代，形成 MHC-II 类分子与抗原肽的复合物，恒定肽随后被降解，而囊泡继续向胞质外移动，最后与细胞外膜融合，从而使结合有抗原肽的 MHC-II 分子表达于抗原提呈细胞表面。

二、肿瘤的免疫逃逸

（一）免疫监视理论

传统的免疫监视（immune surveillance）理论认为，机体免疫系统可通过细胞免疫机制杀灭新生的肿瘤细胞，特别是在"突变克隆"形成肿瘤之前将其识别和破坏。如果机体的免疫监视功能低下或缺陷，就可能形成肿瘤。在针对肿瘤的免疫应答中，免疫系统需先识别肿瘤抗原，并产生特异性免疫应答，特别是细胞免疫应答，最终杀灭和清除肿瘤。因此，肿瘤免疫要研究的基本问题就是肿瘤的抗原性，以及机体免疫系统对肿瘤抗原免疫应答的规律。而肿瘤免疫逃逸的机制，根本上来说也就是肿瘤抗原性的减弱或缺失和（或）免疫系统对肿瘤抗原应答的减弱或缺失。由于肿瘤发生机制尚未完全明了，肿瘤的免疫监视理论对许多癌（如结肠癌、肺癌或乳腺癌等）的形成仍不能很好解释。因为在先天性或后天性免疫缺陷的患者中，发生这类肿瘤的概率并不比免疫功能正常人群的高。然而在免疫抑制或缺陷的患者中，某些种类肿瘤（如淋巴瘤）的发生率明显增高，这些肿瘤可能是由于感染了某些肿瘤病毒所致。目前认为免疫系统的免疫监视作用是存在的，但其作用有一定限度。至于肿瘤细胞是如何逃逸宿主的免疫监视而在体内不断生长的，目前仍不完全清楚。

（二）肿瘤免疫逃逸的机制

如上所述，尽管机体内具有一系列的免疫监视机制，但肿瘤细胞可以通过一种或多种机制逃避免疫系统的攻击或不能激发特异性抗肿瘤免疫，使肿瘤仍可发生和发展。

1. 肿瘤的抗原性低

癌细胞在遗传上很不稳定，易产生变异，那些抗原性强的癌细胞，选择性地被机体的免疫系统消除，而抗原性的癌细胞保留下来。自发肿瘤的抗原性低，可能是由变异和选择造成的。肿瘤细胞表面的唾液酸含量高，是正常细胞含量的 $2 \sim 3$ 倍。唾液酸糖蛋白可以屏蔽肿瘤的表面抗原，使癌细胞逃逸免疫系统的监视。例如，用神经氨酶消除唾液酸，肿瘤细胞即可被免疫细胞杀伤。

2. 肿瘤相关抗原表达减低或缺失

肿瘤相关抗原（TAA）表达的改变最初是在小鼠肿瘤模型中确定的，并可作为肿瘤逃逸的一个原因。TAA 在人类的表达具有明显的异质性。肿瘤 TSA 表达的变化与基因组脱甲基作用过程有关联，已知这一作用与肿瘤进展相关。用脱甲基化制剂（如 5-氮杂-2′-脱氧胞苷）处理能诱导 TSA 表达，增强细胞株对 TAA 特异性 CTL 杀伤的敏感性。体外研究还证实 TAA 表达的变异与 CTL 对肿瘤细胞识别两者间的关系，在 TAA 表达弱的肿瘤组织中，TAA 特异性 CTL 对肿瘤细胞的识别下降，出现 TAA 特异性 CTL 与肿瘤细胞共存的现象。

3. 肿瘤细胞对免疫功能的抑制

肿瘤细胞可释放出许多抑制性抗原，诱导免疫抑制细胞。这种抗原不是促进而是削弱机体的免疫功能，可以封闭 TCR，抑制 T 细胞的活化和对靶细胞膜抗原的攻击，促进免疫抑制因子的分泌。在肿瘤细胞生长的环境中，免疫介质，特别是细胞因子可调控宿主的免疫功能。细胞因子通过干扰其他细胞因子的产生和功能，或改变各种类型细胞上黏附和协同刺激分子的表达来调节 CTL 与肿瘤细胞间的相互作用。例如，IL-10 对 T 细胞功能有直接抑制作用，这些抑制作用包括抑制 Th 细胞产生 IL-2、IFN-γ 和 GM-CSF，抑制 T 细胞增殖。转化生长因子-β（TGF-β）在引起"肿瘤诱发的免疫抑制"中起主要作用。肿瘤细胞可在原位旁分泌，具有抑制 NK 细胞和 CTL 的功能。在体内，TGF-β 和 IL-10 通过下调 Th1 免疫应答而协同产生"免疫赦免区"。

4. HLA 表达减少或缺失

肿瘤中 MHC-I 类抗原表达的改变首先发现于小鼠肿瘤模型，人类肿瘤细胞表面 HLA 分子的表达同样也得到了广泛地研究，最常用的是识别 HLA-I 类重链的单态决定簇的单克隆抗体。在多种人肿瘤中发现 HLA-I 类分子的缺失和下调，这些肿瘤包括膀胱、乳腺、子宫颈、结肠、头颈部、肾、肺、胰腺、前列腺和胃等部位的肿瘤。在 HLA 下调或缺失的情况下，肿瘤抗原不能很好地提呈给 CTL 识别，故抗瘤性 CD8$^+$ T 细胞反应低下。HLA-I 类分子缺失的主要机制是 $\beta2$-m 基因的突变，包括碱基替换和缺失。MHC-I 类分子下调的分子机制多样，其中很多能藉 IFN-γ 纠正。甲基化或染色体结构改变可改变转录调节因子与 MHC-I 类重链基因增强子之间的结合，导致 MHC-I 类重链 mRNA 表达的下调，进而使 MHC-I 类分子在细胞膜上的表达减少。另外，HLA-I 类抗原的肽负载缺陷导致 HLA-I 类分子不能组装，稳定性下降。

5. 宿主方面的原因

（1）宿主的免疫功能缺陷：机体处于免疫抑制状态或机体存在免疫缺陷，机体 APC、MHC 类分子表达低下。

（2）宿主的免疫耐受状态：有些瘤细胞表面表达抗原性分子，但因宿主对肿瘤产生免疫耐受而不发生排斥性应答。

（3）免疫对异质瘤细胞的克隆选择：早期的肿瘤细胞是异质群体，表现出不同的免疫学特性。在机体的抗肿瘤免疫压力作用下，抗原性弱的、不激发 T 细胞活化的、免疫抑制作用明显的瘤细胞得以逃避免疫攻击，并大量生长起来，显示出生长优势。

三、主动免疫治疗的方法

根据主动免疫所采用的抗原及免疫方式，将其分为以下几种。

（一）肿瘤全细胞和细胞裂解物瘤苗

肿瘤细胞瘤苗是最早的抗肿瘤瘤苗形式，是以完整的肿瘤细胞作为肿瘤抗原的来源、通过不同方式进行修饰后制成的疫苗，其含有患者所有抗原。肿瘤全细胞疫苗（WCV）和肿瘤细胞裂解物疫苗（TCLV）体现了一种多价抗原方法，这一方法包含了两种以上相同肿瘤组织类型的细胞系，因此补偿了一些可能丢失的抗原。自体 WCV 和 TCLV 将独特抗原和共同抗原作为疫苗成分，而同种异体肿瘤细胞的 WCV 和 TCLV 只能将共同抗原作为疫苗成分，极少含有独特抗原。

1. 肿瘤细胞裂解物疫苗和肿瘤全细胞诱导的免疫机制

肿瘤细胞裂解物致敏的 DC 能在体内和体外诱发有效的 CTL 应答。虽然一个完整的肿瘤细胞能提呈与 MHC 结合，刺激 CTL 的肽抗原，但是由于这些细胞膜上缺乏 B7.1 和 B7.2 等共刺激因子，因此活化 CTL 的功能较弱。此外，Huang 等在应用动物模型研究中清楚地表明骨髓来源细胞（可能是 DC 系）对于有效的免疫反应是必不可少的。这些骨髓来源细胞具有丰富的共刺激分子和 MHC 分子，它们可能与坏死肿瘤细胞的可溶性抗原的加工有关，并能有效地活化 CTL。存在于肿瘤细胞裂解物和 WCV 中的肿瘤抗原由 APC 经过简单的胞饮或通过 Fc 受体和甘露糖受体介导的内吞作用加以捕获，然后这些抗原被加工成短肽，并与 MHC-I 和 MHC-II 类分子进行组装后转运至细胞膜表面，活化抗原特异性 Th 和 CTL。活化后的 Th 细胞产生的细胞因子有助于 T 细胞和 B 细胞的扩增。同时，含有抗原的肿瘤疫苗还能刺激 B 细胞产生 TAA 特异性 IgA、IgG、IgM 抗体。由于 TCLV 和 WCLV 可诱发免疫系统中体液免疫应答和细胞免疫应答，故可产生有效的抗肿瘤免疫应答。

2. 肿瘤细胞裂解物疫苗和肿瘤全细胞疫苗的制备

自体和同种异体肿瘤细胞是 TCLV 和 WCLV 的重要成分，化学性或生物性佐剂常用作疫苗成分。

1）肿瘤细胞的选择

肿瘤组织和细胞的选择是制备肿瘤疫苗的关键，从肿瘤患者分离的肿瘤组织是制备 TCLV 和 WCLV 的最适方法。数种自身的 TCLV 和 WCLV 已被用于肿瘤治疗的临床试验。这些疫苗的主要优点是不含有任何同种异体组织特异性抗原，避免了交叉免疫反应。但是，用自体组织制备 TCLV 和 WCLV 存在一些困难：①在疾病早期通常难以获得患者自己的肿瘤细胞；②TCLV 和 WCLV 的制备存在困难；③TCLV 和 WCLV 的标准化制备存在困难，难以保证批次之间的一致性。

为了避免这些问题，可使用同种异体肿瘤细胞来制备 TCLV 和 WCLV。当选择一种合适的肿瘤细胞系时，一定要筛选出较强表达 TAA 的细胞系，这样才能诱导体液或细胞免疫应答。此外，还应分析这些肿瘤细胞的 HLA-I 类和 HLA-II 类抗原的表达，并使用与大多数患者 HLA 组成相一致的肿瘤细胞系。Morton 等用 3 株高表达 6 种黑色素抗原的黑色素瘤细胞系制备了第二代全细胞黑色素瘤疫苗，这种疫苗覆盖了 95% 以上黑色素瘤患者的 HLA 类型。

2）免疫佐剂

在应用 TCLV 和 WCLV 的临床试验中，大多使用佐剂，这些佐剂包括细菌性、病毒性、化学性和细胞因子佐剂，半抗原（如二硝基苯和神经氨酸酶）也被用于修饰肿瘤细胞疫苗。

细胞佐剂（如卡介苗和小棒杆菌）被用作肿瘤疫苗佐剂。在制备 TCLV 和 WCLV 的过程中，卡介苗是最为常用的佐剂。这些辅助性成分可以在注射前与肿瘤疫苗混合，或者分别注射，甚至可以在完全不同的部位进行注射。

病毒性佐剂包括非致病性病毒和致病性。非致病性病毒有流感病毒和痘苗病毒，致病性病毒包括芽殖病毒（如新城疫病毒、C 型 RNA 病毒）和水泡性口膜炎病毒。

微生物产物［如脱毒的内毒素（DETOX）和 QS21］是用于肿瘤细胞疫苗的另一类佐剂。DETOX 佐剂含有草分枝杆菌细胞壁骨架、明尼苏达沙门菌鲨烯的单磷酰脂质-A、卵缩醛磷脂酰胆碱和 α-生育酚，用于癌疫苗的化学合成佐剂有胞壁酰二肽、半琥珀酸胆固醇和单磷酰脂质-A。此外，细胞因子 IFN-α、IFN-γ、GM-CSF、IL-2 和 IL-12 亦可在肿瘤疫苗中作为佐剂使用。

3）制备方法

含有自身和同种异体肿瘤细胞的 WCV 用 50～200Gy γ 射线照射，在照射前后加入佐剂，照射可在冻存或注射前进行。肿瘤细胞可保持在适合的培养基中，然后以一个控制性速率进行冻存。冷冻的肿瘤细胞立即储存于液氮中，在给患者注射前，必须迅速复苏和洗涤这些肿瘤细胞。

TCLV 含有机械性溶解的自身或同种异体肿瘤细胞，佐剂可以在细胞溶解前或溶解后加入，然后将肿瘤细胞裂解物重建于一种缓冲液中并储存于-70℃直至使用。另外，肿瘤细胞裂解产物也可冷冻干燥保存，如能维持其抗原质量也可冷藏，冻干肿瘤细胞裂解物在注射前可稀释重建。

所有最终的 TCLV 和 WCV 一定要有质量控制，如无细菌、真菌和支原体，以及无其他人类致病病毒（巨细胞病毒、EB 病毒、乙肝病毒、人乳头状瘤病毒、人类免疫缺陷病毒和人 T 细胞白血病病毒）的污染。同样，TCLV 的抗原质量也要通过测定代表性的肿瘤抗原检测。

4）患者用疫苗治疗后产生的免疫反应

a. 体液免疫应答

在用 TCLV 或 WCV 治疗的患者中，用酶联免疫吸附测定（ELISA）可检出抗肿瘤 IgG 和 IgM 抗体。在用 VMO 疫苗进行的 I 期试验中，发现 IgG 和 IgM 抗体反应与 VMO 疫苗剂量相一致。此外，由同种异体 TCLV 或 WCV 诱导产生的抗体能与肿瘤特异性抗原和 HLA 抗原反应，也有一些实验产生抗胎牛血清成分的抗体。用免疫印迹法进一步分析抗体的特异性，发现抗体所识别的不同肿瘤抗原存在于相同的组织类型的肿瘤细胞中。通过抗体依赖细胞毒测定可以证实这些抗体能溶解肿瘤细胞。抗体反应与患者的临床反应相关联，即抗黑色素瘤抗原的抗体浓度增加与疫苗治疗患者的生存期增加相一致。

b. 细胞免疫应答

除了产生体液免疫反应外，全细胞疫苗或肿瘤细胞裂解物疫苗还可诱导细胞免疫应答。用疫苗治疗患者，免疫后的 PBL 的增殖和杀伤靶细胞的能力增强，其外周血中肿瘤特异性 CTL 频率增加，表明这些患者已产生肿瘤特异性免疫应答。

5）肿瘤细胞裂解物疫苗和肿瘤全细胞疫苗的应用前景

在有关改进 TCLV 和 WCV 方面有几个备受关注的领域：与细胞因子联合应用，可增强疫苗诱导抗肿瘤免疫应答的效能，传统的放化疗和新兴的靶向治疗策略亦可增强机体抗肿瘤免疫应答。将细胞因子编码基因转入肿瘤细胞疫苗，可大大增强其刺激免疫应答的能力，具有广泛的应用前景。此外，应用 DC 增强细胞疫苗的疗效，也是一个不错的选择。

（二）肽和蛋白质疫苗

1. 基本理论

TCR 可识别肿瘤细胞表面 MHC 分子凹槽中抗原肽的独特构象，细胞免疫在肿瘤免疫排斥中起关键作用，目前已知 T 细胞所识别的是蛋白质一级结构中能与相应的 MHC 分子抗原结合槽沟内的抗原肽片段，其长度一般为 8～12 个氨基酸残基。外来抗原需经 APC 加工处理成小肽段并与 MHC 结合提呈至细胞表面，在与 TCR 结合并活化 T 细胞后，才能产生免疫应答。合成的多肽疫苗能模拟 T 细胞识别的肿瘤抗原决定簇，不经提呈过程，即可直接与 MHC 分子结合并活化 T 淋巴细胞。因此，多肽疫苗用于体内外免疫诱导 CTL，可以诱导抗肿瘤免疫反应，但它受 MHC 限制，应用范围窄，而且单纯抗原小肽直接用于免疫还可能诱导特异性免疫耐受。目前，肿瘤抗原肽疫苗主要是与 DC 联合应用。

多肽疫苗用于临床研究的另一种形式是抗原肽与热激蛋白的复合物。热激蛋白家族是抗原加工提呈过程中抗原肽的分子伴侣，人们发现，从肿瘤细胞内提取的 HSP70、Grp94、gp96 与抗原肽的复合物作为疫苗可诱导抗肿瘤免疫，并可跨越 MH 的限制性。Castelli 等从自身黑色素瘤细胞提取 gp96 作为疫苗进行临床研究，在手术后有残余肿瘤的 28 例患者中 2 例 CR，3 例 SD。在手术后无残余肿瘤的 11 例患者中无瘤生存期为 117 天。ELISPOT 检测了 23 例患者外周血，其中 11 例在免疫后特异性 T 细胞应答增强。Mazzaferro 等对肝内结肠癌转移灶切除患者用自体肿瘤提取的 gp96 进行免疫治疗，提高了无瘤生存期和两年生存率。

2. 肿瘤抗原免疫原性肽的鉴定

1）CTL 筛选法

通过抗肿瘤 T 细胞所识别的蛋白质的编码基因克隆已鉴定出许多肿瘤抗原，对这些蛋白质的序列进行分析，筛选出可能被特定 HLA 提呈的抗原肽，再用这些肽段致敏

APC，通过抗原识别实验筛选抗原性较强的肽段。通过用不同浓度的肽致敏 APC，可以评估 T 细胞对这些肽抗原的亲和力，确定供识别所需的最低浓度。推测最有可能与个体 MHC 分子结合的肽有助于促进肽的鉴定。

2）抗原肽洗脱法

抗原肽洗脱法是通过亲和层析来纯化肿瘤细胞上的 MHC-I 类和 MHC-II 类分子，经酸洗脱使抗原肽从 MHC 分子上释放出来，再通过高效液相层析（HPLC）进行分级分离，用这些 HPLC 分离物致敏有适合的 MHC 分子的 APC，再用识别肿瘤抗原的 T 细胞来鉴定含有免疫原性肽的分离物。用毛细管 HPLC 可将肽直接洗脱到三倍或四倍质谱仪中进一步鉴定含有免疫原性肽的分离物。自动化 Edman 降解或碰撞活化解离分析能确定肽的氨基酸序列。采用这些肽致敏 APC 后，如果可以被抗肿瘤的 T 细胞识别，即可证实这是一个肿瘤相关的抗原肽。使用这一技术确定了 gp100 中氨基酸 280～288 位的肽为一个黑色素瘤抗原表位。

3）反向免疫学方法

表位演绎法是一种从预测抗原表位到用实验证实抗原表位来研究 T 细胞抗肿瘤免疫的新方法。这种方法与传统的先分离肿瘤浸润 T 细胞（TIL）然后再研究抗原表位的过程在先后顺序上是相反的，因此，这种方法也被称为"反向免疫学"方法。具体说来，待选的 HLA 提呈的抗原表位肽是否是真正刺激 T 细胞的免疫强势抗原表位肽，可以通过以下两个步骤来判定：①这些抗原表位肽必须具备较高的 MHC 分子亲和力；②这些抗原表位肽必须具备在实验中刺激出抗原表位特异的 T 细胞克隆株。传统的 T 细胞抗原表位方法需要分析患者中的抗肿瘤 T 细胞免疫反应，这已经成为除黑色素瘤之外其他肿瘤细胞肿瘤免疫治疗的主要限制，因为除了黑色素瘤之外的其他大多数肿瘤患者中的抗肿瘤免疫反应均较弱，且难分离 TIL。因此，反向免疫学方法已经成为从大量 SEREX 抗原中鉴定出抗原特异性 T 细胞反应的一个替代方法。很多生物信息算法均极大地促进了反向免疫学的应用，应用包括：①预测肿瘤抗原中的可结合于特定 HLA 的抗原表位肽段；②预测待选抗原表位两侧蛋白酶加工的位置；③预测待选抗原表位与转运相关蛋白（TAP）结合的能力。肿瘤抗原中 HLA-I/II 类限制性 T 细胞表位的鉴定的临床意义在于它使我们可以构建新的以抗原表位肽或编码抗原表位肽为基础的疫苗用于抗肿瘤治疗，用于检测某抗原表位肽特异的 T 细胞以协助诊断、判断预后并评价肿瘤抗原特异性免疫及疫苗治疗的效果。使用这种反向免疫学方法已鉴定出黑色素瘤细胞的刺激性激素受体和酪氨酸相关蛋白-2（TRP-2）为 HLA-A2 限制性人黑色素瘤抗原。

（三）DC 相关肿瘤疫苗

树突细胞是最具潜力的抗原提呈细胞（APC）。树突细胞是高度能动的异质性细胞，源自骨髓中的前体细胞，通过血液系统迁移到淋巴结，捕获抗原。树突细胞在淋巴结或二级淋巴器官的其他 T 细胞富集区提呈抗原给 T 细胞。在肿瘤患者体内，DC 负责 TAA 的摄取、加工并交叉提呈给初始 T 淋巴细胞，继而刺激初始 T 淋巴细胞的大量增殖，产生记忆性 T 淋巴细胞，在肿瘤特异性免疫过程中，记忆 T 淋巴细胞起关键作用。

1.DC 的生物特性

1868 年，Paul Langerhans 在皮肤组织中首次观察到 DC，1973 年，Ralph

Steinman 和 Cohn 在鼠的脾脏中分离出 DC 并发现其免疫功能，此后 DC 生物学迅速成为免疫学的研究热点。目前认为存在两大类 DC：一类是骨髓源性 DC，包括两个分支——存在于皮肤样覆层上皮的 LC 和存在于其他组织中的间质性 DC（int DC），它们共同的特点是分泌 IL-12，诱导 $CD4^+$ T 细胞增殖，不同点是 int DC 可分泌 IL-10，诱导 B 细胞向浆细胞分化，而 LC 可能与 $CD8^+$ CTL 活性有关；另一类是浆细胞样 DC（pDC），它在病毒入侵机体后发挥作用，在几小时内，分泌大量的抗病毒的细胞因子，具有介导免疫应答启动的作用。从另一角度来看，可以将 DC 分为组织来源的 DC 和外周血来源的 DC。组织来源的 DC 从外周组织中迁徙到淋巴结，在感染中处于不稳定状态；血液来源的 DC 的整个生命周期都存在于脾脏和淋巴结。这两类 DC 也可再加以细分，它们在不同成熟阶段的抗原提呈能力表现出根本的不同。通常认为，DC 从淋巴系统迁移到引流淋巴结（draining lymph node，DLN），是适应性免疫应答的开始。外周血中的未成熟 DC 通过吞噬外来抗原等，转变为成熟 DC，并向前哨淋巴结（sLN）等淋巴器官迁移，同时吞噬能力减弱，抗原提呈能力加强。外来抗原入侵机体后，被 DC 吞噬，诱导 DC 成熟。成熟的 DC 表面分子发生一系列变化，已知 CCR7 是成熟 DC 向次级淋巴器官迁移的重要趋化因子，然而目前对 CXCR4 的功能了解不多。将 CCR7-CCL19 与 CXCR4-CXCL12 对比发现，CCR7 在 DC 迁移中发挥的作用更强。DC 的最大特点是能够显著刺激初始 T 细胞（naïve T cell）进行增殖，而巨噬细胞和 B 细胞只能刺激已经活化的或记忆性 T 细胞，因此 DC 是机体免疫应答的始动者。单核细胞系可以向巨噬细胞系和 DC 系分化，可同时发挥吞噬并杀死病原体并介导 T 细胞免疫的功能，这主要取决于它的分化方向。近来，关于 DC 的抗原提呈特性的研究取得很多进展。例如，发现 NADPH 氧化酶 2（NO×2）通过控制吞噬体酸碱度来调控 DC 的抗原加工和提呈，DC 缺乏 NOX2 将会增加吞噬体内的酸性环境，使抗原水解加快，结果导致抗原提呈功能下降。

2. DC 与肿瘤免疫逃逸机制的研究

肿瘤免疫逃逸是指肿瘤细胞通过某种机制逃避机体免疫系统对其的监视与杀伤，从而导致肿瘤的发生、发展、转移和复发的现象。迄今已发现多种机制参与肿瘤的免疫逃逸，可概括为两个方面：一是来自肿瘤细胞及肿瘤抗原本身的改变，如肿瘤细胞 MHC 或共刺激分子缺如、肿瘤抗原的免疫原性减低、抗原提呈相关基因（*TAP*、*LMP* 等）表达的下调等；二是来自机体免疫系统功能的变化，如在肿瘤发生的早期免疫系统不能识别低水平的肿瘤相关抗原、由髓样抑制性细胞（myeloid suppressor cell，MSC）及调节性 T 细胞（Treg）导致的 T 细胞对肿瘤相关抗原的耐受及功能的抑制、专职性抗原提呈细胞功能缺失等。越来越多的证据表明，肿瘤患者身上分离出的 DC 在功能上是有缺陷的，不能有效识别肿瘤抗原。Angeli 等发现肿瘤细胞能够诱导外周血 DC 凋亡，组织 DC 也随之减少，抗原提呈能力减弱，形成了有利于肿瘤生长的环境，即免疫耐受。多种肿瘤动物模型研究显示，在瘤体周围、引流淋巴结和外周血中，成熟 DC 的数量都在减少，特别在头颈部皮肤癌患者中，DC 的数量在早期便成倍减少。体外实验证明，乳腺癌细胞提取的可溶因子与这种现象有关。肿瘤组织中的 IL-10 可以阻碍 DC 分化，抑制其诱导 $CD4^+$、$CD8^+$ T 细胞免疫应答，而 CD40L 和 IL-12 保护的 DC 可以免受肿瘤诱导的凋亡。另有研究表明，将 DC 疫苗应用于肿瘤免疫治疗，主要困难在于肿瘤引起的 DC 等 APC 细胞功能缺陷。细胞因子（GM-CSF、IL-6、M-CSF、IL-10、VEGF），炎性介质（神经节苷脂、PGE2）和代谢产物（肿瘤抗原、多胺类）都可阻碍 DC 的分化、成熟和存活。未成熟的 DC 能够诱导免疫抑制和免疫耐受，未成熟 DC 在黑色素瘤转移的淋巴结中存在，可能以其特有的方式调节机体抗黑色素瘤的免疫应答。

3. DC 瘤苗的抗肿瘤机制

1）诱导 CTL 活化扩增并杀伤肿瘤细胞

DC 疫苗诱导淋巴细胞活化产生的 CTL 是主要效应细胞，活化的 CTL 可以在体内外杀伤肿瘤细胞。$CD8^+$ CTL 主要通过释放穿孔素和颗粒酶杀伤靶细胞，在实验中除去 $CD8^+$ T 细胞，DC 疫苗仍可激活 $CD4^+$ T 细胞产生抗肿瘤作用，$CD4^+$ CTL 介导的杀伤机制除了释放穿孔素和颗粒酶外，更重要的是依赖细胞间的 Fas/FasL 识别而诱导靶细胞凋亡。虽然 $CD4^+$ CTL 的激活受 MHC 的限制，但与 $CD8^+$ CTL 不同，其杀伤作用不受 MHC 的限制。这些活化的 $CD4^+$ 或 $CD8^+$ CTL 可在体内外杀伤肿瘤细胞，也可在体外将携带肿瘤抗原肽-MHC 分子的 DC 识别为靶细胞而产生杀伤作用。没有抗原负载的 DC 在皮下注射后 7 天还可在淋巴结中检测到 DC，相反，用抗原负载过的 DC 免疫，DC 在淋巴结中的消失曲线与 $CD8^+$ CTL 细胞的激活平行，而近期被免疫过的小鼠 DC 消失更快，说明抗原特异性 CTL 在体内也具有对抗原负载 DC 的杀伤作用。这种 CTL 对 DC 的杀伤作用有可能是机体免疫系统的一种自我调节方式，能防止 DC 无限制地活化 CTL。

2）激活 NK 细胞杀伤肿瘤细胞

DC 瘤苗效应的另一个机制是激活 NK 细胞，NK 细胞可通过与 DC 的直接接触而激活。最近研究发现，外周血单核细胞来源的 DC 也可通过分泌细胞因子激活 NK 细胞，产生对肿瘤细胞的杀伤作用，不需要 DC-NK 细胞的直接接触。

3）DC 直接杀伤作用

有研究表明，淋巴系来源的胸腺 DC 在执行 T 细胞的阴性选择时，通过细胞间的凋亡信号通路诱导识别自身抗原的 T 细胞凋亡。Shimamuraa 等发现髓系 DC 也可在体外直接杀伤纤维母细胞 MCA205。DC 不分泌 IFN-γ 和 TNF-α 等杀伤因子，但分泌一氧化氮（NO），NO 合成酶抑制剂可部分阻止瘤细胞的凋亡，因而认为 DC 通过 NO 机制诱导瘤细胞的凋亡，并且不需要 DC 与瘤细胞直接接触。另外，Yang 等研究发现，卵巢癌患者单核细胞来源的未成熟 DC 可通过钙依赖的 Fas/FasL 机制诱导卵巢癌细胞凋亡。但一般认为 DC 直接杀伤靶细胞不是 DC 瘤苗效应的主要机制，其意义可能是促进 DC 获取肿瘤抗原。

4. DC 肿瘤疫苗的种类

1）肿瘤特异性抗原多肽负载 DC

肿瘤特异性抗原（tumor-specific antigen，TSA）或肿瘤相关抗原（tumor-associated antigen，TAA）多肽负载 DC 在体外和动物模型中均得到广泛应用，并已用于人体临床试验。肿瘤特异性抗原多肽负载 DC 是通过特定的抗原表位与 DC 的特定 MHC 分子结合，激发机体抗肿瘤细胞免疫反应。例如，对于卵巢癌来说，荷载了 HER2/neu 多肽的树突细胞能够刺激自身 T 细胞的增殖，而且该 T 细胞能够杀伤表达 HER2/neu 多肽的靶细胞。抗原肽刺激致敏 DC 是目前研究最多的抗肿瘤免疫方法之一，它具有易于生产和易于监测等优点；缺点是必须了解患者的 MHC 背景、相关表位的序列及肿瘤抗原免疫逃避变异发生的可能性。为了减少免疫逃避的发生，使 DC 免疫治疗更加有效，许多研究采用多个抗原肽同时负载 DC 的办法，采用同一肿瘤的不同抗原肽，也可以采用不同肿瘤的抗原肽。

2）肿瘤全细胞抗原负载 DC

肿瘤全细胞抗原负载 DC 的优点在于不必清楚肿瘤细胞的 TSA 或 TAA，可诱导机体产生多克隆的 CD8$^+$ CTL 和 CD4$^+$ HTL，缺点是有可能产生针对正常组织细胞成分的 T 细胞反应，并要求有一定量的肿瘤细胞来源。用肿瘤全细胞抗原负载 DC 的方法目前常用的有以下几种。

（1）用坏死或死亡的肿瘤细胞负载 DC。通过反复冻融、加热、低渗透压休克处理、桦目酸处理及 γ 射线照射等方法可以获取坏死或死亡的肿瘤细胞。

（2）用肿瘤细胞裂解物负载 DC。肿瘤切除术后获得的肿瘤组织被切碎，经研磨消化后再培养数天，水或酸洗脱抗原肽、减毒后刺激 DC。在 DC 培养过程中加入肿瘤细胞裂解产物、TNF-α 和前列腺素 E2，最后经洗涤、重悬，随后应用于人体。肿瘤细胞裂解物负载 DC 的方法既有优点又有缺点，优点是不需要了解肿瘤相关抗原的性质及其抗原表位的相关知识，缺点则在于肿瘤细胞不易获得，如一般不能对肿瘤重复切除或者有的肿瘤根本不具备切除条件。

（3）用凋亡肿瘤细胞负载 DC。未成熟 DC 可以吞噬肿瘤细胞凋亡体并摄取、加工和提呈肿瘤抗原。多种配体和受体分子参与 DC 对凋亡体的识别和摄取，其中最主要的是整合素 αVβ 和 CD36。通过紫外线或 γ 射线照射、流感病毒感染，以及放线菌素 D、丝裂霉素 C、神经酰胺等处理可诱导肿瘤细胞凋亡。

（4）用活肿瘤细胞负载 DC。Lambert 等对比了用活腺癌细胞制备的 DC 疫苗与肿瘤裂解产物或凋亡细胞制备的 DC 疫苗所诱导的免疫反应，结果显示三种方法均可防止肿瘤细胞的肺转移，效果无显著差异，但在体内注入此种 DC 疫苗前要经过放射线照射，以消除活肿瘤细胞的致瘤性。

（5）通过肿瘤细胞-DC 融合负载抗原。该方法可以在体内外诱导出特异性 CTL。例如，Gong 等将人类卵巢癌细胞与自身的或同种异体的树突细胞相融合，结果表明，融合细胞不仅能够表达卵巢癌细胞相关抗原，还能表达树突细胞来源的共刺激分子和黏附分子，而且该融合细胞能够刺激自身 T 淋巴细胞的增殖，激活 CTL，诱导自身肿瘤细胞的裂解。Kugler 等利用肾癌细胞与树突细胞的融合细胞对 17 名肾癌患者进行了免疫治疗，免疫的平均持续时间是 13 个月，其中，树突细胞是来自于正常人的同种异体树突细胞，每 3 个月注射 1 次，实验结果显示：4 名患者出现完全应答，2 名患者出现部分应答，2 名患者病症稳定，65% 的患者产生 DTH （delayed-type hypersensitivity）阳性现象。

3）独特型蛋白负载 DC

独特型蛋白（idiotypic protein，Id）具有克隆特异性，对于免疫治疗是理想的肿瘤特异性抗原。尽管 Id 是弱抗原，但多个实验和临床研究已经证实独特型蛋白或肽对于自体具有免疫原性。Hsu 等将滤泡型淋巴瘤患者自身的淋巴瘤单克隆免疫球蛋白（独特型蛋白）体外负载 DC，此 DC 与负载了被 T 细胞识别的免疫球蛋白 KLH 的 DC 共同回输患者，并于 2 周后注射患者独特型蛋白和 KLH 以增强免疫反应，结果发现，患者均出现不同程度的抗肿瘤细胞免疫，疗效令人满意。

4）对 DC 进行肿瘤基因修饰

对 DC 进行肿瘤基因修饰可以解决因为 DC 功能缺陷而造成的肿瘤免疫逃逸，其中，用何种肿瘤基因在体外对 DC 进行修饰以弥补其功能缺陷是应用 DC 疫苗进行免疫治疗的关键（表 1-5-4）。

表 1-5-4　DC 疫苗不同抗原负载方式的比较

DC 疫苗抗原负载方式	优点	缺点
肿瘤特异性多肽负载 DC	① 具有较好的靶向性 ② 不易产生自身免疫性疾病（弱酸洗脱除外）	① 目前已知的 TAA 较少，临床应用受到限制 ② 由于肿瘤细胞的异质性和遗传不稳定性，用已知的抗原多肽未必能诱导出最佳的免疫反应 ③ 必须明确肿瘤抗原肽的 HLA 类型
肿瘤全细胞抗原负载 DC	① 不必清楚肿瘤 TSA 或 TAA，细胞类抗原大部分拥有全部的细胞性抗原 ② 全细胞抗原相对容易获取制备 ③ DC 疫苗加工提呈抗原时间长，免疫作用持久	① 非肿瘤相关抗原量大且种类多，易诱发自身免疫性疾病 ② 所需肿瘤细胞数量多，最佳刺激量难确定 ③ 目前仍缺乏有效的分离纯化方法，细胞融合效率不高 ④ 由于肿瘤细胞可分泌大量抑制性细胞因子（如 VEGF 和 IL-10），可诱导耐受型 DC 及 DC 功能缺陷
独特型蛋白负载 DC	① 核酸疫苗表达抗原肽抗原性更强，诱导的免疫应答更全面 ② mRNA 不稳定，不可能与宿主细胞基因组整合，安全性高于 DNA 疫苗 ③ 从 mRNA 到抗原，比 DNA 到抗原少了转录步骤，操作技术相对简单 ④ RNA 疫苗只在宿主细胞质中表达，DNA 疫苗要先进入细胞核中再进行转录，所以 mRNA 疫苗无癌变危险性	① RNA 稳定性差，易降解 ② 转化率较低 ③ RNA 转染 DC 后可使抗原蛋白低水平表达，不能调节细胞功能 ④ 用总的 mRNA 转染 DC 有诱导自身免疫性疾病的可能
对 DC 进行肿瘤基因修饰	增加细胞因子的分泌，增强诱导免疫应答的能力	转染非分裂状态下的 DC 难度较大，常用病毒载体

（1）用肿瘤细胞 DNA 负载 DC。借助于分子生物学手段，将外源基因导入 DC，提高其对抗原的摄取、加工和提呈能力，从而提高机体对肿瘤的抵抗能力。介导目的 DNA 进入 DC 的方法包括非病毒载体介导法和病毒载体介导法两大类。非病毒载体介导法主要有脂质体法、电穿孔法、$Ca_3(PO_4)_2$ 共沉淀法。病毒载体介导法所用的病毒载体包括逆转录病毒载体、腺病毒载体和痘苗病毒载体。逆转录病毒载体的基因转导率相

对较低（20％～75％），腺病毒载体较高，达95％。腺病毒载体作为DC基因修饰的载体具有性质稳定、表达时间长及能够延长抗原基因多表位表达等优点。痘病毒转导DC有可能出现DC功能下降。美国科学家比较了肿瘤抗原基因转染的4种方法：DNA/脂质体复合物、电击、$Ca_3(PO_4)_2$沉淀及重组腺病毒载体，发现物理方法的转染效率不如以腺病毒为载体的转染效率。

（2）用肿瘤RNA负载DC。RNA负载DC具有以下优点：①RNA能在体外通过PCR方法扩增得到大量纯的肿瘤抗原基因，在DC内持续表达TAA，并通过MHC-I类途径得到充分提呈，从而产生极强的免疫激发能力；②RNA可以克服由于抗原-MHC复合物解离或MHC分子降解而产生的降低T细胞免疫反应降低。有研究表明，应用RNA负载法制备的DC疫苗在体内外能有效诱导出抗小鼠或人体肿瘤的CTL活性，介导肿瘤消退，目前已在临床研究中得到应用。

5）展望

DC疫苗作为肿瘤免疫治疗的一项重要手段已显示出巨大的临床应用价值，其主要通过启动患者自身特异性肿瘤免疫反应，增强机体抗肿瘤能力，在杀伤肿瘤细胞的同时又可减少对机体正常细胞的损害。然而，DC疫苗在临床应用过程中仍存在许多问题，不同种类及不同成熟状态DC的选取，针对不同的肿瘤采用何种肿瘤抗原和DC负载的方法，疫苗的使用剂量、接种途径和免疫频率，疫苗效果评价等均需进一步探讨。相信随着研究的不断深入及技术的不断完善，这些问题终会得以解决，DC疫苗在肿瘤免疫治疗中将会有广阔的应用前景。

四、基因修饰肿瘤疫苗

随着编码免疫系统调控分子基因的克隆成功，可将编码免疫活性分子的基因转导肿瘤细胞，从而产生以细胞为基础的新一代肿瘤疫苗策略。也可用灭活病毒（如SV40痘苗病毒和腺病毒）重组后制成重组病毒疫苗。这是当前国内外热门的基因治疗研究领域之一。许多医学中心对疫苗的早期临床试验结果进行了报道。

（一）基因修饰肿瘤疫苗

1. 主要组织相容性抗原基因修饰的肿瘤疫苗

通过基因转导技术将MHC基因转入肿瘤细胞是最早提高肿瘤免疫原性的方法之一。20世纪80年代一些鼠肿瘤模型实验通过基因转染增加MHC-I类分子的表达，可明显减少肿瘤的发生，认为降低肿瘤发生的原因是增强了体内$CD8^+$细胞毒性T细胞（CTL）提呈肿瘤特异性抗原的能力。但是提高自体MHC-I类分子的表达在某种条件下并不一定能增强肿瘤的免疫原性，在一定条件下可以抑制自然杀伤细胞（NK），出现促进肿瘤发展的矛盾结果。

在一些鼠肿瘤模型中，转导MHC-II基因的肿瘤细胞可以降低肿瘤免疫原性，提高对亲代MHC-II阴性细胞的免疫反应。肿瘤细胞MHC-II分子的表达是为MHC-II限制性的肿瘤特异性抗原CD4辅助T细胞提呈做准备，CD4辅助T细胞有助于增强CTL及其他CD4依赖性T细胞的作用。另有实验也证实，共转染MHC-II和*B7*基因，可以进一步提高肿瘤疫苗的效力。

2. 编码膜相关协同刺激分子（如 B7）的基因修饰肿瘤疫苗

最初将 *B7* 基因转入肿瘤细胞的设想基于 B7 和 CD28 共刺激 T 细胞活化中的相互作用。但事实上，某些肿瘤在它们免疫相容宿主转染 *B7* 基因后，产生了排斥反应，对远部接种的野生型肿瘤产生保护性免疫反应。另有对转染了 *B7.1* 和 *B7.2* 的肿瘤疫苗进行研究比较后发现，转导 *B7.1* 的肿瘤疫苗可诱导出良好的抗肿瘤免疫反应。对转导了 *B7* 的肿瘤疫苗分析显示，只有具有免疫原性的肿瘤才可以产生机体免疫力，低免疫原性或无免疫原性肿瘤细胞不能产生免疫反应。

提高转导 B7 肿瘤细胞免疫原性的机制是：表达 B7 的肿瘤细胞可以视为有活性的 APC。除此之外，B7 是 NK 细胞杀伤作用的靶抗原，因而体内 NK 细胞依赖性免疫机制可有效杀死转导 B7 的肿瘤细胞，其机制可能是通过增强 NK 细胞对转导 B7 的肿瘤细胞的杀伤，从而增强抗原向骨髓源性 APC 的释放。骨髓异源嵌合体实验为此提供了证据，研究显示，B7 的表达虽然使一些肿瘤细胞重新具有直接向 T 细胞提呈的能力，但是转导 B7 肿瘤疫苗主要是通过骨髓源性 APC 进行抗原提呈。

目前开展的共刺激分子基因修饰研究还包括肿瘤坏死（TNF）家族成员，如 4-1BBL、FasL、CD70、CD153 和 CD154。有研究显示，转导 FasL 的肿瘤细胞可诱导局部肿瘤消退，其效应是由 FasL-Fas 依赖性中性粒细胞的激活加上局部炎症的破坏作用造成的。另外，在疫苗接种和药物干预模型中发现，表达 CD70 和 CD154 的肿瘤细胞能高频率诱导抗肿瘤免疫反应。目前已制备出一些抗 TNF 受体家族的抗体，但是尚不能确定体内使用抗体或诱导编码配体的基因是否是最有效的方法。

3. 细胞因子基因修饰的肿瘤疫苗

转导细胞因子基因修饰的肿瘤疫苗是目前最活跃的研究领域，该方法通过改变肿瘤细胞局部免疫环境以提高提呈特异性抗原的能力，或者提高肿瘤特异性淋巴细胞活性。使用转导细胞因子基因疫苗的重要前提是，在肿瘤局部产生高浓度细胞因子。通常机体内的细胞因子浓度很低，如果全身使用细胞因子后，血液浓度明显高于注射相应基因修饰肿瘤细胞后的水平，则不能产生生物效应。转导不同细胞因子基因的肿瘤细胞在致瘤性和免疫原性等方面具有不同效应（表 1-5-5）。

表 1-5-5　不同细胞因子修饰肿瘤疫苗的免疫效应

细胞因子	细胞因子基因修饰肿瘤疫苗体内效应
IL-2	转导肿瘤细胞消退，产生大量肿瘤浸润淋巴细胞，CD8$^+$ T 细胞和 NK 细胞为主要效应细胞，肿瘤局部 IL-2 增高
IL-4	转导肿瘤细胞消退，产生大量巨噬细胞和嗜酸性粒细胞，CD8$^+$ 细胞和部分 CD4$^+$ 细胞为主要效应细胞
IFN-γ	诱导和上调肿瘤细胞 MHC-I 和 MHC-II 类基因产物，有明显的肿瘤系统依赖性
TNF	抑制肿瘤生长，对肿瘤细胞有直接作用，产生炎症反应
IL-7	诱发全身抗肿瘤免疫，NK 细胞和 T 细胞为效应细胞
GM-CSF	产生抗肿瘤免疫反应，促进造血细胞前向 DC 细胞分化，效应细胞为 CD4$^+$ 和 CD8$^+$ T 细胞

（二）用于基因转导的载体

多种基因转移载体可用于制备基因修饰的肿瘤疫苗。为制备自体基因修饰的肿瘤疫苗，不仅需要转导细胞持续高水平表达基因产物，而且需要高效的基因导入方法。大量的临床前研究证实基因表达水平在决定起始免疫中具有重要作用。此外，人类原发性肿瘤很难长时间培养，这也限制了体外药物选择转导细胞的研究。

1. 逆转录病毒

复制缺陷型逆转录病毒载体是最早的基因转移载体，但对逆转录病毒载体制备基因修饰肿瘤疫苗的研究却甚少。获得病毒颗粒滴度限制了基因转导效率，且逆转录病毒对转运外来遗传物质的数量有严格限制，因此，转导需要靶细胞的复制。事实上，逆转录病毒基因载体的最大优点是与宿主基因组的整合能力，它可以使基因得到稳定的表达，但是该优点对基因修饰肿瘤疫苗来说并不是必需的。

2. 腺病毒

复制缺陷型腺病毒载体是更具吸引力的基因转运系统，正广泛应用于体内外肿瘤的转导，这是因为该方法可以获得更高滴度的病毒，腺病毒拥有较大的基因组，允许插入数量较多、片段较大的基因。随着更多腺病毒载体试验的开展，发现不同肿瘤在转导效率和基因表达水平上呈现极大的多样化，即使对同一组织类型也是如此。腺病毒的缺点是因为不能与宿主基因组整合，因此表达持续时间较短。但是由于一般疫苗细胞在接种后 1 周内均被破坏，因此并不会产生影响。

3. 其他载体

其他一些病毒和非病毒载体包括疱疹病毒扩增子载体、腺相关病毒载体、禽痘病毒载体和脂质体 DNA 载体等，它们均已用于体内外肿瘤转导的研究。

五、肿瘤浸润性淋巴细胞（TILs）、CAR-T 和 TCR-T 细胞治疗方法

近年来肿瘤免疫治疗取得重大突破，主要包括两大类：一种是把肿瘤的特征"告诉"免疫细胞，让它们去定位，并造成杀伤；另一种是解除肿瘤对免疫的耐受/屏蔽作用，让免疫细胞重新认识肿瘤细胞，对肿瘤细胞产生攻击。第一种情况，因为要利用机体自身的免疫细胞，因此目前多为免疫细胞治疗；后一种情况主要是阻断被屏蔽的免疫信号，因此多为小分子药物和抗体药物，如大家熟知的 PD-1/PD-L1 一类。当然还有其他类别，甚至联合应用效果更好。

而在第一种情况（免疫细胞治疗）中，具有特异性杀伤肿瘤细胞的有 3 种：肿瘤浸润性淋巴细胞（TILs）、CAR-T 和 TCR-T 细胞治疗方法。目前有 3 种使用效应 T 细胞的过继细胞疗法（Adoptive cellular therap，ACT）正在注册审批过程中（图 1-5-10）。肿瘤浸润性淋巴细胞（TILs）虽发展缓慢，但数十年来一直在进步，近期一项针对转移性黑色素瘤的国际 III 期随机试验已经完成（https：//clinicaltrials.gov/ct2/show/NCT00200577），这项研究前后经历 10 多年，最终结果还是不错的，显示不管在复发还是长期生存方面，TILs 都是有效的。

通过修饰，使正常供体细胞的同种异体排异反应失活，同时使用抗肿瘤的 CAR 或TCR 武装它；或利用抗肿瘤分子武装患者自体细胞。在实体肿瘤中，活检标本可用来

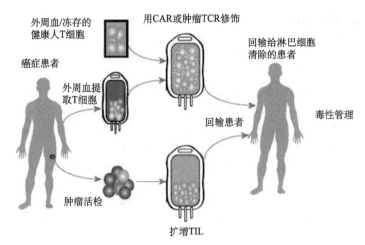

翻译免疫学：CAR和TCR工程化T细胞

图 1-5-10　目前细胞治疗的几种途径

分离 TILs 并进行扩增。大多数情况下，病人在接受抗肿瘤淋巴细胞输注前需要接受必要的预处理，并须谨慎处置治疗引发的毒性。

　　CAR-T（chimeric antibody receptor engineered T cell）和基因修饰 T 细胞受体（gene modified TCR）。事实上，基因修饰 T 细胞受体技术的研发也已经有相当长的历史。这两种技术的共同点在于通过基因改造的手段提高 T 细胞受体对特异性癌症细胞抗原的识别能力和进攻能力，因此也都统称为"T 细胞受体重新定向"技术（T cell receptor redirection），但两者所使用的方法不同。

　　嵌合抗原受体 T 细胞技术（CART）及 T 细胞受体（TCR）嵌合型 T 细胞（TCR-T）作为当前过继性细胞回输治疗 ACT 技术两大最新的免疫细胞技术，因其能够表达特异性受体靶向识别特异性的细胞如肿瘤细胞，受到广泛的关注和研究，从最开始的基础免疫研究转变为临床应用。基于合成生物学、免疫学、遗传改造技术，使得合成改造的特异性功能加强版的 T 细胞成为可能。CD19 抗原特异性 CAR-T 细胞用于治疗 B 细胞白血病和淋巴瘤临床试验中，显示出持续的疾病缓解效果。由于 CAR-T/TCR-T 技术的优越表现，以及广阔的临床应用前景，从而使其受到制药行业的高度重视。TIL 技术还有待成熟，有待进一步完善；CAR-T 和 TCR-T 这两种方法，发展都比较迅速，但是都不尽完美。

　　了解免疫系统如何调控肿瘤复发（regression）、药物如何促进肿瘤特异性免疫和解除肿瘤驱动性免疫抑制，将有助于设计新型、有效的肿瘤免疫治疗联合方案。尽管这种理想化的治疗方案十分激动人心，但是在肿瘤免疫治疗的应用潜力发挥和广泛临床推广之前，还有几大难题需要解决。

（夏建川　王　慧）

参 考 文 献

Chaudhuri D, Suriano R, Mittelman A, et al. 2009. Targeting the immune system in cancer. Curr Pharm Biotechnol, 10 (2): 166-184.

Dalgleish A, Pandha H. 2007. Tumor antigens as surrogate markers and targets for therapy and vaccines. Adv Cancer Res, 96: 175-190.

Edwards K M, Decker M D, Halsey N A, et al. 1991. Differences in antibody response to whole-cell pertussis vaccines. Pediatrics, 88 (5): 1019-1023.

Ehrlich P. 1957. Uber den jetzen Stand der Karzinom-forschung. *In*: Himmelweit F. The collected papers of Paul Ehrlich-Vol. II. Immunology and cancer research. London: Pergamon Press: 559.

Gregoriadis G, Bacon A, Caparros-Wanderley W, et al. 2002. A role for liposomes in genetic vaccination. Vaccine, 20 (Suppl) 5: B1-9.

Grivennikov S I, Greten F R, Karin M. 2010. Immunity, inflammation, and cancer. Cell, 140 (6): 883-899.

Hung C F, Wu T C, Monie A, et al. 2008. Antigen-specific immunotherapy of cervical and ovarian cancer. Immunol Rev, 222: 43-69.

Kanduc D. 2009. "Self-nonself" peptides in the design of vaccines. Curr Pharm Des, 15 (28): 3283-3289.

Klinman D M, Ishii K J, Verthelyi D. 2000. CpG DNA augments the immunogenicity of plasmid DNA vaccines. Curr Top Microbiol Immunol, 247: 131-142.

Kobayashi H, Horner A A, Martin-Orozco E, et al. 2000. Pre-priming: a novel approach to DNA-based vaccination and immunomodulation. Springer Semin Immunopathol, 22 (1-2): 85-96.

Loisel-Meyer S, Foley R, Medin J A. 2008. Immuno-gene therapy approaches for cancer: from in vitro studies to clinical trials. Front Biosci, 13: 3202-3214.

Mimori T. 2009. Immunosuppressants. Nippon Rinsho, 67 (3): 582-587.

Mooi F R, van Oirschot H, Heuvelman K, et al. 1998. Polymorphism in the Bordetella pertussis virulence factors P. 69/pertactin andpertussis toxin in the Netherlands: temporal trends and evidence for vaccine-driven evolution. Infect Immun, 66 (2): 670-675.

Morse M A, Hall J R, Plate J M. 2009. Countering tumor-induced immunosuppression during immunotherapy for pancreatic cancer. Expert Opin Biol Ther, 9 (3): 331-339.

Murphy G M. 2009. Ultraviolet radiation and immunosuppression. Br J Dermatol, 161 (Suppl) 3: 90-95.

Nagasaka H, Ohno S, Kobayashi K, et al. 2009. Effect of anesthetics on malignant tumor cells. Masui, 58 (10): 1216-1225.

Niederkorn J Y. 2009. Immune escape mechanisms of intraocular tumors. Prog Retin Eye Res, 28 (5): 329-347.

Oka Y, Tsuboi A, Elisseeva O A, et al. 2007. WT1 peptide cancer vaccine for patients with hematopoietic malignancies and solid cancers. Scientific World Journal, 7: 649-665.

Perdiguero B, Esteban M. 2009. The interferon system and vaccinia virus evasion mechanisms. J Interferon Cytokine Res, 29 (9): 581-598.

Pilla L, Rivoltini L, Patuzzo R, et al. 2009. Multipeptide vaccination in cancer patients. Expert Opin Biol Ther, 9 (8): 1043-1055.

Prausnitz M R, Mikszta J A, Cormier M, et al. 2009. Microneedle-based vaccines. Curr Top Microbiol Immunol, 333: 369-393.

Rosenberg S A. 1999. A new era for cancer immunotherapy based on the genes that encode cancer antigens. Immunity, 10 (3): 281-287.

Smits E L, Anguille S, Cools N, et al. 2009. Dendritic cell-based cancer gene therapy. Hum Gene Ther, 20 (10): 1106-1118.

Von Figura G, Rudolph K L. 2009. Cancer and aging——biological mechanisms. Onkologie, 32 (Suppl) 3: 34-38.

第五节 肿瘤免疫基因治疗基础

一、肿瘤免疫基因治疗研究状况

随着转基因技术的发展和对机体抗肿瘤免疫认识的不断提高，免疫基因治疗已经成为肿瘤治疗研究的热点。肿瘤免疫基因治疗是指应用基因转移技术将主要组织相容性复合物（MHC）、共刺激分子、细胞因子及其受体、肿瘤抗原和病毒抗原等与抗肿瘤免疫有关的基因导入肿瘤细胞或免疫效应细胞，通过基因的表达增强肿瘤细胞的免疫原性和（或）免疫系统的功能，以增强机体的抗肿瘤免疫反应，从而达到抑制和杀伤肿瘤细胞的目的。肿瘤免疫基因治疗是一种新型肿瘤治疗模式。1990 年 11 月，美国 NIH 和 FDA 正式批准 Resenberg 实验室利用逆转录病毒介导 *TNF* 基因转染肿瘤浸润淋巴细胞（TIL）治疗晚期黑色素瘤患者，这标志着肿瘤免疫基因治疗时代的来临。随着免疫学和分子生物学等相关学科的发展和交叉渗透、肿瘤免疫基因治疗得到了迅速发展。截止到 2004 年 6 月，全世界共有 987 个基因治疗方案进入了临床试验，其中免疫基因治疗占了很大比例，共有 136 个治疗方案使用了抗原基因，占 14%；241 个治疗方案使用了细胞因子基因，占 24%。

（一）肿瘤免疫基因治疗的优势

肿瘤免疫基因治疗是肿瘤免疫治疗和肿瘤基因治疗交叉渗透、融合发展所形成的新型肿瘤治疗方法，它兼具二者的优势。一方面，抗肿瘤免疫相关基因的应用赋予肿瘤基因治疗新的内容：将 MHC 基因和（或）共刺激分子基因导入肿瘤细胞，可增强肿瘤细胞提呈肿瘤相关抗原、激活 T 细胞的能力，克服肿瘤通过下调 MHC 分子的表达或缺乏共刺激分子而产生的免疫耐受；将细胞因子基因导入肿瘤细胞或免疫效应细胞，使其持续分泌细胞因子，可在肿瘤局部形成免疫刺激微环境，打破肿瘤免疫耐受状态；将肿瘤相关抗原基因导入抗原提呈细胞，可制备肿瘤特异性疫苗，诱导抗原特异性抗肿瘤免疫应答。另一方面，基因治疗方法为肿瘤免疫治疗提供了新的手段，利用基因治疗方法将抗肿瘤免疫相关基因导入靶细胞，可获得目的基因在靶细胞局部的持续性表达，克服了蛋白质制剂反复、多次、大剂量注射及全身应用所带来的副作用。

（二）肿瘤免疫基因治疗存在的问题

免疫基因治疗经历了 20 年的迅速发展，在理论研究和临床试验方面均取得了长足的进步，但要想使其成为肿瘤治疗的常规方法，则还有很长的路要走。由于在理论和技术上还有待进一步完善，肿瘤免疫基因治疗的疗效尚有待提高。为了提高疗效，需要在以下几个方面寻求突破：①进一步提高对机体抗肿瘤免疫机制的认识，寻找抗癌作用更强的新的目的基因；②发展基因转移和表达效率更高的、具有组织和细胞特异性及遗传安全性的基因转移载体，进一步提高目的基因转移的高效率、靶向性、安全性，以满足临床实际需要；③联合免疫基因治疗，由于抗肿瘤免疫应答是一个复杂的网络，单一免疫相关基因导入往往难以达到抗肿瘤的目的，需要多基因联合应用，从多个靶点同时发挥作用，方能打破对肿瘤的免疫耐受，诱导强烈而持久的抗肿瘤免疫应答；④寻找能够客观、准确评价免疫基因治疗疗效的方法。

（三）肿瘤免疫基因治疗应用展望

人类基因组计划的完成、人类功能基因组计划和重大疾病基因组计划的启动将会加速对机体抗肿瘤免疫网络的认识，这些必将推动抗肿瘤免疫基因治疗的进一步发展。相信随着人们对机体抗肿瘤免疫认识的不断深入和转基因技术的不断成熟，肿瘤免疫基因治疗终将成为人类与癌症抗争中发挥重要作用的武器。

二、肿瘤免疫基因治疗原理

（一）以树突细胞为基础的免疫基因治疗

目前认为树突细胞（DC）是抗原提呈功能最强且唯一能在体内激活初始型 T 细胞的抗原提呈细胞（antigen presenting cell，APC），是机体免疫应答的始动者，在 T 细胞抗肿瘤免疫应答的启动、调控过程中起着关键的作用。用基因工程技术将抗肿瘤免疫相关基因导入 DC，可提高 DC 的抗原提呈功能。

1. 细胞因子基因导入 DC

细胞因子在 DC 体外成熟和发挥抗原提呈功能的过程中起着重要的作用，利用基因工程技术将细胞因子基因导入 DC，可以使 DC 自身分泌诱导抗肿瘤免疫应答所必需的细胞因子，使细胞因子在局部达到较高的浓度，使之抗肿瘤的作用增强。近年来，利用基因工程技术将 IL-12、IL-7、TNF-α、GM-CSF、IL-2 等细胞因子基因导入 DC，使其在局部分泌，能明显提高 DC 疫苗诱导的 Th1/Th2 和 CTL 免疫反应。

2. 肿瘤相关抗原基因导入 DC

利用基因工程技术将肿瘤相关抗原基因导入 DC 可制备出肿瘤抗原特异性 DC 疫苗。肿瘤相关抗原可以在 DC 内持续表达并经过加工后与 MHC-I 类和 MHC-II 类分子结合，分别提呈给 CD8$^+$ 和 CD4$^+$ T 淋巴细胞，诱导抗原特异性抗肿瘤免疫应答。该方法的优势是：单一肿瘤相关抗原基因转染的 DC 可在其表面提呈多种已知的和未知的肿瘤相关抗原多肽，刺激多个由宿主 MHC 位点限制的抗原杀伤性 T 细胞反应；肿瘤相关抗原基因转染的 DC 可持续提呈肿瘤相关抗原多肽，使机体抗肿瘤作用增强。常用的肿瘤相关抗原基因包括：前列腺癌特异性抗原（PSA）、甲胎蛋白（AFP）、黑色素瘤相关抗原（gp100）、癌胚抗原（CEA）和乳腺癌人表皮生长因子受体 2（HER2）等，此外，还包括与肿瘤相关的病毒基因，如 HPV 病毒 *E6/E7* 基因、EB 病毒 *LMP* 基因、HBV 和 HCV 的抗原基因等。

（二）肿瘤细胞相关免疫基因治疗

1. 细胞因子基因或细胞因子受体基因导入肿瘤细胞

细胞因子可从多个方面发挥抗肿瘤作用，包括：①诱导免疫效应细胞的激活、增殖与分化，增强免疫效应细胞的功能与活性；②抑制肿瘤病毒的增殖和肿瘤细胞的分裂；③促进肿瘤细胞抗原提呈和共刺激分子表达，从而提高机体对肿瘤细胞的识别与杀伤作用；④直接杀伤肿瘤细胞或诱导肿瘤细胞凋亡；⑤抑制肿瘤血管生成，诱导肿瘤细胞分化。利用基因工程技术将细胞因子基因导入肿瘤细胞，使肿瘤细胞自身分泌具有抗肿瘤活性的细胞因子,一方面,可以在肿瘤局部形成较高的细胞因子浓度,更好地发挥细胞因子的抗肿瘤活性,避免了全身应用细胞因子所带来的毒副作用;另一方面,肿瘤自身分泌细胞因子可打破肿瘤局部的免疫抑制微环境,增强抗肿瘤免疫应答对肿瘤的杀伤作用。

细胞因子受体基因导入肿瘤细胞可使肿瘤细胞表面细胞因子受体表达增多,使对肿瘤细胞有直接生长抑制或杀伤作用的细胞因子更多地与肿瘤细胞结合,从而大大增强细胞因子的抗肿瘤效果。

2. 主要组织相容性复合物 (MHC) 基因导入肿瘤细胞

机体对肿瘤的免疫监视主要是 T 淋巴细胞参与的细胞免疫,T 淋巴细胞通过 TCR 识别与 MHC 结合的肿瘤抗原多肽,产生抗肿瘤免疫反应。研究表明,许多人类肿瘤 MHC-I 类分子表达降低或缺失,使杀伤性 T 细胞不能识别和攻击肿瘤细胞,从而导致肿瘤细胞的免疫逃逸。为了提高肿瘤细胞表达 MHC 分子的能力,可以通过基因工程技术将 MHC 基因导入肿瘤细胞,促进其表达,以调节 T 细胞杀伤肿瘤细胞的能力。

3. 共刺激分子导入肿瘤细胞

T 细胞的激活需要双信号,TCR 识别与 MHC 分子结合的抗原多肽提供特异性的第一信号,另外还需要一个非特异性的共刺激信号作为第二信号。提供共刺激信号的分子包括 B 淋巴细胞激活抗原分子 (B7)、细胞间黏附分子 (ICAM)、淋巴细胞功能相关抗原 3 (LFA-3)、血管内皮黏附分子 (VCAM-1) 和热稳定抗原 (HAS) 等。在一个免疫功能健全的宿主体内,肿瘤细胞之所以能够逃脱宿主免疫系统的监视,缺乏活化 T 细胞所必需的共刺激分子是其重要原因之一。因此,利用基因工程技术将共刺激分子基因导入肿瘤细胞有可能激活宿主的抗肿瘤应答,达到预防和治疗肿瘤的目的。

(三) 受体基因修饰的 T 细胞免疫治疗

T 细胞是特异性细胞免疫应答的最终效应细胞,目前 T 细胞过继免疫治疗技术已取得巨大进步。病毒特异性 CTL 在体外扩增后回输体内,在预防和治疗病毒感染相关疾病中取得了巨大的成功。在肿瘤中,自体肿瘤浸润淋巴细胞 (TIL) 在体外纯化、扩增后回输淋巴细胞清除的患者,在转移黑色素瘤患者中可出现很高的缓解率。但是这一治疗技术受肿瘤取材的限制,细胞分离和培养费时费力,对技术设备要求较高,成本较高。更为重要的是,在不能手术切除的肿瘤患者中,更是无法获得 TIL。除 TIL 治疗外,肿瘤特异性 CTL 治疗也存在着 CTL 分离和扩增困难的问题,这些问题的存在严重制约了 T 细胞过继免疫治疗研究的开展与广泛应用,而日益成熟的转基因技术为 T 细胞治疗提供了新的前景。

T 细胞通过其表面的 TCR 识别 APC 表面 MHC 结合的抗原肽,进而活化,启动免疫应答,而活化的效应 T 细胞亦要通过其表面的 TCR 识别肿瘤细胞表面与 MHC 结合的肿瘤抗原肽,经过这一过程后方能发挥其杀伤肿瘤的效应。由于肿瘤抗原多为自身抗原,对其有较高亲和力的 T 细胞可能已通过阳性选择清除或者诱导耐受。不论是 TIL 还是 CTL,其识别肿瘤抗原的特异性和亲和力并不令人满意,但是要实现最大的抗肿瘤活性,需要有高亲和力的 T 细胞克隆。应用转基因技术,将编码肿瘤抗原受体的基因导入 T 细胞,一方面可增强 T 细胞识别肿瘤抗原的特异性和亲和力;另一方面,由于 T 细胞来源不受限制,可以直接采用患者外周血淋巴细胞,大大方便了 T 细胞的制备,有利于更广泛的临床应用。

1. 抗原受体基因修饰策略（图 1-5-11）

目前的逆转录病毒载体系统已相当成熟，大大方便了抗原受体基因的导入，基因修饰的 T 细胞多用逆转录病毒进行基因转导。导入的肿瘤抗原受体基因有两种：一种为天然存在的高亲和力的 $\alpha\beta TCR$ 基因，一种为人为构造的融合基因——嵌合性抗原受体（chimeric antigen receptor，CAR）。一般是将单克隆抗体的单链可变区（特异性识别肿瘤抗原）编码基因与 TCR 或者 FcεRI 的跨膜区和胞内区编码基因融合，从而形成新的融合性抗原受体。

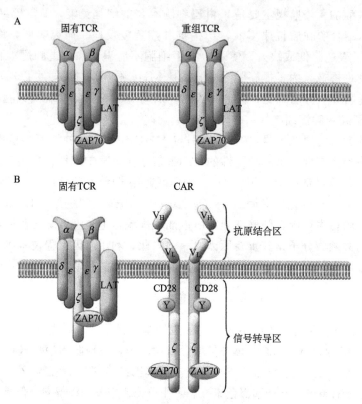

图 1-5-11　T 细胞抗原受体基因修饰策略示意图

A. $\alpha\beta TCR$ 修饰；B. CAR 修饰。

2. $\alpha\beta TCR$ 基因修饰的 T 细胞

由于肿瘤抗原多为自身抗原，因此分离和扩增肿瘤特异性 CTL 相当困难。极少数患者体内存在着对肿瘤抗原具有高亲和力的 T 细胞，克隆这些 T 细胞 TCR 的 α 和 β 链编码基因，将其导入其他患者 T 细胞，可使其具备新的高亲和力的 TCR。这一技术首先要先分离患者 T 细胞，并在体外进行培养，在丝裂原的刺激下大量扩增，然后应用重组逆转录病毒将高亲和力 TCR 基因导入，从而可以快速产生大量肿瘤特异性 T 细胞。目前所克隆的高亲和力 TCR 有黑色素瘤抗原、主要组织相容性抗原和常见肿瘤蛋白等。在体外，这些 TCR 修饰的 T 细胞在相应肿瘤抗原的刺激下可分泌 IFN-γ，裂解肿瘤细胞，表现出与 TCR 来源 T 细胞相同的特异性。目前这一技术已进入临床试验，Morgan 等克隆了一个接近 CR 的黑色素瘤患者的 MART-1 抗原高亲和力 TCR，然后将其导入转移黑色素瘤患者 T 细胞，回输患者体内后可见特异性 T 细胞长期存在，其中 2 例发生 CR。

尽管存在着良好的抗癌前景，$\alpha\beta TCR$ 基因修饰的 T 细胞也存在多种不足。首先，重组 TCR α 和 β 基因的编码产物可与该细胞固有的 TCR α 和 β 错配，形成新的 TCR。这一方面降低了 TCR 的特异性，另一方面形成的新 TCR 可具有新的抗原特异性，可能识别其他自身抗原，存在潜在的自身免疫反应的可能。修饰 TCR α 和 β 链可防止错配，如在重组 TCR α 和 β 链的恒定区各引入一个半胱氨酸残基，形成额外的二硫键，可大大降低 TCR 的错配，增加重组 TCR 的形成，提高其特异性。其次，重组 TCR 只能识别单一抗原肽表位，且受某一特定类型的 HLA 限制，而不少肿瘤通过下调 HLA 的表达逃避肿瘤特异性 CTL 的杀伤，所以针对不同类型 HLA 限制抗原和不同 HLA 患者，需要不同的 TCR。因此，要广泛应用这一治疗策略，需要克隆不同的 TCRα 和 β 链基因，进行多种组合。

3. 嵌合性抗原受体基因修饰的 T 细胞

T 细胞基因修饰的另一种策略是构建肿瘤抗原特异性嵌合性抗原受体（chimeric antigen receptor，CAR）。CAR 由胞外区和胞内区组成：胞外区具有抗原识别功能，大多为单克隆抗体的单链可变区，包括重链和轻链的可变区（分别为 V_H 和 V_L），二者通过弹性铰链区连接在一起；胞内区可转导免疫活化信号，一般包含 TCR 的 CD3ζ 链或者高亲和力 IgE 受体 FcεRIγ 的胞内结构域。由于 CAR 的抗原识别区为单克隆抗体的可变区，所以其识别肿瘤抗原不受 HLA 限制，且可识别糖类和脂类肿瘤抗原，所识别的抗原谱更为广泛。

由于 CD3ζ 链只能介导免疫活化和杀伤作用，不能转导增殖和分泌细胞因子的信号，只包括 CD3ζ 链的 CAR 基因修饰 T 细胞在患者外周血中存在时间甚短，因此需要共刺激信号，以更好地活化 CAR 修饰的 T 细胞。由于大多数肿瘤细胞不表达共刺激分子，将 CD28、4-1BB、OX40 和 ICOS 等共刺激分子的胞内信号转导结构域融合入 CAR 的胞内区，在 CAR 结合肿瘤抗原时可为其提供共刺激信号，促进细胞增殖和细胞因子的分泌，从而增强 T 细胞的效应功能。但是这样的 CAR 仍不能完全模拟共刺激信号的时间和空间特性，因而不能使 T 细胞达到最佳活化状态。另一种提供共刺激的方法是刺激 T 细胞自身固有的 TCR，这一方法可以通过疫苗实现，亦可将 CAR 导入 CMV、EBV 等病毒特异性 CTL，持续的病毒感染可为 CAR 基因修饰的 CTL 提供良好的共刺激信号。将抗 CD30ζ CAR 基因导入 EBV 特异性 CTL，所得的基因修饰 T 细胞可以 HLA 限制的方式杀伤 EBV 阳性的霍奇金淋巴瘤细胞，以 HLA 非限制的方式杀伤 EBV 阴性的肿瘤细胞。Pule 等将 CAR 基因修饰导入抗 CD3 单克隆抗体活化的 T 细胞与 EBV 特异性 CTL，然后回输到抗 EBV IgG 阳性（提示持续的 EBV 感染）胶质母细胞瘤患儿体内，CAR 修饰的 EBV 特异性 CTL 在外周血内的持续时间明显优于 CAR 修饰的活化 T 细胞。在所治疗的 10 例胶质母细胞瘤患儿中，4 例发生肿瘤坏死或者消退，其中 1 例为持久的完全缓解。

CAR 修饰的 T 细胞治疗存在的一个问题是 CAR 能够与可溶性抗原结合，这可能干扰 CAR 对肿瘤的识别及 T 细胞的功能。体外实验中，CAR 与可溶性抗原结合不影响其效应功能的发挥，但这一现象有待于体内实验的证实。另一个问题是大部分 CAR

的 V_H 和 V_L 来自小鼠抗体，异种蛋白在体内具有诱发免疫反应的风险，这也可能是 *CAR* 基因修饰的 T 细胞在体内存在时间较短的原因之一，因而亟须用人源化的 V_H 和 V_L 来构建 CAR，防止针对 CAR 修饰的 T 细胞的免疫反应。

4. 抗原受体基因修饰 T 细胞治疗应用的安全性

抗原受体基因修饰 T 细胞的抗原选择非常重要，大部分肿瘤抗原并非肿瘤特异性抗原，除在肿瘤组织中有异常表达外，在一些正常组织中亦有少量表达，因此进行免疫治疗时要评估其自身免疫的毒性作用。所幸的是，大部分肿瘤抗原在正常组织中表达很低，在临床试验中，包括抗原受体基因修饰 T 细胞在内的各种免疫治疗的毒性实际上是很小的。

抗原受体基因修饰 T 细胞的另一个广为担忧的问题是逆转录病毒的插入突变。由于进行基因转导时使用的多为逆转录病毒载体，其所转导的抗原受体基因首先要与 T 细胞基因组进行整合，因而存在着发生插入突变的风险。在应用基因修饰干细胞治疗 X 连锁 SCID 小鼠时，人们观察到了与基因插入突变相关的肿瘤发生。但在基因修饰的 T 细胞治疗中，目前尚无插入突变的报道。

5. 存在的问题

抗原受体基因修饰的 T 细胞治疗技术尚未成熟，目前只有少数的早期临床试验，在这些临床试验中，抗原受体基因修饰的 T 细胞可对其靶抗原产生免疫应答，表明这些细胞可在原位杀伤肿瘤细胞。但对于基因修饰的 T 细胞杀伤肿瘤细胞的机制所知尚少，在 Pule 等的临床试验中，对发生缓解的患儿的肿瘤进行细针穿刺活检，PCR 检测发现肿瘤中浸润的并不是 CAR 重组 T 细胞，表明 *CAR* 基因修饰的 T 细胞的抗肿瘤作用是间接实现的。此外，T 细胞体外培养、基因转导的最佳条件需要进一步阐明，同时，基因转导对 T 细胞生存能力的影响也尚未清楚，在临床试验中发现重组 TCR 的表达会随着时间的延长而下降。根据目前的知识，回输前应用化疗药物清除体内淋巴细胞、IL-2 和疫苗注射的联合应用可增强抗原受体基因修饰 T 细胞治疗的疗效。

（周　军　夏建川）

参 考 文 献

Berger C，Turtle C J，Jensen M C，et al. 2009. Adoptive transfer of virus-specific and tumor-specific T cell immunity. Curr Opin Immunol，21 (2)：224-232.

June C H. 2007. Adoptive T cell therapy for cancer in the clinic. J Clin Invest，117 (6)：1466-1476.

Leen A M，Rooney C M，Foster A E. 2007. Improving T cell therapy for cancer. Annu Rev Immunol，25：243-265.

Mansoor W，Gilham D E，Thistlethwaite F C，et al. 2005. Engineering T cells for cancer therapy. Br J Cancer，93 (10)：1085-1091.

Morgan R A，Dudley M E，Wunderlich J R，et al. 2006. Cancer regression in patients after transfer of genetically engineered lymphocytes. Science，314 (5796)：126-129.

Pule M A，Savoldo B，Myers G D，et al. 2008. Virus-specific T cells engineered to coexpress tumor-specific receptors：persistence and antitumor activity in individuals with neuroblastoma. Nat Med，14 (11)：1264-1270.

Savoldo B，Rooney C M，Di Stasi A，et al. 2007. Epstein Barr virus specific cytotoxic T lymphocytes expressing the anti-CD30zeta artificial chimeric T-cell receptor for immunotherapy of Hodgkin disease. Blood，110 (7)：2620-3630.

第六节 基于抗体的免疫治疗

自从 1891 年德国科学家 Paul Ehrlich 首次提出抗体概念，到 1986 年美国 FDA 批准第一个 CD3 单抗——莫罗单抗（muromomab-CD3，OKT3）进入市场，抗体治疗疾病的时代飞速发展。从最初的鼠源抗体、嵌合抗体、人源化抗体到完全人源抗体，抗体作为一种"神奇子弹"，毒副作用逐渐降低，临床靶向性和疗效逐渐提高。在肿瘤治疗领域，1997 年第一个抗 CD20 的嵌合抗体——利妥昔单抗（rituximab，美罗华）被美国 FDA 批准上市，用于治疗非霍奇金淋巴瘤。1998 年第一个人源化抗 Her2 单抗——曲妥珠单抗（trastuzumab，赫赛汀）上市，用于治疗乳腺癌。随着抗体库技术和转基因小鼠技术的发展，研制治疗性人源抗体药物成为可能。

虽然人源化抗体的免疫原性大大降低，仍然会出现人抗人源抗体（human anti-human antibody，HAHA）反应。在抗体制备工艺上，经历了第一代的动物多价抗血清，第二代的杂交瘤技术制备的单克隆抗体及其衍生物，到第三代的基因工程抗体时代的转变。随着 PCR 技术的发展，利用基因工程技术可将全套人抗体重链和轻链可变区基因克隆出来，并在噬菌体表面表达分泌，经筛选获得特异性抗体的噬菌体抗体库技术的出现，代表着基因工程抗体的前沿，是生命科学的重大突破之一。随着噬菌体展示技术以及由此衍生的 *E.coli* 展示技术、酵母展示技术的发展，使人工合成全人源抗体成为可能，这类技术现在已经成为体外抗体筛选的主流技术平台。在噬菌体抗体库基础上，近几年又发展了核糖体展示抗体库技术。利用核糖体展示技术筛选抗体的整个过程均在体外进行，不经过大肠杆菌转化的步骤，因此可以构建高容量、高质量的抗体库，更易于筛选高亲和力抗体。核糖体展示抗体库技术和转基因鼠代表了抗体工程的未来发展趋势。

当前抗体药物迅猛发展势头将使免疫治疗快速成为继手术、化放疗之后肿瘤治疗的主流手段之一。新型基因工程抗体不断出现，如人源化抗体、单价小分子抗体（Fab'、单链抗体、单域抗体、超变区多肽等）、多价小分子抗体（双链抗体、三链抗体、微型抗体）、某些特殊类型抗体（双特异型抗体、细胞内抗体、催化抗体、免疫脂质体）及抗体融合蛋白（免疫毒素、免疫粘连素）等，极大地促进了肿瘤的抗体治疗领域的发展。2011 年美国 FDA 批准了新一代 ADC 药物-Adcetris，它由抗 CD30 嵌合抗体本妥昔单抗（brentuximab）与单甲基抑素奥利斯他汀 E（aurista）偶联，治疗霍奇金淋巴瘤。2013 年又批准了 Kadcyla（T-DM1），它由人源化抗 Her2 抗体阿多西妥珠单抗（adotrastuzumab）与美坦新（maitansine）偶联，治疗乳腺癌。2011 年抗免疫检查点（immune check-point）分子细胞毒 T 淋巴细胞相关抗原 4（CTLA-4）抗体易普利姆玛（ipilimumab）被批准治疗晚期黑色素瘤，开启了阻断免疫检查点分子治疗肿瘤的先河。随后，2014 ~ 2017 年先后有 5 种 PD-1/PD-L1 免疫检查点阻断点药物（Pembrolizumab、Nivolumab、Atezolizumab、Avelumab 和 Durvalumab）获批准用于黑色素瘤、肺癌、头颈癌、淋巴瘤、尿路上皮癌、乳腺癌及肾癌等的治疗，这些抗体在肿瘤治疗中显示良好疗效，表明人类可利用自身免疫系统杀伤肿瘤细胞，它们的上市掀起了肿瘤免疫治疗新的热潮。

一、基于抗体的肿瘤免疫治疗新进展

根据药物结构，抗肿瘤抗体药物可分为 4 类：①抗体，也称裸抗体。根据其人源化的程度，又可分为鼠源抗体、嵌合抗体、人源化抗体、完全人源抗体；②抗体片段，包括 Fab'、单链抗体、双链抗体、三链抗体、微型抗体等；③抗体偶联物，由抗体或抗体片段与"弹头"药物连接而成。可用作"弹头"的物质有放射性核素、化学治疗（化疗）药物和毒素。这些"弹头"物质与抗体连接，分别构成放射免疫偶联物、化学免疫偶联物和免疫毒素；④抗体融合蛋白，由抗体片段和活性蛋白两部分构成。

截至 2017 年 5 月，已批准的抗肿瘤抗体药物达到 74 种，另外分别有 70 种和 575 种抗体药物正在进行临床 III 期及 I/II 期临床试验。在研的 719 种抗体药物中，有 493 种是裸 IgGs 抗体，13 种裸抗体片段，87 种抗体-药物共轭物（ADCs），61 种双特异性抗体，37 种 Fc 融合蛋白，17 种放射免疫球蛋白，11 种免疫细胞因子。此外，每年还有大量抗体药物被研发出来。

（一）抗瘤抗体介导的靶向疗法

随着对单抗药物的不断深入研究，如今单抗既可以直接治疗疾病，也可以与"弹头"药物偶联构成免疫偶联物（immunoconjucate），用作"弹头"的物质主要有：化学药物、放射性核素和生物毒素，从而发挥抗瘤抗体介导抗肿瘤的作用。不同物质偶联其产物分别被称为化学免疫偶联物（chemoimmu-noconjucate）、放射免疫偶联物（radio-immunoconjucate）和免疫毒素（immunotoxin），这些细胞毒性物质大大增强了抗体杀伤靶细胞的能力。

1. 化疗免疫偶联物

抗体-药物共轭物（ADCs）通过化学链接器把细胞毒剂连接到单克隆抗体。通过靶向递送化学治疗剂直接作用于癌组织，ADCs 可增加单克隆抗体的临床疗效，并降低全身给药的细胞毒性作用。第一个 ADC 产品是惠氏的麦罗塔（吉妥单克隆抗体-奥加米星），属于卡奇霉素与 CD33 特异性单克隆抗体共轭物，用于治疗急性髓系白血病（AML），在 2000 年获批上市，但 2010 年由于对其安全性的担忧而退市。近年来，组成 ADC 药物的抗体、连接子和细胞毒分子的研究都有很大进展，抗体特异性好，免疫原性低且易内化；连接子在人体血液循环中稳定，不被降解，而到达靶细胞后才断裂，小分子药物细胞毒性强，一个抗体分子上只要交联 3~4 个药物分子就足以杀灭靶细胞。目前，已有 87 种 ADCs 在临床试验阶段（包括 3 个已获批的 ADCs：Mylotarg，Adcetris 和 Kadcyla），最常用的细胞表面受体是 ERBB2、CD19、CD33、CD22 和 MSLN [4]。2011 年美国 FDA 批准的 Adcetris 和 2013 年批准的 Kadcyla（T-DM1）就是新一代 ADC 药物。目前 ADC 药物发展渐趋成熟，成为世界各大制药公司进行抗体药物研发的热点之一。未来有望获得批准上市的新一代 ADC 还包括：Celldex/西雅图遗传学的 CDX011，靶向作用于糖蛋白非转移性黑色素瘤蛋白 B（GPNMB），在美国获得加速批准试验。

2. 放射免疫偶联物

放射线可以直接作用于 DNA 分子，导致其损伤或断裂，也可通过电离水分子产生自由基，由自由基损伤生物大分子，导致细胞损伤，放射性免疫偶联物是利用对肿瘤有特异性亲和力的抗体作为载体，携带高活性放射性同位素，进入体内后靶向肿瘤组织，借助放射性同位素的电离辐射效应杀伤肿瘤细胞或抑制其生长，同时又降低了对正常组织的放射性损伤。在临床上应用的放射性核素衰变类型主要为 γ 衰变、β 衰变、α 衰变和电子俘获。常用于放免治疗的核素种类包括^{131}I、^{90}Y、^{188}Re、^{211}At、^{177}Lu 和^{67}Cu。2002年和 2003 年美国 FDA 分别批准在抗 CD20 抗体上连接放射性同位素 Y^{90}和 I^{131}的依妥莫单抗替酯（ibritumomab tiuxetin，Zevalin）和托西莫单抗（tositumomab，Bexxar）用于治疗淋巴瘤。正在进行研究的还有一些新的，如包括 α 衰变在内的放射表位，这种电离辐射的放射范围局限，避免损伤临近细胞，对于提高肿瘤治疗效果，降低毒性作用具有重要的作用。

3. 免疫毒素

免疫毒素类抗肿瘤药物对肿瘤细胞表面抗原具有特异的亲和性，可释放毒素到肿瘤细胞而不伤害正常细胞。一旦毒素进入细胞，则通过抑制蛋白合成或改变信号传递等途径杀死肿瘤细胞。早在 20 世纪 70 年代，人们就发现了核糖体失活蛋白具有抗肿瘤活性，这些毒素常常被看成为制备免疫毒素类抗肿瘤药物的首选毒素。目前，临床用于抗肿瘤制剂的主要毒素为：白喉毒素、相思豆毒素、蓖麻毒素、合成毒素 Gelonin、铜绿假单胞杆菌内毒素等。

（二）免疫脂质体在肿瘤治疗中的作用

脂质体是以胆固醇及磷脂为主要成分，具有脂质双分子层结构定向排列形成的直径几微米至几毫米的超微粒子，于 1965 年问世并在 1972 年被首次用作药物载体。由于脂质体作为载体具有制备简单、生物相容性好、免疫原性低、毒性弱、生物活性可调等诸多优势，得到了国内外研究者的广泛关注。但脂质体的应用也存在一定的局限性，如靶向性分布欠佳。免疫脂质体的出现，比较有效地解决了这一问题。免疫脂质体是单克隆抗体修饰的脂质体的简称，集脂质体的特性和抗体的靶向性于一体，是一种新型的药物传递系统。免疫脂质体具有靶向性、缓释性、降低药物毒性、提高药物稳定性等特点，因此，脂质体在许多疾病，尤其是在癌症治疗中显示出明显的优越性。

免疫脂质体主要的制备方法是将单克隆抗体与脂质体偶联形成抗体介导的靶向脂质体，利用抗原-抗体特异性结合反应，将脂质体靶向到特异性细胞和器官。除此以外，还有受体介导的靶向脂质体，针对体内某些组织和器官中存在特殊的受体能选择性识别配体，将药物与配体共价结合，利用受体与配体结合的专一性，就可能将药物导向肿瘤组织。

1. 免疫脂质体作为肿瘤药物治疗的载体

化学治疗是肿瘤治疗的重要手段之一，但目前的一线化疗药物如氟尿嘧啶（5-FU）、顺铂（DDP）、多柔比星（doxorubicin）等都因为其毒性作用及多药耐药性限制了其临床应用，而新型抗癌药物研发成本高、周期长，无法满足临床需要。因此利用新的剂型如免疫脂质体，以提高药物疗效、降低毒性作用成为了研究的热点。Yang 等制备了连接曲妥珠单抗（tastuzumab）的 PEG 化紫杉醇免疫脂质体（paclitaxel-loaded pegylated immunoliposome，PIL）用于乳腺癌的治疗研究。肿瘤细胞对免疫脂质体的摄取量显著高于单纯的 PEG 化紫杉醇脂质体（paclitaxel-loaded pegylated liposomes，PL），也高于常用药物紫杉醇及曲妥珠单抗与 PLs 的单纯混合物。

2. 免疫脂质体作为肿瘤基因治疗的载体

小干扰 RNA（siRNA）可沉默靶基因，抑制蛋白表达，但是由于其在循环系统中半衰期短，稳定性差，难以到达靶位，成为制约其应用的最大障碍。使用多聚阳离子脂质体，特别是偶联抗体等靶向物之后，可大大提高 siRNA 的稳定性与靶向性。Miriam 等利用 AML1/MTG8 融合蛋白基因的 siRNA 连接抗-CD33 抗体片段的免疫脂质体用于急性骨髓型白血病的治疗研究，结果发现 CD33 阳性的细胞系对 siRNA 免疫脂质体的摄取达 30%～50%，而非靶向免疫脂质体极少与之结合。同时 siRNA 免疫脂质体显著抑制 AML1/MTG8 融合蛋白的表达，抑制肿瘤细胞集落的形成。

3. 免疫脂质体在肿瘤监测中的应用

用免疫脂质体包载显影物质，可在细胞或者亚细胞水平对肿瘤组织进行靶向显影。在分子水平监测肿瘤病变，有利于早期诊断，以及从分子水平监测肿瘤治疗效果。在包载放射性同位素做显影剂时，甚至具有影像监测和放射性治疗的双重潜能。为进行肿瘤的体内实时荧光检测的研究，Bin 等将荧光素酶融合蛋白与抗 EGFR 抗体连接，定向偶联与脂质体表面制成免疫脂质体。荷瘤小鼠静脉注射后，免疫脂质体组在肿瘤部位检测到很强荧光信号，而在正常组织中无明显信号。非免疫脂质体组在肿瘤组织或正常组织中均无明显信号。在众多的显影技术中，磁共振成像具有空间分布高的优点，尤其是以脂质体包载特异靶向对比剂之后可以提供更加充分的生理学和解剖学信息，可能有更广泛的应用前景。

（三）胞内抗体或抗体基因治疗

随着抗体工程技术的发展和对细胞内蛋白质运输信号的深入了解，派生出了一项全新的可阻断细胞内重要靶蛋白的胞内抗体技术。胞内抗体（intracellular antibody）是指在细胞内表达并被定位于亚细胞区室（如细胞核、细胞质或某些细胞器），能特异性干扰或阻断靶分子的活性或加工、分泌过程，从而发挥其生物学功能的一类新的工程抗体。胞内抗体已成为功能基因组学、蛋白质组学及基因治疗领域中广泛应用的实验工具。

目前胞内抗体的研究主要集中于 ScFv，其基因结构简单，易导入细胞内表达且便于体外重组操作。胞内抗体作为一种新的基因治疗工具，在肿瘤基因治疗、人类艾滋病基因治疗的实验研究及潜在的临床治疗方面展示了广泛的应用前景。同时，胞内抗体可以用做分析靶蛋白功能的研究工具，是对传统的"基因剔除"转基因动物的一种有效补充。

经重组 DNA 技术及真核表达载体的构建，可使胞内抗体在肿瘤细胞特定的亚细胞器中表达并且靶向抗原底物。目前研究较多的主要靶蛋白包括：表皮生长因子受体超家族（EGFR、ErbB-2、ErbB-3、ErbB-4）、Ras 蛋白、叶酸受体（FR）、白细胞介素 2 受体（IL-2R）、抑癌蛋白 p53、Bcl-2 蛋白、c-Myb 蛋白，以及 IV 型胶原酶等与肿瘤发生发展各个阶段密切相关的重要蛋白质。胞内抗体通过在分泌途径或细胞质和细胞核中阻断靶蛋白，抑制相应癌驱动基因的作用，从而抑制肿瘤的发生发展。例如，胞内抗体可以阻断 CapG 对肌动蛋白微丝长度的调节作用，从而抑制乳腺癌细胞的成瘤能力和侵袭水平。

（四）单克隆抗体靶向治疗

1975 年 Kohler 和 Milstein 发明单克隆抗体技术后，该技术在临床肿瘤的诊治中发挥了重要作用。随着对肿瘤相关抗原（tumor associated antigen，TAA）的进一步研究，针对 TAA 的单抗迅速发展。单克隆抗体对早期肿瘤的诊断、鉴别诊断中起了不可替代的作用，但在肿瘤的治疗上仍处于起步阶段。

1. 抗表皮生长因子受体的单克隆抗体

西妥昔单抗（C225，爱必妥）是一种与 EGFR 和其异二聚体的人鼠嵌合型 IgG1 单克隆抗体，可以竞争性结合阻断 EGF 与 EGFR 的结合，抑制 EGFR 的酪氨酸及酶活性和其后细胞信号转导过程，抑制肿瘤细胞生长。目前的研究显示，C225 能够增强传统的放疗或者化疗的抗肿瘤效果。不同于 EGFR-TKI 作用机制，该药物主要是与 EGFR 细胞外区结合，阻断该受体介导的细胞信号转导通路。另外，该抗体还可引起 EGFR 内吞和降解，并诱导 ADCC 作用，杀伤 EGFR 阳性表达的肿瘤细胞。西妥昔单抗与常规一线化疗联合用于 NSCLC 治疗的临床研究已有较多报道。总体来看，爱必妥联合化疗可以提高肿瘤应答率，耐受性良好，部分研究可延长 OS。

2. 抗血管内皮生长因子抗体

血管形成指通过活化既有的内皮细胞而形成新的血管的过程。这个过程对肿瘤的生长非常重要，因为即使是最耐药的肿瘤细胞也需要依赖于氧气和营养成分来促进其生长和分化。肿瘤在体积较小的时候可以通过被动弥散来供给氧气和营养，但是当肿瘤体积增至 $1mm^3$ 以上时，如果没有新生血管生长，肿瘤将停止生长甚至退化。尽管有研究证实一些肿瘤能够不依赖于血管内皮细胞的参与，但是由血管内皮细胞产生的血管对于肿瘤来说仍然是不可缺少的，尤其是在肿瘤转移的过程中。血管丰富的肿瘤有更高的转移率，肿瘤内微血管密度（MVD）已成为预测肿瘤转移、复发和判断预后的重要指标。

影响肿瘤新生血管生成的因素复杂，其中一系列促血管生成因子起到了重要作用。促血管生成因子主要是一些经典的肽类生长因子，如血管内皮细胞生长因子（VEGF）、碱性成纤维细胞生长因子（bFGF）、血管生成素（angiogenin，Ang），基质金属蛋白酶（MMP）、血小板衍生生长因子（PDGF）、转化生长因子（TGF）、TNF-α、IL-8 等，其中最重要的是 VEGF、bFGF 和 Ang。

贝伐株单抗（Avastin）是一种针对 VEGF 的重组单克隆抗体，通过与 VEGF 特异性结合来阻断 VEGFR 的过度活化，从而抑制肿瘤区域血管的形成，使之无法在体内扩散，令化疗药物能够在肿瘤区域发挥有效作用。美国 FDA 批准用于不能切除的，局部晚期、复发或转移的非鳞状细胞 NSCLC 患者。

3. 免疫检查点阻断剂治疗

免疫治疗的阳性反应依赖于肿瘤细胞与肿瘤微环境内免疫调节的相互作用。T 细胞识别并监视体内肿瘤细胞，攻击具有特异性抗原的肿瘤细胞。目前研究已证实 T 细胞激活会受到协同刺激分子与协同抑制分子的双向调节。协同抑制分子 CTLA-4 与 CD28 具有高度同源性基因，它的表达与 T 细胞的激活有关，并竞争性结合于 B7 分子，对抗

CD28 的共同刺激，下调 T 细胞抗肿瘤免疫应答。另一个抑制性分子——程序性死亡分子-1（（programmed death 1）PD-1/PD-1 配体（PD-L1）与 CTLA-4 不同，它不会干扰共刺激信号，但会干扰 T 细胞抗原受体介导的信号。

（1）抗 CTLA4 抗体

CTLA-4 是一个目前大家比较感兴趣的免疫抗检测点，抗 CTLA-4 抗体阻断了 T 细胞激活的抑制性通路从而使其恢复抗肿瘤功能。易普利姆玛（Ipilimumab）是一个全人源化单克隆抗体，阻断了 CTLA-4 与其配体 CD80/CD86 的相互作用，在黑色素瘤、肾癌、前列腺癌等患者均从中获益。另一个人源化 CTLA-4 的抗体药物 Tremelimumab，又称 CP657206，2015 年已被 FDA 授予治疗恶性间皮瘤的孤儿药地位。

（2）抗 PD-1/PD-L1 抗体

PD-1 属于 I 型跨膜蛋白，表达在活化的 T 细胞、B 细胞、单核细胞和树突状细胞表面。胞外区由一个单一的 IgV 样域组成，胞内区保留有一个免疫受体酪氨酸依赖抑制基序和一个免疫受体酪氨酸转换基序。包括 PD-1 在内免疫受体酪氨酸依赖抑制基序是许多免疫抑制性受体的共有结构。PD-1 目前已知有 2 个配体：PD-L1 和 PD-L2。其中 PD-L1 是其主要配体，主要由干扰素 γ 和 IL-4 等炎症因子诱导，广泛表达于 T 细胞、B 细胞、单核细胞、巨噬细胞、树突状细胞表面，在卵巢癌、乳腺癌、淋巴瘤和黑色素瘤等人类肿瘤细胞株中表达也上调；而 PD-L2 主要在抗原提呈细胞中表达。生理情况下，PD-1 能够抑制 T 细胞的功能，抑制自身免疫应答，防止自身免疫性疾病的发生。然而，在肿瘤患者中，PD-1/PD-L1 通路的持续激活使得正常的细胞免疫被抑制，无法充分发挥对肿瘤细胞的免疫监视与杀伤功能，导致肿瘤免疫逃逸的发生。

2015 年美国临床肿瘤学会（ASCO）在 NSCLC 的免疫治疗上，推出了派姆单抗（pembrolizumab）和纳武单抗（Opdivo/nivolumab）两个里程碑式的药物，两种药物均属于程序性死亡分子（programmed death-1，PD-1）抑制剂，且均于 2015 年由美国 FDA 批准用于晚期 NSCLC 的二线治疗。派姆单抗用于恶化的晚期 PD-1 阳性 NSCLC 的治疗，纳武单抗用于接受铂类为基础的化疗恶化后的非鳞状 NSCLC 患者。

Keytruda 2014 年，FDA 批准默沙东的 Keytruda 用于治疗不可切除或转移的黑色素瘤，是 FDA 批准的首个 PD-1 抑制剂。2015 年被批准用于晚期黑色素瘤的一线治疗。2016 年被批准用于一线治疗治疗 PD-L1 高表达的（≥50%）晚期非小细胞肺癌（NSCLC）患者。近期，Keytruda 获 FDA 治疗复发性或难治性（R/R）经典型霍奇金淋巴瘤（cHL）的突破性药物资格。2018 年 5 月，FDA 批准了关于 Keytruda 增加新适应证的补充申请，用于治疗携带一种特定基因特征的任何实体瘤，成为首个不依据肿瘤来源，而是依据生物标志物进行区分的抗肿瘤疗法。近日 *Science* 杂志也发表了一篇重要文章，进一步证实 Keytruda 作为"广谱抗癌药"的实力。

Opdivo 2014 年百时美施贵宝的 Opdivo（Nivolumab）在日本被批准用于不可切除的黑色素瘤患者，在 2014 年底被 FDA 提前三个多月加速批准用于晚期黑色素瘤患者。2015 年 FDA 扩大其适应证，用于治疗晚期肾细胞癌患者。2016 年 11 月被批准治疗头颈部鳞状细胞癌（SCCHN）患者。

Tecentriq 罗氏的 Tecentrip（Atezolizumab）于 2016 年 5 月获批用于尿路上皮癌

（膀胱癌），是第一个上市的 PD-L1 抑制剂。2016 年 10 月被批准用于治疗靶向药、化疗失败的非小细胞肺癌患者。Tecentriq 此前获得 FDA 突破性药物、加速审批、优先审批等多重地位。

Bavencio 2017 年 3 月，辉瑞和德国默克生产的 Bavencio（avelumab）20mg/ml 注射液以优先审评的方式获得 FDA 加速批准上市，用于治疗 12 岁以上青少年及成人转移性默克尔细胞癌（Merkel cell carcinoma）患者。Bavencio 获得过 FDA 授予的突破性药物资格，是全球第四个上市的 PD-1/PD-L1 类药物，也是第一个获批治疗转移性默克尔细胞癌的 PD-L1 单抗。

Imfinzi 2017 年 5 月，FDA 加速批准了英国和瑞士阿斯利康生产的 Imfinzi（Durvalumab），用于治疗在含铂化疗期间或之后或在含铂新辅助或辅助化疗 12 个月之内病情恶化的局部晚期或转移性尿路上皮癌。Imfinzi 是第五个上市的 PD-L1 的阻断抗体类药物。

从 2016 年 ASCO 会议的内容可以看出，对晚期 NSCLC 的治疗中免疫治疗已逐渐从二线上升到了一线。对于晚期经过多线治疗失败的病例，PD-1/PD-L1 抗体仍能使患者获益，并表现出有效率高，副作用小的特点。OS 和 PFS 在 PD-L1 表达阳性的患者身上优势更为明显。由于 PD-1 抗体单用的有效率仅 20%，且部分只对 PD-1 表达阳性患者有效，为了有效率的提高，目前各免疫治疗药物间的联合应用成为一大研究方向。

2016 年末，Opdivo 联合 Yervoy 治疗复发性小细胞肺癌的 I/II 期研究也公布了研究结果，客观缓解率为 25%，预计 2 年总生存率达到 30%，并且试验未观察到新的不良反应发生。近日百时美 PD-1 抑制剂 Opdivo 在临床试验方面取得新进展，为这一万众瞩目的明星药物增添了一抹亮色。Opdivo 和 Yervoy 联用治疗晚期黑色素瘤患者中取得 22% 的总缓解率，并且达到了 69% 两年总体生存率。这一临床试验结果意味着接受 Yervoy 治疗的黑色素瘤患者将获得 3 年的生存期，而接受 Opdivo 治疗的患者生存期将会达到 4 年，并且可能不会复发。通过联合治疗可以提高药物疗效，带来的缓解率更为持久，并且导致停药的治疗相关 3/4 度不良反应发生率也很低。这可能是由于两种药物通过互补的机制提高 T 细胞抗肿瘤的活性，同时联合用药对免疫靶点不表达的患者亦有较好疗效。相信更多的联合治疗方案将呈现在我们面前，如令人期待的 OX40＋PD-L1、IDO＋PD-L1 等。此外，在以后的研究中，可能会有针对 CAR-T、癌症疫苗等相关免疫治疗的实验研究。虽然免疫治疗在肿瘤治疗中显现出极大的优势，但目前为止它仍不能替代传统的手术、化疗及靶向治疗。因而免疫治疗尚需要更多的数据，更大的样本来加以证实其效果，巩固其在抗肿瘤治疗中的地位。

三、国内外发展比较和趋势分析

免疫治疗为癌症患者带来了福音。在美国，每天有超过 7 万名科学家在新药研发公司的实验室里辛勤劳作，有几百起和免疫疗法有关的临床试验正在进行中，有的患者单独接受免疫疗法，有的患者还同时接受其他疗法，范围几乎涉及了癌症的所有种类。为了研制出能够战胜癌症的新药，美国上万名科研工作者，在孜孜不倦地为了治疗癌症，探索现有和新的免疫药物，期望进一步发现这种神奇制剂在不同癌症中的机制和疗效。长期以来，这些科学家从事着科学发现最前沿的工作，加之美国药品研发数百亿美金的经费支持，使美国新药研发科技水平在世界首屈一指。

中国和美国药物临床试验登记与信息公示平台的数据显示，2016 年中国正在进行的肺癌免疫药临床试验有 135 例，而同年美国进行的肺癌免疫药临床试验是中国 10 多倍，有 1996 例。仅肺癌免疫药研究这一数据，就体现了两国目前在药物基础研发和临床科研的显著差异。其中关于 PD1/PD-L1 的肺癌免疫药物美国目前开展的临床试验就有数十种。

由于 PD-1/PD-L1 抗体药物在疗效上相较于传统疗法有明显的优势，全球各大制药企业都在积极开发新药，并扩大已上市药物的适应证。目前来看，PD-1/PD-L1 抗体药物对发病率名列前茅的肿瘤都有不俗表现，如肺癌、肾癌、胃癌、结肠癌、卵巢癌、乳腺癌、血液肿瘤和脑肿瘤等。同时，由于 PD-1/PD-L1 抗体的作用原理是激活体内免疫细胞来攻击肿瘤细胞，因而这一治疗方法产生的不良反应相对而言较轻，大部分患者能更好地耐受治疗。然而研究发现，不是所有患者都对此类药物有良好反应，这可能与人体内 PD-1 抗体的数量与分布相关，这对于医生更有针对性的个体化诊疗和用药提出了要求。更让人遗憾的是，这三种药物目前还没有在中国上市。

未来抗肿瘤单抗药物的发展趋势主要集中在以下几个方面：①筛选肿瘤治疗新靶点，由单一靶点向多靶点方向发展，靶点的筛选对于抗体的研发至关重要；②降低抗体的免疫原性，利用基因工程技术和噬菌体技术制备完全人源抗体，还可通过进化法和工程学技术对抗体进行改造以减小其免疫原性；③对抗体分子进行改造，以提高抗体的效应功能；④抗体药物的高效小型化，研制小型化抗体药物对降低成本及提高疗效有重要意义；⑤多种抗体治疗的联合应用，以及单抗与化疗、放疗的有机结合治疗；⑥抗体组学和抗体组药物的兴起，抗体组学是在基因组学和蛋白组学基础上，结合杂交瘤技术及基因工程抗体技术，经过抗体靶标高通量筛选，建立大规模抗体库，最终走向应用的新兴学科。

（潘求忠　夏建川）

参 考 文 献

Borghaei H，Paz-Ares L，Horn L，et al. 2015. Nivolumab versus Docetaxel in advanced nonsquamous non-small-cell lung cancer. N Engl J Med，373（17）. 1627-1639.

Brahmer J，Reckamp K L，Baas P，et al. 2015. Nivolumab versus Docetaxel in advanced squamous-cell non-small-cell lung cancer. N Engl J Med，373（2）. 123-135.

Brahmer J R，Tykodi S S，Chow L Q，et al. 2012. Safety and activity of anti-PD-L1 antibody in patients with advanced cancer. N Engl J Med，366（26）. 2455-2465.

Dantas-Barbosa C，de Macedo Brigido M，Maranhao AQ. 2012. Antibody phage display libraries；contributions to oncology. Int J Mol Sci，13（5）. 5420-5440.

Dempke W C，Fenchel K. 2016. Pembrolizumab as first-line treatment for non-small cell lung cancer-a game changer? Transl Lung Cancer Res，5（5）. 538-542.

Freedman M，Chang E H，Zhou Q，et al. 2009. Nanodelivery of MRI contrast agent enhances sensitivity of detection of lung cancer metastases. Acad Radiol，16（5）. 627-637.

Hanrahan E O，Heymach J V. Vascular endothelial growth factor receptor tyrosine kinase inhibitors vandetanib（ZD6474）and AZD2171 in lung cancer. 2007. Clin Cancer Res，13（15 Pt 2）. s4617-4622.

Lonberg N. 2008. Human monoclonal antibodies from transgenic mice. Handb Exp Pharmacol, (181). 69-97.

Lynch T J, Bondarenko I, Luft A, et al. 2012. Ipilimumab in combination with paclitaxel and carboplatin as first-line treatment in stage IIIB/IV non-small-cell lung cancer: results from a randomized, double-blind, multicenter phase II study. J Clin Oncol, 30 (17). 2046-2054.

Matter-Walstra K, Schwenkglenks M, Aebi S, et al. 2016. A Cost-effectiveness analysis of Nivolumab versus Docetaxel for advanced nonsquamous NSCLC including PD-L1 Testing. J Thorac Oncol, 11 (11). 1846-1855.

Osbourn J, Jermutus L, Duncan A. 2003. Current methods for the generation of human antibodies for the treatment of autoimmune diseases. Drug Discov Today, 8 (18). 845-851.

Pai-Scherf L, Blumenthal G M, Li H, et al. 2017. FDA approval summary: Pembrolizumab for treatment of metastatic non-small cell lung cancer: first-line therapy and beyond. Oncologist. 2017 Nov; 22 (11): 1392-1399.

Rothdiener M, Muller D, Castro P G, et al. 2010. Targeted delivery of SiRNA to CD33-positive tumor cells with liposomal carrier systems. J Control Release, 144 (2). 251-258.

Schmieder A H, Winter P M, Caruthers S D, et al. 2005. Molecular MR imaging of melanoma angiogenesis with alphanubeta3-targeted paramagnetic nanoparticles. Magn Reson Med, 53 (3). 621-627.

Somasundaram A, Burns T F. 2017. Pembrolizumab in the treatment of metastatic non-small-cell lung cancer: patient selection and perspectives. Lung Cancer (Auckl), 8. 1-11.

Strohl W R. 2017. Current progress in innovative engineered antibodies. Protein & Cell, 2018, 9 (1): 86-120.

Sul J, Blumenthal G M, Jiang X, et al. 2016. FDA approval summary: Pembrolizumab for the treatment of patients with metastatic non-small cell lung cancer whose tumors express programmed Death-Ligand 1. Oncologist, 21 (5). 643-650.

Topalian S L, Hodi F S, Brahmer J R, et al. 2012. Safety, activity, and immune correlates of anti-PD-1 antibody in cancer. N Engl J Med, 366 (26). 2443-2454.

Tsuchikama K, An Z. 2016. Antibody-drug conjugates: recent advances in conjugation and linker chemistries. 2018, 9 (1): 1-14.

Van Audenhove I, Gettemans J. 2016. Nanobodies as versatile tools to understand, diagnose, visualize and treat cancer. EBioMedicine, 8. 40-48.

Weber J S, O'Day S, Urba W, et al. 2008. Phase I/II study of ipilimumab for patients with metastatic melanoma. J Clin Oncol, 26 (36). 5950-5956.

Weiner G J. 2015. Building better monoclonal antibody-based therapeutics. Nat Rev Cancer, 15 (6). 361-370.

Yang J C, Hughes M, Kammula U, et al. Ipilimumab (anti-CTLA4 antibody) causes regression of metastatic renal cell cancer associated with enteritis and hypophysitis. J Immunother, 2007. 30 (8). 825-830.

Yang T, Choi M K, Cui F D, et al. 2007. Antitumor effect of paclitaxel-loaded PEGylated immunoliposomes against human breast cancer cells. Pharm Res, 24 (12). 2402-2411.

第六章 肿瘤分子靶向治疗

第一节 肿瘤分子靶向药物研究

分子靶向治疗是用特异性药物选择性抑制肿瘤组织中异常表达的生物分子，从而抑制其下游信号转导通路，达到抑制肿瘤生长的目的。传统的抗肿瘤化疗药物有自己的作用靶点，如 6-巯基嘌呤和 6-硫代鸟嘌呤可抑制嘌呤的合成，氟嘧啶类药物可有效抑制嘧啶的合成。但这些药物主要干预细胞信号转导完成以后发生的生物学事件，抑制核苷酸和 DNA 合成的酶类（氟嘧啶类和甲氨蝶呤等），抑制 DNA 的功能（烷化剂和拓扑异构酶抑制剂），抑制转录（放线菌素 D），或抑制微管的代谢（长春花生物碱类和紫杉烷类），在 DNA 或者细胞分裂层面对正在增殖的细胞造成损伤，而所诱导的凋亡为细胞损伤后所发生的细胞事件。由于正常细胞增殖亦要经过 DNA 合成和细胞分裂，因此化疗药物对正常增殖的细胞也具有广泛的毒性，抗肿瘤作用最强的化疗药物往往也具有最大的毒性。和传统化疗药物不同，抗肿瘤分子靶向药物可选择性地作用于肿瘤细胞信号转导通路上的特定分子靶点，具有很强的特异性，毒性也大大降低。

靶向药物的分子靶点往往为肿瘤细胞特异性的信号转导通路成员，如细胞膜受体或细胞内激酶分子。理想的分子治疗靶点应满足以下条件：①对于肿瘤的恶性表型的维持起关键作用，但在重要组织和器官无表达或低表达；②生物学相关性可在临床标本中检测，且重复性良好；③与临床预后有确切的相关关系，其表达程度与患者预后呈负相关；④在表达该大分子的肿瘤患者中，干预该靶点可显著改善预后，而在不表达该靶点的肿瘤患者中，则无此效应。对于单克隆抗体药物靶点，还要求靶点分子必须表达于肿瘤细胞表面。

目前重点研究的分子靶向药物有两大经典类型，一类为单克隆抗体，一类为人工合成小分子化合物。单克隆抗体和小分子靶向药物治疗恶性肿瘤各有优缺点：单克隆抗体为生物大分子，其分子质量在 150kDa 以上，需要静脉注射给药，穿透血脑屏障的能力很差；而小分子靶向药物的分子质量一般在 500Da 左右，可以口服给药，部分药物可透过血脑屏障。单克隆抗体不仅可以通过直接结合竞争抑制靶分子的活性，还可以调节机体免疫系统，通过 ADCC 和 CDC 作用介导机体免疫系统对肿瘤细胞的杀伤；而小分子靶向药物则无此作用。小分子靶向药物的特异性弱于单克隆抗体，但其这一缺点在某些条件下亦为优点。例如，在 HER2/neu 分子，当肿瘤细胞对其单克隆抗体产生耐药时，对小分子靶向药物保持敏感性，因为小分子药物与其他 HER 家族成员具有交叉反应。单克隆抗体与传统化疗药物联合应用往往具有协同作用，而小分子靶向药物很难观察到这一现象。单克隆抗体和小分子靶向药物均具有不同的副作用，但都比较轻微。在生产成本方面，单克隆抗体工艺复杂，成本较小分子靶向药物高。

目前发现的抗肿瘤药物分子靶点主要有细胞信号转导通路分子、细胞周期和凋亡调节分子、肿瘤血管生成和细胞外基质等，下文将简述当前对这些分子靶点药物进行的研究。

一、单克隆抗体靶向药物研究

表达于恶性肿瘤细胞表面的肿瘤抗原往往与肿瘤细胞的增殖、黏附、侵袭和转移相关，应用这些分子的单克隆抗体靶向药物可以有效结合这些肿瘤抗原分子，在受体类抗原可竞争性地与其配体结合，抑制其下游信号转导，从而抑制肿瘤的恶性增殖。早期开发的小鼠单克隆抗体的靶抗原不是肿瘤生存和侵袭中起重要作用的分子，穿透组织的能力差，与放射性同位素和毒素偶联成功有限，而且易产生人抗小鼠抗体，使其使用剂量受到限制。在20世纪80年代，随着重组DNA技术的成熟，人们将人IgG恒定区与小鼠单克隆抗体可变区基因融合，生产出了嵌合性抗体，这一策略大大降低了人抗小鼠抗体的产生。若只将鼠抗体CDR区或其特异性决定残基（SDR）与人IgG基因融合，可进一步降低抗体的免疫原性。随后人们又设计出部分人源化抗体和完全人源化抗体。这些技术上的进步大大增强了单克隆抗体的疗效，降低了单克隆抗体的毒性作用。

单克隆抗体与机体免疫系统的相互作用日益受到人们的重视，多种固有免疫细胞表面表达多种FcR，抗体与肿瘤抗原结合后，其Fc段与FcR结合可诱导ADCC作用，刺激固有免疫细胞分泌细胞因子，APC可借助其表面的FcR吞噬结合抗体的肿瘤细胞并提呈肿瘤抗原活化特异性免疫系统，从而激活特异性免疫系统。用基因工程技术改变抗体的Fc段可改变其结合FcR的能力及诱导ADCC的能力，常用的方法有氨基酸序列点突变和糖基改变。将曲妥珠单抗（赫赛汀）的Ser298、Glu333和Lys334均突变为丙氨酸可增强其与FcγR IIIa的结合力和诱导ADCC的能力。抗体岩藻糖基形成的空间构象可抑制ADCC作用，使用RNA干扰技术沉默岩藻糖基化相关酶类基因，可以产生无岩藻糖基抗体，其与FcγR IIIa的结合能力更强，可以诱导更强的ADCC效应。这两种技术结合可加强抗体所诱导的免疫效应，对无岩藻糖基抗-CD20单克隆抗体利妥昔单抗（rituximab）实施S239D/S298A/I332E三联突变后可获得更强的FcγR IIIa结合能力和ADCC效应。最近发现，岩藻糖基化抗体效应与效应细胞有关，低岩藻糖基化的抗体可增强单核细胞介导的ADCC效应，而多形核细胞则通过高岩藻糖基化抗体杀伤肿瘤细胞。传统的用于肿瘤治疗的单克隆多为IgG，Karagiannis等将曲妥珠单抗的C_H区替换为ε链C_H区，所形成的IgE抗体可诱导ADCC效应和肿瘤部位变态反应。与IgG相比，IgE与其受体FcεRI具有更强的结合力，其半衰期更长，因而更有优势。除ADCC外，增强补体依赖的细胞毒作用和促进细胞因子分泌的作用亦日益受到重视。

一些单克隆抗体与细胞表面的肿瘤抗原结合后可诱导内吞作用，利用这一特性，可将单克隆抗体与放射性同位素、小分子细胞毒性药物或者蛋白毒素偶联，在单克隆抗体被降解后这些偶联药物仍可残留在肿瘤细胞内部，从而增强单克隆抗体的细胞毒性作用。

单克隆抗体治疗发展的一个主要障碍是其毒性作用，与正常组织的交叉反应可产生严重的副作用，这些副作用包括呼吸困难、偶发的中枢和外周神经系统合并症、肝功能异常、肾损伤等；有些抗体（如曲妥珠单抗）还可引发心肌损害；放射性同位素偶联的单克隆抗体还可引起骨髓抑制。

（一）抗表皮生长因子家族单克隆抗体治疗

表皮生长因子受体家族包括4个成员：EGFR（ERBB1/HER1）、ERBB2（HER2/

neu）、ERBB3（HER3）和 ERBB4（HER4）。表皮生长因子受体（EGFR）是原癌基因 *EGFR*（ERBB1/HER1）的表达产物，广泛表达于哺乳动物的细胞膜上。EGFR 的分子质量为 170kDa，是由 1186 个氨基酸残基组成的跨膜糖蛋白，包括胞外区、跨膜区和胞内区三个部分，其胞内区含酪氨酸激酶结构域，具有酪氨酸激酶活性。EGFR 的胞外区可与多种配体结合，这些配体包括表皮生长因子（EGF）、转化生长因子 α（TGF-α）、B 细胞生长因子（BCGF）、肝素结合表皮生长因子样生长因子（HBEGF）和表皮调节素等。EGFR 的胞内信号转导通路有 Ras/Raf /MEK/ERK/MAPK 通路、PI$_3$K/PDK1 /AKT 通路、PLC-γ 通路和 JAK/STAT 通路，其作用在于调节细胞的生长、增殖、迁移和分化。在很多肿瘤中，EGFR 或者过表达，或者突变为具有持续活性的截短片段，从而使 EGFR 信号通路异常过度活化，在恶性肿瘤细胞的增殖、细胞周期、侵袭及新生血管形成等方面起关键作用。临床研究表明，EGFR 过表达者预后更差。目前 EGFR 已成为抗肿瘤治疗的重要靶点，人们已研制出多种抗 EGFR 单克隆抗体和 EGFR 信号通路小分子抑制剂，部分已进入临床治疗。

单克隆抗体可与内源性配体竞争性结合 EGFR，阻止 EGFR 信号通路的激活，从而抑制肿瘤的生长。目前，抗 EGFR 抗体包括西妥昔单抗（cetuximab，MC-C225，商品名爱必妥）、帕尼单抗（panitumumab）、尼妥珠单抗（nimotuzumab，商品名泰欣生）和扎鲁单抗（zalutumumab）。其中，西妥昔单抗为第一个在中国上市的靶向单克隆抗体药物，为免疫球蛋白 IgG1 的人源化嵌合单克隆抗体。2004 年 2 月，FDA 批准其用于依立替康治疗失败的转移性晚期直肠癌患者的治疗，是第一个批准用于此类适应证的单克隆抗体。西妥昔单抗主要针对 EGFR 的抗体结合结构域，目前已在肺癌、头颈部鳞状细胞癌、结直肠癌中完成 III 期临床试验。西妥昔单抗与传统化疗药物或者放疗联合应用，可显著延长晚期肿瘤患者无进展生存期，而这一疗效的主要受益者为肿瘤 KRAS 野生型患者，此外，BRAF 无突变、PTEN 表达和 EGFR 过表达亦为西妥昔单抗的疗效预测指标。西妥昔单抗也在其他多种肿瘤中进行临床试验，但目前尚无 III 期临床试验数据。帕尼单抗是第一个完全人源化的抗 EGFR 单克隆抗体，与西妥昔单抗相似，它也是针对 EGFR 的配体结合结构域。III 期临床试验表明，帕尼单抗、贝伐单抗和一线化疗药物联合应用，可显著延长晚期结直肠癌患者的无病生存期，目前已被欧盟有条件地批准用于治疗结直肠癌。和西妥昔单抗一样，帕尼单抗的疗效在肿瘤 KRAS 野生型患者中更为明显。尼妥珠单抗为国内首个具有自主知识产权的重组人源化单克隆抗体药物，由中国和古巴合资的百泰生物药业有限公司研制，于 2008 年上市。目前，尼妥珠单抗已在多种肿瘤的 I/II 期临床试验中证实了其安全性，III 期临床试验患者正在招募。扎鲁单抗为一完全人源化 EGFR 抗体，目前已被批准用于头颈鳞状细胞癌的临床试验，2010 年 ASCO 年会报道，扎鲁单抗与化疗联合应用，可显著延长晚期头颈癌患者的无进展生存期。

ERBB2（HER2/neu）为 EGFR 家族的又一重要成员，其基因位于 17q21，编码产物为 185kDa 的跨膜糖蛋白。HER2 可分为 I、II、III、IV 四个部分，其中，第 I 和第 III 部分形成受体结合部位，而第 II 和第 IV 部分则与二聚体的形成有关。目前尚未发现与 HER2 以高亲和力结合的配体，但 HER2 可与其他 EGFR 家族成员形成异二聚体，增强其信号转导能力，且含 HER2 的异二聚体的信号转导能力强于其他异二聚体。

HER2有"关闭"与"开放"两种构象,"开放"构象具有形成二聚体的能力。蛋白质晶体结构研究表明,大多数HER2处于"开放"构象,易与其他EGFR家族成员形成二聚体。因此,除基因突变或扩增外,上调HER2的表达亦可激活下游的信号通路。HER2的下游信号通路有MAPK、PI_3K/AKT和PLC-γ通路,HER2与其他EGFR家族所形成的二聚体不同,其下游信号通路亦有所差异。例如,HER2与HER3二聚体可活化PI_3K/AKT通路,这一组合的致癌能力最强。与PI_3K/AKT不同,所有HER2异二聚体均可活化MAPK通路。此外,HER2还可转运至细胞核内,其进入核内的形式或为整个HER2,或为HER剪切片段,或为配体受体复合物,在核内HER2可作为cyclin D_1、COX-2和p53的转录调节因子。HER2在正常细胞的生长、发育和分化全过程中起着重要作用,过表达或者基因突变则可促进肿瘤的发生、发展与转移。在啮齿动物中,HER2的突变为肿瘤发生所必需,而在人类肿瘤中则主要为野生型HER2过表达,过表达的HER2可增强并延长生长因子信号的信号转导,抑制细胞凋亡,促进肿瘤细胞存活,上调血管内皮生长因子(VEGF)和血管通透性因子(VPF),促进肿瘤新生血管生成,增加肿瘤细胞的侵袭力,破坏机体组织抗侵袭屏障等。HER2在乳腺癌、胃癌、卵巢癌和前列腺癌等肿瘤中均呈过表达,且与肿瘤的预后呈负相关。目前,HER2已成为肿瘤治疗的重要分子靶点,已有多种靶向药物进入临床应用。

由于HER2胞外区保持"开放"构象,易与其他EGFR家族成员结合形成二聚体,活化下游信号通路,应用HER2胞外区单克隆抗体阻止异二聚体的形成,从而阻止下游信号的活化,抑制肿瘤的增殖。曲妥珠单抗(trastuzumab,商品名赫赛汀)即为一种这样的抗体,该抗体于1998年上市,为人源化抗体,目前已用于多种肿瘤的临床治疗。在HER2阳性肿瘤患者中,曲妥珠单抗治疗只在小部分患者中出现缓解,而且HER2过表达肿瘤还可对曲妥珠单抗产生耐药性。曲妥珠单抗与传统化疗药物联合应用可取得更好疗效,显著延长患者无进展生存时间,减少复发,降低死亡风险。此外,曲妥珠单抗还可以通过诱导抗血管生成因子,抑制促血管生成因子,从而抑制肿瘤血管生成的作用,在体外还可见其内皮细胞迁移抑制作用。曲妥珠单抗最严重的副作用为心脏毒性,当与蒽环类药物联用时,其诱发心肌病的风险显著增加。

帕妥珠单抗(pertuzumab)为另外一种人源化HER2单克隆抗体,与曲妥珠单抗不同,帕妥珠单抗所针对的抗原表位位于HER2的二聚化结构域,因而此抗体可有效抑制HER2与其他EGFR家族成员形成二聚体,从而抑制肿瘤细胞的增殖。I期和II期临床试验表明,帕妥珠单抗非常安全。由于曲妥珠单抗和帕妥珠单抗所针对的结构域不同,二者联合应用可增强其抗肿瘤作用,其机制在于抑制肿瘤细胞周期进展,使之处于静止期。目前以帕妥珠单抗为基础的III期临床试验正在进行。虽然帕妥珠单抗的临床试验数据有待于进一步完善,但目前的数据已表明,帕妥珠单抗的抗肿瘤效应不需通过ADCC作用实现,其安全性优于曲妥珠单抗,因而会有更为广阔的应用前景。

Ertumaxomab为一种抗HER2和抗CD3的双特异性抗体,可同时结合HER2和CD3,其Fc段又可与巨噬细胞或DC表面的FcR结合,促进HER2阳性肿瘤细胞、T细胞和巨噬细胞或DC形成复合体,促进巨噬细胞或DC吞噬肿瘤细胞。体外实验发现Ertumaxomab可杀伤多种HER2阳性肿瘤细胞,甚至可杀伤HER2低表达的肿瘤细胞。Ertumaxomab这一特性可用于治疗曲妥珠单抗耐药的患者。在转移乳腺癌I期临床试验中，15 例 HER2 阳性患者发生缓解。目前 Ertumaxomab 治疗晚期乳腺癌的 II 期临床试验也已完成，但数据尚未见于正式刊物。

(二) 胰岛素样生长因子 1 型受体

胰岛素样生长因子 (insulin-like growth factor, IGF) 系统在肿瘤的发生发展中起着重要作用。IGF 系统包括 IGF、IGFR 和 IGFBP 等，其中以 IGF-1R 最为重要。IGF-1R 是由两个 α 亚基和两个 β 亚基组成的四聚体，其 β 亚基含跨膜区和胞内酪氨酸激酶结构域，α 亚基位于胞外，含受体结合结构域。IGF-1R 的下游信号通路为 PI_3K/AKT 和 MAPK 通路，其信号可调节细胞的分化及细胞间黏附，其功能因受体胞内区磷酸化位点与细胞内所募集的信号分子而异。IGF-1R 激活后可与胰岛素受体 (insulin receptor, IR) 系统相互作用，IGF-1R 与 IR 高度同源，其下游信号系统亦甚相似。在同一细胞，IGF-1Rαβ 与 IRαβ 结合可形成杂交受体。IGF-1 为 IGF-1R 和杂交型受体的主要配体，而胰岛素在高浓度时亦可激活 IGF-1R。IGF-1 主要由肝和平滑肌细胞在生长激素刺激后分泌，某些恶性肿瘤细胞可分泌大量 IGF-1。IGF-1R 信号有利于肿瘤的发生，促进肿瘤细胞的生长与侵袭，增强肿瘤细胞对化疗药物的耐受。

IGF-1R 的这些特性，使其成为理想的抗肿瘤治疗的分子靶点。由于 IGFR-1R 结构和信号通路与 IR 类似，且在机体内广泛分布，IGF-1R 靶向药物较易产生副作用，故要求抗 IGF-1R 必须有高度的选择性，而单克隆抗体是一个很好的选择。目前已有多种抗 IGF-1R 单克隆抗体问世，但以辉瑞公司的 figitumumab (CP-751871) 研究报道最多，I 期、II 期临床试验表明患者多对该抗体耐受良好，副作用较轻，III 期临床试验目前正在进行。

(三) 血小板源性生长因子受体

血小板源性生长因子 (PDGF) 由两条肽链通过二硫键连接而成。组成 PDGF 的肽链有 A、B、C、D 4 种，分别由 4 个基因编码，这些肽链组合成同二聚体或异二聚体，形成不同的 PDGF，其中最常见的是 PDGF-AA、PDGF-AB、PDGF-BB、PDGF-CC 和 PDGF-DD。PDGFR 包括 PDGFRα 和 PDGFRβ，但亦有 PDGFRαβ 异二聚体。PDGFR 为酪氨酸激酶受体，其胞内区含酪氨酸激酶结构域，与配体结合后，PDGFR 发生二聚化并活化，通过自身磷酸化激活其酪氨酸激酶结构域。PDGFR 下游信号转导可通过 PI_3K/AKT、PLCγ 和 MAPK 通路，目前的研究表明 PDGFRα 和 PDGFRβ 所激活的信号通路不同。PDGFR 信号通路可维持细胞的存活，促进细胞增殖和迁移。PDGFR 在胶质母细胞瘤、卵巢癌和前列腺癌等多种肿瘤细胞中均有表达。PDGF 以自分泌的方式起作用，不少肿瘤细胞既可表达 PDGFR，又可分泌 PDGF，且形成一种自分泌刺激，这一正反馈调节在肿瘤的发生和早期发展过程中起着重要作用。PDGFR 还可促进肿瘤细胞增殖和血管生成，提高肿瘤组织液内压，使抗肿瘤药物难以进入肿瘤组织。CDP860 为聚乙二醇化抗 PDGFR 抗体的 F(ab)′ 片段，可与 PDGFRβ 结合。II 期临床试验发现，单用 CDP860 对结肠癌和乳腺癌的生长并没有显著影响，但可诱发肿瘤所在的胸腔或者腹腔积液，以及肿瘤血管分布体积与肿瘤体积比值增大，这些可能与 PDGFR 调节肿瘤组织液内压的功能有关。这些结果提示，PDGFR 抗体及其制剂形式和给药方式仍需进一步研究。

（四）细胞表面黏附分子单克隆抗体

上皮细胞黏附分子（epithelial cell adhesion molecule，EpCAM，CD326）是一种同亲性的钙非依赖型上皮细胞黏附分子，为一种广谱的上皮细胞肿瘤抗原。EpCAM 为一跨膜糖蛋白，在恶性肿瘤中大量表达而在正常上皮中表达甚微，其表达水平与上皮细胞的去分化和恶性增殖程度呈正相关。功能研究发现，EpCAM 可促进肿瘤细胞增殖，增强其代谢能力，减少其对生长因子的依赖，在肿瘤细胞的生长、侵袭和转移等诸多环节中都起重要作用。临床研究表明，EpCAM 高表达者肿瘤病理分组分期则较高，预后更差。EpCAM 的免疫原性及其与肿瘤发生发展侵袭的密切关系使其成为肿瘤靶向治疗和免疫治疗的重要靶点之一。

目前已进入临床试验的 EpCAM 抗体有 Adecatumumab 和 Catumaxomab。Adecatumumab 为一完全人源化抗 EpCAM 单克隆抗体，它可以低亲和力与 EpCAM 结合，可在乳腺癌、前列腺癌、卵巢癌、结直肠癌和胃癌等多种上皮来源性肿瘤中诱导细胞毒性作用。目前 Adecatumumab 已进入临床试验，用于治疗前列腺癌和乳腺癌，II 期临床试验研究表明，大剂量 Adecatumumab 单用可延缓前列腺癌和乳腺癌的进展，但 Adecatumumab 与其他药物联合应用的研究目前尚未见报道。Catumaxomab（商品名 Removab）为抗 EpCAM 和抗 CD3 的双特异性抗体，同 Ertumaxomab 一样，Catumaxomab 可同时结合 EpCAM 和 CD3，其 Fc 段又可与巨噬细胞或 DC 表面的 FcR 结合，亦可促进 EpCAM 阳性肿瘤细胞、T 细胞和巨噬细胞或 DC 形成复合体，促进巨噬细胞或 DC 吞噬肿瘤细胞，诱导抗肿瘤特异性免疫应答。目前 Catumaxomab 已被欧盟批准用于治疗恶性腹水，III 期临床试验表明单用 Catumaxomab 可显著延长恶性腹水患者的生存期，改善腹水症状，这一效应在胃癌中尤其显著。

（五）其他肿瘤抗原

癌胚抗原（carcinoembryonic antigen，CEA）在多种消化道肿瘤中呈过表达，其在肿瘤发生发展过程中的作用目前尚未完全清楚，可能抑制肿瘤细胞凋亡，参与肿瘤细胞的黏附、侵袭和转移。目前，抗 CEA 单克隆抗体 Labetuzumab 已进入临床试验，[131]I 可增强 labetuzumab 的疗效，II 期临床试验数据显示[131]I-labetuzumab 可显著改善晚期结直肠癌的生存期。另一抗 CEA 单克隆抗体 hPRIA3 亦在研究之中，目前发现其主要通过 ADCC 作用杀伤肿瘤细胞。

MUC1 是一高度糖基化跨膜蛋白，几乎表达于所有腺上皮和胃肠道黏膜上皮细胞的顶侧膜，而在几乎所有腺癌中均有 MUC1 高表达，且其表达极性消失，出现于整个肿瘤细胞表面，糖基化亦发生异常改变。MUC1 与多种细胞表面受体具有相似的结构，它们通过胞内段的酪氨酸磷酸化位点，与多种蛋白激酶相互作用，并被后者磷酸化，进而参与多种信号转导通路。异常表达的 MUC1 与肿瘤的侵袭和转移相关，其机制因肿瘤类型而异，MUC1 的表达水平常与患者预后呈负相关。MUC1 的异常糖基化使其具有良好的免疫原性，目前已开发出多种针对 MUC1 抗原的免疫治疗策略，如有 PAM4、CC49 和 HuC242 等单克隆抗体在研。

CA125 为 1981 年在卵巢癌细胞系发现的肿瘤抗原，是分子质量为 190kDa 的糖蛋白，有膜型和游离型两种。在 III 期和 IV 期卵巢癌中，95％以上患者可见 CA125 表达上调。在其他良性和恶性肿瘤中，亦可见 CA125 表达增加。血清 CA125 含量已作为卵巢癌重要的诊断指标，但其具体功能目前尚不清楚。Oregovomab（商品名 OvaRex）为抗 CA125 小鼠源性单克隆抗体，可与 CA125 结合而被机体免疫系统识别，诱导对肿瘤细胞的杀伤。II 期临床试验研究表明，Oregovomab 单用可改善卵巢癌患者的 5 年生存率，为期 10 年的 III 期临床试验正在进行。

（六）抗血液系统恶性肿瘤单克隆抗体

由于血液系统恶性肿瘤细胞表面多有其独特系谱分化表面标志，单克隆抗体在治疗血液系统肿瘤方面可发挥其独到的优势。自利妥昔单抗 1997 年上市以来，全球各大实验室已开发出多种针对血液肿瘤细胞抗原的单克隆抗体，单克隆抗体在血液系统恶性肿瘤治疗中的地位越来越重要。

1. 抗淋巴系抗原单克隆抗体

1）抗 CD20 单克隆抗体

CD20 为一 35kDa 的跨膜蛋白，主要表达于前 B 细胞和成熟 B 细胞，也表达于绝大部分 B 细胞来源的非霍奇金淋巴瘤。CD20 的功能目前尚不清楚，研究发现其与细胞周期和分化有关，以钙通道的方式发挥作用。在有临床应用价值的单克隆抗体中，利妥昔单抗（rituximab，商品名美罗华）是目前使用最广和研究最多的单抗，该抗体为人鼠嵌合型抗体，目前利妥昔单抗已被多个国家批准用于治疗非霍奇金 B 细胞淋巴瘤，与传统化疗药物联合应用可降低淋巴瘤的复发风险。除 B 细胞淋巴瘤外，利妥昔单抗还被用于治疗慢性淋巴细胞白血病、毛细胞白血病及各种少见的和复杂的淋巴瘤。在慢性淋巴细胞白血病中，利妥昔单抗所诱导的凋亡作用强于非霍奇金淋巴瘤。Ofatumumab 为完全人源化抗 CD20 单克隆抗体，美国于 2008 年批准其用于慢性淋巴细胞白血病（CLL）治疗，其所针对抗原表位不同于利妥昔单抗，与抗原结合能力更强，能够诱导更强的 CDC 效应。临床试验表明，Ofatumumab 与化疗药物联合应用可延长患者无进展生存期和总体生存期。此外，Ofatumumab 还可与利妥昔单抗联用，治疗利妥昔单抗耐药 CLL。[90]Y-ibritumomab 和 ^{131}I-tositumomab 亦被批准用于治疗利妥昔单抗治疗失败的淋巴瘤，二者在难治性淋巴瘤中都可达到较高的缓解率，但后者的缓解维持时间更长。

2）抗 CD52 单克隆抗体

CD52 识别非谱系特异性抗原，主要表达于淋巴细胞、单核细胞、巨噬细胞和部分粒细胞，在慢性淋巴细胞白血病（chronic lymphocyte leukemia，CLL）和部分非霍奇金淋巴瘤中可见 CD52 高表达。Alemtuzumab 为人源化抗 CD52 单克隆抗体，可诱导淋巴瘤细胞凋亡，并可诱导 ADCC 和 CDC 效应杀伤肿瘤细胞，目前已被批准用于治疗氟达拉滨耐药的 CLL。Alemtuzumab 可清除骨髓残留微小病灶，即使为 del（17p13）的高危 CLL。骨髓无残留微小病灶的患者，其生存期长于有残留的患者。

3）抗 CD22 单克隆抗体

CD22 为一跨膜糖蛋白，参与细胞黏附、B 细胞归巢和活化。60％～80％的 B 细瘤表达 CD22。CD22 与其抗体结合后可发生内化，这一特性有利于应用放射性同位素标记的单克隆抗体进行放射免疫治疗。Epratuzumab 为一完全人源化抗 CD22 单克隆抗体，可通过与 CD22 结合而抑制 B 细胞产生抗自身蛋白抗体，最初被用于治疗系统性红斑狼疮等自身免疫性疾病。体外实验表明，Epratuzumab 可与 CD22 呈高亲和力结合，目前该抗体已进入 II 期临床试验。^{90}Y、^{131}I、^{99m}Tc 标记的 CD22 单抗制剂均显示了对 CD22 阳性的恶性肿瘤细胞的强杀伤效果，其中，^{90}Y 标记的人源化 LL2 单克隆抗体在分解后，^{90}Y 仍可留在细胞内继续发挥抗肿瘤作用。

4）抗 CD23 单克隆抗体

CD23 亦名 FcεRII，为低亲和力 IgE 受体，表达于成熟 B 细胞、活化的巨噬细胞、嗜酸性粒细胞、血小板和几乎所有 CLL 的细胞。Lumiliximab 为一灵长类-人嵌合性抗 CD23 单克隆抗体，可诱导 CLL 细胞凋亡，氟达拉滨和利妥昔单抗可增强这一效应。I、II 期临床试验表明，Lumiliximab 与化疗联合应用可增加完全缓解率，延长无进展生存期，III 期临床试验也正在开展。

5）抗 CD80 单克隆抗体

CD80 为 CD28 天然配体，介导 T 细胞和 B 细胞黏附。CD80 表达于活化的 B 细胞、DC 和 T 细胞，在滤泡状淋巴瘤和其他淋巴瘤亦可见 CD80 的表达。Galiximab 为人的 H 区和恒河猴 C 区嵌合而成的抗 CD80 单克隆抗体，与淋巴瘤 CD80 结合后可诱导凋亡和 ADCC 效应。临床试验表明，Galiximab 与利妥昔单抗联用可延长滤泡状淋巴瘤患者的无进展生存期，目前 Galiximab 和利妥昔单抗联用的 III 期临床试验正在进行，用以评价其对利妥昔单抗耐药的滤泡状淋巴瘤的疗效。

6）抗 CD30 单克隆抗体

CD30 属 TNFRSF 成员，最早在 Reed-Sternberg 细胞中发现。霍奇金淋巴瘤、间变性大细胞淋巴瘤和纵隔 B 细胞淋巴瘤均可见 CD30 过表达，而在正常细胞中，其表达仅限于活化的 B 细胞、T 细胞和 NK 细胞，以及部分血管床。目前已有多种针对 CD30 的单克隆抗体问世。HeFi-1 为一鼠源性抗 CD30 单克隆抗体，临床前期研究表明，HeFi-1 对间变性大细胞淋巴瘤有效，但在霍奇金淋巴瘤的效应不一，目前该抗体正在进行 I 期临床试验。SGN-30 为一嵌合性单克隆抗体，可有效抑制 Reed-Sternberg 细胞的增殖，且在 CD30$^+$ 淋巴瘤细胞中可与化疗药物起协同作用，目前其临床试验正在进行。MDX-060 为一完全人源化抗体，可诱导对 CD30$^+$ T 细胞的杀伤，抑制 Reed-Sternberg 细胞的增殖，目前其临床试验亦正在进行。

7）抗 CD4 单克隆抗体

CD4 在皮肤 T 细胞淋巴瘤（CTCL）和非皮肤外周 T 细胞淋巴瘤（PTCL）呈过表达。许多针对 T 细胞抗原的单克隆抗体，在治疗 T 细胞淋巴瘤时都以失败告终。Zanolimumab 为完全人源化抗 CD4 抗体，最初用于治疗银屑病，目前被用于 T 细胞淋巴瘤，II 期临床试验表明，PTCL 患者可从 Zanolimumab 治疗中获益，III 期临床试验目前也已展开。

2. 抗髓系抗原抗体

CD33 的分子质量为 67kDa，属唾液酸结合的免疫球蛋白样凝集素家族，一般在髓系祖细胞、单核细胞及 90% 的急性髓系白血病（AML）细胞上表达，最近发现 CD33

在耐药的多发性骨髓瘤中亦有表达。吉妥珠单抗为抗 CD33 单克隆抗体，与奥佐米星偶联形成免疫毒素 GO（gemtuzumab ozogamicin），与 CD33 结合后可发生内化，产生对 CD33$^+$ 细胞的毒性作用。临床试验表明，GO 及含 GO 的化疗方案对复发性、难治性及化疗耐药的 AML 有效。M195 为鼠源性抗 CD33 单克隆抗体，人源化 M195（HuM195）则具有更强的亲和力及诱导 ADCC 效应的能力，可以单药或联合化疗用于治疗复发、难治性或化疗无效的 AML，并能清除 AML 微小残留病。^{131}I、^{90}Y 标记 HuM195 后可以清除较大的肿瘤负荷，^{213}Bi 和 ^{225}Ac 发射 A 射线，射程较短，标记 HuM195 可以选择性地杀伤单个肿瘤细胞而减少周围正常细胞的损伤，用于较小的肿瘤。

3. 抗免疫相关抗原抗体

HLA-DR 属 II 类 HLA 分子，表达于单核细胞、巨噬细胞和 B 细胞，可将抗原肽提呈给 CD4$^+$T 细胞，在 B 细胞淋巴瘤中亦可见 HLA-DR 的表达。Apolizumab 为一人源化抗 HLA-II 类分子单克隆抗体，可与 HLA-DRβ 链的剪接体 1D10 结合。大约 70% 的非霍奇金淋巴瘤标本可与 Apolizumab 反应，Apolizumab 不但可诱导 ADCC 和 CDC，还可通过使酪氨酸磷酸化而启动细胞信号转导通路，诱导 B 细胞凋亡。Apolizumab 治疗复发性或难治性滤泡性淋巴瘤、小淋巴细胞性淋巴瘤和黏膜相关性淋巴瘤的临床试验正在进行。

二、小分子靶向药物研究

（一）蛋白酪氨酸激酶抑制剂

蛋白酪氨酸激酶（PTK）只存在于多细胞生物，参与胚胎发育、代谢、细胞增殖、血管生成和免疫应答。在恶性肿瘤中，PTK 处于持续激活状态，对维持细胞的恶性表型起着重要作用。PTK 包括受体 PTK 和非受体 PTK，目前发现的 PTK 超过 90 种，其中 60 余种为受体 PTK。受体 PTK 多为跨膜糖蛋白，一般为生长因子受体，其胞外区与相应配体结合后可通过自行磷酸化激活其胞内区酪氨酸激酶结构域，这些受体包括 EGFR、ERBB2、PDGFR、IR、IGF-1R 和血管内皮生长因子受体（VEGFR）等。非受体 PTK 有 ABL、SRC 家族和 JAK 家族等，这些 PTK 分子无细胞外结构，但可被上游信号分子激活，这些分子包括免疫细胞受体、G 蛋白偶联受体和受体 PTK 等。在正常细胞中，逆转录病毒导入 PTK 原癌基因，基因重排、基因突变或基因扩增都可导致 PTK 活性增强或持续活化，使细胞增殖失控，导致肿瘤发生。异常激活的 PTK 对维护肿瘤细胞的恶性表型起着重要作用，酪氨酸激酶抑制剂（tyrosine kinase inhibitor，TKI）靶向治疗已成为目前肿瘤靶向治疗研究的一大热点。

在人们认识到 PTK 在肿瘤发生发展过程中的重要作用后，就开始寻找其抑制剂，以期抑制肿瘤的生长。最初由于人们认为蛋白激酶广泛存在，在多种细胞生理过程中发挥关键作用，而且其激酶结构氨基酸序列高度保守，PTK 作为治疗靶点并不被看好。早期所发现的天然来源的槲皮素、薰草菌素等除抑制 PTK 外，还可抑制丝氨酸/苏氨酸激酶，选择性并不强。随后人们以甲叉丁二酸和 erbstatin 为母核，合成了新一代的激酶抑制剂，这些激酶不再有抑制丝氨酸/苏氨酸激酶的活性，只抑制 PTK，这表明设计出针对某一 PTK 的小分子抑制剂是完全可能的。经典 TKI 甲磺酸伊马替尼的出现改变了人们的看法，使得人们认识到设计出针对细胞信号通路靶点特异而又有效的抑制剂是完全可能的，这是因为不同激酶的催化调节并不相同，即使其催化结构域含有保守的序列和结构。PTK 的 ATP 结合区域与其两侧非保守区域，在不同的激酶中所呈现的结构和柔性不同，这一特性已成为当下激酶抑制剂研究的热点。TKI 多为 ATP 类似物，最常见的为苯胺喹唑啉类、苯胺喹啉类和苯胺吡啶并嘧啶类，这些小分子化合物可与 ATP 竞争性结合 PTK，从而抑制 ATP 上的磷酸基团转移至底物蛋白酪氨酸残基上。目前已开发出多种 TKI，这些小分子化合物有的可抑制一种 PTK，有的可抑制多种 PTK，已有多种 TKI 进入临床应用，以治疗各种恶性肿瘤。

1. BCR-ABL 酪氨酸激酶抑制剂

t（9；22）染色体移位所形成的费城染色体可见于 95％ 以上的 CML，为 CML 特异性的细胞遗传学标志，在部分 AML 亦可见费城染色体。这一移位形成的 *BCR-ABL* 融合基因，可表达生成两种不同的 PTK——p190（BCR-ABL）和 p210（BCR-ABL），其信号通路可促进造血干细胞和祖细胞的增殖，抑制其凋亡，导致其恶性增殖。甲磺酸伊马替尼为第一个上市的 TKI，可有效抑制 BCR-ABL 激酶的活性，杀伤 BCR-ABL 阳性的淋巴源性和髓源性白血病细胞，抑制其集落形成，而对正常细胞几乎没有毒性。在费城染色体阳性 CML 中，伊马替尼在 IFN-α 治疗失败患者中的细胞遗传学缓解率达 65％～90％，在未经治疗的慢性期 CML 的细胞遗传学缓解率为 80％～90％，在成人费城染色体阳性 ALL 中，缓解率为 20％～40％。BCR-ABL 的某些突变可至伊马替尼耐药，这些突变有 15 种，包括 Y253H、E255V、E255K、F359V、T315I、G250E、F317L、E355G、H396P、M351T、M253H、L248V、Q252H、Y253H 和 Y253C 等。

在确定伊马替尼耐药 BCR-ABL 突变确定后，人们又开发了第二代 BCR-ABL 抑制剂，目前已有多种第二代药物上市，达沙替尼和尼洛替尼即为其代表。达沙替尼于 2006 年被美国 FDA 批准用于治疗费城染色体阳性 CML，它既可以与 ABL 酪氨酸的活性部位连接，又可与其非活性部位连接，比伊马替尼更有药效，但不会杀伤静止的干细胞群。尼洛替尼于 2007 年上市，为选择性的 BCR-ABL 抑制剂，其效能为伊马替尼的 20～50 倍，能抑制除 T315I 外的伊马替尼耐药性 BCR-ABL 突变。达沙替尼和尼洛替尼的疗效虽令人鼓舞，但这些药物使用后可诱发新的突变。伯舒替尼是 SRC 和 BCR-ABL 双重抑制剂，对 Y253H、E255V、E255K 和 F359V 突变的 BCR-ABL 有效，但不能抑制 T315I 突变体。INNO-406 物对 BCR-ABL 酪氨酸激酶的抑制活性是伊马替尼的 25～55 倍，并且还能抑制达沙替尼耐药的 T315A、F317L 和 F317V BCR-ABL 突变体，但不能抑制 T315I 突变体。AZD0530 为喹唑啉类 TKI，为 SRC 和 BCR-ABL 双重抑制剂，对 AZD0530 耐药的 BCR-ABL 突变体尚未见报道。这些药物目前均已进入临床试验阶段，除此之外，还有多种 BCR-ABL 抑制剂正在研究中。

2. 表皮生长因子受体家族酪氨酸激酶抑制剂

EGFR 家族受体胞内含 PTK 结构域，与其相应配体结合后，EGFR 二聚化并发生自身酪氨酸残基磷酸化，从而启动下游信号通路。

吉非替尼（商品名易瑞沙）为一选择性 EGFR 激酶抑制剂，可与 EGFR 的 ATP 结合位点结合，其对 EGFR 的抑制作用比 ERBB2（HER2/neu）强 200 倍，可抑制多种肿瘤细胞中的 EGFR，从而抑制肿瘤细胞的增殖。吉非替尼在体内还可抑制肿瘤血管生成，目前已用于多种肿瘤的治疗。埃罗替尼于 2004 年上市，其结构和效应都类似吉非替尼。两种药物目前均已用于多种恶性肿瘤治疗，其中以 NSCLC 疗效最好。两种药物的疗效取决于肿瘤 EGFR 突变状况，在少部分 EGFR 突变激活患者中，其疗效较好，而在大部分 EGFR 过表达的患者中，其疗效并不令人满意。由于不能精确测定 EGFR 的磷酸化程度，所以尚不能确定是否吉非替尼和埃罗替尼治疗失败与其不能持续抑制 EGFR 激酶活性有关。后来人们发现，不可逆 EGFR 激酶抑制剂的抗肿瘤作用优于可逆性抑制剂，这一发现可解释上述推测。鉴于吉非替尼和埃罗替尼疗效不佳，目前临床上已很少应用可逆性 EGFR 激酶抑制剂，但在 10％～20％EGFR 过表达的多形性胶质母细胞瘤中，EGFR 激酶抑制剂治疗有效，进一步研究发现其疗效与 PTEN 和 Δ（2-7）EGFR 突变体的表达相关。这一现象提示，EGFR 对肿瘤细胞的生存起关键作用，或者与其他凋亡信号通路协同作用时，EGFR 抑制剂在治疗恶性肿瘤时有效。针对 HER2 的 TKI 往往既可抑制 HER2，又可抑制 EGFR，目前应用较为广泛的为拉帕替尼（lapatinib）。拉帕替尼为一可逆性 EGFR 家族 TKI，为 4-喹唑啉胺类化合物，可抑制 EGFR 和 HER 的酪氨酸激酶活性。在 HER2 过表达的细胞系中，应用拉帕替尼可使其凋亡增加 25 倍，且这一抗肿瘤活性不被 EGF 抑制，与曲妥珠单抗联合应用可逆转对曲妥珠单抗的耐药。目前已有多项以拉帕替尼为基础的 III 期临床试验在进行，拉帕替尼作为一线抗肿瘤药物的疗效正在评价。

可逆性激酶抑制剂都为 ATP 类似物，需要与激酶持久结合，才能发挥有效的抗肿瘤作用，但细胞内存在着高浓度的 ATP，且这些药物很容易清除出细胞，正电子发射断层成像发现可逆性激酶抑制剂可很快从肿瘤区域清除。为增强激酶抑制剂的疗效，人们在 4-（苯胺基）喹唑啉和喹啉母核的基础上设计出了多种不可逆 EGFR 抑制剂，其主要开发策略为在苯胺喹唑啉和喹啉类抑制剂上连接上亲电子的共价结合基团，使其可攻击激酶 ATP 结合部位的半胱氨酸残基。EGFR 的 Cys773 和 HER2 的 Cys751 均在其 ATP 结合袋内部，人们尝试在喹唑啉和喹啉环的 6 位和 7 位添加亲电取代基团，设计出了一系列的不可逆抑制剂，其中以 6 位亲电基团的效果最好。目前开发出来的 EGFR 激酶的不可逆抑制剂有 PD168393、CI-1033（canertinib）、HKI272（neratinib）、EKB-569、XL647、BIBW2992、EKB-569、ZD6474 和 PF299804 等，这些药物除可抑制 EGFR 外，还可抑制 HER2，多为全 ERBB 抑制剂，其中部分药物已进入临床试验，显示出良好的疗效。不可逆 EGFR 激酶抑制剂可抑制对吉非替尼耐药的 EGFR 突变体，表明持续占领 ATP 结合位点的必要性，这种策略往往可以减少药物用量，降低毒副作用。

3. 血小板源性生长因子受体家族酪氨酸激酶抑制剂

PDGFR 在肿瘤中的作用并不限于癌变过程本身，阻断 PDGFR 可降低肿瘤组织内压，有利于抗肿瘤药物进入肿瘤内部，抑制肿瘤血管生成。现已开发出多种不同结构的 PDGFR 抑制剂，这些化合物在体外和体内均表现出良好的抗肿瘤效应，但目前只有伊马替尼应用于临床。几乎所有的 PDGFR 抑制剂除抑制 PDGFR 外，还可抑制其他 PDGFR 家族受体，如 c-Kit 和 FLT3 等。喹噁啉类化合物 AG1295、AG1296 和 AGL2033/43 可高度选择性抑制 PDGFR 家族成员。除伊马替尼外，许多 PDGFR 抑制剂也都进入临床试验阶段，在这些药物中，除 CP547632 为选择性 PDGFR 抑制剂外，其他均为多靶点 TKI，因此很难判断其抗肿瘤效应有多少是通过抑制 PDGFR 实现的。嘧啶基吡啶类药物最初是作为 PDGFR 抑制剂设计的，但最终却以 BCR-ABL 抑制剂上市。由于伊马替尼还可抑制 BCR-ABL，其与 PDGFR 的结合方式可能与其他抑制剂不同，但这一推测有待进一步证实。

4. 1 型胰岛素样生长因子受体酪氨酸激酶抑制剂

由于 IGF-1R 与 IR 结构相似，其激酶结构域与 IR 的同源性达 84%，在设计 IGF-1R 抑制剂时，也遇到了与设计单克隆抗体相同的挑战。在 IR 激酶结构域三维结构研究的基础上筛选出了许多 IGF-1R 抑制剂，这些化合物对其具有中度的选择性，其中最有效的是 AG538 及其疏水类似物 1-Ome AG538。近年来合成的新的 IGF-1R 激酶抑制剂 NVP-AEW541 为 IGF-1R 选择性抑制剂，其与 IGF-1R 的结合力是 IR 的 25 倍。此外，NVP-ADW742、BMS-55417 和 BMS-536924 等对 IGF-1R 的抑制作用均强于 IR，但这些化合物对 IGF-1R-IR 杂交受体的抑制作用目前尚未见报道。IGF-1R 抑制剂 PPP 和 NVP-AEW541 可降低 IGF-1R 阳性小鼠血糖水平，但不能降低 IFG-1R 阴性小鼠血糖水平。除上述药物外，多靶点药物 Insm-18 和 EXEL-228 等对 IGF-1R 亦有抑制作用，这些药物目前已进入临床试验，其对恶性肿瘤的疗效正在进行评价。

5. MET 抑制剂

MET 为肝细胞生长因子（HGF）的受体。HGF 主要由间质细胞产生，以自分泌和旁分泌的方式起作用，HGF/MET 信号通路对多种上皮细胞具有促有丝分裂的作用，能诱导细胞增殖、分散、迁移，以及器官和血管发生等一系列生物学效应。同 EGFR 一样，MET 与 HGF 结合后，其胞内 PTK 结构域首先要发生自身磷酸化，然后才能启动下游信号通路，其下游信号通路包括 PLC-γ、PI_3K/AKT、ERK/MAPK 等。与其他生长因子不同，MET 激活后可诱导 GAB1 持续磷酸化，从而可诱导许多信号通路的持续活化。这种信号转导模式是 HGF/MET 信号通路的显著特征，而且为细胞分化、器官发生和损伤修复所必需。

MET 在正常组织中表达甚低，但在肿瘤组织中，肿瘤细胞分泌的 HGF 既可以自分泌的方式发挥作用，也可通过 IL-1、FGF-2 和 PDGF 等细胞因子刺激邻近成纤维细胞分泌 HGF。在多种人类肿瘤中可见 MET 过表达，在转移肿瘤中尤其明显。MET 信号通路可影响肿瘤细胞黏附，促进肿瘤细胞迁移，促进细胞外基质降解，诱导肿瘤血管生成，促进肿瘤细胞增殖。MET 的表达与肿瘤患者的预后密切相关，这使得 HGF/MET 通路成为抗肿瘤治疗的重要靶点。

多数 TKI 类 MET 抑制剂可与 ATP 竞争结合 MET 胞内区的 ATP 结合位点，阻止磷酸化、受体激活与下游信号转导，但 ARQ197 可与 ATP 结合位点之外的区域结合，变构抑制其活性。早期开发的 MET 抑制剂 SU11274 和 PHA665752 可有效抑制肿瘤细胞生长，为后期的新药开发提供良好的平台。近期开发的新药 RP1040 和 CEP-A 在动物模型中表现出良好的抗肿瘤效应。JNJ-38877605 和 PF-04217903 是已进入临床试验的 TKI 类 MET 抑制剂，前者对 MET 及相关 PTK 的选择性很高，而后者还可抑制间变性淋巴瘤激酶（ALK）。此外，AMG208、E7050、MK8033、MP470、SGX523、BMS777607、MGCD265、MK2461、foretinib、ARQ197、XL184、PF-02341066 和 PF-04217903 等均已进入临床试验。

6. JAK 抑制剂

JAK 为细胞质内 PTK，在细胞因子的信号转导过程中起着重要作用。在多种血液系统肿瘤和一些实体瘤中可见 JAK2 信号增强，或者出现持续性活化的突变体，这使得 JAK2 成为恶性肿瘤治疗的靶点之一，但目前尚无针对 JAK2 的分子靶向药物上市。AG490 为第一个合成的 JAK2 抑制剂，在动物肿瘤模型中可成功抑制血液系统肿瘤和实体瘤。目前人们已合成多种具有抗肿瘤活性的 AG490 类似物，这些抑制剂均抑制 JAK2/STAT3/5 信号。

JAK3 为 IL-2、IL-4、IL-7、IL-9、IL-13 和 IL-15 的下游信号通路，在淋巴源性细胞中表达丰富，参与 T 细胞的活化和增殖，在白血病、自身免疫和免疫排斥等的发病中起重要作用。目前已有多种 JAK 抑制剂问世，但这些药物主要用于自身免疫性疾病、器官移植排斥和变态反应等疾病的研究，有关白血病的研究报道很少。

7. 多靶点酪氨酸激酶抑制剂

在肿瘤细胞中，往往有多种 PTK 信号通路激活，在应用高选择性 TKI 抑制一种 PTK 活性时，另一种 PTK 可能会代偿性增强，通过细胞信号网络激活受抑制的下游信号通路，从而对抗 TKI 的作用，这就需要同时抑制多种 PTK。应用多种选择性 TKI 可以抑制多种 PTK，但同时应用多种药物必然会增大其毒副作用，同时也会增加药物研发成本和社会医疗支出，因此开发多靶点酪氨酸激酶无疑是更好的选择。

目前已知的 60 多种 PTK 依据其胞外结构域可分为 20 个亚家族，它们在不同的细胞活动中起着关键作用。文献已经报道了多种 TKI，这些 TKI 按结构可分为苯胺喹唑啉类、喹啉类、吲哚类、吲唑类、嘧啶类、哒嗪类和芳基脲类，这些化合物中以苯胺喹唑啉类化合物活性最高、选择性最好。各大制药商对该类抑制剂的结构改造、构效关系和药理活性进行了大量研究，开发出了各种多靶点 TKI。而喹啉类化合物是在喹唑啉类化合物的构效关系研究基础上开发出来的，将喹唑啉 32 位氮原子替换为碳原子并引入亲电基团，可保持其整体构型和电荷分布，但不影响其活性。吲哚环也是一类重要的酪氨酸抑制剂母核，在吲哚环 3 位原子以双键连接吡咯及其衍生物或其他基团时活性较好。阿西替尼、MBS2599626 和帕佐帕尼均以吲唑母核为基础，在吲唑的 5 位和 6 位引入氮或硫等给电子基团，且对其进行芳基化取代。伊马替尼为嘧啶类多靶点 TKI，由于其易诱导耐药，目前已开发出多种伊马替尼类似物，如前文所述的达沙替尼及 INNO2406、AEE788 等。伐他拉尼和特拉替尼为哒嗪类化合物，其哒嗪的 2 位被对氯苯胺取代，二者可抑制包括 PDGFR 和 VEGFR 在内的多种 PTK。芳基脲结构化合物于 1995 年发现具有 RAF1 抑制活性，随后人们设计出一系列含脲基的 RAF1 抑制剂，最终得到了索拉非尼。除抑制 RAF1 外，索拉非尼还可抑制 PDGFR 和 VEGFR。其他芳基脲类化合物 KRN951 和 CP2547632 等也具有抑制 PDGFR 和 VEGFR 的活性，目前已进入临床试验研究的多靶点 TKI 见表 1-6-1。

表 1-6-1   部分进入临床试验的多靶点酪氨酸激酶抑制剂

化合物	分子靶点	对酪氨酸激酶的抑制	临床试验阶段
凡德他尼	VEGFR2，EGFR，RET	不可逆抑制	III 色素瘤期
cedirenib	VEGFR1、VEGFR2、VEGFR3，PDGFRβ，KIT	可逆抑制	II/III 色素瘤期
vantalanib	VEGFR，PDGFR，KIT	不可逆抑制	II/III 期
BIBW-2992	EGFR，HER2	不可逆抑制	II 期
EKB-569	EGFR，HER2	不可逆抑制	II 期
HKI-272	EGFR，HER2	不可逆抑制	II 期
motesanib diphosphate	VEGFR1、VEGFR2、VEGFR3，PDGFR KIT，RET	可逆抑制	II 期
阿西替尼	VEGFR2、VEGFR3，PDGFRβ	可逆抑制	II 期
AEE788	EGFR，HER2，VEGFR2	可逆抑制	II 期
BMS599626	EGFR，HER2，ERBB4	可逆抑制	I 期

（二）细胞内信号通路抑制剂

1. PI$_3$K/AKT/mTOR 信号通路抑制剂

PI$_3$K/AKT 通路广泛存在于细胞中，参与细胞生长、增殖与分化。PI$_3$K 为连接细胞外信号分子与细胞内信号通路的桥梁分子，可被 G 蛋白偶联受体、受体 PTK 和 RAS 激活，PI$_3$K 激活后可对磷脂酰肌醇的肌醇环 3 位进行磷酸化，其产物一方面可促进 AKT 由细胞质转移至细胞核内，还可使 AKT 构象发生改变，有利于 AKT 磷酸化激活。活化的 AKT 可进一步激活 BCL-2 家族、E2F、糖原合酶 3（GSK3）、FKHR 和 S6 蛋白激酶等多种下游信号分子。PI$_3$K/AKT 信号通路可促进细胞进入 S 期并诱导 DNA 合成，抑制细胞凋亡，促进血管生成。mTOR 是一种与 PI$_3$K/AKT 信号通路相关的蛋白激酶，活化的 PI$_3$K/AKT 可通过 TSC1/2 复合物激活 mTOR，而 mTOR 可通过激活 p70S6K 促进 mRNA 的转录和翻译，还可灭活翻译抑制蛋白 4E-BP1 等。PI$_3$K/AKT/mTOR 被认为是蛋白质合成的主要信号调节通路，可以调节细胞的增殖、分化和迁移等。抑癌基因 PTEN 可抑制 PI$_3$K/AKT/mTOR 信号通路，而恶性肿瘤中 PTEN 失活常导致这一信号通路的过度活化，导致细胞凋亡受到抑制、细胞周期加快、肿瘤血管生成。PI$_3$K 在肿瘤的发生发展与侵袭转移过程中起着重要的作用，目前已成为抗肿瘤治疗的重要靶点之一。

目前开发出的靶向药物有 PI$_3$K 抑制剂、PDK-1 抑制剂、AKT 抑制剂和 mTOR 抑制剂。PI$_3$K 抑制剂包括针对其催化亚单位 p110 的抑制剂和亚基异构型特异性抑制剂，前者以沃曼青霉素和 LY294002 为代表，后者包括 IC486068 和 helenaquinone。此外，天然产物鱼藤素也被认为是一种候选的 PI$_3$K 抑制剂。上述几类 PI$_3$K 抑制剂毒性往往较强，在临床研究中并未显示出明显的优势，但理论上 PI$_3$K 抑制剂可避免抑制 mTOR 而产生的 AKT 负反馈激活，因此，开发高效、低毒、特异的 PI$_3$K 抑制剂是非常必要的。

PDK-1 是一种丝氨酸苏氨酸激酶，它磷酸化 AKT 的 T308 位残基，为 AKT 活化所必需。此外，PDK-1 还激活 AGC 激酶超家族的 PKC、S6K、SGK 和 PKA 等成员，这些激酶也可调节细胞的增殖与存活。开发抑制 PDK-1 的抗肿瘤药物无疑具有很大的优势，但其毒副作用亦不小。目前正在开发的 PDK-1 抑制剂有 UCN-01、celecoxib 及其衍生物和 BX-320 等。

AKT 抑制剂包括 perifosine、磷脂酰肌醇醚脂和 PX2316 等脂类，以及 API-2、API-259CJ-OMe 和 AKT-in 等非脂类化合物。AKT 可将信号传递给众多的下游底物，抑制 AKT 可抑制其众多的下游信号通路，但很难确定其发挥作用的下游信号通路，因此抑制 AKT 往往意味着较大的潜在毒性。目前的临床研究发现，众多 AKT 抑制剂中，perifosine 在早期临床试验中显示了良好的耐受性。

mTOR 抑制剂为 $PI_3K/AKT/mTOR$ 通路靶向药物中研究最透彻、开发最完善的一类。雷帕霉素为最早发现的 mTOR 抑制剂，作为免疫抑制剂被美国 FDA 批准用于器官移植。雷帕霉素用作抗肿瘤药物具有很大的毒性，其衍生物 CCI-779、RAD-001 和 AP-23573 也都具有抗肿瘤活性，这类化合物在体外可有效抑制肿瘤细胞生长。mTOR 抑制剂在临床试验中的表现令人振奋，这类药物在体内有广泛的抗癌谱，若同时抑制 PI_3K、PDK-1 和 AKT，其抗肿瘤效果可能更佳，但毒性也更大。基于此设想，科学家们设计出了可同时抑制 AKT 和 mTOR 激酶活性的小分子化合物，这些药物具有更强的激酶抑制活性，对雷帕霉素耐药肿瘤细胞仍然有效。

2. RAS/RAF/MEK/ERK 信号通路抑制剂

RAS/RAF/MEK/ERK 信号通路的异常与肿瘤的发生密切相关，几乎所有细胞信号通路都可激活 RAS，活化的 RAS 可激活 RAF，RAF 再激活 MEK，MEK 则可激活 ERK。活化的 ERK 可形成二聚体进入细胞核内，调节细胞的增殖、分化和凋亡。在肿瘤细胞中，可见 RAS/RAF/MEK/ERK 通路的持续激活，这一通路的激活与肿瘤细胞生长失控、凋亡受阻和化疗耐药有关。目前已开发出多种 RAS 信号通路靶向药物，其作用靶点分别为 RAS、RAF 和 MEK。

以 RAS 为作用靶点的化合物为法尼基转移酶抑制剂（FTI）。法尼基转移酶可将法尼基转移至 RAS 羧基末端的 Cys 残基上，促进 RAS 定位于细胞膜上。而 RAS 只有定位在细胞上时，才可参与细胞信号转导。FTI 类药物可抑制 RAS 的这一作用，从而抑制其酶活性，目前研究较多的 FTI 有 tipifarnib、lonafarnib 和 BMS-214664，这些化合物在体外可抑制多种肿瘤的生长，与其他药物联合应用可增强其效应，目前都已进入临床试验阶段。

对于 RAF 激酶来说，目前已有小分子化合物可抑制其活性，索拉非尼为其代表。如前文所述，索拉非尼为多种酶的抑制剂，可抑制 RAF 激酶活性，目前已进入临床阶段，以治疗多种肿瘤。RAF 激酶抑制剂多可与 ATP 竞争结合其 ATP 结合位点，除索拉非尼外，GW5074、BAY43-9006 和 NVP-AAL881 等亦可有效抑制 RAF 活性，这些药物也已进入临床试验阶段，其中，NVP-AAL881 在 B-RAF 突变时具有更强的抗肿瘤活性。

MEK 抑制剂多为 ATP 非竞争性抑制剂，包括 U0126、CI1040 和 AZD6244。U0126 为第一个发现的 MEK 抑制剂，可抑制 MEK 磷酸化，从而抑制其激酶活性，与化疗药物或者分子靶向药物联合应用可增强其作用。CI1040 系列抑制剂有 PD184352 和 PD0325901，是 MEK 选择性抑制剂，二者在体外与雷帕霉素有协同作用。AZD6244

主要作用于 MEK 激活环节，使得 MEK 与 ATP 和底物结合，但不能活化。部分 MEK 已进入临床试验阶段，其疗效有待评价。

3. 聚 ADP 核糖聚合酶 1 抑制剂

聚 ADP 核糖聚合酶（PARP）是存在于真核细胞中催化聚 ADP 核糖化的酶，位于细胞核内，能够利用 NAD^+ 把 ADP 核糖转移到蛋白质的谷氨酸残基上。目前在人类基因组中已发现 16 个不同基因编码的 PARP 超家族成员，其中最早发现的是 PARP1，其特性也最清楚。PARP1 由 1041 个氨基酸残基组成，可分为三个结构域：DNA 结合结构域、自我修饰结构域和催化结构域。DNA 结合结构域含核定位序列和两个锌指结构，参与 DNA 缺口的识别；自我修饰结构域可催化自身 ADP 糖基化；催化结构域可将 NAD^+ 转化为 ADP 核糖。PARP1 可催化多种蛋白质发生聚 ADP 糖基化，参与 DNA 修复、转录和细胞凋亡等多种细胞功能的调节。PARP1 对维持细胞基因组稳定至关重要，PARP1 抑制可使细胞对烷化剂、电离辐射等 DNA 损伤因子更加敏感，更易发生恶性转化。应用 PARP1 抑制剂可抑制肿瘤细胞 DNA 修复，促进肿瘤细胞凋亡，使肿瘤细胞对放化疗更加敏感。目前正在进行临床试验的 PARP1 抑制剂有 ABT-888、AG-014699、olaparib 和 BSI-201，这些药物在 *BRCA* 基因表达缺失的患者中疗效更为明显。

4. HSP90 抑制剂

热激蛋白（HSP）是生物体中普遍存在的高度保守的蛋白质，按其分子质量大小可分为 HSP100、HSP90、HSP70、HSP60 和小 HSP 五大家族，其中 HSP90 和 HSP70 与 SRC、RAF 和 AKT 及类固醇激素受体密切相关，在细胞的恶性转化和转移中发挥着重要作用。HSP90 为一种 ATP 依赖的分子伴侣，与 ATP 结合后其构象发生改变并形成二聚体。多种 PTK 在肿瘤细胞的生长、存活、代谢和血管生成中起着重要作用，其中以 HER2 最受重视。HER2、SRC 等 PTK 及 RAF、AKT 等激酶都是 HSP90 伴侣复合物的底物，抑制 HSP90 可促进这些激酶的降解，具有更广泛的抗肿瘤作用。

目前所开发的 HSP90 抑制剂有格尔德霉素类、根赤壳菌素类和 PU3 类。格尔德霉素（geldanamycin，GA）为第一个发现的 HSP90 抑制剂，可直接与 ATP 竞争结合 HSP90，抑制其与底物蛋白的结合，从而抑制 HSP90 伴侣复合物的形成，诱导底物蛋白的降解。GA 虽具有明显的抗肿瘤活性，但其肝毒性强，且在体内代谢速度快，临床应用价值不大。以 GA 为基础的各种衍生物可改变其特性，其中以 17AAG（17-allyl-amino-17demethoxy-geldanamycin）研究最多。17AAG 具有 GA 的全部特征，但其毒性更低。由于 17AAG 只能静脉给药，所以人们又设计出了 17-dimethylaminoethylamino 和 17-demethoxy 格尔德霉素，这些药物具有良好的水溶性和口服生物利用度，目前已进入临床试验阶段。根赤壳菌素结合于 HSP980 的 N 端区域，比 GA 和 17AAG 具有更高的亲和力，但在体内无抗肿瘤活性，其肟衍生物则具有体内的抗癌活性，可作为优良的候选抗肿瘤药物。PU3 是以嘌呤为基础的 HSP90 抑制剂，其作用与 AG 相似，其衍生物 PU24F-CL 亲和力更强，选择性更高，具有良好的应用前景。

三、抗血管生成治疗

肿瘤血管生成包括血管形成（angiogenesis）和血管发生（vasculogenesis），前者为在原有血管结构的基础上，以出芽等方式形成新毛细血管的过程；后者则是以骨髓来源的成血管细胞（angioblast）等为胚芽，分化成为血管内皮细胞，从无到有地形成血管及毛细血管样网络结构的过程。血管生成是一个复杂的病理生理过程，涉及细胞外基质降解、血管内皮细胞增殖和迁移及血管结构和血管网络形成等主要环节，并受到精细且复杂的细胞和分子机制的调控。血管生成是实体瘤发展、转移的关键步骤，也是肿瘤靶向治疗的主要研究领域。抗肿瘤血管生成的分子靶点有：①促进血管生成的相关因子（如血管内皮生长因子，VEGF）和抑制血管生成的相关因子（如内皮抑素）；②VEGF受体（VEGFR）；③细胞外基质（如 MMP2）；④肿瘤血管内皮细胞；⑤肿瘤血管内皮细胞特有的蛋白质分子。在肿瘤血管生成的诸多靶点中，以 VEGF、PDGF 和 EGF 系统研究得较为深入。

VEGF 是目前已知的最强的血管内皮细胞特异性有丝分裂原，在内皮细胞增殖、迁移和血管构建中起着重要作用。VEGF 可通过以下途径发挥作用：①直接刺激血管内皮细胞的增殖、迁移和毛细血管的分化；②促进血浆蛋白向毛细血管外渗出，增加血管周围纤维蛋白的沉积；③诱导纤溶酶原激活物及其抑制因子的合成，促进血管细胞外基质的降解；④诱导一氧化氮产生，促进血管扩张和血流增加。VEGF 在多种类型肿瘤中呈高水平表达，且可通过自分泌或旁分泌形式刺激肿瘤细胞生长和血管生成。VEGF 主要通过作用于血管内皮细胞上高亲和力的酪氨酸激酶受体 VEGFR-1 和 VEGFR-2 发挥生物学作用，两者具有不同信号转导途径，其中，VEGFR-2 在介导 VEGF 相关的内皮细胞增殖、肌动蛋白重组等血管形成的生物效应中最为重要。VEGFR-1 虽与 VEGF 的亲和力更强，且磷酸化作用也相似，但对细胞的促分裂作用却不甚明显。VEGF 信号通路是肿瘤血管生成、肿瘤生长及转移的关键限速步骤，因此，抗肿瘤血管生成靶向治疗也多以 VEGF 信号转导通路为靶点。

目前已有多种针对 VEGF 信号通路的分子靶向药物面世，这些药物有单克隆抗体、VEGFR 拮抗蛋白和小分子 PTK 抑制剂。单克隆抗体中最常用的为贝伐单克隆抗体（bevacizumab），它是人源化 VEGF 抗体，可与 VEGF 结合，抑制其与 VEGFR 结合，从而抑制 VEGF 信号通路。临床试验表明，贝伐单抗可延长患者的无进展生存期，目前该抗体已经被批准用于治疗转移性结直肠癌。HuMV833 为另一人源化 VEGF 单克隆抗体，目前也已进入临床试验。除膜型分子外，VEGFR 还有可溶性剪接体，可与膜型 VEGFR 竞争结合 VEGF。VEGF-Trap 是通过基因工程方法，将 VEGFR-1 的第二个 Ig 结构域与 VEGFR-2 的第三个 Ig 结构域和人 IgG 的 Fc 片段连接在一起形成的融合蛋白。与 VEGF 单克隆抗体相比，VEGF-Trap 具有更强的抑制作用，目前 VEGF-Trap 已进入临床试验。除抗 VEGF 单克隆抗体外，抗 VEGFR 单克隆抗体也正在研究之中，IMC-1121B 为其代表。IMC-1121B 可与 VEGFR-2 特异性结合，抑制 VEGF 与 VEGFR-2 的结合。IMC-1121B 治疗恶性肿瘤的临床试验目前正在进行。在小分子 TKI 方面，多靶点 TKI 舒尼替尼、索拉非尼、vatalanib 和 pazopanib 等均已进入临床试验。

除人工合成的药物外，一些中药及其复方制剂也可通过抑制 VEGF 表达、阻断 VEGFR、抑制内皮细胞增殖、抑制细胞外基质降解和阻断内皮细胞特异性整合素等机制发挥抗血管生成作用，具有广阔的应用前景。

抗血管生成治疗为肿瘤治疗增添了新的领域，具有靶点选择性高、不良反应少及耐药现象发生延迟等优点，显示出良好的前景，但还存在应用剂量、最佳给药时机、给药方案及合理的疗效评价体系等问题，相信随着基础研究和临床诊疗技术的不断发展，肿瘤血管生长抑制药物的开发和使用会逐渐成熟，更好地在肿瘤治疗中发挥作用。

四、分子靶向治疗未来的发展方向

目前靶向药物的开发需要一套新的策略。由于分子靶向药物的作用靶点只在一部分肿瘤中表达，因此临床试验中患者的选择十分重要，只有选择高表达该靶点的患者，才能有效评价分子靶向药物的疗效。早期临床试验除确定靶向药物的安全性、最佳剂量和治疗计划外，还应检测靶分子的表达，确定在治疗过程中靶分子确实受到干预。分子靶向药物临床试验的评价指标亦应当修正，一些靶向药物治疗并不能诱导肿瘤消退，因而不能用化疗的评价指标来评价分子靶向药物的疗效。分子成像技术可以在活体中检查靶蛋白的表达，对于筛选合适的病例和测定靶向药物的疗效具有重要的指导意义。此外，一些靶向药物（如抗血管生成药物）本身的抗肿瘤活性有限，但可增强传统抗肿瘤治疗手段的疗效。由于分子靶向药物临床试验患者多已进入晚期，且已经过前期多重治疗，因此对各种治疗手段的反应性均很差，并不是靶向药物治疗对象的理想选择，将分子靶向药物应用于更早阶段肿瘤的治疗，将会使更多的肿瘤患者获益。

（陈义兵　夏建川）

参 考 文 献

董静，黄文姝. 2009. 多靶点抗肿瘤酪氨酸激酶抑制剂的研究开发. 世界临床药物，30（5）：306-311.

刘靖，王林，杨晓明. 2009. 多靶点蛋白酪氨酸激酶抑制剂的研究进展. 国际药学研究杂志，36（3）：161-171.

解伟，陈秀华. 2008. 开发中的多靶点酪氨酸激酶抑制剂. 世界临床药物，29（3）：166-183.

张超，杨娜，章雄文，等. 2006. 靶向-PI$_3$K-Akt-mTOR 信号通路抑制剂的研究进展. 中国癌症杂志，16（12）：1064-1070.

朱一婧，姜凤超. 2009. 以调控 Ras 信号传导为靶标的抗肿瘤药物研究进展. 药学学报，44（1）：1-10.

Alvarez R H，Valero V，Hortobagyi G N. 2010. Emerging targeted therapies for breast cancer. J Clin Oncol，28（20）：3366-3379.

Arnedos M，Seidman A D. 2007. Emerging targeted therapies for breast cancer. Hematol Oncol Clin North Am，21（2）：321-340.

Arora A，Scholar E M. 2005. Role of tyrosine kinase inhibitors in cancer therapy. J Pharmacol Exp Ther，315（3）：971-979.

Banerjee S，Kaye S B，Ashworth A. 2010. Making the best of PARP inhibitors in ovarian cancer. Nat Rev Clin Oncol，7（9）：508-519.

Berek J，Taylor P，McGuire W，et al. 2009. Oregovomab maintenance monoimmunotherapy does not improve outcomes in advanced ovarian cancer. J Clin Oncol，27（3）：418-425.

Board R，Jayson G C. 2005. Platelet-derived growth factor receptor（PDGFR）：a target for anticancer therapeutics. Drug Resist Updat，8（1-2）：75-83.

Bokemeyer C. 2010. Catumaxomab--trifunctional anti-EpCAM antibody used to treat malignant ascites. Expert Opin Biol Ther，10（8）：1259-1269.

Braly P，Nicodemus C F，Chu C，et al. 2009. The immune adjuvant properties of front-line carboplatin-paclitaxel：a randomized phase 2 study of alternative schedules of intravenous oregovomab chemoimmunotherapy in advanced ovarian cancer. J Immunother, 32 (1): 54-65.

Cabebe E, Wakelee H. 2007. Role of anti-angiogenesis agents in treating NSCLC: focus on bevacizumab and VEGFR tyrosine kinase inhibitors. Curr Treat Options Oncol, 8 (1): 15-27.

Castillo J, Winer E, Quesenberry P. 2008. Newer monoclonal antibodies for hematological malignancies. Exp Hematol, 36 (7): 755-768.

Cecchi F, Rabe D C, Bottaro D P. 2010. Targeting the HGF/Met signalling pathway in cancer. Eur J Cancer, 46 (7): 1260-1270.

Chen F L, Xia W, Spector N L. 2008. Acquired resistance to small molecule ErbB2 tyrosine kinase inhibitors. Clin Cancer Res, 14 (21): 6730-6734.

Cheng H, Force T. 2010. Molecular mechanisms of cardiovascular toxicity of targeted cancer therapeutics. Circ Res, 106 (1): 21-34.

Cipak L, Jantova S. 2010. PARP-1 inhibitors: a novel genetically specific agents for cancer therapy. Neoplasma, 57 (5): 401-405.

Collins I, Workman P. 2006. New approaches to molecular cancer therapeutics. Nat Chem Biol, 2 (12): 689-700.

de Bono J S, Ashworth A. 2010. Translating cancer research into targeted therapeutics. Nature, 467 (7315): 543-549.

Di Cosimo S, Baselga J. 2008. Targeted therapies in breast cancer: where are we now? Eur J Cancer, 44 (18): 2781-2790.

Dong X, Song Q. 2009. Advanced research on the response of EGFR tyrosine kinase inhibitors for non-small cell lung cancer therapy. Zhongguo Fei Ai Za Zhi, 12 (12): 1341-1345.

Druker B J, Sawyers C L, Kantarjian H, et al. 2001. Activity of a specific inhibitor of the BCR-ABL tyrosine kinase in the blast crisis of chronic myeloid leukemia and acute lymphoblastic leukemia with the Philadelphia chromosome. N Engl J Med, 344 (14): 1038-1042.

Eckhardt S. 2008. Tyrosine kinase inhibitors in cancer therapy. Anticancer Agents Med Chem, 8 (5): 461.

Ellis P M, Morzycki W, Melosky B, et al. 2009. The role of the epidermal growth factor receptor tyrosine kinase inhibitors as therapy for advanced, metastatic, and recurrent non-small-cell lung cancer: a Canadian national consensus statement. Curr Oncol, 16 (1): 27-48.

Flaherty K T, Puzanov I, Kim K B, et al. 2010. Inhibition of mutated, activated BRAF in metastatic melanoma. N Engl J Med, 363 (9): 809-819.

Fukumura D, Jain R K. 2007. Tumor microvasculature and microenvironment: targets for anti-angiogenesis and normalization. Microvasc Res, 74 (2-3): 72-84.

Govindan S V, Cardillo T M, Moon S J, et al. 2009. CEACAM5-targeted therapy of human colonic and pancreatic cancer xenografts with potent labetuzumab-SN-38 immunoconjugates. Clin Cancer Res, 15 (19): 6052-6061.

Gridelli C, Maione P, Ferrara M L, et al. 2009. Cetuximab and other anti-epidermal growth factor receptor monoclonal antibodies in the treatment of non-small cell lung cancer. Oncologist, 14 (6): 601-611.

Grothey A, Ellis L M. 2008. Targeting angiogenesis driven by vascular endothelial growth factors using antibody-based therapies. Cancer J, 14 (3): 170-177.

Hait W N, Hambley T W. 2009. Targeted cancer therapeutics. Cancer Res, 69 (4): 1263-1267.

Hanrahan E O, Heymach J V. 2007. Vascular endothelial growth factor receptor tyrosine kinase inhibitors vandetanib (ZD6474) and AZD2171 in lung cancer. Clin Cancer Res, 13 (15 Pt 2): s4617-4622.

Hartog H, Wesseling J, Boezen H M, et al. 2007. The insulin-like growth factor 1 receptor in cancer: old focus, new future. Eur J Cancer, 43 (13): 1895-1904.

Hirschhaeuser F, Walenta S, Mueller-Klieser W. 2010. Efficacy of catumaxomab in tumor spheroid killing is mediated by its trifunctional mode of action. Cancer Immunol Immunother, 59 (11): 1675-1684.

Holash J, Davis S, Papadopoulos N, et al. 2002. VEGF-Trap: a VEGF blocker with potent antitumor effects. Proc Natl Acad Sci USA, 99 (17): 11393-11398 .

Hopkins A, Crowe P J, Yang J L. 2010. Effect of type 1 insulin-like growth factor receptor targeted therapy on chemotherapy in human cancer and the mechanisms involved. J Cancer Res Clin Oncol, 136 (5): 639-650.

Hsu J Y, Wakelee H A. 2009. Monoclonal antibodies targeting vascular endothelial growth factor: current status and future challenges in cancer therapy. BioDrugs, 23 (5): 289-304.

Jane E P, Premkumar D R, Pollack I F. 2007. AG490 influences UCN-01-induced cytotoxicity in glioma cells in a p53-dependent fashion, correlating with effects on BAX cleavage and BAD phosphorylation. Cancer Lett, 257 (1): 36-46.

Johnson M L, Seidman A D. 2005. Emerging targeted therapies for breast cancer. Oncology (Williston Park), 19 (5): 611-618.

Kong D, Yamori T. 2009. Advances in development of phosphatidylinositol 3-kinase inhibitors. Curr Med Chem, 16 (22):2839-2854.

Konings I R, Verweij J, Wiemer E A, et al. 2009. The applicability of mTOR inhibition in solid tumors. Curr Cancer Drug Targets, 9 (3): 439-450.

Kurtz J E, Dufour P. 2010. Adecatumumab: an anti-EpCAM monoclonal antibody, from the bench to the bedside. Expert Opin Biol Ther, 10 (6): 951-958.

Levitzki A, Mishani E. 2006. Tyrphostins and other tyrosine kinase inhibitors. Annu Rev Biochem, 75: 93-109.

Lord C J, Ashworth A. 2008. Targeted therapy for cancer using PARP inhibitors. Curr Opin Pharmacol, 8 (4): 363-369.

Maity A, Bernhard E J. 2010. Modulating tumor vasculature through signaling inhibition to improve cytotoxic therapy. Cancer Res, 70 (6): 2141-2145.

Maxmen A. 2010. Beyond PARP inhibitors: agents in pipelines target DNA repair mechanisms. J Natl Cancer Inst, 102 (15): 1110-1111.

Murch L. 2007. EORTC-NCI-AACR-18th Symposium-Molecular Targets and Cancer Therapeutics. New approaches in treating cancer. IDrugs, 10 (1): 8-10.

Neal J W, Sequist L V. 2010. Exciting new targets in lung cancer therapy: ALK, IGF-1R, HDAC, and Hh. Curr Treat Options Oncol, 11 (1-2): 36-44.

Nielsen D L, Andersson M, Kamby C. 2009. HER2-targeted therapy in breast cancer. Monoclonal antibodies and tyrosine kinase inhibitors. Cancer Treat Rev, 35 (2): 121-136.

O'Regan R M, Khuri F R. 2004. Farnesyl transferase inhibitors: the next targeted therapies for breast cancer? Endocr Relat Cancer, 11 (2): 191-205.

Ocana A, Serrano R, Calero R, et al. 2009. Novel tyrosine kinase inhibitors in the treatment of cancer. Curr Drug Targets, 10 (6): 575-576.

Petrelli A, Giordano S. 2008. From single- to multi-target drugs in cancer therapy: when aspecificity becomes an advantage. Curr Med Chem, 15 (5): 422-432.

Ross J S, Schenkein D P, Pietrusko R, et al. 2004. Targeted therapies for cancer 2004. Am J Clin Pathol, 122 (4): 598-609.

Samlowski W E, Wong B, Vogelzang N J. 2008. Management of renal cancer in the tyrosine kinase inhibitor era: a view from 3 years on. BJU Int, 102 (2): 162-165.

Schiffer C A. 2007. BCR-ABL tyrosine kinase inhibitors for chronic myelogenous leukemia. N Engl J Med, 357 (3): 258-265.

Taylor R P, Lindorfer M A. 2008. Immunotherapeutic mechanisms of anti-CD20 monoclonal antibodies. Curr Opin Immunol, 20 (4): 444-449.

Teng L S, Jin K T, He K F, et al. 2010. Clinical applications of VEGF-trap (aflibercept) in cancer treatment. J Chin Med Assoc, 73 (9): 449-456.

Tibes R, Trent J, Kurzrock R. 2005. Tyrosine kinase inhibitors and the dawn of molecular cancer therapeutics. Annu Rev Pharmacol Toxicol, 45: 357-384.

Toretsky J A, Gorlick R. 2010. IGF-1R targeted treatment of sarcoma. Lancet Oncol, 11 (2): 105-106.

Tsirigotis P, Economopoulos T. 2008. Monoclonal antibodies in the treatment of lymphoid malignancies. J Steroid Biochem Mol Biol, 108 (3-5): 267-271.

Weiner L M, Borghaei H. 2006. Targeted therapies in solid tumors: monoclonal antibodies and small molecules. Hum Antibodies, 15 (3): 103-111.

Weiner L M, Dhodapkar M V, Ferrone S. 2009. Monoclonal antibodies for cancer immunotherapy. Lancet, 373 (9668): 1033-1040.

Weiner L M, Surana R, Wang S. 2010. Monoclonal antibodies: versatile platforms for cancer immunotherapy. Nat Rev Immunol, 10 (5): 317-327.

Yasui H, Imai K. 2008. Novel molecular-targeted therapeutics for the treatment of cancer. Anticancer Agents Med Chem, 8 (5): 470-480.

第二节　肿瘤血管生成

一、肿瘤的血管生成

血管生成（angiogenesis）是指在已经存在的血管上形成新的毛细血管的过程。血管生成在胚胎发育、生殖、创伤修复和女性生理周期等正常生理过程中发挥重要作用，它同时也是肿瘤、糖尿病性视网膜病、风湿性关节炎、动脉粥样硬化、慢性炎症等血管增生性疾病的重要病理特征之一。新生血管主要由内皮细胞（endothelial cell，EC）、周细胞（pericyte，PC）和基底膜（basement membrane，BM）构成。血管的生成过程包括以下几个步骤：①内皮细胞在生长因子的刺激下激活；②内皮细胞分泌蛋白酶，降解基底膜；③内皮细胞的迁移和增殖；④新生毛细血管管腔结构的形成；⑤募集周细胞，以稳定新形成的毛细血管网络，最终形成成熟的血管。

体内血管生成过程是在一系列内源性血管生成调节因子的调控下进行的。内源性血管生成调节因子分为两类：血管生成因子和血管生成抑制因子，这两类因子共同控制血管生成的"开关"。在正常的生理状态下（除创伤修复和女性生理周期外），血管生成抑制因子处于主导地位，血管生成机制关闭，血管处于静止状态。若血管生成因子处于上调状态，血管生成抑制因子处于下调状态，打破了两者之间的动态平衡，就会使血管生成机制处于开启状态，开始血管生成的过程。

内源性的血管生成调节因子分为两类：血管生成因子和血管生成抑制因子。血管内皮细胞生长因子（VEGF）家族是最重要的血管生成因子家族，在胚胎血管发育和人体生理及病理条件下的血管生成中发挥关键作用，其他血管生成因子还包括 bFGF、血管生成素、angiotropin、MMP 及 IL-8 等。此外，低浓度的 TNF-α 和 TGF-β 也有促进血管生成的作用。

血管生成抑制因子通过影响血管生成过程的各个环节（胞外基质重建、内皮细胞迁移、内皮细胞增殖、微管形成）发挥抗血管生成的作用。内源性的血管生成抑制因子按照作用的特异性不同可分为两大类：一类是特异性作用于内皮细胞的血管生成抑制因子，包括各种大分子蛋白前体的酶解片段；另一类是非特异性作用于内皮细胞的血管生成抑制因子，包括细胞因子、含 TSP I 型重复模序的血管生成抑制因子、组织金属蛋白酶抑制剂、丝氨酸蛋白酶抑制剂。

肿瘤血管生成与生理条件下的血管生成之间的差异在于生理条件下的血管生成受到严密调控，新生血管迅速成熟，停止增殖，处于稳定状态。肿瘤的血管生成则由于血管生成因子和血管生成抑制因子的失衡，具有无控性和未成熟性的特点，血管处于持续的生长、重塑状态中，形成畸变的血管系统。

　　与损伤修复过程中的血管生成相似，肿瘤血管生成的起始也受到缺氧、旁分泌刺激、出血及感染等因素的调控，但对其发挥起最重要的调控作用的是肿瘤细胞（图 1-6-1）。肿瘤细胞中原癌基因的激活与抑癌基因的失活，破坏了体内血管生成因子与血管生成抑制因子之间的动态平衡，导致血管生成开关的开启。

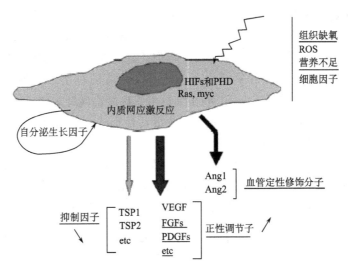

图 1-6-1　肿瘤血管生成开关的调控 (Bikfalvi, 2006)

　　肿瘤的血管生成是肿瘤生长和转移的前提条件。肿瘤血管不仅是肿瘤获得氧气、生长因子、营养物质与交换代谢物的通道；还为肿瘤提供多种物质，包括：激素，来自循环的、旁分泌的生长因子、细胞因子，具有促侵袭、蛋白质降解活性的物质。它既为凝血及纤溶系统作用于肿瘤提供了途径，也为肿瘤的血运转移提供了通道。

二、血管生成因子

　　血管生成因子按照作用方式的不同大致可分为三类：特异性作用因子、非特异性作用因子和 MMP 家族（表 1-6-2），它们分别通过特异性作用于内皮细胞、非特异性作用于内皮细胞及影响胞外基质（extracellular cell matrix，ECM）重建的方式促进血管生成。

表 1-6-2　血管生成因子

血管生成因子	
特异性作用因子	VEGF 家族
	血管生成素
非特异性作用因子	FGF 家族 HGF、PDGF、EGF 和 IL-8 低浓度的 TNF-α 与 TGF-β、HIF-1
基质金属蛋白酶	MMP-2、MMP-9 和 MMP-14

特异性作用因子包括 VEGF 家族与血管生成素，它们特异性作用于内皮细胞，通过与内皮细胞表面的相应受体结合，引发一系列的信号转导，调控血管生成过程。

血管内皮生长因子（vascular endothelial growth factor，VEGF）家族是最重要的血管生成因子家族，在胚胎血管发育和成人生理及病理条件下的血管生成中起关键作用。迄今为止所发现的该家族成员包括 VEGF-A、VEGF-B、VEGF-C、VEGF-D、VEGF-E 及胎盘生长因子（placenta growth factor，PLGF）。

VEGF-A 是最主要的也是最先发现的 VEGF 家族成员，它是分泌型的糖蛋白，以同源二聚体的形式存在。VEGF-A 最初被发现的时候因其具有增加血管通透性的作用而被称为血管通透因子（vascular permeability factor，VPF）。人 *VEGF-A* 基因长约 14 kb，包含 8 个外显子和 7 个内含子，因 mRNA 前体的剪切方式不同可产生 5 种异构体：$VEGF_{121}$、$VEGF_{145}$、$VEGF_{165}$、$VEGF_{189}$ 和 $VEGF_{206}$，不同的异构体与肝素和 ECM 的结合能力不同。$VEGF_{121}$ 不与肝素结合，在体内以游离的可溶形式存在；$VEGF_{189}$ 和 $VEGF_{206}$ 与肝素的亲和力较强，与 ECM 中含肝素或硫酸乙酰肝素的蛋白多糖紧密结合，以不溶形式存在；$VEGF_{165}$ 是 VEGF-A 最主要的活性形式，它与肝素的结合能力适中，有 50% 以可溶形式存在，其余部分与 ECM 结合。

VEGF-A、VEGF-B、VEGF-C、VEGF-D 及胎盘生长因子属于哺乳动物编码的 VEGF 家族成员，VEGF-E 则由副痘病毒属的羊口疮病毒编码，这些 VEGF 家族成员都是分泌型糖蛋白，以同源二聚体的形式存在，有不同的异构体（表 1-6-3）。

表 1-6-3　VEGF 家族成员

VEGF 家族成员	基因位置	异构体	分布
VEGF-A	6p	VEGF-A121、VEGF145、VEGF165、VEGF189、VEGF206	激活的内皮细胞绝大部分肿瘤细胞
VEGF-B	11q	VEGF-B167 和 VEGF-B186	胚胎和成人肌肉组织大部分肿瘤细胞
VEGF-C	4q	在体内存在生物降解过程	淋巴管内皮
VEGF-D	Xp22	在体内存在生物降解过程	多种正常组织多种肿瘤细胞
PLGF	2p	PLGF-1 和 PLGF-2	某些正常组织某些肿瘤细胞

现已发现的 VEGF 受体共有三种：VEGFR-1、VEGFR-2 和 VEGFR-3，它们属于酪氨酸激酶受体（tyrosine kinase receptor，PTK），由三部分组成，包括胞外的 7 个免疫球蛋白样结构域、跨膜区及胞内的酪氨酸激酶活性区。VEGF 家族成员与细胞表面的相应受体结合，使其发生二聚化及自身磷酸化而激活，从而引发一系列的信号转导过程（图 1-6-2）。这三种受体在不同的组织中介导不同的功能，它们的过度表达会引起病理性的血管或淋巴管生成过程。例如，VEGFR-2 在内皮细胞中的过度表达介导肿瘤的血管生成，VEGFR-3 在淋巴管内皮细胞中的过度表达介导病理性的淋巴管生成和肿瘤的淋巴结转移。

1）VEGFR-1 及其介导的信号转导

VEGFR-1 又称为 Flt-1（fms-like tyrosine kinase），大小约 180kDa，是 VEGF-A、VEGF-B 及 PLGF 的高亲和力受体（图 1-6-2）。它存在于血管内皮细胞和某些非内皮细

胞表面，如造血干细胞、巨噬细胞和单核细胞表面。VEGFR-1 因剪切方式不同会产生可溶性的 sVEGFR-1（缺失受体的跨膜区和胞内区），sVEGFR-1 在胎盘中有相当高的表达。*Vegfr-1⁻/⁻* 型小鼠体内的内皮祖细胞数目增多，说明 VEGFR-1 在血管发育过程中作为一种负调控因子存在，它的这一功能是通过 sVEGFR-1 行使的，sVEGFR-1 以高亲和力与 VEGF-A 结合，阻止 VEGF-A 与其他的 VEGF-R 结合。*Vegfr-1⁻/⁻* 型小鼠在胚胎期的 8.5～9 天死于血管内皮细胞过度生长造成的血管梗阻。缺失 VEGFR-1 胞内 TK 区的小鼠可进行正常的血管发育，这一结果说明 VEGFR-1 在发育过程中的作用可能是用于螯合过量的 VEGF。

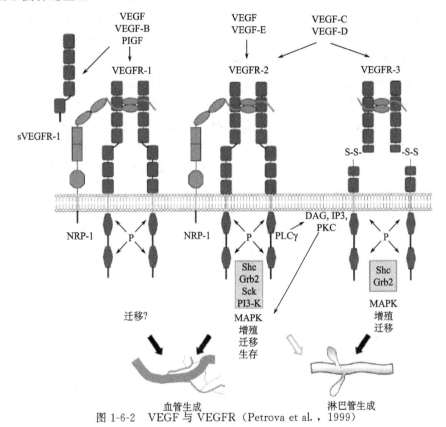

图 1-6-2　VEGF 与 VEGFR（Petrova et al.，1999）

VEGFR-1 存在于造血干细胞、巨噬细胞和单核细胞表面，与这些细胞的迁移有关。*Vegfr-1tk⁻/⁻* 型小鼠的巨噬细胞无法向 VEGF-A 或 PLGF 迁移。最近的研究发现，造血细胞会聚集在肿瘤组织中，促进肿瘤的血管生成。如果采用中和抗体阻断 VEGFR-1 的功能，会导致肿瘤组织中的造血细胞数目减少、肿瘤生长减慢。

目前对于 VEGFR-1 在胞内的信号转导通路了解较少，但有证据表明，VEGFR-1 对 VEGFR-2 引发的促有丝分裂的信号转导通路的拮抗作用依赖于 PI_3K。

2）VEGFR-2 及其介导的信号转导

VEGFR-2 又称 KDR（kinase insert domain-containing receptor）或 Flk-1（fetal like kinase 1），大小为 200～230kDa，是 VEGF-A、VEGF-E 及加工型 VEGF-C、VEGF-D 的高亲和力受体（图 1-6-2）。VEGFR-2 存在于血管内皮和淋巴管内皮细胞表

面，在巨核细胞和造血干细胞中也有表达。*Vegfr-2*$^{-/-}$型小鼠在胚胎期的 8.5～9.5 天因血管缺陷死亡，说明 VEGFR-2 在血管发育过程中发挥关键作用。

VEGF-A 促进内皮细胞增殖、迁移及提高血管通透性的作用主要是由 VEGFR-2 介导的（图 1-6-2）。VEGFR-2 通过激活典型的 Erk 通路（p42/44 MAPK）诱导细胞增殖。最初的研究发现，VEGFR-2 可以激活 PLC-γ，活化的 PLC-γ 激活 PKC 后，PKC 可以通过不依赖于 Ras 的方式直接激活 Raf。但最近有证据显示，活化的 PKC 也可以通过 SPK/Ras 激活 Raf。

VEGFR-2 还可以通过 PI$_3$K 活化 PKB 和 Rac。Akt/PKB 通路抑制促凋亡蛋白 BAD 和 Caspase-9 的表达以维持细胞的生存，并激活 eNOS，以促进细胞迁移，增加血管的通透性。Rac 蛋白也参与细胞迁移和血管通透性的调节。此外，VEGFR-2 还可以激活 p38 MAPK 和 FAK，促进内皮细胞的迁移。有研究发现，VEGFR-2 可以活化 Src，导致血管的通透性增加，但具体的信号通路并不清楚。

某些 VEGF 异构体（如 VEGF$_{165}$）与 VEGFR-2 的结合需要有 neuropilin（NRP1/NRP2）的参与。neuropilin 是一种存在于内皮细胞表面的硫酸乙酰肝素蛋白聚糖。NRP1 是血管发育所必需的，而 NRP2 则参与淋巴管的发育。目前没有证据显示 neuropilin 直接参与信号转导，它可能是通过稳定 VEGF-VEGFR-2 来行使功能。

3）VEGFR-3 及其介导的信号转导

VEGFR-3 又称 Flt-4，大小约 195kDa，是 VEGF-C 和 VEGF-D 的高亲和力受体（图 1-6-3）。在体内，*VEGFR-3* 基因有两种转录方式，产生两种 VEGFR-3，即 VEGFR-3S 和 VEGFR-3L。VEGFR-3L 比 VEGFR-3S 的 C 端多 65 个氨基酸，是体内

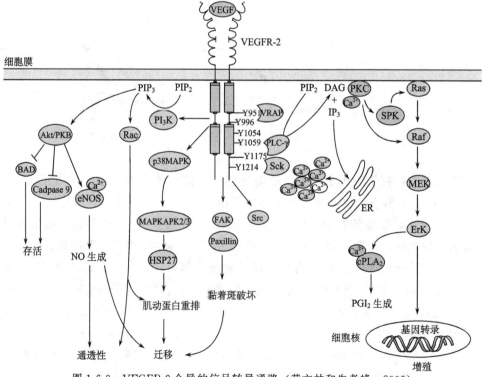

图 1-6-3　VEGFR-2 介导的信号转导通路（黄文林和朱孝峰，2005）

的主要存在形式。

与 VEGF-C、VEGF-D 结合后，激活的 VEGFR-3 可以诱发胞内一系列的信号转导通路，维持血管内皮细胞、淋巴管内皮细胞的存活，并诱导它们的增殖和迁移。

VEGFR-3 是胚胎血管发育所必需的。VEGFR-3 缺陷型的小鼠无法形成正常的血管结构，在胚胎期的 9.5 天因心血管系统功能衰竭而死亡。这一结果可能是由 VEGFR-3 的缺失直接引起的，也可能是 VEGFR-3 缺失导致可与 VEGFR2 结合的 VEGF-C/D 增多所致。在胚胎发育后期，VEGFR-3 的分布逐渐局限于淋巴管，在成人正常血管中没有表达，但在肿瘤间质血管中可以检测到 VEGFR-3。VEGFR-3 参与肿瘤的血管生成，其作用在于保持血管内皮细胞的完整性。肿瘤组织分泌多种血管生成因子，刺激内皮细胞迅速增殖，使内皮细胞层的完整性遭到破坏，而 VEGFR-3 参与保持血管内皮细胞的完整性，防止血管裂开，促进肿瘤血管的生成。

在成人组织中，VEGFR-3 主要存在于淋巴管内皮细胞，参与维持淋巴管内皮细胞的存活，并促进它的增殖和迁移。在转基因鼠的皮肤中过量表达可溶性的 VEGFR-3 可阻断 VEGFR-3 的功能，导致淋巴管退化和淋巴水肿。VEGFR-3 也参与调节肿瘤淋巴管的生成，VEGFR-3 可以抑制肿瘤的淋巴管形成和肿瘤的淋巴结转移。

VEGFR-3 可通过激活 $PI_3K/Akt/PKB$，维持淋巴管内皮细胞的存活。活化的 VEGFR-3 可以通过形成 $SHC/Grb_2/SOS$ 复合物激活 Ras/MAPK 信号转导通路，促进淋巴管内皮细胞的增殖。此外，VEGFR-3 还可以通过 RAFTK 通路，促进内皮细胞的迁移和淋巴管的形成。VEGFR-3 诱导形成的新生淋巴管具有特殊结构，与毛细血管的生理特性显著不同，它由一层极薄的、没有基底膜的内皮细胞排列而成，通透性明显提高，从而使肿瘤细胞易于侵入淋巴管并形成远处淋巴结的转移。

三、血管生成抑制因子

体内存在内源性的血管生成抑制因子，它们通过影响血管生成过程的各个环节（ECM 重建、EC 迁移、EC 增殖和微管形成）发挥抗血管生成的作用。血管生成抑制因子大致可分为 7 类：大分子蛋白前体酶解片段、细胞因子、丝氨酸蛋白酶抑制剂、含 TSP I 型重复模序的血管生成抑制因子、组织金属蛋白酶抑制剂、抑癌基因及其他血管生成抑制因子（表 1-6-4）。

多种内源性血管生成抑制因子是体内无血管生成抑制活性的大分子蛋白前体的蛋白酶降解产物，这些大分子蛋白前体分别来源于血浆和胞外基质。在此类血管生成抑制因子中，研究较多的包括内皮细胞抑制素、血管生成抑制素、tumstatin 和 canstatin 等。

内皮细胞抑制素是 1997 年在鼠血管瘤细胞株的培养上清中分离得到的一种血管生成抑制因子，它可以抑制内皮细胞的增殖和迁移，并诱导内皮细胞凋亡。内皮细胞抑制素的分子质量约为 20kDa，测序发现它是源于胶原蛋白 XVIII C 端 132～315 氨基酸的片段，是以胶原蛋白 XVIII 为前体切割而来。研究表明，核仁素是内皮细胞抑制素的功能性受体，位于细胞表面的核仁素与内皮细胞抑制素以高亲和力结合，介导其抗血管生成及抗肿瘤的活性。

表 1-6-4　内源性的血管生成抑制因子

内源性的血管生成抑制因子	作用机制
大分子蛋白前体酶解片段	
血管生成抑制素和内皮细胞抑制素 aaAT 等	抑制 EC 增殖，促进 EC 凋亡
细胞因子	
PF4	抑制 EC 增殖，抑制 EC 迁移
IFN-α	下调 VEGF 或 bFGF 的水平
IFN-γ	下调 VEGF 的水平，诱导 IP-10
IL-12	诱导 IFN-γ 及 IP-10
IL-18	诱导 IFN-γ 及 IP-10
丝氨酸蛋白酶抑制剂 PEDFMaspin	促进 EC 凋亡抑制 EC 迁移，促进 EC 凋亡
组织金属蛋白酶抑制剂 TIMP-1、TIMP-2、TIMP-3 和 TIMP-4	抑制 MMP，在血管生成及肿瘤生长过程中起复杂作用
含 TSP I 型重复模序的血管生成抑制因子 TSP-1 和 TSP-2	结合 CD36，抑制 EC 增殖，促进 EC 迁移
Angiopoietin-2	结合 EC 特异受体 Tie2，在血管生成及肿瘤生长过程中起复杂作用

　　Abdollahi 等用毕节酵母表达系统表达的全长人内皮细胞抑制素处理人微血管内皮细胞（human dermal microvascular endothelial cell，HDMVEC），对胞内多种信号转导通路及多个基因的表达水平进行了系统的分析（图 1-6-4）。研究结果表明，内皮细胞抑制素可影响内皮细胞中参与血管生成调控的多条信号通路，其中包括 VEGF 及 bFGF 诱导的信号转导通路。

　　内皮细胞抑制素可上调与血管生成抑制相关的基因，下调与血管生成相关的基因，这一结果与它所表现出的生理活性是一致的。内皮细胞抑制素影响调控血管生成的多条信号通路。它可以下调促血管生成信号通路中多种关键性调控因子的基因转录水平，如 Ids、HIF1-α、Ephrins、NF-κB、AP-1、STAT 与凝血酶受体；还会下调信号通路中上述因子上游与下游因子的表达水平，如 VEGF 家族、Bcl-2、LDH-A、TNF-α、COX-2、整联蛋白 α5β3 及基质金属蛋白酶。此外，内皮细胞抑制素还可使多种参与血管生成信号通路的蛋白质去磷酸化，从而抑制其活化，如 Id1、JNK、NF-κB，Bcl-2 与 VEG-FR2；它也会引起 cyclinD 的磷酸化，导致细胞周期停滞。

　　内皮细胞抑制素在对血管生成抑制因子进行正调控的同时，对其拮抗因子进行负调控（如 TSP 与 Id1）；而且它也在对血管生成因子进行负调控的同时，对其拮抗因子进行正调控（如 HIF1-α 与 HIF-1AN）；这两种作用最终导致了血管生成的抑制。上述研究结果有助于解释内皮细胞抑制素的各种生理活性。

　　内皮细胞抑制素可以抑制内皮细胞的增殖和迁移，并诱导内皮细胞凋亡。它通过对凋亡抑制基因（如 *Bcl-2* 和 *COX-2*）的上游调控因子（如 HIF1-α、NF-κB 和 Ets-1）进行负调控，促进细胞的凋亡；对 NF-κB 和 AP-1 参与的细胞增殖通路进行负调控，引起细胞周期停滞，抑制细胞的增殖；对 MAPK 和 c-myc 的抑制会抑制细胞的迁移。最新的研究表明，内皮细胞抑制素作用于内皮细胞，可上调 Beclin 1 并下调 β-catenin，激活细胞自噬。自噬作为细胞受到血管生成抑制因子作用时产生的存活反应，抑制细胞的凋亡。因此，抑制细胞自噬可促进内皮细胞的凋亡。

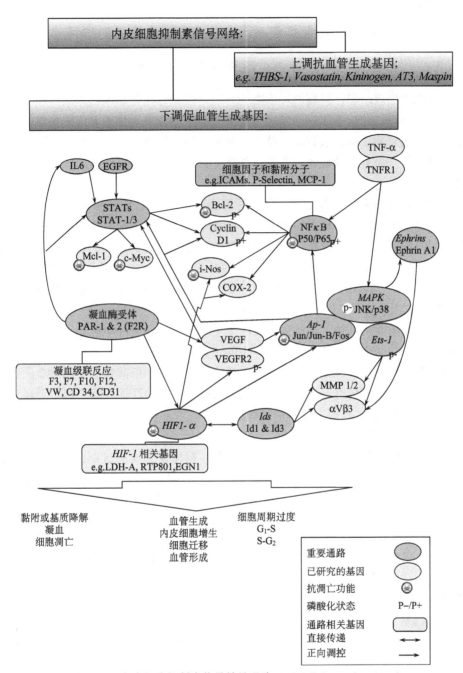

图 1-6-4　内皮细胞抑制素信号转导通路（Abdollehi et al.，2004）

在以 Lewis 肺癌小鼠为模型的体内抑癌实验中，内皮细胞抑制素使肿瘤完全消退的剂量是 20mg/（kg·d），而血管生成抑制素的用量则高达 100mg/（kg·d）。内皮细胞抑制素的高效抑瘤活性使它成为第一个进入临床试验的此类血管生成抑制因子。2005 年 9 月，我国自主研发的"重组人血管内皮抑制素注射液"（恩度™，Endostar），被国家食品药品监督管理局正式批准为生物制品第一类抗肿瘤新药，它是世界上首例血管内皮抑制素抗癌新药，用于联合 NP 化疗方案治疗初治或复治的 III/IV 期非小细胞肺癌患者。

四、原癌基因及抑癌基因在肿瘤血管生成中的作用

(一) 肿瘤细胞与肿瘤血管生成

持续的血管生成是恶性肿瘤的标志之一，这一过程有除肿瘤细胞外的多种宿主细胞和组织成分的参与。肿瘤细胞中的致癌突变突破细胞的界限，导致多细胞参与的病理过程的发生。肿瘤血管生成的过程就是结合了肿瘤细胞内的遗传改变和宿主多细胞反应的过程，对肿瘤的发展有不可或缺的作用，基质、血管及其他宿主细胞的状态是肿瘤发生的重要决定因素。

与损伤修复过程中的血管生成一样，肿瘤血管生成的起始也受到缺氧、旁分泌刺激、出血、感染等因素的调控，但对其发挥最重要调控作用的是肿瘤细胞。

与肿瘤的发生一样，肿瘤血管的生成也是个长期、渐进的过程。Bouck 等的研究表明，肿瘤细胞中抑癌基因的突变导致内源性血管生成抑制因子的下调。这一发现，将肿瘤的两个基本特征——转化性的遗传改变与血管生成联系在一起。肿瘤细胞对血管生成因子和血管生成抑制因子的调控打破了两者之间的动态平衡，导致血管生成开关的开启。

肿瘤对血管生成的调控，不是局限在肿瘤组织局部的，循环中血管生成抑制因子的发现表明这种调控是全身性的。血液循环中的血管生成抑制因子多是血浆、胞外基质或血管壁蛋白的水解片段，这些蛋白质并不起源于肿瘤细胞，但其表达会随肿瘤进展发生改变。肿瘤细胞中的遗传改变有可能通过调节某些蛋白酶的活性，间接调节循环中血管生成抑制因子的生成，"唤醒"休眠的微转移灶。

1. 原癌基因与肿瘤血管生成

以下以 ras 基因为例具体介绍原癌基因促进肿瘤血管生成的机制。ras 作为原癌基因可以促进肿瘤细胞的增殖、存活和侵袭，但它的作用并不局限于肿瘤细胞，它还作用于肿瘤微环境中的其他细胞（如邻近毛细血管的内皮细胞），通过促进肿瘤新生血管生成，为肿瘤的持续生长提供支持。ras 主要通过三条独立的途径促进肿瘤血管的生成：上调血管生成因子的水平、下调血管生成抑制因子的水平及从局部 ECM 中释放血管生成因子。由图 1-6-5 可见，ras 基因既可以直接上调肿瘤细胞中 VEGF 的表达水平，又可以通过刺激 COX-2 的表达，上调邻近基质细胞中 VEGF 的表达水平；此外，它还会下调肿瘤

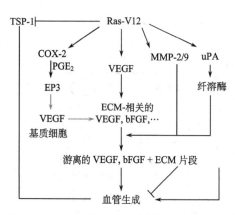

图 1-6-5 ras 基因促进肿瘤血管生成的途径
（黄文林和朱孝峰，2005）

细胞中 TSP-1 的表达水平，促进血管的生成，同时，ras 基因还可以上调 uPA 和 MMP-2/9 的水平。uPA 通过与内皮细胞表面的 uPA 受体结合，激活 FAK 和 MAPK 信号通路，促进内皮细胞的增殖和迁移。uPA 的水平上调还可促进纤溶酶的激活，MMP2/9 和纤溶酶都参与 ECM 的降解，ECM 的重建促进了内皮细胞的迁移和血管的生成。MMP2/9 和纤溶酶对 ECM 的降解还释放了 ECM 中储存的 VEGF 和 bFGF，进

一步促进血管的生成。值得注意的是，ECM 的降解还会导致内皮细胞抑制素等来自于 ECM 的大分子酶解片段产生，这些片段是内源性的血管生成抑制因子，对血管的生成起到负调控的作用。

ras 基因促进血管生成的作用主要是通过 VEGF 介导的，它可在转录与翻译水平通过多种途径促进 VEGF 的表达。首先，激活的 *ras* 基因通过 Ras/Raf/MEK/ERK1/ERK2 信号通路活化转录因子 HIF-1、SP1 和 AP2，增强 VEGF 的转录。其次，*ras* 基因通过 Ras/Rac/MEKK1/JNKK 信号通路活化 JNK，JNK 可能与 VEGF mRNA 的 3′ UTR 结合，提高 VEGF mRNA 的稳定性。最后，在翻译水平，*ras* 基因通过 Ras/Raf/MEK/ERK1/ERK2 信号通路和 $Ras/PI_3K/PDK/PKB/FRAP$ 信号通路磷酸化 4E-BP，促进 4E-BP 与 eIF-4E 的分离，增强 VEGF mRNA 的翻译。

与 *ras* 基因相似，有超过 20 种的原癌基因通过诱导 VEGF 的表达，促进肿瘤血管生成（表 1-6-5），这说明上调 VEGF 是原癌基因促进肿瘤血管生成的普遍机制。研究表明，VEGF 介导的信号通路在肿瘤的血管生成中发挥关键作用，而肿瘤细胞是 VEGF 的主要来源。除作用于促血管生成因子外，原癌基因也对内源性的血管生成因子发挥复杂的调控作用。例如，通过下调 TSP-1 的表达，促进肿瘤血管生成（表 1-6-5）。

表 1-6-5　原癌基因与肿瘤血管生成

原癌基因	作用机制
K-ras 和 *H-ras*	上调 PLGF 与 FGF，下调 TSP-1 与 Ang-1
v-src	上调 VEGF，下调 TSP-1
c-myb	下调 TSP-2
N-myc	下调血管生成抑制因子（activin A），上调 IL-6
c-myc	复杂的促血管生成活性
HER-2	上调 VEGF
EGFR	上调 VEGF、bFGF 和 IL-8
bcl-2	缺氧诱导 VEGF
PyMT	下调 TSP-1
c-fos	上调 VEGF
trkB	下调多种血管生成因子
HPV-16	上调 VEGF 与 IFN-α
MDM-2	上调 VEGF
v-P3K	上调 VEGF
ODC	新血管生成因子
PTTG1	上调 VEGF 与 bFGF
*E2a-Pbx*1	诱导鼠血管生成素-3 与 VEGF
v-Abl	上调 VEGF
Bcr-abl	上调 VEGF
v-sis	上调 VEGF
PML-RARα	上调 VEGF
RhoC	上调 VEGF 与细胞因子
HHV8	上调 VEGF
eIF-4E	上调 VEGF
NOX-1	上调 VEGF

2. 抑癌基因与肿瘤血管生成

1) *p53*

抑癌基因（tumor suppressor gene）*p53* 突变是肿瘤中最常见的基因突变，50％的人体肿瘤都带有 *p53* 基因的突变或缺失。*p53* 基因编码的产物 P53 蛋白是一种转录因子，它通过调节下游靶基因的转录，表现出多种生物学功能，其中之一是抑制血管生成（表 1-6-6）。P53 的靶基因中包括多种调节细胞周期和细胞凋亡的基因，它通过激活这些基因的转录，导致内皮细胞生长周期停滞并促进内皮细胞的凋亡。P53 还通过影响血管生成调节因子的水平抑制血管生成。首先，P53 作用的靶基因中包括三种内源性血管生成抑制因子：TSP-1、BAI1 和 maspin，P53 通过激活这些靶基因的转录，促进 TSP-1、BAI1 和 maspin 的表达；其次，P53 可以抑制 HIF-1α 的转录激活并促进 Mdm2 介导的 HIF-1α 的泛素化和蛋白酶体降解，下调胞内 HIF-1α 的水平，从而抑制 HIF-1 靶基因 VEGF 的表达。总之，抑癌基因 *p53* 通过上调血管生成抑制因子 TSP-1、BAI1 和 maspin 的水平及下调血管生成因子 VEGF 水平抑制血管的生成。

表 1-6-6 抑癌基因与肿瘤血管生成

抑癌基因	作用机制
p53	促进 TSP-1 表达，下调 VEGF 表达
VHL	下调 VEGF 表达
PTEN	下调 VEGF 表达

2) VHL

VHL 综合征（von Hippel-Lindau syndrome）是一种以多个器官发生肿瘤为特征的遗传性疾病，它的致病原因是 *VHL* 抑癌基因的种系突变。除 VHL 综合征外，*VHL* 双等位基因的突变还存在于散发性小脑血管瘤和肾透明细胞癌（renal clear cell carcinoma，RCC）中，其中 RCC 是最常见的肾癌类型，也是 VHL 患者主要的致死原因。

与 VHL 综合征相关的肿瘤，如视网膜血管瘤、小脑血管瘤、脊柱血管瘤和 RCC，都是高度血管化的肿瘤。靶向阻断小鼠肝脏的 *VHL* 基因，会导致小鼠肝实质血管化程度加强。这些现象提示我们，VHL 可能有抑制血管生成的作用（表 1-6-6）。

研究发现，*VHL* 基因编码的产物是 pVHL，它是 E3 泛素连接酶复合物（VEC）的组分之一，参与体内氧依赖性的基因调节。VHL 介导的氧依赖性基因调节与机体的氧感应机制密切相关。在含氧量正常的情况下，HIF1-α 亚基第 402 位和第 564 位的脯氨酸发生羟基化，VEC 复合物识别羟基化的 HIF-1α，通过 pVHL 与 HIF-1α 的氧依赖性降解结构域结合，在泛素的参与下，导致 HIF-1α 被 26S 蛋白酶体降解。在缺氧的情况下，非羟基化的 HIF-1α 无法被 VEC 复合物识别，从而免于降解，处于稳定状态。稳定的 HIF-1α 亚基与 HIF-1β 亚基结合，形成 HIF-1 复合物，激活多种缺氧诱导基因的转录。这些缺氧诱导基因的表达导致血管生成、细胞凋亡等多种缺氧反应的发生。

VHL 基因的突变会导致 pVHL 失活，失活的 pVHL 不能介导 HIF-1α 的降解，导致胞内积累高水平的 HIF-1α，激活多种缺氧诱导基因的转录，这些缺氧诱导基因中包括血管生成因子 VEGF，从而促进血管的生成。由此可见，*VHL* 基因有抑制血管生成的活性，pVHL 是一种内源性的血管生成抑制因子。

3）PTEN

Cowden 综合征（Cowden syndrome）是一种以多发性肿瘤为特征的遗传性疾病，它的致病原因是 *PTEN* 抑癌基因的种系突变。除 Cowden 综合征外，PTEN 双等位基因的突变或缺失还存在于多种肿瘤，特别是晚期肿瘤之中。

Zundel 等在 PTEN 缺陷型的成神经胶质母细胞瘤细胞株中表达野生型的 *PTEN* 基因，发现 PTEN 可以下调血管生成因子 VEGF 的表达，这一结果说明 PTEN 有抑制血管生成的作用（表 1-6-6）。

研究表明，PTEN 编码的产物是一种脂类磷酸酶，它可以使 PtdIns 脂类〔如 PtdIns（3，4，5）P3〕脱磷酸化，阻断 PtdIns-激酶-Akt 信号通路。PtdIns-激酶-Akt 信号通路是介导生长因子、促进细胞存活和增殖作用的关键性通路，这一通路也可被肿瘤中缺氧的微环境激活，发挥促进细胞存活、抑制缺氧诱导的细胞凋亡的作用。Akt 信号通路的激活还会导致 HIF-1α 的活化，促进 HIF-1 靶基因 VEGF 的表达。因此，PTEN 可以通过阻断 PtdIns-激酶-Akt 信号通路抑制肿瘤的血管生成，是一种内源性的血管生成抑制因子。同时，作为一种抑癌基因，*PTEN* 还通过阻断 PtdIns-激酶-Akt 信号通路发挥抑制肿瘤细胞生存的活性。

（二）肿瘤的血管依赖性

在细胞水平，肿瘤的血管依赖性（血管需求）是指肿瘤细胞抵抗长期的局部缺血和各种血流供应物质的缺乏的能力（如缺氧、酸化、葡萄糖缺乏、生长因子缺乏和剥夺内皮细胞旁分泌的生存因子等）。在多细胞水平，肿瘤的血管依赖性（血管需求）是指特定的肿瘤细胞亚群在保持生存、生长能力的前提下，离邻近灌流毛细血管的最远距离。

肿瘤发展过程中的遗传改变可能导致肿瘤细胞的血管依赖性降低。例如，对缺氧抵抗能力较强或对生长因子依赖性较低的肿瘤细胞，对邻近血管消除的抵抗能力也较强。肿瘤细胞中遗传水平上的改变（原癌基因的激活或抑癌基因的失活）及由此导致的细胞特性改变往往随肿瘤进展而发展。因此，不同的肿瘤细胞亚群之间，血管依赖性存在异质性。这些细胞亚群在肿瘤血管周围以特定的方式分布，血管依赖性较高的细胞群处于血管周边，而依赖性较低的细胞群与血管距离较远。血管依赖性较低的细胞往往带有 *H-ras* 突变或 *p53* 突变等分子水平的改变，这些改变也会导致细胞侵袭能力的提高。

抗血管生成药物的疗效不仅取决于其对肿瘤血管的抑制作用，也取决于肿瘤对血管的依赖程度。肿瘤的血管依赖性会随肿瘤的发展而改变。肿瘤中微血管密度（microvascular vascular density，MVD）的增加，常被视为肿瘤高度血管生成活性的标志，是否可降低肿瘤 MVD 也被作为评价抗血管药物疗效的指标。但从肿瘤血管依赖性的角度来分析，较高的 MVD 也可能反映了肿瘤的高度血管依赖性。因此，对于血管依赖性较高的肿瘤，MVD 反映了肿瘤中肿瘤细胞和内皮细胞之间的比例，抗血管药物作用后，MVD 可能不变或仅有微弱改变。对于血管依赖性较低的肿瘤，肿瘤细胞的死亡被延迟，表现为 MVD 下降。

五、周细胞与肿瘤血管生成

（一）周　细　胞

周细胞（pericyte，PC）是指毛细血管中位于内皮细胞外侧的壁细胞。前期毛细血管微动脉与后期毛细血管微静脉中也可检测到周细胞的存在，但与毛细血管周细胞不同，这些周细胞的表型介于典型的周细胞和典型的平滑肌细胞之间，被称为过渡型周细胞。

在毛细血管中，内皮细胞在内层形成管腔结构，周细胞形成外层结构，两种细胞共同作用形成毛细血管的基底膜。周细胞的细胞核突出，少量的胞浆形成数个长的细胞突起，环绕在毛细血管周围。

周细胞通过直接接触及旁分泌通路与内皮细胞发生复杂的相互作用（图1-6-6）。内皮细胞与周细胞处于基底膜的包埋中，在基底膜缺失处通过不同的方式直接接触：①黏着斑，黏着斑将周细胞锚定于内皮细胞之上；②"插头插座式"连接（peg and socket junction），通过细胞膜内陷形成紧密连接、间隙连接及黏着连接，交换离子及小分子物质。一个周细胞可同时与多个内皮细胞接触，起到整合及协调邻近内皮细胞反应的作用。

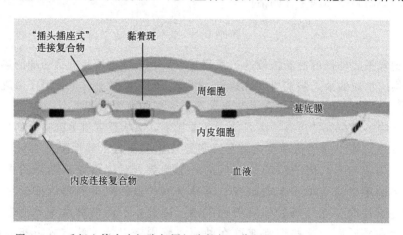

图1-6-6　毛细血管内皮细胞与周细胞的相互作用（Armulik et al.，2005）

不同组织中的周细胞在形态上存在很大差异，这种形态学上的多样性也反映在分子水平上。常用于鉴别周细胞的分子标记包括三种胞内蛋白［结蛋白（desmin）、α-SMA（alpha-smoothmuscle actin）、RGS-5（regulator of G protein signaling 5）］与两种细胞表面蛋白［PDGFRβ、NG2（neuron-glial 2）］。但这些分子并不特定表达于周细胞，单独一种分子也不能识别所有的周细胞。这些分子标记的表达随组织类型和血管发育阶段的不同而改变。周细胞形态学和标记分子表达的多样性增加了周细胞的识别难度。采用多种分子标记及高分辨率成像有助于提高周细胞的识别率。通过上述方法，发现过去被认为缺乏周细胞的肿瘤血管中实际存在相当数量的周细胞，这一发现使研究者对周细胞在肿瘤血管中的重要作用有了新的认识。

原有的观点认为，肿瘤血管是形状不规则、膨胀、弯曲的未成熟血管。尽管这一描述适用于小鼠移植瘤模型，但用于形容需要数月甚至数年时间形成的人体肿瘤并不确切。小鼠移植瘤中的血管组织在数天或数周内形成，对抗血管药物十分敏感。而在临床应用中，人体肿瘤的体积类似于 2 周大的小鼠移植瘤（0.5～2cm），但其血管的分化、成熟程度可能远高于小鼠移植瘤。Eberhard 等发现在不同的肿瘤类型中，血管成熟程度存在较大差异（以周细胞的募集作为血管成熟的标志），由恶性胶质瘤、肾细胞癌中的 10％～20％至乳腺癌、结肠癌中的 70％不等。与正常血管周细胞相比，肿瘤血管中的周细胞数量较少，与内皮细胞的附着较为松弛，但仍对肿瘤血管的稳定性和功能具有重要的调控作用。

（二）周细胞的分子调控

周细胞与内皮细胞共同调控血管的生成与成熟，这一过程在多种信号通路的严密调控下进行，包括 PDGF/PDGFR-β 信号通路（调控周细胞的增殖与迁移）、TGF-β 信号通路（调控周细胞分化）、Angiopoietin/Tie2 信号通路（调控血管稳定性）及 S1P/Edg 信号通路（调控血管稳定性）等。

1. PDGF/PDGFR-β 信号通路

血小板源生长因子（platelet-derived growth factor，PDGF）是一种在血小板和血清中发现的强丝裂原，能刺激间叶来源细胞的分裂、生长，包括平滑肌细胞、血管内皮细胞、成纤维细胞和神经胶质细胞等。

PDGF 家族成员包括 PDGF-A、PDGF-B、PDGF-C 与 PDGF-D，可以形成 5 种二聚体形式（PDGF AA、PDGF AB、PDGF BB、PDGF CC 和 PDGF DD），分子质量为 28～31kDa。PDGF-C 和 PDGF-D 的 N 端与 neuropilin 细胞外 CUB 区域同源，称为 CUB 结构域，该结构域的去除是 PDGF-C 与 PDGF-D 激活的前提。

PDGF 受体（PDGF receptor，PDGFR）属于 III 型酪氨酸激酶受体家族，包括 PDGFR-α 与 PDGFR-β。通常，PDGFR-α 与 PDGF-A、PDGF-B、PDGF-C 结合，PDGFR-β 与 PDGF-B、PDGF-D 结合。其中，PDGF-B/PDGFR-β 信号通路在周细胞的增殖和募集过程中发挥重要的调控作用（图 1-6-7）。

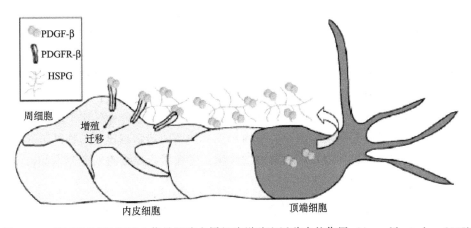

图 1-6-7　PDGF-B/PDGFR-β 信号通路在周细胞增殖和迁移中的作用（Arumlik et al.，2005）

在胚胎发育过程中，PDGF-B 的表达局限于内皮细胞和巨核细胞，在出芽、未成熟的毛细血管中表达水平最高。而 PDGFR-β 存在于间质周细胞祖细胞表面，这说明在内皮细胞与周细胞之间存在旁分泌信号通路。出芽的内皮细胞分泌 PDGF-B，作用于周细胞表面的 PDGFR-β，促进周细胞的增殖与迁移（图 1-6-7）。*PDGF-B* 或 *PDGFR-β* 基因敲除小鼠具有相似的表型，均在胚胎晚期由于周细胞严重缺乏，导致心血管功能障碍而死亡。

PDGF-B 的表达水平和分布对血管生成的正常进行有重要影响。在血管生成的过程中，内皮细胞仅在周细胞增殖、迁移的位置表达 PDGF-B。内皮细胞分泌的 PDGF-B 通过滞留模序与 HSPG 结合，定位在内皮细胞附近，与表达 PDGFR-β 的细胞结合。PDGF-B 的精确定位有助于指引周细胞沿毛细血管表面迁移。

除内皮细胞外，有多种肿瘤细胞表达 PDGF-B，通过旁分泌，作用于周细胞，促进周细胞的增殖和迁移，并上调 VEGF、bFGF 的表达，促进血管生成。PDGFR-β 的激活，还会上调胶原酶的表达，促进细胞间黏附分子的降解，以及肿瘤的侵袭与转移。因此，PDGF-B/PDGFR-β 信号通路在肿瘤的血管生成和转移中发挥着重要的调控作用。

2. TGF-β 信号通路

TGF-β 在血管生成的过程中发挥复杂的调控作用。内皮细胞与周细胞直接接触可诱导周细胞前体分泌 TGF-β，进而抑制内皮细胞的增殖与迁移、下调内皮细胞 VEGFR2 的表达，并诱导周细胞的分化。

3. Angiopoietin/Tie2 信号通路

Angiopoietin/Tie2 信号通路参与调控血管的稳定性，Ang-2 对血管生成的双重作用取决于 VEGF 的存在。

六、针对肿瘤血管的靶向治疗

血管生成不仅是肿瘤生长的前提条件，也是促进肿瘤转移的重要因素。Folkman 在 1971 年提出血管生成与肿瘤的发生、发展和转移密切相关，可以通过抑制肿瘤的血管生成达到治疗肿瘤的目的。从 Folkman 的理论提出至今，在肿瘤血管生成及抗血管研究领域已经积累了大量的研究资料，在动物实验中也取得了令人鼓舞的成果。2004 年 2 月，全世界第一个用于肿瘤治疗的血管生成抑制剂 Avastin™（Bevacizumab）被 FDA 批准上市，用于联合以 5-FU 为基础的化疗方案，一线治疗转移性结直肠癌。此外，还有数种针对不同靶点的抗肿瘤血管生成药物上市，用于肿瘤的治疗。

与传统的以肿瘤细胞为靶点的治疗方法（放疗、化疗）相比，肿瘤血管靶向治疗以肿瘤血管为靶点，具有广谱、低毒、高效及不易产生抗药性等优点：①不受肿瘤细胞异质性的影响，可广泛用于大部分实体瘤和白血病的治疗；②选择性作用于增殖的肿瘤血管内皮细胞，毒性低；③与需渗透至肿瘤内部发挥作用的药物相比，药物易于通过血流作用于血管内皮细胞，进而发挥抑制肿瘤的作用；④血管内皮细胞的突变率低，与肿瘤细胞相比，不易产生抗药性。

（一）针对不同靶点的抗肿瘤血管生成药物

1. 以血管细胞（内皮细胞与/或周细胞）为靶点

1）抑制生长因子

VEGF 是作用最强、专属性最高的血管生成因子，这使它成为抗血管生成药物研究的热点之一。VEGF 不仅与实体瘤的生长和转移密切相关，在血液系统肿瘤（如

AML）中，也发现存在 VEGF/VEGFR-2 信号转导通路，肿瘤细胞也可以通过自分泌 VEGF 的方式促进自身的生长。Avastin™是针对 VEGF 的重组人源化 IgG1 型单克隆抗体，可特异性结合于 VEGF，阻碍其与内皮细胞表面受体 Flt-1 及 KDR 结合，使 VEGF 不能发挥促血管生成的作用，并增加肿瘤对化疗的敏感性（表 1-6-7）。

表 1-6-7　抗血管生成药物

名称	抑制血管生成作用机制
以血管细胞［内皮细胞和（或）周细胞］为靶点	
生长因子	
Avastin™（Bevacizumab）	阻断 VEGF 与受体结合
生长因子受体	
Sutent™（SU11248）	抑制 PDGF 受体、VEGF 受体、KIT 与 FLT3 介导的信号转导
Zactima™（ZD6474）	抑制 VEGF 受体、EGF 受体与 RET 介导的信号转导
Nexavar™（Sorafenib）	抑制 VEGF 受体、PDGF 受体、Raf 与 c-kit 介导的信号转导
以内皮细胞为靶点	
Vitaxin™（LM609）	抑制内皮细胞的增殖、迁移和存活
AE941（Neovastat™）（shark cartilage）	抑制 VEGF 受体与 MMP，激活 tPA
Thalidomid™（Thalidomide）及其类似物	下调 VEGF，抑制 COX-2 及其下游因子 PGE2
Revimid™（CC5013）	
恩度™（Endostatin YH-16）	抑制内皮细胞增殖，促进内皮细胞凋亡
以肿瘤细胞为靶点	
Herceptin™（Trastuzumab）	下调 TGF-β、PAI-1、angiopoietin 与 VEGF，上调 TSP-1
Iressa™（ZD1839）和 Tarceva™（Erlotinib）	下调 VEGF、bFGF、TGF-α 与 IL-8
Gleevec™（Imatinib mesylate）	抑制 Bcr-Abl 激酶，PDGF 受体与 KIT 介导的信号转导，下调 VEGF
IFN-α	下调 bFGF

2）抑制生长因子受体

Sutent™（SU11248）是多靶点酪氨酸激酶抑制剂，2006 年被 FDA 批准作为二线药物，用于治疗标准治疗无效或不能耐受的恶性胃肠道间质瘤或转移性肾细胞癌，欧盟也已批准将 Sutent™作为晚期/转移性肾细胞癌的一线治疗药物。Sutent™可阻断涉及与血管生成有关的 4 条信号通路——VEGF 受体、PDGF 受体、KIT 和 FLT3，同时作用于内皮细胞与周细胞，抑制肿瘤血管生成（表 1-6-7）。

研究表明，抗血管药物的药效受到肿瘤血管成熟程度的限制，血管内皮细胞与周细胞的相互作用会影响内皮细胞对外界压力的反应。缺乏周细胞的肿瘤血管对抗血管生成药物（抗内皮细胞药物）的作用更为敏感。药物同时作用于内皮细胞与周细胞，可产生协同作用。

Zactima™（ZD6474 或 Vandetanib）可同时作用于 EGF 受体、VEGF 受体和 RET 酪氨酸激酶。2006 年 2 月，Zactima™被 FDA 批准用于治疗滤泡型、髓质型、未分化型及局部复发或转移的乳突型甲状腺癌。Zactima™同样也可以通过阻断 VEGF 受体直接抑制肿瘤血管生成，或通过阻断 EGF 受体间接发挥抗血管的功能（表 1-6-7）。

3）以内皮细胞为靶点

Neovastat™（AE941，新伐司他）是从鲨鱼软骨中提取的一种天然药物，它通过多种途径发挥抗血管生成的功能，包括抑制 VEGF 受体，激活 tPA，诱导内皮细胞凋亡，以及抑制 MMP-2、MMP-9 和 MMP-12 的活性。Neovastat™目前正在进行治疗非小细胞肺癌的 III 期临床（表 1-6-7）。

Thalidomid™（Thalidomide，反应停，沙利度胺）曾因其严重的致畸作用而被禁用，研究表明，致畸作用与其抑制新生血管生成的功能有关。1998 年，Thalidomid™获 FDA 批准重新用于临床，治疗难治和复发性多发性骨髓瘤。Thalidomid™通过多种途径发挥抗肿瘤功能，除直接杀伤肿瘤细胞与免疫调节外，还包括通过下调 VEGF、抑制 COX-2 及其下游因子 PGE2 抑制肿瘤血管生成（表 1-6-7）。

恩度™（Endostatin YH-16，ENDOSTAR）于 2005 年被 SFDA 正式批准为生物制品第一类抗肿瘤新药，它是世界上首例血管内皮抑制素抗癌新药，也是首个上市的内源性血管生成抑制剂，用于联合 NP 化疗方案治疗初治或复治的 III/IV 期非小细胞肺癌患者（表 1-6-7）。恩度™通过抑制内皮细胞增殖及促进内皮细胞凋亡等多种机制抑制肿瘤血管生成。

2. 以肿瘤细胞为靶点

如前所述，有多种原癌基因通过上调 VEGF 等血管生成因子和（或）下调 TSP-1 等血管生成抑制因子的表达发挥促血管生成的作用，使用药物阻断这些原癌基因的功能，有望发挥间接的抗血管生成活性。目前，数种以肿瘤细胞为靶点的、具有抗血管功能的抗癌药物已经上市（表 1-6-7），如 Herceptin™、Iressa™及 Gleevec™等。

Herceptin™（Trastuzumab，赫赛汀）是针对 HER2 受体的人源化单克隆抗体，于 1998 年被美国 FDA 批准用于乳腺癌的临床治疗，它适用于治疗 HER2 过度表达的转移性乳腺癌。Herceptin™既可作为单一药物治疗已接受过一个或多个化疗方案的转移性乳腺癌，也可与紫杉类药物合用治疗未接受过化疗的转移性乳腺癌。Herceptin™可通过下调 TGF-β、PAI-1、angiopoietin 和 VEGF，以及上调 TSP-1 间接抑制肿瘤血管生成（表 1-6-7）。

Iressa™（Gefitinib 或 ZD1839；易瑞沙或吉非替尼）与 Tarceva™（Erlotinib，特罗凯或埃罗替尼）是 EGFR 酪氨酸激酶抑制剂类药物。Iressa™于 2003 年被 FDA 批准为治疗非小细胞肺癌（NSCLC）三线用药，适用于治疗既往接受过化学治疗（铂剂和多西紫杉醇治疗）的局部晚期或转移性 NSCLC。Tarceva™于 2004 年被 FDA 批准为治疗非小细胞肺癌（NSCLC）三线用药，适用于至少一种化疗方案失败的局部晚期或转移性 NSCLC。这两种药物可通过下调 VEGF、bFGF、TGF-α 与 IL-8 间接抑制肿瘤血管生成（表 1-6-7）。

Gleevec™（STI571，格列卫）是 Bcr-Abl 酪氨酸激酶靶向抑制剂，于 2001 年被 FDA 和欧盟批准上市，治疗 CML，2003 年又被 FDA 批准用于治疗胃肠恶性基质细胞瘤。Gleevec™可通过下调 VEGF 间接抑制肿瘤血管生成（表 1-6-7）。

HER2、EGFR、Bcr-Abl 除发挥促血管生成的作用外（如上调 VEGF），还可对肿瘤细胞中的缺氧信号通路进行调控，减小肿瘤的血管依赖性。上述药物分别以 HER2、EGFR、Bcr-Abl 为主要靶点，在抑制肿瘤血管生成的同时，提高肿瘤细胞的血管依赖性，通过多种途径发挥抑瘤作用。

（二）抗血管生成疗法的发展趋势

近年来，随着研究的深入，人们对肿瘤血管的构成、肿瘤血管生成的机制有了更全面的理解，对肿瘤血管及抗血管疗法有了新的认识。

鉴于血管内皮细胞的遗传稳定性，传统观点认为，与肿瘤细胞相比，内皮细胞不易形成抗药性。但随着研究的深入，越来越多的证据表明，肿瘤血管对抗血管药物具有内在的和获得性的抗性：①抗血管药物的药效取决于肿瘤对血管的依赖性，以及肿瘤对药物作用的特定血管生成因子（或参与血管生成的其他因素）的依赖性；②肿瘤的血管生成过程是一个有多种因素参与、多条信号通路调控的极其复杂的过程，单独使用某种血管生成抑制因子或是阻断与血管生成相关的某条信号通路并不能完全有效地阻断血管的生成；③肿瘤血管所处的微环境通过产生促生存和（或）抗凋亡物质，增加药物的敏感阈值，诱导内皮细胞中新基因（如多重耐药基因）的表达；④缺氧会引起携带突变 *p53* 基因的肿瘤细胞的累积，导致肿瘤的血管依赖性随时间和药物处理发生改变，从而影响肿瘤对药物的反应。

以下几种途径有助于解决上述的抗性问题：①采用广谱的抗血管药物；②采用不同的抗血管药物联合给药；③在对给定药物出现抗性之后，给予其他抗血管药物。

抗血管药物在临床试验阶段所遇到的问题说明肿瘤的血管生成过程是一个有多种因素参与、多条信号通路调控的极其复杂的过程，单独使用某种血管生成抑制因子或是阻断与血管生成相关的某条信号通路并不能完全阻断血管的生成。抗血管生成疗法未来的发展趋向是与传统的肿瘤治疗手段（放疗和化疗）相结合，或与多种血管靶向疗法相结合。

1. 抗血管生成疗法与放疗联合应用

氧是有效的辐射敏化剂，而抗血管生成疗法会降低肿瘤的血管密度，从而减少肿瘤的血流和含氧量，造成肿瘤缺氧，因此，抗血管生成疗法似乎会对放疗的效果产生负面影响。但临床前研究和初步的临床试验结果表明，抗血管生成疗法和放疗联合应用时，肿瘤中的氧含量反而有所提高，而且抗血管生成疗法增强了肿瘤对放疗的敏感性，这一发现为抗血管生成疗法和放疗联合应用的合理性提供了依据。

抗血管生成疗法可能通过以下几种途径增强肿瘤对放疗的敏感性。首先，肿瘤中病理性血管的增多并不一定会增加肿瘤的血流和含氧量，肿瘤抗血管生成疗法抑制了肿瘤新生血管的生成，减小了肿瘤的血管密度，造成肿瘤血管重组，促进肿瘤血管的正常化，提高了肿瘤中的含氧量。抗血管药物和放疗导致的血管内皮细胞和肿瘤细胞耗氧减小，也是肿瘤含氧量提高的原因之一。其次，放疗诱导的促生存因子的表达也对肿瘤的再充氧有促进作用。放疗可诱导肿瘤细胞表达 VEGF，保护肿瘤细胞免于凋亡，同时也作用于邻近的血管内皮细胞。放疗后存活的内皮细胞具有迁移和形成新的毛细血管的能力，新生血管的形成导致了肿瘤血流和含氧量的增加。因此，放疗的同时给予抗血管药物既可以直接作用于内皮细胞，增加其对放疗的敏感性，也可以抑制放疗诱导的血管生成。此外，血管生成抑制剂可以直接或间接抑制内皮细胞与肿瘤细胞的生存信号通路，诱导内皮细胞与肿瘤细胞的凋亡。

2. 抗血管生成疗法与化疗联合应用

与放疗促进血管生成的作用相反，研究表明，以低剂量、长时间、有规律地给予化疗药，可以起到抑制血管内皮细胞增殖和血管生成的作用。传统的化疗药除了通过直接杀伤肿瘤细胞发挥抑瘤作用之外，还可以抑制肿瘤血管的生成。通过增加化疗药的给药频率、降低给药剂量，可以提高化疗药对血管的抑制作用，这种持续的、有规律的低剂量化疗方案被称为"抗血管化疗"。

抗血管化疗通过以下几种途径发挥血管生成抑制作用。首先，肿瘤血管内皮细胞增殖的特性使其成为抗有丝分裂药物的适合靶点；其次，化疗药对肿瘤细胞的毒性作用，抑制了促血管生成因子（如 VEGF）的表达；最后，低剂量的化疗药可诱导 TSP-1 等血管生成抑制因子的表达。

3. 抗血管生成疗法与其他血管靶向疗法联合应用

1）血管靶向药物

尽管血管靶向药物（vascular-targeting agent，VTA）和抗血管生成药物最终的作用靶点都是肿瘤血管，但前者作用于已经存在的肿瘤血管，可快速发挥作用，较适用于晚期癌症的治疗；而后者则用于抑制新生血管的生成，需要长期给药，较适用于早期肿瘤和无症状的转移瘤的治疗。

现有的几类主要的血管靶向药物包括：①TNF-α 诱导剂，如黄酮乙酸（flavone acetic acid，FAA）及其衍生物 DMXAA；②微管蛋白结合药物，如 CA4P（combretatstatin A-4 disodium phosphate）及其原药 AVE8062、Oxi4503（combretatstatin A-1 disodium phosphate）和 ZD6126；③靶向药物，如融合蛋白（如 VEGF-白树毒素）、免疫毒素（如连接蓖麻毒素 A 的 endoglin 抗体）、连接细胞因子的抗体、脂质体包被药物及基因治疗药物。

由于作用的靶点同为肿瘤血管，血管靶向药物与抗血管生成药物一样，也具有广谱、低毒、高效、不易产生抗药性等优点。这类药物通过诱导瘤内缺血或凝血，最终导致灌流减少、肿瘤坏死。由于不需要通过杀伤血管内皮细胞行使功能，因此不用像抗血管生成药物一样持续给药，间隔给药即可达到抑瘤效果。血管靶向药物作用导致肿瘤中心的血管崩溃，但肿瘤边缘可在促血管生成因子的作用下生成新生血管，从而增加局部血流。因此，血管靶向药物作用后仍存活的肿瘤组织的含氧量和放疗敏感性都会提高。临床前研究的结果表明，血管靶向药物可以加强抗血管生成药物和传统疗法（放疗和化疗）的疗效。

2）扩血管药物

扩血管（pro-vascular）治疗是传统肿瘤疗法的一种辅助疗法，单从名称理解，这种疗法的作用和抗血管生成疗法作用相反。但随着近年来对抗血管药物的深入研究，特别是对其引起肿瘤血管正常化现象的发现，人们认识到扩血管治疗与抗血管生成疗法在瞬时提高肿瘤灌流和含氧量方面发挥了相似的作用。

如前所述，与小鼠移植瘤不同，在大多数人类肿瘤中存在成熟血管。扩血管治疗作用于成熟血管，发挥放、化疗增敏的作用，即通过提高肿瘤含氧量来提高其对放疗的敏感性，或通过降低肿瘤间隙压力使药物易于通过血流作用于肿瘤细胞。

4. 抗血管生成疗法与靶向原癌基因的药物联合应用

研究表明，抗血管生成药物与靶向原癌基因的药物（如 Herceptin™、Iressa™ 和 Gleevec™）具有很强的协同作用，产生这种协同作用的原因之一在于驱动肿瘤进展的遗传损伤〔如 *ras* 和（或）*p53* 的突变〕也会起始肿瘤血管的生成，而肿瘤血管的建立是肿瘤细胞存活、生长、侵袭和转移所必需的。然而，许多同样的遗传改变会随肿瘤的进展而积累，重复的致突变和（或）致凋亡治疗会导致细胞内与缺氧、生长因子及凋亡相关的信号通路的改变，从而改变细胞抵抗低血管密度、局部缺血、缺氧和生长因子丧失的能力。这样的细胞对血管的依赖性下降，不但可在血供减少的条件下存活，而且具有生长优势。这种改变造成肿瘤的血管依赖性降低，对抗血管药物的抗性增加。因此，使用原癌基因靶向药物有助于逆转高度恶性肿瘤细胞的低血管依赖性，增加其对抗血管药物的敏感性。

Folkman 的理论为肿瘤的治疗开辟了一条崭新的道路，采用抗血管疗法治疗肿瘤具有高效、低毒、不易产生耐药性的特点，这一疗法在肿瘤的治疗中有广阔的应用前景。针对目前抗血管生成疗法中存在的一些问题，抗血管生成研究今后主要的研究方向应集中在加强对肿瘤血管生成机制的深入了解、高度靶向药物的研发，以及设计更加合理的联合治疗方案之上，这些问题的解决将有助于推动抗血管生成疗法在临床治疗中的应用。

（吴江雪）

参 考 文 献

黄文林. 2009. 肿瘤分子靶向治疗. 北京：人民卫生出版社.

黄文林，朱孝峰. 2005. 信号转导. 北京：人民卫生出版社.

Abdollahi A, Hahnfeldt P, Maercker C, et al. 2004. Endostatin's antiangiogenic signaling network. Mol Cell, 13 (5)：649-663.

Armulik A, Abramsson A, Betsholtz C. 2005. Endothelial/pericyte interactions. Circ Res, 97 (6)：512-523.

Bardos J I, Ashcroft M. 2004. Hypoxia-inducible factor-1 and oncogenic signalling. Bioessays, 26 (3)：262-269.

Bergers G, Song S. 2005. The role of pericytes in blood-vessel formation and maintenance. Neuro Oncol, 7 (4)：452-464.

Bikfalvi A. 2006. Angiogenesis：health and disease. Ann Oncol, 17 Suppl 10：x65-70.

Blagosklonny M V. 2004. Antiangiogenic therapy and tumor progression. Cancer Cell, 5 (1)：13-17.

Chouhan J D, Zamarripa D E, Lai P H, et al. 2007. Sunitinib (Sutent)：a novel agent for the treatment of metastatic renal cell carcinoma. J Oncol Pharm Pract, 13 (1)：5-15.

Christitane B H, Edurne B, Jacques P. 2001. Hypoxia：the tumor's gateway to progression along the angiogenic pathway. Trends in Cell Biology, 11 (11)：32-36.

Cohen M H, Gootenberg J, Keegan P, et al. 2007. FDA drug approval summary：bevacizumab plus FOLFOX4 as second-line treatment of colorectal cancer. Oncologist, 12 (3)：356-361.

Colorado P C, Torre A, Kamphaus G, et al. 2000. Anti-angiogenic cues from vascular basement membrane collagen. Cancer Res, 60：2520-2526.

Coumoul X, Deng C X. 2003. Roles of FGF receptors in mammalian development and congenital diseases. Birth Defects Res C Embryo Today, 69 (4)：286-304.

Cross M J, Welsh L C. 2001. FGF and VEGF function in angiogenesis：signalling pathways, biological responses and therapeutic inhibition. Trends in Pharmacological Sciences, 22 (4): 201-207.

de Fraipont F, Nicholson A C, Feige J J, et al. 2001. Thrombospondins and tumor angiogenesis. Trends Mol Med., 7 (9): 401-407.

Ding Y T, Kumar S, Yu D C. 2008. The role of endothelial progenitor cells in tumour vasculogenesis. Pathobiology, 75 (5): 265-273. .

Feron O. 2004. Targeting the tumor vascular compartment to improve conventional cancer therapy. Trends Pharmacol Sci, 25 (10): 536-542.

Folkman J. 1971. Tumor angiogenesis: therapeutic implications. N Engl J Med, 285 (21): 1182-1186.

Folkman J. 1995. Angiogenesis in cancer, vascular, rheumatoid and other diseases. Nat. Med, 1 (1): 27-31.

Folkman J. 2002. Role of angiogenesis in tumor growth and metastasis. Semin Oncol, 29 (6 Suppl 16): 15-18.

Gupta M J, Qin R Y. 2003. Mechanism and its regulation of tumor-induced angiogenesis. World J Gastroenterol, 9 (6):1144-1155.

Harfouche R, Hassessian H M, Guo Y, et al. 2002. Mechanisms which mediate the antiapoptotic effects of angiopoie-tin-1 on endothelial cells. Microvasc Res, 64 (1): 135-147.

Jimenez B, Volpert O V, Crawford S E, et al. 2000. Signals leading to apoptosis-dependent inhibition of neovascular-ization by thrombospondin-1. Nat Med, 6 (1): 41-48.

Kamphaus G D, Colorado P C, Panka D J, et al. 2000. Canstatin, a novel matrix-derived inhibitor of angiogenesis and tumor growth. J Biol Chem, 275 (2): 1209-1215.

Kim Y M, Hwang S, Kim Y M, et al. 2002. Endostatin blocks vascular endothelial growth factor-mediated singling via direct interaction with KDR/Flk-1. J Biol Chem, 277 (31): 27872-27879.

Klement G, Baruchel S, Rak J, et al. 2000. Continuous low-dose therapy with vinblastine and VEGF receptor-2 anti-body induces sustained tumor regression without overt toxicity. J Clin Invest, 105 (8): R15-24.

Kranenburg O, Gebbink M F, Voest E E. 2004. Stimulation of angiogenesis by Ras proteins. Biochim Biophys Acta, 1654 (1): 23-37.

Kunz M, Ibrahim S M. 2003. Molecular responses to hypoxia in tumor cells. Mol Cancer, 2 (1): 23.

Lal B K, Varma S, Papps P J, et al. 2001. VEGF increases permeability of the endothelial nitric-oxide synthase, and MAP kinase pathways. Microvasc Res, 62 (3): 252-262.

Latreille J, Batist G, Laberge F, et al. 2003. Phase I/II trial of the safety and efficacy of AE-941 (Neovastat) in the treatment of non-small-cell lung cancer. Clin Lung Cancer, 4 (4): 231-236.

Leung S K, Ohh M. 2002. Playing tag with HIF: The VHL story. J Biomed Biotechnol, 2 (3): 131-135.

Ma W W, Adjei A A. 2009. Novel agents on the horizon for cancer therapy. CA Cancer J Clin, 59 (2): 111-137.

Maeshima Y, Colorado P C, Torre A, et al. 2000. Distinct antitumor properties of a type IV collagen domain derived from basement membrane. J Biol Chem, 275 (27): 21340-21348.

Maeshima Y, Sudhakar A, Lively J C, et al. 2002. Tumstatin, an endothelial cell-specific inhibitor of protein synthe-sis. Science, 295 (5552): 140-143.

Marneros A G, Olsen B R. 2001. The role of collagen-derived proteolytic fragments in angiogenesis. Matrix Biology, 20 (5-6): 337-345.

McMahon G. 2000. VEGF receptor singaling in tumor angiogenesis. Oncologist, 5 Suppl 1: 3-10.

Miao R Q, Agata J, Chao L et al. 2002. Kallistatin is a new inhibitor of angiogenesis and tumor growth. Blood, 100 (9): 3245-3252.

Nguyen T M, Subramanian I V, Xiao X, et al. 2009. Endostatin induces autophagy in endothelial cells by modulating Beclin 1 and beta-catenin levels. J Cell Mol Med, 13 (9B): 3687-3698 .

O'Reilly M S, Pirie-Shepherd S, Lane W S, et al. 1999. Antiangiogenic activity of the cleaved conformation of the ser-pin antithrombin. Science, 285 (5435): 1926-1928.

Panka D J, Mier J W. 2003. Canstatin inhibits Akt activation and induces Fas-dependent apoptosis in endothelial cells. J Biol Chem, 278 (39): 37632-37636.

Petrova T V, Makinen T, Alitalo K. 1999. Signaling via vascular endothelial growth factor receptors. Exp Cell Res, 253 (1): 117-130.

Press M F, Lenz H J. 2007. EGFR, HER2 and VEGF pathways: validated targets for cancer treatment. Drugs, 67 (14): 2045-2075.

Rak J, Yu J L. 2004. Oncogenes and tumor angiogenesis: the question of vascular "supply" and vascular "demand". Semin Cancer Biol, 14 (2): 93-104 .

Ribatti D, Vacca A. 2008. The role of microenvironment in tumor angiogenesis. Genes Nutr, 3 (1): 29-34. .

Scott L J. 2007. Bevacizumab: in first-line treatment of metastatic breast cancer. Drugs, 67 (12): 1793-1799.

Shojaei F, Ferrara N. 2008. Role of the microenvironment in tumor growth and in refractoriness/resistance to anti-angiogenic therapies. Drug Resist Updat, 11 (6): 219-230.

Streit M, Riccardi L, Velasco P, et al. 1999. Thrombospondin-2: a potent endogenous inhibitor of tumor growth and angiogenesis. Proc Natl Acad Sci, 96 (26): 14888-14893 .

Thurston G. 2003. Role of Angiopoietins and Tie receptor tyrosine kinases in angiogenesis and lymphangiogenesis. Cell Tissue Res, 314 (1): 61-68.

Toffoli G, De Mattia E, Cecchin E, et al. 2007. Pharmacology of epidermal growth factor inhibitors. Int J Biol Markers, 22 (1 Suppl 4): S24-39.

Tsuzuki Y, Fukumura D, Oosthuyse B, et al. 2000. Vascular endothelial growth factor (VEGF) modulation by targeting hypoxia-inducible factor -1alpha→ hypoxia response element →VEGF cascade differentially regulates vascular response and growth rate in tumors. Cancer Res, 60 (22): 6248-6252.

Visse R, Nagase H. 2003. Matrix metalloproteinases and tissue inhibitors of etalloproteinases: structure, function, and biochemistry. Circ Res, 92 (8): 827-839 .

Wachsberger P, Burd R, Dicker A P. 2003. Tumor response to ionizing radiation combined with antiangiogenesis or vascular targeting agents: exploring mechanisms of interaction. Clin Cancer Res, 9 (6): 1957-1971.

第三节　肿瘤信号转导

　　肿瘤信号转导指肿瘤细胞通过细胞膜或细胞内受体感受信息分子的刺激，经细胞内信号转导系统转换，从而影响肿瘤细胞生物学功能的过程。肿瘤发生发展是一个多因素、多基因参与，经过多个阶段才最终形成的极其复杂的生物学现象，而肿瘤信号转导途径是人们理解癌变机制的分子基础。

一、蛋白酪氨酸激酶信号转导途径

　　蛋白酪氨酸激酶与肿瘤关系非常密切，它具有广泛的功能，能够调节正常细胞的许多生物学行为。目前认为人类基因组中1%的基因编码蛋白激酶，大约有90多个酪氨酸激酶。酪氨酸激酶是一个大家族，按其结构分为：受体酪氨酸激酶和非受体酪氨酸激酶。

（一）受体酪氨酸激酶

1. 酪氨酸激酶受体的基本结构与种类

　　酪氨酸激酶受体由4个主要部分组成，位于细胞外侧的是它与配基识别和结合的部分，由此接受外部信息。与之相连的是一段跨膜结构，其氨基酸在脂质双分子层中呈螺旋状态；位于细胞内的是酪氨酸激酶的催化部位，它催化各种底物蛋白磷酸化，从而将细胞外的信息转导到细胞内部。最靠近羧基末端的肽链尾部含有一个或几个调节部位，这些部位能发生自身磷酸化，而且不同受体间有很明显的差异。酪氨酸激酶受体可根据其结构分成几大类，每一大类均由若干成员组成。

1）HER 家族

表皮生长因子受体（human epidermal growth factor receptor，HER）是细胞生长、分化及存活的重要调节因子，又称 erbB 受体，成员主要有 erbB1（EGFR，HER1）、erbB2（neu，HER2）、erbB3（HER3）及 erbB4（HER4）。

EGFR 基因位于 7 号染色体短臂，其表达产物是一种分子质量为 170kDa 的糖蛋白。EGFR 是一条被质膜分为内、外两个区段的单一多肽链，配体主要有 EGF、TGF-α、amphiregulin 等。*erbB2* 基因定位于 17 号染色体长臂，编码一个分子质量为 185kDa 的跨膜酪氨酸激酶受体，至今还未发现直接结合于 erbB2 蛋白的配体。当 erbB2 蛋白被激活时，它能直接与许多蛋白质相互作用，如 Shc、PLCγ 和 GAP，也能与 EGFR 家族中其他成员（如 EGFR、erbB3 和 erbB4）相互作用。由于未发现与其胞外区结合的配体，目前研究认为其主要是通过同源二聚体或异源二聚体的形成，从而改变构象，激活胞内酪氨酸激酶。erbB3 的分子质量为 180kDa，结构与 EGFR 和 erbB2 非常相似，erbB3 没有内在的激酶活性，erbB2 与 erbB3 能形成异源二聚体。erbB4 是 HER 家族第 4 个成员，人体内不同组织和乳腺癌的一些细胞株均有 HER4 过表达，但其临床意义还不十分清楚。

2）PDGFR 家族

血小板衍生性生长因子受体（platelet-derived growth factor receptor，PDGFR）家族主要有 PDGFR、KIT 和 FLK2 等，这一类受体的基本结构为与配体结合的胞外区、含有 5 个免疫球蛋白（IgG）样的结构域（D1～D5）、单个跨膜区和分离的胞内酪氨酸蛋白激酶区。这些受体的胞外区不仅在结构上非常相似，而且能结合配体并介导受体的二聚化。PDGF、CSF-1 和 SCF 在受体上的结合点位于氨基末端 Ig 样结构域（D1～D3），SCF 和 PDGFR 受体的二聚化由 D4 介导。PDGFR 主要分为 PDGFRα 和 PDGFRβ，PDGF 结合 PDGFR 受体产生生物活性，诱导受体二聚体形成和胞内酪氨酸激酶激活。PDGF 结合受体具有特异性，PDGFAA 仅仅诱导 α/α-PDGFR 二聚体，PDGFAB 诱导 α/α-PDGFR 和 α/β-PDGFR 二聚体，PDGFBB 诱导三种受体二聚体形成。Kit 受体基因定位于 4q11-12，配体为干细胞因子（SCF），它主要表达于正常造血系统，在黑色素形成和配子形成中也发挥作用，但诱导的信号途径在整体动物发育控制方面的作用还不清楚。FLK2 受体仅表达于原始造血细胞和 CD34 阳性骨髓细胞。在人急性粒细胞白血病细胞中，急性 T 细胞和 B 细胞淋巴细胞白血病均表达 FLK2 的 mRNA，但在慢性粒细胞白血病中不表达，而 FLK2 的配体 FL 的 mRNA 在大多数细胞株中可以检测到。在体内，FLT3 和 FL 作为生长因子受体配体系统的主要功能是调节不同造血细胞系的平衡。

3）FGFR 家族

FGFR 是成纤维细胞生长因子（FGF）的高亲和性受体，它们在一些病理过程（如血管生成、伤口愈合和肿瘤）中起重要的作用。FGFR 家族由 4 个成员组成，而 FGF 至少有 13 个成员，FGFR 与 FGF 的相互作用极其复杂，很难用生化技术解开。FGFR 含有三个免疫球蛋白 Ig 样区域，在 IgI 和 IgII 之间的片段有一个酸性谷氨酸残基和天冬氨酸残基区，称为"酸性盒"，是所有 FGFR 均具有的保守结构，但不同 FGFR 的拼接方式造成不同成员可能含有不同数目的 Ig 样区域，有的缺乏第一个 Ig，有的缺乏第一个 Ig 和酸性盒区等。FGF 与硫酸乙酰肝素蛋白聚糖共同作用，结合这些受体，使它们形成同源或异源二聚体，从而导致这些激酶结构域的磷酸化，进而把生物信号导入细胞，调节多种生命过程，包括细胞生长、分化、迁移和生存等。

4）血管内皮生长因子受体

血管内皮生长因子是特异性作用于内皮细胞的有丝分裂原，缺氧条件下表达上调，其受体（VEGFR）主要有 VEGFR-1 (Flt-1)、VEGFR-2（KDR）和 VEGFR-3 三种。VEGFR-1 和 VEGFR-2 主要在血管内皮细胞中表达，刺激内皮细胞增殖并促进血管形成。VEGFR-3 分布在淋巴管内皮细胞，调节淋巴管生成。血管内皮生长因子与其受体 Ig 样的第 5 和第 6 结构域结合，从而使血管内皮生长因子受体通过 Ig 样的第 4 结构域形成二聚体，激活受体酪氨酸激酶，使其产生磷酸化，激活下游的 Ras/MAPK、Stat3 及 PI$_3$K/AKT 等信号转导途径，促进血管内皮细胞的增殖及迁移。

2. 酪氨酸激酶受体的功能

酪氨酸激酶受体与配体的结合是其发挥功能的第一步。各种生长因子受体未与配体结合时，细胞内的酶处于无活性状态，而一旦与配体结合，受体构象就会发生改变，形成二聚体等，从而使细胞内的酶激活。

激活的受体向细胞内部传递信息有两种方式：①蛋白质磷酸化；②蛋白质-蛋白质之间的相互作用。首先是受体发生酪氨酸磷酸化，酪氨酸磷酸化后与接头蛋白［如 Grb2 的 SH2、SH3 结构域（Src 同源结构域 2、3）］结合。根据含有 SH2 或 SH3 区域的蛋白质性质，可以把它们分成两类：一类蛋白质具有某种酶活性或功能；而另一类则仅仅起连接作用。前者包括细胞质内存在的酪氨酸激酶（Src、ABL、Ayk 和 Csk）、磷脂酶 Cγ、Ras-GAP 及磷酸酪氨酸蛋白等；c-Crk、Grb2、Nck 则是典型的起连接作用的第二类 SH2/SH3 蛋白；还发现有些蛋白质兼具有上述两种作用，如肌醇磷脂-3-激酶的 P85 亚单位。酪氨酸激酶受体下游信号途径以 Ras-MAPK 和 PI$_3$K-AKT 途径最为引人关注。

3. 酪氨酸激酶受体与肿瘤

1）酪氨酸激酶受体激活与肿瘤形成

许多肿瘤中 EGFR 表达增强，包括结肠癌、头颈鳞状上皮细胞癌、胰腺癌、非小细胞肺癌、乳腺癌、肾细胞癌、卵巢癌、膀胱癌和胶质瘤等。EGFR 受体扩增或受体突变会导致其酪氨酸激酶持续激活。EGFR 突变主要有三种，即 EGFRvI、EGFRvII 和 EGFRvIII，最常见的变异是 EGFRvIII，仅表达在恶性细胞中。EGFRvIII 含有持续激活的酪氨酸激酶，并且功能不依赖于配体，事实上，它不能结合配体或产生二聚体。

HER2 的过表达见于上皮肿瘤，包括乳腺癌、非小细胞肺癌、前列腺癌、卵巢癌、膀胱癌和胰腺癌。在 30％乳腺癌中可见 *HER2* 基因扩增 2～20 倍，HER2 的基因扩增与其侵袭性相关。HER3 和 HER4 在肿瘤中的作用没有 EGFR 和 HER2 清楚。*HER3* 的表达产物是 P180 蛋白，在许多肿瘤中过度表达，包括乳腺癌、卵巢癌、宫颈癌、胰腺癌、胃癌、结肠癌和前列腺癌。

2) 酪氨酸激酶受体与肿瘤转移

持续表达 HER1 或 HER2 活性的肿瘤通常具有侵袭性, 其转移瘤形成概率增高。对于转移的肿瘤, 细胞必须拥有某些特征, 包括迁移能力增高和浸润基底膜周围组织的能力, 而 HER 受体在这些过程中的作用刚刚开始研究。

3) 酪氨酸激酶受体与肿瘤血管生成

血管生成有助于肿瘤生长、浸润和转移扩散。生长因子促进肿瘤血管生成包括 VEGFR 表达增加、肿瘤细胞生长因子旁分泌、肿瘤相关内皮细胞血管生长因子自分泌等。VEGF 是最重要的血管生成生长因子, 许多肿瘤表达 VEGF。VEGF 与其受体 VEGFR 相互作用, 促进血管内皮细胞增殖, 增加血管渗透性, 促进蛋白质渗出。一些研究已经证明 VEGF 具有增强血管内皮细胞生存的能力。FGF 在血管生成中起重要作用, FGF2 尤为重要, FGF2 又称 bFGF, 是第一个被发现的血管生成因子, 与 VEGF 在诱导血管生成中具有协同作用。

4) 酪氨酸激酶受体与肿瘤预后关系

在头颈癌、卵巢癌、宫颈癌、膀胱癌和食管癌中, EGFR 高表达水平和预后差之间的关系非常密切。在许多研究中, EGFR 对生存的影响是非常显著的。EGFR 阴性肿瘤的 5 年生存率为 81%, 而 EGFR 阳性的生存率为 25%。在 EGFR 阴性肿瘤患者中 5 年无复发生率为 77%, 而 EGFR 阳性肿瘤患者仅为 24%。在胃癌、乳癌、内膜癌、结直肠癌中, EGFR 水平与预后的关系没有那样显著, 但也有一定的关系, EGFR 阳性生存率为 52%。除了 EGFR 及其配体外, EGFR 异源二聚体表达也提供了有价值的预后信息。HER2 是独特的 EGFR 家族成员, 尚未发现任何配体能激活 HER2 的同源二聚体, 其主要是与 EGFR 家族其他成员形成异源二聚体而发挥作用, 使其成为一个理想的预后因子。在卵巢、宫颈、膀胱、结直肠、胃癌、乳癌和食管癌中 80% 的研究表明 HER2 过表达与预后差相关。与 EGFR 阳性肿瘤患者生存率相比, EGFR 和 HER2 复合表达病例的 5 年生存率为 33%, 而仅表达 EGFR 的为 59%。这些结果表明 EGFR 信号转导途径中的多个因素可以提供更加精确的预测。

5) 酪氨酸激酶受体与肿瘤化疗敏感性

(1) HER2/neu 过表达肿瘤对化疗的反应。HER2 的过表达可见于 20%～30% 的乳腺癌, 与肿瘤化疗耐药相关。一些乳腺癌细胞株 (如 BT20、BT474、MCF-7、MDA-MB-453 和 SKBR-3) 对 5-FU、阿霉素、紫杉醇、长春新碱等药物产生相似的耐药模式。HER2 的高表达有助于这些乳腺癌细胞耐药。然而, HER2 单独高表达并不是主要的耐药决定因子, 但 EGFR 或 HER3 与 HER2 的复合表达则会显著地增加耐药。

(2) EGFR 的表达与肿瘤化疗敏感性。头颈鳞状上皮细胞癌由于局部疾病复发率高, 在临床上治疗比较困难。EGFR 的表达在许多实体瘤 (包括头颈部鳞癌) 的发生和发展中起重要的作用。EGFR 的表达与肿瘤浸润增强和化疗耐药相关, 会降低肿瘤患者的生存率。阻断 EGFR 信号途径能增强该类肿瘤对化疗的敏感性。

(3) VEGF 和 FGF 与肿瘤化疗敏感性。与实体瘤相比, 白血病细胞的生长也是血管依赖性的。在某些白血病亚型可见内皮细胞的一些特异性酪氨酸激酶表达。VEGF/VEGFR2 自分泌环的存在支持白血病细胞的生长和迁移。某些细胞因子 (如 bFGF 和 IL-1) 促进内皮细胞释放 VEGF 家族成员 VEGF-C, VEGF-C 与其受体

VEGF-3 结合，从而促进白血病细胞的生存和增殖。VEGF-C 和 FLT-4 可以促进白血病生存，并保护其免于化疗诱导的凋亡。FGFR-1β 与胰腺癌细胞生长和化疗耐药相关。另外，研究表明，通过抑制 FGFR-1 能抑制胰腺癌细胞生长并恢复对化疗药物的敏感性。

（二）非受体酪氨酸激酶

1. SRC 家族酪氨酸激酶

SRC 家族（SFK）含有 9 个成员，即 SRC、FYN、YES、BIK、YRK、FGR、HCK、LCK 和 LYN。其中，前 3 个在大多数细胞中均表达，而后 6 个在一些组织中选择性表达。研究发现，主要是 SRC 与肿瘤的发展关系比较密切。

SRC 是 SFK 的原型。SRC 氨基末端烷基化对其与细胞膜偶联是必需的，并且对癌基因 *SRC* 突变物的转化功能也是必需的。另外，SRC 416 位酪氨酸位点磷酸化对其发挥最佳活性是必需的。

1）SRC 酪氨酸激酶活性的调节

（1）蛋白酪氨酸磷酸酶。一些蛋白酪氨酸磷酸酶在 SRC 调节中起重要作用。例如，PTP-α 在体内外能去除 SRC 的 527 位酪氨酸磷酸化基团。另外一些去除 SRC 磷酸化的磷酸酶包括 PTP1、SHP-1 和 SHP-2。然而，在这些酶中只有 SHP-1，特别是 PTP1B，在调控肿瘤 SRC 中起间接作用，它是从乳癌细胞中分离纯化的磷酸酶，能使含有 527 位酪氨酸的多肽去磷酸化，并且乳癌细胞中 PTP1B 高表达，在体内外能使 SRC 去磷酸化并使之激活。

（2）CSK 负性调节的释放。除了磷酸酶作用外，酪氨酸激酶 CSK 及其同源物 CHK 能磷酸化 527 位酪氨酸残基，并且能灭活 SRC。在一些肿瘤中 CSK 表达的减少在 SRC 激活中起一定的作用。尤其是相对于正常肝组织来说，肝细胞癌中的 CSK 表达减少与 SRC 活性增强相关。另外，CSK 的过度表达可抑制结肠癌的转移。

（3）分子取代。在肿瘤细胞中分子内 SH 结构域相互作用的取代代表着另一种激活 SRC 的方式，已鉴定出许多与 SRC 相互作用的"伙伴"，它们能有效地干扰 SRC 的灭活状态。在这些分子中，PTP-α 通过酪氨酸磷酸化去除机制能够激活 SRC。另外，SRC 的 SH2 结构域结合到 PDGFR，或结合到来自 PDGFR 的磷酸化酪氨酸多肽，从而激活 SRC。

（4）细胞内靶向定位作用。SRC 的细胞内定位的严密调控对其功能的发挥是关键的。尽管目前还不清楚 SRC 是怎样定位于细胞周边的，但在纤维母细胞中的研究暗示肌动蛋白重塑的胞内调节剂的活性改变（包括 Rho 蛋白）能异常调节肿瘤细胞 SRC 的细胞内定位。在这方面，细胞骨架的改变，如 Tiam-1/Rac1 途径或功能拮抗剂诱导（Tiam-1，一个 Rac1 鸟嘌呤核苷酸交换因子，可作为上皮细胞中的浸润抑制剂），可能改变 SRC 的细胞内定位。还有，PI_3K 的细胞脂质产物的升高，功能性 PTEN 的丧失，能毁灭 SRC 转位到细胞周边的正常调节。到目前为止，在肿瘤中 Rho 或 PI_3K 途径异常调节改变 SRC 的细胞内定位的可能性还未被证实。

（5）SRC 表达增加和蛋白质稳定性改变。最近的证据表明 SRC 遭受泛素化依赖性降解，SRC 激活型的更新比野生型或激酶灭活型 SRC 更快。一种可能的解释是 SRC 的活性型可能与 FYN 结合并且磷酸化 c-CBL；另外，细胞原癌基因产物是 E3 泛素化连接酶，所以，如果泛素–蛋白酶体降解系统或 c-CBL 在肿瘤细胞中被异常调节，可能导致激活的 SRC 水平升高。

2）SRC 酪氨酸激酶的功能

在结肠癌中，常常有 SRC 活性的增加，这种活性增高与恶性程度相关。尽管 SRC 在癌前病变中的活性有所增加，表明其可能是肿瘤发生的早期事件，但总体来说还是肿瘤组织中的活性最高。在乳癌和其他上皮癌中，也有证据表明 SRC 活性可能起一定作用。然而，癌变细胞怎样刺激 SRC 蛋白表达或酶的激活，以及 SRC 表达增加或酶活性增加是怎样有助于肿瘤发展还不是十分清楚，可能在以下几个方面发挥作用。

（1）SRC 对细胞周期调节的影响。V-SRC 癌蛋白在纤维母细胞中有生长促进效应。与正常细胞相比，在无血清条件下，V-SRC 转化细胞抑制 CDK 抑制剂 P27 的表达，导致更快速 G_1 期转移，并且不能进入静止期。除了抑制 P27，TSV-SRC 在静止细胞中被激活，相继诱导 CyclinD1/E、CyclinA、CyclinD1、CyclinD3，CDK4/6，CyclinE/CDK2 和 CyclinA/CDK2 等激酶激活，从而驱使细胞从 G_1 期进入 S 期。

（2）V-SRC 作为生存因子。V-SRC 既能指引细胞凋亡，又能保护细胞免于凋亡，尤其在低浓度血清条件下即外源性生存因子缺乏的条件下，这个生与死的平衡更明显。V-SRC 介导的生存是由于下游 PI_3K 和 AKT 的激活，证明 SRC 分享与 RAS 相似的生存信号途径。

（3）SRC 在 PDGFR 下游有丝分裂信号中的作用。V-SRC 和 C-SRC 可被受体酪氨酸激酶 PDGFR 激活，激活的二聚体受体与 SRC 偶联经由 SH2 结构域结合至 PDGFR 近膜区磷酸酪氨酸残基。另外，有报道称激活的 PDGFR 能磷酸化 SRC 的 SH2 和 SH3 结构域酪氨酸残基，改变 SRC 活性或影响其与细胞内"伙伴"的结合。抑制性突变 SRC 蛋白或抗体的导入证明了 PDGF、EGF 和 CSF-1 有丝分裂活性需要 SRC，在 G_1/S 期和 G_2/M 转移中也需要 SRC。

（4）SRC 与 EGF 受体起协同作用。有证据表明，SRC 与 EGFR 在生长信号中起协同作用；在乳腺癌中这种现象非常明显，因为这两种蛋白质表达常常上调。表达 SRC 的纤维母细胞呈现对 EGF 有丝分裂反应增强，此效应依赖于 SRC 的十四烷基化和催化活性。另外，SRC 促进 EGF 在裸鼠中诱导锚向非依赖性生长和肿瘤形成。

（5）SRC 对黏附/细胞骨架网络的调控和细胞转移的影响。$src^{-/-}$ 纤维母细胞伸展和细胞骨架组织的缺陷提供了明确的证据，证明 SRC 有助于细胞肌动蛋白和黏附网络的调控。另外，SRC 选择性诱导整合素依赖性牵引力对细胞迁移是很重要的。例如，整合素 Vitronectin 受体和肌动蛋白细胞骨架之间的联系在 SRC 缺陷的纤维母细胞中增强，表明在整合素-细胞骨架表面连接需要 SRC 活性减弱或破坏。整合素依赖性牵引力产生的调节对细胞迁移是关键的，并且在 SRC 活性增高的肿瘤细胞中会导致异常的迁移反应。

（6）V-SRC 底物和肌动蛋白/黏附动力学。V-SRC 导致肌动蛋白组装和细胞内黏附分子的破坏，导致细胞变圆，严重的将会导致细胞分离。在转化期间，V-SRC 诱导黏附底物的酪氨酸残基磷酸化，包括 FAK 的特异性酪氨酸残基和 p190Rho-GAP 与 p120Ras-GAP，这些底物在转化期间对 v-SRC 诱导的肌动蛋白/黏附网络的破坏可能是主要的贡献者，并在细胞迁移期间可能也对 SRC 依赖性黏附和肌动蛋白动力学起调节作用。

（7）SRC 在细胞黏附和迁移中的作用。SRC 和 FAK 活性调控黏附及细胞迁移。表达激酶缺陷的 V-SRC 细胞黏附力增大，且其迁移被抑制，而 hyaluronin 受体 RHAMM 诱导的细胞运动需要 C-SRC 活性。另外，缺乏 SFK（SRC、FYN 和 YES）的细胞呈现整合素依赖性细胞迁移障碍。在细胞迁移期间，MEK/ERK 途径的激活也可能是 SRC 重要的下游事件。

（8）SRC 作为 G 蛋白信号的效应子。SRC 另一个有趣的功能涉及 G 蛋白信号。G 蛋白偶联受体激活不同的信号途径和许多被认为是 SRC 调节事件的细胞过程，激活的 Gα 亚单位、持续激活的 G 蛋白受体与细胞转化有关。例如，Gαi2 在卵巢和垂体肿瘤中具有一定作用，尽管这并不是普遍规律。

（9）SRC 对肿瘤血管生成的调控。SRC 有助于肿瘤血管生成，特别是在许多由缺氧诱导 VEGF 产生的细胞类型中更加需要 SRC。当用反义技术抑制 HT29 结肠癌细胞 SRC 表达时，VEGF 的表达随之下降。如上所述，SRC 在许多情况下是生存信号，在 VEGF 诱导的血管生成期间，内皮细胞生存需要 SRC 时就是这样。

2. ABL 酪氨酶激酶

abl-1 基因定位于 9q34.1。*abl-1* 原癌基因编码一个细胞质和核蛋白酪氨酸激酶，在细胞分化、分裂、黏附和应激反应过程起重要作用。通过染色体重排或病毒转化改变 *abl-1* 会导致恶性转化，如慢性粒细胞白血病。SH3 结构域负性调节 C-ABL 蛋白活性，SH3 结构域的缺失使 *abl* 转变为癌基因。基因转位导致 *bcr* 和 *abl* 基因头尾融合形成融合基因 *bcr/abl*。在慢性粒细胞白血病中，*abl* 基因从 9 号染色体转位至 22 号染色体的 BCR 基因中间，产生一个嵌合 BCR-ABL 的 mRNA，表达 210kDa 的蛋白质。在急性淋巴母细胞白血病中，*abl* 被转位至 BCR 基因的 5′ 区域，结果是表达融合转录物 BCR 的第一个外显子连接第二个 *abl* 外显子，这个转录子编码 190kDa 的蛋白激酶。

abl 基因大约 225kb，表达 6kb 或 7kb mRNA 转录子，第一个外显子存在不同的剪切方式，包括外显子 1a 和 1b，它们的 2~11 外显子均相同。*abl* 基因表达 145kDa 的蛋白质，是一种非受体酪氨酸激酶。当 ABL 蛋白 N 端区由外显子 1a 编码时，蛋白质被认为是定位于核，而由外显子 1b 编码时，N 端的甘氨酸则被十四烷基化，且使蛋白质定位于细胞膜。c-BCR 和 ABL 有多个功能结构域，有助于白血病的发生。c-BCR 蛋白含有丝/苏氨酸激酶结构域、DBL 或 GTP 酶激活蛋白（GAP）同源结构域、寡聚体形成结构域和 PH 结构域。BCR 中的 DBL 同源结构域与癌蛋白 DBL 的 GAP 结构域同源，在体外对 RHO 和 RAC 蛋白有作用。c-BCR 寡聚体结构域位于前 61 个氨基酸，介导 c-BCR 同源四聚体的形成，在 BCR/ABL 中，激酶活性需要这个结构域，而 c-BCR/ABL 的激活对靶细胞的转化是必须的。c-BCR 的主要功能是将 c-ABL 激酶带到邻近部位，导致它们的激活。BCR/ABL 激酶活性导致其自身磷酸化（包括 177 位酪氨酸磷酸化），117 位被鉴定为 BCR/ABL 与 Grb2-SH2 的结合位点。c-ABL 在结构上与 SRC 家族同源，包括酪氨酸激酶结构域、SH2 结构域和 SH3 结构域。另外，c-ABL 有核定位结构域、三个 DNA 结合结构域和一个肌动蛋白结构域。尽管 c-ABL 的精确功能还不清楚，但研究已发现它涉及转录激活，某些 DNA 损伤能将其激活。ABL 蛋白的 C 端有保守的肌动蛋白结合位点。c-ABL 的 SRC 同源结构域是酪氨酸激酶，在介导 c-ABL 和调节 c-ABL 转化活性中是十分重要的。C-ABL 的 SH3 结构域突变，而不是 SH2 突变

在纤维母细胞中会产生一个转化蛋白，而在造血细胞中并不产生。因此，在纤维母细胞中，ABL 的 SH3 结构域能与转化抑制剂相互作用。BCR/ABL 的寡聚体结构域的缺失能阻断激酶活性，但 ABL 的 SH3 结构域缺失能恢复 BCR/ABL 的转化活性。ABL 的 SH2 结构域在 BCR/ABL 转化中的作用是相矛盾的。ABL 的 SH2 结构域对于转化并不需要，但对于自分泌或旁分泌生长因子非依赖性是需要的。SH2 结构域、Grb2 结合位点和激酶自身磷酸化位点的关键氨基酸突变阻断 BCR/ABL 在造血细胞中的抗凋亡活性。激酶结构域对转化是很重要的，BCR/ABL 自身磷酸化在 CML 细胞中增加。然而，C-ABL 激酶持续激活对转化并不足够，这可能是因为一个或更多的激酶底物存在，并传递 BCR/ABL 激酶信号至细胞核。BCR/ABL 导致多种蛋白酪氨酸激酶磷酸化。

酪氨酸激酶活性对于 BCR/ABL 功能来说是必需的，但癌基因转化粒细胞、淋巴细胞的机制还不清楚。这可能是一个或多个激酶底物存在，传递 BCR/ABL 信号导致慢性粒细胞白血病。重要的底物包括 BCR/ABL 本身及细胞骨架、细胞膜和细胞质中其他的靶蛋白。BCR/ABL 激活的某些信号途径也与造血生长因子激活途径相似。许多 BCR/ABL 的底物在转化中起重要作用，其中包括 RAS、C-CBL、PI₃K、CRKL 和激活 JAK/STAT 途径。BCR/ABL 当然不能代替造血生长因子受体信号，但它与这些受体激活的途径很相近。

3. JAK 酪氨酶激酶

JAK 激酶家族包括 4 种非受体酪氨酸激酶：JAK1、JAK2、JAK3 和 TYK2。JAK1、JAK2 和 TYK2 广泛存在于各种组织和细胞中，而 JAK3 仅存在于骨髓和淋巴系统中。

STAT 因子家族由 7 种结构和功能相关的蛋白质组成，包括：STAT1、STAT2、STAT3、STAT4、STAT5a、STAT5b 和 STAT6。不同的 JAK 激酶能够选择性地促使 STAT 因子磷酸化，从而激活 STAT 因子。激活的 STAT 因子在调节先天性和获得性宿主免疫反应中起着重要的作用。

许多细胞因子能够激活 JAK-STAT 信号途径，包括：①干扰素（interferon，IFN）家族，IFN-α/β、IFN-γ、IL-10、IL-19、IL-20 和 IL-22；②gp130 家族，IL-6、IL-11、OSM、LIF、CT-1、G-CSF、IL-12、IL-23、Leptin、CTNF、NNT-1/BSF-3；③γC 家族，IL-2、IL-4、IL-7、IL-9、IL-15 和 IL-21；④单链家族（the single chain family），Epo、GH、PRL 和 Tpo 等。JAK 激酶还能与一些受体酪氨酸激酶联合激活 STAT 因子，如 EGFR、CSF-1R 和 PDGFR。此外，研究表明，原始的受体家族——G 蛋白相关受体的一些成员也能够通过 STAT 因子进行胞内信号传递。

JAK-STAT 信号途径的作用机制首先是细胞因子与其相应的受体结合，从而引起细胞质受体的构象改变，进而激活与受体相关联的 JAK 激酶家族成员。然后，JAK 激酶能够促使特异性的受体酪氨酸残基（receptor tyrosine residue）磷酸化，进而促使相应 STAT 因子磷酸化，从而激活 STAT 因子。最后，激活的 STAT 蛋白从受体上游离、形成二聚体后，进入细胞核内与 GAS（gamma activated site）增强子家族成员相结合，从而诱导靶基因表达。

JAK 激酶家族的各个成员有 7 个高度同源性的功能区域，即 JH1~JH7。目前，一些功能区域的生物学功能已经基本阐明。JH1 的功能是编码激酶蛋白；JH2 具有一个假激酶结构域（pseudokinase domain），该结构成为 JH1 催化反应活性（catalytic activity）所必需；JH3～JH7 的 N 端同源区域在与受体结合中起重要作用；JH7 结构域的生物学功能尚未阐明。

STAT 蛋白持续激活将诱导 *STAT* 靶基因的持续表达，从而促使肿瘤的发生。下面将讨论一些已知的 STAT 蛋白的靶基因，这些靶基因通过调控细胞周期和凋亡的过程来诱导肿瘤的发生。

（1）Bcl-X_L。研究证实，Bcl-2 家族的抗凋亡调控蛋白表达水平提高与人类肿瘤的发生密切相关，其中包括 Bcl-X_L 蛋白。研究发现，在依赖 IL-6 的人骨髓瘤细胞株中，持续激活的 STAT3 蛋白能够直接诱导 Bcl-X_L 蛋白的表达，而抑制 IL-6 诱导的 STAT3 信号通路能够抑制 Bcl-X_L 蛋白的表达，从而诱导细胞凋亡。另外，有研究证实，多种细胞因子（如 IL-3 和 EPO）在激活 STAT5 信号通路后，能够诱导 Bcl-X_L 的高表达，并延长细胞存活时间。显性失活 *STAT5A* 和 *STAT5B* 基因的小鼠会出现胎儿贫血的症状，这是由 Bcl-X_L 蛋白的低表达使红细胞前体的凋亡率增加造成的。

（2）CyclinD1。特异性的细胞周期蛋白（Cyclin）/细胞周期蛋白依赖性激酶（CDK）复合物在精确调控细胞周期中起着重要作用。CyclinD1 与 CDK4 和 CDK6 协同作用能够调控细胞由 G_1 期到 S 期的过程，而在 STAT3-C 的细胞中，由 G_1 期到 S 期的细胞明显增多。此外，研究发现，STAT5 也能够调控 *Cyclin D1* 基因的表达。这表明持续激活的 STAT 信号通路能够通过刺激细胞增殖来诱导肿瘤的发生。

（3）p21$^{WAF1/CIP1}$。研究证实，IFN-γ 激活的 STAT1 蛋白能够诱导 p21$^{WAF1/CIP1}$ 的表达，并促使细胞生长抑制。p21$^{WAF1/CIP1}$ 启动子含有三个 STAT 结合位点，其中两个 STAT 结合位点能够与 STAT1 结合，而另一个 STAT 结合位点能够与 STAT1 和 STAT3 结合。研究发现，与正常的 NIH3T3 细胞相比，稳定转染 v-SRC 癌蛋白的 NIH3T3 细胞中 p21$^{WAF1/CIP1}$ 的 mRNA 和蛋白质表达水平明显增高。虽然一些研究表明 p21$^{WAF1/CIP1}$ 的表达水平增高能够促使细胞周期抑制，然而也有研究表明在人类肿瘤中也存在 p21$^{WAF1/CIP1}$ 的高表达。*p21*$^{WAF1/CIP1}$ 基因功能的相互矛盾可以被解释为，*p21*$^{WAF1/CIP1}$ 不仅具有抑制细胞生长的功能，还可以作为构成 Cyclin/CDK 复合物的支架，所以在细胞增殖更加迅速的 SRC 转染细胞中，p21$^{WAF1/CIP1}$ 和 CyclinD1 的表达增高在促进细胞周期发展中起着重要作用。

（4）c-MYC。作为一个转录因子，c-MYC 蛋白在调控细胞增殖和细胞存活中发挥着重要作用。研究表明，在许多人类肿瘤中 *c-myc* 基因是高表达的。在稳定表达 STAT3-C 的啮齿类成纤维细胞株中，c-MYC 的 mRNA 表达水平增加，这表明 STAT3 能够直接或间接调控 c-MYC 的表达。最近的研究发现，IL-6 诱导的 STAT3 激活能够调控 *c-myc* 基因的转录水平，而且人为诱变 *c-myc* 启动子区域的 STAT3 结合位点能够抑制 IL-6 诱导的报道基因转录。

最近的研究发现，不同的癌基因产物能够使特异性的 STAT 蛋白处于持续激活状态，特别是 STAT3 和 STAT5 蛋白，而持续激活的 STAT 信号通路在肿瘤的发生中起着重要作用。研究证实，STAT 蛋白的异常激活在肿瘤中不是偶然出现的，而是与肿瘤的恶性转化密切相关的。其可能的作用机制为：①致癌的酪氨酸激酶信号通路能够选择性地激活 STAT 蛋白；②显性失活的 STAT 突变体能够抑制酪氨酸激酶激活的

STAT 依赖性的转录和转化过程；③持续激活的 STAT 蛋白能够诱导细胞转化的改变；④在肿瘤发生中，异常激活的 STAT 蛋白能够调控某些与细胞增殖和存活相关基因的表达。

（三）MAPK 信号转导途径

MAPK 本身是一系列丝氨酸/苏氨酸激酶，可磷酸化其他细胞质蛋白，是酪氨酸激酶受体下游主要信号转导途径，积极参与基因表达调控和多种病理生理过程。

1. MAPK 的分类与结构

尽管 MAPK 家族成员都具有同源性激酶亚结构域 VIII，但相互之间也存在明显区别，这些区别包括：①每一组激酶发生磷酸化作用的三肽基序不同（TEY-ERK、TPY-JNK 和 TGY-p38）；②它们受不同的磷酸化级联反应激活；③它们可磷酸化不同的靶蛋白分子，从而激活不同基因的表达。目前，已在哺乳动物细胞中克隆和鉴定了细胞外信号调节蛋白激酶（extracellular-signal regulated protein kinase，ERK）、c-Jun 氨基末端激酶/应激激活的蛋白激酶（JNK/SAPK）、p38（SAPK2、RK、CSBP 或 Mxi2）和 ERK5/大丝裂素活化蛋白激酶1（big MAP kinase1，BMK1）4 个 MAPK 亚族。最近，人们还发现了 MAPK 家族的新成员 ERK8。除 ERK5 亚族只有一个成员外，其余均由多个成员组成：ERK 亚族包括 ERK1 和 ERK2；JNK 亚族包括 JNK1、JNK2 和 JNK3；p38 亚族包括 p38α、p38β、p38β2、p38γ 和 p38δ。目前，在哺乳动物细胞内发现了至少 14 个 MAPKKK、7 个 MAPKK 及 13 个 MAPK，它们组成了一个非常复杂的系统。

MAPK 激活是细胞内磷酸化级联反应的最终步骤，经典的 MAPK 级联反应包括三个细胞内蛋白激酶激活的序贯步骤。始发于 MAPK 激酶激酶（MAPKKK）的激活，MAPKKK 属于丝氨酸/苏氨酸激酶，能磷酸化并激活 MAPK 激酶（MAPKK）；随后，MAPKK 通过对邻近的苏氨酸和酪氨酸的双重磷酸化而激活 MAPK。不同的 MAPK 虽然分子结构相似，却介导了不同的生物反应。不同的胞外刺激活化不同的 MAPK 通路，作用于不同的底物，引起特定的细胞生理反应。例如，细胞应激（如紫外线照射、渗透压应激、热激及细胞炎症因子）主要激活 JNK 和 p38 通路。JNK 和 p38 通路虽都参与不同类型细胞凋亡、癌基因转化及炎症反应，但两条通路的上游激酶及对应的信号分子存在着差别，它们的底物和引起的细胞生理反应也并非完全相同。

MAPK 是由脯氨酸引导的蛋白激酶，即它们能使比邻于脯氨酸的丝氨酸或苏氨酸残基发生磷酸化。通过这一方式，MAPK 激活了其他蛋白激酶、核蛋白或转录因子。MAPK 级联反应的激活发生迅速，通过促进或调节作用使细胞对外界环境的变化发生反应。

所有 MAPK 家族成员均通过苏氨酸和酪氨酸残基羟基侧链的双重磷酸化而被激活。苏氨酸和酪氨酸残基之间间隔了由一个三肽基序形成的一个氨基酸。对 ERK 而言，这一间隔的氨基酸是谷氨酸（苏氨酸-谷氨酸-酪氨酸）；对 p38 而言，这一间隔的氨基酸是甘氨酸（苏氨酸-甘氨酸-酪氨酸）；而对 JNK 而言，这一间隔的氨基酸是脯氨酸（苏氨酸-脯氨酸-酪氨酸）。MAPK 各亚族都具有标准的 12 个保守亚区，这些亚区是区分真核细胞蛋白激酶超家族的标志之一。MAPK 家族成员之间具有较高的同源性。例如，p38β、p38γ 和 p38δ 分别与 p38α 具有 73%、63% 和 62% 的同源性，而与其他 MAPK

家族成员的同源性为 $40\%\sim45\%$。

在所有 MAPK 中，形成底物结合口袋的氨基酸残基都是相当保守的。在未受到刺激时，ERK2 的底物结合口袋被 Arg^{192} 占据；当 ERK2 被磷酸化后，Arg^{192} 转离原来的位置，从而暴露出底物结合口袋来进行底物的结合。然而在 p38 中，该位点被 $Val^{183}\sim Arg^{186}$ 螺旋的转角所阻断。人们推测，在被磷酸化激活后，p38 的局部构象将发生较大的改变以形成底物结合位点。

2. ERK 信号转导通路

在 MAPK 家族中，细胞外调节蛋白激酶（extracellular regulated protein kinase，ERK）是最先被发现并被人们了解最多的成员。ERK 包括两种异构体 ERK1 和 ERK2，二者的同源性接近 85%，而它们与底物结合的区域同源性更高。尽管 ERK1 和 ERK2 呈广泛表达，但二者在不同组织中的相对丰度差别较大。

目前认为，JNK 属于"应激诱导"的 MAPK，而 ERK 是与细胞增殖、转化和分化相关的 MAPK。ERK 级联反应包括典型的三个层次 MAPK 的序贯激活过程。Raf 蛋白（MAPKKK）的激活能磷酸化 MEK1/2（MAPKK），并使后者被激活，从而使随后的 ERK1/2（MAPK）发生双重磷酸化而被激活。已知许多实体瘤表达磷酸化的 ERK1 和 ERK2。

ERK 的下游底物很多，主要包括蛋白激酶、细胞膜和细胞质底物及细胞核底物。

（1）蛋白激酶。ERK1/2 靶向的蛋白激酶包括 Rsk1、Rsk2、Rsk3、MAPKAPK-2、MnK1 和 Mnk2。ERK2 磷酸化 Rsk 蛋白的苏氨酸 363 位点和苏氨酸 573 位点，前者为两个高度保守的催化区域的联结点，后者位于 C 端激酶区域的激活环路。一旦发生激活，Rsk1、Rsk2 和 Rsk3 通过磷酸化下游分子（如 cAMP 反应元件）结合蛋白 CREB、共激活因子 CBP、c-Fos、血清反应因子和雌激素受体而激活转录。Mnk1 和 Mnk2 属于丝氨酸/苏氨酸激酶，在催化区域和保守的羟基末端与 ERK 相互作用区域具有 MAPK 磷酸化位点。Mnk1 和 Mnk2 是生长因子刺激 ERK2 和应激激活 p38 常见的底物，对于多种细胞刺激具有整合作用。一旦被激活，Mnk1 和 Mnk2 磷酸化真核细胞启动因子 4E（eIF-4E）的丝氨酸 209 位点。结果，具有蛋白质合成作用的核糖体和蛋白质合成启动因子开始与 mRNA 结合。p38 和 ERK 还具有其他的共同激酶底物，包括 MAPKAPK-2 和 MAPKAPK-3。MAPKAPK 是在 N 端富含脯氨酸的丝氨酸/苏氨酸激酶，具有高度保守的催化区域和起自身抑制作用的羟基末端。由 p38 介导的应激信号对 MAPKAPK-2 具有最大效应。MAPKAPK-2 能磷酸化热激蛋白 27（HSP27），还能磷酸化淋巴细胞特异性蛋白-1（LSP1）。神经生长因子和成纤维细胞生长因子能刺激 p38 和 ERK2 对 MAPKAPK-2 的磷酸化作用，后者进一步诱导 CREB 和 ATF-1 的磷酸化。

（2）细胞膜和细胞质底物。上皮生长因子可激活 ERK，从而使细胞质磷脂酶 A2（PLA2）丝氨酸 505 位点发生磷酸化。ERK2 的其他底物还包括热激蛋白转录因子 1（HSP1）、拓扑异构酶 II-b、RalGDS 和锌指蛋白 ZNF7。

（3）细胞核底物。MAPK 能通过直接磷酸化转录因子或激活其他蛋白激酶而调节基因表达。例如，近来人们发现 ERK2 能磷酸化类固醇受体共刺激因子-1（SRC-1），后者具有内源性组蛋白乙酰化酶活性，可作为增强类固醇核受体活性的共刺激因子。SRC-1 也与 CREB 相互作用而增强雌激素和孕激素受体介导的基因激活反应。ERK2 的下游反应可影响染色质的重塑和基因表达的激活。MAPK 不仅能在细胞质内影响基因表达，它们还可移位至细胞核，并通过磷酸化而调节转录因子的活性。又如，ERK1/2 能磷酸化并改变转录因子 AP-1 家族（包括 c-Jun、c-Fos 和 ATF-2）的活性。这些蛋白质为亮氨酸拉链蛋白，当被激活后以同二聚体和异二聚体与 DNA 连接。ERK1/2 还能磷酸化 Beta2/NeuroD1，激活葡萄糖依赖性的胰岛素基因的转录。目前发现，许多转录因子均为 MAPK 的底物。例如，许多 MAPK 信号通路均可磷酸化 STAT3（信号传感器和转录激活因子）的丝氨酸 727 位点，这是 MAPK 信号通路与细胞因子信号系统共同协作激活重要的转录调节因子的范例。

3. JNK 信号转导通路

研究发现，用紫外线照射细胞后，一种蛋白激酶能够磷酸化 c-Jun，其磷酸化位点位于 c-Jun N 端活性区 Ser63 和 Ser73，该蛋白激酶被称为 c-Jun N 端激酶（c-Jun N-terminal kinase，JNK）。JNK 蛋白激酶由三个基因编码：JNK1（即 SAPK-γ）、JNK2（即 SAPK-α）和 JNK3（即 SAPK-β）。

JNK 受各种各样的细胞外刺激而激活，这些刺激包括生长因子、细胞因子和细胞应激。JNK 的上游激酶包括两个 MAPKK：MKK4（SEC1）和 MKK7。MKK4 和 MKK7 通过双磷酸化 JNK 的苏氨酸和酪氨酸位点而激活 JNK，是 JNK 的特异性激酶。MKK4 有 3 种异构体，具有不同的 N 端；MKK7 有 6 种异构体，具有不同的 N 端和 C 端。MKK4、MKK7 不同异构体的生物化学性质不同并被上游不同的 MAPKKK 激活。MKK7 蛋白激酶主要由细胞因子激活、MKK4 主要由环境应激所激活。MKK4 和 MKK7 是双特异性的蛋白激酶，均能同时磷酸化 JNK 的苏氨酸和酪氨酸位点，但是 MKK4 优先磷酸化酪氨酸，而 MKK7 则优先磷酸化苏氨酸。这种特异性的不同提示在某种环境条件下 MKK4 和 MKK7 可能同时参与 JNK 的活化。最新研究发现，敲除 *MKK4*、*MKK7* 基因可阻断由环境应激引起的 JNK 的活化，而 *MKK7* 的单个基因敲除就可以阻断由炎性细胞因子引起的 JNK 的活化，提示在 JNK 信号途径中，MKK4、MKK7 的功能是不同的。

在翻译后水平，JNK 通过使 c-Jun 激活区域的丝氨酸 63 位点和丝氨酸 73 位点双磷酸化而提高其转录活性。c-Jun 是激活蛋白-1（AP-1）复合体的一个组成部分，在包括细胞增殖、分化和肿瘤转化等过程中起重要作用。c-Jun 的 δ 区（30～57）是 JNK 和 c-Jun 相互作用的中心区域。JNK 可通过截然不同的机制调控细胞的生存和凋亡。JNK 家族在调节细胞应激反应基因的转录和翻译过程中起作用。激活的 JNK 可调控许多 3′ 端未翻译区域（UTR）富含 AU 元件（AURE）基因的半衰期，从而增强这些基因 mRNA 的翻译过程。此外，激活的 JNK 还能通过激活内源性通路，使 Bcl-2 和 Bcl-X_L 参与促凋亡分子的释放（如从线粒体释放细胞色素 c），从而导致 Caspase 的激活和细胞死亡。JNK 还参与了对 c-Jun 稳定性和半衰期的调节，c-Jun 73 位丝氨酸经 JNK 磷酸化后可有效地避免泛素化作用，导致 c-Jun 半衰期的延长。在非应激细胞中，JNK 有促进靶基因产物泛素化的作用，这种作用取决于 JNK 与 c-Jun 紧密结合的能力而不是激酶活性。JNK 调节 c-Jun 的泛素化依赖于 JNK 与 c-Jun 的相互结合作用及 c-Jun 的磷酸化水平。

尽管 c-Jun 是 JNK 独一无二的底物，但 JNK 也可磷酸化并激活其他转录因子。激活的 JNK 可使 AP-1 复合体中的其他组分蛋白发生磷酸化，包括 JunB、JunD、ATF2 和 Elk-1。ATF2 与 c-Jun 形成异二聚体，可刺激 *c-Jun* 基因的表达。因此，JNK MAPK 通过激活 ATF2 和 c-Jun，可调节 c-Jun 的产量和活性。与 c-Jun 不同的是，JNK 广泛磷酸化 Elk-1 并不能改变其泛素化进程。Elk-1 参与了诱导 *c-fos* 基因表达的过程，而后者的基因可与 c-Jun 形成 AP-1 异二聚体。JNK 与 JunB 的缔合参与了 JunB 的泛素化。JNK 能够参与泛素化作用，可能与其缔合的蛋白质分子磷酸化后分子构象发生改变，引起结合亲和力的改变有关。

4. MAPK 信号转导与肿瘤

（1）ERK 信号转导通路与肿瘤发生。ERK1/2 通过磷酸化氨基甲酰磷酸合成酶 II 刺激 DNA 的合成。在嘧啶核苷生物合成中，氨基甲酰磷酸合成酶 II 是一种限速酶。另外，ERK 可通过 MAPKAPK 和 RSK 对 MYT1 去活化，从而促进细胞周期进程。MYT1 是一种细胞周期抑制激酶，通过活化抑制细胞生长因子使细胞停留在转位期 II。ERK 还可通过增强 AP-1 活性间接刺激细胞的增殖。另外，启动 DNA 的合成还需要磷脂酰 3-羟基激酶的辅助作用，而磷脂酰 3-羟基激酶可被 ERK 反应性的自分泌生长因子间接活化。ERK 除了在细胞增殖和细胞周期调控方面起作用外，ERK 级联反应还参与细胞凋亡的调控。在大多数细胞类型和大多数条件下，ERK 的级联反应具有抗凋亡作用，ERK 活性的降低对于凋亡的执行是必需的。在细胞凋亡的机制中，对 ERK 级联反应的各种组分的功能进行干扰是保护细胞免受凋亡的措施之一。

（2）JNK 信号转导通路与肿瘤发生。与其他 MAPK 级联反应一样，JNK 信号转导通路在许多方面调节细胞的行为，其中，JNK 和 c-Jun 对于细胞生长调控和肿瘤发生中所起的作用得到了最为广泛的研究，涉及从基因水平到小鼠水平的诸多研究。业已证明，JNK 的激活和 c-Jun 的磷酸化对于 *ras* 基因诱导的细胞转化是必需的，*ras* 在大约 30% 的人类肿瘤内存在突变。Ras 可使 c-Jun 发生磷酸化，且 Ras 作用位点与 JNK 磷酸化 c-Jun 的位点一致，与 c-Jun 协同增强细胞转化能力。成纤维细胞由于 *c-Jun* 基因缺失，故不能被 Ras 转化，提示 c-Jun 是此过程中必需的成分。最近在动物模型的研究中发现，c-Jun 对于化学物质导致的肝癌发生是必需的。c-Jun 的功能之一是使编码 P53 的抑癌基因在转录水平受到抑制。一系列转染试验显示，JNK 磷酸化 c-Jun 的位点也需要 Ras 的共转化作用，而 c-Jun 磷酸化位点（JunAA）发生突变的成纤维细胞可抵抗 Ras 和 Fos 的转化作用。此外，JNK 抑制肿瘤形成的机制可能在于 JNK 激活了细胞凋亡。在对 JNK 缺失的成纤维细胞进行研究时发现，JNK 对于应激诱导的细胞色素 c 从线粒体的释放过程是必需的。激活的 JNK 足以诱导非依赖 caspase 的细胞色素 c 的释放，从而启动细胞凋亡，而在此过程中，促凋亡因子 Bax 和 Bak 是必需的。因此，JNK 可能在不同的环境下促进或抑制肿瘤的发生和发展。

（3）MAPK 与肿瘤转移。导致肿瘤转移的准确细节目前尚不完全清楚。近来，有学者发现 MAPK 参与了基底对解酶类的水解、促进细胞迁移、启动许多细胞生存基因并维持肿瘤生长等生理过程。包括乳腺癌、结肠癌、肾癌和肺癌在内的许多人类肿瘤均存在 MAPK 通路的激活，提示 MAPK 可能在肿瘤的进展和转移过程中起着重要的作用。

破坏基底膜的完整性是肿瘤由原位转变为浸袭性肿瘤关键性的生物学标记。ERK

的活性在转移性肿瘤细胞内高于非转移性肿瘤细胞。受外界刺激的影响，磷酸化的ERK由细胞质转位至细胞核，并在该处激活一系列的转录因子。例如，磷酸化 ERK1/2 可通过磷酸化 Elk-1 三重复合物而诱导 *c-fos* 基因，最终激活 AP-1（altivator protein-1）。许多蛋白水解酶（包括 MMP-1、MMP-3、MMP-7、MMP-9、MMP-11、MMP-13、MMP-19 和 uPA 等）的启动子具有与 AP-1 一致的序列，而 MMP 可降解细胞外基质蛋白，所有这些蛋白酶均在肿瘤的发展和侵袭过程中起作用。肿瘤的 MAPK 呈持续激活状态，将诱导周围环境蛋白消解酶类的激活，从而导致细胞外基质蛋白的降解。另外，MMP 与特异性细胞外基质蛋白受体的直接联系对 MMP 的活性提供了空间上的控制并对肿瘤侵袭提供了方向性的信号。有资料显示，抑制 MMP-9 的表达或活性在体外能减少肿瘤的侵袭，在动物体内能减少肿瘤的转移。

刚被合成的 MMP 以酶原形式存在。大多数 MMP 是由胞外的其他 MMP 或丝氨酸蛋白激活的，这将有利于保护细胞不被非特异性的降解干扰。一些 MMP，如 MMP-11、MMP-28 和 MT-MMP，在到达细胞表面之前就能被细胞外丝氨酸蛋白酶激活。另外，MMP 的活性也受到内源性抑制剂的严密控制，这些抑制剂包括 TIMP-1、TIMP-2、TIMP-3 和 TIMP-4，它们可按 1∶1 的化学计量抑制 MMP。ERK 在恶性肿瘤细胞中的持续激活可导致对 MMP 诱导作用的增强，从而使细胞外基质蛋白和基底膜发生降解，肿瘤细胞侵入周围组织而发生转移。最近的资料显示，原发性乳腺癌 ERK 活性高于邻近正常乳腺组织，而且 ERK 活性的增高也与淋巴结转移增多有关。

细胞运动是正常胚胎发育、伤口修复、炎症反应和肿瘤转移的一个基本过程。目前有足够证据显示酪氨酸激酶受体参与了肿瘤的发生和发展的过程。除了促进靶细胞丝裂原反应，这些受体还能调节参与获得侵袭表型的细胞功能，如细胞黏附、细胞外基质的蛋白水解和细胞迁移。许多生长因子通过激活参与 Ras/MAPK 信号转导通路的酪氨酸激酶而与刺激细胞迁移相关，这提示 ERK 也能通过直接刺激细胞内迁移机制而影响转移过程。

（四）PI₃K-Akt 信号途径

PI$_3$K-Akt 是酪氨酸激酶受体下游另一条主要的信号转导途径。研究证实，PI$_3$K-Akt 途径在许多人类肿瘤中都是上调的，该通路的激活在辅助其他致癌因素诱导肿瘤发生及肿瘤的进展、转移、放化疗耐受等过程中起关键作用。

1. PI₃K-Akt 的结构特征

PI$_3$K 是磷脂酰肌醇依赖激酶家族成员，分别传送来自酪氨酸激酶和 G 蛋白偶联受体的信号，参与一系列细胞功能的调节。PI$_3$K 主要由一个催化亚基 P110 和一个调节亚基 P85 组成。PI$_3$K 分为三类：I 型、II 型和 III 型。I 型 PI$_3$K 由两个亚类——IA 和 IB 组成，分别介导酪氨酸激酶和 G 蛋白偶联受体的信号，其作用是催化磷脂酰肌醇（Pt-dIns）在 D3 位的磷酸化，把底物 PtdIns（4，5）P2 转化为 PtdIns（3，4，5）P3。II 型与 I 型作用类似，最新研究认为 III 型 PI$_3$K 主要参与细胞自噬性诱导。

Akt 又称蛋白激酶 B，是一种丝/苏氨酸蛋白激酶，目前在哺乳动物中发现至少存在三种 Akt 家族成员，包括 Akt1/PKBα、Akt2/PKBβ 和 Akt3/PKB。这三种基因在细胞内的表达情况各不相同，其中，Akt1 和 Akt2 在生物体内分布极为广泛，但是 Akt3

只在特定的组织内表达。

这三种亚型的 Akt 虽然是不同基因的产物，但高度相关，在氨基酸（N 端）序列上具有 80％的同源序列，具有类似的一级结构（PH 结构域、激酶催化结构域和调控结构域）。其 N 端的 PH 结构域主要是介导 Akt 与 3-磷酸肌醇（phosphatidylinostol-3，4，5-triphosphate，PIP$_3$）之间的结合，参与介导膜上相关受体信号，使 Akt 定位于膜。PH 结构域突变或缺失可导致 Akt 的活性降低或丧失，表明其具有重要作用。紧邻 PH 结构域的是与 PKA 和 PKC 极为相似的激酶催化区，具有催化丝/苏氨酸残基磷酸化活性，在这个区域内含有一个苏氨酸残基（Thr308），其磷酸化是活化 Akt 所必需的。位于 Akt 的 C 端的是一个疏水性调节区域，富含脯氨酸，含有 PKB 活化必需的第二个磷酸化位点（Ser473），该位点的磷酸化使 Akt 的活性达到最大。

2. PI$_3$K/AKT 信号转导通路

PI$_3$K/AKT 途径是受体酪氨酸激酶信号转导通路的下游途径之一。当生长因子或细胞因子与酪氨酸激酶受体结合以后，受体自身的酪氨酸激酶被激活，并促使受体细胞内的酪氨酸残基发生自身磷酸化，此时 PI$_3$K 的 P85 调节亚基通过 SH2 结构域与该磷酸化残基结合，从而使 PI$_3$K 构象发生改变，促使 P85/P110 复合物所抑制的 P110 催化活性得以释放。PI$_3$K 的催化亚基 P110 能催化磷脂酰肌醇（PtdIns）在 D3 位的磷酸化，把底物 PtdIns（4，5）P2（简称为 PIP$_2$）转化为 PtdIns（3，4，5）P3（简称为 PIP$_3$），PIP$_3$ 又能被 PTEN（phosphatase and tensin homolog deleted on chromosome Ten）去磷酸化而还原成 PIP$_2$。生成的 PIP$_3$ 可直接与 AKT 或 3-磷脂酰肌醇依赖性蛋白激酶（PDK）的 PH 结构域结合，将 AKT 和 PDK 从细胞质中带到细胞膜的内表面。在细胞膜上，PIP$_3$ 改变 AKT 的构型，位于膜上的 PDK 行使其激酶功能，将 AKT 的 Thr308 和 Ser473 残基磷酸化，从而激活 AKT。

AKT 是存在于人类染色体中的鼠类胸腺瘤病毒致癌基因的同源物，已被定义为癌基因，又称为蛋白激酶 B，是一种丝氨酸/苏氨酸蛋白激酶，处于 PI$_3$K/AKT 信号转导通路的核心部位。目前在哺乳动物中发现至少存在三种 AKT 家族成员，包括 AKT1/PKBα、AKT2/PKBβ 和 AKT3/PKBγ。当 AKT 在细胞膜上被激活以后，能够向细胞质或细胞核转运，并与相应部位的底物蛋白发生作用，使底物蛋白特定部位的丝氨酸、苏氨酸发生磷酸化而激活底物蛋白，从而调控细胞的生长、增殖、分化和代谢。其中已经很明确的 AKT 的底物蛋白有 BAD、FOXO、GSK-3β、cytoC、procaspase-9、IKK、、Mdm2、P21、P27、mTOR、EZH2、内皮细胞 NO 合成酶、端粒酶和基质金属蛋白酶等。

一旦 AKT 被激活，就能磷酸化转录因子 FOXO（主要包括 FKHR、FKHRL1 和 AFX 三个成员），使其从细胞核中移位至细胞质而失去活性，失去其在细胞核中调控凋亡相关基因（如 Fas-L、Bim 和 TRADD）表达的功能，从而抑制肿瘤细胞凋亡；也能通过磷酸化与凋亡相关的蛋白质 CytoC 、Bad、Caspase-9、IKK 和 Mdm2 等，抑制肿瘤细胞凋亡；能磷酸化糖原合成酶（GSK-3）使之失活而防止 cyclinD1 被降解，能磷酸化 P21^{WAF1} 和 P27^{Kip1} 使其从细胞核转位至细胞质而解除了对 CDK 的抑制，这些都能促进肿瘤细胞周期的进程；能通过抑制肿瘤抑制蛋白 TSC1/2 复合物的形成进一步激活其下游分子 mTOR，活化的 mTOR 随后磷酸化它的两个下游分子，即翻译抑制分子 eIF-

4E 结合蛋白 1（4E-BP1）和核糖体蛋白 P70^{S6K}，促进肿瘤细胞蛋白质的合成并抑制肿瘤细胞发生自噬性死亡；还能磷酸化和激活内皮细胞 NO 合成酶（eNOS），导致新生血管的生成和 VEGF 诱导的内皮细胞的迁移；通过磷酸化端粒酶使端粒酶的活性增强；刺激基质金属蛋白酶的分泌并诱导间质细胞的转化，促进肿瘤的侵袭和转移。这些调控机制能够促进肿瘤的发生发展，而且在前列腺癌、乳腺癌、肺癌、子宫内膜癌、黑色素瘤、肝癌、胃癌和子宫内膜癌等多种肿瘤中，AKT Ser473 位点的磷酸化水平越高，肿瘤患者的预后越差。

3. PKB/AKT 在许多人类肿瘤中均处于过度激活状态

研究发现，AKT 在多种人类肿瘤中存在过度表达或活性失调，已报道卵巢癌、前列腺癌、多发性骨髓瘤、乳腺癌、胰腺癌、肺癌、子宫内膜癌、滤泡状甲状腺癌、黑色素瘤、肝癌、头颈部肿瘤、胃癌和急性粒细胞性白血病等多种肿瘤中都存在 PKB/AKT 的过度激活，而且在一些癌前病变中也发现了 PKB/AKT 的异常活化。这是因为在肿瘤发生发展的过程中有许多因素可导致 AKT 过度激活，常见的原因有：①多种生长因子、激素及细胞因子的刺激使酪氨酸激酶受体的表达上调；②PTEN 基因的变异或缺失；③PIK3CA 基因突变或扩增；④ras 或 kit 基因突变；⑤AKT 基因的扩增等。近来，有研究报道称，在乳腺癌、直肠癌和卵巢癌组织标本中发现 AKT1 基因的 PH 结构域第 17 位氨基酸存在变异，这也是导致 AKT 持续活化的原因之一。

研究已证实 PI$_3$K/AKT 途径与放、化疗的敏感性密切相关。在对 Herceptin、他莫昔芬和吉非替尼等耐药细胞的检测中均发现 AKT 活性高表达；而在 MCF-7 乳腺癌细胞中转染了载有 AKT 活性片段的质粒后，MCF-7 细胞对放疗的敏感性明显下降。若用 LY294002 阻断 PI$_3$K/AKT 途径，可增强胃肠、膀胱、前列腺、宫颈及头颈部肿瘤细胞对放疗的敏感性。

二、细胞凋亡的信号途径

程序性细胞死亡（programmed cell death，PCD）是有机体在漫长的进化过程中发展起来的细胞自杀机制，可清除无用的、多余的或癌变的细胞，在维持机体内环境稳态方面发挥重要作用。

（一）凋亡的主要信号途径

细胞凋亡是机体在生理、病理条件或外界因素作用下，启动自身内部机制，经多种信号转导途径，结束自身生命的过程。

1. 凋亡的形态学及生化特点

凋亡具有特征性的形态学及生化改变，如细胞体积缩小、连接消失、与周围的细胞脱离、细胞质密度增加、线粒体膜电位消失、通透性改变、释放细胞色素 c 到细胞质、核质浓缩、核膜核仁破碎、DNA 降解成为 180～200bp 片段；细胞膜有小泡状形成，细胞膜内侧磷脂酰丝氨酸外翻到细胞膜表面，细胞膜结构仍然完整，最后形成凋亡小体，不引起周围的炎症反应，凋亡小体可迅速被周围吞噬细胞吞噬。细胞凋亡的一个显著特点是细胞染色体的 DNA 降解产生不同长度的 DNA 片段，这些 DNA 片段的长度为 180～200bp 的整倍数，这种降解表现在琼脂糖凝胶电泳中就呈现特异的梯状图谱，而细胞坏死则呈弥漫的涂片状图谱。

2. 细胞凋亡的信号途径

1）线粒体介导的凋亡通路

许多刺激，如 UV 辐射、γ 辐射、化疗药物、细胞因子撤除、神经营养蛋白和生长因子缺乏可诱导细胞凋亡。此种凋亡主要是由于诱导细胞色素 c 等促凋亡因子从线粒体释放到胞浆，与 Apaf-1 结合，再通过 Apaf-1 N 端的 CARD 与 procaspase-9 的 CARD 之间的蛋白质-蛋白质相互作用，形成凋亡体（apoptosome）。凋亡体引起的变构能大大加强 Caspase-9 的活性，所以它能有效地切断并活化下游 Caspases 及其他靶蛋白。Caspase-9 再激活 Caspase-3、Caspase-6 和 Caspase-7 等成员，从而启动 Caspase 级联反应，导致凋亡发生。

2）死亡受体介导的凋亡通路

肿瘤坏死因子（TNF）超家族的死亡配体（如 TNFα、FasL/CD95L 和 TRAIL）与细胞膜上相应的受体结合，使受体三聚化并激活，三聚化的死亡受体通过死亡结构域与连接蛋白［如 TRADD 和（或）FADD］结合。连接蛋白通过死亡效应结构域与 procaspase-8 形成一个超分子复合物，称为死亡诱导信号复合体。procaspase-8 具有弱的催化活性，由于局部浓度升高，因此可以发生自我剪接并活化。活化的 Caspase-8 释放到胞质中启动 Caspase 的级联反应，激活下游的 Caspases（如 Caspase-3、Caspase-6 和 Caspase-7），导致细胞凋亡。

激活的 Caspase-8 能使细胞质中的 Bid 断裂成 tBid，tBid 再转移到线粒体上，诱导细胞色素 c 从线粒体释放进入胞浆，从而把死亡受体通路和线粒体通路联系起来，有效地扩大了凋亡信号。

3）Bcl-2 家族

Bcl-2 家族的成员是生存和死亡信号中重要的因子。该家族可分成三大类：①抗凋亡蛋白，如 Bcl-2 和 Bcl-X_L，它们能保护细胞免受凋亡；②促凋亡蛋白，包括 Bax 和 Bak；③BH3-only 死亡蛋白。这些促凋亡和抗凋亡蛋白间的相互作用决定细胞死亡。

Bcl-2 家族成员主要含有两大结构域，即位于 C 端的跨膜结构域和数量不等（1～4 个）的 Bcl-2 同源结构域。Bcl-2 样生存因子如 Bcl-2、Bcl-XL、Bcl-w、Mcl-1、A1/Bfl-1、NR-13、Boo/Diva/Bcl2-L-10 及 Bcl-B；BH3-only 死亡因子如 Bik/Nbk、Blk、Hrk/DP5、BNIP3、BimL/Bod、Bad、Bid、Noxa、Puma/Bbc3 和 Bmf；Bax 样死亡因子如 Bax、Bak、Bok/Mtd、Bcl-XS 和 beclin 1。

（1）Bcl-2 家族抗凋亡蛋白。Bcl-2 家族抗凋亡蛋白含有 3～4 个 Bcl-2 同源区域（BH1～BH4），这些结构域没有任何酶催化活性，但能介导蛋白质间的相互作用。BH1～BH3 结构域能够形成一个疏水结构区，疏水区是 Bcl-2 家族抗凋亡蛋白的功能部分，它可能是 Bcl-2 家族促凋亡蛋白结合的区域。

（2）Bcl-2 家族促凋亡蛋白。Bcl-2 蛋白亚家族——Bax 样死亡因子通过构象变化和通道/孔形成触发凋亡。该亚家族第一个分离到的蛋白质称为 Bax，即 Bcl-2 相关蛋白 X，之后 Bak 和 Bok/Mtd 等也在哺乳动物中被发现。

相对于 BH3-only 蛋白而言，Bax 样死亡因子是 Bcl-2 家族的促凋亡成员，它含有 3 个 BH 域（BH1～BH3），N 端没有 BH4。Bax 的结构和 Bcl-2 样生存因子很相似，它们的 BH1～BH3 域形成一个疏水袋，其他蛋白质的 BH3 肽可以进入并与之结合，形成寡聚体。Bcl-X_L 和 Bax 的一个重要区别在于 BH3 区域，在 Bax 中该区域装填到疏水核心的部分要比 Bcl-X_L 中的小，这就使该区域有更高的可塑性，使之可以结合到 Bcl-2 样生存因子的疏水沟中，这对于 Bax 样因子的促凋亡活性是必需的。Bax 和 Bcl-2/Bcl-X_L 的另一个结构区别在于介导蛋白质的膜定位及膜插入的 C 端疏水区。Bcl-2 和 Bcl-X_L 蛋白合成后由于其 C 端的迅速暴露，它们必须结合到膜上以避免蛋白质聚集和沉淀。相反，Bax 合成后 C 端尾巴会进入分子的疏水袋中，从而阻止了与细胞膜或其他蛋白质的结合，一些因子可能会引起 Bax C 端的释放，使其结合到线粒体外膜并行使促凋亡的功能。通常认为，Bax 是通过提高线粒体的外膜通透性，促使线粒体中的高分子质量的促凋亡因子（如细胞色素 c、AIF 或 Smac/DIABLO）释放出来。

（3）BH3-only 死亡因子。与 Bcl-2 其他家族成员相比，BH3-only 死亡因子只含 BH3 域，因此称为 BH3-only 蛋白。研究表明，目前已鉴定的 10 个哺乳动物的 BH3-only 蛋白，每个都能感受不同的凋亡刺激，并把信号传递给多域的 Bcl-2 家族成员。

BH3-only 蛋白可通过翻译后修饰（如磷酸化）来调节其活性。生长因子、细胞因子等刺激 AKT 激活从而磷酸化 BH3-only 蛋白 BAD，并因此与 14-3-3 支架蛋白结合，从而困于细胞质中。Bik 是另一个 BH3-only 蛋白，其活性可通过 Thr33 和 Thr35 的磷酸化调节。与 BAD 相反，Bik 的磷酸化提高了其促凋亡的能力。

蛋白质水解是 BH3-only 蛋白激活的另一机制。死亡受体通路激活的 Caspase-8 将 Bid 从无活性的细胞质形式加工为截短的片段（tBid），从而与线粒体结合，使 Bcl-2 解离释放出 Bax 样因子，并刺激 Bax 或 Bak 的寡聚化和膜插入，提高线粒体的通透性。某些 BH3-only 蛋白通过与大分子结合来保持其失活状态，如 Bim 和 Bmf。而 Puma 和 Noxa 则可通过感受 p53 依赖的凋亡信号转录诱导调节，当 DNA 损伤激活 p53 后，后者可诱导 Puma 和 Noxa 的转录表达，从而诱导细胞凋亡。

三、自噬的主要信号途径

自噬（autophagy）源于古代希腊语，是 "auto"（自我）与 "phagy"（吃）的结合，顾名思义就是细胞的自我消化。在真核细胞中，主要有两种细胞内降解途径：泛素-蛋白酶途径和自噬途径，前者主要是可以特异性地清除细胞质中半衰期较短的蛋白质，而后者可以降解长半衰期的细胞质蛋白和细胞器。哺乳动物细胞自噬主要分为多种形式：大自噬（macroautophagy）、分子伴侣介导自噬（chaperone-mediated autophagy）、线粒体自噬（mitophagy）、过氧化物酶体自噬（pexophagy）、异源物自噬（xenophagy）等。通常所说的自噬主要指大自噬，这里我们主要讨论大自噬，以下简称自噬。

（一）自噬的形态学及分子机制

自噬是细胞质内大分子物质和细胞器在细胞膜包囊泡中大量降解的生物学过程。在一些生理和病理因素（如饥饿、激素及药物等）的诱导作用下，首先是由一种目前来源还不清楚的前自噬结构 PAS（pre-autophagosomal structure），现在认为该结构可能来自内质网或高尔基体，随后膜结构逐渐延长，并包裹一部分细胞质和待降解的蛋白质、细胞器，形成自噬体（autophagosome），自噬泡的外膜与溶酶体膜融合，内膜及其包裹的物质进入溶酶体腔，被溶酶体中的酶水解。此过程使进入溶酶体中的物质分解为其组成成分（如蛋白质分解为氨基酸，核酸分解为核苷酸），并被细胞再利用，这种吞噬了细胞内成分的溶酶体被称为自噬溶酶体（autophagolysosome or autolysosome）。尽管在进化过程中，底物运送到溶酶体的机制发生了变化，但自噬本身却是一个进化保守的过程。

在上述复杂的过程中涉及多种蛋白质间的相互作用，其中自噬相关蛋白 Atg 在自噬的形成过程中起重要作用。这些自噬相关蛋白 Atg 按功能可大致分为 4 类：①Atg1 复合体，包括 Atg1、Atg13、Atg17、Cvt9 和 Vac8，可以整合其上游的 mTOR（target of rapam rapamycin）激酶转导的信号，在自噬体形成的多个步骤中发挥作用；②Beclin1 复合物，对于自噬体早期合成起重要作用；③两个泛素样结合系统 Atg12-Atg5 和 Atg8 系统。与 Atg5 结合的 Atg 12 可以促进 LC3（酵母自噬相关基因 *Atg8* 的哺乳细胞同源基因）与磷脂酰乙醇胺的结合，这一过程在上述包裹的过程起作用，这些蛋白质系统已被实验证明具有高度保守性；④Atg 9 介导 Atg 在自噬体膜内外的穿梭。

（二）自噬的调节及信号转导

1. mTOR 复合体

早期的研究就已经发现 mTOR 激酶抑制剂雷帕霉素（rapamycin）可以诱导自噬的发生，提示 mTOR 在自噬的调控中具有重要作用。随后的研究发现 mTOR 激酶复合体可按对雷帕霉素敏感性的不同分为对雷帕霉素敏感的 mTORC1 和不敏感的 mTORC2。

mTOR 激酶作为一种丝氨酸/苏氨酸激酶，在细胞生长中处于核心地位，可在多种因素的活化下参与基因转录、蛋白质翻译起始、核糖体生物合成及细胞凋亡等多种生物学功能。目前认为 mTOR 通过两种机制发挥对自噬的的调节作用：一是 mTOR 介导信号转导的瀑布样反应作用来激活其下游的效应物，如 4E-BP1（转录起始因子 4E 结合蛋白 1）和 p70S6 激酶，启动相关基因的转录和翻译；二是 mTOR 激酶可能通过直接或间接地作用于自噬相关蛋白 Atg 来调节自噬体的形成。如前所述，在自噬体形成过程的多个步骤中起重要作用的 Atg1 复合体的活性取决于其磷酸化水平，mTOR 可磷酸化 Atg1（真核中称 ULK1），而阻止 Atg13 和 Atg1 的结合，而 AMPK 磷酸化 ULK1 促进自噬的形成，在自噬体的形成中起重要作用。

mTOR 作为多条信号转导通路中的中间环节，自然也受其上游调节物的调节，目前已明确 mTOR 作为 PI₃K I-AKT（PKB）通路的下游分子，可以整合生长因子和激素的信号转导，激活的 PI₃K I-AKT（PKB）使 TSC2（结节性脑硬化复合体 2）磷酸化失活，使 mTOR 得以激活；能量感受性激酶（AMP-actived kinase，AMPK）在胞内 AMP/ATP 比值增高时激活，通过激活 TSC2 使 mTOR 失活；P53 和钙介导的信号通道也可通过激活 AMPK 阻断 mTOR 的作用；氨基酸也可以通过激活 hVps34 上调 mTOR 的活性。PTEN 作为一种 3′磷酸肌醇磷酸酶，可以使磷酸化 AKT 去磷酸化而失活，从而阻断 PI₃K I-AKT-mTOR 通路，是自噬的正调节因子。Mapamycin 及类似药物 CCI778、RAD 001 和 AP23573 则阻断 mTOR 激酶的作用。此外，elF2ot、Ras 和异源三聚体 G 蛋白也参与哺乳动物自噬的调控。

2. Beclin1 复合体

Beclin1 最初是在研究抗凋亡蛋白 Bcl-2 保护中枢神经系统时发现的，在细胞内的多种细胞器中都发现有该种蛋白质的表达，如高尔基体、内质网和线粒体等。该蛋白质有 4 个重要的结构域：Bcl-2 结合结构域（BH3）、螺旋-螺旋结构域（coiled-coil domain，CCD）、进化保守结构域（evolutionarily conserved domain ECD）及核转出结构域。Beclin1 通过 ECD 结合 hVps34（PI$_3$K III）形成复合体，可以促进其他的自噬相关蛋白 Atg 结合到前自噬结构 PAS 上，在自噬体形成的早期发挥重要的作用。Bcl-2 和紫外线放射抵抗相关基因（UV irradiation resistan-ceassociated gene，UVRAG）蛋白可分别结合 Bcl-2 结合结构域和螺旋-螺旋结构域，从而影响 Beclin1 和 hVps34 的结合，影响自噬体的形成。另外，Beclin 1 与 VPS34、VPS15、UVRAG 形成复合体调控自噬体的成熟即与溶酶体的融合，Rubicon 与该复合体结合可抑制其作用。

Bcl-2 是一种凋亡抑制基因，研究表明其也有抗自噬的作用，这种抑制自噬的机制被认为是通过其与 Beclin1 的 Bcl-2 结合结构域（BH3）结合实现的，可以减弱 Beclin1 与 hVps34 的相互作用。这种结合也受到信号通道的调节：在饥饿应激的情况下，激活的 c-Jun N 端激酶 JNK1 磷酸化 Bcl-2，磷酸化的 Bcl-2 与 Beclin1 结合能力减弱，刺激自噬的发生；而在营养充足的时候，非磷酸化的 Bcl-2 与 Beclin1 结合加强，从而阻断自噬。由此可以看出，Beclin1 通过 Bcl-2 整合了由应急刺激引起 MAPK-JNK 通路传来的信号转导。

UVRAG 被认为是一种潜在的肿瘤抑制基因，其与 Beclin-1 的螺旋-螺旋结构域结合，可以增强 Beclin1 与 hVps34 的相互作用，Beclin1-hVps34- UV RAG 复合体可以促进自噬的发生。

自噬主要受两个复合体的调节，即 mTOR 复合体和 Beclin1 复合体，mTOR 通路的激活抑制自噬的发生，而 Beclin1 复合体可以促进自噬，两个复合体又通过 hVps34 联系起来。它们及其上游和下游信号通路一起，组成一个复杂的信号调控网络，精确地调节自噬。

3. 自噬与肿瘤

随着近年来自噬领域研究的深入，尤其是自噬相关基因的发现，自噬的分子机制也逐渐清晰地展现在人们眼前。这一种细胞内消化的降解机制被人们发现和肿瘤有着复杂的联系。有观察发现，在凋亡缺陷的细胞中，肿瘤的生物治疗主要通过自噬性细胞死亡。例如，雌激素拮抗剂三苯氧胺（tamoxifen）作用于乳腺癌细胞系 MCF-7 后，可以引起典型的自噬特征的细胞死亡，临床上 tamoxifen 常用于治疗乳癌，其作用可能是通过一个神经酰胺介导的过程调节 Beclin1 从而激活自噬作用来实现的；EB1089 是一种维生素 D 类似的化疗药物，作用于 MCF-7 细胞，通过与依赖 Beclin1 的自噬相关的途径触发细胞核的凋亡，从而导致染色体的浓集和 DNA 断裂而杀死肿瘤细胞。越来越多的资料也显示自噬性细胞死亡在许多肿瘤的发生发展中占有重要地位。例如，在卵巢癌、乳腺癌和前列腺癌中发现 Beclin1 基因的缺失，多数肿瘤细胞中普遍存在着自噬能力的降低，其他与调控自噬有关的肿瘤抑制基因、PTEN 及 DAPk、DRP-1 的表达缺失也是人类肿瘤中的高频事件，故自噬的缺陷现在广泛被认为可能是导致肿瘤发生、发展的重要机制。

然而，自噬作为一种细胞的应激保护机制，可以使细胞耐受低营养和避免电离辐射等损伤，肿瘤细胞可以利用这一保护机制延长细胞的寿命。尤其是在肿瘤的进展过程中，肿瘤内部的细胞在缺氧和营养受限的状况下，可以将细胞内的物质降解并循环利用而得以继续生存。同时，自噬对线粒体的分隔可防止促凋亡因子［如细胞色素 c 和凋亡诱导因子（AIF）］的扩散，从而帮助肿瘤细胞逃逸凋亡。因此，从某种意义上说，自噬促进了肿瘤的发生和发展。

四、Hippo/YAP1 信号通路

Hippo 通路是一条激酶级联信号通路，它由 MST 激酶、LATS 激酶、YAP 激酶等组成。在细胞应激及诱导细胞凋亡等情况下，该通路被激活。转录辅激活因子 Yes-associated protein 1（YAP1）作为 Hippo 信号通路下游的主要效应因子，在调控器官大小、促进组织再生和维持干细胞自我更新等方面发挥着重要作用。

（一）YAP1 的结构特征

Yes-associated protein（YAP）是 Hippo 通路下游一个重要的效应器，其基因定位于 11q22。YAP 一共有 4 个表型，YAP1～4，目前研究最多的是 YAP1。YAP1 包含多个结构域，在它的 N 端，两个色氨酸-色氨酸（WW）结构域后面有一个 TEAD 结合结构域，C 端则有一个反式激活结构域。TEAD 在 N 端有一个 DNA 结合结构域，C 端可以跟 YAP1 结合。YAP 与 TEAD 在这些结构的基础上可以形成紧密的结合。

（二）Hippo 信号转导通路

Hippo 通路主要通过磷酸化激酶级联放大效应抑制 YAP1 的作用。在细胞应激及诱导细胞凋亡等情况下，该通路被激活，此时，MST1/2 发生磷酸化，磷酸化的 MST1/2 将 Lats1/2 磷酸化，磷酸化后的 Lats1/2 再磷酸化共转录因子 YAP1。YAP1 发生磷酸化后失活，不能由胞浆转移到胞核中发挥共转录因子的作用，而是在胞浆中与 14-3-3 蛋白结合，接着发生泛素蛋白酶体途径的降解。而该通路异常时 YAP1 蛋白可以转移到胞核中，与 TEADs 等转录因子结合，促进目的基因的转录。

（三）YAP1 在人类多种肿瘤中都有过表达

研究表明 YAP1 在人类多种肿瘤中都有过表达，如卵巢癌、鳞状细胞癌、黑色素瘤、子宫内膜癌、乳腺癌等。YAP1 过表达可以诱导上皮间叶转变（EMT），促进肿瘤细胞的侵袭和转移，诱导非生长因子依赖的细胞增殖，以及抑制凋亡。还有研究表明 YAP1 与细胞周期、KRAS 突变和 WNT 通路也存在着各种各样的关系。破坏 YAP1 与 TEAD 的结合被认为是生物治疗的良好靶标，目前已经证明 Verteporfin、Vestigial-like（VGLL）蛋白通过抑制 YAP1 与 TEAD 的结合发挥了良好的抑制肿瘤发生发展的作用。

（江　山　朱孝峰）

参 考 文 献

Arbet-Engels C, Tartare-Deckert S, Eckhart W. 1999. C-terminal Src kinase associates with ligand-stimulated insulin-like growth factor-I receptor. J Biol Chem, 274 (9): 5422-5428.

Arteaga C. 2003. Targeting HER1/EGFR: a molecular approach to cancer therapy. Semin Oncol, 30 (3 Suppl 7): 3-14.

Baeckstrom D, Alford D, Taylor Papadimitriou J. 2000. Morphogenetic and proliferative responses to heregulin of mammary epithelial cells in vitro are dependent on HER2 and HER3 and differ from the responses to HER2 homodimerisation or hepatocyte growth factor. Int J Oncol, 16 (6): 1081-1090.

Baselga J. 2000. Current and planned clinical trials with trastuzumab (Herceptin). Semin Oncol, 27 (5 Suppl 9): 27-32.

Beau-Faller M, Ruppert A M, Voegeli A C, et al. 2008. MET gene copy number in non-small cell lung cancer: molecular analysis in a targeted tyrosine kinase inhibitor naive cohort. J Thorac Oncol, 3: 331-339.

Bosher J M, Williams T, Hurst H C. 1995. The developmentally regulated transcription factor AP-2 is involved in c-erbB-2 overexpression in human mammary carcinoma. Proc Natl Acad Sci USA, 92 (3): 744-747.

Bussink J, van der Kogel A J, Kaanders J H. 2008. Activation of the PI_3-K/AKT pathway and implications for radioresistance mechanisms in head and neck cancer. Lancet Oncol, 9: 288-296.

Cao X, Rodarte C, Zhang L, et al. 2007. Bcl2/bcl-X_L inhibitor engenders apoptosis and increases chemosensitivity in mesothelioma. Cancer Biol Ther, 6: 246-252.

Cappuzzo F, Gregorc V, Rossi E, et al. 2003. Gefitinib in pretreated non-small-cell lung cancer (NSCLC): analysis of efficacy and correlation with HER2 and epidermal growth factor receptor expression in locally advanced or metastatic NSCLC. J Clin Oncol, 21 (14): 2658-2663.

Cheng G Z, Park S, Shu S, et al. 2008. Advances of AKT pathway in human oncogenesis and as a target for anti-cancer drug discovery. Curr Cancer Drug Targets, 8: 2-6.

Cho H S, Leahy D J. 2002. Structure of the extracellular region of HER3 reveals an interdomain tether. Science, 297 (5585): 1330-1333.

Farid P, Gomb S Z, Peter I, et al. 2001. bcl2, p53 and bax in thyroid tumors and their relation to apoptosis. Neoplasma, 48: 299-301.

Festuccia C, Gravina G L, Muzi P, et al. 2008. Akt down-modulation induces apoptosis of human prostate cancer cells and synergizes with EGFR tyrosine kinase inhibitors. Prostate, 68 (9): 965-974.

Gentile A, Trusolino L, Comoglio P M. 2008. The Met tyrosine kinase receptor in development and cancer. Cancer Metastasis Rev, 27: 85-94.

George J A, Chen T, Taylor C C. 2005. SRC tyrosine kinase and multidrug resistance protein-1 inhibitions act independently but cooperatively to restore paclitaxel sensitivity to paclitaxel-resistant ovarian cancer cells. Cancer Res, 65: 10381-10388.

Gille H, Kowalski J, Yu L, et al. 2000. A repressor sequence in the juxtamembrane domain of Flt-1 (VEGFR-1) constitutively inhibits vascular endothelial growth factor-dependent phosphatidylinositol 3′-kinase activation and endothelial cell migration. EMBO J, 19 (15): 4064-4073.

Godeny M D, Sayeski P P. 2007. Jak2 tyrosine kinase and cancer: how good cells get HiJAKed. Anticancer Agents Med Chem, 7: 643-650.

Goetz A W, van-der-Kuip H, Maya R, et al. 2001. Requirement for Mdm2 in the survival effects of Bcr-Abl and interleukin 3 in hematopoietic cells. Cancer Res, 61 (20): 7635-7641.

Gorka M, Daniewski W M, Gajkowska B, et al. 2005. Autophagy is the dominant type of programmed cell death in breast cancer MCF-7 cells exposed to AGS 115 and EFDAC, new sesquiterpene analogs of paclitaxel. Anticancer Drugs, 16: 777-788.

Gorre M E, Mohammed M, Ellwood K, et al. 2001. Clinical resistance to STI-571 cancer therapy caused by BCR-ABL gene mutation or amplification. Science, 293 (5531): 876-880.

Hassan S, Dobner P R, Carraway R E. 2004. Involvement of MAP-kinase, PI$_3$-kinase and EGF-receptor in the stimulatory effect of Neurotensin on DNA synthesis in PC3 cells. Regul Pept, 120: 155-166.

Hippert M M, O'Toole P S, Thorburn A. 2006. Autophagy in cancer: good, bad, or both? Cancer Res, 66: 9349-9351.

Holland S J, Gale N W, Mbamalu G, et al. 1996. Bidirectional signalling through the EPH-family receptor Nuk and its transmembrane ligands. Nature, 383 (6602): 722-725.

Hudelist G, Kostler W J, Czerwenka K, et al. 2006. Her-2/neu and EGFR tyrosine kinase activation predict the efficacy of trastuzumab-based therapy in patients with metastatic breast cancer. Int J Cancer, 118: 1126-1134.

Ito Y, Pandey P, Mishra N, et al. 2001. Targeting of the c-Abl tyrosine kinase to mitochondria in endoplasmic reticulum stress-induced apoptosis. Mol Cell Biol, 21 (18): 6233-6242.

Ito Y, Pandey P, Sathyanarayana P, et al. 2001. Interaction of hematopoietic progenitor kinase 1 and c-Abl tyrosine kinase in response to genotoxic stress. J Biol Chem, 276 (21): 18130-18138.

Jain M, Kumar S, Upadhyay R, et al. 2007. Influence of apoptosis (BCL2, FAS), cell cycle (CCND1) and growth factor (EGF, EGFR) genetic polymorphisms on survival outcome: an exploratory study in squamous cell esophageal cancer. Cancer Biol Ther, 6: 1553-1558.

Jie L, Fan W, Weiqi D, et al. 2013. The hippo-yes association protein pathway in liver cancer. Gastroenterology Research and Practice, 2013: 1-7.

Johnston S R, Head J, Pancholi S, et al. 2003. Integration of signal transduction inhibitors with endocrine therapy: an approach to overcoming hormone resistance in breast cancer. Clin Cancer Res, 9 (1 Pt 2): 524S-532S.

Jordan N J, Gee J M, Barrow D, et al. 2004. Increased constitutive activity of PKB/Akt in tamoxifen resistant breast cancer MCF-7 cells. Breast Cancer Res Treat, 87: 167-180.

Kajimoto S, Horie M, Manabe H, et al. 2008. A tyrosine kinase inhibitor, beta-hydroxyisovalerylshikonin, induced apoptosis in human lung cancer DMS114 cells through reduction of dUTP nucleotidohydrolase activity. Biochim Biophys Acta, 1782: 41-50.

Karantza-Wadsworth V, White E. 2007. Role of autophagy in breast cancer. Autophagy, 3: 610-613.

Kim D, Dan H C, Park S, et al. 2005. AKT/PKB signaling mechanisms in cancer and chemoresistance. Front Biosci, 10: 975-987.

Kim K W, Mutter R W, Cao C, et al. 2006. Autophagy for cancer therapy through inhibition of pro-apoptotic proteins and mammalian target of rapamycin signaling. J Biol Chem, 281: 36883-36890.

Klinghoffer R A, Mueting Nelsen P F, Faerman A, et al. 2001. The two PDGF receptors maintain conserved signaling in vivo despite divergent embryological functions. Mol Cell, 7 (2): 343-354.

Kostyniuk C L, Dehm S M, Batten D, et al. 2002. The ubiquitous and tissue specific promoters of the human SRC gene are repressed by inhibitors of histone deacetylases. Oncogene, 21 (41): 6340-6347.

Kova N. 2003. Role of MAP kinase in tumor progression and invasion. Cancer Metastasis Rev, 22 (4): 395-403.

Kriebel P, Patel B K, Nelson S A, et al. 1999. Consequences of Stat6 deletion on Sis/PDGF- and IL-4-induced proliferation and transcriptional activation in murine fibroblasts. Oncogene, 18 (51): 7294-7302.

Krystal G W, DeBerry C S, Linnekin D, et al. 1998. Lck associates with and is activated by Kit in a small cell lung cancer cell line: inhibition of SCF-mediated growth by the Src family kinase inhibit or PP1. Cancer Res, 58 (20): 4660-4666.

Kumar R, Mandal M, Lipton A, et al. 1996. Overexpression of HER2 modulates bcl-2, bcl-XL, and tamoxifen-induced apoptosis in human MCF-7 breast cancer cells. Clin Cancer Res, 2 (7): 1215-1219.

Kunii K, Davis L, Gorenstein J, et al. 2008. FGFR2-amplified gastric cancer cell lines require FGFR2 and Erbb3 signaling for growth and survival. Cancer Res, 68: 2340-2348.

Kurokawa H, Lenferink A E, Simpson J F, et al. 2000. Inhibition of HER2/neu (erbB-2) and mitogen-activated protein kinases enhances tamoxifen action against HER2-overexpressing, tamoxifen-resistant breast cancer cells.

Cancer Res, 60 (20): 5887-5894.

Le X F, Marcelli M, McWatters A, et al. 2001. Heregulin-induced apoptosis is mediated by down-regulation of Bcl-2 and activation of caspase-7 and is potentiated by impairment of protein kinase C alpha activity. Oncogene, 20 (57): 8258-8269.

Lei K, Davis R J. 2003. JNK phosphorylation of Bim-related members of the Bcl2 family induces Bax-dependent apoptosis. Proc Natl Acad Sci USA, 100: 2432-2437.

Lengyel E, Sawada K, Salgia R. 2007. Tyrosine kinase mutations in human cancer. Curr Mol Med, 7: 77-84.

Li Z, Zhao B, Wang P, et al. 2010. Structural insights into the YAP and TEAD complex. Genes & Development, 24 (3): 235-240.

Liu W, Bagaitkar J, Watabe K. 2007. Roles of AKT signal in breast cancer. Front Biosci, 12: 4011-4019.

Lohrisch C, Piccart M. 2001. An overview of HER2. Semin Oncol, 28 (6 Suppl 18): 3-11.

LoPiccolo J, Granville C A, Gills J J. 2007. Targeting Akt in cancer therapy. Anticancer Drugs, 18: 861-874.

Majsterek I, Slupianek A, Hoser G, et al. 2004. ABL-fusion oncoproteins activate multi-pathway of DNA repair: role in drug resistance? Biochimie, 86: 53-65.

Masaki T, Igarashi K, Tokuda M, et al. 2003. pp60c-src activation in lung adenocarcinoma. Eur J Cancer, 39 (10): 1447-1455.

Mathew R, Karantza-Wadsworth V, White E. 2007. Role of autophagy in cancer. Nat Rev Cancer, 7: 961-967.

McHugh L A, Griffiths T R, Kriajevska M, et al. 2004. Tyrosine kinase inhibitors of the epidermal growth factor receptor as adjuncts to systemic chemotherapy for muscle-invasive bladder cancer. Urology, 63: 619-624.

Mendelsohn J, Baselga J. 2003. Status of epidermal growth factor receptor antagonists in the biology and treatment of cancer. J Clin Oncol, 21 (14): 2787-2799.

Miller V A. 2008. EGFR mutations and EGFR tyrosine kinase inhibition in non-small cell lung cancer. Semin Oncol Nurs, 24: 27-33.

Moretti L, Yang E S, Kim K W, et al. 2007. Autophagy signaling in cancer and its potential as novel target to improve anticancer therapy. Drug Resist Updat, 10: 135-143.

Moroishi T, Hansen CG, Guan K. L. 2015. The emerging roles of YAP and TAZ in cancer. Nat Rev Cancer, 15 (2): 73-79.

Motyl T, Gajkowska B, Zarzynska J, et al. 2006. Apoptosis and autophagy in mammary gland remodeling and breast cancer chemotherapy. J Physiol Pharmacol, 57 Suppl 7: 17-32.

Mukhopadhyay A, Shishodia S, Suttles J, et al. 2002. Ectopic expression of protein-tyrosine kinase Bcr-Abl suppresses tumor necrosis factor (TNF) -induced NF-kappa B activation and IkappaBalpha phosphorylation. Relationship with down-regulation of TNF receptors. J Biol Chem, 277 (34): 30622-30628.

Nagar B. 2007. c-Abl tyrosine kinase and inhibition by the cancer drug imatinib (Gleevec/STI-571). J Nutr, 137: 1518S-1523S.

Naumovski L, Cleary M L. 1994. Bcl2 inhibits apoptosis associated with terminal differentiation of HL-60 myeloid leukemia cells. Blood, 83: 2261-2267.

Niu G, Bowman T, Huang M, et al. 2002. Roles of activated Src and Stat3 signaling in melanoma tumor cell growth. Oncogene, 21 (46): 7001-7010.

Ortiz C, Caja L, Sancho P, et al. 2008. Inhibition of the EGF receptor blocks autocrine growth and increases the cytotoxic effects of doxorubicin in rat hepatoma cells: role of reactive oxygen species production and glutathione depletion. Biochem Pharmacol, 75 (10): 1935-1945.

Park J Y, Lin P Y, Weiss R H. 2007. Targeting the PI$_3$K-Akt pathway in kidney cancer. Expert Rev Anticancer Ther, 7: 863-870.

Patel J H, McMahon S B. 2007. BCL2 is a downstream effector of MIZ-1 essential for blocking c-MYC-induced apoptosis. J Biol Chem, 282: 5-13.

Pattingre S, Levine B. 2006. Bcl-2 inhibition of autophagy: a new route to cancer? Cancer Res, 66: 2885-2888.

Paul M K, Mukhopadhyay A K. 2004. Tyrosine kinase-Role and significance in Cancer. Int J Med Sci, 1: 101-115.

Pearson G, Robinson F, Beers Gibson T, et al. 2001. Mitogen-activated protein (MAP) kinase pathways: regulation and physiological functions. Endocr Rev, 22 (2): 153-183.

Podtcheko A, Ohtsuru A, Namba H, et al. 2006. Inhibition of ABL tyrosine kinase potentiates radiation-induced terminal growth arrest in anaplastic thyroid cancer cells. Radiat Res, 165: 35-42.

Ramljak D, Coticchia C M, Nishanian T G, et al. 2003. Epidermal growth factor inhibition of c-Myc-mediated apoptosis through Akt and Erk involves Bcl-xL upregulation in mammary epithelial cells. Exp Cell Res, 287 (2): 397-410.

Reck M, Gatzemeier U. 2005. EGFR tyrosine kinase inhibitors in non-small cell lung cancer: report of a 3-year compassionate use experience with gefitinib in stage IIIB/IV outpatients. Onkologie, 28: 623-627.

Rodrigues S, Attoub S, Nguyen Q D, et al. 2003. Selective abrogation of the proinvasive activity of the trefoil peptides pS2 and spasmolytic polypeptide by disruption of the EGF receptor signaling pathways in kidney and colonic cancer cells. Oncogene, 22 (29): 4488-4497.

Rosen P P, Lesser M L, Arroyo C D, et al. 1995. Immunohistochemical detection of HER2/neu in patients with axillary lymph node negative breast carcinoma. A study of epidemiologic risk factors, histologic features, and prognosis. Cancer, 75 (6): 1320-1326.

Sachsenmaier C, Sadowski H B, Cooper J A, et al. 1999. STAT activation by the PDGF receptor requires juxtamembrane phosphorylation sites but not Src tyrosine kinase activation. Oncogene, 18 (24): 3583-3592.

Saito K, Iwashita J, Murata J, et al. 2006. The tyrosine kinase inhibitor AG490 inhibits growth of cancer cells and activates ERK in LS174T and HT-29 cells. Anticancer Res, 26: 1085-1090.

Satio K, Tsuchihara K, Fujii S, et al. 2007. Autophagy is activated in colorectal cancer cells and contributes to the tolerance to nutrient deprivation. Cancer Res, 67: 9677-9684.

Sequist L V, Lynch T J. 2008. EGFR tyrosine kinase inhibitors in lung cancer: an evolving story. Annu Rev Med, 59: 429-442.

Shah Y M, Rowan B G. 2005. The Src kinase pathway promotes tamoxifen agonist action in Ishikawa endometrial cells through phosphorylation-dependent stabilization of estrogen receptor (alpha) promoter interaction and elevated steroid receptor coactivator 1 activity. Mol Endocrinol, 19: 732-748.

Shao D D, Xue W, Krall E B, et al. 2014. KRAS and YAP1 converge to regulate EMT and tumor survival. Cell, 158 (1): 171-184.

Show M D, Hill C M, Anway M D, et al. 2008. Phosphorylation of mitogen activated protein kinase 8 (MAPK8) is associated with germ cell apoptosis and redistribution of the BCL2 modifying factor (BMF). J Androl, 29 (3) 338-344.

Stabile L P, Lyker J S, Gubish C T, et al. 2005. Combined targeting of the estrogen receptor and the epidermal growth factor receptor in non-small cell lung cancer shows enhanced antiproliferative effects. Cancer Res, 65: 1459-1470.

Tagaya Y, Burton J D, Miyamoto Y, et al. 1996. Identification of a novel receptor/signal transduction pathway for IL-15/T in mast cells. EMBO J, 15 (18): 4928-4939.

Tallquist M D, Klinghoffer R A, Heuchel R, et al. 2000. Retention of PDGFR-beta function in mice in the absence of phosphatidylinositol 3'-kinase and phospholipase Cgamma signaling pathways. Genes Dev, 14 (24): 3179-3190.

Thomadaki H, Talieri M, Scorilas A. 2007. Prognostic value of the apoptosis related genes BCL2 and BCL2L12 in breast cancer. Cancer Lett, 247: 48-55.

Wang Y, Kreisberg J I, Ghosh P M. 2007. Cross-talk between the androgen receptor and the phosphatidylinositol 3-kinase/Akt pathway in prostate cancer. Curr Cancer Drug Targets, 7: 591-604.

Wiener J R, Nakano K, Kruzelock R P, et al. 1999. Decreased Src tyrosine kinase activity inhibits malignant human ovarian cancer tumor growth in a nude mouse model. Clin Cancer Res, 5 (8): 2164-2170.

Wilks A F, Oates A C. 1996. The JAK/STAT pathway. Cancer Surv, 27: 139-163.

Wisniewski D, Lambek C L, Liu C, et al. 2002. Characterization of potent inhibitors of the Bcr-Abl and the c-kit receptor tyrosine kinases. Cancer Res, 62 (15): 4244-4255.

Yang S H, Mechanic L E, Yang P, et al. 2005. Mutations in the tyrosine kinase domain of the epidermal growth factor receptor in non-small cell lung cancer. Clin Cancer Res, 11: 2106-2110.

Yarden Y. 2001. Biology of HER2 and its importance in breast cancer. Oncology, 61 Suppl 2: 1-13.

Yezhelyev M V, Koehl G, Guba M, et al. 2004. Inhibition of SRC tyrosine kinase as treatment for human pancreatic cancer growing orthotopically in nude mice. Clin Cancer Res, 10: 8028-8036.

Yoeli-Lerner M, Toker A. 2006. Akt/PKB signaling in cancer: a function in cell motility and invasion. Cell Cycle, 5: 603-605.

Yu J, Deuel T F, Kim H R, et al. 2000. Platelet-derived growth factor (PDGF) receptor-alpha activates c-Jun NH2-terminal kinase-1 and antagonizes PDGF receptor-beta -induced phenotypic transformation. J Biol Chem, 275 (25): 19076-19082.

Zhang X S, Zhu X F, Qian C N, et al. 2002. Variable sensitivity of endothelial cells to epirubicin in xenografts of human nasopharyngeal carcinoma CNE2 cells. Cancer biology & therapy, 1 (3): 263-265.

Zhang X S, Zhu X F, Zeng Y X, et al. 2001. Multiple drug resistance phenotype of human endothelial cells induced by vascular endothelial growth factor 165. Acta Pharmacol Sin, 22 (8): 731-736.

Zhou J M, Zhu X F, Pan Q C, et al. 2003. Manumycin inhibits cell proliferation and Ras signal transduction pathway in human heptocellular carcinoma cells. Int J Mol Med, 11 (6): 767-771.

Zhu X F, Liu Z C, Xie B F, et al. 2001. EGFR tyrosine kinase inhibitor AG1478 inhibits cell proliferation and arrests cell cycle in nasopharyngeal carcinoma cell line CNE2. Cancer Letters, 169 (1): 27-32.

Zhu X F, Zhang X S, Zeng Y, et al. 2000. Apoptosis induced by ceramide in heptacellular carcinoma cell Bel7402. Acta Pharmacologica Sinica, 21 (3): 225-228.

第四节　抗肿瘤分子靶向药物

许多肿瘤中存在信号转导途径的异常，如上皮细胞肿瘤中常见 EGFR 家族受体的过度表达，胶质瘤中常见 PDGFR 家族受体的过度表达，慢性粒细胞白血病常见 BCR/ABL 的激活等。这些受体的过表达或生长因子的过表达会使受体过度激活及胞内激酶突变激活等，导致其下游信号途径的增强，最终导致细胞的转化、增殖并可抵抗细胞凋亡、促进细胞生存，使其与肿瘤的发生、发展密切相关。靶向信号转导途径的抗肿瘤药物已取得了巨大的突破，如针对 HER2 受体的人源化抗体 Herceptin 已被美国 FDA 批准用于 HER2 过表达的乳腺癌的治疗、针对 EGFR 酪氨酸激酶的 Iressa 治疗非小细胞肺癌、针对 BCR/ABL 的 Glivec 治疗慢性粒细胞白血病等，且都在临床上取得了良好的疗效。本章将重点介绍已上市或已处于临床试验后期的抑制剂的研究进展。

一、受体型蛋白酪氨酸激酶抑制剂

蛋白酪氨酸激酶（tyrosinekinase, TK）可分为跨膜的受体型和胞浆内的非受体型两种，受体 TK 将胞外信号传导到细胞内，非受体激酶完成胞内的信号转导。酪氨酸激酶在肿瘤的发生发展过程中起着非常重要的作用，以酪氨酸激酶为靶点进行药物研发已成为国际上抗肿瘤药物研究的热点。抑制 TK 主要通过两种途径，即单克隆抗体和小分子酪氨酸激酶抑制剂。近年来针对 EGFR/HER2/HER3、VEGF/VEGFRs、PDGF/PDGFRs、HGF/Met 和 ALk 等受体型酪氨酸激酶已有多个药物上市。

1. EGFR/HER2/HER3 酪氨酸激酶抑制剂

表皮生长因子受体（EGFR）家族包括 HERI（ErbB1）、HER2（ErbB2）、HER3（ErbB3）和 HER4（ErbB4）。此类受体是细胞外信号传递到细胞内的重要枢纽，在信号传导、细胞增殖、分化，以及各种调节机制中发挥重要作用。其高表达于多种上皮细胞肿瘤，如非小细胞性肺癌、乳腺癌、头颈癌、膀胱癌、胃癌、前列腺癌、卵巢癌、胶质细胞瘤等。

1）西妥昔单抗（Cetuximab，ImC-C225）

西妥昔单抗是针对 EGFR 受体胞外区的嵌合型小鼠单克隆抗体。已被美国 FDA 批准单用或与伊立替康（irinotecan）联用于表皮生长因子受体过度表达的、对以伊立替康为基础的化疗方案耐药的转移性直肠癌的治疗。ImC-C225 是通过将单克隆抗体 C225 的重、轻链与人 κ 轻链和人 R 重链复合表达而成。人鼠嵌合型抗体 C225 与 EGFR 受体结合亲和性高，能阻止配体与 EGFR 受体结合，阻断配体诱导的酪氨酸激酶活性，刺激受体的内化。ImC-C225 干扰 EGF 配体自分泌途径导致细胞周期演进障碍，即 G_1 停止，同时伴随 p27 的上调。在某些细胞中，ImC-C225 能诱导细胞凋亡。临床前研究表明，ImC-C225 能诱导裸鼠体内建立的 EGFR 过表达肿瘤的完全缓解。体内这些抗瘤作用是通过细胞稳定（cytostatic）作用，而非细胞毒性（cytotoxic）作用，体内增强抗瘤作用还与抑制血管生长部分相关，在过度表达 EGFR 受体的肿瘤细胞中，ImC-C225 能抑制 VEGF 的产生。ImC-C225 在体内诱导肿瘤缓解涉及免疫或炎症反应（Fc 中介）。此外，ImC-C225 已经呈现出减少肿瘤细胞的转移潜能。临床前研究表明 ImC-C225 能增强顺铂、阿霉素和紫杉醇等的抗瘤作用。ImC-C225 还是一个强力的放疗增敏剂，Bonner 等的研究表明，ImC-C225 与放疗合用，处理不能切除的头颈肿瘤，15 例 100% 有效，13/15 例完全缓解；随访 17 个月，仍无法计算出中位生存期。

2）帕尼单抗（又称为 Panitumumab，ABX-EGF Vectibix）

帕尼单抗是靶向表皮生长因子受体（EGFR）的单克隆抗体，已被美国 FDA 批准用于临床治疗对标准化疗无效的转移性直肠癌患者。

Panitumumab 是第一个完全人源性的、针对 EGFR 的 IgG2 单克隆抗体，如同 Cetuximab（Erbitux），它针对 EGFR 胞外配体结合域，其结果是 Panitumumab 与 EGFR 相结合，阻止了 EGFR 与 EGF 或 TGF-α 的结合，从而阻断肿瘤细胞内增殖、生存的主要下游信号途径。Panitumumab 的抗肿瘤活性在体外和体内试验中均得到证实，并且在大量恶性肿瘤模型中（特别是肺癌、肾癌和结直肠癌）均已观察到肿瘤生长受到抑制。临床试验结果表明，Panitumumab 有望治疗已扩散到身体其他部位的结肠直肠癌。比利时 Ghent 大学医院的研究人员随机选取了 463 例患者进行研究，结果发现服用了 Panitumumab（静脉注射 6mg/kg，每两周）并在每两周接收辅助治疗的患者（231 人）要比只接收辅助治疗的患者的肿瘤扩散率下降 46%。在第 24 周，服用 Panti-mumab 的患者的存活人数和无进展人数约是只接收辅助治疗的人数的 4 倍。在第 32 周，服用 Pantimumab 的患者的存活数和无进展人数约为只接收辅助治疗组的 2 倍。药代动力学资料证明，作为一种完全人源性的制剂，Panitumumab 不会导致体内形成任何针对其本身的抗体。与 Erbitux 相比，Panitumumab 拥有更长的半衰期、更高的亲和性和更好的免疫耐受性。Panitumumab 每两周给药一次，Erbitux 为每周给药一次。

Panitumumab 是一种完全人源化抗体，而 Erbitux 是部分鼠源化抗体，显然 Panitumumab 的耐受性将更好。该药物最普通和最常见的副作用表现为皮疹，以及其他较轻的副作用，包括疲劳、呕吐和腹泻。

3）吉非替尼

吉非替尼（又名 Gefitinib，Iressa）是针对 EGFR 酪氨酸激酶的口服小分子抑制剂。Gefitinib 已被批准在日本和美国治疗不可手术或复发的非小细胞肺癌，尤其是 EGFR 上存在外显子 19 缺失或外显子 21（L858R）替代突变的患者。体外研究表明，Gefitinib 能抑制 EGFR 酪氨酸激酶磷酸化和 EGF 刺激的细胞增殖。Gefitinib 能破坏 CDK2 的调节作用，延长细胞周期进程。Gefitinib 诱导细胞周期停止于 G_1 期，同时 P27 明显上调和 CDK2 活性下降。Gefitinib 也抑制抗凋亡 AKT/NF-κB 途径。Gefitinib 处理后，抑制 TNF-α 诱导的 AKT 和 I-κB 磷酸化。另外，Gefitinib 显著地抑制 NF-κB 转录活性和 NF-κB 寡聚核苷酸结合，并抑制 P21 激活激酶 1 激活和 EGFR 诱导的细胞骨架结构的形成和体外侵袭等。此外，Gefitinib 抑制 EGF 诱导的血管生成因子 VEGF 和 IL-8 的形成，在体内也可抑制血管生成。Gefitinib 能增强大多数细胞毒类化疗药物的作用，而且并不依赖于肿瘤 EGFR 的表达水平。铂类药物单药对 A431、A549、LX-1 肺癌、TSU-PR1、PC-3 有很强的抑制作用，但与 Gefitinib 合用能使效果增强几倍。一些 A431 和 PC-3 肿瘤完全消退。尽管紫杉醇类药物单药能显著抑制 A431、LX-1、SKLC-16、TSU-PR1、PC-3 肿瘤的生长，但当与 Gefitinib 合用能导致部分或完全缓解。Gefitinib 使 A549 对阿霉素的敏感性增强 10 倍，与"健择"（Gemcitabine）合用既不增强也不减弱其细胞毒效应，但与长春碱类合用时病人的耐受性差。总的来说，ZD1839 对细胞毒类药物增强作用并不依赖于 EGFR 的表达水平。Sirotnac 等研究表明，Gefitinib 单药最大耐受量（150mg/kg）下在裸鼠体内诱导上皮细胞肿瘤 A431 部分缓解，对不同程度 EGFR 表达的肿瘤 A549、SKLC-16、TSU-PR1、PC-3 的抑制率为 70%～80%。对 EGFR 低水平表达的肿瘤 LX-1 的抑制率为 50%～55%。I 期临床研究结果显示 Gefitinib 在体内的半衰期为 27～41h，患者对其耐受性很好，最常见的毒副作用为皮肤红疹、恶心、呕吐和腹泻，且这些毒副作用均易处理。对 64 例肿瘤病人的研究表明，最大耐受剂量为 700mg/d，此剂量使血浆浓度达到体外＞90% 抑制作用的浓度。临床研究表明对化疗失败的 210 例非小细胞肺癌患者口服 250mg/d 和 500mg/d 的 Gefitinib，有效率分别为 18.4% 和 19%，病情稳定率为 36% 和 32.4%，中位无进展期为 2.7 个月和 2.8 个月。另外，两组的症状改善率分别为 40% 和 37%。

4）厄洛替尼

厄洛替尼（又名 Erlotinib，Tarceva）是 EGFR 受体酪氨酸激酶抑制剂，2005 年被 FDA 批准可试用于两个或两个以上化疗方案失败的局部晚期或转移的非小细胞肺癌的三线治疗。研究表明 Erlotinib 对 EGFR 受体酪氨酸激酶抑制的 IC_{50} 值为 2nmol/L，为一可逆性的 ATP 竞争性抑制剂。用 Src、Abl、胰岛素、胰岛素样的酪氨酸激酶作对照，发现该抑制剂对 EGFR 受体酪氨酸激酶的选择性超过 1000 倍。Tarceva 在体外对 EGFR 过表达肿瘤细胞受体的自身磷酸化有明显抑制作用，其 IC_{50} 值为 20nmol/L。同时发现该抑制剂在体内外对 EGFR 过表达的上皮细胞肿瘤 HN5 和 A431 肿瘤具有明显抑制作用，其对肿瘤生长的抑制与其对 EGFR 磷酸化的抑制一致。II 期和 III 期临床试验表明，Tarceva 在 150mg/天治疗化疗耐受的非小细胞肺癌、卵巢癌、头颈癌的抗瘤活性中等。主要毒副作用是皮肤红疹和腹泻。Tarceva 对 57 例化疗耐药的非小细胞肺癌患者的完全缓解率为 1.8%，部分缓解率为 14%，病情稳定达 26%。中位生存期为 37 周，1 年生存率为 48%。Tarceva 处理 124 例化疗耐药的头颈癌患者，部分缓解率 6%，病情稳定为 40%。Tarceva 对 34 例化疗耐药的卵巢癌，部分缓解为 6%，病情稳定为 50%。

5）曲妥珠单抗

曲妥珠单抗（又名 Herceptin）是由美国加州 Genentech 公司开发，针对 HER2 的重组人源化单克隆抗体，它通过将自己附着在 HER2 的胞外区来阻止人体表皮生长因子在 HER2 上的附着，从而阻断癌细胞的生长。适用于 HER2 过度表达的转移性乳腺癌患者，也适用于 HER2 过度表达的转移性胃癌患者。临床研究的结果表明，在治疗转移性 HER2 过表达的乳腺癌中，单药的完全缓解率为 5%，部分缓解率为 18%，与化疗药物合用的有效率为 57%～64%。在一项随机（1：1）、对照、开放的多中心 III 期临床试验中比较了曲妥珠单抗联合卡培他滨或 5-FU 和顺铂治疗 HER2 过度表达的转移性胃癌患者的安全有效性。结果显示，与单独化疗相比，化疗方案（氟尿嘧啶和顺铂）中增加曲妥珠单抗治疗 HER2 阳性转移性胃癌患者，总生存期得到改善（中位生存期 13.8 个月 vs 11.1 个月），FP＋H 组的死亡风险较 FP 组降低了 28%（HR 0.74；95% CI [0.60～0.91]）。

6）帕妥珠单抗

帕妥珠单抗（又名 Pertuzumab）也是由美国加州 Genentech 公司开发，是第一个被称作"HER 二聚化抑制剂"的单克隆抗体，通过结合 HER2，阻滞了 HER2 与其他 HER 受体的杂二聚，从而减缓了肿瘤的生长。Pertuzumab 在 2012 年被批准用于晚期或转移性 HER2 阳性乳癌患者的治疗。2013 年 9 月，FDA 加速批准该药用于早期乳腺癌患者完整治疗方案的一部分（术前新辅助治疗）。这是被 FDA 批准的第一个乳腺癌新辅助治疗药物。在一组临床试验中，研究者发现当单独应用帕妥珠单抗测试时，它只表现了适度的抗肿瘤活性。然而，当同赫赛汀联合时则显示了其协同作用。帕妥珠单抗单药治疗期间，客观反应率（ORR）和 CBR 分别为 3.4% 和 10.3%。同时接受了曲妥珠单抗治疗的患者，ORR 和 CBR 分别为 17.6% 和 41.2%。无进展生存时间联合用药高于帕妥珠单抗单药治疗（分别为 17.4 周和 7.1 周）。而在另一组 CLEOPATRA 试验中，同单纯曲妥珠单抗＋多西他赛相比，加用帕妥珠单抗后，患者的无进展生存率明显升高（18.5：12.4 个月；危险比 0.62；$p < 0.001$）。专家解释虽然帕妥珠单抗和曲妥珠单抗都是通过刺激细胞介导细胞毒性的单克隆抗体，但却作用在 HER2 不同位点上。由于二者具有轻度不同的作用机理，二者合用能更全面地封锁 HER2 信号，产生更强的抗肿瘤活性。

7）拉帕替尼

拉帕替尼（又称 Lapatinib，GW572016）是一种新型的靶向双重酪氨酸激酶的口服小分子抑制剂，于 2007 年 3 月 13 日获美国 FDA 批准上市，与抗癌药物卡培他滨联合用于治疗晚期 II 型表皮生长因子受体（HER2）阳性乳癌患者。

Lapatinib 能有效抑制 EGFR 和 HER2 酪氨酸激酶活性，其作用机制为抑制细胞内的 EGFR 和 HER2 的 ATP 位点，阻止其磷酸化和激活，并通过与 EGFR 和 HER2 的同质和异质二聚体结合来阻断下游信号分子，如 p-ERK、p-Akt 和 CyclinD，从而干预肿瘤细胞的增殖和分化等过程。体外研究结果显示，Lapatinib 对纯化 HER1 和 HER2 的半数抑制浓度分别为 10.2nmol/L 和 9.8nmol/L，其对 HER1 和 HER2 的选择性是其他激酶的 300 倍。研究发现，Lapatinib 除了对 HER-2 过表达乳腺癌细胞系的生长抑制作用明显外，还能明显抑制 EGFR 和（或）HER-2 过表达的肿瘤细胞株 HN5、A-431、BT474、CaLu-3 和 N87 的生长，其 IC_{50} 值均小于 $0.2\mu mol/L$。另外，在 HN5 和 BT474 细胞裸鼠移植瘤模型上 Lapatinib 也取得了较好的抑瘤率。

在临床研究过程中，Lapatinib 与赫赛汀无交叉耐药。与分子较大的赫赛汀相比，小分子的 Lapatinib 可以通过血脑屏障，在一项 II 期临床研究中，Lapatinib 显示出可在一定程度上缩小乳腺癌脑转移灶。临床试验还显示，对于那些已对罗氏的赫赛汀（Herceptin）产生耐药性的 HER2 型乳癌患者，这种新药有很好的临床效果。在一项国际多中心 III 期临床研究中，研究人员比较了 Lapatinib 和卡培他滨联合治疗与卡培他滨单药治疗在赫赛汀治疗失败患者中的疗效，结果表明，联合治疗组患者肿瘤再次生长的中位时间为 8.5 个月，有效率为 44%，而单药治疗组患者肿瘤再次生长的中位时间为 4.4 个月，有效率为 29%，可见卡培他滨与 Lapatinib 联用治疗乳腺癌的疗效要好于单独用卡培他滨。而在另一项 III 期临床研究中，研究者观察了 Lapatinib 对转移性肾癌的疗效。结果表明，与对照组相比，Lapatinib 能延长 EGFR（3+）患者肿瘤再次生长的中位时间。

8）阿法替尼

阿法替尼（又名 Gilotrif，afatinib，BIBW2992）是靶向 EGFR 和 HER2 酪氨酸激酶的第二代强效、不可逆的双重抑制剂。于 2013 年获 FDA 批准上市，适用于晚期非小细胞肺癌（NSCLC）的一线治疗及 HER2 阳性的晚期乳腺癌患者，尤其是存在 EGFR 外显子 19 缺失（del19）或外显子 21（L858R）替代突变的转移性 NSCLC 患者。BIBW2992 对 EGFR 和 HER2 的 IC_{50} 值分别为 0.5 nmol/L 和 14 nmol/L。对野生型和突变型的 EGFR 都有效，包括 T790M 突变体。在 NSCLC 细胞系的研究显示，BIBW2992 的抗瘤活性强于 Gefitinib、Erlotinib 和 Lapatinib，这些细胞系包括 EGFR 野生型表达、L858R 突变的细胞和 Erlotinib 抵抗的 $T790M$ 突变的细胞。BIBW2992 的体外 IC50 远小于最大血浆药物浓度（300 nmol/L），对 EGFR 抵抗的突变的 D770-771insNPG 和突变体缺失（EGFRvIII）都有活性。BIBW2992 有效地阻断 NSCLC 细胞系 NCI-H1781 增殖，该细胞表达 HER2 激活突变 776insV。Bean 等研究显示，BIBW2992 对一种新的次级突变 $T854A$ 也是有活性的，这种突变对可逆性 EGFR TKIs 抵抗。BIBW2992 对 $L858R/T790M$ 双突变的人类 NSCLC 肿瘤移植模型和小鼠肺癌模型均有效。

BIBW2992 的 I 期临床试验报道，入组 53 例患者，其中 15 例为 NSCLC，剂量为 50 mg/d。剂量限制性毒性反应为 III 度呼吸困难（1 例）及 III 度皮疹（2 例），最常见的副反应是腹泻及皮疹。15 例 NSCLC 患者中，总的药物反应率为 20%（3/15）。BIBW2992 的 II 期临床研究表明，对于具有突变 EGFR 的 NSCLC 患者，BIBW2992 具有对第一代酪氨酸激酶抑制剂耐受肿瘤的抗瘤活性的潜力。这是由于其对 EGFR 和

HER2 的唯一的、不可逆的双重抑制作用。不过,尽管迄今各种研究结果已经表明 BIBW2992 对遗传突变的肺癌患者具有特定的疗效,但还需要对其开展更深入的研究。而另一项Ⅲ期临床研究 LUX-Lung 3 的结果显示,肺癌患者接受 BIBW2992 这一新型化合物的一线治疗可使患者在肿瘤重新开始生长之前的生存时间达到将近一年[无进展生存期(PFS)为 11.1 个月],而接受标准化疗(培美曲塞/顺铂)的患者则为稍超过半年(PFS 为 6.9 个月)。值得重视的是,在那些伴有最为常见的 EGFR 突变类型(del19 和 $L858R$,占所有 EGFR 突变的 90%)的患者中,接受 Afatinib 治疗的患者的无进展生存期超过了一年(PFS 为 13.6 个月),而对照组患者则为稍超过半年(PFS 为 6.9 个月)。

9) 曲妥珠单抗

曲妥珠单抗(emtansine,又名 ado-trastuzumabemtansine,T-DMI,Kadcyla)是一种新型抗体药物,由曲妥珠单抗和小分子微管抑制剂 DM1 偶联而成,产生协同抗癌作用。于 2013 年被 FDA 批准用于既往接受过曲妥珠单抗或紫杉烷类药物治疗的 HER2 阳性的转移性乳腺癌患。DM1 是一种美坦辛(某些文献译为美登素,maytansine)衍生物,发现与 20 世纪 70 年代初期,通过与长春花位点结合,抑制微管蛋白聚集,但因其单用毒副作用大一直未被批准用于临床。T-DMI 是将 DM1 通过稳定的硫醚链接基团缀合于曲妥珠单抗而成。在一项 991 例患者临床研究中评价 T-DMI 的安全性和有效性,患者随机赋予接受 T-DMI 或拉帕替尼加卡培他滨。结果显示用 T-DMI 治疗患者中位无进展生存时间 9.6 个月与之比较用拉帕替尼加卡培他滨治疗患者 6.4 个月。T-DMI 组中位总生存为 30.9 个月和拉帕替尼加卡培他滨组 25.1 个月。

10) AZD9291 和 CO-1686

吉非替尼和厄洛替尼在临床治疗非小细胞肺癌病人中获得巨大成功,尤其是对 EGFR 外显子 19 缺失(del19)或外显子 21($L858R$)替代突变的转移性 NSCLC 患者。但其耐药问题也日益突出,耐药的主要原因是 EGFR $T790M$ 突变,约占耐药病人总数的 50%。AZD9291 和 CO-1686 就是分别由阿斯利康公司和克洛维斯肿瘤公司研发的选择性针对 EGFR $T790M$ 突变体的第三代 EGFR 抑制剂。激酶活性实验显示 AZD9291 对外显子 19 缺失型 EGFR、L858R/T790M EGFR 和野生型 EGFR 的 IC_{50} 分别为 12.92 nmol/L、11.44 nmol/L 和 493.8 nmol/L。一项临床Ⅰ期研究结果显示在 199 例 EGFR 突变晚期 NSCLC 患者中,51% 的患者对 AZD9291 有反应,肿瘤缩小;其中 89 例 $T790M$ 突变患者中,64% 的患者对 AZD9291 有反应。而 CO-1686 的临床Ⅰ期研究也显示 CO-1686 对携带 $T790M^+$ EGFR 突变的 NSCLC 具有良好的疗效和耐受性 EGFR-TKI。目前,这两种抑制剂的临床Ⅱ期研究正在进行中。

2. VEGFR/PDGFR 抑制剂

VEGF/VEGFR 是经典的血管生成信号通路,参与肿瘤周围新生内皮细胞的迁移、增殖和生成,对肿瘤周围血管生成起主要作用,阻断该信号通路,能够抑制实体瘤的生长和转移。血小板衍生性生长因子受体(platelet-derived growth factor receptor,PDGFR)家族主要有 PDGFR、CSF1R、KIT、FLK2 等成员组成。由于 PDGFRs 与 VEGFRs 的相似度较高,很多小分子药物是通过同时抑制 VEGFRs/PDGFRs 发挥抗瘤作用。

1）贝伐单抗

贝伐单抗（又名 Avastin，Bevacizumab，rhuMab-VEGF）是由 Genntech 公司开发的重组人源抗 VEGF 抗体，已于 2004 年 2 月被美国 FDA 正式批准用于转移性结肠癌的一线治疗药物。研究表明其抑制 VEGF 诱导的内皮细胞增殖和肿瘤生长。I 期临床研究表明 rhuMab-VEGF 是安全的。在一项 800 多例转移性结直肠癌的随机双盲临床试验中，一半病人接受 Irinotecan、5-FU/CF 治疗，一半病人接受 Irinotecan、5-FU/CF 联合 Avastin 治疗，有效率分别为 35％和 45％。Avastin 的严重副作用有肠穿孔、伤口愈合障碍、肺出血和内出血等，但非常罕见；另外，常见的副作用主要是高血压、疲倦、血栓、腹泻、白细胞下降、头痛、食欲下降和口腔炎等。

2）雷莫芦单抗

雷莫芦单抗（又名 Cyramza，Ramucirumab）是新型人源化的 IgG1 单克隆抗体，特异性地与 VEGF 受体 2 结合和阻断 VEGFR 配体、VEGF-A、VEGF-C 和 VEGF-D 与受体的结合。于 2014 年被 FDA 批准用于进展期胃癌或胃食管连接部腺癌患者，及转移性非小细胞肺癌患者的治疗，可单独或与紫杉醇联合应用。一项全球性Ⅲ期临床研究显示，Ramucirumab 与紫杉醇联合治疗组的中位总生存期为 9.6 个月，与之相比，紫杉醇单药治疗组患者为 7.4 个月，添加雷莫卢单抗后患者风险减少 19％。另一项纳入 355 例不能切除或转移的胃癌或胃食管结合部癌症患者的研究结果显示，Ramucirumab 治疗组患者中位总生存期为 5.2 个月，安慰剂组为 3.8 个月，风险比（HR）为 0.78（$p = 0.047$），且 Ramucirumab 治疗组无进展生存期也优于安慰剂组，分别为 2.1 个月和 1.3 个月，具有统计学显著意义。在另一项大宗的国际多中心Ⅲ期临床研究中，对比了 Ramucirumab 联合多西他赛和安慰剂联合多西他赛用于治疗既往经铂类为基础的化疗后疾病局部进展或远处转移的 NSCLC 患者的疗效。结果显示，Ramucirumab 组 OS 较安慰剂组延长 1.4 个月。Ramucirumab 组的中位 OS 和 PFS 均优于安慰剂组，中位 OS 分别为 10.5 个月 vs 9.1 个月（HR=0.857，$p=0.0235$），中位 PFS 分别为 4.5 个月 vs 3.0 个月（HR=0.762，$p<0.0001$）。

3）索拉非尼

索拉非尼（又称为 Sorafenib，Nexavar）是靶向丝氨酸/苏氨酸激酶和多种受体酪氨酸激酶的一种多靶点的小分子抑制剂，具有直接抑制肿瘤细胞的增殖和阻断肿瘤新生血管的形成两种抗肿瘤作用。美国 FDA 相继于 2005 年和 2006 年批准索拉非尼用于治疗晚期肾细胞癌和不能行手术的肝细胞癌，这是近十多年来世界上被批准的治疗晚期肾癌的第一个新药，也是医疗界第一次找到能够延长晚期肝癌患者生命的药物。

生长因子受体酪氨酸激酶活性增加、RAS 基因突变或过度表达、RAS 下游信号通路蛋白（如 B-RAF）突变都可导致 RAS/RAF/MEK/ERK 信号通路的过度激活，从而导致细胞的过度增殖，而人类多种肿瘤的发生和发展与这一信号通路的异常相关。索拉非尼是一种新型信号转导抑制剂，为一可逆性的 ATP 竞争性抑制剂。体外生物化学筛选实验结果表明，索拉非尼能通过抑制 RAF-1、野生型和突变的 B-RAF 丝氨酸/苏氨酸激酶的活性（IC_{50} 值分别为 6nmol/L、22nmol/L 和 38nmol/L），阻断 RAS/RAF/MEK/ERK 信号转导通路，直接抑制肿瘤细胞的生长；也能通过抑制 c-Kit、FLT3 和 RET 激酶的活性（IC_{50} 值分别为 68nmol/L、58nmol/L 和 47nmol/L）对肿瘤细胞的增殖产生直接的抑制作用；另外，索拉非尼还能抑制血管内皮生长因子受体 VEGFR-1（IC_{50}，26nmol/L）、VEGFR-2（IC_{50}，90nmol/L）、VEGFR-3（IC_{50}，20nmol/L）和血小板衍生生长因子受体 PDGFR-β（IC_{50}，57nmol/L），阻断肿瘤新生血管的形成和切断肿瘤细胞的营养供应，间接地抑制肿瘤细胞的生长。Wilhelm 等的研究表明，索拉非尼能明显抑制 *RAS* 或 *RAF* 基因存在突变的多种结直肠癌、前列腺癌和乳腺癌细胞的 ERK 途径，以及细胞内 VEGFR-2 和 VEGFR-3 的磷酸化水平。在体内实验中，索拉非尼 [7.5～60mg/(kg·d)，口服] 对人肿瘤的动物移植模型显示了广泛的抗肿瘤活性，包括结肠癌、非小细胞癌、乳腺癌、黑色素瘤、胰腺癌、白血病和卵巢癌模型，免疫组化或免疫印迹法均能检测到受试肿瘤模型内的 p-ERK 水平受到了抑制。此外，通过测定裸鼠瘤组织中微血管密度及 CD31 的表达情况，证实索拉非尼显著抑制了肿瘤新生血管的生成。

在一项全球、多中心、随机、双盲及安慰剂对照的 III 期临床研究中，903 例 Motzer 评分为中低度、过去 8 个月内经一次系统抗癌治疗失败的晚期肾透明细胞癌，以 1∶1 随机分组，451 例口服索拉非尼治疗（400mg，每日两次），452 例分入安慰剂组。中期分析时已发生 222 例死亡事件，结果表明两组的客观有效率分别为 10% 和 2%。索拉非尼组的无进展生存期较安慰剂组延长了一倍，分别为 5.8 个月和 2.8 个月，并且索拉非尼较安慰剂治疗显著改善了患者的生活质量。而在另一项肝癌的 II 期临床试验中，137 例患者接受了索拉非尼治疗（400mg，每日两次），结果 3 例患者（2.2%）获得 PR，46 例患者（33.6%）获得 SD 至少达 16 周以上，中位无进展生存期为 123 天，中位总生存率为 9.2 个月。其他的临床研究的初步结果表明，索拉非尼对黑色素瘤、非小细胞肺癌和卵巢癌等实体瘤均有一定的抗肿瘤作用。

4）舒尼替尼

舒尼替尼（又名 Sunitinib，Sutent，SU11248）是能够选择性地靶向多种酪氨酸激酶受体的口服小分子抑制剂，具有中止向肿瘤细胞供应血液的抗血管形成和直接攻击肿瘤细胞的两种抗肿瘤作用机制。该药已于 2006 年 1 月被美国 FDA 正式批准应用于临床治疗胃肠道间质肿瘤（GIST）和晚期肾细胞癌（MRCC），并于 2007 年被欧盟批准为转移性肾细胞癌的一线用药。FDA 发布的新闻公报称，这是该机构首次批准能同时治疗两种疾病的抗癌药物。由于它是第一个能够选择性地针对多种酪氨酸激酶受体的新型靶向药物，相对于更高选择性的激酶抑制剂，它的多靶点协作既具有可以接受的毒性，又大大提高了抗癌活性。这代表了新一轮靶向疗法的问世，使癌症治疗又向前迈出的重要一步。

目前已明确舒尼替尼的作用靶点有血管内皮生长因子受体（VEGFR1、VEGFR2、VEGFR3）、血小板衍生生长因子受体（PDGFRα 和 PDGFRβ）、干细胞因子受体（KIT）、类 Fms 酪氨酸激酶-3（FLT3）、胶质细胞源性神经营养因子受体（RET）及集落刺激因子 I 受体（CSF-IR）等。这些受体与肿瘤生长、病理性血管生成和癌症转移过程密切相关。大分子与小分子对接实验表明，舒尼替尼与 ATP 竞争结合于野生型或突变的受体酪氨酸激酶的 ATP 结合袋中，使 ATP 不能与此激酶的 ATP 位点相结合，从而抑制该激酶的活性，并阻断其下游信号转导途径。在体外，生物化学筛选实验显示舒尼替尼对这些激酶具有明显的抑制作用，其 IC_{50} 为 0.01～0.25μmol/L，细胞学实验显示舒尼替尼不但能抑制 VEGF、SCF 和 PDGF 诱导的多种肿瘤细胞的增殖，并能诱导人脐静脉上皮细胞凋亡。Mendel 等的研究表明，舒尼替尼［40mg/(kg·d) 或 80mg/(kg·d)］在裸鼠体内能明显缩小 HT-29、A431、Colo205、H460、ST-763T、A375 和 MDA-MB-435 等多种人肿瘤细胞的移植瘤的体积，其抑瘤率达 70%～90%，而且当舒尼替尼在裸鼠体内的血浆浓度达到 50～100ng/ml 时，即能抑制 PDGFR-β 和 VEGFR2 的磷酸化水平。

由于 GIST 患者中 85% 有 *KIT* 基因突变，5%～7% 有 *PDGFRα* 基因突变，*VEGFR* 和 *PDGFR* 基因突变在 MRCC 病理形成中起着关键作用，因此在随后的临床试验中，舒尼替尼显示了显著的疗效。在由哈佛大学 Dana-Farber 癌症研究所 George Demetri 教授主持的一项有 312 例对标准药物伊马替尼耐药或不耐受的 GIST 患者参加的多中心随机 III 期临床研究中，207 例患者服用舒尼替尼（口服 50mg/d，用药 4 周，每 6 周重复），其余 105 例患者服用安慰剂，结果显示舒尼替尼大大延缓了肿瘤的发展，用药组的患者肿瘤进展中位时间（TTP）为 28.4 周，而使用安慰剂组的为 7 周，并使死亡的危险（与安慰剂相比）减少了大约 50%。此外，I 期和 II 期 GIST 研究的长期随访数据显示，舒尼替尼可使那些尽管进行过其他标准治疗但癌症仍有进展的患者的总体存活时间延长至将近 20 个月。此外，所有患者的中位肿瘤发展时间为 7.8 个月，有些特定的次类别患者的受益程度甚至大大超过对伊马替尼的预期。

在转移性肾细胞癌临床研究中，舒尼替尼也显示了良好的疗效。肾细胞癌（RCC）的发病率居泌尿生殖系肿瘤的第二位，且呈上升趋势，手术是治疗 RCC 的有效方法，但 65% 的患者术后出现复发或转移，对放化疗敏感性不高，目前 IL-2 和（或）IFN-α 与化疗是公认的第一线方案，但只有少数患者受益，故急需新的治疗策略。由美国 Memorial Sloan-Kettering Cancer Center 中心 的 Motzer 博士主持的两项多中心 II 期临床研究的数据显示，罹患耐药性肾细胞癌即肾癌的患者在接受舒尼替尼治疗后，有很高的应答率，延迟了肿瘤的发展。一项由舒尼替尼治疗 63 例曾用细胞因子（IFN-α 和 IL-2）治疗失败或因不良反应不能耐受的 MRCC 患者的研究显示，63 例中 25 例（40%）PR、17 例（27%）SD 持续时间大于或等于 3 个月，TTP 为 8.7 个月（95%CI：5.5～10.7 个月），中位总生存期（PFS）为 16.4 个月，且耐受良好。而另一项舒尼替尼治疗 106 例一线治疗无效的 MRCC 患者，剂量方案如前，可评价疗效的 105 例患者中，36 例达 PR（34%，95%CI：25～44%），中位 PFS 为 8.3 个月（95%CI：7.8～14.5 个月），提示舒尼替尼治疗有效。在此基础上，Motzer 博士随后开展了大型 III 期临床研究，将舒尼替尼作为一线抗癌药物来治疗透明细胞转移性 RCC 患者，评价舒尼替尼与一线用药 IFN-α 的疗效。750 例患者中，随机选 375 例使用舒尼替尼（口服 50mg/d，用药 4 周，每 6 周重复），375 例使用 IFN-α 治疗（皮下注射，9MU，每周 3 次），结果显示，舒尼替尼治疗组的患者客观应答率为 44%，RR 为 31%，中位 TTP 为 11 个月，而 INF-α 治疗组的患者客观应答率为 11%，RR 为 6%，中位 TTP 为 4 个月，且舒尼替尼治疗组的患者总体耐受性好，中断治疗率低于干扰素治疗组（6% vs 9%），很少有患者因与治疗相关的不良反应而中断治疗（6% vs 9%）。

5）帕唑帕尼

帕唑帕尼（又名 Votrient）是靶向 VEGFR-1、VEGFR-2、VEGFR-3、PDGFRα

和 PDGFRβ、纤维母细胞生长因子受体（FGFR）-1 和-3、细胞因子受体（Kit）、白介素-2 受体可诱导 T 细胞激酶（Itk）、白细胞-特异性蛋白酪氨酸激酶（Lck）和穿膜糖蛋白受体酪氨酸激酶（c-Fms）的一种多酪氨酸激酶抑制剂。已被 FDA 批准用于晚期肾细胞癌既往接受化疗的晚期软组织肉瘤患者的治疗。在一项纳入了 369 名既往接受化疗的晚期软组织肉瘤病人的研究中，病人随机分配接受 Votrient 或安慰剂治疗。主要终点是无进展生存期，Votrient 为 4.6 个月，安慰剂组为 1.6 个月。

6）阿帕替尼

阿帕替尼（又名 apatinib，YN968D1），2014 年 12 月 13 日，中国自主研制的用于治疗晚期胃癌的小分子靶向药物"甲磺酸阿帕替尼片"获得国家食品药品监管局批准上市。这是全球第一个在晚期胃癌被证实安全有效的小分子抗血管生成靶向药物，也是晚期胃癌标准化疗失败后，明显延长生存期的单药。Apatinib 选择性与 VEGF2 结合并对其进行抑制作用，IC_{50} 为 1nmol/L。Apatinib 也有效抑制 Ret、c-kit 和 c-src 的活性，IC_{50} 分别为 0.013 μmol/L、0.429 μmol/L 和 0.53 μmol/L。

7）ABT-869

ABT-869 是一种结构新颖的 ATP 竞争性的多靶点受体酪氨酸激酶抑制剂，靶向抑制 Fms 样酪氨酸激酶-3、c-Kit、VEGFR 和 PDGFR 家族所有成员（如对于 KDR，IC_{50} 为 4nmol/L，PDGFRβ IC_{50} 为 2nmol/L，KDR IC_{50} 为 4nmol/L，CSF-1R IC_{50} 为 7nmol/L），但对其他受体酪氨酸激酶类、可溶性酪氨酸激酶和丝/苏氨酸激酶活性抑制作用较差（IC_{50} > 1μmol/L）。阻断 VEGF 刺激的内皮细胞增殖的 IC_{50} 为 0.2nmol/L。

ABT-869 的抗增殖作用和凋亡诱导效应依赖于激酶的突变，如 FLT3 在 AML 中的突变。ABT-869 对 FLT3 野生型细胞不敏感。在白血病 MV-4-11 和 MOLM-13 细胞系，ABT-869 抑制 FLT3、STAT 5 和 ERK 的磷酸化及 Pim-1 的表达（IC_{50} 为 1～10nmol/L），ABT-869 抑制 MV-4-11 和 MOLM-13 细胞的增殖，IC_{50} 分别是 4nmol/L 和 6nmol/L。ABT-869 对正常造血祖细胞达到 1000nmol/L 时仍无有意义的效应，而对 AML 患者的 FLT3-ITD 和 wt-FLT3 的原代细胞克隆形成具有明显抑制作用，IC_{50} 分别是 100nmol/L 和 1000nmol/L。体内试验表明，ABT-869 剂量依赖性地抑制 MV-4-11 和 MOLM-13 移植瘤的生长，并提高其生存率。在 MV4-11-R 移植瘤模型中，联合 IDR E804 与 ABT-869 具有更加强大的治疗作用。另一组研究显示，ABT-869 对 AML 的 FLT3-ITD 具有很强的作用，下调 CyclinD 和 CyclinE，上调 p21 和 p27 的表达，通过下调 Bcl-X_L、上调 BAK、BID 和 BAD 诱导细胞凋亡。在细胞系和原代细胞中都发现，ABT-869 以一种序列依赖的方式与化疗药阿糖胞苷和阿霉素协同作用。

研究发现，ABT-869 在酶和细胞水平上都能有效地抑制集落刺激因子-1 受体激酶活性（colony-stimulating factor-1 receptor，CSF-1R），其 IC_{50} 均小于 20nmol/L。ABT-869 口服给药，一天两次，对人纤维肉瘤、乳腺癌、结肠癌、小细胞肺癌和胶质瘤移植瘤的 ED_{50} 为 1.5～5mg/kg。ABT-869 抑制尤文肉瘤两株细胞 A4573 和 TC71 的增殖，72h 的 IC_{50} 分别是 1.25μmol/L 和 2μmol/L，同时抑制 PDGFRβ、c-Kit 和 ERK1/2 的磷酸化。体内试验表明，ABT-869 抑制小鼠尤文肉瘤移植瘤生长，延长小鼠生存时间。研究还发现，STAT 通路的过度激活及 survivin 的过表达是其耐药的可能机制。

Ⅰ期临床试验已经完成，ABT-869 的副作用主要有疲劳、蛋白尿、血压升高、肌痛、皮肤毒性（手、脚水疱）。ABT-869联合其他化疗措施或mTOR抑制剂具有累加治疗效应，对实体瘤（包括肺癌和肝细胞癌）具有显著的治疗效应，并且副作用很小。ABT-869用于治疗肝癌目前处于Ⅲ期临床实验阶段。

8）凡德他尼

凡德他尼（又名Vandetanib，ZD6474）为口服的小分子多靶点酪酸激酶抑制剂（TKI），可同时作用于肿瘤细胞EGFR、VEGFR和RET酪氨酸激酶，还可选择性地抑制其他的酪氨酸激酶，以及丝氨酸/苏氨酸激酶，多靶点联合阻断信号传导，用于对髓质型甲状腺癌的治疗。对VEGFR2酪氨酸激酶的IC_{50}值为40nmol/L。对Fms样的酪氨酸激酶的IC_{50}为110nmol/L，对EGFR的IC_{50}值为500nmol/L。ZD6474明显抑制VEGF-A刺激的血管内皮细胞HUVEC的生长（IC_{50}值为60nmol/L），其对VEGF信号的选择性抑制在体内已被证明。ZD6474在2.5mg/kg下静脉注射能逆转VEGF诱导的低压改变（63%），但对FGF诱导的改变无影响。口服每天一次ZD6474（共14天）产生剂量依赖性增加，与VEGF信号和血管生成抑制相一致。ZD6474在50mg/kg/d剂量下在裸鼠体内也能抑制A549肿瘤新生血管生成。

3. HGF/c-Met抑制剂

c-Met由原癌基因c-Met编码，为受体酪氨酸激酶家族成员，配体为肝细胞生长因子（hepatocyte growth factor，HGF）。成熟的c-Met蛋白定位于细胞膜上，由50kDa的α亚基和140kDa的β亚基组成异二聚体，a亚基位于胞外，β亚基分为胞外区、跨膜区和胞内区，α亚基和β亚基的胞外区作为配体识别部位识别并结合HGF，而胞内部分具有酪氨酸激酶活性。HGF与c-Met结合后激活受体发生自身磷酸化，进而导致多种底物蛋白磷酸化，从而引起细胞内一系列信号传导，最终发挥HGF的生物学活性。现已证实许多肿瘤组织中都有c-Met的过度表达，且明显高于相对应的正常组织。当细胞过表达HGF或c-Met时可：①促进肿瘤细胞运动；②调节肿瘤细胞间的黏附作用；③促进ECM降解；④促进肿瘤血管生成从而导致细胞癌变，促进肿瘤细胞的生长、侵袭和转移。与其他生长因子受体一样，c-Met也是抗癌药研发的热门靶点。已经上市的c-Met抑制剂有克唑替尼、卡博替尼，但这两个分子抑制c-Met的同时还抑制了其他靶点。Onartuzumab、Tivantinib治疗非小细胞肺癌的III期临床失败及Rilotumumab治疗晚期胃癌的III期临床失败对选择性HGF/c-Met抑制剂的研发是个重大打击，可能需要寻找更好的患者筛选方法或适应证。

1）克唑替尼

克唑替尼（又名Crizotinib，PF-02341066）PF-2341066也是一种靶向于HGF/c-Met和间变巴性淋激酶（ALK）的双重受体酪氨酸激酶的强效抑制剂，已被FDA批准用于治疗ALK阳性的局部晚期和转移的非小细胞肺癌患者。PF-02341066是一种有效的c-Met和ALK抑制剂，在细胞试验中IC_{50}分别为11 nmol/L和24 nmol/L。与作用于c-Met相比，PF-2341066作用于VEGFR2和PDGFRβ RTKs，选择性高1000多倍，作用于IRK和Lck选择性高250多倍，作用于Tie2、TrkA和TrkB选择性高40～60倍。PF-2341066作用于RON和Axl RTKs时选择性为20～30倍。Crizotinib可阻断c-Met激酶及ALK激酶的活性，原因在于Crizotinib和c-Met激酶上的3个磷酸化位点的其中一个酪氨酸激酶相互作用，而ALK激酶也有类似的一个残基。细胞学实验显示

PF-2341066 有效抑制细胞增殖，伴随着使细胞周期停在 G_1/S 期，且诱导 ALK 阳性的 ALCL 细胞凋亡，IC_{50} 为 30 nmol/L，但是作用于 ALK 阴性的淋巴瘤细胞则无效果。PF-2341066 每天按 50 mg/kg 剂量处理可在多种裸鼠移植瘤模型如 NCI-H441 NSCLC 模型，Caki-1 RCC 模型，U87MG 恶性胶质瘤或 PC-3 前列腺癌移植瘤模型上发挥抑瘤作用，显著抑制肿瘤的生长。在一项来自 12 个国家的 136 例既往化疗失败的 ALK 阳性晚期 NSCLC 患者（93% 的患者至少接受过 2 个以上化疗方案的治疗）接受克唑替尼治疗后的研究结果显示，其 ORR 为 50%，包括 1 例完全缓解和 67 例部分缓解，中位治疗时间为 22 周，治疗 8 周时达到 79% 的客观反应率；中位缓解持续时间为 41.9 周。

2) 卡博替尼

卡博替尼（又名 Cabozantinib，XL184，BMS-907351）是多种受体酪氨酸激酶小分子抑制剂，主要以 c-Met 和 VEGFR2 酪氨酸激酶为靶点，抑制肿瘤的转移和血管生成。已获 FDA 批准用于不可手术切除的恶性局部晚期或转移性甲状腺髓样癌（MTC）的治疗。Cabozantinib 是一种有效的 VEGFR2 抑制剂，在无细胞试验中 IC_{50} 为 0.035 nmol/L，也能有效抑制 c-Met、Ret、Kit、Flt-1/3/4、Tie2 和 AXL，$IC50$ 分别为 1.3 nmol/L、4 nmol/L、4.6 nmol/L、12 nmol/L/11.3 nmol/L/6 nmol/L、14.3 nmol/L 和 7 nmol/L。Cabozantinib 的 II 期临床试验结果显示，该试验新药对多种晚期癌症具有较高的疾病控制率，并且可缩小甚至消除骨转移病灶。在对一组髓样甲状腺癌患者的 III 期临床试验中，与安慰剂相比，Cabozantinib 使患者的中位无进展生存期增加了 7.2 个月，增至 11.2。另有研究报道 50% 的厄洛替尼抵抗是由 *EGFR* 基因的外显子 20 中的 T790M 造成的，T790M 多伴有 *MET* 原癌基因的扩增，而 20% 的患者对 EGFR 酪氨酸激酶抑制剂的耐药性是由 *MET* 原癌基因的扩增造成的。在 2014 年 ASCO 年会上公布的一项 II 期试验的结果显示，对于以前应用厄洛替尼单药治疗后疾病进展的 EGFR 阳性非小细胞肺癌患者而言，厄洛替尼 + Cabozantinib 联合治疗具有抗肿瘤活性。该试验表明，加用 Cabozantinib 后，85% 的患者肿瘤的生长速率明显下降，EGFR 突变的患者对 EGFR 靶向治疗敏感，但是在临床缓解后他们通常会再次经历疾病进展和继发性耐药。

3) rilotumumab

rilotumumab（又名 AMG102）是一种全人源化 HGF/SF 单克隆抗体免疫球蛋白 G2，旨在抑制肝细胞生长因子/分散因子（HGF/SF）/MET 信号通路，有望减少癌细胞增殖、削弱存活信号、并阻止肿瘤细胞的迁移和浸润的能力。一项 40 例难治性晚期实体瘤患者的 I 期临床研究显示 rilotumumab 具有良好的耐受性。另一项 II 期临床研究对表阿霉素、顺铂、卡培他滨（ECX）加 rilotumumab 治疗的 MET 高表达局部晚期或转移性胃癌或食管癌患者的研究发现高 MET 表达与 ECX 治疗患者不良预后相关。但 2014 年 11 月安进（Amgen）公司宣布终止 rilotumumab 晚期胃癌 III 期临床项目，因为审查发现，与单独化疗组相比，rilotumumab + 化疗联合治疗组死亡病例数增加。这意味着，组合疗法实际上使患者病情更糟。

4) Foretinib

Foretinib（又名 GSK1363089）是一种 ATP 竞争性的 HGFR 和 VEGFR 抑制剂，对 Met 和 KDR 作用最强，在体外激酶试验中 IC_{50} 分别为 0.4 nmol/L 和 0.9 nmol/L。

对 Ron、Flt-1/3/4、Kit、PDGFRα/β 和 Tie-2 作用效果稍弱，对 FGFR1 和 EGFR 几乎没有抑制活性。临床前研究显示，Foretinib 通过直接影响细胞增殖、抑制肿瘤细胞入侵和血管生成抑制 HGF 和 VEGF 受体介导的肿瘤生长。业已认为，乳头状肾细胞癌（PRCC）患者的 MET 基因会出现激活突变或扩增。在一项 Foretinib 用于乳头状肾细胞癌患者的临床 II 期试验结果显示，Foretinib 对于晚期乳头状肾细胞癌患者具有活性，并且其毒性可控，这项研究共招募了 74 例患者，患者总缓解率为 13.5%，平均无进展存活期为 9.3 个月，而且出现胚系 *MET* 基因突变为病情缓解情况的强预测因素（10 例患者中 5 例存在胚系 *MET* 基因突变 vs 57 例患者中有 5 例患者不存在胚系 *MET* 基因突变）。目前 Foretinib 对非小细胞肺癌患者的 II 期临床研究正在进行中。

4. ALK 抑制剂

ALK 基因位于 2p23，*ALK* 基因的多个外显子之间通常会有一些其他的基因融合其中从而会产生致瘤作用的融合蛋白，目前发现的可能会与 *ALK* 基因融合的其他基因有 10 多种。*EML*4 基因位于 2p23，与 *ALK* 基因相隔约 10mb 距离，这两个基因的倒位融合 *EML*4-*ALK* 融合基因可见于多种肿瘤，如间变性大细胞、淋巴瘤、炎性成肌纤维细胞瘤、成神经细胞瘤和 NSCLC 等。*EML*4-*ALK* 融合基因通过融合伴侣的胞外螺旋结构域，使两个 EML4-ALK 分子的激酶区相互结合，形成稳定的二聚体，通过自身磷酸化活化下游 MAPK、PI3K/AKT、JAK/STAT3 等通路，从而引起细胞向恶性转化。FDA 批准的第一个 ALK 抑制剂是克唑替尼，用于治疗 ALK 阳性非小细胞肺癌，但克唑替尼对 c-Met、RON 也有抑制作用。第二代 ALK 抑制剂不再抑制 c-Met，能够克服克唑替尼耐药性，Ceritinib、Alectinib 都获得了美国 FDA 突破性药物资格。

1）克唑替尼

克唑替尼（又名 Crizotinib，PF-02341066），约 5% 的非小细胞肺癌患者存在 EML4-ALK 融合基因。2011 年 8 月，克唑替尼获得 FDA 批准，用于治疗 ALK 阳性的局部晚期和转移的非小细胞肺癌患者。与克唑替尼同时获得批准的还有配套的首个使用荧光原位杂交（FISH）的基因诊断方法——Vysis ALK Break Apart FISH Probe Kit，这是用于全球临床试验中检测 NSCLC 中 EML4-ALK 融合基因的方法。该检测将帮助确定可从克唑替尼治疗中受益的患者。类似于 Gefitinib 用于 EGFR 上存在外显子 19 缺失或外显子 21（L858R）替代突变的非小细胞肺癌，*EML*4-*ALK* 融合基因作为具有独特临床特征的肺癌的又一分子标志物，昭示着针对 ALK 的靶向治疗将促使肺癌个体化治疗更加精准有效并逐步走向成熟完善。

2）色瑞替尼

色瑞替尼（又名 Ceritinib，Zykadia）是一种口服的小分子 ALK 酪氨酸酶抑制剂，与克唑替尼相比，Ceritinib 不抑制 MET 激酶的活性，但可抑制 IGF-1 受体。2014 年 Ceritinib 获得 FDA 突破性药物资格，用于治疗对克唑替尼耐药的 ALK 阳性的转移性非小细胞肺癌。Ceritinib 是一种有效的 ALK 抑制剂，在体外激酶试验中 IC_{50} 为 0.2 nmol/L，与作用于 IGF-1R 和 InsR 相比，选择性分别高 40 倍和 35 倍。尽管克唑替尼早期对 *ALK* 基因重排的 NSCLC 患者有效，但大部分在 12 个月内由于耐药性的产生而复发。体外实验已证实，Ceritinib 对 ALK 的抑制能力是克唑替尼的 20 倍。在临床试验中，Ceritinib 对克唑替尼敏感和耐药的 NSCLC 患者都有效，且较克唑替尼抗肿瘤效力更强。一项 I 期研究证实 Ceritinib 治疗 ALK 阳性且克唑替尼耐药非小细胞肺癌患者的反应率为 56%，中位 PFS 为 7.0 个月。

3）Alectinib

Alectinib（又名 CH5424802）是一个有前途的第二代 ALK 抑制剂，2014 年在日本首次被批准用于 ALK 阳性的非小细胞肺癌的靶向治疗药物。罗氏公司已于 2015 年 5 月向 FDA 递交了上市申请，申请 Alectinib 用于克唑替尼治疗后病情恶化的晚期 ALK 阳性肺癌患者。Alectinib 作用于 ALK 为 ATP 竞争性的，在体外激酶试验中 IC_{50} 为 1.9 nmol/L。细胞学实验显示 CH5424802 优先有效作用于表达 EML4-ALK 的 NCI-H2228 细胞，而不作用于融合 ALK 的阴性 NSCLC 细胞系。CH5424802 除了能抑制 ALK 的自身磷酸化，也抑制 STAT3 和 AKT 的磷酸化，而不是 ERK1/2 的磷酸化。在一项包括晚期、复发的或不能切除的、已经应用过至少一种化疗方案的、ALK 阳性非小细胞肺癌患者中进行的临床试验结果显示，Alectinib 的缓解率为 93.5%（43/46，95% CI，82.1% ～ 98.6%）。此外，12 个月时无进展生存率为 83%（95% CI，68%～92%）。最为可喜的是，肿瘤转移到中枢神经系统的患者其缓解率大约有 69%。这表明 Alectinib 能被大脑摄取。

二、非受体型蛋白酪氨酸激酶抑制剂

非受体蛋白酪氨酸激酶主要有 10 大家族，它们在信号转导通路中起着重要作用，其中明确与恶性肿瘤的发生发展密切相关的主要包括 ABL 家族、JAK 家族、SRC 家族和 FAK 家族 4 大家族。

1. Bcr-Abl 酪氨酸激酶抑制剂

CML 患者的 9 号染色体和 22 染色体发生易位，9 号染色体长臂末端的 c-Abl 原癌基因断裂，并与 22 号染色体长臂末端的 c-Bcr 基因的 3 端发生融合形成 Bcr-Abl 基因，编码 Bcr-Abl 蛋白激酶，由于该激酶在正常细胞中并不表达，Bcr-Abl 被认为是很好的治疗靶标，并已有多个抑制剂被美国 FDA 批准上市。

1）伊马替尼

伊马替尼（又名 Glivec，STI571），是针对 BCR-ABL 酪氨酸激酶的小分子抑制剂，2001 年已被美国 FDA 正式批准应用于临床治疗慢性粒细胞白血病。STI571 能抑制 BCR-ABL 酪氨酸激酶及其下游信号转导途径。大分子与小分子对接实验表明，STI571 与 ATP 竞争结合于酪氨酸激酶的 ATP 结合袋中，使 ATP 不能与此激酶的 ATP 结合位点结合，从而抑制该激酶的活性。Druker 等报道的临床研究证明 STI571 的副作用很小，主要为恶心、水肿和腹泻等。Glivec 的有效性是基于血液学和细胞遗传学反应率。Glivec 治疗 Ph⁺ 染色体阳性的慢性粒细胞白血病三个国际临床研究表明，慢性期干扰素治疗失败的 532 例患者开始剂量为 400mg，49% 的患者获得细胞遗传学反应，30% 完全缓解，完全血液学缓解达到 88%；加速期 235 例，77 例开始剂量为 400mg，发现剂量可以增加，另外 158 例开始剂量为 600mg，63% 的病例达到血液学缓解，21% 的患者也获得部分细胞遗传学缓解，14% 完全缓解。600mg 剂量组 9 个月的无进展生存率和完全生存率为 68% 和 83%。粒细胞危象期 260 例，95 例接受过化疗，165 例未接受过化疗。开始 37 例用 400mg，结果发现剂量可以加大，因此后 223 例用 600mg，26% 的病例获得血液学缓解（以前未接受过治疗的是 30％，而接受过治疗的是 19％），而 600mg 的缓解率为 29％。以前未接受过治疗和接受过治疗的患者中位生存期分别为 7.1 个月和 5.2 个月。淋巴细胞危象期 10 例，血液学反应为 70％。

Glivec 对慢性粒细胞白血病的治疗效果十分显著，但也发现对 STI571 耐药的病例。Gorre 等的研究发现，对 STI571 耐药的慢性粒细胞白血病患者主要是由于 *bcr-abl* 基因扩增或突变所致。

2）普纳替尼

普纳替尼（又名 Ponatinib，AP24534）是一种口服的靶向 BCR-ABL 的第三代酪氨酸激酶抑制剂，对 BCR-ABL 及包括 T315I 在内的所有突变体均有效。临床前研究显示 AP24534 控制 CML 耐受病例具有优势，有望代替 CML 一线治疗药物 Imatinib。2012 年 12 月美国 FDA 批准其用于治疗对达沙替尼或尼洛替尼治疗无效的患者，或不能耐受达沙替尼或尼洛替尼的患者，以及不适合伊马替尼后续治疗的患者，也可用于治疗具有基因突变（*T315I* 突变）的患者。但 2013 年 10 月，鉴于与普纳替尼（Ponatinib）相关的"危及生命的血栓和血管重度狭窄"风险，美国 FDA 已经要求生产商暂停这种白血病治疗药物的销售和推广。

2. Src 酪氨酸激酶抑制剂

SRC 家族在生长因子诱导的胞内反应中起着重要作用，包括增殖、存活、粘连和迁移。已发现 c-Src 在结肠癌中活性极高。在 B 淋巴细胞中 BCR-ABL 能激活 Src 激酶 Lyn、Hck、Fgr。BCR-ABL 转导缺乏 Src 激酶 Lyn、Hck、Fgr 的小鼠能诱导慢性粒细胞性白血病，但不能诱导出 B 细胞急性淋巴细胞白血病。STI571 用于治疗 Ph$^+$ 慢性粒细胞性白血病，但其对慢粒的危象期和 Ph$^+$ 急性淋巴细胞白血病效果不明显。Src 激酶抑制剂和 STI571 联合应用对 Ph$^+$ 的急性白血病有明显的效果。

1）达沙替尼

达沙替尼（又称为 Dasatinib、Sprycel 或 BMS-354825）是 BCR-ABL 和 Src 激酶双重小分子抑制剂，已获美国 FDA 批准上市，用于治疗包括甲磺酸伊马替尼（Imatinib mesylate/Gleevec）耐药或不能耐受的慢性骨髓白血病所有病期（慢性期、加速期、淋巴系细胞急变期和髓细胞急变期）的成人患者，以及对其他疗法耐药或不能耐受的费城染色体阳性的急性成淋巴细胞白血病成人患者。

尽管伊马替尼在治疗 CML 上产生了彻底改革，使得 5 年存活率从不到 50％提升到将近 90％，且大多数治疗反应稳定，但有少数会在起初的治疗反应后因 *bcr-abl* 突变而产生抗药性，第 5 年时，将近 17％的病患发生某种程度的抗药性，且另有 5％因毒性而停药。因此，第二代酪氨酸激酶抑制剂应运而生，最先出现的是 Dasatinib 。Dasatinib 是一种强效 ATP 酶竞争性 Src 和 BCR-ABL 双重抑制剂，对两种激酶的 K$_i$ 分别为（16±1.0）pmol/L 和（32±22）pmol/L，它也能有效抑制其他 Src 家族成员，并对 c-Kit 和血小板源性生长因子 B（PDGF-β）具有显著抑制活性。在 CML 异种移植鼠模型中，Dasatinib 表现出强效体内活性和良好的药物代谢动力学特性，其作用强度为伊马替尼的 325 倍。另一小鼠模型实验显示 Dasatinib 能有效抑制乳腺癌、前列腺癌、结肠癌、胰腺癌、小细胞肺癌及肉瘤等实体瘤的生长。Dasatinib 还可显著延长具伊马替尼耐药性且 BCR-ABL 依赖性疾病模型小鼠的存活期，但是移植 T3151 肿瘤细胞的小鼠对 Dasatinib 治疗无明显效果。

多中心临床研究证实 Dasatinib 对临床广泛的伊马替尼耐药性病例都有效。FDA 统计了 4 项单组研究的结果，这些研究共纳入对伊马替尼治疗不能耐受或无效的 400 例患者，采用有效率决定于 Dasatinib 的有效性。CML 初期（慢性期）患者的有效率为 45%，晚期 CML 标记 Ph^+ 患者的有效率为 31%～59%。大多数患者开始服药后对 Dasatinib 的治疗反应可持续 6 个月。

2）PD166326

PD166326 是一种双向特异性酪氨酸激酶抑制剂，抑制 Src 和 Abl 活性的 IC_{50} 值分别为 6nmol/L 和 8nmol/L。PD166326 抑制 K562 细胞生长，诱导 G_1 期停止，而对无 bcr-abl 的细胞没有明显的抑制作用，对 E255K 型 BCR-ABL 突变体蛋白有明显的抑制作用，但 T315I 型 BCR-ABL 突变体对 PD166326 耐受。

3）AP23464

AP23464 是一种 ATP 竞争性 Src 和 ABL 酪氨酸激酶的强力抑制剂，对人慢性粒细胞性白血病 CML 细胞株和转导 BCR-ABL 的 Ba/F3 细胞有明显的抑制作用，IC_{50} 约为 14 nmol/L，而 STI571 的 IC_{50} 约为 350 nmol/L。AP23464 抑制 BCR-ABL 酪氨酸激酶磷酸化，阻断细胞周期演进，促进细胞凋亡，但 AP23464 对 Abl 突变体 T315I 没有抑制作用。

三、蛋白酪氨酸激酶下游途径关键分子抑制剂

受体型和非受体型蛋白酪氨酸激酶的主要功能都是催化 ATPγ 位的磷酸基团转移到蛋白质底物的酪氨酸残基上，通过靶蛋白的磷酸化反应，使蛋白激酶从非活化构象转变为活化构象，完成细胞生物信号的传导。当前蛋白酪氨酸激酶下游途径中最热的药靶当是 Raf/MEK/ERK 和 PI3K/Akt/mTOR 两条细胞内信号通路。

1. Raf/MEK/ERK 抑制剂

Ras/Raf/MEK/ERK 是连接细胞膜受体到细胞核的一条信号通路，Raf 有 A-Raf、B-Raf、C-Raf 三个成员，MEK 有 MEK1、MEK2 两个成员。在转移性黑色素瘤中，约有一半携带 BRAF 突变，该异常突变能促使黑色素瘤生长和扩散。其中，BRAF V600E 突变和 BRAF V600K 突变分别约占转移性黑色素瘤所有 BRAF V600 突变的 85% 和 10%。因此，选择性 B-Raf 抑制剂、MEK 抑制剂主要用于黑素瘤的治疗。

1）维罗非尼

维罗非尼（又名 vemurafenib，PLX4032）是口服、高选择性和强效 BRAF V600E 突变抑制剂，在纳摩尔浓度就可以抑制 $BRAF^{V600E}$ 激酶活性，被美国 FDA 批准用于治疗 BRAF V600 突变阳性不能手术切除或转移性的黑色素瘤的成人。同时，美国 FDA 还批准了首个用于检测 BRAF V600 突变的试验方法，这一诊断方法将有助于确定病人的黑色素瘤细胞是否存在 BRAF V600E 突变。PLX4032 抑制 B-RAFV600E、C-RAF 和野生型 B-RAF，IC_{50} 分别为 31 nmol/L、48 nmol/L 和 100 nmol/L。PLX4032 作用于黑色素瘤细胞系，抑制效果依赖于 BRAF 突变状态，在 BRAF 突变细胞中 vemurafenib 选择性抑制 RAF/MEK/ERK 通路，并诱导 BRAF 突变移植瘤的衰退。

2）达拉非尼

达拉非尼（又名 dabrafenib）是一种突变型 *BRAF V600* 特异性抑制剂，FDA 已批准其联合曲美替尼用于治疗有不可切除的（不能用外科去除）和转移（晚期）晚期 BRAF V600E 黑色素瘤患者，或用于 B-RafV600E 突变型非小细胞肺癌患者。Dabrafenib 特异性抑制 B-Raf^{V600E} 激酶，在体外激酶试验中 IC$_{50}$ 为 0.8 nmol/L，作用于 B-Raf（wt）和 c-Raf 效果分别低 4 倍和 6 倍，对 B-Raf 的活性比其他测试过的 91％的激酶高 400 倍。在特异性编码突变的 B-Raf^{V600E} 癌细胞中，Dabrafenib 导致 ERK 磷酸化降低和抑制细胞的增值，使细胞停滞在 G$_1$ 期。Dabrafenib 抑制 B-RafV600E 突变的黑色素瘤（A375P）的生长，在免疫受损小鼠中皮下注射结肠癌（Colo205），Dabrafenib 同样能抑制肿瘤生长。在一项有 162 例有 *BRAF V600E* 和 *BRAF V600K* 突变有不可切除的或转移黑色素瘤参加者的临床试验中，结果显示用曲美替尼与 Dabrafenib 联用治疗的参加者 76％有其肿瘤缩小和消失（客观反应）平均持续 10.5 个月。相反，54 ％参加者用 Dabrafenib 作为单药治疗经历客观反应平均持续 5.6 个月。

3）曲美替尼

曲美替尼（又名 Trametinib）是一种高特异性的、有效的 MEK1 和 MEK2 的酶抑制剂，被 FDA 批准用于治疗伴有 *BRAF V600E* 或 *BRAF V600K* 突变的不可切除或转移性黑色素瘤。在体外激酶试验中，Trametinib 对 MEK1/2 激酶的 IC$_{50}$ 为 0.92 nmol/L/1.8 nmol/L，对 c-Raf、B-Raf、ERK1/2 没有抑制活性。Trametinib 对有 k-*Raf* 突变的 COLO320 细胞系敏感，IC$_{50}$ 是 2.2～174 nmol/L。相反地，若 COLO320 DM 细胞中 B-Raf 和 K-Ras 均为野生型，即便在 10μmol/L 都对 Trametinib 有抗性。在一项入组 322 例接受过≤1 种化疗方案的患者的多中心、国际化、开放性、随机双盲研究，Trametinib 组相较于化疗组 PFS 分别为 4.8 个月：1.5 个月（$p<0.0001$），客观有效率为 22％：8％。

4）司美替尼

司美替尼（又名 Selumetinib，AZD6244）是靶向 MEK 激酶的小分子抑制剂。Ras/Raf/MEK/ERK 信号通路负责调控细胞的分化和存活，而肺癌、胰腺癌、结肠癌、黑色素瘤和甲状腺癌等多种肿瘤的生成均与该信号传递系统的活化作用有关。体外研究结果显示，AZD6244 能选择性地抑制在该信号传递系统过程中起重要作用的 MEK1/2 酶，其对纯化的 MEK1 的半数抑制浓度为 14nmol/L。Tammie 等的研究表明，AZD6244 能明显抑制 *RAS* 或 *RAF* 基因存在突变的肿瘤细胞 HT-29、Malme-3M、MIA PaCa-2、SK-MEL-2 和 SK-MEL-28 的增殖，在 HT-29 裸鼠移植瘤模型上也取得了明显的抑瘤效果，免疫印迹和免疫组化的结果显示用药后细胞及瘤组织中 ERK 的磷酸化水平被明显抑制。另有研究报道，AZD6244 可以诱发骨髓瘤细胞的细胞毒性并抑制破骨细胞生成，而 AZD6244（30mg/kg）与泰素帝（15mg/kg）合用能明显抑制骨髓瘤细胞裸鼠移植瘤的生长。AZD6244 的 I 期临床试验结果显示，该药物可通过抑制肿瘤的关键靶位起到长期稳定晚期实体瘤的治疗作用，在一项 87 例存在 *KRAS* 基因突变的晚期或转移性非小细胞肺癌（NSCLC）患者（IIIB-IV 期）的 II 期临床试验研究结果显示，Selumetinib 联合应用多西泰索组与单用多西泰索组相比较，Selumetinib 联合多西泰索组患者的无进展生存期、客观反应率、6 月内无进展生存期和整体存活率高于单用多西泰索组。

5) Pimasertib

Pimasertib（又名 AS－703026）是一种新的、选择性强的、靶向 MEK1/2 的口服小分子抑制剂，研究发现，AS703026 抑制多发性骨髓瘤细胞的生长、生存及破骨细胞分化，其活性比 AZD6244 强 9～10 倍。AS703026 的抗增殖作用是由 G_0～G_1 细胞周期阻滞介导并伴随 *MAF* 癌基因表达的减少引起的。无论骨髓间质细胞是否存在，AS703026 均能诱导细胞凋亡。更重要的是，AS703026 可以增敏其他抗多发性骨髓瘤药物的作用，包括地塞米松、美法兰、Lenalidomide、Perifosine、Bortezomib 和 Rapamycin。

多发性骨髓瘤细胞 H929 的小鼠异种移植肿瘤模型中，AS703026 可以下调 pERK1/2，诱导 PARP 断裂并减少微血管形成。无论是否有 *RAS* 和 *BRAF* 基因突变，AS703026 对大多数复发性和难治性多发性骨髓瘤（84%）细胞产生细胞毒性作用的浓度均小于 200nmol/L，更重要的是，BMSC 诱导的患者细胞的生存也在相似的剂量范围被阻断。AS703026 不仅直接靶向多发性骨髓瘤细胞的生长和生存，而且作用于骨髓微环境阻滞细胞因子分泌和破骨细胞形成。另一组研究也发现，AS703026 对多发性骨髓瘤的治疗敏感性与 *RAS* 和 *BRAF* 突变没有相关性。联合多种传统治疗和其他靶向治疗有利于提高多发性骨髓瘤的预后。目前，AS703026 在黑色素瘤和卵巢癌中的 Ⅱ 期临床试验正在进行中。

6) PD0325901

PD0325901 是 ATP 非竞争性的 MEK 抑制剂，是 CI-1040 的衍生物，结构与 CI-1040 高度相似，其对 MEK1 和 MEK2 的 IC_{50} 为 1nmol/L，口服有效。选择性结合和抑制 MEK，导致 MAPK/ERK 磷酸化和活性的抑制及肿瘤细胞增殖抑制。

PD0325901 抑制 MEK 1 和 MEK 2 的 K_i 分别是 1.1nmol/L 和 0.79nmol/L，对其他 27 种激酶无活性，pERK1/2 抑制的 EC_{90} 是 86nmol/L。PD0325901 在细胞中发挥作用的 IC_{50} 低于 1nmol/L，在体内的抗瘤潜力也明显比 CI-1040 高。PD0325901 对多种移植瘤表现出抗肿瘤活性。与 CI-1040 相比，PD0325901 具有更好的抗肿瘤活性的原因在于其抑制 MEK 的持续时间长、强度大、溶解度高，从而改善了生物利用度及代谢稳定性，目前正在进行 I 期临床试验。

2. PI3K/Akt/mTOR 抑制剂

PI3K-Akt-mTOR 通路作为细胞内非常重要的信号转导途径。PI3K 通过磷酸化磷脂酰肌醇 4，5-二磷酸（PIP2）激活下游 AKT/mTor 信号通路，在细胞的生长、存活、增殖、凋亡、血管生成、自吞噬等过程中发挥着极其重要的生物学功能，PI3Ks 分为 3 个不同的亚族，目前的药物研发集中在 I 型，I 型 PI3Ks 是由调控亚基和 110 kDa 催化亚基（IA 家族有 3 个亚型：α-，β-，δ-；IB 家族只有一个亚型：γ-）组成的异质二聚体。Akt 是 PI3K 通路下游的调节分子，活化的 Akt 分子磷酸化分布广泛的底物包括转录因子和传递关键信号的其他蛋白从而参与相关的生理活动。目前确定 Akt 有三个同型异构体：Akt 1、Akt 2 和 Akt 3（也称为 PKBα、PKBβ 和 PKBγ）。mTOR 是 PI3K-AKT 的下游信号分子，被 AKT 磷酸化后激活，mTOR 下游分子为 eIF-4E 和 p70S6 激酶。

1）雷帕霉素

雷帕霉素（又名 Rapamycin）是从链球菌属中分离的一种大环内酯类抗免疫抗生素。雷帕霉素结构上与免疫抑制剂 FK506 相似，结合在相同的免疫亲和蛋白 FKBP12 上，形成 RAPA-FKBP12 复合物，这种复合物不能与钙调素结合，进而抑制 mTOR 的功能。雷帕霉素主要作为免疫抑制剂，用于器官移植。近来发现其具有明显的抗瘤作用。雷帕霉素对多种肿瘤细胞具有生物抑制作用，如横纹肌肉瘤、神经母细胞瘤、胶质母细胞瘤、小细胞性肺癌、骨肉瘤、胰腺癌、乳腺癌和前列腺癌等。在体外，雷帕霉素与其他化疗药物合用，提高顺铂、喜树碱等的细胞毒作用。mTOR 抑制剂 rapamycin 能够抑制 APC 缺失的肿瘤细胞内蛋白翻译的翻译延长过程，引起肿瘤细胞生长停滞，因此提出临床用 rapamycin 类药物或许能够为具有较高风险患结肠癌的病人提供一个机制清晰、方法可行的治疗方案。

2）坦西莫司

坦西莫司（Temsirolimus，又名 CCI－779）是一种特定的 mTOR 激酶抑制剂，被 FDA 批准用于治疗晚期肾癌。雷帕霉素的水溶性很差，在溶液中稳定性差，研究者设计并研究出两个酯衍生物 CCI-779 和 RAD-001。临床前研究表明，CCI-779 具有与雷帕霉素相似的抗肿瘤特性，可明显抑制多种体外培养的人癌细胞，在裸鼠体内对乳腺癌、前列腺癌、胶质母细胞瘤和胰腺癌等具有明显的抗瘤作用。Temsirolimus 能抑制 mTOR 激酶活性，阻断蛋白质的合成，抑制血管生长因子的表达以抑制血管生成等，从而抑制肿瘤生长。I 期临床试验显示 CCI-779 每周静脉滴注 30min，剂量为每周 7.5～220mg/m^2，8 周后可见 CCI-779 具有良好的安全性和耐受性，不良反应轻，主要是痤疮样皮疹、轻微黏膜炎和血小板减少症等。Temsirolimus 治疗转移性肾癌的多中心临床研究表明，Temsirolimus 单药较 α-干扰素组生存时间长，无进展时间延长。干扰素组、Temsirolimus 和联合治疗组的中位生存时间分别为 7.3 个月、10.9 个月和 8.4 个月。Temsirolimus 的严重毒性表现低于干扰素组，且 Temsirolimus 加干扰素不能提高治疗效果。

3）依维莫司

依维莫司（又称为 RAD001、Everolimus 或 Certican）是 Novartis 公司研发的特异性靶向 mTOR 的口服片剂，作用于 FKBP12。被 FDA 批准用于晚期肾癌，以及 HR＋HER2⁻（激素受体阳性、人表皮生长因子受体-2 阴性）的绝经后晚期乳腺癌妇女的治疗。依维莫司是雷帕霉素的同系物，但水溶性比雷帕霉素好，因其具有良好的免疫抑制活性，目前已被批准用于预防心脏和肾移植患者的器官排异。依维莫司同时还具有抗肿瘤活性，研究已证实依维莫司能通过抑制 mTOR 活性来抑制肿瘤细胞增殖和肿瘤新生血管形成，并能与细胞毒抗肿瘤药物联合使用。在一项 II 期临床试验中，RAD001 二线治疗 25 例转移性肾透明细胞癌患者，至少 7 例获得 PR，1 例 SD 超过 3 个月，4 例尚未能评价疗效。而另一项刚刚结束的 III 期临床研究结果显示依维莫司能显著延长使用其他靶向治疗失败的肾癌患者的无疾病进展时间。这项超过 400 个患者的临床研究涉及 12 个国家，参与上述 III 期试验的患者尽管曾经使用过被批准的 RCC 的治疗方法，诸如 Sorafenib 或 Sutent 或者两者都使用了，但仍会使病情恶化。另外，曾经使用 Avastin 和干扰素的患者也是被允许入组的。Novartis 公司计划于 2008 年下半年以此试验结果在全球范围申请肾细胞癌的注册。除了肾细胞癌，依维莫司作为单一制剂或者与现有的癌症治疗方法合用来治疗神经内分泌肿瘤、淋巴瘤及其他癌症的研究正在进行当中。在临床研究中，依维莫司常见的不良反应包括口腔溃疡、高血脂、高血糖、皮疹、血红蛋白低、磷酸盐水平低及肺部炎症。

4）ridaforolimus

ridaforolimus（又名 Deforolimus，MK-8669）是一种选择性的 mTOR 抑制剂，IC_{50} 为 0.2 nmol/L；对 mTOR 信号通路的抑制作用及与 FKBP12 结合能力和 Rapamycin 接近。Deforolimus 能抑制 HT-1080 细胞 S6 和 4E-BP1 磷酸化，这种作用存在剂量依赖性，并导致 G_1 期细胞增多和抑制葡萄糖摄取。Deforolimus 能有效且选择性抑制 VEGF 产量，这种作用存在剂量依赖性。Deforolimus 能显著抑制 NSCLC 细胞系（除了 H157 细胞）的细胞生长，IC_{30} 为 2.45～8.83 nmol/L，而作用于 H157 细胞时，IC_{30}＞20 nmol/L。Deforolimus 和 MEK 抑制剂 CI-1040 或 PD0325901 联用处理人肺癌细胞系，具有协同作用，体内实验证实 Deforolimus 能抑制多种移植瘤如 PC-3、HCT-116、MCF7、PANC-1 或 A549 的生长鼠，具有显著抗癌效果。在一项评价对肉瘤疗效的多中心、III 期临床试验的结果表明，该药改善了患者无进展生存率（PFS）。与安慰剂组相比，ridaforolimus 组患者的疾病进展或死亡风险降低了 28%，有显著性统计学意义。对其他一些实体瘤的 III 期临床试验正在进行中。

5）AZD8055

AZD8055 是一种选择性强的 ATP 竞争性 mTOR 激酶口服小分子抑制剂，同时抑制 mTORC1 和 mTORC2，可诱导肿瘤细胞自噬和死亡，IC_{50} 是 0.8nmol/L，对抗 I 型 PI_3K 亚型和其他的 PI_3K 样激酶家族成员表现出极高的选择性（1000 倍）。此外，对于 mTOR 激酶以外的 260 种激酶的检测，浓度达到 10mmol/L 仍无活性。AZD8055 抑制 mTORC1 底物 70S6K 和 4E-BP1 的磷酸化及 mTORC2 的底物 Akt 和下游蛋白的磷酸化。AZD8055 可以完全抑制雷帕霉素抵抗的 4E-BP1 的 T37/46 磷酸化，可有效地抑制 Cap 依赖的翻译。

体外试验显示，AZD8055 有效抑制 H838 和 A549 细胞增殖并诱导自噬。体内试验发现，AZD8055 在血浆浓度下剂量依赖性地抑制 p-S6 和 p-AKT 表达，从而抑制肿瘤生长。AZD8055 在各种肿瘤中都抑制肿瘤生长并促进移植肿瘤的消退。

6）idelalisib

idelalisib（又名 CAL-101，Zydelig）是一种靶向 PI3Kδ（p110δ）的口服抑制剂，2014 年被美国 FDA 批准用于复发慢性淋巴细胞白血病、滤泡淋巴瘤和小淋巴细胞性淋巴瘤的治疗。PI3Kδ 是一种在 B 细胞活化、增殖和存活中扮演关键角色的蛋白质。PI3Kδ 信号在多种 B 细胞性白血病和淋巴瘤中处于活化状态。通过抑制 PI3Kδ，Zydelig 可阻断若干种驱动 B 细胞存活的细胞信号通路。CAL-101 是选择性 p110δ 抑制剂，在体外激酶试验中 IC_{50} 为 2.5 nmol/L；对 p110δ 表现出的选择性是对 p110α/β/γ 的 40～300 倍，对 p110δ 的选择性是对 C2β、hVPS34、DNA-PK 和 mTOR 的 400～4000 倍。与急性髓性白血病（AML）和骨髓增生性肿瘤（MPN）细胞相比，CAL-101 作用于 B 细胞急性淋巴细胞白血病（B-ALL）和慢性淋巴细胞白血病（CLL）细胞时显示更强的活性。与正常 B 细胞相比，CAL-101 作用于 CLL 细胞优先产生细胞毒性，与

LY294002 相比，作用于其他造血细胞不会产生毒性。在临床 II 期研究中，Idelalisib 对滤泡淋巴瘤和小淋巴细胞性淋巴瘤两个疾病的应答率分别达到 54% 和 58%。在一项有 220 患者参与的临床 III 期研究中，Idelalisib 联合利妥昔单抗使用能降低 82% 复发慢性淋巴细胞白血病的恶化和死亡几率。

7) Duvelisib

Duvelisib（又名 IPI-145，INK1197）是一种选择性 PI3K δ/γ 双靶点抑制剂，在无细胞试验中 K_i 和 IC_{50} 分别为 23 pmol/L/243 pmol/L 和 1 nmol/L/50 nmon/L，对 PI3K δ/γ 的选择性比对其他蛋白激酶高。Duvelisib 是一个典型的 me-too 类在研产品，甚至结构上也和 Idelalisib 非常相似。Duvelisib 的体外活性（酶结合和细胞活性）比 Idelalisib 高 10 倍左右，但对其他 p110 亚基的选择性稍低。IPI-145 抑制鼠/人类 B 细胞增殖，EC_{50} 为 0.5 nmol/L/0.5 nmol/L，也抑制人类 T 细胞增殖，EC_{50} 为 9.5 nmol/L。Duvelisib（IPI-145）用于治疗慢性淋巴细胞白血病（CLL）的研究处于 III 期临床，而用于治疗惰性非霍奇金淋巴瘤（iNHL）的研究处于 II 期临床。

8) PX-866

PX-866 是靶向 PI3K 的小分子抑制剂，高度对抗 PI3K 的 α 与 β 亚型。在体外对纯化的 PI3K 的半数抑制浓度为 0.1nmol/L。Ihle 等的研究表明，PX-866 能明显抑制 HT-29 结肠癌细胞的增殖（IC_{50} 值为 20nmol/L），在 10mg/kg/d 的剂量下使 HT-29 裸鼠移植瘤的体积明显缩小，其抑瘤率达到 80%，免疫印迹及免疫组化结果均显示 PI3K 的下游 Akt 的磷酸化水平被明显抑制了；另外，在卵巢癌 OvCar-3 和肺癌 A-549 细胞的裸鼠移植瘤模型上，PX-866 也取得了良好的抑瘤率，并能增强顺铂对 A-549 移植瘤的疗效，及 OvCar-3 移植瘤对放疗的敏感性。在体外三维培养模型上，PX-866 亦能显著抑制肿瘤细胞的迁移和生长。目前还未见 PX-866 的临床试验研究报道。PX-866 及 Vemurafenib（Zelboraf）组合治疗携带 *BRAF V600E* 突变的黑色素瘤的的 I/II 期临床试验正在进行中。

9) SF1126

SF1126 是不可逆地靶向 PI3K 的小分子抑制剂。它可以与所有的 PI3K I A 异构体及其他 PI3K 的超家族成员包括 DNA-PK 和 mTOR 形成共价结合，从而抑制 PI3K/Akt 途径。临床前实验表明 SF1126 能抑制多种肿瘤细胞的生长，并能抵抗肿瘤新生血管的形成。目前，SF1126 I 期多中心临床试验已正式启动，30 名至少已接受两次治疗的多发性骨髓瘤患者参与了该试验，该试验的目的主要是评价 SF1126 的安全性和耐受性。2010 年 11 月，美国 FDA 批准其白血病药物 SF1126 为罕见病药物，为新型肽类前药候选药物，用于治疗 B-细胞慢性淋巴细胞白血病。

10) Dactolisib

Dactolisib（又名 NVP-BEZ235）是一种 PI3K/mTOR 双重抑制剂，体内外均可有效阻断该通路。研究发现，PI3K/mTOR 通路的抑制增加了细胞外信号调控激酶 1/2（ERK1/2）的活化，可能是由于生长因子信号向分裂原活化蛋白激酶通路的自分泌回路存在的结果，这支持了 NVP-BEZ235 与其他小分子信号抑制因子联合使用提高疗效的可能。研究还显示，NVP-BEZ235 与抗胰岛素样生长因子 1 受体酪氨酸激酶抑制因子相关，并具有协同效应。NVP-BEZ235 也可抑制细胞迁移和转移。与长春新碱联合使用可进一步增强抗转移效果，该药物目前正在进展期癌症患者中进行 I/II 期临床试验。

NVP-BEZ235 在纳摩尔级水平双重抑制 PI3K 和 mTOR 激酶，抑制肿瘤生长所必需的多个自分泌和旁分泌生长因子，从而发挥广泛的抗瘤活性。多个研究小组在不同肿瘤中从不同的角度研究 NVP-BEZ235 的抗瘤活性，发现 NVP-BEZ235 能够抑制神经内分泌肿瘤、淋巴瘤、骨肉瘤、尤文肉瘤、横纹肌肉瘤、神经胶质瘤、转移性黑色素瘤、多发性骨髓瘤、胰腺癌和 NSCLC 等肿瘤细胞系的增殖并抑制其相应异种移植瘤的生长。

对不同起源的人神经内分泌肿瘤（NET）细胞系新型小分子靶向抑制剂 mTOR（RAD001）、mTOR/PI3K（NVP-BEZ235）和 Raf（Raf265）进行比较，发现所有抑制剂都有效诱导涉及细胞凋亡和 G_0/G_1 期停滞的抗肿瘤效应。然而，双重 mTOR/PI$_3$K 抑制剂 NVP-BEZ235 比单一 mTOR 抑制剂 RAD001 更有效。NVPBEZ235 始终阻止 Akt 的负反馈活化。Raf265 抑制 ERK1/2 的磷酸化，但强烈诱导 Akt 的磷酸化和血管内皮生长因子的分泌，表明对 PI$_3$K-Akt 的信号补偿反馈回路的存在。最终，用 RAD001、NVP-BEZ235 或 Raf265 联合治疗比用它们中任何单一激酶抑制剂更有效，该研究为双重靶向 PI$_3$K/Akt/mTOR 和 Ras/Raf/MEK/ERK1/2 信号的治疗提供了依据。

NVP-BEZ235 选择性诱导 HER2 扩增、PIK3CA 突变、p110-α 或 H1047R 突变的细胞死亡，但是对于 *PTEN* 缺失或 *K-RAS* 突变无效，后两者耐药的原因可能是 ERK 信号通路的激活，表明用 NVP-BEZ235 联合抗 HER2 治疗将取得较好疗效。*PTEN* 基因发生突变的患者应避免 NVP-BEZ235 单一疗法，可以与 MEK 抑制剂联合使用。

11）MK-2206

MK-2206 是一种高度选择性的 Akt1/2/3 抑制剂，在体外激酶试验中 IC$_{50}$ 分别为 8 nmol/L/12 nmol/L/65 nmol/L；对 250 种其他蛋白激酶没有抑制活性。MK-2206 是变构抑制剂，其能与 AKT 的 PH 结构域结合，引起 AKT 构象的改变，阻碍 PDK-1 与 AKT 活化位点的靠近，从而抑制 Akt 的苏氨酸 308 位点和丝氨酸 473 位点的自身磷酸化作用。另外，MK-2206 阻止 Akt 调节的下游信号分子（包括 TSC2、PRAS40 及核糖体 S6 蛋白）的磷酸化作用。与抑制 *Ras* 突变型细胞系（如 NCI-H358、NCI-H23、NCI-H1299 和 Calu-6）相比，MK-2206 更有效地抑制 *Ras* 野生型细胞系（如 A431、HCC827 和 NCI-H292）。MK-2206 单药或与 Erlotinib 和 Lapatinib 联用，对多种肿瘤细胞和移植瘤模型表现出强的抑瘤作用。MK-2206 是第一个进入临床研究阶段的 Akt 小分子变构抑制剂。在 I 期临床试验中，该化合物在实体瘤中取得了较好的疗效，目前 MK2206 与 MEKi AZD6244 联合用于 NSCLC 的 II 期临床试验，以及 MK-2206 与 Lapatinib 联合用于治疗存在 *PIK3CA* 突变，或 *AKT* 突变，或 *PTEN* 缺失/突变并处于进展期的乳腺癌患者的 II 期临床试验正在进行中。

12）ipatasertib

ipatasertib（又名 GDC-0068）是一种高选择性的 pan-Akt 抑制剂，靶向作用于 Akt1/2/3，在体外激酶试验中 IC$_{50}$ 为 5 nmol/L/18 nmol/L/8 nmol/L，比作用于 PKA 选择性高 620 倍。GDC-0068 选择性抑制 AKT 活性异常激活的癌细胞的增殖，包括肿

瘤抑制基因 *PTEN* 缺陷, *PIK3CA* 致癌基因突变和 *HER2* 扩增, 在 $HER2^+$ 和 *Lu-minal* 亚型中作用效果最强。GDC-0068 在多种移植瘤模型上显著抑制肿瘤的生长包括 PTEN-缺陷的前列腺癌模型 LNCaP 和 PC3, *PIK3CA H1047R* 突变的乳腺癌模型 KPL-4 和 MCF7-neo/HER2 肿瘤模型。一项将 GDC-0068 与 Paclitaxel 联合用于治疗转移性三阴乳腺癌一线治疗的临床 II 期试验正在进行中。

13) SR13668

SR13668 是一个候选的肿瘤预防药物, 其口服生物利用度<1%, 但是加入脂溶性的表面活性物质可以使其生物利用度增加。口服剂量为 $90mg/m^2$ 体表面积时, 在犬和猴的生物利用度分别达到 14.6% 和 7.3%。SR13668 含有吲哚-3-甲醇 (indole-3-carbinol, I3C) 结构, I3C 是一种天然的抗癌制剂, 但由于其难以在体内代谢而阻碍了其临床应用, SR13668 含有 I3C 的活性成分, 作为一种新的吲哚类似物, 优化了 I3C 的抗肿瘤活性。阻断生长因子诱导的 Akt 激活, 展现了强大的口服抗癌作用, 而无明显的毒性。对于包括 AKT_1、AKT_2、AKT_3、PI3K 和 PDK1 在内的 32 种激酶的大范围的筛选发现, SR13668 并不是一种激酶抑制剂, 它抑制 Akt 活性是通过阻断生长因子刺激的 Akt 磷酸化实现的, 它并不靶向 ATP 底物的结合位点。

临床前安全研究显示, SR13668 并不具有遗传毒性。在一项 Sprague-Dawley 大鼠的 14 天毒性研究中, SR13668 口服剂量分别是 25 mg/kg/d、75 mg/kg/d、200 mg/kg/d 和 600 mg/kg/d, 在任何一个剂量水平均未出现药物相关的致死性、身体和器官重量的改变以及其它毒性症状。体内研究, SR13668 在裸鼠移植肿瘤模型中展现强抗肿瘤活性, 包括乳腺雌激素依赖的 MCF-7 细胞和非雌激素依赖的 MDA-MB-231、MDA-MB-468 细胞、前列腺 PC-3 细胞和药物抵抗的卵巢细胞 SKOV-3。体内外实验均显示 SR13668 具有抗雌激素活性, 诱导 G_1 期细胞阻滞及细胞凋亡作用, 抑制 Akt 的磷酸化, 以及防止肿瘤细胞浸润。小鼠连续给药 30 天没有明显细胞毒性, 葡萄糖利用没有明显改变。可见, 早期的毒理学研究结果令人振奋。更为可喜的是, SR13668 进入体内后优先分配在肺组织, 其在肺组织的浓度大于血浆浓度 20 倍, 这提示 SR13668 可能对肺癌具有意想不到的治疗效果。

3. PKC 抑制剂

蛋白激酶 C (PKC) 是一个多基因家族, 至少含有 12 个不同的亚型。按照其活性对复合因子的需要和对佛波酯的反应, PKC 被分为三个亚家族: 常规 PKC (cPKC), 如 PKCs-α、PKCs-β 和 PKCs-γ, 它们需要钙离子; 新 PKC (nPKC), 如 PKCδ、PKCε 和 PKCθ, 它们是钙离子非依赖性; 非典型 PKC (aPKC), 如 PKCζ、PKCι、PKCλ, 该类 PKC 不被佛波酯或二酰甘油激活。PKC 的功能在一些肿瘤中发生改变, 这个功能异常与无控制性增殖相关。PKC 的过度表达在肿瘤形成中起重要作用。PKC 除了对肿瘤细胞生长起作用外, 还影响肿瘤细胞对细胞毒类药物的耐药。PKC 能磷酸化与耐药相关的 P-糖蛋白, 从而增强肿瘤细胞的耐药表型。

PKC 在肿瘤细胞周期、凋亡、血管生成、分化、侵袭、衰老和药物外排中起重要的作用。因此, PKC 可以作用治疗肿瘤的靶点。研究的 PKC 抑制剂有 Midostaurin (PKC-412、CGP41251 和 *N*-苯基-staurosporine)、UCN-01, Bryostatin 1、Perifosine、Ilmofosine、Ro31-8220、Ro32-0432、GO6976、ISIS-3521 和大环双吲哚-maleimides

（LY333531、LY379196 和 LY317615）。其中，Staurosporine 及其类似物的研究比较多，CGP41251 和 UCN-01 是很有希望的抗肿瘤新药。CGP41251 和 UCN-01 抑制 A549 肺癌细胞和 MCF-7 乳腺癌细胞株生长，IC_{50} 分别为 82～97nmol/L 和 18～34nmol/L。CGP41251 在其最大耐受量的 1/10 时对 T4 膀胱癌有抗肿瘤活性。目前人们对 CGP41251 的主要兴趣在于它对 MDR 表型的调节。CGP41251 能逆转淋巴母细胞的耐药性，但对敏感细胞并无增敏作用。

（1）UCN-01 和 CGP41251 被设计作为 PKC 的抑制剂，它们的分子药理学主要集中在对 PKC 的影响。Staurosporine 类似物不表现对 PKC 亚型的选择性，但它们对 cPKC 的抑制作用比 nPKC 和 aPKC 强。UNC-01 最显著的药理学特性是其药代特性在啮齿类动物和人之间不同。静脉给予 UCN-01 10mg/kg 排泄的起始和终末相的半衰期是 10min 和 85min，口服同样剂量的半衰期是 150min，口服生物利用度约为 13%。UCN-01 人药代动力学研究表明 UCN-01 输注 3h 或 72h 后排除的半衰期是 253～1660h，进一步研究发现可能是 UCN-01 与血浆 α-酸性糖蛋白结合所致。临床 I 和 II 期研究表明肿瘤患者对 CGP41251 和 UCN-01 的耐受性好。

（2）Enzastaurin 是靶向 PKCβ 的一种口服丝氨酸-苏氨酸蛋白激酶抑制剂，已相继被美国 FDA 和欧盟委员会批准认定为治疗脑胶质母细胞瘤的孤儿药。Enzastaurin 可竞争性地结合于 PKCβ 激酶的 ATP 结合袋中，使该激酶因缺乏 ATP 而不能被激活，阻断其下游多条信号转导途径，包括 PI_3K/AKT 通路，从而加速肿瘤细胞凋亡，降低肿瘤细胞增殖能力并抑制肿瘤诱发的血管生成等，以达到抗肿瘤的目的。由于在 II 期临床试验中 Enzastaurin 对难治愈的多形性成胶质细胞瘤的缓解率为 20%～25%，并具有良好的耐受性，Enzastaurin 针对复发的多形性成胶质细胞瘤患者的 Enzastaurin 的 III 期临床试验治疗已进行，但因为初步的临床分析数据并未显示出该药具有缓解星形胶质细胞瘤进展的作用，该药研发公司已于近期宣布终止 Enzastaurin 治疗脑癌的临床试验。另外，Enzastaurin 作为维持疗法用于非霍奇金淋巴瘤的临床研究目前正处于末期阶段，作为维持疗法用于普通肿瘤，包括乳癌、直肠癌、肺癌、卵巢癌及前列腺癌的研究目前正处在 II 期阶段。

四、抗血管生成抑制剂

1. 抗 VEGF 或 VEGFR 抗体及 VEGFR 酪氨酸激酶抑制剂

抗 VEGF 或 VEGFR 抗体及 VEGFR 酪氨酸激酶抑制剂中的经典药物我们已经在前面的章节分别介绍过了。例如，Avastin 是一种基因工程抗 VEGF 的单克隆抗体药物，它是美国第一个获得批准上市的抑制肿瘤血管生成的药，通过抑制能够刺激新血管形成的"血管内皮生长因子"，使肿瘤组织无法获得所需的血液、氧和其他养分而最终"饿死"，达到抗癌功效。而 Sorafenib 为一种口服多靶点药物，是 Ras/Raf/MAPK 通路上 Raf 激酶抑制剂，同时可抑制 VEGFR2、VEGFR3、PDGFR、FLT3 及 c-Kit 等多种受体的活性。这样，Sorafenib 既可通过阻断 Ras/Raf/MAPK 通路来直接抑制肿瘤细胞的增殖，还可通过抑制肿瘤血管生成，从而抑制肿瘤生长。辉瑞制药公司的 Sutent 也是口服多靶点的酪氨酸激酶，它的作用靶点有血管内皮生长因子受体（VEGFR1、VEGFR2、VEGFR3）、血小板衍生生长因子受体（PDGFRα 和 PDGFRβ）及干细胞因子受体（KIT）等。

2. 金属蛋白酶抑制剂

1）Bastimastat（BB-94）和 Matlystatin

细胞外基质所含的金属蛋白酶能使基底膜降解，酶的活力需要锌离子参与。合成的 Bastimastat 和 Matlystatin 能与金属蛋白酶活性部位的锌结合，从而抑制血管生成。这两个金属蛋白酶抑制剂体外不直接抑制肿瘤细胞和成纤维细胞的生长。Matlystatin 有多种，如 Matlystatin A、Matlystatin B 和 Matlystatin D 等，其中 Matlystatin A 效果最好。临床前研究显示，BB-94 和 Matlystatin 能抑制人卵巢癌移植癌，并显示叠加效应，因此，BB-94 能与传统化疗药合用。两组 I 期临床试验治疗恶性腹水瘤患者表明，BB-94 静脉注射最高血药浓度达 1mg/L。38 例患者用后，25 例患者 60 天内不需要引流腹水，另有 40 例患者至少 60 天内不需要引流腹水。另一项 40 例患者的 II 期临床试验的初步结果表明，有效率为 25%，副作用包括小肠梗阻、腹痛、恶心和呕吐等。BB-2516 是 BB94 类似物，可供口服，I/II 期临床用于晚期癌症患者，患者逐步加量口服使用，显示抗肿瘤活性和可以耐受。BB-2516 用于晚期不能手术切除的胰腺癌和晚期对激素不敏感的前列腺癌患者，而且毒性很小。III 期临床试验已启动，用于治疗胰腺癌和小细胞肺癌。其他基质金属蛋白酶（MMP）抑制剂（如 AG3340 和 OPB3206）现也进入临床研究阶段。

2）Neovastat

Neovastat（AE-941）是海洋生物的软骨中分离的一种抗血管生成的化合物。研究表明，Neovastat 能诱导内皮细胞凋亡，抑制基质金属蛋白酶活性及 VEGF 介导的信号途径，可见 Neovastat 是一种多功能的抗血管生成药物。该药口服呈现显著的抗瘤作用和抗肿瘤转移作用。该药的特点是毒性很小，在 800 例接受该药治疗的患者中，有一些患者用药超过 4 年，未见明显的毒副作用，表明 Neovastat 能够单独或与化疗药物联合长期使用。将 Neovastat 用于治疗 22 个复发性肾细胞癌患者，生存分析显示，生长期与剂量呈显著的相关性。每天口服 240ml Neovastat 比每天口服 60ml 患者的中位生存期明显增长，分别为 16.3 个月和 7.1 个月（$P \leqslant 0.01$）。Neovastat 的两个 III 期临床试验正在进行中。

3）内皮抑素（Endostatin）和血管抑素（Angiostatin）

1994 年，O'Reilly 等从荷瘤小鼠血清中发现有特异性抑制肿瘤血管内皮细胞增殖的因子 Angiostatin，它是纤溶酶原内的一个片段，分子质量为 38kDa，由 Kringlel-3 或 Kringlel-4 通过重硫酸根连接共同构成。1997 年，O'Reilly 又在患血管内皮瘤的小鼠血清中分离出一种更强的特异性血管生成抑制剂 Endostatin，它由胶原蛋白 XVIII 的 C 端非胶原区内的 184 个氨基酸片段构成，分子质量为 20kDa。两者是到目前为止，公认的最强的肿瘤血管生成抑制剂。

Angiostatin 和 Endostatin 能强烈抑制由 bFGF 诱发的血管生成，特异地抑制血管内皮细胞增生，而不影响其他非内皮系统起源的细胞（如肿瘤）增生。在动物实验中，Angiostatin [0.6 ng/(kg·d)] 可使转移灶的数量减少 18 倍，并使转移灶新生血管生成罕见，但它并不会阻止肿瘤的转移，Endostatin [0.3 mg/(kg·d)] 能几乎完全抑制 Lewis 肺癌转移灶的生长。Endostatin [0.3mg/(kg·d)] 能使原发肿瘤的体积缩小 53%，增至 10mg/(kg·d) 能显著抑制原发瘤，无毒性反应。Angiostatin 和 Endostatin 均已进入临床试验。I 期临床试验结果表明，每天在 1h 内静脉滴注 Endostatin，28 天为一个疗程，开始剂量为 30mg/m²，逐渐提升剂量到 60mg/m²、100mg/m²、150mg/m²、225mg/m² 和 300mg/m²，无明显的剂量限制性毒性。15 例难治性肿瘤患者对 Endostatin 的耐受性较好，仅见简单的 I 级变态反应。Endostatin 在肿瘤患者血清中的水平比无肿瘤的健康志愿者高。血清半衰期起始 $\alpha t_{1/2}$ 为 45.2min，$\beta t_{1/2}$ 为 21.6h，且其清除并非剂量依赖性 [24.01L/(h·m²)]。Endostatin 应用后，在一些肿瘤患者体内，初步观察发现血管密度和血清中 VEGF 的水平均下降。

Folkman 提出 Angiostatin 和 Endostatin 可能的抗肿瘤机制是：①阻止血管生成因子从肿瘤或其他细胞释放；②中和已释放的血管生成因子；③阻止血管内皮细胞对血管生成因子刺激的反应。在肿瘤组织中存在着两类细胞：肿瘤细胞和血管内皮细胞。肿瘤细胞不断产生生长因子，以保证更多自身血管增生，同时内皮细胞产生更多的生长因子刺激肿瘤细胞生长，一旦封闭生长因子的作用便会导致肿瘤细胞凋亡。而当血管生成因子增多或抑制因子减少时，肿瘤又会转变表型，结束休眠，恢复生长。有研究发现，Angiostatin 可与只存于内皮表面的特异性黏附受体（如整合蛋白 αVβ3）相互作用，从而阻断由其介导的 VEGF、bFGF、TGF-α 等的促内皮细胞增生和血管生成作用的共同通路。

4）Squalamine

Squalamine 是一种氨基固醇类化合物，起初是从鲨鱼组织中分离的，后进行化学合成，为临床应用。Squalamine 的化学名为 3′-（7，24-二羟基，24-硫酸化胆甾烷类固醇）精胲，具有抑制有丝分裂原诱导的内皮细胞增殖和迁移，并引起显著的体内血管生成的抑制作用。机制研究表明，Squalamine 抑制 H^+—Na^+ 交换，引起细胞内 pH 的变化，从而改变内皮细胞的形状和体积。Squalamine 被内皮细胞摄取后，可存在至少 5 天。被摄取的 Squalamine 与钙调素结合，引起细胞内钙调素的分布改变，下调细胞内信号途径，有助于发挥其抗血管生成效应。

Squalamine 对血管生成的抑制与抗肿瘤活性平行。Squalamine 在剂量 10～20mg/(kg·d) 的条件下，对乳腺癌和胶质瘤裸鼠移植瘤生长有明显的抑制作用。与化疗药物联合应用，Squalamine 能增强化疗药物（如 CTX、顺铂、紫杉醇、5-Fu）的抗瘤效果。I 期临床试验结果可见，剂量限制性毒性剂量为 384mg/(m²·d)。其他毒性包括 1～3 级皮疹、1～2 级恶心和神经肌肉毒性症状。其连续静脉灌注 20 天的剂量为 192mg/(m²·d) 时无明显的毒副作用。II 期临床治疗非小细胞肺癌、卵巢癌和脑肿瘤的相关试验正在进行中。

五、Bcl2 阻断剂

Bcl-2 蛋白家族是一类重要的凋亡调节因子，包括抗凋亡蛋白（如 Bcl-2、Mcl-1、Bcl-xL）和促凋亡蛋白（如 BID、BAX、NOXA、BIM、BAD、BAK）。Bcl-2 和 Bcl-xL 在许多肿瘤中过度表达，诱导癌细胞对癌症的治疗产生耐性。

1）Venetoclax

Venetoclax（又名 ABT199）是一种 Bcl-2 选择性抑制剂，无细胞试验中 K_i 为

<0.01 nmol/L，比作用于 Bcl-xL 和 Bcl-w 选择性高 4800 倍以上，对 Mcl-1 没有抑制活性。艾伯维公司于 2015 年 5 月宣布公该药获得了 FDA 的突破性药物认证。FDA 认为这种药物在治疗带有 17p 基因缺失突变的慢性粒细胞白血病患者方面有着显着疗效。ABT-199 诱导 RS4；11 细胞快速凋亡，细胞色素 c 释放，caspase 激活，磷脂酰丝氨酸外化，及 sub-G_0/G_1 DNA 积累。ABT-199 对包括 NHL、DLBCL、MCL、AML 和 ALL 细胞系的灵敏度，与 Bcl-2 的表达强烈相关。ABT-199（100 mg/kg）显著抑制 RS4；11 移植瘤生长，产生的最大肿瘤生长抑制率为 95%，肿瘤生长延迟 152%。数据显示，目前约有 3%～10% 的一线慢性粒细胞白血病患者都带有 17p 基因缺失突变，而在出现抗药性的慢性白血病患者中，这一比例更是高达 50% 之多。在一项由慢性粒细胞白血病复发患者和抗药性患者参与的临床研究中，患者在使用了 Venetoclax 和 Rituxan 联合治疗方案后，总体缓解率达到了 88% 之多。

2) ABT737

ABT737 是特异性靶向 Bcl-2、Bcl-xL 和 Bcl-w 的小分子抑制剂。ABT-737 类似于原凋亡 Bcl-2 家族蛋白的 BH3 结构域，可插入 Bcl-2 家族的（立体结构）缝隙中，从而直接抑制抗凋亡蛋白 Bcl-2、Bcl-xL 和 Bcl-w 的功能，诱导细胞发生凋亡。体外实验结果显示 ABT737 对 Bcl-2 有极强的吸附力（K_i<1nmol/L）。Oltersdorf 等在研究中发现 ABT737 不但能明显抑制淋巴瘤、肺癌等肿瘤细胞增殖，增强肿瘤细胞对传统化疗药物和放疗的敏感性，而且在动物模型上也取得了较好的抑瘤效果。最近，Lock 博士的研究团队首次证明 ABT-737 在体内外均能增加传统疗法对儿童急性淋巴细胞性白血病的效果。在这项研究中，研究人员测试了 ABT-737 和 3 种急淋患者常用的化疗药物左旋天冬胺、长春新碱、地塞米松相结合使用的效果。结果发现在 7 种急性淋巴细胞性白血病细胞株中，ABT-737 能通过线粒体死亡途径提高这些药物对于细胞的综合毒性。而且在将从复发的急淋患者血中分离出来的血癌细胞移植建立的小鼠模型上，ABT-737 与长春新碱联用能明显提高小鼠的治愈率。但 ABT-737 的 I 期临床试验已宣布失败。

六、端粒酶抑制剂

靶向端粒酶抑制剂有多种方式，目前仅针对 G-四链体的稳定性研究得比较深入且较有前景。最常见的 DNA 是单链或双链螺旋结构，但在 K^+、Na^+ 等离子的存在下，富含鸟嘌呤碱基重复序列的核苷酸能够形成 G-四链体。人端粒 DNA 由 5'-(TTAGGG)-3' 重复序列和一个 3' 悬突端组成，这一段单链结构有可能会形成 G-四链体，由于端粒酶对端粒的延伸要以单链 DNA 为引物，若形成 G-四链体，端粒酶则无法对端粒进行延伸，端粒酶的活性受到抑制。因此，稳定 G-四链体的化合物，有可能抑制端粒酶的活性。研究发现，除了染色体端粒末端，一些重要的癌基因，如 *c-myc*、*bcl2*、*c-Fos* 及 *c-ABL* 等，也可以形成 G-四链体。因此，以 G-四链体为靶点来研究开发抗肿瘤药物是目前一个非常有潜力的研究方向。

自从 1991 年 Zahler 等证实对 K^+ 稳定的 G-四链体能抑制端粒酶的活性，G-四链体 DNA 已成为寻找端粒酶抑制剂的新靶点。在 G-四链体结构的基础上，若干研究小组成功地设计和合成了与其相互作用的先导化合物，到目前已开发出几类化合物，且广泛研究了它们与 G-四链体的相互作用。

1. Telomestatin

Telomeatatin（SOT-095）是一种从链霉菌 3533-SV4 中分离的天然产物，其结构与 G-四链体很相似，能促进或稳定 G-四链体的形成，从而抑制端粒酶活性。Telomestatin 能特异性抑制端粒酶的活性而不影响逆转录和聚合酶的功能，并且在非细胞毒剂量下，可以引起端粒酶阳性细胞生长抑制，并能有效抑制 BCR-ABL 阳性的白血病细胞 OM22 和 K562 细胞中端粒酶活性，诱导其端粒缩短，并增强化疗药物敏感性。

2. 三取代吖啶类化合物

BRACO-19 是根据 G-四链体结构设计的三取代吖啶类化合物，与二取代吖啶类化合物（如 BSU-6048）相比，对 G-四链体结构有较高的结合力。非细胞毒剂量下选择性抑制端粒酶的活性，在亚细胞毒浓度下，抑制肿瘤细胞生长，诱导细胞衰老。非毒性剂量 2mg/kg 条件下，单药并不能明显抑制肿瘤生长，当与紫杉醇联合应用后，能显著增强紫杉醇的抗肿瘤作用。

3. 阳离子型卟啉类化合物

很长一段时间以来，卟啉类化合物在肿瘤的荧光疗法方面备受关注，这主要是因为与正常组织相比，它们可在肿瘤组织中蓄积达较高浓度。研究人员推测卟啉的芳香环平面结构使得该类化合物可通过与 G-四分体堆积型的相互作用而结合到 G-四链体结构上。根据圆二色散和 NMR 数据，Hurley 和 Sheardy 研究小组分别发现卟啉衍生物 TMPyP4［四-（N-甲基-4-吡啶基）卟啉］可以结合并稳定 G-四链体结构，并且通过这种作用抑制端粒酶活性，而其 2-位异构体 TMPyP2［四-（N-甲基-2-吡啶基）卟啉］则无活性。光裂解分析显示，由于这两个异构体与 G-四链体结合部位的不同而导致它们与 G-四链体相互作用上的差异。根据理论推测，由于 2-位异构体存在较大的空间位阻，使得整个结构在与 G-四链体相互作用时难以形成平面而嵌入其中，需要较高的能量。应用肿瘤细胞株研究表明，TMPyP4 比 TMPyP2 具有较强的抑制细胞生长作用；另外，TMPyP4 可诱发后期染色体桥，而 TMPyP2 无此作用。研究者还发现 TMPyP4 能抑制癌基因 $c\text{-}myc$ 的表达。

4. 二萘嵌苯类化合物

通过应用计算机辅助药物设计软件 DOCK，认为二萘嵌苯（Perylenes）是一类与 G-四链体相互作用较强的化合物。在该分子模型的基础上，Fedoroff 等设计并合成了 PIPER，此分子两侧末端分别含有一阳离子电荷。现已通过实验证实 PIPER 是一强特异性、与 G-四链体作用的化合物，而与单链或双链 DNA 作用微弱。PIPER-G-四链体复合物的 NMR 结构分析显示其 G-四链体的结合模型与卟啉类化合物相似（即外向堆积在 G-四链体上）。并且，同其他与 G-四链体相互作用的化合物一样，PIPER 具有良好的端粒酶和 DNA 聚合酶抑制活性。然而，更有意义的是，该化合物具有促进 G-四链体形成的作用，这一发现说明除了被动地结合和稳定 G-四链体结构外，这类化合物还可能在细胞内起诱导 G-四链体形成的作用。

5. 三嗪类衍生物

配体 12459 属于 2，4，6-三氨基-1，3，5 三嗪类衍生物，与端粒 G-四链体结合抑制端粒酶的活性，与其他核酸类物质相比，12459 对不同的 G-四链体结构都有很强的亲和力。目前的报道表明，12459 引起端粒 G-四链体的快速降解与诱导的凋亡过程相符合，12459 诱导细胞短期凋亡的效果不依赖于端粒酶的活性。

6. 其他化合物

除了上述化合物，人们还发现某些与 DNA 双链螺旋结构相互作用的化合物，也具有与 G-四链体作用的活性。例如，溴化乙锭（ethidium bromide，EtBr）原为一强效双链螺旋嵌入剂，据报道其可嵌入 G-四链体之间并稳定 G-四链体结构。Chen 等报道了一种羰花青染料 DODC，当其结合至双分子发夹型 G-四链体时，显示出独特的光谱特征，而其与单链、双链或平行型 G-四链体结合时则无此特征。因此，有人认为该化合物可以作为发夹型 G-四链体的特殊探针。

七、细胞周期蛋白激酶抑制剂

1. 细胞周期蛋白激酶抑制剂

细胞周期蛋白依赖性激酶属丝氨酸/苏氨酸蛋白激酶家族，依赖与细胞周期蛋白的结合，促进细胞周期时相转变，启动 DNA 合成，以及调控细胞转录等关键功能。在细胞周期不同时期中，不同 cyclins 的集聚与相应 CDK 结合并被激活。因为 CDKs 在所有细胞包括健康和肿瘤细胞的增殖与死亡中所起的关键作用，广谱的 CDK 抑制剂，尤其是针对未经过基因筛选的患者很难展现较高的治疗窗口。剂量大了毒性太高，而小了又没有药效。所以选择地抑制部分 CDK 就变得格外重要。

1）Palbociclib

Palbociclib（又名 PD-0332991，IBRANCE）是一种高度选择性的细胞周期蛋白依赖性激酶 CDK4/6 抑制剂，2015 年 2 月美国 FDA 加速批准了 Palbociclib 联合来曲唑作为内分泌治疗为基础的初始方案用于治疗 ER^+/$HER2^-$ 绝经后晚期乳腺癌。Palbociclib 在体外激酶试验中对 CDK4 和 CDK6 激酶的 IC_{50} 分别为 11 nmol/L/16 nmol/L，但它对 CDK1/2/5、EGFR、FGFR、PDGFR、InsR 等没有抑制活性。Palbociclib 属于非 ATP 竞争性抑制剂抑制，其抑制胸苷合并到 Rb 阳性的人类乳腺癌、结肠癌、肺癌及白血病的 DNA 中，使 Rb 在 Ser780 的磷酸化作用下降，但对于 Rb 阴性细胞没有抑制效果。Palbociclib 抑制 luminalER-阳性和 HER2-增强的乳腺癌细胞系的增殖，包括 MDA-MB-175、ZR-75-30、CAMA-1、MDA-MB-134、HCC-202、UACC-893 等，并使细胞周期停滞在 G_1 期。Palbociclib 完全抑制 MDA-453 移植瘤的生长，通过除去血管中 p-Rb 和增殖 Marker Ki-67，且调节基因使其处于 E2F 转录水平控制。证实了 IBRANCE 联合来曲唑治疗较单药来曲唑延长了患者 PFS。在一项 ER^+/$HER2^-$ 初治的局部晚期或转移性乳腺癌患者随机对照试验，将治疗的金标准与 Palbociclib 和 Letrazole（来曲唑）的组合比较，接受 Palbociclib 联合来曲唑治疗实质性的改善了患者的 PFS，联合组患者中位 PFS 为 20.2 月（95% CI：13.8，27.5），接受来曲唑单药治疗患者 PFS 为 10.2 月（95% CI：5.7，12.6）（HR=0.488，95% CI：0.319，0.748）。研究者评价的有可测量病灶患者中，接受 IBRANCE 联合来曲唑治疗患者的总体缓解率显著高于来曲唑单药组（55.4% vs 39.4%）。

2）Flavopiridol

是一种从印度植物 *Dysoxylum binectariferum* 中分离所得的黄酮类物质，再经人工合成的化合物，其他相关的化合物还有槲皮素（quercetin）和异黄酮类化合物

（genistein），它们于 20 世纪 80 年代末在研究天然产物对上皮细胞生长因子受体酪氨酸激酶（EGFR-TK）的抑制作用时被发现。Flavopiridol 对 EGFR-TK 显示抑制作用。50％的抑制浓度（IC_{50}）为 $21\mu mol/L$，对蛋白激酶 C 的 IC_{50} 为 $6\mu mol/L$，对蛋白酶 A 的 IC_{50} 为 $122\mu mol/L$。美国 NCI 对 60 种肿瘤细胞的高通量研究发现，它能抑制细胞的生长。在乳腺癌及肺癌细胞株中的研究显示，它能阻止细胞 G_1/S 期、G_2/M 期的转换。进一步研究发现，Flavopiridol 对 CDK1、CDK2 和 CDK4 有强力的抑制作用，其 IC_{50} 为 $100\sim400nmol/L$，此浓度远远小于抑制 EGFR-TK 和蛋白酶 C 的 IC_{50} 所需的浓度。

Flavopiridol 对 MDA-MB-435 乳腺癌细胞生长有显著的抑制作用。对 B-细胞淋巴瘤、T 细胞白血病、食管癌细胞、慢性淋巴细胞白血病、非小细胞性肺癌细胞和头颈上皮癌细胞的生长亦有强烈的抑制作用。用 A549 肺癌细胞的克隆形成试验证明，给予 Flavopiridol 前，先用紫杉醇（paclitaxol）、阿糖胞苷（cytarabine）、拓扑特肯（topote-can）、羟基柔红霉素（doxorabicin）或鬼白乙叉苷（etoposide）单独处理，可以显示协同的细胞毒作用。值得注意的是，当 Flavopiridol 与 5-氟尿嘧啶（5-Fu）同时使用或先用 5-Fu 也可以看见两药的相加作用。当与顺铂联合使用时，与药物使用的顺序无关，或前、或后或同时合并使用两药均有相加作用。动物移植性瘤株证明，Flavopiridol 对乳腺癌裸鼠皮下移植瘤及肾包膜下移植瘤模型有抑制作用；对结肠癌细胞和前列腺癌细胞的裸鼠移植性肿瘤亦有抑制作用；对淋巴肉瘤和白血病的异种移植瘤及头颈部上皮细胞癌细胞异种移植性肿瘤有显著的抗瘤作用。

Flavopiridol 是第一个用于临床试验的 CDK 抑制剂。通过延长结肠癌和前列腺癌异体移植瘤模型给药时间能增强 Flavopiridol 的抗增殖作用，这已成为临床上 72h 连续灌注给药的基础。美国 NCI 对 76 例晚期肾细胞癌、结肠癌、前列腺癌、乳腺癌和非霍奇金淋巴瘤患者进行了剂量递增性研究。结果显示，1 例肾癌病例获得部分缓解，4 例患者（占 5％，4/76）获得微效，10 个病例（占 13％）病情稳定 6 个月或更长时间。另一组 21 例晚期癌症病例做 72h 的连续灌注，有 1 例转移的胃癌病例获得完全的缓解。在 II 期临床试验中继续采用 72h 的连续灌注治疗。一组 35 例转移或未能切除肿瘤的病例中，34 例可估计疗效，2 例（占 6％）获得部分缓解。另一组 20 例 IV 期的非小细胞性肺癌病例中无一例可以观察到客观疗效，但有 3 例获得微效，10 例病情稳定，中位生存期为 7.5 个月。在 14 例结肠直肠癌病例中，有 10 例可被评价疗效，无 1 例显示明显疗效，1 例疾病稳定 6 个月。做 72h 单药灌注的还有非霍奇金淋巴瘤、套细胞淋巴瘤和前列腺癌，疗效尚未确定。

2. Aurora 激酶抑制剂

Aurora 激酶是调控细胞有丝分裂的一类丝氨酸/苏氨酸激酶，哺乳动物有 Aurora A、Aurora B、Aurora C 三种亚型。

1）Alisertib

Alisertib（又名 MLN8237）是一种选择性 Aurora A 激酶抑制剂，体外激酶试验中 IC_{50} 为 1.2 nmol/L，作用于 Aurora A 比作用于 Aurora B 选择性强 200 倍以上。予以 Alisertib 处理 MM1.S 和 OPM1 细胞，抑制 Aurora A 磷酸化，而不影响 Aurora B 调节的组蛋白 H3 磷酸化。在一种白血病-急性巨核细胞白血病老鼠模型上，Alisertib 不但可以有效地抑制癌细胞的增殖，治疗后显示白细胞数量明显减少，包括白细胞绝对计数、肝脾重量这些白血病指标都显著降低。同时，研究人员还发现其可以诱导健康细胞的分裂和生长，使其超越未成熟细胞的增殖或"爆炸性"增长。在一组 II 期试验（NCT01466881）入组了 42 例外周 T 细胞淋巴瘤。结果观察到 2 例完全应答，7 例部分应答，应答率为 24%。目前 Alisertib 已经进入外周 T 细胞淋巴瘤 III 期开发，还用于卵巢癌和小细胞肺癌。

2）VX-680

VX-680（又名 MK-0457）是一种可逆性的 ATP 酶竞争性靶向 Aurora 激酶的小分子抑制剂。体外实验表明，VX-680 不但能明显抑制 Aurora A、Aurora B、Aurora C 激酶的活性（其 IC_{50} 值分别为 0.6 nmol/L、18 nmol/L、4.6 nmol/L），还能抑制 BCR-ABL 和 Flt-3 等酪氨酸激酶的活性。VX-680 可通过诱导细胞凋亡和阻断细胞周期可抑制多种肿瘤（如乳腺癌、直肠癌、前列腺癌、白血病、黑色素瘤、淋巴瘤）细胞株的生长，IC_{50} 值介于 15～113 nmol/L，并抑制白血病小鼠模型中血癌细胞的生长。更令人瞩目的是 VX-680 不但可以抑制野生型和突变型 BCR-ABL，还可显著抑制 T315I BCR-ABL 突变细胞株（其 IC_{50} 只有 1 nmol/L）。VX-680 的 I 期临床研究目的是鉴定血液肿瘤病患者按五天一疗程服用 VX-680 时的安全性和耐药性。这项研究将鉴定 VX-680 在复发性或难以治愈的急性髓细胞白血病（acute myelogenous leukemia，AML）、骨髓增生异常综合征（myelodysplastic syndrome，MDS）、急性淋巴细胞白血病（acute lymphocytic leukemia，ALL）或处于慢性髓细胞白血病（chronic myelogenous leukemia，CML）急性转化期时的患者身上所产生的疗效。在第 48 届美国血液年会上 MD Anderson 癌中心的 Giles 教授报告了 VX-680 治疗难治性 CML 的 I 期临床研究结果。结果表明，在 15 例 CML 患者中，VX-680 对所有 *T315I* 突变 CML 患者都有效。经 VX-680 治疗的 CML 患者中，达到 MHR 1 例，mHR 4 例，CCyR 1 例，PCyR 2 例和 mCyR 1 例。临床疗效好的患者 *BCR-ABL* 融合基因表达明显被抑制。部分患者出现与抑制 AK 机制有关的骨髓抑制，但所有患者均未见与药物有关的非血液系统不良反应。上述结果表明，VX-680 是第一个治疗 *T315I* 突变等高度难治性和预后不良 CML 的有效抑制剂。

3）PHA739358 和 PHA680632

PHA739358 和 PHA680632 都是靶向 Aurora 激酶的小分子抑制剂。它通过阻止细胞中 Aurora 蛋白的生成而阻断细胞分化过程，继而干扰肿瘤的生长。这两种抑制剂在体内外均表现出良好的抗瘤活性。其中，PHA739358 用于治疗晚期实体瘤的 I 期临床试验已取得初步进展。该 I 期临床试验的主要目标是考查抗癌药物 PHA739358 在治疗晚期或转移性实体瘤时的疗效。试验结果肯定了该药物可阻止肿瘤恶化。另外 PHA739358 因能显著抑制 T315I 型 BCR-ABL 突变细胞株的生长而成为治疗 CML 的第三代很有前景的药物。

（邓　蓉　朱孝峰）

参 考 文 献

申漫里，冯永东，高纯，等. 2002. 细胞周期蛋白 B1 在肿瘤细胞中的非时相性表达. 中华肿瘤杂志，24（3）：

215-218.

王鸿鹤，刘宗潮. 2002. Cyclines/CDKs 及其抑制剂的抗肿瘤作用. 中国癌症杂志，12（4）：368-372.

王鸿鹤，朱孝峰，谢冰芬，等. 2003. 人细胞周期蛋白及细胞周期蛋白激酶的原核表达及鉴定. 中山大学学报（医学科学版），24（5）：444-447.

曾益新. 1999. 肿瘤学. 北京：人民卫生出版社. 97.

朱孝峰，刘宗潮，曾益新，等. 2002. 受体酪氨酸激酶信号转导与肿瘤治疗. 药学学报，37（3）：229.

朱孝峰，杨大俊，曾益新，等. 2001. ST2325 对 erbB2 受体过表达的肿瘤细胞周期的影响. 中国癌症杂志，11（2）：97.

朱孝峰，杨大俊，曾益新，等. 2001. 计算机辅助设计 HER2/neu 受体酪氨酸激酶小分子抑制剂及其生物活性研究. 癌症，20（4）：341.

朱孝峰，杨大俊，曾益新，等. 2003. SUCIO2 选择性抑制 HER2/neu 受体酪氨酸激酶磷酸化及其对 HER2/neu 过表达乳腺癌细胞生长的影响. 癌症，22（8）：790-794.

Abou-Alfa G K, Schwartz L, Ricci S, et al. 2006. Phase II study of sorafenib in patients with advanced hepatocellular carcinoma. J Clin Oncol, 24（26）：4293-4300.

Achenbach T V, Slater E P, Brummerhop H, et al. 2000. Inhibition of Cyclin-dependent kinase activity and induction of apoptosis by preussin in human tumor cells. Antimicrob Agents Chemother, 44（10）：2794-2801.

Akinaga S, Sugiyama K, Akiyama T. 2000. UCN-01 and other indolocarbazole compounds: a new generation of anti-cancer agents for the new generation of anti-cancer agents for the new century? Anticancer Drug Design, 15（1）：43-52.

Albert D H, Tapang P, Magoc T J, et al. 2006. Preclinical activity of ABT-869, a multitargeted receptor tyrosine kinase inhibitor. Mol Cancer Ther, 5（4）：995-1006.

Batist G, Patenaude F, Champagne P, et al. 2002. Neovastat（AE-941）in refractory renal cell carcinoma patients: report of a phase II trial with two dose levels. Ann Oncol, 13（8）：1259-1263.

Baumann P, Mandl-Weber S, Oduncu F, et al. 2009. The novel orally bioavailable inhibitor of phosphoinositol-3-kinase and mammalian target of rapamycin, NVP-BEZ235, inhibits growth and proliferation in multiple myeloma. Exp Cell Res, 315（3）：485-497.

Beattie G J, Smyth J F. 1998. Phase I study of intraperitoneal metalloproteinase inhibitor BB94 in patients with malignant ascites. Clin Cancer Res, 4（8）：1899-1902.

Bhargava P, Marshall J L, Dahut W, et al. 2001. A phase I and pharmacokinetic study of squalamine, a novel antiangiogenic agent, in patients with advanced cancers. Clin Cancer Res, 7：3912-3919.

Boulay A, Zumstein-Mecker S, Stephan C, et al. 2004. Antitumor efficacy of intermittent treatment schedules with the rapamycin derivative RAD001 correlates with prolonged inactivation of ribosomal protein S6 kinase 1 in peripheral blood mononuclear cells. Cancer Res, 64（1）：252-261.

Brachmann S M, Hofmann I, Schnell C, et al. 2009. Specific apoptosis induction by the dual $PI_3K/mTor$ inhibitor NVP-BEZ235 in HER2 amplified and PIK3CA mutant breast cancer cells. Proc Natl Acad Sci USA, 106（52）：22299-22304.

Brown A P, Carlson TC, Loi C M, et al. 2007. Pharmacodynamic and toxicokinetic evaluation of the novel MEK inhibitor, PD0325901, in the rat following oral and intravenous administration. Cancer Chemother Pharmacol, 59（5）：671-679.

Buolamwini J K. 2000. Cell cycle molecular targets in novel anticancer drug discovery. Curr Pharm Des, 6（4）：379-392.

Cao P, Maira S M, Garcia-Echeverria C, et al. 2009. Activity of a novel, dual PI_3-kinase/mTor inhibitor NVP-BEZ235 against primary human pancreatic cancers grown as orthotopic xenografts. Br J Cancer, 100（8）：1267-1276.

Carlson B, Lahusen T, Singh S, et al. 1999. Down-regulation of cyclin D1 by transcriptional repression in MCF-7 Human Breast Carcinoma cells induced by flavopiridol. Cancer Res, 59（18）：4634-4641.

Chao W R, Yean D, Amin K, et al. 2007. Computer-aided rational drug design: a novel agent (SR13668) designed to mimic the unique anticancer mechanisms of dietary indole-3-carbinol to block Akt signaling. J Med Chem, 50 (15):3412-3415.

Cherrington J M, Strawn L M, Shawver L K. 2000. New paradigms for the treatment of cancer: the role of anti-angiogenesis agents. Adv Cancer Res, 79: 1-38.

Christensen J G, Schreck R, Burrows J, et al. 2003. A selective small molecule inhibitor of c-Met kinase inhibits c-Met-dependent phenotypes in vitro and exhibits cytoreductive antitumor activity in vivo. Cancer Res, 63 (21): 7345-7355.

Ciardiello F. 2000. Epidermal growth factor receptor tyrosine kinase inhibitors as anticancer agents. Drugs, 60: Suppl 1: 25-32.

Ciuffreda L, Del Bufalo D, Desideri M, et al. 2009. Growth-inhibitory and antiangiogenic activity of the MEK inhibitor PD0325901 in malignant melanoma with or without BRAF mutations. Neoplasia, 11 (8): 720-731.

Cristofanilli M, Charnsangavej C, Hortobagyi G H. 2002. Angiogenesis modulation in cancer research: novel clinical approaches. Nat Rev Drug Discovery, 1 (6): 415-426.

Daniel W Z, Rick G, Maryse L, et al. 1999. Discovery and initial characterization of the paullones, a novel class of small-molecular inhibitors of cyclin-dependent kinase. Cancer Res, 59 (11): 2566-2569.

Deazevedo W F J, Leclere S, Meijer L, et al. 1997. Inhibition of cyclin-dependent kinase purine analogues: crystal structure of human CDK2 complexed with roscocitine. Eur J Biochem, 243 (1-2): 518-526.

Deazevedo W F J, Mueller-dieckmann H J, Schulzegahmen U, et al. 1996. Structural basis for specificity and potency of a flavonoid inhibitor of human CDK2, a cell cycle kinase. Proc Natl Acad Sci USA, 93 (7): 2735-2740.

Demetri G D, van Oosterom A T, Garrett C R. 2006. Efficacy and safety of sunitinib in patients with advanced gastrointestinal stromal tumour after failure of imatinib: a randomised controlled trial. Lancet, 368 (9544): 1329-1338.

Dowdy S F, Hinds P W, Louie K, et al. 1993. Physical interaction of the retinoblastoma protein with human cyclins. Cell, 73 (3): 499-511.

Drevs J, Hofmann I, Hugenschmidt H, et al. 2000. Effects of PTK787/ZK222584, a specific inhibitor of vascular endothelial growth factor receptor tyrosine kinase, on primary tumor, metastasis, vessel density and blood flow in a murine renal cell carcinoma model. Cancer Res, 60: 4819-4824.

Druker B J, Talpaz M, Resta D J, et al. 2001. Efficacy and safety of a specific inhibitor of the Bcr-Abl tyrosine kinase in chronic myeloid leukemia. N Engl J Med, 344: 1031-1037.

Eichhorn P J, Gili M, Scaltriti M, et al. 2008. Phosphatidylinositol 3-kinase hyperactivation results in lapatinib resistance that is reversed by the mTOR/phosphatidylinositol 3-kinase inhibitor NVP-BEZ235. Cancer Res, 68 (22): 9221-9230.

Engelman J A, Chen L, Tan X, et al. 2008. Effective use of PI_3K and MEK inhibitors to treat mutant Kras G12D and PIK3CA H1047R murine lung cancers. Nat Med, 14 (12): 1351-1356.

Ethier S P. 1995. Growth factor synthesis and human breast cancer progression. J Natl Cancer Inst, 87 (13): 964-973.

Faber A C, Li D, Song Y, et al. 2009. Differential induction of apoptosis in HER2 and EGFR addicted cancers following PI_3K inhibition. Proc Natl Acad Sci USA, 106 (46): 19503-19508.

Faivre S, Demetri G, Sargent W, et al. 2007. Molecular basis for sunitinib efficacy and future clinical development. Nat Rev Drug Discov, 6 (9): 734-745.

Fantl W J. 1993. Signaling by receptor tyrosine kinases. Ann Rev Biochem, 62: 453-462.

Folkman J. 1996. New perspectives in clinical oncology from angiogenesis research. Eur J Cancer, 32A (14): 2534-2539.

Fong T A, Shawver L K, Sun L, et al. 1999. SU5416 is a potent and selective inhibitor of the vascular endothelial growth factor receptor (Flk-1/KDR) that inhibits tyrosine kinase catalysis, tumor vascularization, and growth of multiple tumor types. Cancer Res, 59: 99-106.

Garlich J R, De P, Dey N, et al. 2008. A vascular targeted pan phosphoinositide 3-kinase inhibitor prodrug, SF1126, with antitumor and antiangiogenic activity. Cancer Res, 68 (1): 206-215.

Garrett M D, Fattaey A. 1999. CDK inhibition and cancer therapy. Curr Opinion in Gene & Deve, 9 (1): 104-111.

Garton A J, Crew A P, Franklin M, et al. 2006. OSI-930: a novel selective inhibitor of Kit and kinase insert domain receptor tyrosine kinases with antitumor activity in mouse xenograft models. Cancer Res, 66 (2): 1015-1024.

Geyer C E, Forster J, Lindquist D, et al. 2006. Lapatinib plus capecitabine for HER2-positive advanced breast cancer. N Engl J Med, 355 (26): 2733-2743.

Gibbs J B. 2000. Anticancer drug targets: growth factors and growth factor signaling. J Clin Invest, 105 (1): 9-13.

Gingras D, Boivin D, Deckers C, et al. 2003. Neovastat-a novel antiangiogenic drug for cancer therapy. Anticancer Drugs, 14 (2): 91-96.

Giusti R M, Shastri K A, Cohen M H, et al. 2007. FDA drug approval summary: panitumumab (Vectibix). Oncologist, 12 (5): 577-583.

Gontarewicz A, Balabanov S, Keller G, et al. 2008. Simultaneous targeting of Aurora kinases and Bcr-Abl kinase by the small molecule inhibitor PHA-739358 is effective against imatinib-resistant BCR-ABL mutations including T315I. Blood, 111 (8): 4355-4364.

Gorre M E, Mohammed M, Ellwood K, et al. 2001. Clinical resistance to STI571 cancer therapy caused by Bcr-Abl gene mutation or amplification. Science, 293: 876-880.

Graff J R, McNulty A M, Hanna K R. 2005. The protein kinase Cbeta-selective inhibitor, Enzastaurin (LY317615. HCl), suppresses signaling through the AKT pathway, induces apoptosis, and suppresses growth of human colon cancer and glioblastoma xenografts. Cancer Res, 65 (16): 7462-7469.

Grana X, Beddy E P. 1995. Cell cycle control in mammalian cell: role of cyclins, cyclin-dependent kinases (CDKs), growth suppressor gene and cyclin-dependent kinase inhibitors. Oncogene, 11 (2): 211-219.

Gray N, Detivaud L, Doerig C, et al. 1999. ATP-site directed inhibitors of cyclin-dependent kinases. Curr Med Chem, 6 (9): 859-875.

Griscelli F, Li H, Cheong C, et al. 2000. Combined effects of radiotherapy and angiostatin gene therapy in glioma tumor model. Proc Natl Acad Sci, 97 (12): 6698-6703.

Guertin D A, Sabatini D M. 2007. Defining the Role of mTOR in Cancer. Cancer Cell, 12 (1): 9-22.

Guo J, Marcotte P A, McCall J O, et al. 2006. Inhibition of phosphorylation of the colony-stimulating factor-1 receptor (c-Fms) tyrosine kinase in transfected cells by ABT-869 and other tyrosine kinase inhibitors. Mol Cancer Ther, 5 (4): 1007-1013.

Haass N K, Sproesser K, Nguyen T K, et al. 2008. The mitogen-activated protein/extracellular signal-regulated kinase kinase inhibitor AZD6244 (ARRY-142886) induces growth arrest in melanoma cells and tumor regression when combined with docetaxel. Clin Cancer Res, 14 (1): 230-239.

Hagedorn M, Zilberberg L, Lozano R M, et al. 2001. A short peptide domain of platelet factor 4 blocks angiogenic key events induced by FGF-2. FASEB J, 15 (3): 550-552.

Hancock M K, Kopp L, Bi K. 2009. High-throughput screening compatible cell-based assay for interrogating activated notch signaling. Assay Drug Dev Technol, 7 (1): 68-79.

Harrington E A, Bebbington D, Moore J, et al. 2004. VX-680, a potent and selective small-molecule inhibitor of the Aurora kinases, suppresses tumor growth in vivo. Nat Med, 10 (3): 262-267.

Herbst R S, Lee A T, Tran H T, et al. 2001. Clinical studies of angiogenesis inhibitors: the University of Texas MD Anderson Center Trial of Human Endostatin. Curr Oncol Rep, 3 (2): 131-140.

Howes A L, Chiang G G, Lang E S, et al. 2007. The phosphatidylinositol 3-kinase inhibitor, PX-866, is a potent inhibitor of cancer cell motility and growth in three-dimensional cultures. Mol Cancer Ther, 6 (9): 2505-2514.

Huang W, Yang A H, Matsumoto D, et al. 2009. PD0325901, a mitogen-activated protein kinase kinase inhibitor, produces ocular toxicity in a rabbit animal model of retinal vein occlusion. J Ocul Pharmacol Ther, 25 (6): 519-530.

Hunter T, Pines J. 1994. Cyclins & Cancer II: Cyclin D and CDK inhibitors come of age. Cell, 79 (4): 593-582.

Ihle N T, Williams R, Chow S, et al. 2004. Molecular pharmacology and antitumor activity of PX-866, a novel inhibitor of phosphoinositide-3-kinase signaling. Mol Cancer Ther, 3 (7): 763-772.

Jackson J P, Kabirov K K, Kapetanovic I M, et al. 2009. In vitro assessment of P450 induction potential of novel chemopreventive agents SR13668, 9-cis-UAB30, and pentamethychromanol in primary cultures of human hepatocytes. Chem Biol Interact, 179 (2-3): 263-272.

Jasinghe V J, Xie Z, Zhou J, et al. 2008. ABT-869, a multi-targeted tyrosine kinase inhibitor, in combination with rapamycin is effective for subcutaneous hepatocellular carcinoma xenograft. J Hepatol, 49 (6): 985-997.

Junttila T T, Akita R W, Parsons K, et al. 2009. Ligand-independent HER2/HER3/PI$_3$K complex is disrupted by trastuzumab and is effectively inhibited by the PI$_3$K inhibitor GDC-0941. Cancer Cell, 15 (5): 429-440.

Kato H, Ishikura H, Kawarada Y, et al. 2001. Anti-angiogenic treatment for peritoneal dissemination of pancreas adenocarcinoma: a study using TNP-470. Jpn J Cancer Res, 92 (1): 67-73.

Kelland L R. 2000. Flavopiridol, the first cyclin-dependent kinase inhibitor to enter the clinic: current status. Expert Opin Inrestig Drugs, 9 (12): 2903-2911.

Kerbel R, Folkman J. 2002. Clinical translation of angiogenesis inhibitors. Nat Rev Cancer, 2: 727-739.

Kohn E C, Alessandro R, Spoonster J, et al. 1995. Angiogenesis: role of calcium-mediated signal transduction. Proc Natl Acad Sci USA, 92: 1307-1311.

Konstantinidou G, Bey E A, Rabellino A, et al. 2009. Dual phosphoinositide 3-kinase/mammalian target of rapamycin blockade is an effective radiosensitizing strategy for the treatment of non-small cell lung cancer harboring K-RAS mutations. Cancer Res, 69 (19): 7644-7652.

Kang M H, Kang Y H, Szymanska B, et al. 2007. Activity of vincristine, L-ASP, and dexamethasone against acute lymphoblastic leukemia is enhanced by the BH3-mimetic ABT-737 in vitro and in vivo. Blood, 110 (6): 2057-2066.

Laird A D, Christensen J G, Li G, et al. 2002. SU6668 inhibits Flk-1/KDR and PDGFRbeta in vivo, resulting in rapid apoptosis of tumor vasculature and tumor regression in mice. FASEB J, 16 (7): 681-690.

Laurrent M, Annie B, Odile M, et al. 1997. Biochemical and cellular effects of roscovitine, a potent and selective inhibitor of the cyclin-dependent kinases cdc2, CDK2 and CDK5. Eur J Biochem, 243 (1-2): 527-536.

Lee K W, Kim S G, Kim H P. 2008. Enzastaurin, a protein kinase C beta inhibitor, suppresses signaling through the ribosomal S6 kinase and bad pathways and induces apoptosis in human gastric cancer cells. Cancer Res, 68 (6): 1916-1926.

Leyton J, Smith G, Lees M, et al. 2008. Noninvasive imaging of cell proliferation following mitogenic extracellular kinase inhibition by PD0325901. Mol Cancer Ther, 7 (9): 3112-3121.

Li D, Ambrogio L, Shimamura T, et al. 2008. BIBW2992, an irreversible EGFR/HER2 inhibitor highly effective in preclinical lung cancer models. Oncogene, 27 (34): 4702-4711.

Liu D, Xing M. 2008. Potent inhibition of thyroid cancer cells by the MEK inhibitor PD0325901 and its potentiation by suppression of the PI$_3$K and NF-kappaB pathways. Thyroid, 18 (8): 853-864.

Ma P C, Schaefer E, Christensen J G, et al. 2005. A selective small molecule c-MET Inhibitor, PHA665752, cooperates with rapamycin. Clin Cancer Res, 11 (6): 2312-2319.

Mahadevan D, Cooke L, Riley C, et al. 2007. A novel tyrosine kinase switch is a mechanism of imatinib resistance in gastrointestinal stromal tumors. Oncogene, 26 (27): 3909-3919.

Marone R, Erhart D, Mertz A C, et al. 2009. Targeting melanoma with dual phosphoinositide 3-kinase/mammalian target of rapamycin inhibitors. Mol Cancer Res, 7 (4): 601-613.

Matsuoka S, Edwards M C, Bai C, et al. 1995. p57KIP2, a structurally distinct member of the p21 Cip1 CDK inhibitor family, is a candidate tumor suppressor gene. Gene Dev, 9 (6): 650.

Matsuoka T, Yashiro M, Sawada T, et al. 2000. Inhibition of invasion and lymph node metastasis of gastrointestinal cancer cells by R-94138, a matrix metalloproteinase inhibitor. Anticancer Res, 20 (6B): 4331-4338.

McMillin D W, Ooi M, Delmore J, et al. 2009. Antimyeloma activity of the orally bioavailable dual phosphatidylinositol 3-kinase/mammalian target of rapamycin inhibitor NVP-BEZ235. Cancer Res, 69 (14): 5835-5842.

Medower C, Wen L, Johnson W W. 2008. Cytochrome P450 oxidation of the thiophene-containing anticancer drug 3- [(quinolin-4-ylmethyl) -amino] -thiophene-2-carboxylic acid (4-trifluoromethoxy-phenyl) -amide to an electrophilic intermediate. Chem Res Toxicol, 21 (8): 1570-1577.

Mendel D B, Laird A D, Xin X, et al. 2003. In vivo antitumor activity of SU11248, a novel tyrosine kinase inhibitor targeting vascular endothelial growth factor and platelet-derived growth factor receptors: determination of a pharmacokinetic/pharmacodynamic relationship. Clin Cancer Res, 9 (1): 327-337.

Morin M J. 2000. From oncogene to drug: development of small molecule tyrosine kinase inhibitors as anti-tumor and anti-angiogenic agents. Oncogene, 19 (56): 6574-6583.

Mugitani T, Taniguchi H, Takada A, et al. 1998. TNP-470 inhibits collateralization to complement the anti-tumour effect of hepatic artery ligation. Br J Cancer, 77 (4): 638-642.

O'Donnell A, Faivre S, Burris H A, et al. 2008. Phase I pharmacokinetic and pharmacodynamic study of the oral mammalian target of rapamycin inhibitor everolimus in patients with advanced solid tumors. J Clin Oncol, 26 (10): 1588-1595.

O'Hare T, Shakespeare W C, Zhu X, et al. 2009. AP24534, a pan-BCR-ABL inhibitor for chronic myeloid leukemia, potently inhibits the T315I mutant and overcomes mutation-based resistance. Cancer Cell, 16 (5): 401-412.

Oltersdorf T, Elmore S W, Shoemaker A R, et al. 2005. A Inhibitor of Bcl-2 family proteins induces regression of solid tumors. Nature, 435: 677-681.

Perera S A, Li D, Shimamura T, et al. 2009. HER2YVMA drives rapid development of adenosquamous lung tumors in mice that are sensitive to BIBW2992 and rapamycin combination therapy. Proc Natl Acad Sci U S A, 106 (2): 474-479.

Petti F, Thelemann A, Kahler J, et al. 2005. Temporal quantitation of mutant Kit tyrosine kinase signaling attenuated by a novel thiophene kinase inhibitor OSI-930. Mol Cancer Ther, 4 (8): 1186-1197.

Pollack V A, Savage D M, Baker D A, et al. 1999. Inhibition of epidermal growth factor receptor-associated tyrosine phosphorylation in human carcinomas with CP-358774: Dynamics of receptor inhibition in situ and antitumor effects in athymic mice. J Pharm Exp Ther, 291 (2): 739-748.

Puri N, Khramtsov A, Ahmed S, et al. 2007. A selective small molecule inhibitor of c-Met, PHA665752, inhibits tumorigenicity and angiogenesis in mouse lung cancer xenografts. Cancer Res, 67 (8): 3529-3534.

Qi W, Cooke L S, Stejskal A, et al. 2009. MP470, a novel receptor tyrosine kinase inhibitor, in combination with Erlotinib inhibits the HER family/PI$_3$K/Akt pathway and tumor growth in prostate cancer. BMC Cancer, 9: 142.

Qian F, Engst S, Yamaguchi K, et al. 2009. Inhibition of tumor cell growth, invasion, and metastasis by EXEL-2880 (XL880, GSK1363089), a novel inhibitor of HGF and VEGF receptor tyrosine kinases. Cancer Res, 69 (20): 8009-8016.

Raynaud F I, Eccles S A, Patel S, et al. 2009. Biological properties of potent inhibitors of class I phosphatidylinositide 3-kinases: from PI-103 through PI-540, PI-620 to the oral agent GDC-0941. Mol Cancer Ther, 8 (7): 1725-1738.

Reid A, Vidal L, Shaw H, et al. 2007. Dual inhibition of ErbB1 (EGFR/HER1) and ErbB2 (HER2/neu). Eur J Cancer, 43 (3): 481-489.

Rick G, Daniel W Z, Connor F M, et al. 2000. Structure-based design modifications of the paullone molecular scaffold for cyclin-dependent kinase inhibition. Anti-Cancer Drug Design, 15 (1): 53-66.

Rusnak D W, Lackey K, Affleck K. 2001. The effects of the novel, reversible epidermal growth factor receptor/ErbB-2 tyrosine kinase inhibitor, GW2016, on the growth of human normal and tumor-derived cell lines in vitro and in vivo. Mol Cancer Ther, 1 (2): 85-94.

Schindler T, Bornmann W, Pellicena P, et al. 2000. Structural mechanism for STI-571 inhibition of Abelson tyrosine kinase. Science, 289: 1938-1942.

Serrano M, Hannon G J, Beach D. 1993. A new regulation motif in cell cycle control causing specific inhibition of cyclin D/CDK4. Nature, 366 (6456): 534-537.

Shankar D B, Li J, Tapang P, et al. 2007. ABT-869, a multitargeted receptor tyrosine kinase inhibitor: inhibition of FLT3 phosphorylation and signaling in acute myeloid leukemia. Blood, 109 (8): 3400-3408.

Shepherd F A. 2001. Angiogenesis inhibitors in the treatment of lung cancer. Lung Cancer, 34: S81-89.

Sirotnak F M, Zakowski M F, Miller V A, et al. 2000. Efficacy of cytotoxic agents against human tumor xenografts is markedly enhanced by coadministration of ZD1839 (Iressa), an inhibitor of EGFR tyrosine kinase. Clin Cancer Res, 6 (12): 4885-4892.

Soncini C, Carpinelli P, Gianellini L, et al. 2006. PHA-680632, a novel Aurora kinase inhibitor with potent antitumoral activity. Clin Cancer Res, 12 (13): 4080-4089.

Strumberg D, Clark J W, Awada A, et al. 2007. Safety, pharmacokinetics, and preliminary antitumor activity of sorafenib: a review of four phase I trials in patients with advanced refractory solid tumors. Oncologist, 12 (4): 426-437.

Suzuki T, Fujii A, Ohya J, et al. 2007. Pharmacological characterization of MP-412 (AV-412), a dual epidermal growth factor receptor and ErbB2 tyrosine kinase inhibitor. Cancer Sci, 98 (12): 1977-1984.

Suzuki T, Fujii A, Ohya J. 2009. Antitumor activity of a dual epidermal growth factor receptor and ErbB2 kinase inhibitor MP-412 (AV-412) in mouse xenograft models. Cancer Sci, 100 (8): 1526-1531.

Tai Y T, Fulciniti M, Hideshima T. 2007. Targeting MEK induces myeloma-cell cytotoxicity and inhibits osteoclastogenesis. Blood, 110 (5): 1656-1663.

Tan A R, Swain S M. 2002. Review of Flavopiridol, a cyclin-dependent kinase inhibitor, as breast cancer therapy. Seminars in Oncology, 29 (3): 77-85.

Taylor S, Folkman J. 1992. Protamine is an inhibitor of angiogenic agents potentiates cytotoxic cancer therapies against primary and metastatic disease. Cancer Res, 52: 6702-6704.

Thomson S, Petti F, Sujka-Kwok I, et al. 2008. Kinase switching in mesenchymal-like non-small cell lung cancer lines contributes to EGFR inhibitor resistance through pathway redundancy. Clin Exp Metastasis, 25 (8): 843-854.

Tseng J R, Kang K W, Dandeker M, et al. 2008. Preclinical Efficacy of the c-Met Inhibitor CE-355621 in a U87 MG Mouse Xenograft Model Evaluated by 18F-FDG Small-Animal PET. J Nuclear Med, 49 (1): 129-134.

Vincent P W, Bridges A J, Dykes D J, et al. 2000. Anticancer efficacy of the irreversible EGFR tyrosine kinase inhibitor PD0169414 against human turmor xenografts. Cancer Chemother Pharmacol, 45: 231-238.

Wedge S R, Ogilvie D J, Dukes M, et al. 2002. ZD6474 inhibits vascular endothelial growth factor signaling, angiogenesis, and tumor growth following oral administration. Cancer Res, 62: 4645-4655.

Welsh J W, Mahadevan D, Ellsworth R, et al. 2009. The c-Met receptor tyrosine kinase inhibitor MP470 radiosensitizes glioblastoma cells. Radiat Oncol, 4: 69.

Westphal J R, Ruiter D J, De Waal R M. 2000. Anti-angiogenic treatment of human cancer: pitfalls and promises. Int J Cancer, 86 (6): 870-873.

Wilhelm S M, Carter C, TangL, et al. 2004. BAY43-9006 exhibits broad spectrum oral antitumor activity and targets the RAF/MEK/ERK pathway and receptor tyrosine kinases involved in tumor progression and angiogenesis. Cancer Res, 64 (19): 7099-7109.

Wilkinson R W, Odedra R, Heaton S P, et al. 2007. AZD1152, a selective inhibitor of Aurora B kinase, inhibits human tumor xenograft growth by inducing apoptosis. Clin Cancer Res, 13 (12): 3682-3688.

Wojtowicz-Praga S, Low J, Marshall J, et al. 1996. Phase I trial of a novel matrix metalloproteinase inhibitor batimastat (BB-94) in patients with advanced cancer. Invest New Drugs, 14 (2): 193-202.

Wong C I, Koh T S, Soo R, et al. 2009. Phase I and biomarker study of ABT-869, a multiple receptor tyrosine kinase inhibitor, in patients with refractory solid malignancies. J Clin Oncol, 27 (28): 4718-4726.

Wu M, Rivkin A, Pham T. 2008. Panitumumab: Human monoclonal antibody against epidermal growth factor receptors for the treatment of metastatic colorectal cancer. Clin Ther, 30 (1): 14-30.

Yang J, Ikezoe T, Nishioka C, et al. 2007. AZD1152, a novel and selective aurora B kinase inhibitor, induces growth arrest, apoptosis, and sensitization for tubulin depolymerizing agent or topoisomerase II inhibitor in human acute leukemia cells in vitro and in vivo. Blood, 110 (6): 2034-2040.

Yeh T C, Marsh V, Bernat B A. 2007. Biological characterization of ARRY-142886 (AZD6244), a potent, highly selective mitogen-activated protein kinase kinase 1/2 inhibitor. Clin Cancer Res, 13 (5): 1576-1583.

Zhou J, Goh B C, Albert D H, et al. 2009. ABT-869, a promising multi-targeted tyrosine kinase inhibitor: from bench to bedside. J Hematol Oncol, 2: 33.

Zhou J, Pan M, Xie Z, et al. 2008. Synergistic antileukemic effects between ABT-869 and chemotherapy involve downregulation of cell cycle-regulated genes and c-Mos-mediated MAPK pathway. Leukemia, 22 (1): 138-146.

Zhu Z, Witte L. 1999. Inhibition of tumor growth and metastasis by targeting tumor-associated angiogenesis with antagonists to the receptors of vascular endothelial growth factor. Invest New Drugs, 17 (3): 195-212.

Zou H Y, Li Q, Lee J H, et al. 2007. An orally available small-molecule inhibitor of c-Met, PF-2341066, exhibits cytoreductive antitumor efficacy through antiproliferative and antiangiogenic mechanisms. Cancer Res, 67 (9): 4408-4417.

第五节 肿瘤标志物与靶向治疗

一、肿瘤标志物概念

肿瘤标志物（tumor marker）是指肿瘤患者体液、细胞及组织中不同于正常人或含量高于正常人的一类物质，是肿瘤细胞区分于正常细胞的生物学和分子特征，也称生物学标志物（biomarker）和分子标志物（molecular marker）。它是在肿瘤发生发展过程中，由肿瘤细胞合成、释放或是宿主对肿瘤的反应性释放的一类物质，能通过化学、免疫和分子生物学等技术对其进行定性、定量分析，从而为研究肿瘤的发生机制、肿瘤的筛查、早期诊断、疗效监测、预后判断及新靶点的发现和新的治疗方法提供可靠的依据。肿瘤标志物可能是存在于肿瘤细胞的特异基因或其产物，也可能在一些正常细胞中存在，但在肿瘤细胞中异常表达的基因或其产物，即表现为量的异常。

理想的肿瘤标志物应符合以下各项特征：①敏感性高，某一肿瘤的肿瘤标志物应该在该肿瘤的大多数患者中检测出来，而且能在临床上尚无明确肿瘤证据之前检测出来；②特异性强，不应该存在于正常组织和良性疾病中；③其浓度和肿瘤大小相关，且半寿期短，有效治疗后很快下降，能较快地反映体内肿瘤变化的实际情况；④其浓度和肿瘤复发、转移及恶性程度有关，能协助肿瘤分期和预后判断；⑤存在于体液特别是血液中，易于检测。然而，实际上尚未发现绝对理想的肿瘤标志物，目前所知的肿瘤标志物中，绝大多数不但存在于恶性肿瘤中，而且也存在于良性肿瘤、胚胎组织，甚至正常组织中。

肿瘤标志物在临床上具有重要的应用价值，一旦发现肿瘤患者出现某一肿瘤标志物的异常，则该标志物对于改善患者的预后、选择最可能对特定治疗方法有效的患者及监测治疗效果具有重要作用。肿瘤标志物的水平还可反映疾病的进程（分期）及肿瘤进展的速度，从而有助于预后判断。然而，现有大部分肿瘤标志物在一些非肿瘤患者体内也可升高，目前尚未发现对某一肿瘤完全特异的肿瘤标志物，同时，并非每一个肿瘤患者都有肿瘤标志物的升高，特别是早期肿瘤患者，肿瘤标志物可在正常水平内。随着基因芯片、蛋白质芯片等新技术在肿瘤标志物研究中的应用，我们期待能从分子水平寻找特异性和敏感性都很高的肿瘤标志物。

随着肿瘤生物学和遗传学的发展，与恶性肿瘤的发生发展相关的多条重要分子通路得以阐明，从而发现许多可用于抗肿瘤药物研发的新分子靶点，这些靶点涉及信号转导通路、细胞周期调控、细胞凋亡、肿瘤血管生成及肿瘤微环境调控等重要功能。近年来，许多分子靶点相关药物已进入临床应用，因而相关生物标志物的检测对于筛选合适的治疗对象、监测药物在细胞及亚细胞水平的反应、预测疗效等方面的应用具有重要的意义。

二、肿瘤标志物分类

（一）肿瘤标志物研究的历史

第一个被发现且至今还广为使用的肿瘤标志物，应该是 1847 年 Henry Bence-Jones 在患者 Thomas Alexander MacBean（多发性骨髓瘤患者）尿液中发现的本周氏蛋白（B-J 蛋白），后经证实这是患有多发性骨髓瘤患者的浆细胞所产生的、由尿液排泄的蛋白质，其本质是免疫球蛋白的轻链部分。除了在尿液，也可在血清中利用电泳技术将其检测出来。B-J 蛋白的发现，开创了肿瘤标志物的新时期，故常将这一年代称为肿瘤标志物的开创期，或称肿瘤标志物的第一阶段。肿瘤标志物的发展历史大体可分为以下 5 个阶段（表 1-6-8）。第一阶段：1846～1928 年，本周氏蛋白的发现；第二阶段：1929～1962 年，一些激素、酶和特殊蛋白类肿瘤标志物的发现；第三阶段：1963～1975 年，胚胎蛋白类肿瘤标志物的发现，以甲胎蛋白（AFP）和癌胚抗原（CEA）为主要代表，这两个肿瘤标志物在肿瘤的辅助诊断和治疗监测中的应用，推动了肿瘤标志物的临床应用；第四阶段：1976～1980 年，大量的肿瘤标志物随单克隆抗体技术的诞生而涌现；第五阶段：1980 年至今，核酸分子标志物及血清蛋白谱的检测和应用。

表 1-6-8　主要肿瘤标志物的发现阶段

年份	标志物	发现者
1846	Bence-Jones	H. Bence-Jones
1928	异位激素综合征	W. H Brown
1930	人绒毛膜促性激素	B. Zondek
1932	促肾上腺皮质激素	H. Cushing
1949	血型抗原	K. Oh-Uti
1959	同工酶	C. Markert
1963	甲胎蛋白	G. I. Abelev
1965	癌胚抗原	P. Gold 和 S. Freeman
1969	肿瘤基因	R. Heubner 和 G. Todaro
1975	单克隆抗体	H. Kohler 和 G. Milstein
1980	肿瘤基因探针和转录	G. Cooper、R. Weinbeerg 和 M. Bishop
1985	抑癌基因	H. Harris、R. Sager 和 A. Knudson
1989	血浆肿瘤核酸标记	M. Stroun
1998	血清 EB 病毒 DNA	A. Mutirangura
2002	血清蛋白谱	E. F. Petricoin

（二）肿瘤标志物的分类

随着对肿瘤病因、发病过程和机制的深入了解，越来越多的肿瘤标志物被发现和鉴定，由于其来源复杂、种类繁多，对其分类的方法尚无统一的认识。肿瘤标志物分类就广义而言，可分为以下两类。①肿瘤相关抗原（tumor-associated antigens）：正常分化的抗原，如淋巴细胞表面抗原、人类白细胞抗原；病毒抗原，如和鼻咽癌及 Burkitt 淋巴瘤相关的 EB 病毒，与肝癌相关的 B 型肝炎病毒（HBV），以及与子宫颈癌相关的人乳头状瘤病毒（HPV）；致癌基因产物，如和乳腺癌相关的 HER-2/neu。②肿瘤标志物（tumor maker）：致癌或胚胎标志物，如和肝癌相关的 AFP、和腺癌相关的癌胚抗原（CEA）；激素类标志物，如和子宫绒毛膜癌相关的 HCG、和甲状腺癌相关的降钙素；酶类标志物，如和前列腺癌相关的前列腺酸性磷酸酶（PAP）；异常的糖蛋白，如和腺癌相关的黏蛋白、和卵巢癌相关的 CA-125、和前列腺癌相关的 PSA。

也有人根据其生物化学和免疫特性把肿瘤标志物分成以下几大类：①肿瘤胚胎性抗原，如 AFP 和 CEA；②异位激素（ACTH），如降钙素；③酶和同工酶，如乳酸脱氢酶（LDH）、神经元特异性烯醇化酶（NSE）和前列腺酸性磷酸酶（PAP）；④血浆蛋白，如 β_2-巨球蛋白（$\beta_2 M$）；⑤细胞代谢产物，如脂质相关唾液酸；⑥肿瘤抗原，如 CA19-9 和 CA125；⑦癌基因和抑癌基因蛋白产物，如 c-myc、ras、p53 和 Rb；⑧微量元素，如砷、铜、铁、硒、锌；⑨基因类标志物，癌基因扩增和抑癌基因突变的检测；⑩其他肿瘤标志，如自身抗体等。

我们也可根据肿瘤标志物的来源，把肿瘤标志物分为血清/血浆肿瘤标志物和组织细胞肿瘤标志物。

（1）血清/血浆肿瘤标志物是在正常情况下血中无表达或仅少量表达，而肿瘤患者血中存在表达或表达明显升高的物质，这类肿瘤标志物主要包括传统的肿瘤标志，如胚胎性抗原、异位激素、酶和同工酶、血浆蛋白、肿瘤抗原及自身抗体，以及血游离突变基因片段或其表达产物。

（2）组织细胞肿瘤标志物主要包括细胞分化标志（ER 及 PR）、增殖标志（Ki67 及 PCNA）、癌基因和抑癌基因突变及其表达产物（myc、ras、Her-2/neu、p53、Rb、PTEN、BRCA1、BRCA2、p16），以及转移潜能标志（nm23、CD44、MMP9），这类标志物对肿瘤的鉴别诊断、个体化治疗方案的制订及预后判断具有较大价值。

三、常见肿瘤标志物

（一）肿瘤相关抗原标志物

肿瘤相关抗原标志物主要包括胚胎类和非胚胎类肿瘤相关抗原，在人类发育过程中，许多原本只在胎盘期才具有的蛋白质类物质，应随胎儿的出生而逐渐停止合成和分泌，但因某种因素的影响，特别是肿瘤状态时，使得机体一些"关闭"的基因激活，出现了返祖现象，而重新开启并重新生成和分泌这些胚胎、胎儿期的蛋白质。主要的肿瘤相关抗原标志物见表 1-6-9。

表 1-6-9　肿瘤相关抗原标志物

名称	性质	相关肿瘤
甲胎蛋白	糖蛋白 70kDa	肝细胞和胚细胞
β-癌胚抗原	80kDa	结肠
癌胚铁蛋白	糖蛋白 600kDa	肝
癌胚抗原	糖蛋白 22kDa	结肠、直肠、胰腺、肺和乳腺
胰癌胚抗原	糖蛋白 40kDa	胰腺
鳞状细胞抗原	糖蛋白 44~48kDa	肺、皮肤、头和颈部
组织多肽抗原	细胞角蛋白 8、18、19	乳腺和结肠
CA125	糖蛋白 >200kDa	卵巢和子宫内膜
CA15-3	糖蛋白 400kDa	乳腺和卵巢
CA549	高分子质量糖蛋白	乳腺和卵巢
CA27.29	高分子质量糖蛋白	乳腺
类黏蛋白	糖蛋白 350kDa	
du-pan-2	黏蛋白 100~500kDa	胰腺、卵巢和胃
CA19-9	唾液酸化 lexa	胰腺、胃肠和肝
CA19-5	唾液酸化 lea 和 leag	胃肠和卵巢
CA50	唾液酸化 lea	胰腺、胃肠和结肠
CA72-4	唾液酸化 tn	卵巢、乳腺、胃肠和结肠
CA242	唾液酸化 cho	结肠、直肠和胰腺
鳞状细胞抗原	糖蛋白	子宫颈、肺、皮肤和头颈部

1. 甲胎蛋白

甲胎蛋白（α-fetoprotein，AFP）由 590 个氨基酸残基组成，分子质量为 $6.9×10^5$ Da，该蛋白质在胎儿发育到 13 周时占血浆蛋白总量的 1/3，在妊娠 30 周时达最高峰，以后逐渐下降，出生时血浆中浓度为高峰期的 1‰ 左右，约 40mg/L，在周岁时接近成人水平（低于 $30\mu g/L$）。成人血中含量极少，几乎无法检出。根据 AFP 分子结构上的差异，用外源性凝集素（小扁豆凝集素，LCA）与之结合可分结合型 AFP 和非结合型 AFP。肝癌患者血清中的 AFP 主要为前者，而良性肝病患者血中的 AFP 主要为后者。

2. 癌胚抗原

癌胚抗原（carcinoembryonic antigen，CEA）是一种主要存在于结直肠癌组织和胚胎黏膜细胞上的糖蛋白抗原，分子质量为 $20×10^5$ Da，是一种不规则分布于癌细胞膜表面的物质，易被癌细胞分泌或脱落至血液或其他体液中。

3. CA15-3 抗原

CA15-3 抗原是一种乳腺癌相关抗原，是分子质量为 $40×10^5$ Da 的糖蛋白，能被编号为 115D8 和 DF3 的两种小鼠单克隆抗体所识别。

4. CA125 抗原

CA125 抗原是一种卵巢癌相关抗原，是分子质量为 $2×10^5$ Da 的糖蛋白。

5. CA19-9

CA19-9 抗原是一种胰腺癌相关抗原，是分子质量为 $50×10^5$ Da 的低聚糖蛋白。

6. 人附睾蛋白 4

人附睾蛋白 4（HE4）属于乳清酸性 4－二硫化中心（WFDC）蛋白家族，具有疑似胰蛋白酶抑制剂的特性。正常情况下，HE4 在人体中的表达非常低，但在卵巢癌组织和患者血清中均高度表达。与 CA125 相比，HE4 的敏感度更高、特异性更强，尤其在疾病初期无症状表现的阶段。HE4 与 CA125 联合检测可提高卵巢癌诊断准确性。

（二）酶类标志物

酶及同工酶是最早出现和使用的肿瘤标志物之一（表 1-6-10）。肿瘤患者机体的酶活力会发生较大变化，这是因为：①肿瘤细胞或组织本身诱导其他细胞和组织产生异常含量的酶；②肿瘤细胞的代谢旺盛，细胞通透性增加，使得肿瘤细胞内的酶进入血液，或因肿瘤使得某些器官功能不良，导致各种酶的灭活和排泄障碍；③肿瘤细胞被破坏，使得细胞内的酶释放到血液中；④肿瘤组织压迫某些空腔而使某些通过这些空腔排出的酶返流回血液。

表 1-6-10　酶类肿瘤标志物

名称	分子质量及同工酶		相关肿瘤
醛缩酶	160kDa	3 个	肝
碱性磷酸酶	95kDa	7 个	骨、肝、白血病、肉瘤和卵巢等
淀粉酶	45kDa		胰腺等
谷胱甘肽转移酶	80kDa	多种	肝、胃和结肠
肌酸激酶	83kDa	4 个	前列腺、肺、结肠和卵巢等
γ-谷氨酰转移酶	90kDa	12 个	肝
乳酸脱氢酶	135kDa	5 个	肝、淋巴瘤和白血病
神经原特异性烯醇化酶	73kDa	2 个	肺（小细胞）、神经母细胞瘤、类癌、黑色素瘤和嗜铬细胞瘤
5-核苷酸酶		6 区带	肝
α-1 岩藻糖苷酶	230kDa	8 个	肝
核糖核酸酶		2 个	卵巢、肺和大肠等
前列腺特异性抗原	34kDa		前列腺

根据酶类标志物的来源可将其分为两类：①组织特异性酶，因组织损伤或变化而使储存在细胞中的酶释放，如前列腺特异性抗原等；②非组织特异性酶，主要是肿瘤细胞代谢加强，特别是无氧糖酵解增强，大量酶释放到血液中，如己糖激酶等。

1. 碱性磷酸酶

碱性磷酸酶（alkaline phosphatase，ALP）由 449 个氨基酸组成，属于同源二聚体蛋白，分子质量为 56kDa。ALP 每个单体在碱性条件下能水解各种磷酸酯键，释放出无机磷，在磷酸基的转移中起重要作用。ALP 来自肝脏、胎盘和骨组织。ALP 异常见于原发和继发性肝癌和胆道癌。其他肿瘤，如前列腺癌、白血病、肉瘤、淋巴瘤中ALP 也会升高。

2. 神经元特异性烯醇化酶

神经元特异性烯醇化酶（neuron specific enolase，NSE）是神经元和神经内分泌细胞所特有的一种酸性蛋白酶，是神经内分泌肿瘤的特异性标志，如神经母细胞瘤、甲状腺髓质癌和小细胞肺癌（70%升高），可用于鉴别诊断、病情监测、疗效评价和复发预报。

在酶类标志物分析中，同工酶的分辨和检出是提高标志物临床应用的重要环节。目前所知的肿瘤标志同工酶可分为三大类型：①异位型同工酶，指某种瘤组织改变了自己的分泌特性，从而分泌其他成年组织特异的同工酶类型；②胚胎型同工酶，某些肿瘤组织分泌的同工酶谱退化到胚胎时的未分化状态，而分泌出大量的胚胎期同工酶；③胎盘型同工酶，有些肿瘤组织会分泌出某些原属胎盘的同工酶。

（三）激素类标志物

具有激素分泌功能的细胞发生癌变时，使其分泌的激素增加，称为原位激素（eutopic hormone）。正常情况下不能产生和分泌激素的细胞癌变后可分泌激素，或正常分泌激素的细胞癌变后分泌其他类型激素，称为异位激素（ectopic hormone）。不同类型的肿瘤可分泌不同类型的激素或同一种异位激素，而同一类型的肿瘤可分泌一种或多种不同的异位激素。表 1-6-11 列举了一些常见的激素类肿瘤标志物。

表 1-6-11　激素类肿瘤标志物

激素	性质	相关肿瘤
儿茶酚胺类		嗜铬细胞
促肾上腺皮质激素	4.5kDa	库欣综合征和肺（小细胞）
抗利尿激素		肺（小细胞）和原发性类癌等
降钙素	3.5kDa	甲状腺髓质
生长激素	21kDa	垂体腺瘤、肾和肺
HGG	45kDa	胚胎绒毛膜和睾丸（非精原细胞癌）
人胎盘催乳素	22kDa	滋养层、性腺、肺和乳腺
甲状旁腺素		肝、肾、乳腺和肺等
催乳素	22kDa	垂体腺瘤、肾和肺
胰高糖素	3kDa	胰高糖素瘤和嗜铬细胞瘤
转化生长因子		鳞瘤、肾和乳腺

1. 人绒毛膜促性腺激素

人绒毛膜促性腺激素（human chorionic gonadotropin，hCG）是由胎盘滋养层细胞所分泌的一类糖蛋白类激素，在妊娠和患绒毛膜上皮癌时，hCG 明显增高。hCG 还会在乳腺癌、睾丸癌、卵巢癌增高。在子宫内膜异位症、卵巢囊肿等非肿瘤状态时，hCG 也会增高。测定 hCG 浓度及治疗后浓度降低的速度是对恶性葡萄胎患者治疗监测的必要指标。

2. 降钙素

降钙素（calcitonin，CT）是由 32 个氨基酸组成的多肽激素，甲状腺髓样癌、肺腺癌及小细胞肺癌的患者，血清 CT 明显升高。血清 CT 过高应高度警惕早期肺癌的可能，乳腺癌、肝癌、肾癌、前列腺癌、胰腺癌、上颌窦癌和膀胱癌等亦可见 CT 升高。某些良性疾病如甲状腺机能亢进、变形性骨炎和肺部疾患亦发现 CT 升高。

3. 儿茶酚胺类及其衍生物

儿茶酚胺类激素（catecholamines，CA）是以其结构中均含儿茶酚，又属于胺类而得名。正常情况下，它由肾上腺髓质中的一些交感神经节纤维末梢终止髓质细胞（又称嗜铬细胞）产生和分泌，包括肾上腺素（E）、去甲肾上腺素（NE）和多巴胺（DA）等，它们既是激素，又是神经递质。此类物质除了在嗜铬细胞瘤中明显升高外，70％神经母细胞瘤香草基杏仁酸（VMA）升高，大部分类癌患者 5-羟色胺升高。

4. 激素受体

乳腺癌患者孕酮和雌二醇水平并无变化，但部分患者孕酮受体（PR）和雌二醇受体（ER）增加。目前测定此二种受体以免疫化学法为主，利用滴定法、酶联免疫吸附法和免疫细胞化学法（ERICA 和 PgRICA）检测组织提取液。

（四）癌基因和抑癌基因及其表达产物

随着分子生物学的理论和技术的发展，癌基因和抑癌基因的检测已成为肿瘤临床诊断的新一代标志物。

1. 癌基因

癌基因或肿瘤基因是指在自然或实验条件下，具有潜在的诱导细胞恶性转化的基因。科学家在研究逆转录病毒时发现，将某些逆转录病毒的基因片段嵌入细胞基因中，并使这些基因迅速地表达，结果是被嵌入的细胞呈恶性转变，特别是如果将这些逆转录病毒导入正常细胞染色体 DNA 的特定部位，就能很快地改变这些连接部位的基因表达，从而使细胞发生癌变。从目前的资料分析（表 1-6-12），引起细胞恶变功能的基因已达 30 余种。

表 1-6-12　常见癌基因类肿瘤标志物

癌基因	细胞株或原发肿瘤	相关肿瘤
N-myc	细胞株	神经母细胞瘤、视网膜母细胞瘤和肺癌（小细胞）
	原发肿瘤	神经母细胞瘤、视网膜母细胞瘤和横纹肌肉瘤
C-erb-2	原发肿瘤	胃腺癌、肾腺癌和乳腺癌
N-ras	细胞株	胃腺癌
C-myc	细胞株	乳腺癌、胃腺癌和肺癌（巨细胞）
	原发肿瘤	急性粒细胞白血病和结肠腺癌
H-ras	细胞株	黑色素瘤
	原发肿瘤	膀胱癌和皮肤鳞癌
K-ras	细胞株	结肠癌和骨肉瘤
	原发肿瘤	膀胱癌、胰腺癌和卵巢癌

1）Ras 基因家族及其表达产物

1980 年，Langbcheim 等通过基因转染实验发现了与 Harvery 及 Kristein 小鼠肉瘤病毒基因相似的细胞癌基因，即 *c-Ha-ras*（1）基因，它定位于 11 号染色体的 11p15 区；*c-Ha-ras*（2）基因为假基因（pseudogene），定位于 X 染色体上；*c-Ki-ras*（1）基因为伪基因，定位于 6 号染色体 6p11～12 区。*Ras* 基因编码产物为 p21ras 蛋白，其本质为膜相关的 G 蛋白，具有 GTP 酶活性，参与信号转导。

当机体发生癌变时，编码 p21ras 蛋白的第 12、13 及 61 位氨基酸的核苷酸可以发生点突变，突变型的 p21ras 蛋白不具有 GTP 酶活化，无法使 GTP 水解为 GDP。此外，在肿瘤中还发现 p21ras 蛋白的表达过度。表 1-6-13 列举出了 RAS 基因家族与肿瘤的关系。

表 1-6-13　RAS 基因家族与肿瘤的关系

肿瘤类型	临床意义
乳腺癌	*c-Ha-ras* 基因 mRNA 水平升高与恶性肿瘤进展期中 p21ras 水平相关
结直肠癌	50％的肿瘤出现 *c-Ki-ras* 基因点突变
肺癌	20％～30％肿瘤出现 RAS 基因家族成员点突变，其中 *c-Ki-rad* 基因点突变与预后不良相关
胰腺癌	90％左右的肿瘤出现 *c-Ki-ras* 基因点突变
胃癌	在恶性肿瘤中 p21 表达水平明显升高，*c-Ha-ras* 基因编码第 12 位氨基酸突变与肿瘤转移及预后不良相关
髓性白血病	10％～50％的肿瘤中出现 *c-N-ras* 基因突变
膀胱癌	部分病例可出现 *c-Ha-ras* 基因点突变及 p21ras 表达过度

2）MYC 基因家族及其表达产物

1997 年，Duesberg 等发现 *myc* 癌基因与禽类 MC29 病毒具有相似性。MYC 基因家族共有 6 个成员：*c-myc*、*N-myc*、*L-myc*、*P-myc*、*R-myc* 及 *B-myc*。其中 *c-myc*、*N-myc* 及 *L-myc* 与一些人类肿瘤相关。*c-myc* 定位于 8 号染色体的 8q24 区，其编码产物是由 439 个氨基酸残基组成的蛋白质。*N-myc* 定位于 2 号染色体的 2p23～24 区，其产物是由 456 个氨基酸残基组成的蛋白质。*L-myc* 定位于 1 号染色体的 1p32 区，编码产物是由 364 个氨基酸残基组成的蛋白质。以上蛋白质产物均定位于细胞核内，为核转录调节因子，能够与特殊的 DNA 序列结合，当机体发生癌变时，MYC 基因家族成员可以产生易位、基因扩增及过度表达。表 1-6-14 列举了 MYC 基因家族成员与肿瘤的关系。

表 1-6-14　myc 基因家族成员与肿瘤的关系

肿瘤种类	临床意义
神经母细胞瘤	在 20％的肿瘤中有 *N-myc* 基因扩增，*N-myc* 基因扩增是预后的预测因子
Burkitt 淋巴瘤	几乎 100％的 Burkitt 淋巴瘤患者均有 *c-myc* 基因易位，主要有以下三种表现形式：①与免疫球蛋白重链位点易位：t（8；14）（q24；q23）；②与免疫球蛋白 κ 轻链位点易位：t（8；14）（q24；q23）；③与免疫球蛋白 γ 轻链位点易位：t（8；22）（q24；q11）
急性 T 细胞性白血病	部分病例可见 *c-myc* 基因易位，表现为 t（8；14）（q24；q11）
乳腺癌	6％～57％的肿瘤中可见 *c-myc* 基因扩增，*c-myc* 基因 mRNA 水平升高与预后不良相关
结直肠癌	10％～20％的肿瘤中可见 *c-myc* 基因扩增
鳞状细胞癌	*c-myc* 基因扩增与进展期肿瘤相关
小细胞肺癌	30％肿瘤可见 *L-myc* 基因过度表达
视网膜母细胞瘤	均见 *N-myc* 基因扩增，却与肿瘤预后无关
胶质母细胞瘤	均见 *N-myc* 基因扩增，却与肿瘤预后无关
宫颈癌	*c-myc* 过度表达与预后不良相关

3）表皮生长因子受体

1984 年，Downward 研究发现表皮生长因子受体（EGFR）与 C-erb-B 具有相似顺序，首次提出 EGFR 具有致癌潜能。

EGFR 基因定位于 7 号染色体上，编码产物为 P170 糖蛋白，属于受体型酪氨酸蛋白激酶，能够与表皮生长因子及其他配基结合。当机体发生癌变时，往往发现有 EGFR 的过度表达。EGFR 的过度表达与许多临床肿瘤密切相关，表 1-6-15 列举了表皮生长因子受体与肿瘤的关系。

表 1-6-15　表皮生长因子受体与肿瘤关系

肿瘤类型	临床意义
乳腺癌	EGFR 表达过度见于 21%～33%的肿瘤中，过度表达与预后不良及短期复发相关
神经胶质瘤	EGFR 表达过度与基因扩增相关，在一些情况下 EGFR 的 EGF 结合区截断
膀胱癌	87%的侵袭性肿瘤中有 EGFR 过度表达，EGFR 过度表达与肿瘤分期相关
肺癌	52%～80%非小细胞性肺癌中有 EGFR 过度表达，过度表达与预后不良相关
卵巢癌	49%～64%的肿瘤出现过度表达，并与预后不良相关
食管癌	38%～47%的肿瘤出现过度表达，并与预后不良相关

2. 抑癌基因

机体中有一类对正常细胞增殖起负调节作用的基因，称为抑癌基因（tumor suppressor gene），当这类基因丢失、失活或变异时，往往会促使细胞失控而呈恶性生长。

1）RB 基因及其表达产物

1986 年，Friend 等成功地克隆了 RB 基因。RB 基因定位于 13 号染色体的 13q14 区，共有 27 个外显子、26 个内含子，DNA 长度约 200kb，其编码的蛋白质产物为 P110 蛋白。

RB 蛋白磷酸化形式为其调节细胞生长分化的主要形式，在细胞 G_1/S 期，RB 蛋白磷酸化受周期依赖性激酶 CDK2 调节。在肿瘤细胞中，突变的 RB 蛋白失去了与核配体结合的功能。当机体发生肿瘤时，RB 基因的主要变化形式有：缺失、突变、甲基化、表达失活及与病毒或细胞癌蛋白结合引起功能性失活。

RB 基因与肿瘤的发生具有密切的关系。大约有 40%的视网膜母细胞瘤可见 RB 基因突变，RB 基因还与成骨细胞肉瘤、软组织肉瘤、小细胞肺癌、乳腺癌、前列腺癌、食管癌及膀胱癌有关，近期研究表明 RB 基因与卵巢癌也有关系。

2）p53 基因及其产物

1981 年，Crawford 等发现了 p53 基因，并认为其为癌基因。此后，Hinds 和 Finlay 等通过研究发现转染了 myc 或 ras 癌基因的细胞中，若存在野生型 p53 基因，则出现生长抑制，因此提出 p53 基因属于抑癌基因。

p53 基因定位于 17 号染色体 17p13 区，由 11 个外显子和 10 个内含子组成，编码 393 个氨基酸残基的蛋白质，即 P53 蛋白。P53 蛋白是一个转录因子，生物学功能为 G_1 期 DNA 损伤的检查点。人类肿瘤中 p53 基因突变主要在高度保守区内，以 175、248、249、273、282 位点突变率为最高，不同种类肿瘤其突变类型不同。另外，p53 的变化形式还有缺失、基因重排等。P53 可因与肿瘤病毒癌蛋白结合而失活。表 1-6-16 为 p53 基因与肿瘤的关系。

表 1-6-16　*p53* 基因与肿瘤的关系

肿瘤类型	临床意义
乳腺癌	40%有 *p53* 突变，9%患者血清有 P53 蛋白
结肠癌	50%～86%表现 *p53* 突变
肺癌	45%～70% *p53* 水平升高，57%的小细胞肺癌过度表达 *p53*
食管癌	35%～44%有 *p53* 基因
肝癌	50%有 *p53* 基因
膀胱癌	61%有 *p53* 基因
慢性髓细胞白血病	*p53* 表达的抑制调节造血细胞增殖
胃癌	37%的肿瘤有 *p53* 基因突变
非霍奇金淋巴瘤	61%病例有 P53 蛋白增加
宫颈癌	<10%的病例有 *p53* 基因突变
甲状腺癌	约 24%的肿瘤中有 *p53* 基因突变
神经纤维肉瘤	30%的肿瘤有 *p53* 基因突变
脑肿瘤	<10%的肿瘤有 *p53* 基因突变
卵巢癌	50%的肿瘤有 *p53* 基因突变
骨肉瘤	33%～76%的肿瘤有 *p53* 基因突变

（五）循环肿瘤细胞及其标志物

1）循环肿瘤细胞

Ashworth 在 1869 年鉴定了一个肿瘤患者死后血液中的细胞，发现这些细胞与那些原发性肿瘤细胞一样，并首次提出了 CTC（循环肿瘤细胞，circulating tumor cell）概念。此后，人们使用光学显微镜可在多种类型肿瘤患者中观察到 CTC，从而使得 CTC 成为潜在的肿瘤标志物。CTC 检测作为一种新型的非侵入性诊断工具，除了可作为肿瘤检测手段外，CTC 还被证明可成功应用于以下一系列其他方面的用途：①体内化疗药物药效的快速评估：相对于每 12 周一查的 CT 诊断，CTC 在第 2 周即可显示药效结果，这一点对临床医生及挽救病人生命尤为重要；②根据 CTC 数目，判断病人愈后状况及存活时间：美国 Immunicon /Veridex（Johnson & Johnson）公司经过在数百肿瘤病人标本上的严格验证，已可根据治疗前后的 CTC 数目变化准确地预测乳腺癌、结直肠癌及前列腺癌病人的存活时间，这一点已被美国 FDA 认证接受，开始在美国医院中应用；③肿瘤病人复发的监测与及时诊断：绝大多数的肿瘤复发从根本上讲实际就是肿瘤转移过程。因而通过对治疗后的病人 CTC 的持续检测，可以达到监测病人肿瘤复发的目的；④个体化治疗的体外肿瘤治疗药物筛选；⑤正常人群体检普查以利于尽可能的肿瘤早期诊断等。除了应用于临床外，CTC 亦可应用于众多药厂和科研机构的基础研究，包括寻找新的肿瘤标识物以及开发新的抗肿瘤药物等。

循环肿瘤细胞（CTC）检测技术手段主要由两部分组成，即捕获与鉴别。目前较为流行的 CTC 捕获手段是美国 FDA 于 2004 年认证的强生公司的 CellSearch CTC 检测技术。此根据 CTC 表面 EpCAM 的表达，使用与不同固相载体（如磁珠，芯片等）偶联了的抗 EpCAM 抗体进行直接抓取，或根据 CTC 的大小及其他物理性状进行分离，如某些微流体技术（microfludics）。CTC 主要的鉴别方法则是通过角蛋白（Cytokeratin）的染色完成。

表 1-6-17 列举了来自固体肿瘤中的循环肿瘤细胞及其标志。

表 1-6-17　来自固体肿瘤中的循环肿瘤细胞标志及其诊断价值

实体	mRNA 标记	患者各分期中的检测率/%	良性肿瘤中的检测率/%	健康对照的检测率/%	预后评价
乳腺癌	CK19	38	0	n. d	n. d
	CK19	48	n. d	39	n. d
	hMAM	8	n. d	0	
宫颈癌	SCC	40	13	0	Yes
结直肠癌	CEA	41	56	0	No
	CK19，20MUC1，2	20	12	0	Yes
	EGFR	73	n. d	11	n. d
子宫内膜癌	CK20	35	n. d	0	
尤因肉瘤	EWS-FLI	30	n. d	n. d	n. d
胃癌	CK19 和 CK20	10	n. d	7	n. d
肝癌	Albumin	100	100	100	
	AFP	52	13	0	
	AFP	35	0	0	n. d
肾癌	MN/CA9	49	n. d	2	n. d
	VHL	12	n. d	0	n. d
肺癌	CEA	50	0	0	n. d
	CK19	36	2	0	Yes
黑色素瘤	Tyrosinase	57	n. d	0	n. d
	Tyrosinase	18～45	n. d	0. 4	n. d
口腔癌	CK20	92	0	0	n. d
卵巢癌	CK19	84	71	60	n. d
前列腺癌	PSA	54	8	n. d	n. d
	PSA	12	1		
	PSMA	21	3	n. d	Yes
	PSCA	14	0		
睾丸癌	AFP，BHCG	33	n. d	0	n. d
甲状腺癌	CK20	26	0	0	n. d
	TG	69～85	25～72	18～82	No
膀胱上皮癌	CK20	24	0	0	n. d
	UPII	27	n. d	0	Yes

注：Yes 表示可以，No 表示不可以，n. d 表示未检出。

随着分子生物学技术的发展，人们可以在基因水平检测 CTC。假设良性上皮细胞在全血中不出现，如果上皮起源转录产物能在全血中检测出来，则可认为血液中存在 CTC，因此，可通过 RT－PCR 方法检测全血中器官/组织特异性 mRNA 信号对肿瘤进行定位。

实际应用中，CTC 的检测依赖于肿瘤实体和肿瘤分期，其灵敏性和特异性范围为 0～100%。由于循环性肿瘤细胞的监测需要侵袭性的肿瘤生长导致的肿瘤细胞进入血管，因此，该种方法不太适合非侵袭性或者恶化前的疾病的检测。

2）循环肿瘤 DNA

循环 DNA 是一种无细胞状态的胞外 DNA，存在于血液、滑膜液和脑脊液等体液中，其主要是由单链或双链 DNA 以及单链与双链 DNA 的混合物组成，以 DNA-蛋白质复合物或游离 DNA 两种形式存在。1947 年 Mandel 和 Metais 发现了循环 DNA；30 年后 Leon 等的研究表明肿瘤患者外周血清 DNA 水平显著高于正常人；1989 年 Stroun 等发现肿瘤患者血液游离 DNA 具有肿瘤细胞 DNA 的一些特征，命名为循环肿瘤 DNA。正常人循环血中存在少量游离 DNA，主要来源于细胞核 DNA 和线粒体 DNA，常小于 10ng/ml；肿瘤患者循环血 DNA 主要来源于肿瘤细胞，其血浆 DNA 浓度平均可达 180ng/ml。最近肿瘤分子生物学研究发现，循环肿瘤 DNA 可作为一种新的肿瘤标志物，在肿瘤的诊断、个体化治疗及预后判断等方面具有重要临床应用价值。

（六）病毒相关的生物标志物

1. EB 病毒

1964 年，Epstein-Barr 首先从 Burkitt 淋巴瘤中成功培养了两株淋巴瘤细胞系，电镜下观察到在形态上与疱疹病毒相同的颗粒，通过血清学及生物学研究证明它是一种独特的疱疹病毒，简称为 EB 病毒。EB 病毒为双链 DNA 病毒，其结构和组成类同一般疱疹病毒。世界各地的人群普遍感染 EB 病毒，据估计，90％成年人终生携带 EB 病毒。应用不同的免疫方法可以检出 EB 病毒的不同抗原，如病毒壳体抗原（VCA）、膜抗原（MA）、早期抗原（EA）和 EB 核抗原（EBNA）等。

Old 等在 1966 年首先从鼻咽癌患者血清中检测到 EB 病毒抗体，de-The 等 1969 年从鼻咽癌活检培养的类淋巴母细胞中分离到 EB 病毒，随后科学家在人鼻咽癌与 Burkitt 淋巴瘤的癌细胞中观察到 EB 病毒核酸和核抗原，并且发现不管地理分布、种族背景和地域流行如何，EB 病毒 DNA 都能在鼻咽癌中检测到。我国华南地区大规模血清学调查表明，多种 EB 病毒抗原的抗体水平在正常人及鼻咽癌患者间差别很大，且平均可早于鼻咽癌病理诊断前 4.36 年出现阳性。因此，通过定期监测抗体水平和滴度变化趋势，对鼻咽癌的发生有预测作用，结合头颈部检查和活检，有可能发现非常早期的鼻咽癌，甚至发现一些无任何临床表现及在电镜下也未见异常的患者。目前，常规用于鼻咽癌检查的指标有 EBV-IgA/VCA（壳抗原）、EA（早期抗原）和 EDAb（DNA 酶中和率）。

2. 乙型肝炎病毒

乙型肝炎病毒（HBV）是 DNA 病毒，目前有不少学者认为 HBV 与原发性肝癌（HHC）的发生有关，但仍存有争论。HBV 有三种相关颗粒：①平均直径为 22nm 左右的球形颗粒；②直径为 22nm 而长度不一的管形颗粒；③平均直径为 42nm 的双层球形颗粒，即 Dane 颗粒，一般认为它就是完整的 HBV 本身。22nm 球形和管形颗粒内部都不含核酸，无感染性；而 Dane 颗粒的中心为直径 28nm 左右的核心，核心中有 HBV 特异性 DNA 和 DNA 聚合酶，具有感染性。HBV 病毒有三种抗原：①表面抗原（HVsAg），为 Dane 颗粒外层和 22nm 球形颗粒及管形颗粒的抗原，此抗原和相应的抗体（抗 HBs）可从周围血液中检测到；②核心抗原（HBcAg），即 Dane 颗粒核心部分的抗原，它存在于患者肝细胞核内，周围血中检测不到，但血中可有抗 HBcAg 抗体，其存在表示 HBV 在体内持续感染和复制；③e 抗原，是 1971 年发现的一种抗原，其本质尚未完全清楚，常和 Dane 颗粒同时存在。感染 HBV 者容易成为慢性患者或 HBcAg 携带者，急性患者有 5%～20% 转为慢性，有持续性感染，这种人往往 HBsAg 和抗 HBc 持续阳性，但没有抗 HBs。国内外研究资料说明，原发性肝癌患者中有肝炎史和肝硬化的明显多于对照组，为进一步证实原发性肝癌与 HBV 的关系，国内外研究用地衣红染色和电镜检查，从肝癌组织中寻找 HBV 颗粒，并用免疫荧光和免疫酶法证实其病毒特异性。

3. 疱疹病毒

宫颈癌是妇科恶性肿瘤中发病率高、危害大的疾病。1966 年，Naib 等用细胞学和组织病理学方法检查生殖道疱疹病毒感染者宫颈癌的发生率，结果比一般住院患者高 4 倍，首次观察到 HSV-II 型病毒与宫颈癌间存在的关系。而后不少国内外学者致力于这方面的研究，获得了许多资料，并且认为 HSV-II 型可能是宫颈癌发生的潜在致瘤因素。在宫颈癌病毒病因研究中，HSV-II 型受到不少研究者的重视，其根据在于：宫颈癌患者比对照组具有较高的 HSV-II 型特异性抗原（AG4）的抗体，但即便用最灵敏的方法，仍有部分宫颈癌患者血清呈阴性；HSV-II 型可诱发啮齿类动物宫颈和阴道产生肿瘤，并能在体外转化仓鼠细胞；通过 DNA-RNA 原位分子杂交，在癌前期或恶性宫颈组织中，发现了 HSV-II 型特异的 mRNA，阳性率为 35%～67%；子宫切除后，HSV-II 型中和抗体保持低水平。1972 年，Frenkel 等报道，在宫颈癌患者宫颈组织中测出了 HSV-II 型病毒的 DNA，宫颈癌组织或癌前期细胞中测出 HSV-II 型的抗原，上述资料显示了 HSV-II 型与人类宫颈癌的关系。

4. 乳头状瘤病毒（HPV）

2008 年，诺贝尔生理学或医学奖授予哈拉尔德-楚尔-豪森及两名法国科学家弗朗索瓦丝-巴尔-西诺西和吕克-蒙塔尼，以表彰他们在研究 HPV 与宫颈癌关系及 HIV 领域的突出贡献。Meiselo 和 Purola 两个实验室分别报道了在宫颈癌患者的癌细胞中发现有乳头状瘤病毒颗粒和抗原，首先提出了 HPV 感染与宫颈细胞恶化的关系。HPV 是一组不同病毒的总称，组成一个科，其病毒形态类似，但 DNA 限制酶图谱各异，核壳体蛋白质的抗原性不同。1982 年，美国冷泉港会议报道，通过限制酶图谱，鉴别了 15 种 HPV 亚型，但也有文献报道已鉴别出 51 个亚型。人类宫颈感染乳头状瘤病毒后，多以非乳头湿疣形式出现，它和尖锐湿疣是同一性质的病变。

根据现有的文献资料，HPV 与宫颈癌关系的研究根据是：乳头状瘤病毒感染生殖道可潜伏在细胞内若干年，一旦机体免疫力降低，潜伏的病毒可恢复活动。应用核酸杂交方法在女性生殖器官肿瘤中测出 HPV DNA，是提示 HPV 与宫颈癌发病关系的重要证据之一。1983 年，McCance 在 50% 以上的宫颈上皮内新生物病变（CIN）中检出 *HPV-6* 序列。最近在 CIN 或侵袭性宫颈癌患者的癌细胞中，发现 80% 以上有 *HPV-16* 基因组的同源序列。新近在宫颈癌细胞中还发现有 *HPV-18* 序列。HPV 亚临床感染与 CIN 共同存在，并具有在癌细胞中检出 HPV 基因序列的现象，提示 HPV 可能是宫颈癌的致癌因素。有人推测其过程可能是：HPV 感染首先引起良性增生，通过非典型性挖空细胞（koilocytic cell）和非典型间变，发展为原位癌，最后出现宫颈恶性肿瘤。目前已经在美国开展了通过检测 HPV 的感染对宫颈癌进行早筛的运动，同时，针对 HPV-16 和 HPV-18 的疫苗也已进入临床试验。

上述研究虽已表明 HPV 与宫颈癌的发生有密切关系，但由于 HPV 尚不能在组织培养的细胞内生长，因而无法在免疫学和流行病学方面得到更多的资料，缺乏 HPV 引起宫颈部的直接证据。有些学者仍然认为很难排除 HPV 是人类宫颈间变或癌患者细胞中"过客"病毒的可能性，因此提出用 HPV 疫苗免疫人群，如果发现这些人群中宫颈癌发病率降低，则不仅能够进一步证明 HPV 感染与宫颈癌发生的关系，而且还有重要的预防价值。

四、肿瘤标志物与靶向治疗

近年来，随着分子生物学技术的进步和对肿瘤发病机制的进一步认识，肿瘤标志物已经不仅可以作为肿瘤的诊断、分类、预后判断及治疗指导，许多肿瘤标志物还可以直接作为靶向治疗的靶点。目前大多数靶向治疗的靶点实质上就是肿瘤标志物，ER 和 HER-2/neu 是乳腺癌分子标志，同时针对 ER 和 HER-2/neu 的靶向药物应用已经成为乳腺癌治疗的常规方案。肿瘤标志物在筛选靶向治疗适用患者、靶向治疗疗效监测等方面具有重要作用。

靶向治疗要求入选肿瘤患者必须表达目标基因，因而相应肿瘤标志物的检测对于患者的选择至关重要。例如，曲妥珠单抗（赫赛汀）只对过度表达 HER-2 的肿瘤有活性，如果将所有乳腺癌患者纳入治疗，则会降低治疗的有效率。同样地，表达 ER 和 PR 是选择 Tamoxifen 的重要依据。尽管如此，表达靶基因的患者对于相应的靶向治疗的有效性一般只有 20%～50%，但不表达靶基因的患者对于相应的靶向治疗基本无效。因而，这些分子标志的检测有利于富集治疗有效的患者群体，从而大大提高治疗的有效率。

为何很多患者尽管表达目标基因，但仍对相应的靶向治疗无效果？可能的解释是，由于大部分肿瘤存在多种分子改变，它们形成复杂的信号网络，这些网络相互联系，功能互补，因而单独阻断某一分子或通路的治疗方案对这些肿瘤效果不佳。对此，充分阐明肿瘤发病机制，发展针对性多靶点联合治疗具有重要意义。此外，药物在治疗靶位无法达到有效浓度也是影响患者疗效的关键因素；影响药物浓度的关键药物代谢酶的活性或其编码基因单核苷酸多态性检测可能有助于选择有效的肿瘤患者。

靶向治疗疗效判断与常规治疗一样主要是观察生存期及疾病进展等。此外，肿瘤标志物的检测对于靶向治疗疗效监测也至关重要，其前提是这类分子标志的水平必须与患者的预后相关。例如，HER-2/neu 高表达的患者预后差，因而能否有效抑制 HER-2/neu 的表达是预测曲妥珠单抗（Trastuzumab）疗效的有效标志。

人类对于肿瘤病因、发病机制的研究已经取得显著进展，将这些进展用于肿瘤的临床诊断、治疗监测及预后判断还仅仅是个开始。随着人们对转化医学的重视，相信在不久的将来会有更多的肿瘤标志用于肿瘤的筛选、诊断和预后判断，并成为靶向治疗的潜在靶点。

（曾木圣）

参 考 文 献

黄文林. 2002. 分子病毒学. 北京：人民卫生出版社.

万德森. 2005. 临床肿瘤学. 第 2 版. 北京：科学出版社.

万文徽. 2007. 肿瘤标志临床应用与研究. 第 2 版. 北京：北京大学医学出版社.

张天泽，徐光炜. 2005. 肿瘤学. 天津：天津科学出版社：503-530.

Catharine S. 2002. 4Practice Guidelines for Tumor Marker Use in the Clinic. Clinical Chemistry, 8：1151-1159.

Charles S. 2004. Targeted Cancer Therapy. Nature, 432：294-297.

David S. 2002. Emerging molecular markers of cancer. Nature Reviews Cancer, 2：210-219.

Del Villano B C, Bernnan S, Prock, P, et al. 1983. Radioimmunometric assay for a monoclonal antibody-defined tumor marker, CA 19-9. Clinical Chemistry, 29：549-552.

Dennis J S, Brian L J, Steven S, et al. 2001. Use of chemotherapy plus a monoclonal antibody against HER2 for metastatic breast cancer that overexpresses HER2. The New England Journal of Medicine, 344：783-792.

Eleftherios P D, Herbert A F, Hans L, et al. 2001. Tumor Markers: Physiology, Pathobiology, Technology, and Clinical Applications. AACC Press.

James H S. 2002. Viruses and Human Disease. New York：Academic Press .

Kanjana S, Chonlakiat K, Sairoong S, et al. 2000. Epstein-barr vrus DNA in serum/plasma as a tumor marker for nasopharyngeal cancer. Clinical Cancer Research, 6：1046-1051.

Lawrence S. Young, et al. 2004. Epstein-Barr virus: 40 years on. Nature Reviews Cancer, 4：757-768.

Oesterling J E. 1991. Prostate specific antigen: a critical assessment of the most useful tumor marker for adenocarcinoma of the prostate. The J Urol, 145（5）：907-923.

Sarita B, Abraham F, Serge J, et al. 1989. Carcinoembryonic antigen, a human tumor marker, functions as an intercellular adhesion molecule. Cell, 57（2）：327-334.

第七章　肿瘤干细胞

肿瘤干细胞是一类来源于干细胞的，具有无限自我更新潜能，并能形成与原发灶相似的异质性肿瘤细胞。肿瘤干细胞在肿瘤中只占极少的部分，目前被认为是肿瘤复发和转移的根源。研究者也已发现一系列的不同肿瘤干细胞的表面分子标志物，这些表面分子标志物已被广泛用于分离肿瘤干细胞。在某些恶性肿瘤中，如白血病和乳腺癌等，已经提出肿瘤干细胞的有关假说，并得到实验验证。肿瘤干细胞在恶性肿瘤发生发展中的部分分子机制已得到初步阐明。肿瘤干细胞表面的特殊蛋白与肿瘤耐药有关，可以抵抗肿瘤药物的杀伤作用。由于肿瘤干细胞具有强耐药性，因此运用杀伤肿瘤干细胞的靶向治疗药物已经成为一种治疗恶性肿瘤的新趋势。

第一节　肿瘤干细胞的研究现状

一、干细胞的基本知识

干细胞是一类具有自我更新和分化潜能的细胞，几乎所有正常组织都存在一小群这类细胞，它包括胚胎干细胞和成体干细胞。

（1）胚胎干细胞。胚胎干细胞（原始生殖细胞）（embryonic stem cell，ES 细胞），是在人胚胎发育早期——囊胚（受精后 5～7 天）中未分化的细胞；当受精卵分裂发育成囊胚时，内层细胞团（inner cell mass）的细胞即为胚胎干细胞。胚胎干细胞具有全能性，可以自我更新并具有分化为体内所有组织的能力。研究证实，分离的小鼠胚胎干细胞在体外可以分化成各种细胞，包括神经细胞、造血干细胞（血细胞的前体）和心肌细胞，这些高度未分化的细胞还具有自发发育成某些原始结构的趋势。例如，在一定的培养条件下，一部分胚胎干细胞会分化为胚状体（与小的跳动的心脏具有奇异的相似之处），而另一些细胞会发育成包含造血干细胞的卵黄囊。

（2）成体干细胞。成体干细胞（somatic stem cell）用于维持正常的组织更新。成年组织或器官内的干细胞一般认为具有组织特异性，只能分化成特定的细胞或组织，然而，这个观点目前受到了挑战。最新的研究表明，组织特异性干细胞同样具有分化成其他细胞或组织的潜能，这为干细胞的应用开创了更广泛的空间。

二、肿瘤干细胞学说的提出及理论依据

所谓肿瘤干细胞，是指那些具有无限自我更新潜能，并通过种植到生物体内形成与原发灶相似的异质性肿瘤的细胞。这些细胞具干细胞样特性，是肿瘤复发和转移的根源。

（一）肿瘤干细胞学说的提出

19 世纪，病理学家们发现胚胎组织与肿瘤组织之间的相似性，并提出肿瘤可能起

源于胚胎样组织。

许多动物实验证明，只有当肿瘤细胞数大于 1×10^6 时才可以形成新的肿瘤；1960年以来，Bruce 等就已发现体外培养来自小鼠腹水且具有不同筛选标志的骨髓瘤细胞时，能够形成克隆的肿瘤细胞只占 $1/10\,000 \sim 1/100$，这一结果与在体内利用脾脏培养的克隆形成率一致；此外，Wodinsky 等研究报道，在白血病细胞移植实验中，也仅有 $1\% \sim 4\%$ 的细胞能在脾内形成克隆。

1977 年，Hamburger 等发现在人肺癌、卵巢癌和神经母细胞瘤的体外培养实验中，只有 $1/5000 \sim 1/1000$ 的肿瘤细胞能在软琼脂上形成克隆。这些研究显示，并不是所有的肿瘤细胞都能够增殖，可能只有小部分肿瘤细胞具有致瘤源性，而大部分细胞已失去生长潜能。这几个早期实验都表明，仅有极少数肿瘤细胞，而不是全部肿瘤细胞，具有致瘤性。这些形成克隆的少数肿瘤细胞即被认为是肿瘤干细胞（tumor stem cell，TSC）或肿瘤起始细胞（tumor initiating cell，TIC）。这一全新概念的提出，引发了众多学者的兴趣。

（二）肿瘤干细胞学说的理论依据

（1）恶性肿瘤细胞按发育生物学的观点来说可能有两种来源。虽然不断有证据支持干细胞样肿瘤细胞的存在，但仍不能肯定它们是源自体内的干细胞。对这些细胞存在的另一种解释是已分化了的子代细胞再次激活干细胞的程序，即其是去分化的结果。有研究将大鼠的成熟肝细胞标记，再给予致癌剂，数周后发现，这些标记细胞表达了癌前期细胞的表面标记物，说明病灶是由成熟细胞去分化造成的。在胃癌及甲状腺癌的类似研究中亦有细胞去分化的实验证据。

（2）肿瘤细胞无限增殖的能力与干细胞的自我更新能力虽然相似，但又有区别。首先，干细胞的自我更新受反馈机制调节，该机制对一定数量的成熟细胞有反应，并调控细胞分裂率；而在肿瘤细胞中，这一自我更新反馈机制并不存在。其次，晚期肿瘤细胞没有分化为成熟细胞的能力，说明其分化程序异常。

（3）肿瘤细胞具有积累复制错误的倾向。干细胞与肿瘤细胞均有连续不断增殖的特性，成熟细胞要转变为肿瘤细胞必须重新获得这一能力，一个正常细胞转变为转化细胞至少要发生 $4 \sim 7$ 次突变，这需要几年到几十年的时间。干细胞已具备这种自我更新的能力，而且可能是唯一可以长期存在的细胞，它可以积累多次突变而生成肿瘤，而其不断分裂的特征也增加了获得增殖错误的机会。

三、肿瘤干细胞的可能形成机制

（一）由正常干细胞转化而来

肿瘤干细胞与正常干细胞之间的许多相似点提示，肿瘤干细胞很可能由正常干细胞直接转化而来。由于正常干细胞，包括已存在的正常造血干细胞都有被激活的自我更新机制，其发生恶性转化只需获得较少的突变；并且干细胞存活时间较长，可以积累较多的突变，有更多的突变机会成为肿瘤干细胞。例如，人类的肿瘤 90% 以上为上皮性肿瘤，上皮组织更新快，在不断的分裂、分化及增殖中，干细胞易发生突变，且可将突变传给子细胞。2003 年，Cozzio 等的研究表明，在逆转录病毒作用下，正常造血干细胞会因为 *MLL-ENL* 基因的变异，突变为恶性干细胞，引发白血病。Jordan 也认为，在已明确有干细胞存在的皮肤、胰腺和结肠等组织中，都可能存在由各自干细胞经突变转化而来的肿瘤干细胞。

（二）由非干细胞转化而来

Kopper 等认为，某些分化细胞也可能在癌变之前重新获得自我更新能力，突变为肿瘤干细胞。正常造血干细胞表型为 $CD34^+ CD38^- Thy^+$，而人类急性髓细胞白血病的肿瘤干细胞表型则为 $CD34^+ CD38^- Thy^-$，两者差别仅在于 Thy 表达与否，因此 Thy^- 的分化细胞有可能突变为肿瘤干细胞。但这方面的相关理论依据仍需进一步实验支持。

Houghton 等将新鲜骨髓源性细胞（bone marrow derived cell，BMDC）标记后注入自体骨髓敲除的小鼠体内，以便跟踪骨髓细胞去向。在小鼠感染幽门螺杆菌后，研究者发现被标记的骨髓源性细胞迁移至损伤的胃组织并突变为肿瘤干细胞，最终形成恶性肿瘤。此实验表明，小鼠胃肿瘤的发生不是来自正常胃干细胞，而是来源于骨髓源性干细胞，这对造血干细胞移植技术来说，无疑带来了巨大挑战。

此外，最近在分子水平上的研究结果表明，在保持普通干细胞和肿瘤干细胞的多分化潜能及自我更新等特性中存在一些共同特点，如多梳基因家族中的 *BMI-1* 就在其中担任重要角色。在小鼠中，这一基因的正常表达是维持正常造血干细胞与人类淋巴细胞白血病肿瘤干细胞所必需的，而它的过分表达则会使 P19 与 P16 同时下调，造成血液、肝、骨髓的成熟障碍，引起癌变。

四、肿瘤干细胞分离鉴定

任何新理论的提出都必须具备足够的证据来证明其正确性或可行性，要证实肿瘤干细胞的存在，就必须把肿瘤细胞分成不同的亚群，通过对其进行功能检测，筛选出具有肿瘤源性的肿瘤干细胞。

（一）肿瘤干细胞的分离与鉴定研究历史

1997 年，Dick 教授等实验证明了人的急性髓系白血病（acute myeloid leukemia，AML）肿瘤干细胞具有 $CD34^+/CD38^-$ 的特异表面标志，这些细胞所占比例很少（每一患者中占 0.2%），是唯一可以将人类的 AML 转移给非肥胖糖尿病（non-obese diabetes）NOD/SCID 小鼠并形成 AML 的细胞。

2002 年，Michigan 大学 Michael F. Clarke 等首次从乳腺癌组织中分离出肿瘤干细胞。他们利用流式细胞仪从乳腺癌患者切除的乳房组织标本制成的单细胞悬液中筛选出表达 CD44（黏附分子）、B38（乳腺/卵巢癌特异性标记）和上皮细胞特异性抗原（epithelial specific antigen，ESA）的细胞，注入 NOD/SCID 小鼠体内长出肿瘤。

2004 年，加拿大多伦多 Arthur and Sonia Labatt 脑肿瘤中心 Dirks 教授和他的同事们在脑肿瘤中分离出以细胞膜分子 CD133 为细胞表面标志的脑肿瘤干细胞。

（二）肿瘤干细胞的分离方法

目前，已从急性髓细胞白血病、多发性骨髓瘤、乳腺癌、脑肿瘤、非小细胞肺癌、黑色素瘤和前列腺癌等多种类型的肿瘤组织中成功分离鉴定出特异的肿瘤干细胞。肿瘤干细胞的主要分离方法包括以下几种。

（1）表型分子标记分选方法：肿瘤干细胞的分离纯化技术较为复杂。由于位于干细胞膜表面的特定蛋白或受体（也称表型标记）具有较强的组织特异性，可以利用这一特性分选肿瘤干细胞。其方法是在无菌条件下提取出肿瘤患者的肿瘤细胞，用蛋白酶等消化，充分吹打成细胞悬浮液，根据不同的细胞表面标志（包括细胞表面分子阳性和阴性细胞），用抗细胞表面标志的荧光抗体温育细胞，抗体结合到表型标记后，再通过免疫磁珠筛选（magnetic activated cell sorting，MACS）或流式细胞仪（fluorescence activated cell sorting，FACS）等方法分离纯化出各种类型肿瘤干细胞。这种方法细胞纯度和活力高，广泛应用于各类肿瘤干细胞的分离。

（2）活体染料鉴定方法：由于多数肿瘤干细胞表面有 ABC 转运蛋白 Bcrp1/ABCG2 的存在，它能够将外源性的染料（Hoeschst 33342）转运出细胞而自身不被染色，普通肿瘤细胞表面没有这种转运蛋白而被染色。因此利用肿瘤干细胞可将染料泵出细胞的性质，把结合 DNA 荧光染料 Hoechst 33342 的细胞进行荧光活化细胞分选系统的分析，将不被染色或低染色的肿瘤干细胞筛选出来。这种通过外源染料拒绝染色的方法鉴定出的细胞群为"侧群"（lide-population cell，SP），故活体染料鉴定法又称为侧群细胞筛选法。

（三）肿瘤干细胞的鉴定验证

现在通常用的验证手段分体外与体内实验两种。

1. 有限稀释和克隆形成分析

体外实验主要包括经典的克隆形成实验（clony formation assay）和绘制细胞生长曲线（cell growth curve）。由于肿瘤干细胞的自我更新能力能使其在体外无限增殖形成细胞克隆，细胞群在体外经过不同浓度的稀释后，通过鉴定克隆形成能力（cloneforming efficiency，CFE），可对不同细胞群进行鉴别。在克隆形成实验中，将分选的阴性和阳性细胞分别以低浓度移植到细胞培养容器内（一般选用 96 孔培养板，每孔植入 100 或 200 个细胞），大约 7 天后观察其各自克隆形成情况，由此证明分选的细胞形成克隆的能力；将细胞植入 96 孔培养板，其中每孔 1000 个细胞，用检测细胞生长的试剂盒和酶标仪，每两天检测一次细胞生长指数，连续跟踪观察 7～8 天，描绘出细胞生长曲线，对比分选的阴性与阳性细胞生长速度来确定分选的细胞在体外的增殖能力。

在鉴定正常肺和肺癌干细胞的过程中，Kim 等发现该种干细胞是能克隆增殖的，有限稀释后其 CFE 是对照细胞群的 5.5 倍，且 452 个肺细胞中只有 1 个能形成克隆，而肺癌干细胞 81 个中就有 1 个具有这种能力。

2. 利用动物移植模型进行体内实验

为了对肿瘤干细胞自我更新和增殖分化能力直接进行验证，可利用动物移植模型。

利用前述的方法分选出细胞，将分选出的不同数量的阴性和阳性细胞分别注射到严重免疫缺陷的实验 NDO/SCID 小鼠体内（如分别一次性注射 100、200、500、1000 个细胞）观察不同细胞体内成瘤的情况，比较各组成瘤能力，接种 9～12 周后，可观察到部分小鼠成瘤，由此推断目的细胞形成肿瘤组织和增殖分化出不同成熟细胞的能力；继续从成瘤小鼠的肿瘤细胞表面物质中筛选出优势表面标志，随后对几种优势细胞表面标志进行组合，筛选出各组合的细胞群，并按不同浓度组再次接种于 NDO/SCID 小鼠，比较各细胞群成瘤能力，采用逐级联合筛选策略，最终确定目的细胞类型。

3. 其他鉴定分选出细胞特性的方法

（1）免疫细胞化学实验证明肿瘤干细胞的干细胞特性。该方法是将分选出的贴壁生长的肿瘤细胞爬片，检测该种类型的细胞在体外的增殖能力；鉴于正常成体干细胞增殖速度慢且大部分处于 G_0 期的特性，也可对分选出的肿瘤细胞进行 G_0 期鉴定。

（2）采用分子生物学的实验方法来研究分选出的细胞的生物学特性。

第二节　肿瘤干细胞与恶性肿瘤发生

一、肿瘤干细胞与恶性肿瘤发病机制

目前，Notch、SHH、Wnt 途径是研究较为深入并与细胞生长分化相关的信号转导途径，对调节干细胞自我更新、自我调控起着重要的作用，许多与正常干细胞有关的信号转导途径，在某些肿瘤组织中也起着重要的调控作用。*Notch* 基因参与早期造血功能的调节，大多数人认为 Notch 活化主要启动自我更新；SHH 信号转导途径中的 *PTCH* 基因，编码跨膜蛋白，属抑癌基因，SHH 途径的激活及 SHH 蛋白水平过高与人类的多种癌症有关；Wnt 信号通路下游效应物 β 连环蛋白的表达与肠上皮、中枢神经系统、造血系统的干细胞自我更新密切相关。Notch 细胞信号转导途径的激活、Wnt 信号途径的失控、SHH-Gli 途径的下调等诸多信号转导途径与造血系统、乳腺组织及肠上皮组织的干细胞自我更新、分化失调而致恶性转化相关。

（一）Notch 信号转导途径

Notch 信号途径调控造血干细胞的自我更新，控制向粒系或淋巴系的分化，该途径的异常表达可诱导恶性淋巴瘤等多种肿瘤的发生。Notch 信号转导途径参与造血、胰腺、神经和生殖系统干细胞的增殖分化，主要传递细胞分化抑制信号。有 4 个 *Notch* 基因编码跨膜蛋白受体（Notch1～4），当 Notch 与其相应配体结合后，胞内段（具有活性 Notch）在蛋白酶作用下裂解释放并进入细胞核内，与转录因子结合激活分化拮抗基因的表达，进而阻碍分化效应基因的表达。Notch 途径的活化可以从多个水平调节，包括配体的活化、受体的活化、Notch 受体的蛋白水解和泛素介导的 Notch 降解。对于不同细胞类型，Notch 途径的活化可以表现为致瘤活性或抑瘤活性，如对角化上皮表现为肿瘤抑制作用，而对乳腺上皮和前 T 细胞，Notch 异常活化可导致肿瘤形成。

Notch 通路参与早期造血功能的调节，启动细胞自我更新，同时选择性诱导 T 细胞分化发展。研究显示，超过 50％的 T 细胞性白血病（T-ALL）患者带有 *Notch* 基因的活化性突变，突变造成 Notch1 胞内段（intracellular Notch1，ICN）释放，或造成 ICN 降解的 PEST 区域功能丧失，从而导致 Notch 信号途径异常活化。例如，t（7：9）染色体易位使 Notch1 分子的胞膜外区域缺失，这样在无配体存在下 Notch1 胞内段可直接进入核内，持续传递信号，使造血干细胞不断增殖并向 T 细胞方向分化，从而导致 T-ALL。Notch 途径的调节异常可导致乳腺癌，持续表达 Notch4 胞内段的转基因小鼠在 4~6 个月内发生乳腺癌。

（二）Wnt 信号转导途径

Wnt 是肿瘤学及发育生物学的研究热点。Wnt 是分泌性蛋白，调节多种细胞进程，Wnt 信号转导途径涉及肠道、皮肤、中枢神经系统和造血系统在内的多种上皮干细胞的自我更新，因此 Wnt 通路的异常活化涉及结肠、前列腺、卵巢、皮肤和乳腺等多种组织的肿瘤形成。Wnt 蛋白与受体 Frizzled 和 LRP-5/6 结合，激活 β 连环素（β-catenin），β-catenin 进入细胞核内，与转录因子淋巴细胞强化因子（lymphoid enhancer factor，LEF）/T 细胞因子（T cell factor，TCF）结合介导基因的转录。

β-catenin 是 Wnt 信号转导途径中的关键部分，异常的 Wnt 信号转导通路是由于 β-catenin 的 N 端的丝氨酸残基位点突变或下调 β-catenin 的 *APC* 基因突变，使 β-catenin 在胞内积聚，继而进入核内，与转录因子 TCF/LEF 组成复合体，启动一系列新的基因转录而形成。CML 急变期患者中分离的造血祖细胞 GMP 在体外具有自我更新能力，使用 β-catenin 抑制剂可抑制 CML 急变的 GMP 的自我更新，说明 Wnt 通路的异常活化使造血祖细胞获得自我更新能力而转化为白血病干细胞。

在乳腺上皮细胞体外体系中加入可溶性 Wnt-3a 可导致乳腺干细胞比例增加，由 Wnt-1 或活化的 β-catenin 诱导的小鼠乳腺过度增生中乳腺干细胞比例也增高，但还需要其他转化事件才能完成恶性转化。

Wnt/β-catenin 途径在肠上皮、中枢神经系统、造血系统的干细胞及角质形成细胞的自我更新中发挥着重要的调节作用。该通路经细胞表面受体的结合，引起细胞内一系列变化，最终激活控制细胞分化基因的表达。其基因突变可引起结肠癌、恶性神经管细胞瘤、原始淋巴细胞白血病及毛发基质瘤等多种肿瘤的发生。

以小肠干细胞为例，研究显示，缺乏转录因子 TCF 的小鼠不能激活 Wnt 途径，Tcf24 为转录因子调节子，在 Wnt-cascade 的终末阶段发挥作用，可与转录因子 LEF 结合，对 Wnt 信号作出反应。Clevers 等观察了 *Tcf24* 基因敲除小鼠模型，该小鼠由于 Wnt 不能激活，肠上皮干细胞功能的缺失，胚胎发育期间的小肠上皮隐窝处未分化的干细胞和前体细胞迅速分化耗尽，导致小鼠在出生后很快死去。这些都提示 Wnt 途径对小肠上皮干细胞的维持或自我更新是必需的。

而 Wnt-cascade 的异常激活，可导致肿瘤发生。*APC* 基因是 Wnt 途径的成员，在 90% 的结肠癌生成早期发生突变，该基因功能的丧失可导致 β-catenin 在细胞质中的累积，并进入细胞核与转录因子结合，激活 Wnt-cascade，刺激细胞持续增殖，导致肿瘤发生。Clevers 等用 DNA 微点阵技术分析结肠细胞中的 Wnt 信号，发现结肠癌细胞的基因表达谱与结肠干细胞很相似，而与分化细胞的表达相反。这些研究表明了肿瘤发生与干细胞之间的关联。家族性结肠息肉患者带有遗传性 *APC* 基因表达异常、突变、缺失或启动子高甲基化后功能丧失，引起 β-catenin 累积，β-catenin 与细胞核中转录因子结合，刺激细胞持续增长，最终导致结肠癌。

（三）SHH 及 PTEN

sonic hedgehog 信号（sonic hedgehog signaling，SHH）途径参与毛囊祖细胞及中

枢神经系统干细胞的自我更新，其异常表达与基底细胞癌、神经胶质瘤的发生相关。SHH 途径在受损气道的修复重建与小细胞肺癌的发生中有相似的作用模式，说明肿瘤细胞与其前体细胞之间的分子联系。

PTEN（phosphatase and tensin homolog）与神经干细胞的自我更新及神经胶质瘤的增殖相关。

（四）多梳蛋白基因家族

BMI-1 基因是一种属于多梳蛋白（polycomb group，PcG）家族的原癌基因（proto-oncogene），与 *Myc* 起协同作用，在控制胚胎发育、调控细胞周期及淋巴细胞发育中起重要作用。自 1991 年在鼠淋巴瘤中发现该基因，它即引起生物医学领域的高度关注，有关该基因的研究涉及范围较广，如 *BMI-1* 基因结构、所编码的蛋白质及其相互关系，以及在胚胎中的分布等。

BMI-1 基因参与同源盒基因（*Hox*）的转录调节，*Hox* 基因在决定细胞的定向分化与增殖，以及调控机体组织器官的发育方面起决定性作用。*Hox* 的表达模式受 PcG 和 TrxC（Trithorax group）蛋白的共同作用，PcG 与 TrxC 分别维持靶基因的转录抑制与激活状态，从而使得 *Hox* 基因在机体发育过程中保持稳定。在很多动植物体内，PcG 和 TrxC 蛋白组成了一套在进化上十分保守的记忆系统，并且在细胞中代代相传，当两者关系失衡导致 *PcG* 基因过度表达或发生突变时，就会引起机体发育异常和畸形，甚至是肿瘤的发生。迄今已发现的 *PcG* 基因有 30～40 种，其中的 *BMI-1* 基因与其他各种 PcG 蛋白一起通过形成多蛋白复合体，以维持 *Hox* 的抑制状态。

对鼠 *BMI-1* 基因的研究认为，该基因编码一种含 324 个氨基酸的高度恒定核酸蛋白，并与果蝇的调整基因 *PSC*（posterior sex comb）和 *SU（Z）2*（suppressor-2 of zeste）序列结构非常相似。PSC 和 SU（Z）2 蛋白结构相似，其 N 端为环指结构域，具有转录调节作用；中间部分为螺旋-转角-螺旋-转角-螺旋-转角结构，是 DNA 结合域，并与转录抑制有关；C 端为 PEST 序列，与细胞内快速降解有关。Alkema 等用鼠 *BMI-1* 的 cDNA 片段作为探针从人白血病细胞中分离出 *BMI-1*（B-cell specific moloney leukemia virus insert site-1）基因并对其进行分析，发现人 *BMI-1* 基因至少包含 10 种编码序列，长度为 3203bp，其核苷酸序列与鼠的一致性达 86%，所编码的蛋白质含 326 个氨基酸，氨基酸序列与鼠的一致性达 98%。进一步研究发现 BMI-1 蛋白呈微粒状分布于染色体上，在细胞分裂间期呈紧密排列，而在整个有丝分裂期则变得非常松散；此外，BMI-1 在整个细胞周期中，其磷酸化状态与其和染色体结合的状态呈一种相反的关系：在 G_1/S 期，非磷酸化的 BMI-1 特异地结合在染色体的核蛋白片段中，而在 G_2/M 期，磷酸化的 BMI-1 却没有与染色体结合。对处于细胞有丝分裂期的染色体采用荧光原位杂交分析发现 *BMI-1* 基因定位于人类染色体 10p13 的短臂上，而该区域被认为与各种白血病染色体易位有关。

Jocobs 等采用鼠胚胎成纤维细胞（mouse embryonic fibroblasts，MEF）研究了 BMI-1 在细胞增殖中的作用，发现 *BMI-1* 基因表达缺失的 MEF 很难进入细胞周期的 S 期，表现为细胞早熟并进一步老化。而野生型的 MEF 由于过度表达 *BMI-1* 基因，能很快进入一种缓慢生长状态并进而永生化，其增殖速度及细胞密度均显著高于 *BMI-1*

基因缺失的 MEF。Jocobs 等观察到以下情况：*BMI-1* 基因缺失小鼠的胚胎成纤维细胞的 p16^{INK4a} 蛋白和 p19^{ARF} 蛋白表达水平明显升高，细胞过早老化；而 BMI-1 过度表达的细胞 p16^{INK4a} 蛋白和 p19^{ARF} 蛋白水平明显下降，但 BMI-1 和 p16^{INK4a} 同时缺失表达的小鼠成纤维细胞却没有出现早衰现象。*p16*^{INK4a} 与 *p19*^{ARF} 基因是由 INK4a2/ARF 位点编码的两个重要的抑癌基因，p16^{INK4a} 蛋白可抑制细胞周期素 D1（Cyclin D1）对抑癌基因 *Rb* 的磷酸化激酶活性，使 Rb 处于磷酸化或低磷酸化状态，从而达到抑制细胞分裂的作用；而 p19^{ARF} 则通过与 MDM2 结合起到阻止抑癌基因 *p53* 退化与失活的作用。因此，我们认为，INK4a2/ARF 位点是 BMI-1 下游作用的关键靶点，BMI-1 对其起负向调节作用。此外，Jocobs 等在对鼠淋巴瘤的研究中还探讨了癌基因 *Myc* 与 *BMI-1* 两者之间的协同作用。Myc 导致细胞凋亡的能力决定于 p19^{ARF}，由 BMI-1 引起的 INK4a2/ARF 下调是肿瘤发生中 Myc 与 BMI-1 协同作用的基础，并且 BMI-1 在此过程中起到了关键的作用。

二、干细胞与恶性肿瘤发病的新假说

现在主要的肿瘤形成学说有 Stochastic 学说和 Hierarchy 学说。Stochastic 学说认为肿瘤细胞是均质的，肿瘤是任意一个或一群成熟细胞在长期积累一系列的突变后恶变引发的。因此，所有的肿瘤细胞都有大量增殖、发生转移和生成移植瘤的能力，鉴于此，肿瘤研究主要针对肿瘤细胞和正常细胞的区别，而忽略了肿瘤细胞间的差别。在治疗方面，应针对所有的肿瘤细胞，只有杀灭所有的肿瘤细胞后，肿瘤才可不复发。然而，针对上述研究和治疗目的循证医学实践证明效果并不明显。Hierarchy 学说认为肿瘤细胞是异质的，肿瘤来源于少部分肿瘤起源细胞，只有肿瘤起源细胞才有成瘤能力，同时肿瘤起源细胞具有自我更新和分化能力，肿瘤细胞在功能上有很明显的差别。因而，肿瘤研究应该针对肿瘤起源细胞。在治疗方面，则应针对肿瘤起源细胞，只需要杀灭肿瘤起源细胞，肿瘤就可以得到较好的控制。肿瘤干细胞理论以其中的 Hierarchy 学说为依据，认为肿瘤来源于某些积累了一系列突变的干细胞，因为只有干细胞才有足够长的时间来累积突变，也才能更好地解释肿瘤细胞的异质性。目前，有关肿瘤干细胞与恶性肿瘤的关系的研究越来越被广泛关注，其与恶性肿瘤的发病有以下几种假说。

（一）人类白血病与白血病干细胞

到目前为止，白血病是研究肿瘤干细胞的最好模型。在体外软琼脂培养中，仅约 1‰ 或更少的白血病细胞具有生长并形成克隆的能力；而在体外培养中，从小鼠腹水分离出的骨髓瘤细胞也仅有 1/10 000～1/100 的瘤细胞能形成集落。

1994 年，Lapidot 等首次在人急性粒细胞白血病细胞中通过区别不同的表面标志分离出一组细胞，并发现只有这组细胞才有维持急性粒细胞白血病细胞恶性显型的作用，命名为人急性粒细胞白血病干细胞（leukaemia stem cell，LSC），这证明了白血病中肿瘤干细胞的客观存在。

1997 年，Bonnet 等在研究人类急性髓细胞白血病（human acute myeloid leukemia，AML）时，也发现了人类急性髓细胞白血病中白血病干细胞的存在，并将其成功分离出来。方法是用放射线照射 NOD/SCID 小鼠，破坏其骨髓后导入急性髓细胞白血病

（AML）细胞（称之为 AML 起始细胞），发现只有很少的急性髓细胞白血病细胞可在小鼠体内导致这种疾病。用各种细胞表面蛋白标志物对这些 AML 起始细胞进行研究，发现这类细胞是属于 $CD34^+CD38^-$ 的一个亚群，因此，它们与正常的造血干细胞十分相似。AML 不同的亚型都有细胞标志 $CD34^+CD38^-$ 分子，而把不同亚型的肿瘤细胞移植入 NDO/SCID 小鼠，又可生成与其最初分离的 AML 亚型相同的白血病。因此，认为 $CD34^+CD38^-$ 白血病细胞可能是 AML 的肿瘤干细胞。进一步比较造血干细胞和白血病干细胞的表型，造血干细胞为 $CD34^+CD38^-Thy-1^+$，而后者则为 $CD34^+CD38^-Thy-1^-$，两者只有 Thy-1 的差异。所以，白血病干细胞可能来源于 $Thy-1^-$ 的祖细胞，或者是丧失了 $Thy-1^+$ 表达能力的干细胞。

上述实验还表明白血病的起始细胞比许多可以形成克隆的细胞有着更大的发育潜能。AML 的遗传异常有染色体易位（8；21），即位于 21 号染色体上的基因融入到 8 号染色体的 ETO 基因中。

Miyamoto 等发现，在 AML 患者的造血干细胞及不同类型的成熟血细胞中都有染色体易位，提示这种易位始于干细胞。

Weissman 等观察到，取自病情缓解期患者体内的造血干细胞仍能合成 AML12ETO 融合蛋白，但 AML 没有复发；在培养条件下，这些干细胞分化正常，其表面标记为 $CD34^+CD38^-Thy^-$，与 AML 白血病细胞的 $CD34^+CD38^-Thy^+$ 不同。这意味着：发生染色体易位未必一定形成肿瘤；而在细胞发育过程中，可能有其他突变的出现最终导致白血病的发生。

George 分离到这些白血病干细胞有共同的表型 $CD34^{+/-}$，将这些细胞移植入 NOD/SCID 小鼠的造血组织中，可复制出人类白血病模型。这类细胞就是人类白血病干细胞，被称为 SL-IC 白血病起始细胞（SCID leukemiaorinitiat cell，SL-IC）。

Dick 等的研究证实，分离自患者的未经分层的 AML、ALL 和 CML 细胞移植给 SCID 小鼠后能够植入和增殖，并将能够重建白血病的细胞定义为 SCID 白血病起始细胞（SCID leukemiaorinitiat cell，SL-IC）。SL-IC 数量极少，约 1×10^6 个 AML 细胞中仅有 1 个 SL-IC 细胞，在 1 例 M1 型 AML 患者中证实 SL-IC 的表型为 $CD34^+CD38^-$。随后的研究中，研究者从 7 个亚型（M1～M7）的 AML 患者的白血病细胞中分离出 $CD34^+CD38^-$ 和 $CD34^+CD38^+$ 白血病细胞，分别移植给 NOD/SCID 小鼠，移植小鼠骨髓中表达人 CD45 的细胞被分离，随后第二次移植给 NOD/SCID 小鼠，研究显示仅有 $CD34^+CD38^-$ 白血病细胞能将人 AML 移植给小鼠，这些细胞可以形成除了 M3 以外所有类型的 AML。次级移植小鼠或三级移植小鼠形成与原发白血病相同类型的人白血病，证实 LSC 具有长期自我更新能力。多个研究进一步鉴定了 AML 的 LSC 的免疫表型，表现为 $CD34^+CD38^-CD90^-IL-3R^+CD71^-HLA-DR^-CD117^-$。携带 BCR-ABL 融合基因的 ALL 中的 LSC 的表型为 $CD34^+CD38^-$，前驱 B 细胞 ALL 的 LSC 表型为 $CD34^+CD10^-CD19^-$。$CD34^+CD38^-$ 白血病细胞仅占 AML 细胞总数的 0.1%～1%，绝大多数白血病细胞为 $CD34^-$ 或 $CD34^+CD38^+$ 细胞，不具有在移植鼠中形成白血病的能力。Dick 提出白血病形成的"阶层假说（hierarchy model）"，即白血病细胞为一群异质性细胞，其中仅有极少部分的细胞 LSC（或被称为 SL-IC）具有自我更新和分化生成克隆性白血病祖细胞的能力，能够形成新的肿瘤；而白血病祖细胞具有增殖的能力，但同时失去自我更新的能力，这些细胞及其所增殖分化形成的细胞构成白血病的主体，但不具有形成新的肿瘤的能力，在经过多个细胞周期后，这些细胞可出现衰老和凋亡。正常造血细胞由不同分化阶段（即阶层）的细胞组成，成熟程度由低至高可分为长期造血干细胞、短期造血干细胞、多能造血祖细胞、定向造血祖细胞及各系的造血细胞和成熟细胞。"阶层假说"认为白血病的细胞构成与造血系统类似，由不同阶层的白血病细胞组成，在 NOD/SCID 移植鼠中植入较慢但可以长期维持白血病克隆的细胞为长期 SL-IC；植入迅速但仅能短期维持白血病细胞克隆的为短期 SL-IC，短期 SL-IC 来源于长期 SL-IC，随后分化形成的 AML 细胞构成了 AML 的主体。在慢性髓细胞白血病的发生和发展中，变异的粒性白细胞/巨噬细胞的前体细胞充当着肿瘤干细胞的角色。除上述的 β 连环素和 BCR-ABL 两个因子外，很多其他的分子在肿瘤发生的分子机制中也起重要的作用。

Passeque 等发现，$JunB$ 基因失活的小鼠长期造血干细胞和粒性白细胞/巨噬细胞的前体细胞大量增殖，造成类似慢性髓细胞性白血病样病变，产生早期的骨髓及外骨髓增生紊乱症状，而这种症状的发生与长期造血干细胞内 $JunB$ 基因失活及长期造血干细胞增殖失控直接相关，这项研究结果暗示造血干细胞变异可能是慢性髓细胞白血病发生的起源，造血干细胞可能充当慢性髓细胞白血病干细胞前体的角色。

具有长期自我更新能力的造血干细胞的标志为 $CD34^+CD38^-$ 细胞，能在移植后重建整个造血系统并维持长期造血；而 $CD34^+CD38^+$ 细胞仅有短期自我更新能力，移植后仅能短期重建造血。早期的观察发现，绝大多数 AML 细胞无法在体外增殖，仅 1% 的细胞可以在体外形成 AML 集落（AML-CFU）。

2004 年，Hope 等用与 Lapidot 相同的实验策略分离出人急性髓细胞白血病（AML）肿瘤干细胞 $CD34^+CD38^-$，尽管这些细胞只占肿瘤细胞的 0.2%，但它们是唯一能在 NOD/ SCID 鼠体内形成 AML 移植瘤的细胞；同时为证明该白血病细胞群的功能有无差异，该作者还将 $CD34^+CD38^-$ 细胞接种给 SCID 小鼠，发现只有少数未分化的白血病细胞能形成肿瘤，提示这些白血病干细胞在功能上也各不相同。因而，Hope 等提出白血病干细胞像正常骨髓干细胞一样，也由异质性的细胞组成，不同的白血病干细胞有不同的自我更新潜能，这种自我更新潜能的不同提示白血病干细胞来自分化不同的骨髓干细胞。2011 年，Eppert 等通过对造血干细胞和白血病干细胞的表面标志物、细胞基因表达等的分析，发现白血病干细胞和造血干细胞表达相同的一组基因并具有相同的细胞特性，这一发现有助于增加预测患者的生存预后的精准性。该研究为白血病和实体肿瘤的癌症干细胞的临床检验提供了范例。

以上血液系统肿瘤中的研究结果为肿瘤干细胞理论提供了坚实的实验支持。

（二）乳　腺　癌

实体瘤干细胞分离成功的报道，最早见于乳腺癌的研究。Al Hajj 等和 Clarke 等首次成功从人类乳腺癌组织中分离出肿瘤干细胞，这一成果极大地推动了实体瘤干细胞的研究。

乳腺癌组织由各种表型不同的乳腺癌细胞组成，其异质性表现在各型细胞的表面分子标志物不同，这些细胞表面分子标记物包括 CD44、CD24、B3811 及上皮特异抗原

（ESA）等。由于乳腺癌中也可能包含其他非肿瘤细胞，如造血细胞和上皮细胞等，故用各细胞的特异性表面标志（统称为 Lineage，CD3 和 CD10）来区分正常细胞（Lin$^+$）和乳腺癌细胞（Lin$^-$）。研究表明，ESA$^+$LIN$^-$CD44$^+$CD24$^{-/low}$乳腺癌细胞进行着与成体干细胞相似的自我更新和分化过程，推测 ESA$^+$LIN$^-$CD44$^+$CD24$^{-/low}$细胞为乳腺癌干细胞。

Al Hajj 等通过特异性的细胞表面标志（上皮细胞特异性抗原 ESA、乳腺/卵巢癌特异性标记 B3811、黏附分子 CD44 等）分离纯化出乳腺癌初始细胞（breast cancer initiating cell，BRCIC），它的特征细胞表型为 LIN$^-$ESA$^+$B3811$^+$CD44$^+$CD24$^{-/low}$。此类细胞在细胞移植中具有干细胞样生长特性，能无限增殖并分化生成多种类型细胞。将其接种至 NOD/SCID 小鼠乳腺脂肪垫中，结果显示 LIN$^-$ESA$^+$B3811$^+$CD44$^+$CD24$^{-/low}$细胞虽然只占小鼠移植乳腺癌细胞的 2%，但 200 个细胞即可在小鼠乳腺中形成肿瘤，而 LIN$^-$ESA$^-$CD44$^+$CD24$^{-/low}$细胞则无致瘤能力，证明这种细胞能在进行非对称分裂时实现自我更新，具有这种表型的细胞即为乳腺癌干细胞。

Clarke 等将病理组织标本制成单细胞悬液，筛选出表达 CD44、ESA、B3811 的肿瘤细胞，并注入 NOD/SCID 小鼠的乳腺中，观察到只有一小部分癌细胞可在小鼠体内形成肿瘤。研究表明，这些细胞表面标志物呈 CD44$^+$/CD24$^{-/low}$，具有自我更新、能够分化成其他类型细胞的特征。小鼠乳腺的新生肿瘤中亦有同样的细胞可以被分离出来，并在别的小鼠体内形成新的肿瘤。

Dick 在分析 Al Hajj 的实验结果后提出，乳腺癌细胞的恶性转化能力仅仅存在于原始干细胞而不存在于已分化乳腺癌细胞。而 Ponti 等用类似 Al Hajj 的实验方法再次得到相同的结果，同时在体外成功繁殖了乳腺癌肿瘤干细胞，为以后的进一步研究提供了条件。干细胞在肿瘤细胞中的比例一般不到 5%，但却可能是癌症演进的关键细胞。

2007 年，美国密歇根州立大学综合癌症中心的 Ginestier 等发现了一个检测乳腺癌干细胞的新标志物——乙醛脱氢酶 1（ALDH1）。利用此标志物，研究者首次在乳腺癌实体组织中发现了干细胞。研究者采用一种称为 ALDEFLUOR 的试剂，检测细胞内的 ALDH1 活性。ALDH1 活性高的细胞能被荧光标记，从而可以被检测和分选出来。另外，对 577 份患者乳腺癌组织标本的研究显示，19%～30%的肿瘤表达 ALDH1。表达 ALDH1 阳性肿瘤患者的预后最差，其总体生存率较低，发生转移的可能性是 ALDH1 阴性肿瘤患者的 1.76 倍。同时，研究者还对分选的细胞能否形成乳腺肿瘤进行了实验。结果显示，仅 ALDH1 阳性细胞可形成肿瘤，即使只有 500 个阳性细胞也会形成肿瘤；但即使用 5 万个 ALDH1 阴性细胞也不会形成肿瘤。该研究发现一种重要的可应用于检测恶性乳腺癌干细胞的新标志物，用这种简单的标志物可评估患者预后。

我国中山大学附属第二医院宋尔卫课题组首先从临床患者的组织标本入手，证实接受化疗的原代乳腺癌标本所分离的肿瘤细胞的自我更新能力显著高于未化疗的乳腺癌患者组，其形成球囊的能力差异是 14 倍，从乳腺癌接受化疗患者中分离的肿瘤细胞 74% 为乳腺 TIC（CD44$^+$CD24$^{-/low}$），而未接受治疗的乳腺癌患者中分离的只有 9% 为乳腺 TIC；课题组进一步对 7 例乳腺癌患者化疗前后活检组织自身进行对照研究，也证实了上述结果；对一例 2～6 年前接受化疗的乳腺癌患者近期肺转移的组织标本研究，其 CD44$^+$CD24$^{-/low}$的乳腺 TIC 也大量增加，达 31%。

在临床标本的体外研究的基础上，该课题组进一步进行动物的体内实验研究。他们将乳腺癌 SKBR3 细胞株种植于免疫缺陷的 NOD/SCID 鼠脂肪垫，形成乳腺癌肿瘤移植模型，同时给予低剂量化疗压力，将形成的移植瘤细胞再次移植到 NOD/SCID 鼠，并给予化疗，如此反复，结果认为，第三次传代形成的移植瘤细胞（SK-3rd）传代力、成瘤（100 倍的差异）和侵袭转移能力较强，约 16％的 SK-3rd 细胞具有 T-IC 的所有特征，如球囊形成（mammosphere formation）增加、多潜能分化、化疗抵抗和乳腺癌干细胞的表型特征（Oct4$^+$ CD44$^+$ CD24$^-$ LIN$^-$），筛选出富集乳腺癌干细胞的细胞株模型。该研究表明，乳腺癌传代细胞系的体内化疗压力富集了 T-IC。

小分子 RNA（micro RNA，miRNA）是一种大小为 21～25 碱基的单链小分子 RNA，自 1993 年第一个 miRNA 被发现以来，现在已经鉴别出 400 余个 miRNA，miRNA 与组织器官发育及干细胞增殖调控的研究已经成为国际热点。有研究表明，miRNA 具有调节肿瘤发展的作用，其表达的水平可以作为肿瘤分期、分型和预后的指标。宋尔卫博士领导的课题组将其建立的富集了 T-IC 的模型，与 miRNA 的研究联系起来，利用其获得的较多自我更新细胞，比较乳腺癌中不同细胞、亚群间 miRNA 表达谱与其体外分化潜能的关系，结果显示，与其他表达差异的 miRNA 相比，Let-7 家族所有成员在肿瘤干细胞中的表达下降或缺失最明显，且排除了化疗对 Let-7 表达的影响；进一步对 Let-7 的功能研究表明 Let-7 miRNA 通过抑制转录抑制 *Ras* 癌基因和 *HMGA2* 的表达，这种 Let-7 的低表达，在维持乳腺癌干细胞的"干性"及成瘤性上起了至关重要的作用，有 Let-7 表达的肿瘤转移潜能下降。

虽然有关肿瘤干细胞的学说目前仍存在争议，但通过宋尔卫课题组的该项目源于临床化疗患者标本的体外研究，到进一步的动物体内深入的机制和功能研究，不仅可以从基础研究方面提供很好的模型，使化疗富集 T-IC 的结果对其他肿瘤的研究有普遍意义；而且 Let-7 及其他 miRNA 表达差异的研究结果有助于了解调节肿瘤发生、分化、增殖、侵袭、转移、凋亡和放化疗抵抗的确切机制，有助于涉及以 Let-7 为代表的靶向药物的研发，乳腺癌肿瘤中 Let-7 的表达水平对判断预后和对化疗的敏感程度有重要临床意义。相信该课题组和国内外该领域的科学家一样，将继续深入探讨肿瘤发生发展的关键问题，争取在不远的将来在肿瘤基础理论和向临床的转化应用方面有所突破，提高肿瘤的诊疗水平，造福人类。

（三）脑 肿 瘤

继白血病、乳腺癌等重要发现之后，Ignatova 等首次在人类脑部肿瘤中发现了 CD133$^+$ 肿瘤干细胞，为肿瘤干细胞的存在再次提供了强有力证据。

Singh 等从多种脑肿瘤中分离出肿瘤源性细胞，包括星型细胞瘤、恶性成神经管细胞瘤及胶质母细胞瘤。将脑部肿瘤细胞进行原代培养后制成单细胞悬液，进行细胞表面标志鉴别后分别在体内和体外进行了研究。在培养过程中，这些细胞具有与干细胞相似的特点，有自我更新及分化的能力。在将研究结果与普通神经干细胞（nervous stem cell，NSC）特征进行充分对比后，研究者确信成功分离和鉴定出了脑肿瘤干细胞（brain tumor stem cell，BTSC）。这种 CD133 阳性脑部肿瘤干细胞总量仅为整个脑部肿瘤的极少一部分。作者分别向 NOD/SCID 小鼠体内定量注射 CD133$^+$ 和 CD133$^-$ 亚群肿瘤细胞，12～24周后发现，仅需注射 100 个 CD133$^+$ 肿瘤细胞即可分化、增殖为脑肿瘤，而即使注入多达 50 000～100 000 个 CD133$^-$ 肿瘤细胞，小鼠体内也未产生脑肿瘤。

国内学者方加胜等应用无血清培养技术，从人脑胶质瘤中成功分离培养、鉴定出了脑肿瘤干细胞，它在胶质瘤组织中的含量仅为 1 %。它们不具有成熟细胞的特征，分化标志物（GFAD，β-tubulin3 和 PDGFR22）为阴性，而与神经干细胞相关的 CD133 及 Nestin 为阳性。这提示，不同类型的脑肿瘤可源自一个共同的细胞。Singh 等宣布已经从人类不同类型的神经系统肿瘤中分离、纯化和鉴定出神经系统肿瘤干细胞（TSC），这些细胞具有显著的增殖、分化和自我更新能力。在神经系统 TSC 中，自我更新能力最强的肿瘤干细胞是临床恶性度较高的成神经管细胞瘤，可以用表达神经干细胞表面标记物的 CD133 片段来分离，CD133$^+$ 细胞在体外可增殖分化成肿瘤，并且再生肿瘤具有与原肿瘤类似的表型。Singh 在脑肿瘤中分离出 CD133$^+$ 和 CD133$^-$ 的脑瘤细胞，并将这些细胞移植到 NOD/SCID 小鼠中，100 个 CD133$^+$ 肿瘤细胞就可形成小鼠肿瘤，而 100 000 个CD133$^-$ 细胞也不能形成肿瘤。这证实 CD133$^+$ 的肿瘤细胞具有很强的自我更新和分化能力。这些结果提示，CD133$^+$ 脑瘤细胞是分化形成胶质细胞瘤和神经母细胞瘤的脑肿瘤干细胞（BTSC）。

Hemmati 等也同时完成了类似的研究，肯定这种肿瘤前体细胞的存在；Parada 等通过癌基因 NF1 及抑癌基因 p53 的突变，建立了一个脑肿瘤小鼠模型，这种小鼠可生成多种脑肿瘤。影像学研究发现，这些肿瘤起始于两个区域——侧脑室及海马回，这两个区域是脑组织干细胞的定位所在。此研究亦为肿瘤发生的干细胞学说提供了支持。

为寻找肿瘤干细胞在体内存在的确切证据，Zhu 等建立了一套表达核受体无尾蛋白（Tlx）的 GFP 报告系统，通过研究脑肿瘤完全发育的靶向基因小鼠模型，发现 Tlx 阳性的肿瘤细胞在脑肿瘤中长期处于静息状态，单个 Tlx 阳性细胞在体外培养时能够维持自我更新的状态，并能分裂形成大量的肿瘤细胞。这一研究在遗传层面上为肿瘤干细胞假说提供了直接证据。

（四）胃肠道干细胞与肿瘤发生

目前，研究者普遍认为胃肠道上皮干细胞位于隐窝或腺体底部的小龛内，通过下方间质细胞不断产生并维持着，间质细胞通过旁分泌调节生长因子和细胞因子来调节干细胞。

干细胞可以产生胃肠道黏膜中所有的成年细胞谱系，因而认为其对于胃肠道功能具有重要的调节作用。但是胃肠道干细胞并未被确定，并且胃腺和肠道隐窝中干细胞的数量及位置还不明确。大量的证据显示在正常的环境中，鼠类和人类的胃腺及肠道隐窝属于单克隆结构，产生于单克隆多潜能的干细胞，可转分化和形成组成胃腺及隐窝的特异谱系。在胃肠道肿瘤中，虽然很多单隐窝腺瘤在来源上属于克隆性的，但是大腺瘤和癌症归属于多克隆，这可能来源于干细胞多重突变的增殖，或是多重单克隆微腺瘤的集合。

胃肠道肿瘤的形态学途径仍在争论中，主要存在有两种相矛盾的突变克隆扩张的假设，即底部向上和顶端向下假设，两者皆指出胃肠道肿瘤起始于通过隐窝分裂和扩散形成单隐窝腺瘤的形成。控制干细胞增殖和细胞寿命及胃肠道黏膜形成的分子途径正被研究，因为正是由于在这些途径中基因突变以高频率出现在发育不良的胃肠道细胞，因而能够对胃肠道肿瘤的起源提供新的认识。

近年来的研究认为肠道也存在干细胞，它在肿瘤的生长、复发中起着决定性作用。胃肠道的上皮细胞不断地进行更新，在正常情况下，每隔 2～7 天完全更新一次，而在病态下则会进一步加快更新速度。虽然当前还未鉴定出原始本质和表型及形态标记，但是胃肠道中增殖和分化细胞混合分级的安排是受多能胃肠干细胞调节的。虽然很多人都认为由于胃肠干细胞位于胃腺和肠隐窝的细胞流的起源处，维持着上皮细胞谱系的极化状态，但是胃肠道干细胞确切的数量和位置并没有定论。小肠中的干细胞被认为位于隐窝底部，略高于潘氏细胞，大肠中的干细胞被认为位于升结肠的隐窝中部和降结肠隐窝底部。在胃中，胃腺中分化细胞在腺体中央，向颈/峡部双向迁移，这被假设为干细胞的所在地。

1. 胃肠道上皮干细胞的分子标记

Musashi-1（Msi-l）是神经 RNA 结合蛋白，最先发现于果蝇的神经系统，可使神经祖细胞进行不对称性分裂，最近有研究证明在哺乳动物的神经干细胞中高表达 Msi-1。Hes-l 是种转录子抑制物，是神经干细胞的自我更新和神经干细胞分化的抑制所必需的，并且可作为细胞分化的 Notch 信号通路的下游区靶点，有报道说明了 Msi-1 正调节 Hes-1 的转录，这都提示了 Msi-1 与 Hes-l 之间相互作用密切。Msi-l 和 Hes-l 蛋白共表达的细胞优于公认的小肠干细胞区域的潘氏细胞。相比 Msi-l 来说，Hes-l 更加广泛地表达于上皮细胞，并迁向绒毛顶部，这也提示了 Msi-1 和 Hes-l 共表达位于潘氏细胞之上的细胞可能为鼠类小肠干细胞群落。Hes-l 的单独表达造成分化，从而导致细胞增殖并从干细胞龛中迁移出来。

在鼠类模型中，在新生和成年肠隐窝中，假定的干细胞表达 Musashi-l 的 mRNA 和蛋白质。Dekaney 等用鼠类空肠的整个黏膜或上皮细胞制备个体细胞系，用 DNA 黏合染色剂 Hoechst 33342 染色后，再用荧光激活细胞分选术分离 SP 细胞。这些 SP 细胞显著表达 Musashi-1、β 整合素和 CK，不表达 CD45。最近的研究论证了在人类大肠上皮细胞中其位于隐窝的 1 点到 10 点的位置。Nishimura 等用微切割方法从正常的结肠黏膜中分离出 155 个结肠隐窝，用抗 Musashi-1 抗体（14H1）染色，在共聚焦显微镜中观察，每个隐窝中 Musashi-l$^+$ 细胞的数量为 19.0±7.53，大部 Musashi-1$^+$ 细胞位于隐窝底部。Musashi-1$^+$ 细胞的分布符合干细胞分布特点，这说明了在结肠隐窝细胞中 Musashi-l 作为不对称分裂的主要的控制元件。

OkayasuI 等发现随着年龄的增长，突变隐窝的蓄积与大肠癌的发展具有显著的直接相关性，而且右侧肠道不同于左侧肠道，在自发性结直肠癌和憩室病中，右侧肠道的突变隐窝和病灶的频率显著低于左侧肠道，这些研究说明 Musashi-l 可能为胃肠干细胞的标记物。

2. 肠道肿瘤中的干细胞

胃肠道易发生肿瘤，这主要是由于这些组织具有连续的自我更新能力，每日进行高数量的有丝分裂。胃肠道上皮细胞在肠道隐窝和绒毛中向上迁移，脱落至肠腔中，因而肠道上皮细胞的寿命间期短于这些细胞发生癌变的时间长度。这提示了胃肠道干细胞可作为突变的靶点，与先前的研究结果（隐窝细胞是单克隆结构，病变起源于单克隆）相一致。但是这些研究也出现了矛盾的结论，而且胃肠道肿瘤形成的途径和机制还未解决。

为了调查胃肠道中干细胞在肿瘤形成中的作用，研究者广泛地研究了从腺瘤发展到癌症的顺序后，通常认为大多数的结直肠癌通过腺瘤转变而来。在结直肠腺瘤的发展中首先发生的是 APC 抑制基因功能的丢失，接着发生自发微腺瘤，它可进一步发展为肉眼可见的腺瘤，直至发展为结直肠癌。APC 除了可以降解 β-catenin，调节 Wnt 途径下游靶基因的增殖作用外，还可以在有丝分裂中通过与微管的相互作用导致细胞的极化，从而起到至关重要的作用，并且它还在果蝇属中调节不对称干细胞分裂，维持干细胞自我分化与定向分化后子细胞间的平衡。因此，APC 的突变和结直肠的肿瘤形成，起因于肠道干细胞分裂中有丝分裂纺锤体和中心体的失调，进而导致了细胞不对称性分裂和细胞增殖的不平衡。

3. 微腺瘤形成途径的假设

当前，关于微腺瘤的形成发展有两种途径，每个途径中干细胞均起重要作用。在"底部向上"的理论中，位于隐窝底部小龛中的干细胞获得 APC 基因的二次突变，随机扩增的瘤细胞向上植入整个隐窝，形成同源的单隐窝腺瘤。这些发育不良的隐窝通过隐窝分裂，再在隐窝底部分叉并形成芽，纵向导致子细胞隐窝的突变，进而得到复制和扩张。

在第二种理论中，即"顶端向下"假设，干细胞起始突变于位于两个隐窝口间隐窝内带上皮细胞的黏膜，然后干细胞分裂产生突变的克隆体，并向侧面和下游扩张至隐窝，进而取代正常的上皮细胞。然而，如前所述，大量的证据显示了胃肠道干细胞位于隐窝底部，并未指出干细胞群落位于隐窝内带，因此修改的"顶部向下"假设认为隐窝底部干细胞需要突变并移入隐窝内带，进而形成肿瘤性扩张。对于单克隆腺瘤形成的两种途径来讲，这两种假设都是有可能的。顶端向下假设是在研究早期非 FAP 腺瘤中发现的，在此腺瘤中结肠隐窝口和腔中可以观察到不良发育的细胞，一半的标本显示隐窝上段 APC-LOH，且仅仅是表面细胞显示出显著的增殖活性。

β-catenin 核定位观察证实了在 Wnt 途径中基因功能丢失，这很可能是 APC 引起的，并且在这些顶端的细胞确实仅仅存在 APC 突变。虽然观察到 β-catenin 的表达出现在扩张至隐窝底部的细胞和裂变的隐窝（在隐窝底部显著表达出芽的核），但是在支持底部向上的假设中，在小于 3mm 的小管状结直肠腺瘤中发现 β-catenin 在核内蓄积。对于隐窝腔表面，核 β-catenin 表达在腺瘤细胞和表面细胞之间显著截断。邻近的隐窝充满了发育不良的细胞，表达核 β-catenin，并不局限于隐窝的上段部分。但是在大腺瘤中，有明确的证据显示从隐窝内带生长的细胞取代正常的隐窝上皮细胞。在这些大腺瘤中，可以经常观察到在表面细胞和隐窝中部出芽，而隐窝裂变在正常和非涉及的黏膜中很少发生，表明多重不对称性裂变事件起始于基底分叉处。

如前所引，在患有 FAP 稀有的 XO/XY 患者中，微小单体隐窝腺瘤（＜2.5mm）是种单克隆、具有 XO 或 XY 基因型。但是，大于一个隐窝的 76％的腺瘤则具有 XO 和 XY 混合核型细胞，表现为多克隆，并在邻近的腺瘤隐窝区域间的腔表面间有显著的界限。根据底部向上机制，克隆型单隐窝腺瘤的扩张导致单克隆微腺瘤和腺瘤的形成，虽然在这些患者中观察到的多克隆型腺瘤可能是在早期由于细胞转变（但不涉及邻近隐窝的腺瘤生长结果），或是转变的干细胞聚集导致多克隆性增殖的结果。后者与区域性癌变的假设相一致，原始的致癌刺激物被认为可以诱导多种细胞的肿瘤性转化，在组织中增殖以至于产生多克隆瘤。

腺瘤研究表明隐窝顶端的细胞具有最大的增殖活性，而隐窝底部的细胞则凋亡增加，提示了迁移的动力学是逆转的，细胞向隐窝底部迁移，这可能来自于隐窝内区的干细胞，即顶端向下假设。但是，分析结直肠癌甲基化的过程则提示干细胞结构遵循底部向上机制，而且有丝分裂事件被平衡地分布于整个腺瘤性隐窝细胞，因此并不能说明在隐窝的顶端发育不良的细胞中发生聚集。

计算机模型研究说明 FAP 的隐窝内干细胞群落的扩张导致了在增殖室中向上转化至隐窝的顶部，提示扩张的干细胞群落可能导致隐窝分裂比例的增加。因此，在腺瘤中隐窝分裂对于突变克隆的扩张很重要。虽然在这个过程中形态是相当特殊的，但是其分子机制远不清楚。我们可以得出结论，结直肠腺瘤起源于单克隆隐窝腺瘤，通过隐窝分裂生长，扩散至邻近隐窝区域，即后来的二次事件。

此外，按照 Lauren 分类，胃癌分为弥散型和肠型，前者直接起源于胃黏膜，很可能源于胃腺体周围的干细胞；后者则起源于肠化生，表现为一种腺体分化。最近，Houghton 等通过转 *LacZ* 基因和转 *GFP* 基因的骨髓移植小鼠模型，发现 HP 慢性感染可诱导骨髓源性细胞向胃内定植，这些细胞经历了慢性炎症、肠化生、异型增生至成为上皮内癌的过程。体外培养发现，骨髓间充质干细胞（MSC）具有胃黏膜分化的倾向，证实胃癌可能起源于骨髓源性细胞，这一研究提示了转分化（trans-differentiation）在肿瘤发生中的可能作用。

（五）肝　　癌

关于原发性肝癌的起源学说有两种。Sell 根据卵圆细胞的形态、表型特征、癌基因表达及体外转化等大量证据认为，肝癌细胞是由肝内未分化的干细胞或卵圆细胞的异常分化所致。而 Farber 认为，肝癌源于成熟肝细胞，由成熟肝细胞去分化（de-differentiation）导致。不同损伤和不同致癌物可造成肝脏不同的细胞增殖，使肝癌细胞来源各不相同，有以下 4 种可能。

（1）成熟肝细胞。服用二乙基亚硝胺（diethylnitrosamine，DEN）大鼠肝内依次出现 AFP 阳性肝实质细胞团、AFP 阳性微腺癌、AFP 阳性肝细胞肝癌（hepatocellular carcinoma，HCC），提示 HCC 可能来源于肝实质细胞。

（2）成熟胆管细胞。呋喃（furan）诱导的肝损伤模型中出现大量的胆小管增生和肠化生，长期处理可导致具有肠上皮样细胞的胆管癌和少量 HCC 发生，提示胆管细胞和肝细胞可能来源于共同的前体细胞——胆管祖细胞。

（3）胆小管卵圆细胞 S-F（solt-farber）。原发性肝癌模型中，早期可见大量卵圆细胞增生，形成的 HCC 细胞与卵圆细胞有相似的表型而与肝细胞表型不同，提示 HCC 源于胆小管内双向分化潜能的前体细胞（ductular bipolar precursor cell），即卵圆细胞。

（4）胆小管周干细胞（periductular stem cell）。用含乙硫氨酸的食物诱导的原发性肝癌模型中，小鼠体内会迅速出现大量 AFP 阳性的卵圆细胞，并会出现一种被称为胆小管周干细胞的细胞，这种干细胞可能是 HCC 的起源细胞。另有证据表明，骨髓来源的干细胞可转分化为肝细胞，提示某些 HCC 可能起源于骨髓来源的祖细胞。不同动物模型提示 HCC 不同的细胞来源，肝卵圆细胞可能是已转化了的肝癌干细胞。

现在已经有报道称已从肝癌患者的肝癌细胞和血液中分离出有特异表面标志的"肝癌干细胞"，该标志物为 CD90[+]，这种细胞能够在有免疫缺陷的小鼠上形成肿瘤块并有自我更新能力。肝组织中卵圆细胞被认为是具有双向分化潜能的肝干细胞，但最早却是在肝细胞癌组织中被发现的，提示卵圆细胞可能与肝癌的发生有关系。Lowes 等（1999）和 Hsia 等（1992）利用组织化学和免疫组化的方法，在乙肝、丙肝、酒精性肝硬化等可以增加肝细胞癌发生概率的慢性肝病中，观察到卵圆细胞的存在，并且随着疾病严重程度的增加，卵圆细胞的数量也增加。Parent 等从肝细胞癌的肝脏中分离出具有分化潜能的肝细胞系，并观察到该系细胞同时表达 K18 和 K19 及卵圆细胞的特异标志 M22PK、OV21、OV26 和 CD34，免疫组化结果显示，这些祖细胞的数量在病变的肝脏中要比正常肝脏多 50%，据此推测这些改变很可能是由于在病变的过程中祖细胞被增殖激活的结果。

（六）肺　　癌

不同的动物损伤模型表明，在肺组织中存在特异的上皮干细胞样群体。2005 年，Kim 等在人肺支气管损伤模型中发现在功能上与其他细胞不同的干细胞种群，命名为支气管肺泡干细胞（BASC），其存在于支气管肺泡管交界处，并观察到 BASC 在肺支气管上皮组织更新时数量明显增加，在损伤修复过程中显示了自我更新和多向分化的特性，支气管肺泡干细胞很可能就是肺癌的源头。

Kim 利用流式细胞仪筛选发现，BASC 表达干细胞抗原 Sca-21（stem cell antigen 21）和 CD34，但不表达血小板内皮细胞黏附分子（platelet endothelial cell adhesion molecule，PECAM）、CD31 和 CD45。研究者同时标记造血系统和上皮细胞系特有的标记物 Sca-1 和 CD34，利用 FACS 分离鉴定出 Sca－1[+] CD45[-] PECAM[-] CD34[+] 细胞，并进行体外培养，证实该细胞具自我更新和多向分化潜能。他们还利用 Lox-K-Ras 小鼠模型，证明这类细胞是肺腺癌的起源细胞，从而第一次证明肺腺癌中干细胞是突变的靶细胞。具有 Sca21[+] CD45[-] PECAM[-] CD34[+] 特征 BASC 的发现，进一步支持了肿瘤干细胞学说。

（七）前 列 腺 癌

肿瘤干细胞与前列腺癌的肿瘤细胞起源可以用正常前列腺细胞的特征性角蛋白（keratin，K）表达模式来追踪。不同的上皮细胞在不同的分化阶段表达不同的角蛋白亚型，角蛋白的表达模式随着分化程度和细胞位置的不同而改变。基底细胞 K5 强阳性而 K18 弱阳性；中间型干细胞 K5 和 K18 均阳性；基底细胞层内未分化干细胞表达 K5 和 K14，弱表达 K18；基底细胞亚群同时表达 K5 和 K14，腺泡细胞 K18 强阳性。Collins 等确认并分离出前列腺癌肿瘤干细胞 CD44[+]/α2β1[hi]/ CD133[+]，但没有描述 CD44[+]/α2β1[hi]/CD133[+] 肿瘤细胞与中间型干细胞的关系或区别。

最近动物实验证实，小鼠前列腺干细胞集中于近端小管区，而瞬时扩增细胞定位于小管远端。从近端小管中分离纯化表达特异性干细胞抗原 Sca-1 的细胞，具很强的再生能力。Richardon 等进一步从前列腺癌组织中分离了一小群具有干细胞特性的细胞，其表型特征为 CD44$^+$/α2β1^{hi}/CD133$^+$，0.1％的这种肿瘤细胞接种至 NOD/SCID 小鼠体内即能形成肿瘤，而 500×10^3 个 CD44$^-$ 细胞也不能形成肿瘤，提示该种细胞可能是前列腺癌中的肿瘤干细胞。现在普遍认为，前列腺癌起源于中间型干细胞的恶变，因为中间型干细胞和肿瘤细胞都表达原癌基因 *c-met*。

三、肿瘤干细胞与恶性肿瘤治疗的研究意义

目前认为，肿瘤干细胞是存在于肿瘤组织中的小部分具有干细胞性质的瘤细胞，具有自我更新能力，是形成不同分化程度肿瘤细胞和肿瘤不断生长扩展的源泉。肿瘤干细胞的发现对于治疗肿瘤具有重大的意义。

传统的治疗主要是针对杀死增殖能力有限的瘤细胞而使瘤体减小，由于肿瘤组织中的肿瘤干细胞可能多处于慢周期（slow-cycle）状态，这种细胞对放化疗的抗性比普通肿瘤细胞更强，因此越来越多的学者提出，传统的放化疗并没有将肿瘤干细胞完全杀死，甚至认为常规放化疗后的残余瘤灶中可能存在较为丰富的肿瘤干细胞，并成为肿瘤日后复发的基础。由此提出靶向杀死肿瘤干细胞应成为肿瘤治疗的根本目标，肿瘤放化疗应该采取针对杀灭肿瘤干细胞的方法和策略，只有这样，肿瘤治愈才会成为可能。

此外，鉴定组织或外周血中肿瘤干细胞特异性的标志物或异常表达的标志物，可以检测体内是否有残余的肿瘤干细胞，综合评价各种治疗方法对肿瘤的治疗作用。如果能早期检测肿瘤干细胞，尤其是容易转移的肿瘤干细胞，就可以更好地指导治疗、评估肿瘤转移能力和患者的预后情况。此外，肿瘤干细胞理论对肿瘤治疗及辅助治疗还提出一些新的研究方向。例如，诱导肿瘤干细胞分化、集落刺激因子辅助化疗从而刺激肿瘤干细胞分化为正常细胞；用干细胞抗原诱导机体的细胞免疫，从而杀伤带有干细胞抗原的肿瘤细胞及基因治疗等。

第三节　肿瘤干细胞与肿瘤耐药性

对干细胞的研究加深了人们对肿瘤发生、发展的认识，并提出了肿瘤来源于干细胞及肿瘤中存在肿瘤干细胞等学说。其中，肿瘤干细胞假说认为，经药物治疗后肿瘤的复发和转移与肿瘤干细胞残存有密切关系。

一、肿瘤耐药的机制

在恶性肿瘤治疗过程中，导致肿瘤治疗失败的原因很多，其中，肿瘤细胞对化疗药物产生耐药性是肿瘤治疗的主要障碍，尤其是多药耐药性（multi-drug resistance，MDR）。MDR 是指瘤细胞对一种药物产生耐药性的同时，对其他结构和作用不同的抗肿瘤药也产生交叉耐药性。MDR 的形成机制很复杂，既与细胞膜上的多药耐药性相关蛋白（MRP）、P 糖蛋白（P-gp）、肺多药耐药性相关蛋白（LRP）和乳癌耐药性相关蛋白（BCRP）等膜蛋白有关，同时也与细胞质内的 DNA 拓扑异构酶（Topo）、蛋白激酶 C（PKC）、谷胱甘肽（GSH）和谷胱甘肽-S-转移酶（GST）、二氢叶酸还原酶（DHFR）和醛脱氢酶（AL-DH）等有关。

针对肿瘤的多药耐药性，在治疗方面已研究开发出相应药物，如喜树碱类药和阿霉素抑制 DNA 拓扑异构酶；十字孢碱和利尿酸抑制 GST 增加肿瘤耐药性细胞对烷化剂的敏感性。但这些抗癌药物的作用是有限的，很多患者仍然存在肿瘤复发现象。

二、肿瘤干细胞概念的提出为肿瘤耐药机制的研究带来了新的思路

肿瘤的发生、发展是一个多基因、多因素、多阶段的复杂病理过程，致癌剂、遗传因素和细胞微环境共同作用于干细胞，引起生长调控途径中某些分子发生改变，造成细胞过度增殖，可能是肿瘤发生的始动因素。

Roya 等认为，干细胞在长期的自我更新过程中由于多基因突变，某些蛋白质异常表达，细胞失去正常调控机制，而阻滞分化的某一阶段并无限制增殖，从而形成肿瘤。但这并不排除肿瘤可能发生于前体细胞或已经进一步分化的细胞，在干细胞阶段可能已发生基因多位点突变，处于恶变前期，在干细胞分化成熟过程中，再次受到诱变物的打击，就可能发展成为肿瘤。干细胞所处的微环境又称为壁龛（niche），成体干细胞长期存在于各种组织内，其自我更新和分化始终受到所处微环境的影响。成体干细胞在向肿瘤干细胞（CSC）转变的过程中，除了可以发生多次基因突变之外，干细胞所处的微环境发生变化尤其重要，因为调节成体干细胞的信息大部分是来自其微环境的。

肿瘤干细胞概念的提出为恶性肿瘤靶向治疗的研究带来了新的思路，提供了选择性杀伤肿瘤干细胞的靶向分子疗法的新的理论基础；对肿瘤干细胞耐药机制的研究，将有助于发现新的肿瘤治疗靶点和更好的抗癌策略，即新的药物应有选择地杀伤肿瘤干细胞而不损伤正常干细胞，克服肿瘤耐药性、防止治疗后的复发与转移，达到根治肿瘤的目的。

三、肿瘤干细胞的耐药机制

肿瘤细胞对化疗药物的耐受性是肿瘤治疗的主要障碍，肿瘤干细胞存在是造成肿瘤耐药的最根本原因。现有治疗肿瘤的方法主要是针对肿瘤组织内的大多数细胞，而不是肿瘤干细胞，因此不能获得有效的治疗效果。

（一）肿瘤干细胞表达 ABC 转运蛋白

肿瘤干细胞与正常干细胞具有许多相似的特征，大多处于细胞周期的 G_0 期，表达特异性的 ATP 结合盒（ATP-binding cassette，ABC），如 ABCB1、ABCG2 等介导的膜泵耐药分子，使其对化疗天然耐药。

ABC 转运蛋白是一类跨膜蛋白，可转运一系列底物，包括代谢物、药物霉素、内源性脂质、肽类、核苷酸和甾醇等。ABC 转运蛋白主要有 ABCB1 及 ABCG2。*ABCB1*、*ABCG2* 是从肿瘤组织中分离出来的最基本的肿瘤多药耐药基因，*ABCB1* 编码 P-gp，*ABCG2* 编码 BCRP；这些转运蛋白是亲水性和疏水性化合物的混合转运载体，利用 ATP 水解提供的能量主动把药物由细胞内泵到细胞外，避免药物的细胞毒作用，从而对化疗不敏感。如果肿瘤干细胞高表达这类分子，可以将化疗药物泵出细胞，降低细胞内的药物浓度，导致肿瘤化疗后少数肿瘤干细胞仍然存活，这可能是肿瘤耐

药、复发转移的重要机制。

ABC 转运蛋白在体内广泛分布。ABCB1 除在一些器官组织，如肝、肾、胃肠道、血-脑/血-睾屏障有分布外，在一些培养的造血干细胞、间质干细胞、胰腺干细胞、侧群细胞（SP）及人类胎儿干细胞/祖细胞（hNSPC）中都有表达，而且 ABCB1 可以作为 hNSPC 的标记物。Islam 等在研究 hNSPC 的 ABCB1 表达时发现，当使用竞争性或非竞争性的 ABCB1 底物抑制剂及促 ATP 水解或抑制 ATP 结合的化合物时，都能提高 Rh123（罗丹明 123，一种荧光染料）在 hNSPC 的蓄积程度，表明 ABCB1 转运蛋白是 hNSPC 产生耐药性的因素之一。

ABCG2 是被最晚发现的 ABC 转运蛋白。ABCG2 作为一个具有广泛底物作用的特异性外排泵，可识别带正负电荷的分子、有机离子和硫酸盐络合物，主要存在于干细胞、某些肿瘤细胞和上皮细胞的顶膜。ABCG2 是 SP 主要的 ABC 转运蛋白，且 ABCG2 在不同来源的 SP 中均呈高表达，其功能被认为是参与肿瘤细胞的多药耐药性。目前有关 ABCG2 在干细胞分化和耐药性中的作用仍处于研究中。2001 年，Zhou 等证实 ABCG2/BCRP1 是 SP 转运 Hoechst 染料所必需的。而 Uchida 等以 MDR1$^+$/BCRP1$^-$ 基因敲除小鼠为模型，用流式细胞仪分析细胞对 Hoechst 33342（一种细胞核荧光染料）和 Rh123 的泵出情况，结果显示，SP 数量显著减少甚至缺失，推测 ABCG2/BCRP 可能是 SP 的主要表型特征。Costell 等证实，CD34$^+$CD38$^-$ 白血病细胞对柔红霉素的敏感性明显低于 CD34$^-$CD38$^+$ 肿瘤细胞，人白血病干细胞（LSC）对阿糖胞苷的抵抗力强于其他白血病细胞，这些现象都可能与干细胞上的多种 ABC 转运蛋白的功能相关。Raaijmakers 等研究发现，BCRP 在 AML 中优先表达于 CD34$^+$CD38$^-$ 细胞，以 Ko143（化学合成的 FTC 衍生物）阻断 BCRP 介导的膜泵，细胞中米托蒽醌药物浓度明显增加，但体外试验中 Ko143 却未能起到化疗增敏的作用，提示 BCRP 仅为 LSC 耐药的部分机制。

最近有关白血病患者的格列卫（Gleevec，一种小分子抗癌药物）耐药的研究证实了 ABC 转运蛋白介导干细胞的膜泵耐药机制。研究发现，格列卫是 ABCG2 的底物和抑制物，ABC 转运蛋白使其更易被干细胞泵出。

（二）抗凋亡基因高水平表达与肿瘤干细胞耐药

1. Bcl-2

Bcl-2 属于一类新的癌基因家族，根据其结构和功能的不同分为三个亚家族：抗凋亡蛋白亚家族（亚家族 1），包括 Bcl-2、Bcl-X$_L$、Bcl-w、Mcl-1 和 A1（BF1-1）；含多区域的促凋亡蛋白亚家族（亚家族 2），包括 Bax、Bak 和 Mtd（Bok）；仅含 BH3 区域的促凋亡蛋白亚家族（亚家族 3），包括 Bik（Nbk）、Bid、Bad、Bim（Bod）和 Hrk 等。

临床上 CD34$^+$ AML 患者更容易对传统抗肿瘤药物产生耐受性。研究发现，Bcl-2 在 AML 细胞的 CD34$^+$ 和 CD34$^-$ 亚群中都有表达，但 CD34$^+$ 亚群的抗凋亡能力明显高于 CD34$^-$ 亚群，而 CD34$^+$ 亚群表达高水平的抗凋亡基因 *bcl-2*、*bcl-X*$_L$、*mcl-1* 和 *P2gp* 而表达低水平的凋亡基因 *bax*。

2. 其他抗凋亡基因

肿瘤干细胞的耐药性也和其他抗凋亡基因的持续高表达有关。例如，NF-κB 是 LSC 的一个关键的存活基因，其持续高表达使 LSC 具有更强的抗凋亡活性。Jordan 等（2000）在比较 HSC 和 LSC 基因增殖表达时发现，LSC 的肿瘤抑制物干扰素调节因子 1（IRF-1）和死亡相关蛋白激酶（death associate protein kinase，DAPK）呈持续高表达状态。深入研究 IRF-1 的上游转录调节因子的表达水平，发现 IRF-1 的激活物 NF-κB 处于高表达水平，而在其他正常细胞内却未被激活。

（三）肿瘤干细胞处于静止期与其耐药性

肿瘤干细胞于 G_0 期不分裂，对作用于细胞周期或快速分化细胞的药物具有耐药性。

1. 5-氟尿嘧啶 (5-Fu)

5-Fu 是临床常用的肿瘤治疗药物，主要针对处于细胞活跃周期的肿瘤细胞。体内功能测定结果显示约 96% 的 LSC 处于 G_0 期，类似于 HSC。1996 年，Terpstra 等将预先用 5-Fu 处理过的 LSC 接种到 SCID 小鼠上，经过一段时间饲养后 SCID 小鼠出现 AML，说明处于 G_0 期的 LSC 本身对 5-Fu 具有耐药性。这项研究解释了为什么 AML 对标准化疗方案有耐受性，因为标准化疗方案只对循环池中的成熟细胞有杀伤作用，而处于 G_0 期的 LSC 因为不分裂，不能被药物完全杀死而存活下来，一旦受到适当刺激重新进入细胞分裂周期将继续增殖分化出新的肿瘤细胞，导致肿瘤复发。

2. 其他化疗药物

肿瘤干细胞处于 G_0 期也使其对化疗药物的敏感性与其他肿瘤细胞有所差异。研究显示，LSC 对柔红霉素的敏感性远低于白血病细胞；对阿糖胞苷也具有耐受性。肿瘤干细胞对一些化疗药物的低敏感性使其能在药物治疗后存留下来，导致肿瘤复发和转移。

（四）肿瘤干细胞自我更新与其耐药性

肿瘤干细胞另一个重要的特性——保持自我更新能力可能是促进肿瘤发展和转移的关键因素之一。多梳蛋白家族成员 BMI-1 是参与干细胞自我更新的一个基因，对维持 HSC 的自我更新和多向分化具有重要作用，同时也参与肿瘤的发生。肿瘤干细胞中 BMI-1 基因的存在，保证了肿瘤干细胞 DNA 受损伤后仍能进行自我修复，保持稳定的生物学性状。

Lessard 等将癌基因 Meisla、Hoxa9 导入正常小鼠和 BMI-1 基因敲除小鼠的胎肝细胞内构建成两组白血病模型。经射线照射，正常组小鼠和基因敲除组小鼠均形成白血病。将这些白血病小鼠的骨髓移植到另两组白血病模型中，正常组小鼠仍可形成白血病，而在基因敲除组小鼠血液中仅存在少量白血病细胞甚至没有，表明 BMI-1 缺失使 LSC 的增殖能力受限，无法诱导白血病形成。

除上述机制外，肿瘤干细胞可能还存在其他耐药机制。像 HSC 的一些基因在早期定型的祖细胞水平上并不表达，肿瘤干细胞可能也存在正常干细胞靶点表达缺失的现象，使其能够逃脱某些药物的作用。此外，干细胞由于长时间接触辐射或致癌物质，随时间推移会逐渐产生变异，肿瘤干细胞可能也存在此机制，通过此机制把耐药性传给子代细胞。

四、如何克服与逆转肿瘤耐药

肿瘤干细胞概念的提出，提供了选择性杀伤肿瘤干细胞的靶向分子疗法，可以克服耐药性，从而防止肿瘤治疗后的复发与转移。因此，肿瘤治疗的关键应是针对肿瘤干细胞的治疗，以肿瘤干细胞为治疗靶点，即使肿瘤体积没有缩小，但由于其他细胞增殖能力有限，肿瘤将逐渐退化萎缩，最终达到真正治愈肿瘤的目的。目前已有一些利用肿瘤干细胞特性治疗肿瘤的方法和思路。

（一）通过抑制肿瘤细胞的膜转运蛋白克服耐药性

1. 针对 P-gp 的耐药逆转剂

环孢菌素类药物是一种高度亲脂性物质，可与抗肿瘤药物竞争 P-gp 上的结合位点，从而抑制跨膜泵作用，使细胞内药物累积增加，逆转 MDR，其代表药物为环孢菌素 A，其衍生物 PSC833 为第二代 P-gp 的逆转剂，逆转 MDR 作用比环孢菌素 A 强520 倍，且无环孢菌素 A 的免疫抑制及肾毒作用，抑制 P-gp 作用持续时间明显长于维拉帕米。

2. ABC 转运蛋白抑制剂

鉴于肿瘤干细胞表达膜转运蛋白使其对许多化疗药耐药，新的抗癌策略应靶向细胞的这些相关特异成分，初期临床试验尝试细胞毒化疗药物与 ABCB1 抑制物联合应用以克服肿瘤耐药，设想膜转运蛋白抑制剂可以作为肿瘤干细胞的化疗增敏剂，使肿瘤中那些关键的、耐药的细胞能够更好地被杀灭，但试验结果并不理想，原因可能是化疗药与 ABCB1 抑制物间存在药代动力学方面的相互作用，或出现了其他的（如 ABCC1 和 ABCG2）相关转运蛋白。目前临床上使用的转运蛋白抑制剂大多与 ABCB1 相关，而研究却发现干细胞主要表达 ABCG2 而非 ABCB1，这可能也是疗效欠佳的原因。

Fumitremorgin C（FTC）是 ABCG2 的天然抑制剂，但该物质具有细胞毒性，不适合临床应用；化学合成的 FTC 衍生物 Ko143 具有更高的特异性和低毒性，在小鼠试验中证明可起到化疗增敏的作用，既抑制 ABCG2，还可以大大增加药物的肠道吸收率。此外，Cisternino 等发现 ABCB1 抑制剂 GF120918 在体内外均可显著抑制 ABCG2。这些 ABCB1、ABCG2 抑制剂在体内不可避免地会累及正常干细胞，尤其是表达 ABCG2 的 HSC，干细胞来源的组织不仅有助于肿瘤组织的生成，对正常组织（如骨髓、胃肠道、毛囊等）的形成和维持也起到至关重要的作用，因此是否存在一个治疗窗，允许杀灭 CSC 而不损伤正常干细胞还有待研究。

（二）针对肿瘤干细胞特殊标记开发治疗药物

前列腺干细胞抗原（prostate stem cell antigen，PSCA）是一种膜表面蛋白，在前列腺癌中过度表达。Ross 等发现在培养基中用抗前列腺干细胞抗原的 mAb 联合抑制细胞有丝分裂的美登醇（maytansinoid）可以识别前列腺癌细胞表面的 PSCA，结合后可有效内化，发挥毒性作用而杀死肿瘤细胞。动物实验中，未结合美登醇的 mAb 在人前列腺癌移植活体鼠肿瘤中可抑制 PSCA⁺ 的肿瘤细胞侵袭性生长，而结合美登醇的 mAb 则能显著提高治疗效果，在已形成移植肿瘤的小鼠体内可以完全抑制 PSCA⁺ 肿瘤细胞生长，使肿瘤消亡。

（宋立兵　俞春萍）

参 考 文 献

Al Hajj M, Becker M W, Wicha M, et al. 2004. Therapeutic implications of cancer stem cells. Curr Opin Genet Dev, 14 (1): 43247.

Al Hajj M, Wicha M S, Benito-Hemandez A, et al. 2003. Prospective identification of tumorigenic breast cancer cells. Proc Natl Acad Sci USA, 100 (7): 3983-3988.

Bonnet D, Dick J E. 1997. Human acute myeloid leukemia is organized as a hierarchy that originates from a primitive hematopoietic cell. Nat Med, 3 (7): 730-737.

Cho K H, Baek S, Sung M H. 2006. Wnt pathway mutations selected by optimal beta catenin signaling for tumorigenesis. FEBS Lch, 580 (15) : 3665-3670.

Clarke R B, Anderson E, Howell A, et al. 2003. Regulation of human breast epithelial stem cells. Cell Prolif, 36 (Suppl 1): 45-58.

Cozzio A, Passegue E, Ayton P M, et al. 2003. Similar MLL-associated leukemias arising from self2renewing stem cells and short-lived myeloid progenitors. Genes Dev, 17 (24): 3029 -3035.

Crowe D L A, Parsa B A, Sinha U K. 2004. Relationships between stem cells and cancer stem cells. Histol Histopathol, 19 (2): 505-509.

Cui H J, Hu B, Li T, et al. 2007. BMI-1 is essential for the tumorigenicity of neuroblastoma cells. The American Journal of Pathology, 170 (4): 1370-1378.

Cui H J, Ma1 J, Ding J, et al. 2006. BMI-1 regulates the differentiation and clonogenic self-renewal of I-type neuroblastoma cells in a concentration-dependent manner. The Journal of Biological Chemistry, 281 (45): 34696-34704.

DeanM, Fojo T, Bates S. 2005. Tumor stem cells and drug resistance. Nat Rev Cancer, 5 : 275-284.

Dimri GP, Martinez JL, Jacobs JJ, et al. The BMI-1 oncogene induces telomerase activity and immortalizes human mammary epithelial cells. Cancer Res 2002, 62: 4736-4745.

Dong W, Du J, Shen H, et al. 2010 . Administration of embryonic stem cells generates effective antitumor immunity in mice with minor and heavy tumor load. Cancer Immunol Immunother, 59 (11): 1697-1705.

Dong W, Du J, Shen H, et al. 2010 . Administration of embryonic stem cells generates effective antitumor immunity in mice with minor and heavy tumor load. Cancer Immunol Immunother, 59 (11): 1697-1705.

Donnenberg V S, Donnenberg A D. 2005. Multiple drug resistance in cancer revisited: the cancer stem cell hypothesis. J Clin Pharmacol, 45 (8): 872-877.

Douard R, Moutereau S, Pemot P, et al. 2006. Sonic Hedgehog-dependent proliferation in a series of patiellts with colorectal cancer. Surgery, 139 (5) : 665-670.

Grinstein E, Wernet P. 2007. Cellular signaling in normal and cancerous stem cells. Cell Signal, 19 (2007): 2428-2433.

Heffner M, Fearon D T. 2007. Loss of T cell receptor-induced BMI-1 in the KLRG1 (+) senescent CD8 (+) T lymphocyte. PNAS, 104 (33): 13414-13419.

Hirschmann-Jax C, Foster A E, Wulf G G, et al. 2004. A distinct "side population" of cells with high drug efflux capacity in human tumor cells. Proc Natl Acad Sci USA, 101 (39): 14228-14233.

Hosen N, Yamane T, Muijtjens M, et al. 2007. BMI-1-green fluorescent protein-knock-in mice reveal the dynamic regulation of BMI-1 expression in normal and leukemic hematopoietic cells. Stem Cells, 25: 1635-1644.

Hosokawa H, Kimura M Y, Shinnakasu R, et al. 2006. Regulation of Th2 cell development by polycomb group gene BMI-1 through the xtabilization of GATA3. The Journal of Immunology, 177: 7656-7664.

Jacobs J J, Scheijen B, Voncken J W, et al. 1999. BMI-1 collaborates with c-Myc in tumorigenesis by inhibiting c-Myc-induced apoptosis via INK4a/ARF. Genes & Dev, 13: 2678-2690.

Jonker J W, Freeman J, Bolscher E, et al. 2005. Contribution of the ABC transporters Bcrp1 and Mdr1a/ 1b to t he side population phenotype in mammary gland and bone marrow of mice. Stem Cells, 23 (8) : 1059-1065.

Kamminga L M, De Haan G. 2006. Cellular memory and hematopoietic stem cell aging. Stem Cells, 24: 1143-1149.

Kim C F, Jackson E L, Woolfenden A E, et al. 2005. Identification of bronchioalveolar stem cells in normal lung and lung cancer. Cell, 121 (6) : 823-835.

Kolja E, KatsutoT , Lechman ER , et al. 2011. Stem cell gene expression programs influence clinical outcome in human leukemia. Nature Medicine, 17 (9): 1086-1093.

Kopper L, Hajdu M. 2004. Tumor stem cells. Pathol Oncol Res, 10 (2): 69-73.

Lessard J, Sauvageau G. 2003. BMI-1 determines the proliferative capacity of normal and leukaemic stem cells. Nature, 423: 255-260.

Liu S, Dontu G, Mantle ID, et al. 2006. Hedgehog signaling and BMI-1 regulate self-renewal of normal and malignant human mammary stem cells. Cancer Res, 66 (12): 6063-6071.

Molofsky A V, He S H, Bydon M, et al. 2005. BMI-1 promotes neural stem cell self-renewal and neural development but not mouse growth and survival by repressing the p16Ink4a and p19Arf senescence pathways. Genes & Dev, 19: 1432-1437.

Mueller M M, Fusenig N E. 2004. Friends or foes bipolar effects of the tumour stroma in cancer. Nat Rev Cancer, 4 (11): 839 -849.

Nishimura S, Wakallayashi N, Toyoda K, et al. 2003. Expression of Musashi-l in human normal colon crypt cells: a possible stem cell marker of human colon epithelium. Dig Dis Sci, 48 : 1523.

Oknyasu I, Hana K, Tsuruta T, et al. 2006. Significant increase of colonic mutated crypts correlates with age in sporadic cancer and diverticulosis cases , with higher frequency in the left-than right-side colorectum. Cancer Sci, 97 (5) : 362-367.

Park I K, Qian D, Kiel M, et al. 2003. BMI-1 is required for maintenance of adult self-renewing haematopoietic stem cells. Nature, 423: 302-305.

Raaijmakers M H, de Grouw E P, Heuver L H, et al. 2005. Breast cancer resistance protein in drug resistance of primitive CD34+38-cells in acute myeloid leukemia. Clin Cancer Res, 11 : 2436-2444.

Radojcic V, Bezak K B, Skarica M , et al. 2010 . Cyclophosphamide resets dendritic cell homeostasis and enhances antitumor immunity through effects that extend beyond regulatory T cell elimination. Cancer Immunol Immunother, 59 (1): 137-148.

Radojcic V, Bezak K B, Skarica M, et al. 2010 . Cyclophosphamide resets dendritic cell homeostasis and enhances antitumor immunity through effects that extend beyond regulatory T cell elimination. Cancer Immunol Immunother, 59 (1): 137-148.

Reya T, Morrison S J, Clarke M F, et al. 2001. Stem cells, cancer, and cancer stem cells. Nature, (414): 105-111.

Ringrosel L, Paro R. 2007. Polycomb/Trithorax response elements and epigenetic memory of cell identity. Development, 134: 223-232.

Samson S I, Me'met S, Vosshenrich C A, et al. 2004. Combined deficiency in Ikappa Balpha and Ikappa Bepsilon reveals a critical window of NF-kB activity in natural killer cell differentiation. Blood, 103: 4573-4580.

Sell S, Pierce G B. 1994. Maturation arrest of stem cell differentiation is a common pathway for the cellular origin of teratocarcinomas and epithelial cancers. Lab Invest, 70 (1): 6-22.

Shih I M, Wang T L, Merso Q, et al. 2001. Top-down morphogenesis of colorectal tumors. Proc Natl Acad Sci USA, 98 : 2640-2645

Singh S K, Hawkins C, Clarke ID, et al. 2004. Identification of human brain tumor initiating cells. Nature, 432 (7015) : 396-401.

Song L B, Zeng M S, Liao W T, et al. 2006. BMI-1 Is a novel molecular marker of nasopharyngeal carcinoma progression and immortalizes primary human nasopharyngeal epithelial cells. Cancer Res, 66: (12) 6225-6232.

Uchida N, Dykstra B, Lyons K, et al. 2004. ABC transporter activities of murine hematopoietic stem cells vary according to their developmental and activation status. Blood, 103 : 4487-4495.

van de Laar L, van den Bosch A, van der Kooij SW, et al. 2010. A nonredundant role for canonical NF-κB in human myeloid dendritic cell development and function. J Immunol, 185 (12): 7252-7261.

van de Laar L, van den Bosch A, van der Kooij SW, et al. 2010. A nonredundant role for canonical NF-κB in human myeloid dendritic cell development and function. J Immunol, 185 (12): 7252-7261.

Wetmore C. 2003. Sonic hedgehog in normal and neoplastic proliferation: insight gained from human tumors and animal models. Curr Opin in Genet Dev, 13 (1): 34-42.

Willert K, Brown J D, Danenberg E, et al. 2003. Wnt proteins are lipid modifiedfand can act as stem cell growth factors. Nature, 423 (6938): 448-452.

Xiang li Li, Sergei S. Makarov. 2006. An essential role of NF-kB in the "tumor-like" phenotype of arthritic synoviocytes. PNAS, 103 (46): 17432-17437.

Yamane T, Dylla S J, Muijtjens M, et al. 2005. Enforced Bcl22 expression overrides serum and feeder cell requirements for mouse embryonic stem cell self-renewal. Proc Natl Acad Sci USA, 102 (9): 3312-3317.

Yang J C, Chai L, Liu F, et al. 2007. BMI-1 is a target gene for SALL4 in hematopoietic and leukemic cells. PNAS, 104 (25): 10494-10499.

Yang Z F, Ho D W, Ng M N, et al. 2008. Significance of CD90⁺ cancer stem cells in human liver cancer. Cancer Cell, 13: 153-166.

ZhuZ , Khan MA , Weiler M , et al. 2014. Targeting self-renewal in high-grade brain tumors leads to loss of brain tumor stem cells and prolonged survival. Cell Stem Cell, 15 (2): 185-198.

第二篇
肿瘤生物治疗的临床应用

第一章　肿瘤基因治疗的临床应用

第一节　肿瘤基因治疗药物的种类

目前已进入临床试验阶段的肿瘤基因治疗药物，根据"治疗策略/基因类型"的不同可分为：细胞因子、抗原、抑癌基因、自杀基因、黏附分子、溶瘤病毒、原癌基因调控因子、反义核酸、激素及细胞保护/耐药等；按照"载体类型"可分为腺病毒、逆转录病毒、裸/质粒 DNA、脂质体、痘苗病毒、单纯疱疹病毒、RNA 转运、腺相关病毒等（表 2-1-1）。以下将介绍几种主要的肿瘤基因治疗药物。

表 2-1-1　肿瘤基因治疗药物的种类*

分类	临床试验数	占肿瘤基因治疗临床试验比例/%
治疗策略/基因类型		
细胞因子	308	30.2
抗原	276	27.1
抑癌基因	171	16.8
自杀基因	120	11.8
黏附分子	35	3.4
溶瘤病毒	22	2.2
细胞保护/耐药	19	1.9
原癌基因调控因子	12	1.2
反义核酸	11	1.1
激素	2	0.2
载体类型		
腺病毒	287	28.2
逆转录病毒	180	17.7
裸/质粒 DNA	162	15.9
脂质体	88	8.7
痘苗病毒	66	6.5
单纯疱疹病毒	53	5.2
RNA 转运	23	2.3
腺相关病毒	17	1.7
基因枪	5	0.5
慢病毒	5	0.5
麻疹病毒	3	0.3
腺病毒＋逆转录病毒	3	0.3
腺病毒＋裸/质粒 DNA	2	0.2
新城疫病毒	1	0.1
SV40	1	0.1
痘苗病毒＋裸/质粒 DNA	1	0.1

* 上述资料引用自 http：//www.wiley.co.uk/wileychi/genmed/clinical/，The Journal of Gene Medicine Clinical Trial Database，Wiley Database。

一、导入细胞因子基因

细胞因子基因治疗是肿瘤免疫基因治疗的途径之一，是应用分子生物学方法将细胞因子基因导入肿瘤或其他免疫效应细胞，使其在机体内分泌细胞因子或利用其基因增强肿瘤细胞的免疫原性和（或）免疫系统的功能。它克服了全身应用细胞因子重组蛋白副作用较大、失效快、在肿瘤局部的浓度低及疗效差的缺点，减少了全身毒副作用。至2009 年 12 月，共有 308 项采用细胞因子进行肿瘤免疫基因治疗的临床试验研究，是研究最多的肿瘤基因治疗策略，占总临床试验的 30.2%。目前，开放中的 III 期临床试验共有 7 项，所采用的细胞因子均为粒细胞-巨噬细胞集落刺激因子（granulocyte macrophage colony stimulating factor，GM-CSF）。这一治疗策略的代表性药物是 Cell Genesys 研发的 GVAX，即异基因前列腺肿瘤疫苗 CG1940/CG8711。GVAX（CG1940/CG8711）是以 AAV 为载体稳定转染 *GM-CSF* 基因的前列腺癌细胞株 PC3 与 LNCaP，经放射处理后，进行皮下注射。有多项与 GVAX 相关的临床 III 期试验正在荷兰与英国进行，包括 GVAX 治疗未经化疗的转移性激素难治性前列腺癌的多中心、开放性临床 III 期试验，对照组采用多西他赛（docetaxel）联合强的松（prednisone）治疗；GVAX 联合多西他赛治疗未经化疗的转移性激素难治性前列腺癌的多中心、开放性临床 III 期试验，对照组采用多西他赛联合强的松治疗。

二、导入抗原基因

肿瘤细胞可通过多种机制来逃避免疫系统的监视，采用基因治疗的方法，表达肿瘤抗原，激活特异性抗肿瘤细胞免疫应答，可达到治疗肿瘤的目的。这一治疗策略的代表性药物是 Vical 公司研发的 Allovectin-7 和 Oxford BioMedica 公司研发的肿瘤疫苗 TroVax。

Allovectin-7 是一种质粒/脂质体复合物，质粒携带 MHC-I 类抗原基因 *HLA-B7*（histocompatibility locus antigen-7）与 β2 微球蛋白（β2 microglobulin）基因。瘤内注射 Allovectin-7 可通过多种机制激活机体的免疫反应。首先，对于 HLA-B7 阴性的患者，Allovectin-7 可诱导针对外源性 MHC-I 类抗原的免疫反应；其次，β2 微球蛋白可重建正常的 I 类抗原提呈和（或）提高肿瘤抗原提呈；再次，质粒 DNA/脂质体复合物瘤内注射也可激活机体的免疫反应。通过上述三种机制，促进免疫系统对注射部位肿瘤的识别，继而识别远端转移的非注射部位肿瘤。在 Allovectin-7 单药治疗 III/IV 期黑色素瘤的临床 II 期试验中，接受高剂量注射的 127 例患者出现 4 例 CR 与 11 例 PR，药物耐受性良好。目前，Allovectin-7 治疗复发转移性黑色素瘤的临床 III 期试验正在进行中，对照组采用氮烯咪胺（dacarbazine，DTIC）或蒂清（temozolomide，TMZ）治疗。1999 年，FDA 罕见病产品开发办公室（Office of Orphan Products Development）批准 Allovectin-7 作为治疗侵袭转移性黑色素瘤的罕见病用药，此产品有可能为美国 FDA 批准的第一个基因治疗药物。

TroVax 是携带肿瘤相关抗原基因 5T4 的痘苗病毒疫苗 Ankara 株（modified vaccinia virus Ankara strain）。肿瘤相关抗原 5T4 在超过 85% 的实体瘤中高表达，并与预后呈负相关。TroVax 的作用机制是通过激活机体对 5T4 的免疫反应来治疗肿瘤。在已结束的 TroVax 治疗 IV 期结肠癌的临床 II 期试验中，TroVax 在所有患者中都成功诱导抗肿瘤免疫反应，17%的患者疗效评价为 CR。"TroVax＋FOLFOX（folinic acid，FOL；5-FU，F；oxaliplatin，OX）"方案组，TroVax 诱导的免疫反应与肿瘤的反应显著相关（$P < 0.02$）。随访两年半，患者生存率为 25%。在已结束的 TroVax 治疗晚期或转移性肾细胞癌的临床 II 期试验中，比较 TroVax＋标准疗法（IL-2 或 IFNα）与安慰剂＋标准疗法的疗效，发现 TroVax 诱导 88% 的患者出现抗肿瘤免疫反应，部分患者疗效评价为 PR。目前，TroVax 治疗肾细胞癌、结肠癌的临床 III 期试验正在进行中。

三、导入抑癌基因

将在特定肿瘤中失活的抑癌基因导入肿瘤细胞，可达到抑制肿瘤细胞生长的目的。*p53* 基因突变是肿瘤中最常见的抑癌基因突变，目前，有多种携带 *p53* 基因的基因治疗药物处于临床试验阶段，其中最常见的是以腺病毒为载体的药物。世界首个基因治疗药物"重组人 p53 腺病毒注射液"（今又生™，Gendicine）就是携带重组人 *p53* 基因的 5 型腺病毒，其适应证为"与放疗联合试用于现有治疗方法无效的晚期鼻咽癌的治疗"。肿瘤中有多种原癌基因异常活化，采用基因治疗的方法导入相应的显性失活基因也可以起到治疗肿瘤的作用。

四、自杀基因治疗

自杀基因治疗（suicide gene therapy）又名基因介导的酶解药物前体治疗（gene directed enzyme prodrug therapy，GDEPT）。自杀基因编码活性酶，当酶在靶细胞中表达时，可将无毒或低毒的药物前体转化为具有细胞毒性的药物，从而达到杀灭肿瘤细胞的目的。若以病毒为载体介导自杀基因的表达，则称为病毒介导的酶解药物前体治疗（virus directed enzyme prodrug therapy，VDEPT）。最常用的自杀基因/药物前体系统包括单纯疱疹病毒 I 型胸苷激酶/丙氧鸟苷系统（herpes simplex virus-thymidine kinase/ganciclovir，HSV-TK/GCV）与大肠杆菌胞嘧啶脱氨酶/5-氟胞嘧啶系统（cytosine deaminase/5-fluorocytosine，CD/5-FC）。目前，开放中的自杀基因治疗临床 III 期试验共有 2 项，其中包括在美国进行的复制型腺病毒介导的自杀基因治疗结合适型调强放疗（intensity-modulated radiation therapy，IMRT）治疗新诊断的中等风险前列腺癌临床 III 期试验，采用的自杀基因为 HSV-TK 与酵母菌来源的胞嘧啶脱氨酶，给药方式为瘤内注射。

五、溶 瘤 病 毒

溶瘤病毒（oncolytic virus）治疗肿瘤的原理为对自然界存在的一些致病力较弱的病毒进行基因改造，构建溶瘤病毒，利用肿瘤细胞中抑癌基因缺陷（如 *p53* 缺陷）或其他遗传特征（如 IFN 抗性、Ras 异常活化），选择性地感染肿瘤细胞，在其中复制并裂解细胞，肿瘤细胞裂解释放出的病毒可继续感染杀伤其他肿瘤细胞。溶瘤病毒除通过裂解杀伤肿瘤细胞外，还可通过表达外源蛋白（如 GM-CSF）增强抗肿瘤效应。

有多种病毒因具有天然的嗜肿瘤特性可被改造成溶瘤病毒，目前已进入临床试验阶段的溶瘤病毒载体有腺病毒（adenovirus）、单纯疱疹病毒（herpes simplex virus，

HSV)、新城疫病毒（newcastle disease virus，NDV）、痘苗病毒（vaccinia virus）、呼肠孤病毒（reovirus）、水泡口炎病毒（vesicular stomatitis virus，VSV）和小儿麻痹病毒（poliovirus）等。表 2-1-2 中所列出的是已上市或进入临床 II/III 期试验的代表性溶瘤病毒药物。

表 2-1-2　已上市或进入临床 II/III 试验的溶瘤病毒药物

名称	载体类型	基因改造	靶向肿瘤类型	临床试验阶段
H101	腺病毒	E1B-55K 和 E3 缺陷	头颈部肿瘤	已上市
Ad5-yCD/mutTKSR39rep-ADP	腺病毒	E1B-55K 和 E3 缺陷；CD/TK 融合基因表达；ADP 过表达	前列腺癌	II 期
OncoVexGM-CSF	HSV1	γ34.5 和 ICP47 缺陷；*GM-CSF* 基因表达	黑色素瘤	II 期
1716	HSV1	γ34.5 和 ICP47 缺陷	脑瘤	III 期
Reolysin	呼肠孤病毒	无	骨与软组织肉瘤	II 期
NDV（MTH-68H）	新城疫病毒	无	转移性实体瘤	II 期
JX-594	痘苗病毒	胸苷激酶缺陷；*GM-CSF* 基因表达	肝细胞癌黑色素瘤	II 期

2006 年，上海三维制药有限公司研发的重组人 5 型腺病毒注射液（安柯瑞™，H101）获得中国国家食品药品监督管理局的生产批文，成为全球首个获准上市的溶瘤病毒类基因治疗药物，其适应证为"对常规放疗或放疗加化疗治疗无效并以 5-FU 顺铂化疗方案进行姑息治疗的晚期鼻咽癌患者可试用本品与前述化疗方案联合使用"。

第二节　肿瘤基因治疗药物的临床应用

自 1990 年 5 月至 2009 年 12 月，基因治疗临床试验研究主要集中于恶性肿瘤的治疗，共有 1019 个，占全部基因治疗临床试验方案的 64.5%，给药途径包括肿瘤组织内、静脉内、皮下、骨髓、肌肉、膀胱内和腹腔内注射等。肿瘤基因治疗临床试验方案：I 期 617 个（60.5%）、I/II 期 186 个（18.3%）、II 期 168 个（16.5%）、II/III 期 7 个（0.7%）、III 期 38 个（3.7%）及 IV 期 2 个（0.2%）。美国是进行肿瘤基因治疗研究最多的国家，共有 664 个，占 65.2%；中国是唯一有基因治疗药物上市的国家（上述资料引用自 http：//www.wiley.co.uk/wileychi/genmed/clinical/，*The Journal of Gene Medicine Clinical Trial Database*，Wiley Database）。

一、已上市的肿瘤基因治疗药物

（一）重组人 p53 腺病毒注射液（今又生™，Gendicine）

2004 年，深圳市赛百诺基因技术有限公司研发的"重组人 p53 腺病毒注射液"（今又生™，Gendicine）获得中国国家食品药品监督管理局的生产批文，成为世界上首个获准上市的基因治疗药物，其适应证为"与放疗联合试用于现有治疗方法无效的晚期鼻咽癌的治疗"，用药途径为"瘤内注射"。今又生的治疗方案为放射治疗前 72h 开始瘤内注射；每周一次，每次 1×10^{12} VP，4 周为一个疗程；根据病情，可使用 1～2 个疗程。

今又生以复制缺陷型的 5 型腺病毒为载体，携带正常人的 *p53* 基因，通过腺病毒感染将 *p53* 基因导入肿瘤细胞，表达 P53 蛋白，从而发挥抑制细胞分裂，诱导肿瘤细胞凋亡的作用，对正常细胞无损伤。高表达的 P53 蛋白能有效刺激机体的特异性抗肿瘤免疫反应，局部注射可吸引 T 淋巴细胞等肿瘤杀伤性细胞聚集在肿瘤组织。

基因治疗发展史上的两次严重不良事件使得基因治疗药物的安全性问题备受各界关注。腺病毒载体具有较强的免疫原性及一定的细胞毒性，如使用剂量过大或给药方式不当，可引起严重的不良反应。临床研究的结果表明，今又生引起的主要不良反应为部分患者用药后出现 I/II 度自限性发热。一些患者会出现寒战、注射部位疼痛、出血，其他有可能偶尔出现的不良反应是恶心、呕吐、腹泻、出血和应激性过敏反应。因此，如能控制好临床注射剂量和患者的基础情况，采用局部给药的方式，今又生基本上是安全的。由于现阶段的临床使用经验有限，尚不能肯定在此剂量范围内绝对不会引起其他较严重的不良反应。另外，今又生中存在一定量的复制型腺病毒（小于 1 RCA/3×10^{10} VP），该限量标准依据国外同类制剂的标准及国内相关指导原则制定。虽然腺病毒对于健康人而言不会引起严重不良反应，但对于某些特殊患者（如处于免疫抑制的患者）来说，则可能引起严重后果。因此，临床使用过程中仍应密切关注可能发生的各种不良反应，并准备好相应的救治及对症处理措施。

由于今又生是在获得大规模随机对照临床试验的结果之前被批准上市的，国际医药界对其临床应用一直存在疑虑。2009 年 2 月，在今又生被批准上市 5 年之后，国际权威肿瘤学杂志 *Journal of Clinical Oncology* 发表了该药物联合放疗治疗晚期鼻咽癌的有效性、安全性数据及 6 年随访结果。此项临床试验共募集了 82 名鼻咽癌患者，这些患者被随机分为两组，40 名作为对照，单纯放疗；其余 42 名患者采用今又生与放疗联合治疗，每周瘤内注射一次，共给药 8 周。联合治疗组的完全缓解率（complete response rate）是单纯放疗组的 2.73 倍（66.7% vs 24.4%）。6 年随访结果表明，与单纯放疗组相比，联合治疗组的 5 年肿瘤局部控制率提高了 25.3%（$P = 0.002$），5 年总体生存率与 5 年无病生存率分别提高 7.5%（$P = 0.34$）与 11.7%（$P = 0.21$）。瘤内注射今又生除引起一过性发热外，未观察到剂量限制性毒性及不良事件。这一研究表明，重组人 p53 腺病毒临床应用安全，可提高鼻咽癌患者放疗肿瘤局部控制率及生存率。

目前，国内数家医院正在进行今又生的多项临床试验，将其用于头颈部鳞状细胞癌及宫颈癌等数十种癌症的治疗。用药途径除直视/影像引导/内窥镜直视下瘤内注射外，还包括胸/腹腔灌注、动脉介入、静脉点滴等局部和全身给药途径。治疗方案为联合化疗、放疗、手术、热疗或多种方式联合及单药治疗等。

根据 *The Journal of Gene Medicine Clinical Trial Database* 的资料，目前有两项今又生的 IV 期临床试验正在中国进行，包括 2009 年 5 月开始的"非盲、多中心、随机、活性对照的、今又生结合同期放射性碘治疗或手术治疗晚期恶性甲状腺癌的 IV 期临床试验"及 2009 年 6 月开始的"非盲、多中心、随机、活性对照的、今又生结合同期化疗或手术治疗晚期恶性口腔颌面肿瘤的 IV 期临床试验"。

(二）重组人 5 型腺病毒注射液（安柯瑞™，H101）

2006 年，在今又生上市两年之后，上海三维制药有限公司研发的"重组人 5 型腺病毒注射液"（安柯瑞™，H101）获得中国国家食品药品监督管理局的生产批文，成为全球首个获准上市的溶瘤病毒类基因治疗药物，其适应证为"对常规放疗或放疗加化疗治疗无效并以 5-FU 顺铂化疗方案进行姑息治疗的晚期鼻咽癌患者可试用本品与前述化疗方案联合使用"，用药途径为"瘤内注射"。安柯瑞的治疗方案为与化疗药物同步使用，直接瘤内注射；每日一次，连续 5 天，21 天为一个周期，最多不超过 5 个周期；注射剂量根据肿瘤体积大小及病灶的多少决定。

安柯瑞是一种删除了 $E1B$ 基因和部分删除 $E3$ 基因的 5 型腺病毒，它利用肿瘤细胞内 $p53$ 基因及其通路的异常，特异性地在肿瘤细胞中复制、包装及释放，最终导致肿瘤细胞裂解。受感染的肿瘤细胞裂解后释放出的病毒可感染、裂解新的肿瘤细胞。这种方法基于病毒的复制能力，病毒自我扩增，然后从初始感染的细胞开始在肿瘤中扩散，从而达到对肿瘤的连续杀伤作用，通过调动机体的免疫系统杀灭受感染肿瘤细胞及其周围尚未受感染的肿瘤细胞。

安柯瑞是一种溶瘤病毒，即肿瘤选择性复制病毒，它在正常组织细胞中不能有效复制，因而有较高的安全性，它引起的不良反应为注射局部反应、非感染性发热、白细胞与粒细胞减少，以及包括寒战、头痛、肌痛乏力在内的流感样症状。

从 2000 年到 2004 年，安柯瑞在中国进行了治疗头颈部肿瘤的 I 期到 III 期临床试验。在中山大学肿瘤防治中心进行的 I 期临床试验中，15 例受试者进行了剂量爬坡试验，受试者为无常规有效治疗方法，或者经常规疗法失败或复发，或者坚决拒绝现有常规治疗的患者。从低剂量开始进行爬坡试验，未观察到剂量限制性毒性，未能确定最大耐受剂量。主要不良反应为注射局部反应、发热和流感样症状。推荐 II 期临床研究剂量为 $5.0×10^{11}\ VP/d$，连续 5 天瘤内注射。此后，在中山大学肿瘤防治中心等 12 个研究单位进行了多中心、开放性的临床 II 期试验。本品以 $5.0×10^{11}\ VP/d$、连续 5 天瘤内注射，21 天为 1 个周期，最多 5 个周期的治疗方案，对 106 例难治性肿瘤患者进行了治疗，患者包括 13 个病种，涉及头颈部肿瘤、乳腺癌、肠癌、黑色素瘤、恶性胸腹水、卵巢癌、胃癌、直肠癌、横纹肌肉瘤、淋巴瘤、软骨肉瘤、软组织肉瘤和脊索瘤，并推荐头颈部肿瘤进入 III 期临床试验。安柯瑞的 III 期临床试验以中山大学肿瘤防治中心为主持单位，在全国 10 个省（直辖市）的 13 家药物临床试验机构中，进行了多中心、随机对照的临床试验。结果表明，安柯瑞瘤内注射对头颈-食管鳞癌有明确的治疗作用，联合化疗组的客观有效率显著高于单纯化疗组；安柯瑞有较高的安全性，在 III 期临床试验中仅出现轻至中度发热、注射局部反应和流感样症状，未出现严重不良反应。

目前，国内有多家医院在进行安柯瑞的临床试验，以探索新的适应证和治疗方案。例如，安柯瑞联合长春瑞滨/顺铂一线治疗晚期非小细胞肺癌，结果表明，经脾肺穿刺瘤内注射安柯瑞（$1.5×10^{12}\ VP$）联合 NP 方案治疗晚期 NSCLC 是可行、安全与有效的；安柯瑞结合局部加热治疗对转移肿瘤病灶的远端效应，放化疗失败或拒绝放化疗并有转移病灶的 5 例肿瘤患者（2 例鼻咽癌、1 例肺癌、1 例骨旁质肉瘤和 1 例膀胱癌），以安柯瑞（$5 \times 10^{11} \sim 15 \times 10^{11}$ VP）瘤内注射联合局部热疗（42℃，60min）进行治疗，结果表明，H101 瘤内注射联合加热治疗能诱发一定的远端抗瘤效应。

二、肿瘤基因治疗临床试验的风险及伦理学问题

（一）基因治疗临床研究的不良事件

1999 年，美国宾夕法尼亚州大学因临床试验违规，导致一患者死亡，使基因治疗的探索遭受重创，人们开始担心基因治疗的风险，对药物的审批也更加审慎。

1. 1999 年腺病毒载体基因治疗导致患者死亡

1999 年 9 月，18 岁的 Jesse Gelsinger 在美国宾夕法尼亚州大学进行的基因治疗临床试验中不幸死亡，成为被报道的首例死于基因治疗的患者。Gelsinger 患有鸟氨酸转氨甲酰酶缺乏症（ornithine transcarbamylase deficiency，OTCD），这种遗传病是尿素循环代谢异常疾病中最为常见的一种，由于鸟氨酸转氨甲酰酶的缺乏导致氨排除能力的下降，而造成高血氨。宾夕法尼亚州大学临床试验目的是检测携带 OTC 基因的第二代腺病毒载体（E1、E4 区缺陷）在肝脏中进行转基因治疗的安全性。该临床试验在知情同意书中，未充分告知研究的风险，这一疗法设计用于患有严重或致命的 OTCD 的患儿的治疗，而临床试验是在 18 个相对健康的成年志愿者中进行，这些参加者仅患有轻度的疾病，并且病情可用药物和低蛋白膳食很好地控制。Gelsinger 在试验中接受了最高剂量的腺病毒载体（3.8×10^{13} VP），在治疗后 4h 出现高烧，次日出现肝脏损伤的症状和弥散性血管内凝血（disseminated intravascular coagulation，DIC），最终在治疗后 4d 死于多器官衰竭。

Jesse Gelsinger 的死亡与腺病毒给药直接相关。尸体解剖的结果显示，尽管腺病毒载体是经肝动脉直接灌注入肝脏，但有大量载体进入循环系统，并在脾脏、淋巴结及骨髓中累积，引起严重的免疫反应，导致弥散性血管内凝血、急性呼吸窘迫及多器官衰竭。此后，在恒河猴体内进行的研究表明，可能是腺病毒的衣壳蛋白，而不是 DNA 载体，引起了早期的炎症细胞因子级联反应。至于为什么 Gelsinger 发生了严重不良事件，而另一患者却可以耐受相似的药物剂量（3.6×10^{13} VP），原因仍不清楚，但可能与他之前曾经感染过野生型腺病毒，使得免疫系统对载体过敏有关。

2. 2002～2003 年逆转录病毒载体基因治疗导致淋巴增殖失调

2000 年 4 月，基因治疗成功案例在 *Science* 杂志上的发表，标志着基因治疗的发展达到顶峰。在题目为"人 XI 型重症联合免疫缺陷的基因治疗"的论文中，Maria Cavazzana-Calvo、Alain Fischer 和他们巴黎 Necker 儿童医院的同事们首次报道基因治疗可以治愈疾病。将携带 γ-c 链细胞因子受体的鼠白血病病毒（murine leukemia virus，MLV）转导造血干细胞后，再回输给患儿，在 3 名患有致命的 X-连锁 XI 型重症联合免疫缺陷综合征的患儿体内形成有功能的免疫系统。如果缺少 γ-c 链细胞因子受体，未成熟的淋巴细胞就不能对细胞因子作出反应，并成熟为功能性的 T 细胞和 NK 细胞。在论文发表之后，又有几名患者接受了同样的基因治疗并获得成功。然而，Fischer 的两名患者出现的淋巴增殖失调的症状，引发了对基因治疗安全性的担心。研究显示，两名患者体内癌变的 T 细胞来源于单一的转导细胞，逆转录病毒的基因组在 *LMO2*

（LIM domain only 2）原癌基因区或附近的插入，激活了 LMO2 的表达。至 2009 年，SCID-XI 临床研究中的患儿共有 5 名出现白血病的症状，其中 1 名已死亡。逆转录病毒转染的造血干细胞需经过多次细胞分裂形成功能性 T 细胞库，尽管已经给予了很强的选择压力，但 LMO2 基因的激活可能导致这些克隆向恶性的方向发展。因此，两名 SCID-XI 患者癌症的发生是载体、转基因与特定疾病共同作用的结果。美国食品和药物管理局（Food and Drug Administration，FDA）下属的生物学反应监督委员会（Biological Response Modifiers Advisory Committee，BRMAC）对此的建议是：基因治疗药物不应作为治疗 SCID-XI 的一线用药，但当缺少其他适合的疗法时（如骨髓移植）可考虑应用。

3. 2007 年腺相关病毒基因治疗临床试验患者死亡

2007 年 7 月，FDA 收到美国西雅图 Targeted Genetics 公司的报告，在基因疗法治疗活性炎性关节炎（active inflammatory arthritis）的临床试验中，有一名受试患者死亡。在 Targeted Genetics 公司向 FDA 通报了这一严重不良事件（Serious adverse event，SAE）后，尽管导致这一事件的原因尚不能确定，但 FDA 已经暂停该临床试验，既不得给患者继续注射药物，也不能招募新的患者进行试验。

该试验所研究的药物是携带肿瘤坏死因子受体（tumor necrosis factor receptor，TNFR）基因的重组腺相关病毒，将药物注射入关节炎累及的关节中，以期缓解患者的炎症和病情。在 100 多个受试者中，没有类似的严重事件发生，但是，这名死亡患者是在第二次药物注射时发病的。在接到 SAE 报告之后，FDA 立即展开调查，以确定患者死亡是否与所接受的试验有关。尽管 FDA 并未接到关于该药物或 AAV 载体基因治疗药物的其他类似 SAE 报告，但为谨慎起见，FDA 重新审查了所有正在进行的涉及 AAV 的临床试验。此后 NIH 和 FDA 任命的独立调查委员会得出结论，患者的死亡是由于全身真菌（荚膜组织胞浆菌，histoplasma capsulatum）感染引起的，可能与患者服用的 TNF 阻断剂阿达木单抗（humira，adalimumab，D2E7）有关。因此，FDA 于 2007 年 11 月再次批准恢复 Targeted Genetics 公司的临床试验。

尽管如此，此次事件还是令人们重新审视 AAV 基因治疗安全性问题。AAV 可通过多种途径转染细胞，包括以非同源重组的方式整合入染色体。AAV 转染的细胞中，在原病毒整合位点存在染色体的缺失、插入、重组，因此，对于 AAV 转染是否会增加细胞转化的风险存在疑问。Russell 等的研究表明，AAV 载体是整合在细胞中已存在的 DNA 损伤位点中，而不是导致 DNA 损伤，这一发现对于 AAV 的临床应用有重要意义。细胞中作为 AAV 整合位点的、已存在的 DNA 损伤位点本身就有突变的倾向，所以 AAV 载体的整合并不会增加正常人体细胞的自发突变率。但 AAV 仍会导致特定类型的突变，病毒的整合可能影响邻近基因的表达，包括激活原癌基因的表达。

（二）肿瘤基因治疗的伦理学问题

1999 年的"Jesse Gelsinger 案例"使基因治疗的发展遭受重大挫折，也使人们认识到医学伦理学在基因治疗研究中的重要性。18 岁的 Jesse Gelsinger 患有轻度 OTCD，其病情用药物和低蛋白膳食即可得到很好控制。1999 年 9 月他和他的父亲被研究人员误导，参加 OTCD 基因治疗 I 期临床试验，在试验中死于对病毒载体发生严重免疫反应后的多种器官衰竭，此事件导致 FDA 暂停基因治疗临床研究。FDA 调查发现，该临床试验中存在诸多违规事件，如下所述。

（1）受试者的错误招募：该研究针对患有致命性 OTCD 的患儿，对 Gelsinger 并无预期利益；受试者肝功能明显不佳，但仍被入组。

（2）不充分的知情同意过程：知情同意书中，未充分告知研究的风险。

（3）临床试验安全数据及先期动物试验没有充分报告：动物试验曾经出现过严重的不良反应甚至是死亡，两只恒河猴在检测类似应用于 Gelsinger 的基因载体时死亡。

（4）严重的利益冲突：研究人员及批准相关试验的宾州大学医学院主管本身就是相关商业公司的大股东或专利权人。

Jesse Gelsinger 案例说明制订完善的基因治疗伦理规范对基因治疗研究的发展有不可或缺的作用。首先，基因治疗要遵守医学伦理学的基本原则（尊重有利不伤害、公正），包括：①尊重原则（自主原则、知情同意原则和保密原则）；②科学原则（有利和不伤害原则、风险和效益评估原则、及时、准确、慎重及有效原则）；③社会原则（公益、公平和公正原则）。其次，考虑到基因治疗临床应用的复杂性与特殊性，各国也着手制订更为全面、科学、系统的基因治疗产品指导原则。1992 年，英国宣布《基因治疗伦理》的基本原则：①人类与生俱来的天性必须履行以合乎伦理的方式去探索、钻研、应用科学研究的义务；②当对知识的追求与对患者利益的保护发生无法避免的冲突与紧张时，对患者利益的保护必须胜出。美国重组 DNA 咨询委员会（RAC，Recombinant DNA Advisory Committee）于 1998 年 3 月制订了更为完善的人体细胞治疗和基因治疗指导原则 "Guidance for Industry：Guidance for Human Somatic Cell Therapy and Gene Therapy"。我国也于 2003 年 3 月颁布了中国《人基因治疗研究和制剂质量控制技术指导原则》，该原则指出，必须充分重视伦理学的原则，并具体按 FDA 和药品临床试验管理规范（GCP）规定的要求严格实施；在实施本方案前，须向患者说明该治疗方案属试验阶段，它可能的有效性及可能发生的风险，同时保证患者有权选择该方案治疗或中止该方案治疗，以及保证一旦中止治疗能得到其他治疗的权利；严格保护患者的隐私；在患者及家属充分理解并签字后才能开始治疗。

基因治疗面临的伦理学问题主要包括：①何时及在何种患者群体中开展临床试验的问题——如何进行风险评估、何种风险水平可以接受、由谁来对这些问题进行评估；②临床研究的风险与收益问题；③生殖细胞基因治疗与增强细胞基因治疗的问题。

对于肿瘤的基因治疗，与传统的细胞毒药物相比，不良反应并不是限制基因治疗药物临床应用的关键问题。基因治疗的问题在于它特有的复杂性和不确定性，以及如何对风险进行评估。例如，尽管已进行了数百项以逆转录病毒为载体的基因治疗临床试验，目前仍缺少被广泛接受的针对插入突变风险的评价系统。因此，对载体与机体相互作用的机制进行深入研究、建立完善的基因治疗风险评估系统，对于肿瘤基因治疗临床研究的发展具有重要的意义。

从 1989 年的首次转基因临床试验至今，经过 20 年的发展，肿瘤基因治疗在"临床前研究—临床试验—上市药物"的转化进程中取得了极大的进展。至 2009 年 12 月，已有 28 个国家进行了 1019 项临床试验，首个肿瘤基因治疗药物今又生也已于 2004 年在中国上市。随着临床试验的不断开展，临床方案设计将更为规范与优化，肿瘤基因治疗的安全性及疗效评价系统将更为完善，肿瘤基因治疗也将拥有更广阔的发展前景。

（吴江雪　黄文林）

参 考 文 献

Aagaard L, Rossi J J. 2007. RNAi therapeutics: principles, prospects and challenges. Adv Drug Deliv Rev, 59: 75-86.

Aebersold P, Kasid A, Rosenberg S A. 1990. Selection of gene-marked tumor infiltrating lymphocytes from post-treatment biopsies: a case study. Hum Gene Ther, 1: 373-384.

Aiuti A, Bachoud-Lévi A C, Blesch A, et al. 2007. Progress and prospects: gene therapy clinical trials (part 2). Gene Ther, 14: 1555-1563.

Alexander B L, Ali R R, Alton E W, et al. 2007. Progress and prospects: gene therapy clinical trials (part 1). Gene Ther, 14: 1439-1447.

Amato R J, Shingler W, Goonewardena M, et al. 2009. Vaccination of renal cell cancer patients with modified vaccinia Ankara delivering the tumor antigen 5T4 (TroVax) alone or administered in combination with interferon-alpha (IFN-alpha): a phase 2 trial. J Immunother, 32: 765-772.

Amato R J, Shingler W, Naylor S, et al. 2008. Vaccination of renal cell cancer patients with modified vaccinia ankara delivering tumor antigen 5T4 (TroVax) administered with interleukin 2: a phase II trial. Clin Cancer Res, 14: 7504-7510.

Arendt M, Nasir L, Morgan I M. 2009. Oncolytic gene therapy for canine cancers: teaching old dog viruses new tricks. Vet Comp Oncol, 7: 153-161.

Blaese R M, Culver K W, Miller A D, et al. 1995. T lymphocyte-directed gene therapy for ADA-SCID: initial trial results after 4 years. Science, 270: 475-480.

Bonini C, Bondanza A, Perna S K, et al. 2007. The suicide gene therapy challenge: how to improve a successful gene therapy approach. Mol Ther, 15: 1248-1252.

Cai Q, Rubin J T, Lotze M T. 1995. Genetically marking human cells-results of the first clinical gene transfer studies. Cancer Gene Ther, 2: 125-136.

Coutelle C, Themis M, Waddington S N, et al. 2005. Gene therapy progress and prospects: fetal gene therapy——first proofs of concept-some adverse effects. Gene Ther, 12: 1601-1607.

Doehn C, Böhmer T, Kausch I, et al. 2008. Prostate cancer vaccines: current status and future potential. Biodrugs, 22: 71-84.

Flotte T R. 2004. Gene therapy progress and prospects: recombinant adeno-associated virus (rAAV) vectors. Gene Ther, 11: 805-810.

Friedmann T. 1992. A brief history of gene therapy. Nat Genet, 2: 93-98.

Gill D R, Pringle I A, Hyde S C. 2009. Progress and prospects: the design and production of plasmid vectors. Gene Ther, 16: 165-171.

Gonin P, Gaillard C. 2004. Gene transfer vector biodistribution: pivotal safety studies in clinical gene therapy development. Gene Ther, 11 (Suppl 1): S98-S108.

Gottesman M M. 2003. Cancer gene therapy: an awkward adolescence. Cancer Gene Ther, 10: 501-508.

Hawkins R E, Macdermott C, Shablak A, et al. 2009. Vaccination of patients with metastatic renal cancer with modified vaccinia Ankara encoding the tumor antigen 5T4 (TroVax) given alongside interferon-alpha. J Immunother, 32: 424-429.

Hermiston T W, Kirn D H. 2005. Genetically based therapeutics for cancer: similarities and contrasts with traditional drug discovery and development. Mol Ther, 11: 496-507.

Higano C S, Corman J M, Smith D C, et al. 2008. Phase 1/2 dose-escalation study of a GM-CSF-secreting, allogeneic, cellular immunotherapy for metastatic hormone-refractory prostate cancer. Cancer, 113: 975-984.

Kaufman H L, Taback B, Sherman W, et al. 2009. Phase II trial of Modified Vaccinia Ankara (MVA) virus expressing 5T4 and high dose Interleukin-2 (IL-2) in patients with metastatic renal cell carcinoma. J Transl Med, 7: 2.

Kim S, Peng Z, Kaneda Y. 2008. Current status of gene therapy in Asia. Mol Ther, 16: 237-243.

Kimmelman J. 2008. The ethics of human gene transfer. Nat Rev Gene, 9: 239-244.

Kimmelman J. 2009. Ethics of cancer gene transfer clinical research. Methods Mol Biol, 542: 4234-4245.

Li C, Bowles D E, van Dyke T, et al. 2005. Adeno-associated virus vectors: potential applications for cancer gene therapy. Cancer Gene Ther, 12: 913-925.

Li S D, Huang L. 2006. Gene therapy progress and prospects: non-viral gene therapy by systemic delivery. Gene Ther, 13: 1313-1319.

Liu T C, Kirn D. 2008. Gene therapy progress and prospects cancer: oncolytic viruses. Gene Ther, 15: 877-884.

McCormick F. 2001. Cancer gene therapy: fringe or cutting edge? Nat Rev Cancer, 1: 130-141.

Miller D G, Petek L M, Russell D W. 2004. Adeno-associated virus vectors integrate at chromosome breakage sites. Nat Genet, 36: 767-773.

Pan J J, Zhang S W, Chen C B, et al. 2009. Effect of recombinant adenovirus-p53 combined with radiotherapy on long-term prognosis of advanced nasopharyngeal carcinoma. J Clin Oncol, 27: 799-804.

Peng Z, Yu Q, Bao L. 2008. The application of gene therapy in China. Drugs, 11: 346-350.

Peng Z. 2005. Current status of gendicine in China: recombinant human Ad-p53 agent for treatment of cancers. Hum Gene Ther, 16: 1016-1027.

Portsmouth D, Hlavaty J, Renner M. 2007. Suicide genes for cancer therapy. Mol Aspects Med, 28: 4-41.

Sack B K, Herzog R W. 2009. Evading the immune response upon *in vivo* gene therapy with viral vectors. Curr Opin Mol Ther, 11: 493-503.

Seow Y, Wood M J. 2009. Biological gene delivery vehicles: beyond viral vectors. Mol Ther, 17: 767-777.

St George J A. 2003. Gene therapy progress and prospects: adenoviral vectors. Gene Ther, 10: 1135-1141.

Thomas C E, Ehrhardt A, Kay M A. 2003. Progress and problems with the use of viral vectors for gene therapy. Nat Rev Genet, 4: 346-358.

Willmon C, Harrington K, Kottke T, et al. 2009. Cell carriers for oncolytic viruses: Fed Ex for cancer therapy. Mol Ther, 17: 1667-1676.

第二章 肿瘤免疫治疗的临床应用

第一节 细胞因子治疗

细胞因子对免疫系统起着非常重要的调节作用，对免疫应答的类型和强度起着决定性的作用。细胞因子治疗恶性肿瘤的目的，在于改变免疫微环境中细胞因子的浓度，增强抗肿瘤免疫应答。目前，随着基因工程技术的进步，人们已生产出多种重组细胞因子，以用于科学研究和临床治疗。除直接应用重组细胞因子作用于全身或者局部外，还可通过基因工程技术使局部（如肿瘤或其引流淋巴结）高表达细胞因子，达到治疗的目的。细胞因子还被用作肿瘤疫苗的佐剂，增强特异性免疫应答的强度，其所应用的方法已不仅是重组细胞因子和基因工程应用。细胞因子在体外可影响抗肿瘤免疫细胞的发育、分化与效应功能，体细胞治疗中抗肿瘤免疫细胞在体外培养时需要加入重组细胞因子，以维持细胞存活，促进细胞扩增和活化，增强其杀伤活性。

一、IL-2

（一）刺激免疫应答的白细胞介素

目前已获准上市用于恶性肿瘤治疗的白细胞介素为 IL-2。IL-2、IL-7 和 IL-15 受体具有相同的信号转导亚单位 IL-2Rγ（CD132），使用这一亚单位的细胞因子受体还包括 IL-4、IL-9 和 IL-21。该类细胞因子受体由 α、β 和 γ 三个亚单位组成，其中 β 和 γ 两个亚单位一起可组成中亲和力的受体，而 α、β 和 γ 一同可组成高亲和力受体。IL-2R 和 IL-15R 具有相同的 β 和 γ 亚单位，其下游信号通路也使用共同的 JAK 和 STAT 通路。此外，IL-2 和 IL-15 与其受体结合后均可促进 SRC 酪氨酸激酶 LCK 和 SYK 的磷酸化，诱导抗凋亡蛋白 BCL-2 的表达，活化 PI3K-AKT 和 RAS-RAF-MAPK 信号通路，促进含有 FOS 和 JUN 的转录因子复合体的形成。因此，IL-2 和 IL-15 的功能也具有相似性，都可以刺激 T 细胞增殖，诱导 CTL 的产生，促进 B 细胞增殖与免疫球蛋白的合成，诱导 NK 细胞的产生并维持其存活。但二者功能亦有所差别：IL2 可诱导 AICD，促进外周 Treg 的增殖，对免疫应答具有负性调节作用的一面，可以防止自身免疫反应的发生。而 IL-15 可维持记忆性 CD8$^+$ T 细胞的存活，对于维持持久而又高亲和力的免疫应答具有重要作用。

（二）IL-2 治疗恶性肿瘤的原理

IL-2 是一种分子质量为 15kDa 的多肽，其作用广泛，主要由活化的 T 细胞分泌，而且经常以自分泌的形式起作用。IL-2 受体主要通过 JAK1 和 JAK3 起作用，其下游信号分子还有 STAT、Shc、RAS 和 ERK 等。IL-2 可以促进 T 细胞从 G_1 期进入 S 期，从而促进 T 细胞增殖，在最初发现的时候，IL-2 被看成是 T 细胞生长因子。IL-2 可促进一系列细胞因子的分泌，这些细胞因子有 IL-1、TNF-α、IFN-γ 和 IL-6 等。IL-2 决定 T 细胞和 NK 细胞的应答强度，增强其细胞毒性和分泌 IFN-γ 的能力。IL-2 可促进记忆性 CD8$^+$ T 细胞扩增，促进 B 细胞类型转换。IL-2 可活化巨噬细胞。除这些功能外，IL-2 还可防止自身免疫性疾病，在维持免疫稳态中起着重要作用。

（三）IL-2 对免疫细胞的作用

（1）促进 T 细胞增殖。IL-2 治疗恶性肿瘤的最重要的效应是促进 T 细胞增殖，增强抗原特异性 CTL 和 NK 细胞的细胞毒性，这一效应 30 多年前即已发现，但其具体机制目前尚未完全清楚。

（2）增强 T 细胞和 NK 细胞的细胞毒性。IL-2 可增强 T 细胞和 NK 细胞的穿孔素和颗粒酶等细胞毒性物质的表达，上调 LFA-1 等黏附分子的表达，促进白细胞黏附并迁移至肿瘤部位。

（3）增强 HLA 限制的 CTL 毒性。IL-2 治疗不仅增强抗原特异性和 HLA 限制的 CTL 毒性，外周血淋巴细胞体外加入 IL-2 后可增强其杀伤肿瘤细胞系和新鲜肿瘤组织标本的能力。

（四）IL-2 治疗后患者免疫相关指标的变化

患者 IL-2 治疗后其机体免疫相关指标的变化应视为一种动态效应，治疗初始的变化不能反映治疗结束时及结束后的变化。IL-2 治疗后可使淋巴细胞绝对计数下降，甚至可降至治疗前的 1/15，治疗后可回弹至治疗前的 3 倍。这一变化的机制目前尚不清楚，但可能与淋巴细胞迁移至外周组织有关。大剂量 IL-2 治疗在第一周内可使外周血 CD4$^+$ 和 CD8$^+$ T 细胞计数下降，在第二周末可回复至正常水平。NK 细胞在治疗第一周内亦降低，但在第二周其计数超过基础值并维持在高水平。B 细胞计数在治疗第一周和第二周均降低，DC 在治疗后即下降，第二周恢复正常。iNKT 细胞在治疗第一周和第二周均降低，但在第一个治疗周期结束后一周内，其水平即超过治疗前水平。iNKT 细胞可分泌 IFN-γ，从而活化 NK、DC 和 T 细胞，增强抗肿瘤免疫应答，改善肿瘤患者的预后，而正常情况下许多肿瘤患者的细胞数量和功能均有缺陷。Treg 膜表面表达有 IL-2 受体，但 Treg 本身不分泌 IL-2。大剂量 IL-2 治疗可使 Treg 计数增加，只有当治疗结束后才见 Treg 水平回复至治疗前水平（亦高于正常水平）。Cesana 等发现在治疗结束后，Treg 水平回复至治疗前高水平者易出现病情进展，而 Treg 水平回复至正常水平者发生缓解。

（五）IL-2 的剂量与毒性

大剂量的 IL-2 静脉注射可使血清 IL-2 浓度达到纳摩尔级水平，可以激活表达中亲和力的 IL-2Rβγ 的细胞（NK 细胞、活化的 T 细胞、单核-巨噬细胞和活化的 B 细胞）。全身 IL-2Rβγ 的广泛激活可促进促炎细胞因子的释放，导致严重的炎症反应，使毛细血管通透性增加，循环血压下降，造成致命的威胁。中等剂量的 IL-2 可降低高剂量 IL-2 的毒性，其血清浓度仍可达到纳摩尔级水平，疗效与高剂量 IL-2 相当，但其毒性却比高剂量 IL-2 小。低剂量和超低剂量 IL-2 采取皮下注射的给药方式，可选择性激活高亲和力的 IL-2TRαβγ，其血清浓度在皮摩尔级水平，这个浓度足以在体内扩增 NK 细胞，患者对这个剂量的 IL-2 有良好的耐受性。

（六）高剂量和中等剂量 IL-2 治疗

Rosenberg 等最早使用高剂量 IL-2 治疗转移肾癌，其临床反应率达 20% 左右，但其毒性亦不小。最近的报道表明高剂量 IL-2 在小部分（约 20%）转移肾细胞癌和肾癌病人可达到长期的治疗效果。

低剂量 IL-2 治疗

低剂量的 IL-2 还可促进人骨髓造血祖细胞分化为 CD56＋NK 细胞，静止的 CD56^{bright}NK 细胞组成性表达高亲合力 IL-2Rαβγ，体外实验发现 pmol/L 级的 IL-2 可促进 NK 细胞增殖。

（七）IL-2 治疗恶性肿瘤的临床应用

IL-2 目前已被广泛应用于各种肿瘤的治疗，其应用策略多种多样，包括 IL-2 单独应用、体细胞治疗中细胞体外扩增、IL-2 与传统治疗方法联合应用、IL-2 与其他细胞因子联合治疗、IL-2 与肿瘤疫苗联合应用及 IL-2 与基因治疗联合应用。在这些治疗策略中，应用最早的是 IL-2 单独应用和体细胞治疗中细胞体外扩增。IL-2 被最早单独应用于肾癌的治疗，其次是黑色素瘤，为治疗肾癌的有效药物之一。目前除肾癌外，IL-2 亦广泛用于其他各种肿瘤的治疗，但所得的临床数据以肾癌和黑色素瘤居多。本节着重讨论以 IL-2 为基础的细胞因子治疗、细胞因子联合治疗和细胞因子与化疗的联合应用，而其他应用策略在相关章节中讲述。

1. 肾癌

1）IL-2 治疗肾癌的临床研究

1992 年，基于 Rosenberg 等的 II 期临床试验结果，美国食品药品监督管理局（FDA）批准 IL-2 用于治疗转移肾癌。在这个临床试验中，255 例转移肾癌患者接受单次剂量为 600 000～720 000IU/kg 的重组人 IL-2 治疗，每 8h 静脉注射一次，连续注射 14 次为一个治疗周期，一个疗程包含两个治疗周期，治疗周期间隔为 5～9 天，在病情稳定或缓解的患者中，每 8～12 周重复一个疗程。85% 的患者在 IL-2 治疗之前进行过肾全切手术，从诊断为肾癌到进行治疗的平均时间为 8.5 个月。在这个临床试验中，只有 35% 的患者的治疗单剂量为 720 000IU/kg，其余患者为 600 000IU/kg，但 720 000IU/kg 组的患者给药次数少，二者累积剂量中位数相当。255 例患者中，37 例出现客观缓解，其中 17 例完全缓解（CR），20 例部分缓解（PR）。在出现缓解的患者中，14 例治疗前影响扫描发现肿瘤面积大于 50cm^2，60% 的 PR 患者的肿瘤消退率大于 90%。所有缓解患者缓解维持时间的中位数为 54 个月，其中 PR 患者为 20 个月。该临床试验的随访数据目前更新至 2002 年 6 月，其随访时间的中位数超过了 10 年。随访晚期虽有一些患者肿瘤复发，但自治疗 30 个月后，其缓解曲线中位数维持稳定。60% 的 CR 患者持续无瘤生存，4 例 PR 患者残余病灶切除后再给予 IL-2 治疗仍可出现缓解，患者依旧存活，其缓解维持时间超过 65 个月。在 FDA 所批准的全身治疗方法中，只有 IL-2 能够产生持久缓解并可在治疗结束后维持数年。

法国肿瘤防治中心免疫治疗研究室（French Cancer Centers Immunotherapy Group）的 III 期随机临床试验共有 425 例患者参加，三组患者接受了细胞因子治疗，其治疗方法分别为连续静脉注射 IL-2、低剂量皮下注射 IFN-α 及二者的联合治疗，组间年龄、性别和预后指标无显著性差异。结果显示，IL-2 和 IFN-α 联合治疗的缓解率（18.6％）和一年无病生存率高于二者的单独应用，IL-2 和 IFN-α 单独治疗组的缓解率分别为 6.5％和 7.5％。基于前期的研究，该研究室又进行了新的 III 期临床试验。研究人员根据 IL-2 治疗缓解指征，选取了中等指标的转移肾癌患者，其 Karnofsky 评分在 80 以上。249 例患者随机分为 4 组，分别给予甲羟孕酮（对照）、低剂量 IL-2 皮下注射、低剂量 IFN-α 和低剂量 IL-2 与 IFN-α 联合皮下注射。结果显示，低剂量 IL-2 和 IFN-α 联合注射的客观缓解率高于二者单独注射，但三者的总体生存率并无显著性差异。

美国肿瘤研究所（NCI）外科的科学家们比较了标准的高剂量 IL-2 静脉注射、低剂量 IL-2 静脉注射与 IL-2 皮下注射的疗效，共有 306 例转移肾癌患者参加该临床试验。结果表明，高剂量组患者的缓解率（21％）高于低剂量组（13％）和皮下注射组（10％），而且高剂量组患者缓解持续时间较长，他们的总体生存率相当。高剂量组患者的毒性反应大于低剂量组，未出现 IL-2 导致的死亡。

美国 Beth Israel Deaconess 医学中心细胞因子研究组的科学家们比较了低剂量 IL-2 和 IFN-α 皮下注射联合治疗与高剂量 IL-2 静脉注射的疗效，该临床试验包含 193 例转移肾癌患者，其中 192 例可用于数据分析。结果显示，高剂量 IL-2 静脉注射的缓解率为 23％，而 IL-2 联合 IFN-α 皮下注射的缓解率为 10％（$P = 0.018$）；高剂量组的平均缓解持续时间为 24 个月，而皮下注射组为 15 个月（$P = 0.18$）；高剂量组的总体生存率中位数为 17.5 个月，而皮下注射组为 13 个月（$P = 0.12$）。随访 3 年后，高剂量组患者有 10 例无疾病进展，而皮下注射组有 3 例。在未切除患者和有骨或者肺转移的患者中，高剂量 IL-2 静脉注射优于 IL-2 和 IFN-α 联合皮下注射。

这些临床试验表明，大剂量静脉注射 IL-2 的缓解率和缓解程度优于中剂量和低剂量 IL-2 单独应用、低剂量 IFN-α 单独应用，以及低剂量 IL-2 和 IFN-α 联合应用。

2）IL-2 治疗转移肾癌预后影响因素

大剂量 IL-2 治疗只可使部分患者肿瘤缓解，而且具有比较大的副作用，因此应选择合适的患者进行 IL-2 治疗。目前回顾性临床研究发现肾癌的组织病理学类型、碳酸酐酶 IX 与肾癌 IL-2 治疗的预后相关，细胞遗传学和分子遗传学研究为肾癌 IL-2 的治疗的预后判断提供了更多的证据，所有这些证据都需要前瞻性研究进行证实。

临床特征：在原发癌未切除、有骨或者肝转移患者，大剂量 IL-2 治疗缓解率较高。

组织病理学类型：透明细胞癌的缓解率高于非透明细胞癌，而在透明细胞癌中，腺泡状癌且无乳头或者颗粒特征者缓解率较高。

碳酸酐酶 IX（CAIX）：Bui 等的研究发现，90％以上的原发性肾癌组织表达 CAIX，而在进展期 RCC 其表达下降，79％的患者高表达 CAIX，其预后亦较好。在 IL-2 治疗的长期缓解患者中，其 CAIX 都呈高表达。Atkins 等的研究表明，IL-2 治疗的缓解率与 CAIX 相关，Bui 等发现高表达 CAIX 患者的 IL-2 治疗后的缓解率和生存期时间均优于低表达患者。CAIX 的表达与病理学类型相关，但仍为一个独立的预后因素。

其他分子标志物：Pantuck 等对 IL-2 治疗完全缓解与不缓解患者肿瘤组织进行了表达谱分析，发现 CAIX、PTEN 和 CXCR4 可作为 IL-2 治疗的预后指标。

化疗本身不能改善肾癌患者的预后，与免疫治疗联合应用也不能增强免疫治疗的效果。吉西他滨治疗肾癌的缓解率优于氟脱氧尿苷、长春碱及 5-FU 等肾癌常用化疗药物，且不具免疫抑制效应，为此 Zustovich 等尝试用低剂量 IL-2 和吉西他滨联合治疗已有远处转移的肾癌。在他们的 II 期临床试验中，共有 30 例患者入组，其中吉西他滨剂量固定在 $10mg/(m^2 \cdot min)$ 时患者仍可耐受。在 IL-2 与吉西他滨联合治疗的患者中，其缓解率达 22%。

2. 黑色素瘤

NCI 的 CWG 用大剂量 IL-2 静脉注射治疗了 270 例转移黑色素瘤患者，其总的缓解率达 16%，CR 为 6%，PR 为 10%，其中 CR 患者可达到持久缓解，而 PR 患者的缓解期中位数为 5.9 个月。12 例缓解的患者（10 例为 CR）维持无进展状态，所有缓解患者的无进展期均超过 30 个月。目前的对照临床试验比较了 IL-2 单用与 IL-2 联合应用治疗黑色素瘤的疗效，尚无随机临床试验比较 IL-2 单用与传统标准化疗方案治疗黑色素瘤的疗效，但加拿大安大略省肿瘤防治项目组制订的黑色素治疗指南推荐 IL-2 作为治疗黑色素瘤的一线药物。该指南指出，大剂量 IL-2 治疗的缓解率与达卡巴嗪（DTIC）组相当，但 IL-2 治疗在部分患者可诱导长达数年的完全缓解。推荐大剂量 IL-2 治疗的适应证为：①患者状态良好且乳酸脱氢酶水平正常；②肿瘤转移的器官低于三个，或者只有皮肤或皮下转移，并且无中枢神经系统转移。在符合 IL-2 治疗适应证的患者中，大剂量 IL-2 治疗可诱导持久的完全缓解。

3. 其他肿瘤

目前 IL-2 治疗亦在其他肿瘤进行了大量临床试验，IL-2 在其他肿瘤治疗中很少单独应用，通常与其他治疗手段（如放化疗）联合应用，但未有大规模临床试验数据。在结直肠癌和胰腺癌中，IL-2 作为辅助治疗手段颇有价值，而在其他肿瘤中其疗效尚未有定论。意大利米兰 San Gerardo 医院进行的两项对照临床试验表明，胰腺癌根治术前给予 IL-2 治疗（9～12MIU 皮下注射，连续注射 30 天），其外周血淋巴细胞数多于未给予 IL-2 治疗（对照组）的患者，无进展生存率和总体生存率亦高于对照组。

二、IL-7、IL-15 和 IL-21

（一）三种细胞因子治疗肿瘤的原理

IL-7 是分子质量为 25kDa 的糖蛋白，由胎肝细胞、骨髓基质细胞、胸腺和其他上皮细胞分泌，在 T 细胞发育分化的各个阶段都起着重要作用。IL-7 为正常成熟和不成熟胸腺细胞的生长因子和存活因子，对胸腺内 T 细胞的发生、TCRβV（D）J 重排及 T 细胞的存活起着重要作用。在成熟 T 细胞中，IL-7 可通过上调 BCL-2 和肺 Kruppel 样因子，维持初始 T 细胞和记忆性 T 细胞存活，对抗凋亡。IL-7 不是免疫应答启动所必需，但在 T 细胞扩增后对形成记忆性 T 细胞是必需的。IL-7 还可促进 T 细胞稳态扩增，维持 T 细胞数目的稳态。IL-7 在小鼠中可刺激 B 细胞造血，促进免疫球蛋白重链

V区的重排，但在人体中，IL-7不是B细胞发育所必需的因子。在APC中，IL-7可促进淋巴样和髓样DC的发育。目前尚无IL-7在人体应用的数据，但动物实验表明，给予药理学水平的IL-7可促进骨髓和胸腺造血，促进T细胞稳态扩增，增强T细胞免疫应答。IL-7的这些特点使其成为理想的抗肿瘤免疫治疗增强剂，在小鼠肿瘤模型中，全身给予IL-7可增强其抗肿瘤免疫应答，增强肿瘤疫苗和T细胞过继治疗的效果，在灵长类动物应用表明，其毒性远小于IL-2和IL-12。

IL-15的分子质量为14～15kDa，由单核-巨噬细胞、骨髓基质细胞、胸腺上皮细胞及其他上皮细胞分泌，在固有免疫和特异性免疫系统中起着重要的作用。IL-15对NK细胞的发育，稳态与活性的维持起着重要作用，骨髓IL-15促进造血祖细胞向NK细胞分化，促进NK细胞及其前体细胞增殖。外周NK细胞组成性表达IL-15受体，可对极低浓度IL-15发生应答。活化的巨噬细胞分泌的IL-15对巨噬细胞和NK细胞间相互作用具有重要意义。在T细胞中，IL-15主要作用于$CD8^+$ T细胞，且这种作用不依赖于抗原刺激。IL-15可促进$CD8^+$ T细胞的发育，维持外周血$CD8^+$ T细胞的存活，促进记忆性$CD8^+$ T细胞的形成并维持其存活。在NK T细胞中，IL-15可维持NK T细胞的存活与稳态，促进其扩增与功能成熟。单核-巨噬细胞为IL-15的主要来源，最近研究发现其表面表达具有活性的IL-15-IL-15R复合物，可反式作用于邻近表达IL-15R的细胞。在单核-巨噬细胞活化后，这一复合体可内化，然后通过内吞体循环后重新表达于细胞表面，提示IL-15的作用有赖于细胞间接触。IL-15对于APC的功能亦非常重要，可刺激IL-12的分泌。在动物肿瘤模型中，IL-15可增强肿瘤疫苗和T细胞过继治疗的效果，且其毒性远小于IL-2。

IL-21为新近发现的一种细胞因子，其基因定位于人染色体的4q26-2，主要由活化的$CD4^+$ T细胞产生，能够调节B细胞的增殖，促进T细胞和NK细胞的增殖与分化，提高NK细胞的杀伤活性。在T细胞中，IL-21可增强各类由抗CD3抗体诱导的T细胞增殖。IL-21不能直接促进Th2细胞的分化，但是在高纯化的幼稚Th前体细胞中，可使Th1细胞的标志因子IFN-γ的产生减少。在B细胞中，IL-21随着周围免疫共刺激物的性质不同，对B细胞增殖的影响也不同。单用IL-21不能使静止期B细胞发生增殖，当IL-21与抗CD40抗体协同作用时，可刺激B细胞的增殖，而对于抗IgM抗体和IL-4诱导的B细胞增殖，IL-21却具有抑制作用。IL-21能通过下调抗凋亡因子（如$BCL-X_L$和BCL-2）诱导休眠和活化的B细胞凋亡，但IL-21诱导抗CIMO活化的B细胞凋亡的同时，也促进其增殖，而在 IL-21R 基因敲除鼠中没有显示对IL-21介导的凋亡或抗增殖信号的敏感性。IL-21在B细胞类别转换中亦起着重要作用，在不同的免疫共刺激环境中诱导不同的类别转换。对于NK细胞，IL-21R在幼稚和激活的NK细胞中都有表达，IL-21有调节NK细胞的增殖和功能的作用。在动物肿瘤模型，IL-21表现出强大的抗肿瘤活性，在小鼠移瘤模型，IL-21可抑制肿瘤生长，延长动物生存期，此外还可增强抗肿瘤免疫治疗的效果。

（二）IL-7、IL-15和IL-21的临床应用

临床前期研究表明，IL-7、IL-15与IL-21用于肿瘤生物治疗的潜力巨大，但目前用这些细胞因子治疗恶性肿瘤的临床试验不多。最近NCI的一项Ⅰ期临床试验表明，

IL-7 治疗可增加患者外周血 CD4$^+$ 和 CD8$^+$ T 细胞数目，上调 BCL-2 的表达，增加患者外周血 TCR 的多样性，降低 Treg 和衰老的效应 CD8$^+$ T 细胞比例。Thompson 等用 IL-21 对 43 例转移黑色素瘤和肾癌症患者进行了 I 期临床试验，确定了 IL-21 单次注射的最大耐受剂量为 30mg/kg。

三、干扰素治疗恶性肿瘤的临床应用

干扰素是最早用于免疫治疗的药物，其应用策略与 IL-2 相同，可单独应用，亦可与其他治疗策略联合应用，目前恶性肿瘤的干扰素治疗多以联合应用为主。

（一）干扰素治疗恶性肿瘤的原理

干扰素由一族具有多种功能的多肽分子组成，具有抗病毒、抗增生和免疫调节作用，在宿主抗病毒和抗肿瘤免疫防御中发挥核心作用。干扰素抗肿瘤的作用机制尚未完全清楚，目前所知的机制如下。

（1）抑制细胞增殖，促进细胞凋亡。IFN 可下调周期素和 CDK 的表达，使肿瘤细胞从 G_0 向 G_1 期的转化停滞。Tiefenbrun 等发现 IFN-α 可以通过抑制周期素 *D3* 和 *CDC25A* 基因的表达，进而抑制周期素 E 和周期素 A 相关激酶，最终导致细胞停滞在类似于 G_0 期的静止状态。IFN 也可通过 JAK/STAT 介导的信号机制激活 IRF 而发挥抑制细胞生长的作用。由 IRF 引起 SP1 下调的同时还可下调周期素 E、周期素 A 的表达，促进 P27 的表达。许多实验证实 IFN 可诱导肿瘤细胞凋亡，其作用机制与 IFN 调节凋亡相关蛋白表达有关。IFN 可引起包括 RF1、2'-5' 腺苷合成酶、蛋白丝氨酸/苏氨酸激酶、Mcl-1、FasL、CD95、TNFR1、DAP 激酶和 TRAIL 等在内的许多凋亡相关基因的表达，下调 *BCL-2* 的表达，从而促进肿瘤细胞凋亡。

（2）抑制肿瘤血管生成。恶性肿瘤组织中新生血管的生成与恶性肿瘤生长、侵袭、转移及术后的复发密切相关。IFN 对 VEGF、b-FGF 和 MMP 的表达的抑制，是其抗血管生成的重要机制之一。IFN-γ 可上调 IP-10 和 MIG 等趋化因子的表达，而这些趋化因子能够通过与 CXCR3 受体结合，抑制肿瘤血管生成。

（3）免疫调节作用。IFN 可增强机体抗肿瘤的免疫能力。IFN 对细胞免疫和体液免疫均具有增强作用，可以促进 T 细胞活化，增强 APC 提呈抗原和活化 T 细胞的能力，增强 CTL 和 NK 细胞杀伤靶细胞的能力。在体液免疫方面，IFN 可促进 B 细胞活化，加快抗体的产生，提高抗体滴度，抑制或辅助杀伤肿瘤细胞。IFN 可降低肿瘤保护抗体（即封闭抗体）的水平，使机体免疫系统更有效地作用于肿瘤。IFN 可促进肿瘤抗原和 MHC 的表达，从而可以更好地提呈抗原，有利于免疫效应细胞对靶细胞的识别、活化与杀伤。IFN 还可促进肿瘤细胞、内皮细胞和免疫细胞表达黏附分子，从而有利于免疫细胞迁移至肿瘤部位，促进抗肿瘤免疫应答的激活。

（4）抑制肿瘤病毒繁殖。肿瘤的发生与某些病毒感染有关，如 HPV、HSV8、EBV、HBV 和 HCV 等与肿瘤的发生关系密切。现已公认，IFN 几乎对包括肿瘤病毒在内的所有病毒都有抑制作用。IFN 对 EBV 感染的 Burkitt 淋巴瘤细胞增殖的抑制作用明显强于无 EBV 感染的 Burkitt 淋巴瘤，推测与 IFN 抑制 EBV 增殖有关。近年来大量临床研究显示，IFN 能够降低慢性丙型肝炎患者中肝癌的发生率，在 HCV 感染的肝

癌患者中，IFN 的疗效优于无 HCV 感染患者。

（5）抑制癌基因表达。恶性肿瘤的发生与癌基因的表达有关，IFN 可对癌基因进行调控，如可抑制 *erbB-2*、*P185*、*c-myc* 和 *RAS* 等基因的表达，从而抑制肿瘤生长。IFN 也可通过抑制肿瘤细胞表达核糖体 L23A 抑制肿瘤生长。在 CML 中，IFN-α 和羟基脲联合应用可抑制 *BCR-ABL* 和 *c-myc* 基因表达，上调 *BAX* 基因表达，从而抑制 CML 生长，促进凋亡。研究显示，IFN 能够上调多达 44 个与抗病毒、抗肿瘤及促凋亡相关的分子的表达，还能够下调细胞生长相关基因、抗凋亡分子与癌基因的表达，协同发挥其抗肿瘤作用。

此外，IFN 还可以下调端粒酶的催化亚基，即人端粒酶逆转录酶（hTERT）的表达，抑制端粒酶的活性，这可能与 IFN 的抗肿瘤作用有关。

（二）IFN-α 的临床应用

IFN-α 目前已被美国 FDA 批准上市用于治疗黑色素瘤、肾癌、HIV 相关的卡波济肉瘤、毛细胞白血病和慢性粒细胞白血病。

在黑色素瘤治疗方面，临床试验数据表明，IIb 期和 III 期黑色素瘤术后进行大剂量 IFN-α 治疗辅助治疗，可显著降低复发，延长总体生存时间；在复发患者中，大剂量 IFN-α 治疗可延长生存期。低剂量 IFN-α 治疗对无瘤生存时间和总体生存时间均无延长作用。对于中等剂量 IFN-α 辅助治疗，最近欧洲肿瘤研究和治疗组织（EORTC）在其 III 期临床试验数据表明，在 IIb 期和 III 期黑色素瘤患者中，25 个月治疗组患者的无远端转移生存期比对照组高 7.2%，总体生存期高出 5.4%；而 13 个月疗法的患者无远端转移生存期高出 3.2%，总体生存期未有改善，因而不推荐中剂量 IFN-α2 用于黑色素瘤的辅助治疗。EORTC18991 项目比较了术后聚乙二醇化 IFN-α2b 治疗 III 期黑色素瘤的效果，开始 8 周的剂量为每周 $6\mu g/kg$，然后再调整至每周 $3\mu g/kg$，治疗 5 年。目前该试验已入组患者 1221 例，平均治疗时间为 12 个月，平均随访时间为 3.8 年。已有的数据表明，聚乙二醇化 IFN-α2b 治疗组患者的复发率低于观察组，4 年无复发生存率高于观察组。

英国肿瘤研究协调委员会对 10 项对照临床研究数据进行了 Meta 分析，提示 IFN-α 辅助治疗黑色素瘤可延长无瘤生存期，但不能延长总体生存时间。最近 Mocellin 等对从 1990～2008 年的 14 项随机对照临床试验进行了 Meta 分析，这些临床试验共有 8122 例肾癌患者参加，其中 4362 例接受了 IFN-α 治疗。该分析总计进行了 17 项比较，在其中的 10 项比较中，IFN-α 治疗组患者的无病生存期延长（复发风险为 0.82，95% CI=0.77～0.87；$P<0.001$），14 项比较中总体生存期延长（死亡风险为 0.89，95% CI=0.83～0.96；$P=0.002$）。Ives 等对以 IFN-α 为基础的生物化疗（IFN-α 与化疗药物联合应用，加或不加 IL-2）的疗效进行了 Meta 分析，其中共 18 项随机对照临床试验，参加的转移黑色素瘤患者总数超过 2600，结果显示，生物化疗组患者的 PR、CR 和 OR 显著优于单纯化疗组，而且在 IFN-α 组和 IFN-α+IL-2 组，其 OR 均优于单纯化疗组。生物化疗并未改善总体生存期，但不同临床试验之前存在异质性。

在肾癌中，目前的临床证据不支持单独使用 IFN-α2 进行辅助治疗，但对少数发生缓解的患者，其缓解可长期维持。肾癌 IFN-α2 治疗需选择中等剂量，且治疗时间应超过 12 个月，患者的肿瘤负荷是其疗效的影响因素，因此治疗前应先行肾切除术，即使已发生了转移。大剂量和小剂量 IFN-α2 治疗不能改善肾癌患者的总体生存期，加上 IFN-α2 的毒性作用，因而不推荐将其用于肾癌的治疗。

在浅表性膀胱癌（SBC）中，膀胱内 BCG 治疗是最常用的免疫治疗手段，在 BCG 治疗失败或者复发患者中，IFN-α2 膀胱内灌注治疗可作为二线治疗手段。临床试验数据表明，IFN-α2 用作一线治疗药物时，患者的缓解率与 IFN-α2 灌注的剂量呈正相关，大剂量 IFN-α2 膀胱内灌注（起始每周一次，每次 100MU，3 个月后改为每月 1 次，继续治疗 12 个月）治疗的缓解率高于小剂量治疗（10MU）。在防止复发方面，IFN-α2 治疗的剂量与预防效果亦呈正相关，推荐用量为 80MU，但与 BCG、丝裂霉素和表柔比星相比，并没有优势，因此，作为一线治疗策略，BCG 优于 IFN-α2。但在 BCG 治疗失败患者中给予 IFN-α2，仍可观察到客观缓解。从理论上讲，IFN-α2 与 BCG 联合应用具有协同作用，BCG 的毒性呈剂量依赖性，与 IFN-α2 联合应用时减小 BCG 的剂量仍可保证其疗效。但随机对照临床试验的结果却发现，在丝裂霉素化疗后给予 IFN-α2 和 BCG 联合治疗的效果比单用 BCG 差。IFN-α2 与化疗药物联合应用可起协同作用，降低复发。IFN-α2 灌注治疗浅表性膀胱癌存在的问题是 IFN-α2 在膀胱停留短暂，只能维持 1~2h，因此人们设计了 IFN-α 重组腺病毒，在膀胱癌动物模型中，IFN-α 重组腺病毒膀胱内灌注可在膀胱局部产生高浓度 IFN-α，并可维持数周，但目前这一治疗方法尚未进入临床试验。

在艾滋病相关的卡波济肉瘤（Kaposi sarcoma，KS）中，IFN-α 同时具有抗 HHV-8（KS 相关疱疹病毒）和抗 HIV 作用，是第一个用于该肿瘤治疗的药物。IFN-α 治疗 KS 的缓解率呈剂量依赖性，但大剂量治疗的毒性限制了它的应用。IFN-α 单用的剂量为 5~30MU，其缓解率为 10%~67%；而与化疗药物或其他抗病毒药物联合治疗时剂量为 1~10MU，其缓解率为 5%~65%。IFN-α 与齐多夫定联合治疗 KS，大剂量（8MU）联合治疗的缓解率优于小剂量（3MU）联合治疗，即使 CD4$^+$ T 计数很低，小剂量 IFN-α 联合治疗仍可诱导缓解。目前人们正在进行 IFN-α 联合高活性抗逆转录病毒疗法（HAART）治疗 KS 的临床试验。除剂量外，影响 IFN-α 疗效的还有患者一般状况和 CD4$^+$ T 细胞计数等。IFN-α 在低 CD4$^+$ T 细胞计数（$<0.1\times10^9$/L）患者中不能诱导缓解，应用抗病毒药物可改善 CD4$^+$ T 细胞计数，从而改善患者对 IFN-α 治疗的反应。

对于 IFN-α 治疗肝细胞癌（HCC）的效果，各家报道并不一致。意大利米兰大学的科学家们发现，在早期和中期肝癌中，手术切除后应用 IFN-α（3MU）不能改善总体生存期和复发，但在单纯丙型肝炎病毒（HCV）感染的患者中，IFN-α 的应用可降低复发率。在以 HBV 感染为主的 HCC 患者中，手术切除病灶后给予 IFN-α2b（5~10MU）治疗可改善 pTNM 分期为 III 和 IVA 的患者的总体生存期，降低早期复发，但在 pTNM 分期为 I 和 II 的患者中并无此疗效。香港中文大学的 III 临床试验对比了单纯多柔比星肝动脉灌注化疗与顺铂、IFN-α2b、多柔比星和 5-FU 联合化疗（PIAF）对不能手术切除的肝癌的疗效，结果发现，PIAF 方案的缓解率高于单纯多柔比星化疗，其总体生存期亦有所延长，但其差异未达到显著水平。上海第十人民医院的研究发现，IFN-α1b（3MU）联合肝动脉灌注化疗栓塞（TACE）治疗的总体生存期优于单纯

TACE 治疗。Meta 分析表明，手术切除或消融后给予 IFN-α 治疗，可降低术后复发，提高 1 年和 2 年生存率。

在肺癌治疗方面，有 III 期临床研究表明 IFN-α 与传统化疗药物联合应用，在小细胞肺癌诱导的缓解率高于单纯化疗，但并不能延缓复发。在放化疗诱导缓解后，给予 IFN-α 维持治疗并不能延长缓解时间、延缓肿瘤进展，但在发生进展的患者中治疗方面，IFN-α 治疗组患者的生存时间更长。在非小细胞肺癌治疗方面，IFN 与传统化疗联合应用的效果并不优于单纯化疗。

在血液系统肿瘤中，IFN-α 在毛细胞白血病、低分级淋巴瘤、骨髓瘤、皮肤 T 细胞淋巴瘤和慢性粒细胞性白血病（CML）中都可诱导缓解，其中以毛细胞白血病的疗效为最好。IFN-α 治疗 CML 至今已近 20 年历史，它曾作为不能进行异基因干细胞移植的 Ph^+ CML 的一线治疗药物。但在 2006 年版美国国家综合肿瘤网 CML 治疗指南中已将其调整为二线用药。与常规化疗相比，IFN-α 可诱导持续性的细胞遗传学应答，并延长生存期。关于 IFN-α 的治疗方案目前已经有了较为统一的看法：①持续用药较间歇用药疗效好；②大剂量用药较小剂量用药可达到更高的血液学及遗传学缓解率；③联合其他化疗药物，如小剂量阿糖胞苷 [20mg/(m² · d)] 疗效优于单用 IFN-α，然而对于细胞遗传学缓解率并无明显改善。IFN-α 的起始剂量应为 $3\sim5MU/(m^2 \cdot d)$，$2\sim3$ 周后剂量增至 $9\sim12MU/(m^2 \cdot d)$ 可获显著血液学疗效，即白细胞计数（$2\times10^9\sim4\times10^9$）/L，血小板计数接近（$50\times10^9$）/L。患者出现毒性症状需要减少剂量，可望获细胞遗传学缓解的最短时间为 6 个月，一般用至病情进展或出现不可耐受的药物毒性。阿糖胞苷 [20 mg/(m² · d)] 疗效优于单用 IFN-α，然而对于细胞遗传学缓解率并无明显改善。IFN-α 5MU/(m² · d) 可诱导 70%～80% 的完全血液学缓解率和 25% 的完全细胞遗传学缓解率（Ph^+ 细胞为 0），一般推荐持续应用至细胞遗传学反应率下降时才给药，或对完全细胞遗传学缓解者再持续应用 $2\sim3$ 年。新型 IFN-α 制剂聚乙二醇干扰素可能改善其耐受性和疗效，每周给药一次，使用方便，低毒。随着人们对 CML 的分子遗传学发病机制的深入了解，新的酪氨酸激酶抑制剂伊马替尼成为新一代的 CML 标准治疗方法，在所有的疗效评价方面，伊马替尼均优于 IFN-α。基础和临床研究表明，伊马替尼在 CML 中的疗效不是治愈性的，而 IFN-α 可治愈一小部分 CML 患者，这可能与 IFN-α 对白血病干细胞的抑制作用有关。因此，IFN-α 与新一代 CML 治疗药物联合应用，有望增强其疗效。

（三）IFN-γ 的临床应用

IFN-γ 与 IFN-α 同样具有强大的抗肿瘤活性，但是由于重组 IFN-γ 不稳定、半衰期短、活性低，分布在肿瘤组织的 IFN-γ 往往达不到治疗效果，加大 IFN-γ 的治疗剂量，又会产生严重的全身毒副作用，如局部缺血性心脏病、心肌病和肾病综合征，严重的可发生急性肾功能衰竭。因此，使用基因治疗手段，在肿瘤组织持续稳定表达 IFN-γ，能克服重组 IFN-γ 的缺点，大大地改善治疗效果。目前，虽然重组 IFN-γ 亦进入了临床试验用于治疗肿瘤，但其应用形式最多的还是基因治疗和体细胞治疗的体外培养。重组人 IFN-γ 作为药物治疗恶性肿瘤亦常与其他治疗措施联合应用，目前报道的临床试验较少，略述如下。

Dummer 等用 IFN-γ 重组腺病毒肿瘤部位注射治疗了 9 例皮肤淋巴细胞瘤患者，其中 5 例发生 CR，2 例发生部分缓解，CR 中 3 例为全身性，其未注射部位亦见肿瘤清除，平均缓解时间为 6 个月。Elhilali 等用 IFN-γ1b 进行了随机双盲安慰剂对照试验治疗转移性黑色素瘤患者，结果显示 IFN-γ 治疗的缓解率与安慰剂相当。

四、IL-12 治疗恶性肿瘤的临床应用

（一）IL-12 治疗恶性肿瘤的原理

IL-12 是细胞介导的 I 型免疫的关键调节分子，细胞免疫在机体抗肿瘤和抗病毒过程中起着至关重要的作用。这一结论得到大量动物实验的临床研究的支持，在临床研究中，基于 IL-12 的治疗方案的疗效和机制要归结于原位强大的 I 型免疫应答。自 10 年前早期的临床前期和临床研究完成以来，基础科学和转化科学研究使得人们对 IL-12 的免疫生物学了解更多。除促进 I 型辅助性 T 细胞（Th1）应答，促进 T 细胞和自然杀伤（NK）细胞分泌 IFN-γ 外，近期越来越多的研究表明 IL-12 还可作为 $CD8^+$ T 细胞分化的第三信号，对记忆性 $CD4^+$ T 细胞的重新激活和生存也具有重要作用。在肿瘤情况下，这对于将功能失调的 Th2 型抗肿瘤免疫扭转为 Th1 型尤其重要。

（二）IL-12 连接固有免疫和适应性免疫

早期对其生物学功能研究发现，在外周血淋巴细胞中加入 IL-12，可促进 IFN-γ 分泌，增加 NK 细胞的细胞毒性，增强 T 细胞对促有丝分裂的凝集素和佛波酯的增殖反应。随后的研究发现，IL-12 可促进穿孔素和颗粒酶等细胞溶解因子的基因转录，从而增加细胞毒性 T 细胞的产生。1993 年，Hsieh 等发现微生物刺激巨噬细胞所分泌的 IL-12 为 Th1 型 T 细胞分化的关键细胞因子，这一发现确立了 IL-12 在初始 T 细胞向 Th1 表型分化过程的核心作用，在这一过程中固有免疫细胞驱动着适应性免疫应答。关于 IL-12 生物学作用的通用模型提示，IL-12 为抵抗胞内寄生菌和寄生虫所必需，同时也为器官特异的自身免疫所必需。依据这一模型，活化的造血系统吞噬细胞（单核细胞、巨噬细胞和中性粒细胞）、树突细胞（DC）所分泌的 IL-12，在细胞介导的免疫应答中起着重要的调节作用。IL-12 的生物学作用由 IL-12 受体介导，该受体包含两条链（β1 和 β2），IL-12 激活后再进一步激活 JAK-STAT 信号通路，STAT4 在其所介导的细胞免疫应答中起主要作用。

（三）IL-12 表达的正调控和负调控

吞噬细胞产生 IL-12p35 和 IL-12p40 两个亚单位及有活性的 IL-12 异二聚体（IL-12p70）时需要细菌产物作为"启动信号"，并可以 T 细胞和 DC 所释放的细胞因子及细胞间相互作用作为"放大信号"。髓样细胞分泌 IL-12p40 需 Toll 样受体（TLR）的参与，操作相关模式分子和病原相关模式分子可激活 TLR，而 T 细胞来源的 IFN-γ 可促进 IL-12p35 和 IL-12p40 的最大分泌。传统 DC 在 TLR9 刺激后合成 IL-12 需要 IL-15 的作用，IL-15 可上调其 CD40 的表达，这使得浆细胞样 DC 通过 CD40L-CD40 相互作用促进传统 DC 的 IL-12 合成。在 T-DC 相互作用的过程中，在细菌刺激作为启动信号

后，T 细胞进一步增强 IL-12 合成，其作用通过细胞间相互作用实现，参加的分子为 T 细胞表面的 CD40L 和 DC 表面的 CD40。此外，最近的研究表明，成熟 DC 合成 IL-12 还需肿瘤坏死因子（TNF）-α 胞内结构域的参与，该结构域通过膜内 SPPL 肽酶水解释放，TNF-α 胞内结构域可在核内转导信号促进 IL-12 合成。而且，在同时刺激人单核细胞 TLR4 和 TLR8 的情况下，即使没有 T 细胞的辅助，仍可以促进 IL-12p70 的合成。因而，DC 分泌 IL-12 最大化需要 TIL3、TLR4 与 TLR7、TLR8 或 TLR9 的协同作用，这一协同作用可使 DC 在受到病原和损伤相关模式分子刺激后表达足够的分子促进 Th1 型免疫应答。

（四）IL-12 和 Th1 分化

早期模型认为 IL-12 处于 Th1 型 T 细胞分化通路的起始部位，随着后来关于转录因子 T-bet 在 Th1 分化中作用的阐述，这一认识逐渐得以改变。2001 年，Mullen 等报道小鼠 T-bet 在无 IL-12 参与的情况下决定 Th1 效应细胞分化。T-bet 对染色质 IFN-γ 等位基因的调节和 IL-12Rβ 表达的诱导均可致 Th1 分化，这一发现导致 Th1 分化模型的修正，T-bet 表达被置于 IL-12 的上游。通过这一修正的模型，固有免疫细胞信号（即 NK 细胞分泌的 IFN-γ，通过 STAT1 通路起作用）可诱导初始 T 细胞表达 T-bet，而 IL-12 则作为 Th1 分化方向的存活信号。最近的研究表明，T-bet 不仅仅作为 *IFN-γ* 基因的正调控信号，还可作为 GATA-3 的负调控信号，而 GATA-3 是 Th2 方向分化的主要调节因子。

（五）IL-12 家族新成员

IL-23 和 IL-27 为新发现的 IL-12 家族成员，它们的发现进一步修正了关于 IL-12 在 Th1 分化及自身免疫和炎性疾病中的作用的认识。IL-23 与 IL-12 共用一个 p40 亚基，但在 IL-23 中 p40 亚单位与 p19 亚单位结合。IL-27 为 EBV 诱导分子 3 与 IL-27p28 组成的异二聚体。与 IL-12 相似，IL-23 和 IL-27 主要由巨噬细胞和 DC 产生，亦影响 T 细胞和 NK 细胞 IFN-γ 分泌。IL-23 促进 Th4 或 Th17 分泌 IL-6、IL-17、IL-22 和 IL-25 等细胞因子。IL-12、IL-23 和 IL-27 似乎都可在 T 细胞应答的初始分化和再度激活中发挥作用。IL-12p70 和 IL-27 均可促进 Th1 型 CD4[+] T 细胞初次应答，最近的数据表明它们亦对调节性 T 细胞的存活发挥关键作用。IL-12 和 IL-23 可增强记忆性 T 细胞应答，而 IL-27 似乎可限制炎症性 T 细胞应答。此外，IL-27 抑制 Th4/Th17 细胞的发育，同时可促进 T-bet 和 IL-12Rβ2 的表达，从而促进 Th1 型免疫应答。

（六）IL-12 的抗血管生成作用

Brunda、Tahara 和 Nastala 等的研究表明，IL-12 在小鼠肿瘤模型中具有抗肿瘤和抗转移活性，有趣的是，在免疫系统完整的小鼠中，IL-12 的这一作用大大降低，但并不完全消失。基于这些发现，Folkman 及其同事于 1995 年又发现了 IL-12 的抗血管生成活性。他们发现 IL-12 可抑制小鼠碱性成纤维细胞介导的角膜血管新生，这一效应在免疫完整和免疫缺陷小鼠中均存在。IL-12 的抗血管生成作用依赖其诱导 IFN-γ 的作用，相应地，使用 IFN-γ 可模拟 IL-12 的抗血管生成作用。Trinchieri 与其同事将基因工程修饰的分泌 IL-12 或 IL-18 的肿瘤细胞注射到同系小鼠体内，同时在远处的肿瘤生长亦受到显著抑制，这可能是通过基因修饰细胞所分泌的 IL-12 和 IL-18 的血管生成抑制实现的，而不是通过抗肿瘤免疫效应实现的。在一篇相关文章中，他们报道 IL-12 和 IFN-γ 的抑瘤效应需要肿瘤细胞 IFN-γ 受体信号通路的完整，这表明 IL-12 可诱导肿瘤细胞表达抗血管生成因子，从而抑制肿瘤生长。随后发现最相关的因子是 IFN-γ 诱导的基因 *IP-10* 和 *Mig*。Sgadari 早期研究发现小鼠皮下 Burkitt 淋巴瘤细胞内给予 Mig，可诱导血管损伤和肿瘤坏死。体内给予 IL-12 可致肿瘤细胞 *IP-10* 和 *Mig* 基因的表达，加入 IP-10 和 Mig 的中和抗体则可减低 IL-12 的抗肿瘤效应。

（七）IL-12 抗肿瘤作用的临床前期研究

IL-12 在鼠类黑色素瘤、乳腺癌、结肠癌、肾癌和肉瘤模型中均发现抗肿瘤和抗转移活性，一些研究对比了局部和全身（腹膜内）给药的效果，局部给予 IL-12（通过适宜的载体转染肿瘤细胞使之表达 IL-12）可致 CD8$^+$ T 细胞清除肿瘤细胞，与之伴随的还有巨噬细胞浸润、血管扩张和坏死。有趣的是，小鼠肿瘤模型建立后，腹膜内给予重组 IL-12 的治愈率高于局部肿瘤疫苗所分泌的 IL-12。IL-12 与其他细胞因子（如 IL-18）联用，或者肿瘤细胞同时表达共刺激分子，可增强 IL-12 的抗肿瘤效应。分析发现，在这些临床前期模型研究中，NK 细胞、CD4$^+$ T 细胞、CD8$^+$ T 细胞及 CD3$^+$CD56$^+$ Vα 恒定 TCR NK T 细胞均参与其中。

（八）IL-12 抗肿瘤作用的临床应用研究

临床研究探讨了 IL-12 的抗肿瘤作用，这些肿瘤有进展期实体瘤和造血系统恶性疾病，在这些研究中，IL-12 或单独使用，或与其他疗法联合使用。除皮肤 T 细胞淋巴瘤、AIDS 相关卡波济肉瘤和非霍奇金淋巴瘤外，IL-12 的疗效甚微，其客观缓解率为 0~11%。在 Atkins 等所进行的首次临床试验中，共 40 位患者入组，其中 20 人为肾癌，12 人为黑色素瘤，这一试验为静脉注射重组人 IL-12（rHuIL-12）浓度梯度 I 期临床研究，其中 1 位黑色素瘤患者出现一过性完全缓解，1 位肾癌患者出现部分缓解。Bajetta 等的初步研究包含了 20 位进展期黑色素瘤患者，研究分为连续的两个疗程，每个疗程 28 天，在每个疗程的第 1、8 和 15 天给予固定剂量的 rHuIL-12（0.5 μg/kg），治疗中未出现部分或完全缓解，但在皮下转移灶、表浅腺病和肝转移灶可见肿瘤消退。Mortarini 等研究这些患者的免疫力时发现，给予 IL-12 使患者外周 HLA 限制的针对自体肿瘤细胞及肿瘤相关抗原 Melan-A/Mart-126-35 的 CTL 前体细胞大量扩增。有趣的是，免疫组化检测发现，经治疗的全部 8 位患者肿瘤组织中浸润的 CD8$^+$ T 细胞均具有免疫记忆和溶细胞表型，而另外 5 位治疗前的患者肿瘤组织中则无此发现。这些结果首次表明，IL-12 可增加肿瘤患者血液循环中抗肿瘤 CTL 前体细胞数目，促进 CD8$^+$ 记忆性 T 细胞浸润肿瘤组织。Gollob 等的研究中，2 周为一疗程，注射 IL-12，共注射 6 周，结果显示患者血 IFN-γ、IL-15 和 IL-18 水平增加。有趣的是，在第一个疗程中，疾病进展与 IFN-γ 和 IL-15 的产生减少相伴，而肿瘤消退或稳定则表现为持续高水平的 IFN-γ、IL-15 和 IL-18。2001 年，Motzer 等报道了一项 II 期随机临床试验的结果，该试验包括 46 位转移肾癌患者，这些患者均无前期治疗史，在 30 位用 rHuIL-12 治疗的患者中，只有 2 例出现部分缓解。

为避免全身给予 IL-12 所造成的毒性，两项小规模的临床试验研究了局部给予 IL-12 的效果。Lenzi 等采用腹膜内插管给予 IL-12，共入组 29 位患者，均为腹部肿瘤腹膜扩散，而且经过前期治疗，其中 2 例（1 例巢癌，1 例胰腺癌切除后小残留病灶）腹腔镜检未见残留病变，8 例病情稳定，其余则出现进展。Weiss 等对膀胱复发浅表移行细胞癌膀胱内给予 IL-12，其中至少 1 人前期膀胱内给药治疗失败，至少 2 人为低分级肿瘤复发，这些患者每周膀胱内给予 IL-12 一次，共治疗 6 周，患者对 IL-12 的耐受性很好，但是没有客观缓解发生。

（九）IL-12 用作疫苗佐剂的临床研究

Lee 等报道了一项在 48 例 III 和 IV 期黑色素瘤患者中进行的临床研究，应用酪氨酸酶和 gp100 来源的多肽免疫患者，比较皮下注射和不注射 IL-12 对免疫效果的影响。在 40 例注射 IL-12 的患者中，34 例患者针对 gp100 的迟发性超敏反应增强。而且，在 42 例患者中，通过检测 IFN-γ 发现，37 例患者酪氨酸酶特异性和 gp100 特异性免疫应答得到增强。在 Cebon 等的研究中，两组肿瘤细胞 Melan-A/Mart-1 阳性的 III～IV 期黑色素瘤患者使用 Melan-A/Mart-126-35 和流感基质 58-66 皮内注射免疫，同时分别给予皮下和静脉注射 rHuIL-12。大部分患者为混合性缓解，但在静脉注射 rHuIL-12 组有 1 例完全缓解和 1 例病情稳定，而在皮下注射组则为 1 例部分缓解和 5 例病情稳定，皮肤迟发性超敏反应与 CD4$^+$ T 细胞、CD8$^+$ T 细胞浸润相关，这些浸润的细胞在体外可溶解负载 Melan-A/Mart-1 肽段的靶细胞。Peterson 等用抗原肽 Melan-A/Mart-1 负载的 PBMC 免疫进展期黑色素瘤患者，同是给予 IL-12，其中 2 例达到完全缓解，5 例为轻微缓解或者混合缓解，4 例病情稳定，总体中位数生存期为 12.25 个月，7 位患者至数据发表时仍健在，全部患者随访时间均在 12 个月以上。

（十）IL-12 与其他细胞因子或单克隆抗体联合应用的临床研究

在 Gollob 等的研究中，肾癌、黑色素瘤和移行细胞癌患者在前期治疗后给予静脉注射 rHuIL-12 和皮下注射 IL-2 联合治疗，每周注射两次，共治疗 6 周。在黑色素瘤患者中，1 例发生部分缓解，2 例发生病理学缓解。在使用最大耐受剂量治疗时，IL-2 可显著增强 rHuIL-12 诱导 IFN-γ 和 IP-10 的效应，并且使 NK 细胞扩增了 3 倍。Alatrash 等采用 IL-12 和 IFN-α2b 联合给药的方法治疗了 26 例转移肾癌和转移黑色素瘤，在治疗过程中剂量逐渐加大，共有 3 例患者出现部分缓解，中位数总体生存时间为 13.8 个月。最近，人们尝试用 IL-12 和曲妥珠单抗联合治疗 Her2$^+$ 实体肿瘤患者，结果发现，IL-12 似乎不能增强曲妥珠单抗的疗效，其中 1 例患者发生完全缓解，2 例病情稳定。

（十一）IL-12 基因治疗临床研究

全身给予 IL-12 由于其毒性而受到限制，基于 IL-12 基因治疗的大量临床前期研究取得令人鼓舞的结果，临床试验在设计时开始考虑只在肿瘤部位表达 IL-12，而血清水平保持低水平，以避免其全身毒性。Kang 等在 7 位进展恶性肿瘤患者中开展了一项 I

期临床试验，这些患者的肿瘤皆可通过体表取样，其给药方法为在肿瘤周围注射 IL-12 基因转导的自体成纤维细胞，每周注射一次，保证 24h 内 IL-12 的分泌量在 300ng 左右。在 4 例患者中可见注射部位肿瘤一过性减小，而另外 1 例黑色素瘤患者远端非注射部位也出现肿瘤一过性减小。总体来说，7 例患者中 5 例发生临床缓解，而未见显著的临床毒性。在另外一项临床试验中，黑色素瘤患者每隔一周皮下注射转导 IL-12p35 和 P40 双表达载体系统的自体肿瘤细胞，2 例患者产生了针对自体肿瘤细胞的迟发性超敏反应，1 例发生轻度临床缓解。在 Heinzerling 等的临床试验中，进展期黑色素瘤患者接受前期治疗后在肿瘤病灶内注射编码 IL-12 的质粒 DNA，9 例患者中 1 例在注射部位发生局部缓解，5 例局部肿瘤显著减小。总体上为 1 例"病情稳定"，1 例完全消退。最后一次注射后 24h 内活检取肿瘤组织进行实时定量 PCR 检测发现，在发生缓解的患者中，其 IL-12、IFN-γ 和 IP-10 的水平高于未缓解患者。在 Triozzi 的临床试验中，5 例患者接受肿瘤内注射分别表达共刺激分子 B7.1 和 IL-12 的两个载体，而另外 9 例患者只注射表达 B7.1 的载体，其结果未见临床疗效。Mazzolini 等在 17 例转移胃肠肿瘤患者瘤内注射分泌重组 IL-12 的 DC，其中 1 例胰腺癌患者发生部分缓解，对 11 位患者进行活检，3 例发现 CD8$^+$ T 淋巴细胞浸润。

IL-12 治疗肿瘤患者临床疗效有限的原因目前尚不清楚，早期的临床试验发现首次给药后患者会发生"适应反应"，下调 IL-12 的药效动力学。后来的临床试验也发现，首次给予 IL-12 后，IL-12 对 IFN-γ 和循环肿瘤特异性 T 细胞频率的作用均下降。这些结果表明，IL-12 的抗肿瘤活性在持续给药后可发生进行性抑制，因此通过逐步增加 IL-12 的剂量以克服其快速减敏反应在理论上是可行的，但这一设想从未验证过。此外，进展期肿瘤的免疫抑制优势微环境可能是抑制 IL-12 发挥疗效的主要因素。有报道表明，删除 CD4$^+$ T 细胞（理论上可清除调节性 T 细胞）可增强小鼠 IL-12 的抗肿瘤效应。但是，IL-12 本身不可能直接调节 CD4$^+$CD25$^+$FOXP3$^+$ Treg 的功能和频率，故 IL-12 可与清除免疫调节细胞或者限制其功能的治疗策略联合应用。目前已有多种（包括预先免疫清除）方法可供选择，这些方法有低剂量环磷酰胺化疗后给予 IL-12 为基础的疫苗治疗，以 IL-12 为基础的治疗与针对 Treg 的单克隆抗体联合应用。IL-12 本身可通过代偿性诱导 IL-10 来发挥免疫调节作用，因而克服 IL-10 的免疫抑制效应亦可改善 IL-12 的治疗指标。例如，给予可溶性 IL-10R 或者抗 IL-10 单克隆抗体以阻止其与细胞受体结合，但更好的办法是应用抑制剂阻断 STAT3 信号通路，从而抑制 IL-10 分泌。此外，由 SCOS-1 和 SCOS-3 介导的 IL-12 负反馈信号通路亦成为有吸引力的靶点，小分子抑制剂和 RNAi 技术可阻断这一抑制通路。

（陈义兵　夏建川）

参 考 文 献

Dranoff G. 2004. Cytokines in cancer pathogenesis and cancer therapy. Nat Rev Cancer，4：11-22.
Kim-Schulze S，Taback B，Kaufman H L. 2007. Cytokine therapy for cancer. Surg Oncol Clin N Am，16：793-818.
Margolin K. 2008. Cytokine therapy in cancer. Expert Opin Biol Ther，8：1495-1505.

第二节　树突细胞疫苗治疗

树突细胞（DC）是美国学者 Steinman 于 1973 年发现的，因其成熟时伸出许多树突样或伪足样突起而得名。直到 20 世纪 90 年代，人们才用重组细胞因子发展了现代 DC 细胞培养技术，从而确定了 DC 在抗原加工和提呈中的关键作用。在 20 世纪 90 年代中期对这一细胞家族有了更深入的了解，发现了其在临床研究中的应用潜能。DC 能高效地摄取、加工处理和提呈抗原，未成熟 DC 具有较强的迁移能力，成熟 DC 能有效激活初始型 T 细胞，能够诱导特异性的细胞毒性 T 淋巴细胞（cytotoxic T lymphocyte，CTL）生成。近年来，DC 细胞的培养及 DC 疫苗的研究取得了很大的进展，DC 细胞有望成为有效的肿瘤治疗方法（图 2-2-1）。

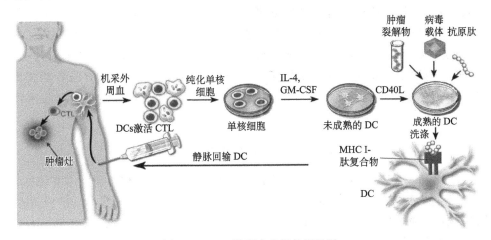

图 2-2-1　DC 肿瘤疫苗制备流程图

一、DC 的来源与体外扩增

（一）DC 的来源

DC 的来源主要有两种，即血源性和髓源性。髓源性 DC 是指由骨髓和脐血中的 CD34 造血祖细胞生成的 DC。在不同的微环境中，不同分化阶段的淋巴系干细胞、髓系单核细胞前体和胸腺前体等可分别分化发育成各种类型的 DC，并定居于机体不同部位，发挥不同的生物学作用。从外周血单核细胞来源的 DC 属于血源性 DC。

（二）DC 的分离方法

1. 连续贴壁法

根据各种细胞贴壁性质不同来分离 DC。1982 年，Fridenshtein 等发现并建立了以贴壁培养为主要手段的分离扩增方法。依据间充质干细胞（MSC）易贴附在塑料培养物上生长的特性将其与非贴壁细胞分离，通过反复多次离心沉淀而获得。该法操作简单，但所获细胞成分复杂，有 RBC 等多种成分，多次传代后不能纯化，增殖活力相对较低。

2. 密度梯度离心法

根据各细胞密度不同的特性应用淋巴细胞分离液（如 Ficoll-Hypaque 和 Percoll 等）进行密度梯度离心来分离获得 MSC。密度梯度离心技术是早期用来分选朗格汉斯细胞（Langerhans cell，LC）的方法，分为连续密度梯度离心法和间断密度梯度离心法。Pena-Cruz 等采用间断密度梯度离心法分离人表皮 LC，最终获得纯度超过 70% 的 LC。郑茂荣等先采用连续密度梯度离心法去除密度较大的角质形成细胞和杂质，再用 Percoll 间断密度梯度离心法纯化豚鼠表皮 LC，获得了细胞纯度超过 60%、活性超过 90% 的 LC。该法操作简单，成本低廉，但纯化率较低。

3. 免疫磁珠分选法

免疫磁珠分选法是基于细胞表面抗原分子与连接有磁珠的特异性单抗相结合，在外加磁场作用下，与磁珠相结合的细胞被吸引而滞留在磁场中，无该种表面抗原的细胞未与特异性单抗结合而不能在磁场中停留，从而获得单个核细胞（MNC）。该法获得的细胞纯度高（≥90%），但操作复杂，价格昂贵，如单克隆抗体选择不当，容易丢失目的细胞。此外，还有采用流式细胞仪对 DC 进行分选的方法，能获得较高纯度 MNC，但对细胞活性影响较大，且实验条件要求高，操作复杂，故未得到推广。

（三）DC 培养中相关细胞因子及作用

细胞因子（cytokine，CK）对 DC 的分化与成熟起到关键作用，无论用哪种提取方法，若想获得大量较纯的 DC，就需要在不同时期加入适当的 CK 来维持其扩增和诱导。目前成熟使用的 CK 主要有：GM-CSF、IL-4、TNF-α、酪氨酸激酶受体 III 配体（FL）、干细胞刺激因子（SCF）、血小板生成素（TPO）、CD25、CD40L、IL-12、IL-1β、IL-2、IL-3、IL-6、IL-10、IFN-γ、TGF-β1 和 PGE2 等。这些 CK 的使用使大量获得 DC 用于实验及临床研究成为可能。

1. GM-CSF

GM-CSF 是维持 DC 分化、发育、存活的最基本的 CK，为产生 DC 所必需，主要使 HSC 向 DC、单核及巨噬细胞分化，以生成单核细胞为主。

2. IL-4

IL-4 通过抑制单核细胞向巨噬细胞方向的分化而诱导其向 DC 方向分化；IL-4 可以增加并稳固 GM-CSF 诱导的 CD1a 的表达；IL-4 与极低浓度 GM-CSF 协同刺激 iDC 后，促进 DC 成熟，上调 MHC-II 和共刺激分子表达；IL-4 还能促进 IL-12 分泌，维持 DC 处于未成熟状态。

3. TNF-α

TNF-α 在 GM-CSF 体外诱导 DC 的体系中是必需的，早期诱导细胞进入细胞周期，促进细胞增殖；后期阻止细胞向粒系的分化，上调 GM-CSF 受体表达，并促进 DC 成熟。Chen 等的研究表明，受 GM-CSF 作用 MNC 向 DC 分化是可逆的，若给以 TNF-α 则变为不可逆。TNF-α 可抑制 DC 发生自发性凋亡，通过微丝、微管的重排增加 DC 的移动性，增加体外 DC 介导的迟发型超敏反应。

4. 其他 CK

近年来的研究发现，FL、TPO 具有促进体外 HSC/HPC 增殖的作用。TPO 使 CD34$^+$ 细胞集落定向分化成巨核细胞，在体外培养中与 FL 等组合可维持 CD34$^+$ 细胞持续生长、扩增超过 6 个月。SCF 添加到含 GM-CSF 和 IL-4 的培养液中，可显著增大 DC 集落，增加 DC 产率。TGF-β1 可以阻止 HSC 凋亡，延长其寿命。IL-10 是抑制单核细胞分化为 DC 的主要 CK，能强烈阻断多种因子刺激 DC 成熟；可抑制各型 DC 产生 IL-12 及表达共刺激分子。PGE2 可促进 DC 分泌 IL-10，抑制 DC 分泌 IL-12、表达 MHC-II 和提呈抗原。在 DC 成熟早期如果没有 PGE2 的诱导，mDC 将不具有趋化性。

二、基于 DC 的肿瘤疫苗的临床应用

（一）免 疫 途 径

DC 肿瘤疫苗应用于临床免疫治疗的给药途径有多种，包括静脉内注射、皮内注射、皮下注射、淋巴结注射、淋巴管内注射和肿瘤局部注射等。Fang 等将体外刺激激活的 DC 经静脉内注射、皮内注射和淋巴管注射三种不同的途径免疫患者，结果三种免疫方式均可激活 T 细胞，但反应的质量和抗原特异性抗体的诱导与免疫途径有关。有研究者用铟标记经抗原刺激的 DC 以皮内注射的方式注入黑色素瘤患者体内，10min 后 DC 即可到达局部引流淋巴结，并且在淋巴结中的停留时间超过 4h。将体外发育成熟的 DC 经不同的途径回输入患者体内，发现经静脉输入的 DC 在肺内短暂停留后，在肝脾至少停留 7 天，而直接经足部淋巴管注射的 DC 很快就回流到局部淋巴结，并停留 24h 以上。种种实例说明体外输入的 DC 在体内仍可以移行至淋巴组织，只是不同的免疫途径使 DC 分布到淋巴组织的行为不同。在肿瘤的临床免疫治疗中，究竟选取何种免疫方式、采用多大剂量 DC 治疗能够取得最佳效果仍没有最终确定，具体方案有待进一步的实验探索。

（二）免 疫 佐 剂

在现有运用 DC 技术治疗临床患者的研究中，佐剂的使用也是受到关注的问题。GM-CSF 在 DC 的分化和功能及引起 MHC 限制性 T 细胞反应中发挥重要作用，同时它可促使骨髓和外周血中 DC 增多。在实际研究中人们发现，GM-CSF 的皮内注射治疗黑色素瘤转移患者，可以引起 DC 在肿瘤周围的集聚，此外，给予肾癌患者 GM-CSF 治疗会引起 PBMC 表达共刺激分子明显升高。因此，我们设想在进行 DC 治疗时，将 GM-CSF 作为佐剂也许可以有较好的结果。但是 Simmons 在运用抗原肽刺激 DC 治疗前列腺癌的过程中将 GM-CSF 作为佐剂应用，结果并不理想。KLH 和 IL-2 也常常被用作佐剂以达到加强免疫治疗效果或免疫示踪的作用。

（三）应用于肿瘤免疫治疗的副作用

到目前为止，未见 DC 临床免疫治疗出现明显不良反应的报道。有报道说，有些患者在注射 DC 疫苗后出现轻微的发热、寒战、肌痛或淋巴结痛及短暂的肌无力等现象。由于用于激活 T 细胞的抗原肽可能源自分化抗原，如黑色素细胞分化抗原，因此自身

免疫现象有可能发生。在 DC 治疗黑色素瘤的过程中有患者出现了黑色素痣颜色变浅的现象。

（四）免疫监测

抗原特异性免疫反应的检测对确定有效的免疫治疗方案非常重要。传统的检测 CTL 活性是通过测算 ^{51}Cr 标记的靶细胞的溶解活性获得的。ELISA、流式细胞术也用于检测。此外，还有检测抗原肽特异性的迟发型超敏反应（delayed type hypersensitivity，DTH）。DTH 反应已被成功地应用于小鼠实验和人的临床治疗效果的监测，方法是将抗原肽或抗原肽负载 DC 给予患者真皮内注射，48h 后观察有无红斑和硬结出现。该方法方便易行，因此对于患者和医生都是很实用的方法。

（五）患者的选择

临床已经应用或正在应用 DC 技术治疗的肿瘤包括黑色素瘤、卵巢癌、宫颈癌、前列腺癌、非小细胞肺癌、肾癌、乳腺癌和胃肠道肿瘤等。对于不同的肿瘤患者，选择的标准不同，但是一般遵循以下原则：①除个别针对儿童复发肿瘤的治疗外，多选择年龄≥18 岁的患者；②现有的标准治疗方案（如放化疗、激素疗法和手术）疗效不好；③预期生存期≥3 个月；④综合身体状况 Karnofsky≥60％等。为了排除其他因素的干扰，对患者进行免疫治疗的时间应与其他治疗间隔至少一个月。具体到某些治疗时，尚需考虑患者的 HLA 型等诸多问题，以期达到最好的效果。

三、DC 疫苗临床应用现状

目前 DC 技术已经被大量应用于肿瘤的临床免疫治疗中。对于一个适合进行 DC 免疫治疗的肿瘤患者，可以用已经确定的抗原（如抗原肽）负载 DC，也可以用全抗原提取物（如肿瘤洗脱物或肿瘤组织 RNA）负载 DC。此外，独特型蛋白负载 DC/肿瘤融合疫苗及 DC 的基因修饰等在临床中也都有应用。

（一）DC 疫苗治疗消化系统恶性肿瘤的临床应用

肿瘤细胞通过抑制 DC 抗原提呈作用逃避宿主的免疫攻击，所以 DC 来源的肿瘤疫苗将是具有巨大潜力的肿瘤免疫治疗手段。通过改变 DC，逆转癌细胞对其功能的影响，使其成为细胞疫苗，再输入体内，可以激发机体特异性抗癌免疫应答。通过增强 DC 的功能来抗消化道恶性肿瘤的免疫制剂主要有以下几种。

1. 肿瘤细胞抗原致敏 DC

动物试验表明，用肿瘤特异性抗原或肿瘤相关抗原致敏 DC，是目前研究最多的抗肿瘤免疫方法之一。体外培养扩增 DC，并且应用灭活的肿瘤细胞、肿瘤细胞裂解物、肿瘤抗原蛋白、肿瘤抗原多肽及肿瘤抗原基因修饰等多种形式的肿瘤抗原致敏 DC，制备 DC 疫苗回输体内，可有效诱发机体的抗肿瘤免疫应答，具有很好的靶向性，并且抗原浓度大，诱发的免疫反应具有高度特异性，不发生自身免疫反应。Lu 等在动物实验中发现，含黑色素瘤抗原基因-3（MAGE3）抗原肽冲击的 DC 可增强 CTL 细胞对小鼠前胃癌（MFC）细胞的杀伤活性，明显延缓胃癌移植瘤的生长，延长小鼠的生存时间，具有明显的抗肿瘤活性。用肿瘤特异性抗原（TSA）和肿瘤相关抗原（TAA）负载 DC 制备肿瘤疫苗，可以诱发高效的抗肿瘤免疫反应。有人利用反复冻融的方法处理完整的胃癌细胞，来获取细胞裂解产物作为胃癌全细胞性抗原，但是是否比一般胃癌抗原 DC 疫苗更有效，还需实验进一步证实。Tatsumi 等应用 α-半乳糖神经酰胺负载致敏的 DC 直接肝脏注射治疗 CMS4 肝癌荷瘤小鼠，结果显示，荷瘤小鼠肿瘤完全消退，生存期延长，并可获得对 CMSR 细胞的免疫记忆。研究发现，负载胰腺癌细胞（PC-3）抗原的 DC 疫苗在体外能诱导 T 细胞产生肿瘤特异性 CTL，能高效地杀伤 PC-3 细胞，而初始 T 淋巴细胞由于没有 DC 细胞的抗原提呈及诱导，对肿瘤细胞无明显的杀伤作用。利用抗原多肽刺激 DC 在 Duke 大学的恶性消化道免疫治疗研究中已进入了临床阶段。以 DC 诱导的特异性细胞毒性 T 细胞（CTL）进行主动特异免疫抗肿瘤治疗会有令人鼓舞的前景。

2. DC 与肿瘤细胞融合

利用聚乙二醇、电穿孔等技术将 DC 与肿瘤细胞融合制备的融合细胞瘤苗，不但拥有肿瘤细胞的所有抗原，同时还保留了 DC 的抗原提呈和激活 T 细胞的功能，可有效诱导抗肿瘤免疫。Zhang 等制备了小鼠 DC 和肝癌细胞株 H-2 的融合瘤苗，结果表明，融合瘤苗无体内致瘤性，能明显激活小鼠脾细胞特异性 CTL，对荷瘤小鼠有一定的抑瘤效应。国内夏建川等用异体外周血 DC 和原代肾癌细胞融合，产生的融合疫苗可以产生抗肾癌免疫反应，临床试验也显示较好的疗效。DC 融合疫苗在国外已用于多种肿瘤的研究，主要是黑色素瘤、前列腺癌、骨髓瘤和乳腺癌，已经取得一定的成就，有的已经用于临床实验，融合技术也从电融合方法发展到生物融合靶向技术。

3. 基因修饰 DC

采用转基因法致敏的 DC，比抗原肽或细胞碎片直接致敏的 DC 有效提呈抗原的时间更长，抗肿瘤效果更好。目前研究较多的是用肿瘤相关抗原基因和细胞因子基因修饰 DC。研究者采用 AFP 基因重组腺病毒修饰 DC 瘤苗（AFP-DC 瘤苗），发现 AFP-DC 瘤苗能诱导更强烈的肝癌特异性 CTL 杀伤活性，产生保护效应并可治疗荷瘤小鼠。有研究证实转染自体胃癌细胞总 RNA 的成熟 DC 能够体外诱导产生对自体肿瘤细胞具有高度抗原特异性杀伤活性的 CTL。该方法制备的 DC 疫苗的不足在于 RNA 稳定性差，易降解，故功效低。而且目前 RNA 转染技术不成熟，这些问题都需要进一步去探索。

4. DC 治疗消化系统肿瘤的展望

DC 介导的抗肿瘤免疫治疗具有很大的潜力，但目前还处于探索阶段。近几年来，科学家们成功地进行了一系列抗肿瘤 DC 疫苗的实验研究，并且取得了显著的成绩。尽管如此，目前仍存在着许多亟待解决的问题，DC 培养及 DC 疫苗的最佳诱导方案，疫苗接种时间、途径、剂量及次数，疫苗的毒副作用及远期疗效，免疫应答的持续时间等均须做进一步的探讨。

（二）DC 疫苗治疗血液系统恶性肿瘤的临床应用

1. DC 与白血病

目前，治疗白血病的主要手段是联合化疗和造血干细胞移植，但微小残留病

(minimal residual disease，MRD）所致复发是亟待解决的难题。Osman 等用急性淋巴细胞白血病的白血病细胞致敏 DC，可诱导自体特异性 CTL 活性，发挥抗白血病效应。但是，用白血病细胞提取物或 RNA 致敏 DC 存在两个问题：①增加自身免疫的危险，因为白血病细胞提取物中含有少量正常抗原；②必须寻找与人类白细胞抗原相合的 DC 回输患者，才能避免排斥反应。由于大多数髓系白血病表达干细胞、粒细胞或单核细胞表面相关分子，因此，适当细胞因子作用能诱导白血病细胞向 DC 方向分化。Choudhury 等最先将急性粒细胞白血病和慢性粒细胞白血病的细胞诱导分化生成 DC。荧光原位杂交证明所得 DC 来自白血病细胞，该白血病性 DC 可刺激同种异体 T 淋巴细胞增殖，并得到白血病细胞特异性的 CTL，选择性杀伤宿主的白血病细胞。将完全缓解后急性粒细胞白血病的骨髓单个核细胞在体外诱导分化为 DC 后，再以自体白血病细胞裂解物或 RNA 冲击，与自体 T 淋巴细胞混合培养，结果可刺激自体 T 淋巴细胞产生抗白血病细胞毒性。另外，负载有白血病抗原的脐血 DC 可诱导同一脐血的淋巴细胞生成白血病特异的 CTL，所得 CTL 可特异性杀伤未经培养的白血病细胞，而不伤害缓解期的骨髓单个核细胞。在体外对急性淋巴细胞性白血病细胞进行诱导分化，同样可使白血病细胞分化为 DC 样细胞，而其形态学、免疫表型及功能与正常 DC 完全相同。有研究用 DC 疫苗治疗 B 淋巴细胞性慢性淋巴细胞白血病，发现通过摄取凋亡白血病细胞的方法提呈抗原的 DC 激发 T 淋巴细胞反应的能力明显强于与白血病细胞融合的方法。但是，从急性粒细胞白血病细胞诱导培养 DC 比慢性粒细胞白血病细胞困难，用常规方法并不能将所有急性粒细胞白血病诱导产生成熟 DC。Lee 等在 2 例外周血干细胞移植后复发病例的研究中发现，应用白血病细胞冻融产物负载自体外周血单核细胞来源 DC，作为肿瘤疫苗治疗急性粒细胞白血病患者，结果仅检测到特异的免疫反应，而无血液学改善，因此能否用来源于白血病细胞的 DC 进行临床研究还有待进一步探讨。需要注意的是，DC 除了是启动免疫应答最强大的细胞外，还在免疫耐受的诱导中起作用，因此，若白血病细胞来源的 DC 用于临床治疗，一定要使白血病细胞分化为成熟 DC，否则不但不能起免疫治疗作用，反而会诱导机体对白血病细胞产生耐受。

2. DC 与恶性淋巴瘤

有研究通过单核细胞来源的自体 DC 摄入独特型蛋白或表达独特型的 DC，用于淋巴瘤，结果发现，用载有独特型蛋白的 DC 刺激 CTL 显示出特异的、CD8＋CTL 介导的 MHC-I 类限制的、针对自体重链和轻链独特型的细胞毒作用。用独特型转染的 DC 刺激仅引起温和的自然杀伤细胞活性，说明淋巴瘤患者存在特异的 CTL，而且产生这些细胞不需要可存活的淋巴瘤细胞，转导外源抗原可诱导产生独特型 MHC-I 类限制 CTL。Timmerman 等用负载 IgG 的 F（ab'）$_2$ 片段（Id）的 DC 疫苗治疗非霍奇金 B 淋巴细胞淋巴瘤 30 例，其中 10 例为初发患者，8 例产生了特异性的抗肿瘤免疫应答［其中 4 例有临床疗效，2 例完全缓解（持续时间分别为 44 个月和 57 个月），1 例部分缓解（持续时间分别为 12 个月），1 例有分子学缓解（75 个月未进展）］，另 20 例为初次化疗后，结果 4 例瘤体消失，16 例瘤体明显缩小，病情稳定超过 43 个月。可见对那些微小残留病的恶性淋巴瘤病例来说，使用 DC 为基础的免疫治疗可改善长期预后。

（三）DC 疫苗治疗膀胱癌的临床应用

由于膀胱肿瘤属于高复发性肿瘤，DC 疫苗在膀胱癌免疫治疗中的应用研究就更具代表性，更有意义。

1. 肿瘤细胞裂解物致敏的 DC 疫苗

此法的优点在于无需分离鉴定肿瘤的特异性抗原，易于获取和制备；Nair 等运用高频声波处理的膀胱肿瘤细胞提取物，经阳性脂质体 DOTAP 包裹后，与自体脾脏中分离的 DC 混合，去免疫肿瘤细胞免疫原性很微弱的 MBT-2 模型小鼠，发现其免疫效果明显强于单纯用膀胱肿瘤细胞提取物引起的免疫效果，其生存率显著提高，有 40%的治愈率。

2. 肿瘤特异性抗原致敏的 DC 疫苗

黑色素抗原 MAGE 作为肿瘤特异性抗原存在于许多肿瘤细胞中，包括膀胱肿瘤。浸润性膀胱癌常表达 MAGE，但 MAGE 不表达于除睾丸以外的正常组织，Nishiyama 等采用 MAGE-3 抗原表型肽 IMPKAGLL I 刺激自身 DC 来治疗浸润性膀胱癌，IMPKA GLL I 可以和 HLA-A24$^+$特异性结合。从 1 例 HLA-A24$^+$晚期膀胱癌患者的转移淋巴结建立了表达 MAGE-3 的膀胱癌模型 FY，在体外，用 IMPKA GLL I 刺激 DC 再诱导 CTL，可使对 FY 细胞特异的 CTL 反应，比单独用 FY 细胞或未经刺激的 DC 有明显的提高。用此方法对 4 例 HLA-A24$^+$的膀胱癌患者进行治疗，其中 1 例远处淋巴结转移完全缓解，另 2 例部分缓解，还有 1 例因为肿瘤原位复发和胸膜转移而死亡，4 例中未见明显副作用，DC 治疗膀胱肿瘤初步显示了其应用前景。

3. 肿瘤 mRNA 致敏的 DC 疫苗

运用肿瘤 mRNA 转染的 DC 也可以提高 CTL 的杀伤效率。Schmitt 等在体外运用 1 例膀胱上皮癌患者的肿瘤细胞提取的 mRNA 转染该患者的 DC，与自体 T 细胞共培育，T 细胞的细胞毒反应上升了 26%。国内，赵筱萍利用 rmGM-CSF 和 rmIL-4 培养诱导小鼠骨髓细胞分化为 DC，从 BTT739 细胞中提取 mRNA 致敏 DC，与小鼠淋巴细胞混培养以诱导特异性的细胞毒性 T 淋巴细胞（CTL）。采用 MTT 比色法和软琼脂法检测 CTL 对 BTT739 细胞的杀伤作用，结果发现在靶细胞：效应细胞不同浓度组中，BTT739 实验组和对照组的 OD 值与集落形成个数都有显著性差异（$P<0.01$，$P<0.05$），在靶细胞：效应细胞的比例为 1：5、1：25、1：50 和 1：100 时，其杀伤力分别为 25.0%、36.1%、45.9%和 58.2%。以膀胱肿瘤细胞 mRNA 致敏 DC 诱导 CTL 可有效杀伤膀胱肿瘤细胞。

4. 基因转染的 DC 疫苗

MUC1 在癌组织中存在畸形糖基化和糖基化不完全，使 MUC1 的核心蛋白暴露出新的蛋白质表位或新的糖抗原，分布于整个癌细胞表面，可为免疫系统识别，并且被 CTL 识别杀伤，成为肿瘤特异的抗原。Sun 等将人 MUC1 cDNA 基因全序列导入 DC，进而研究 MUC1-DC 对 T 细胞的激活，以及对人膀胱移行细胞癌 BIU-87 细胞和正常的膀胱上皮细胞的杀伤作用。结果显示，MUC1-DC 可以很好地激活 T 细胞进而杀死 BIU-87 细胞，而对正常的膀胱癌细胞无明显的杀伤作用。

（四）DC 疫苗治疗肾癌的临床应用

目前发现肾细胞癌（renal cell carcinoma，RCC）的侵袭力与 DC 功能和浸润密度密切相关，DC 细胞的浸润密度与肾癌淋巴结转移也明显相关，浸润 DC 的功能不全、数量减少，淋巴结转移的可能性就增大，其原因可能是肿瘤局部浸润的 DC 细胞数量较少时，肿瘤抗原无法被有效提呈，不能有效诱导肿瘤局部的肿瘤特异性 CTL 反应，最终使肿瘤细胞突破机体防御屏障，导致其他器官或淋巴结转移，所以它也可作为判断 RCC 预后的指标。因而 DC 用于抗肾肿瘤免疫治疗具有极大的临床意义。

1. 抗原肽冲击构建的 DC 疫苗

目前运用抗原肽构建的 DC 疫苗主要有初提抗原 TuLy 和 RCC 裂解产物等，因为其制作相对较简单，研究及运用较为广泛。Jenne 等发现肿瘤初提抗原体外致敏 DC 在体内能有效诱导抗原特异性的抗肿瘤免疫反应，对荷瘤动物具有显著的治疗作用；Marten 等通过 TuLy-DC 治疗转移性 RCC 患者，发现外周血 CD3$^+$、CD4$^+$ 和 CD28$^+$ 细胞明显增多，说明 TuLy-DC 能够刺激机体的细胞免疫应答；Kugler 等利用 RCC 鼠肿瘤裂解物致敏 DC 输入患鼠体内，结果发现，接受此治疗的荷瘤鼠在 12～14 天时肿瘤明显缩小，同时体外实验发现正常鼠脾细胞明显增生。Dillman 等将 RCC 裂解物与 DC 共同培养后输入 27 例晚期肾癌患者体内，随访 26 个月，24 例仍存活。Holtl 等用 TuLy-DC 治疗 27 例转移性 RCC 患者，所有患者病情均有一定程度的缓解，其中 2 例获得完全好转。最近，Pandha 等运用肿瘤裂解物构建的 DC 疫苗治疗了 5 例转移性肾癌患者，随访 6 个月后均存活，其中 2 例肿瘤转移灶消失。

2. RCC 特异性抗原致敏的 DC 疫苗

因为实体肿瘤的肿瘤特异性抗原（TSA）和相关抗原（TAA）仍不确定，RCC 的 TSA 和 TAA 也仍在不断探索中。Ringhoffer 等用 MAGE、CEA 和 MUC1 等多肽冲击外周血树突细胞，将激活的 DC 体外诱导未纯化的外周效应细胞群，并证实经上述三种多肽冲击后的 DC 可有效诱导患者特异性细胞免疫杀伤力。这种特异性杀伤力的提高，充分证明肿瘤相关性抗原疫苗在临床治疗方面的巨大潜力。该方法初步应用于 25 例消化道系统肿瘤患者，临床观察证明该疫苗使用安全。Brossart 等用 MUC1 多肽冲击构建的 DC 疫苗治疗了 1 例转移性 RCC 患者，以 3×10^6 细胞剂量皮内注射，1 次/周，患者未出现明显的不良反应，肿瘤转移灶明显缩小。

3. 肿瘤细胞-DC 杂交疫苗

目前对大多数实体瘤的肿瘤抗原基因未能清楚了解，得到明确鉴定的肿瘤抗原数量仍非常少，已知的肿瘤相关抗原是否真正代表肿瘤排斥抗原还缺乏体内实验证据，所以将 RCC 与 DC 融合，提供全部细胞性抗原，融合后的细胞拥有肿瘤细胞抗原性及 DC 的抗原提呈性和 T 细胞激活功能，以充分发挥 DC 疫苗的抗肿瘤功能。Wang 等采用 GM-CSF、IL-4 和 TNF-α 等细胞因子培养患者的外周血和骨髓单核细胞获得大量的树突细胞，与 RCC 进行体外杂交，杂交后瘤细胞能同时表达 DC 的表面分子及肿瘤相关抗原，注入人体内观测到 T 淋巴细胞明显增殖、活化能有效激发肿瘤特异的 CTL 杀伤效应。Williams 等运用 DC 与 RCC 融合疫苗治疗 9 例转移性肾癌患者，所有患者病情均有好转，3 例 6 个月后病情完全缓解。Alexander 等采用电融合技术将由同种 PBMC

获得的 DC 和 RCC 患者自身癌细胞融合成 DC 瘤苗，用皮下接种法治疗 17 例转移性 RCC 患者，随访 6 个月，疗效显著，其中 4 例肿瘤完全消退，2 例肿瘤缩小 50％以上，除个别患者有低热反应外，无明显不良反应，这也表明用 DC 融合瘤苗治疗 RCC 患者是安全有效的。

4. 肾肿瘤 mRNA 转染的 DC 疫苗

为避免肿瘤肽、肿瘤细胞产物致敏的 DC 引起机体免疫毒性反应，经研究表明，经编码肿瘤抗原的 mRNA 转染的 DC 能够有效诱导机体产生 T 细胞免疫反应，而功能完整的 mRNA 可利用 PCR 扩增技术大量获得，即便较小的肿瘤组织也可获得足够多的 mRNA，方便了 DC 的激活，同时可减少机体的免疫毒性。Garderet 等通过体外实验证明，提取 RCC 组织 mRNA 转染的 DC 能够明显地诱导肿瘤特异性 T 细胞免疫应答；同种异体肿瘤组织 mRNA 转染同样也可引起这种免疫应答，而正常组织 mRNA 则不能，这说明在 RCC 患者中有共同的肿瘤抗原存在。利用正常组织 mRNA 转染的 DC 不会引起机体对肿瘤及正常组织产生 T 细胞应答，提示这种免疫治疗方法是相对安全的。

5. 免疫辅助分子基因转染的 DC 疫苗

DC 可被编码免疫调节因子的基因转染，如细胞因子（IL-2、IL-12 和 IL-18）、GM-CSF 及共刺激分子（B7）等，转染后的 DC 有更强的诱导免疫应答能力。加强肿瘤细胞的免疫原性对于肿瘤基因治疗是一项有意义的方法。细胞因子基因在很多实验研究中用于加强肿瘤免疫原性，而且对于免疫学方法敏感，所以是基因转导的首选靶标。为了进一步加强 DC 抗原提呈作用，*IL-2*、*GM-CSF*、*IL-12*、*IFN-γ* 和 *IFN-α* 等基因被用来转染 DC。Ogawa 等运用 *IL-2* 基因转染从脾分离的 DC，证实 DC 表达 MHC-I、MHC-II 分子及 CD86、CD11 和 CD8，注入小鼠体内检测发现产生较高水平的干扰素，且 CTL 活性明显增加。

6. 肿瘤凋亡小体致敏的 DC 疫苗

用不同的方法诱导肿瘤细胞凋亡，产生与肿瘤细胞具有相同免疫原性的凋亡小体，将肿瘤凋亡小体刺激、致敏 DC 制成疫苗，回输体内可引起抗肿瘤特异性免疫反应。凋亡小体具备肿瘤细胞的免疫原性，又不至于引起肿瘤的扩散，理论上，其治疗效果与肿瘤细胞融合 DC 产生的特异性 CTL 效应相仿，但不良反应应该远小于 DC 融合细胞疫苗，这是值得深入研究的领域，目前主要还处于体外实验阶段。Kurokawa 等用肾癌肿瘤凋亡细胞致敏 DC 制成疫苗，体外实验证明该疫苗能明显促进 T 淋巴细胞增殖、活化，对肾癌有明显的杀伤作用。研究将肾癌肿瘤裂解物刺激 DC 产生 CTL 的效能做比较，结果两者无差异。诱导肿瘤细胞凋亡的方法很多，如射线和病毒载体等。采用凋亡的肿瘤细胞负载 DC 可以免去烦琐的筛选肿瘤相关抗原的过程。

（五）DC 在恶性黑色素瘤治疗中应用的现状

目前已有多个黑色素瘤相关抗原被确定，因此与黑色素瘤相关的 DC 疫苗研究较广泛。Mackensen 等分别用 MAGE-1 和 MAGE-3 肽段（患者表达 MHCI-HLA1）、Melan-A（一种自身抗原，能表达在正常黑色素细胞和黑色素瘤细胞上）和酪氨酸酶肽段（患者表达 HLA2）脉冲致敏 DC，静脉滴注给 14 例黑色素瘤患者，至少 4 次，总次数 83 次，有 2 例出现临床及免疫抗肿瘤反应，4 例有黑色素瘤抗原肽特异的迟发高敏反应，1 例外周血出现大量 Melan-A 肽特异性的细胞毒 T 细胞。Kranse 等用自体同源单核细胞来源的 DC 融合 γ 射线照射的初级自体同源肿瘤细胞制成的 DC 疫苗，注射给 17 例患者，每月 1 次，未发现任何严重副反应，这些患者中，有 1 例局部肿瘤明显缩小，在另 1 例患者，可见全身多个转移灶退行性变。在肿瘤消退的同时，一些患者出现局限性头发色素减退或脱失的现象。这些数据显示，这种融合疫苗可诱导肿瘤的退行性变，而且具有较好的安全性。将体外灭活恶性黑色素瘤细胞的裂解产物负载 DC 细胞作为疫苗，共用于 15 例恶性黑色素瘤的治疗，其中 2 例安全消退，8 例部分消退，5 例无效。

（六）DC 在恶性肺癌治疗中的应用现状

最近，DC 细胞作为肿瘤生物免疫治疗的方法已获 FDA 批准进入 III 期临床，该疗法比传统的 LAK 细胞疗法和 CIK 细胞疗法具有更特异、更强大的杀瘤活性，被誉为当前肿瘤生物治疗最有效的手段。利用 DC 疫苗治疗肺癌是当前肺癌免疫治疗的研究热点。编码肿瘤抗原肽的基因修饰的肿瘤细胞，如用载有人类 B7-1 cDNA 的腺病毒感染肺癌细胞，可使这些肺癌细胞表面迅速产生充足的 B7-1 分子，刺激机体 T 细胞对肿瘤的免疫反应，其结果是对 B7-1 阳性或阴性的肺癌细胞均产生了溶解杀伤能力。董等将 Lewis 肺癌细胞经尾静脉注射给 C57BL/6J 纯系小鼠建立肺癌血源性转移模型，应用 DC 负载合成的抗原多肽 MUC-1，作为肿瘤疫苗进行免疫治疗，结果尾静脉注射 Lewis 肺癌细胞可引起多脏器肿瘤播散，造成所有荷瘤小鼠死亡。但在注射 Lewis 肺癌细胞后 24h，用 DC 疫苗进行免疫治疗，可以完全控制转移病灶的形成及肿瘤转移引起的死亡，这些小鼠对 10 倍数量的 Lewis 肺癌细胞的再次攻击，具有显著的免疫保护作用。抗癌机制是形成强有力的特异性细胞免疫应答，实验结果证实 DC 疫苗治疗能够有效地清除血源性播散的肺癌细胞。采用各种形式的肿瘤抗原体外冲击致敏的 DC 可以诱导机体生成高水平的特异性抗肿瘤免疫。Ueda 研究了肿瘤疫苗联合 DC 和 HLA-A24 限制性癌胚抗原（CEA）衍生肽治疗肿瘤的可行性和有效性，18 例表达 CEA 的转移性胃肠癌或肺癌的患者（HLA-A24 阳性）入组。DC 取自患者自身外周血单核细胞，经 GM-CSF 和 IL-4 培养而得，产生的 DC 经 CEA 衍生肽及 HLA-A24 限制性九肽（CEA652）冲击的 DC 反应阳性（延迟皮肤过敏反应试验），治疗后，体外 CTL 对 CEA652 肽反应阳性。结论认为用 CEA652 负载的 DC 作为主动特异性免疫治疗后患者病情稳定，血清中 CEA 水平降低，对某些转移肺癌患者临床有效。也有报道称日本学者将 HLA-A24 限制性的 CEA 致敏 DC 用于治疗 1 例肺部肿瘤患者和 1 例消化道肿瘤患者，患者均能良好耐受，2 例患者的疾病稳定期分别为 6 个月和 9 个月。斯坦福大学的研究者提取肿瘤患者体内的 CEA 经放射灭活后基因修饰，使之分泌刺激免疫增强的因子，然后致敏 DC，作为疫苗注入 12 例肺癌和结肠癌患者体内，在 12 例患者中观察到 2 例肿瘤的消退，2 例患者肿瘤稳定 6 个月，1 例观察到部分肿瘤消退，无一例发生严重的毒副反应。Gong 等率先报道用 PEG 将 MC39 小鼠腺癌细胞与小鼠骨髓来源的 DC 融合，用融合细胞免疫小鼠，2～3 周后再接种大剂量肿瘤细胞，2 个月内没有任何肿瘤形成，而阳性对照组在 20 天内的成瘤率为 100%。这证实该融合杂交细胞不但能高表达特异性的 DF3

肿瘤抗原，而且还能高表达 MHC-I 类及 MHC-II 类分子、B7-1 和 B7-2 等。融合细胞能有效地诱导 CTL 活性，在预防和治疗肺转移小鼠肿瘤模型中，融合细胞显示 100％的抗肺转移预防作用和 90％以上的抗肺转移治疗作用。研究者采用 PEG 法将 HG2PRT 缺陷型 Lewis 肺癌细胞株 AL9901 与小鼠骨髓诱生的树突细胞进行融合，HAT 筛选融合克隆，用此杂交瘤技术制备的 FLD-A11 细胞与 DC 融合后，大大降低了肿瘤细胞的恶性程度，其体外生长速度明显减慢，在动物体内也不能形成肿瘤。FLD-A11 细胞与 DC 融合可直接用于动物体内的主动免疫治疗，实验结果表明，利用细胞融合技术制备肿瘤 DC 疫苗是一种方便、安全、可行的方法，较之抗原体外致敏或抗原基因导入等方法，能获得更多的抗原成分。由于融合细胞能在体内存活，因此它可维持较长时期的免疫应答，有利于诱发机体产生有效的抗肿瘤免疫效应。Wang 等用 B16 DC 和 RNA-DC 疫苗免疫小鼠后，肿瘤的发生率和肺转移数量大大降低，生存时间延长。因此，本方法对未确定特异性抗原的肿瘤进行 DC 的主动性免疫治疗具有很大的应用价值。Miller 等用腺病毒载体将 IL-7 基因修饰的 DC 对 2 例鼠肺癌模型进行瘤内注射，对照显示瘤内注射经 IL-7 基因修饰的 DC 可获得系统性抗瘤效应，同时提高机体免疫力。

(七) 存在的问题与展望

尽管近年来关于 DC 疫苗研究很多，但临床应用病例数有限，而且还存在着一些亟待解决的问题：①运用何种有效的抗原能避免因其功能缺陷造成的免疫逃脱现象；②由于 MHC 限制性多肽的半衰期较短，为了维持较高的免疫水平则需要反复多次地进行体内回输，因此迫切需要寻找一种能使 DC 持续性加工提呈抗原的方法维持其功能；③DC 存在着异质性，用何种培养体系才能得到临床或实验所需的 DC；④对肾癌有效的 TSA 和 TAA 目前还不清楚，还需进一步发现和证实；⑤对用何种方式构建 DC 疫苗，以及构建疫苗所需的抗原剂量、致敏 DC 的最佳时间等问题目前还没有一个明确的标准及评价；⑥DC 疫苗以何种途径回输体内，其剂量、用法、方案、安全性等仍在探讨中，而且 DC 在体内的代谢情况尚未探明；⑦虽然目前发现 DC 疫苗的主要不良反应轻微，但 DC 疫苗有可能诱发自身免疫性疾病，对 DC 疫苗毒副作用的评价及其解决方案仍需进一步研究。

尽管还需要大量的基础和临床研究来证实 DC 疫苗的安全性和有效性，但 DC 疫苗在肝癌、乳腺癌、黑色素瘤、肾癌、淋巴瘤等疾病的基础研究及治疗方面已经取得了令人鼓舞的进步。随着分子生物学、免疫学和基因工程学的飞速发展，特异性高的肿瘤基因工程、细胞因子基因生物学加工将会趋于简单化，肿瘤免疫治疗有望成为继肿瘤传统三大治疗之外的又一新疗法。DC 疫苗作为一种特异性的细胞免疫治疗方法，将在恶性肿瘤治疗领域有良好的应用前景。

近期报道的有关体外培养 DC 疫苗的临床实验研究及其结果见表 2-2-1。

表 2-2-1　体外培养 DC 疫苗的临床研究及结果

	治疗方案	研究结果
黑色素瘤	III 及 IV 期黑色素瘤患者皮内注射 TRI-MEL-DC 疫苗的 I 期临床研究	1. 大于 60％的四期患者出现了迟发型过敏反应。 2. 经历了 DTH 反应的患者中位生存期为 33 个月，无 DTH 反应的患者为 11 个月。
卵巢癌	复发性卵巢癌通过自体肿瘤细胞裂解物刺激的 DC 治疗的 I 期临床试验	1. 介导肿瘤特异性 IFN-γT 细胞表达，减少 Treg 及 IL-10 的分泌。 2. 5 例接种病人中，两例延长超过 2 年的肿瘤无进展生存期。
肾癌	静脉注射转染全肿瘤 mRNA 转染的自体单核细胞诱导的 DC 疫苗在治疗转移性肾癌的 I 期临床研究	7/10 接种疫苗的患者平均延长 19.8 个月的总生存期
胶质母细胞瘤	关于皮下注射电转染胶质母细胞瘤干细胞全 mRNA 的自体单核细胞诱导 DC 疫苗的 I 期临床试验	治疗组的无进展生存期是对照组的 2.9 倍。
黑色素瘤	全肿瘤 mRNA 转染的 DC 治疗进展期黑色素瘤患者的 I/II 其临床研究	1. 9/19 个病人可以检测到 IFN-γ 反应。 2. 皮内注射疫苗 7/10 的患者出现 DTH 反应

四、体内 DC 疫苗增敏策略的临床应用

如今 DC 体外培养的方法日趋成熟，以上谈到的基本为 DC 体外疫苗在临床中的应用。体外培养 DC 可以通过负载不同肿瘤抗原刺激 T 淋巴细胞产生特异性细胞毒性 T 淋巴细胞（CTL 细胞），将这些 CTL 细胞回输到体内，可产生特异性抗肿瘤的免疫应答。目前体内 DC 疫苗也已成为肿瘤治疗的研究热点，体内 DC 疫苗的意义在于通过不同方法使体内产生刺激信号去促进原位 DC 成熟，成熟的 DC 提呈抗原，诱导机体产生先天性和获得性免疫应答反应。下面将对如何提高体内 DC 疫苗效能及临床应用进行叙述。

（一）GM-CSF 基因转导的自体肿瘤疫苗

GVAX 是修饰有 GM-CSF 基因的全肿瘤细胞疫苗，这种肿瘤细胞疫苗分泌 GM-CSF，募集 DC 到免疫部位，从而增强 DC 对抗原的摄取并提呈给 T 细胞和 B 细胞的功能。在前列腺癌中，通过腺病毒转染 GM-CSF 的前列腺癌细胞系 LNCaP 和 PC-3 作为疫苗用以提高 DC 的功能。这项研究已经用于激素抵抗性前列腺癌（hormone-refractory prostate cancer，HRPC）患者的 I/II 期临床研究。一个多中心研究中，55 例转移性 HRPC 病人中 34 人接受 GM-CSF 基因转导的自体肿瘤疫苗（GM-CSF gene transduced autologous tumor vaccine，GVAX）治疗，与单纯紫衫类化疗相比，中位生存期提高了 26 个月。GVAX 在 IV 期黑色素瘤、进展期卵巢癌、非小细胞肺癌、肾癌及急性骨髓性白血病中进行了 I 期临床试验，显示出其安全及有效。

（二）Toll 样受体激活剂

体内靶向刺激 DC 的一个主要优点是，我们可以使用佐剂来选择性地激活一个或多个因素，通过表面受体增加抗肿瘤反应的能力。Toll 样受体（Toll-like receptor，TLR）受刺激后，DCs 会产生促炎细胞因子和趋化因子启动抗原特异性 T 细胞。例如，pDCs 特异表达 TLR7 和 TLR9，可以被咪喹莫特或 CpG 激活分泌更多的 IFN-α 和 IFN-β。TLR 激活剂已经在肿瘤的临床研究中得到使用，如咪喹莫特（Imiquimod）是美国 FDA 批准的 TLR7 激活剂，它能有效地对抗基底细胞癌。在恶性黑素瘤患者中，咪喹莫特与定位于染色体 Xq28 的自身免疫原性肿瘤睾丸抗原 NY-ESO-1 蛋白（是最具免疫原性的肿瘤抗原）联合使用，能促进 DC 成熟、有效及安全地激活抗肿瘤免疫反应。在一项关于 TLR9 激活剂 PF-3512676 与紫杉烷和铂类药物联合治疗ⅢB 和Ⅳ期非小细胞肺癌临床 II 期的研究中显示，加用 PF-3512676 的肺癌患者症状得到改善和中位生存期得到延长。近期，小分子 TLR8 激活剂 VTX-2337 和 VTX-297 已经被 VentiRx 制药公司研制，用以靶向刺激血液及淋巴结的 DC 表达 TLR8。

五、DC 与细胞因子诱导的杀伤细胞联合应用

（一）CIK 细胞的生物学特性

Schmidt 等于 1986 年首次报告从外周血单个核细胞（peripheral bloodmonouclear cell，PBMC）中诱导出细胞因子诱导的杀伤细胞（cytokine induced killer cell，CIK）。由于该种细胞同时表达 CD3$^+$ 和 CD56$^+$ 两种膜蛋白分子，故又被称为 NK 细胞样 T 淋巴细胞（NKT 细胞），其前体细胞主要存在于外周血淋巴细胞中，与 LAK 细胞同源，均来自于大颗粒淋巴细胞。体内外实验研究表明，CIK 细胞有杀瘤活性高、增殖速度快、抗凋亡及杀瘤效应不受癌细胞多重耐药的影响等优势。另外，CIK 细胞的杀瘤活性对正常骨髓造血前体细胞的毒性很小，可以保存 75% 以上的 GM-CSF（colony-forming unit-granulocyte macrophage，粒细胞巨噬细胞集落生成单位）集落，这就充分弥补了由于放、化疗引起肿瘤患者骨髓抑制的不足，加之利用肿瘤患者自体培养的 CIK 细胞治疗能特异性地传递自身肿瘤抗原信息，避免了异体间的细胞免疫排斥，使其临床应用的安全性得到可靠的保证。由于 CIK 细胞具有以上特性并兼具有 NK 细胞的非 MHC 限制性杀瘤特点，与 LAK 和 TIL 等免疫效应细胞相比，CIK 细胞具有非常广泛的杀瘤范围，从而为肿瘤的生物免疫治疗开辟了新的途径。鲍锋等对应用 CIK 细胞过继免疫治疗的 256 例各种中、晚期恶性肿瘤的临床疗效进行了系统的随访观察，结果表明，CIK 细胞对多种中、晚期恶性肿瘤具有广谱高效的杀抑瘤作用，能明显提高患者免疫功能，改善临床症状，提高生活质量，延长生存期，且无毒副作用。

（二）DC-CIK 共培养的生物学特性

1. 增殖活性高

在共培养过程中，CD3$^+$ CD56$^+$ CIK 细胞的数量明显增多，增殖能力明显增强。

Marten 等研究发现，共培养 14 天后 CIK 细胞的增殖倍数比共培养 7 天时高出 2 倍左右。

2. 细胞毒活性高

共培养 DC-CIK 具有更高的细胞杀伤活性切杀瘤谱广，这是由于成熟 DC 可以分泌 IL-12 和 IFN-γ 等细胞因子，这些细胞因子可以有效地促进 CIK 细胞的增殖和细胞毒作用。

3. 细胞因子大量释放

共培养条件下，无论是否用抗原致敏，细胞分泌 IL-12 和 IFN-γ 的量都比同样条件下单纯 CIK 细胞分泌高。Fuji 等发现，共培养体系下，IFN-γ 分泌不但增加，而且持续时间延长。

5. 细胞表面标记物表达增高

DC 与 CIK 共培养时，不仅 DC 对 CIK 有刺激作用，而且在共培养的第二天，DC 细胞成熟标记物 CD80、CD86、CD40 及 HLA-DR 均表达增加。

（三）DC-CIK 在肿瘤治疗中临床研究

迄今已应用 DC-CIK 细胞对多种恶性肿瘤开展相关基础及临床研究，其中部分研究已经得到了一些令人鼓舞的结果。

1. 血液系统肿瘤

Marten 等的研究发现，与 DC 细胞共培养后，CIK 细胞对多发性骨髓瘤细胞杀伤能力大大增强，并且杀伤能力和增殖能力比 LAK 细胞强。这种杀伤能力主要依赖于同时表达 CD3 和 CD56 的细胞。刘军权等的研究结果显示慢性粒细胞白血病患者的 CIK 和经 CGL 细胞抗原致敏的 DC 作用后的 CIK，对自身白血病细胞的杀伤活性分别为 56.0% 和 83.4%；而正常对照组则分别为 30% 和 62%，可见后者对自身白血病细胞杀伤活性高于前者。但是，经 CGL 患者 CGL 细胞抗原致敏的 DC 作用后的 CIK，对人类白血病细胞株 K562 和人胃癌细胞株 GC7901 的杀伤活性较未致敏的 CIK 活性低。郑转珍等采集慢性髓性白血病患者骨髓，进行 DC 与 CIK 细胞分离制备后共同培养，通过彼此的相互作用诱导出比 CIK 细胞增殖活性和杀伤活性更强的细胞群体，并发现经抗原负载的 DC 活化的 CIK 细胞对自体白血病细胞、K562 细胞的杀伤活性高于单纯 CIK 细胞，其差异显著（$P < 0.05$）。但是两者对 HL60 细胞的杀伤活性无显著差异。

2. 消化系统肿瘤

Marten 等用 CA199 抗原负载成熟的 DC，与 CIK 细胞共培养后，与同源同期的 CIK 细胞进行比较，发现其对 CIK 耐受的胰腺癌细胞杀伤活性有显著提高，与未经抗原肽处理的 DC 与 CIK 细胞共培养的细胞相比，杀伤活性也有提高，提示经共培养的 CIK 细胞中有抗原特异性 CTL 亚群的存在。施明等采集 30 例肝癌患者外周血分离出 CIK 细胞回输患者体内，23 例出现发热，持续时间 2～8h，大部分自行消退，无其他不良反应。CIK 细胞治疗后，CD3、CD3 CD8、CD3、CD56 和 CD25 细胞比例明显升高，且 DC1 和 DC2 细胞的比例也上升，大部分患者临床症状明显改善。研究者利用人肝癌细胞株 BEL7404 接种裸鼠的研究发现，DC-CIK 和化疗联合治疗的效果明显好于化疗组。利用抗原负载 DC 细胞刺激 CIK 细胞治疗进展期胃癌患者 25 例，25 例均可评价疗效，研究结果显示全组无 CR 者，PR 16 例，SD 5 例，PD 4 例，总有效率为 64%（16/25），最常见的毒副反应为发热，发生率为 48%（12/25），经对症处理后均好转，3 例回输时出现一过性寒战，肌注安定后消失，未见其他明显不良反应。张嵩等将 Lovo 结肠癌细胞经尾静脉注射给 Balb/c 裸鼠建立转移性肺癌模型，应用树突细胞与同源 CIK 细胞进行免疫治疗，实验结果表明所有效应细胞均能延长荷瘤鼠的生存时间，抗原致敏的 DC 在促进 CIK 细胞成熟的同时，可能也增强了 CIK 细胞在体内继续存活和增殖的能力，使 CIK 细胞的抗瘤活性得到进一步的提高。由于过继免疫治疗效果与效应细胞的治疗次数和投给数量有关，适当增加治疗次数和投给数量，可进一步提高疗效。

3. 呼吸系统肿瘤

张才擎等对 10 例肺腺癌患者胸水来源树突细胞和外周血 CIK 细胞共培养后的细胞毒活性研究发现，癌性胸腔积液中的 DC 前体细胞可在体外通过细胞因子诱导获得功能性的 DC。用肿瘤细胞冻融抗原冲击癌性胸腔积液来源的 DC 可以增加 CIK 细胞的体外特异性杀伤力，在一定程度上抑制了肿瘤细胞的生长。郑秋红等应用 DC 和 CIK 共同培养后作用于肺腺癌细胞 spc-A1 的实验研究表明，CIK-A-DC（负载 spc-A1 抗原的 DC 与 CIK 共培养）的杀伤活性最强为 91.3%，明显高于单纯 CIK 的 59.7% 和 DC-CIK 的 79.8%（P 分别为 0.025 和 0.042），提示 CIK-A-DC 细胞对肿瘤杀伤的特异性。而 DC-CIK 的杀伤活性为 79.8%，也高于单纯 CIK 对照组 59.7%（P=0.034），说明 DC 具有明显增强 CIK 细胞杀瘤活性的功能。庄捷等利用人肺腺癌细胞株 A549 接种裸鼠的研究发现，DC-CIK 和化疗联合治疗的效果明显好于化疗组。

4. 其他系统肿瘤

王欢等用负载自体肿瘤细胞裂解物的 DC 疫苗联合 CIK 治疗晚期肾癌 10 例，所有患者治疗两个月后 CD3、CD4、CD4/CD8 和 CD56 均明显提高，说明负载自体肿瘤细胞裂解物的 DC 疫苗联合 CIK 细胞治疗能提高晚期肾癌患者特异性和非特异性的细胞免疫功能。治疗过程中除了个别患者出现了一过性的轻微发热和畏寒外，无明显不良反应发生。庄捷等利用人黑色素瘤细胞株 A735 接种裸鼠的研究发现，DC-CIK 和化疗联合治疗的效果明显好于化疗组。巩新建等从乳腺癌患者淋巴结中分离和诱导培养出 DC 细胞后，经自身肿瘤抗原冲击后能明显提高 CIK 细胞对自身肿瘤细胞的杀伤活性，其机制可能是通过 CD3 单抗激活 CIK 产生第一信号，DC 表面 CD80、CD40 等共刺激分子提供第二信号，共同促发 CIK 的杀伤活性。束永前等应用 CIK 细胞与 DC 细胞联合治疗晚期各类实体肿瘤患者 40 例，症状均有不同程度的改善，且无明显的毒副作用。

（王 慧 夏建川）

参 考 文 献

Duncan C，Roddie H. 2008. Dendritic cell vaccines in acute leukaemia. Best Pract Res Clin Haematol，21（3）：521-541.

Eksioglu E A, Eisen S, Reddy V. 2010. Dendritic cells as therapeutic agents against cancer. Front Biosci, 15: 321-347.

Eubel J, Enk A H. 2009. Dendritic cell vaccination as a treatment modality for melanoma. Expert Rev Anticancer Ther, 9 (11): 1631-1642.

Ferrantini M, Capone I, Belardelli F. 2008. Dendritic cells and cytokines in immune rejection of cancer. Cytokine Growth Factor Rev, 19 (1): 93-107.

Fujii S, Takayama T, Asakura M, et al. 2009. Dendritic cell-based cancer immunotherapies. Arch Immunol Ther Exp (Warsz), 57 (3): 189-198.

Geiger C, Nössner E, Frankenberger B, et al. 2009. Harnessing innate and adaptive immunity for adoptive cell therapy of renal cell carcinoma. J Mol Med, 87 (6): 595-612.

Koski G K, Cohen P A, Roses R E, et al. 2008. Reengineering dendritic cell-based anti-cancer vaccines. Immunol Rev, 222: 256-276.

Larmonier N, Fraszczak J, Lakomy D, et al. 2010. Killer dendritic cells and their potential for cancer immunotherapy. Cancer Immunol Immunother, 59 (1): 1-11.

Melief C J. 2008. Cancer immunotherapy by dendritic cells. Immunity, 29 (3): 372-383.

Miles S A, Sandler A D. 2009. CpG oligonucleotides for immunotherapeutic treatment of neuroblastoma. Adv Drug Deliv Rev, 61 (3): 275-282.

Nencioni A, Grünebach F, Schmidt S M, et al. 2008. The use of dendritic cells in cancer immunotherapy. Crit Rev Oncol Hematol, 65 (3): 191-199.

Palma M, Adamson L, Hansson L, et al. 2008. Development of a dendritic cell-based vaccine for chronic lymphocytic leukemia. Cancer Immunol Immunother, 57 (11): 1705-1710.

Peng J C, Thomas R, Dredge K. 2006. Dendritic cell immunotherapy for melanoma. Rev Recent Clin Trials, 1 (2): 87-102.

Pham W, Kobukai S, Hotta C, et al. 2009. Dendritic cells: therapy and imaging. Expert Opin Biol Ther, 9 (5): 539-564.

Rodriguez M, Warrington A E, Pease L R. 2009 Apr. Invited Article: Human natural autoantibodies in the treatment of neurologic disease. Neurology, 72 (14): 1269-1276.

Tyagi R K, Mangal S, Garg N, et al. 2009. RNA-based immunotherapy of cancer: role and therapeutic implications of dendritic cells. Expert Rev Anticancer Ther, 9 (1): 97-114.

Van Poppel H, Joniau S, Van Gool S W. 2009. Vaccine therapy in patients with renal cell carcinoma. Eur Urol, 55 (6): 1333-1342.

Vulink A, Radford K J, Melief C, et al. 2008. Dendritic cells in cancer immunotherapy. Adv Cancer Res, 99: 363-407.

Weiner L M, Dhodapkar M V, Ferrone S. 2009. Monoclonal antibodies for cancer immunotherapy. Lancet, 373 (9668): 1033-1040.

Yu Z, Ren P, Zhang X, et al. 2009. Therapeutic potential of dendritic cell vaccines in sarcoma of the extremities. Expert Rev Anticancer Ther, 9 (8): 1065-1071.

第三节　过继性细胞免疫治疗

一、过继性细胞免疫治疗在恶性实体瘤中的临床应用

（一）LAK 细胞的临床应用

1. LAK 前体细胞来源

国外学者主要采用白细胞分离机对患者外周血淋巴细胞进行分离，同时将其他血液

成分回输。采用血细胞分离机可以一次分离全血 5～14L，获得 $5 \times 10^9 \sim 2 \times 10^{11}$ 个外周血单核细胞（PBMC），其中淋巴细胞大于 97%，粒细胞小于 1%，红细胞：白细胞约 6：1。目前血细胞分离机均为国外进口产品，设备价格昂贵，国内多数医疗机构难以承受，只能采用原始细胞分离方法，即通过淋巴细胞分离液离心分离淋巴细胞，获取细胞数量较小，且浪费了其他血液成分。采集前如用 IL-2 进行动员，PBMC 成倍增多，采集量大大增加。除了患者自体外周血外，也可采用健康志愿者的外周血分离前体细胞，但血型必须与患者血型相符，避免发生副反应。

2. LAK 细胞培养

1）一般方法

采用上述方法收获 PBMC 后，以一定的细胞浓度置于细胞培养瓶中，加入 RP-MI1640 培养基，其中含 1000U/ml IL-2、5μg/ml PHA-P、10%自体血清、100U/ml 青霉素、10μg/ml 链霉素，置于 CO_2 培养箱中，37℃、5% CO_2 培养 3～4 天，收集细胞进行回输，也可每 3～4 天传代扩增一次，LAK 细胞在体外可持续传代 30～40 天，这样可以多次给患者进行体内回输。

2）自动化方法

Muul 等在 1987 年应用密闭双袋式血细胞分离器（GS-3000）建立了一个制备 LAK 细胞的自动化系统，整个操作过程包括分离淋巴细胞、FH 离心、收集人 PBMC、置于含有 IL-2 培养基的聚烯塑料袋中于 37℃、5% CO_2 培养和收集细胞等，均可在密闭的 GS-3000 中自动进行。Aebersold 等在 1988 年对此系统进行了简化，省略了 FH 离心过程，发现可使细胞产率提高 25%。应用 GS-3000 自动化系统更加省时省力，所有操作均可在密闭管道系统中连续完成，大大减少了污染机会，安全高效。同时培养袋系统可使细胞在两周左右时间扩增 4～10 倍，较好地满足了临床的需要，其缺点是成本高昂。

3）大量扩增法

一般患者经淋巴细胞分离过程可得 $5 \times 10^9 \sim 5 \times 10^{10}$ 个淋巴细胞，但 LAK 细胞疗法需输注 10^{11} 个细胞方能奏效，因此需大量扩增细胞才能满足临床需要。目前主要有两种增强 LAK 活性和扩增 LAK 细胞的方法：一是加用 LAK 细胞增强剂，如 IL-1、IL-3、IL-4、TNF-α、IFN-γ、GM-CSF、抗 CD3 单抗、白细胞调节素、香菇多搏、葡聚糖和黄芪多糖等；二是长期培养 LAK 细胞，经 2～3 周培养后，LAK 细胞的数量亦可扩增 100～1000 倍。

3. 抑制因子去除

调节性 T 细胞（Treg）等具有 IL-2 受体，在 LAK 细胞扩增时也同时扩增 Treg，用低浓度的环磷酰胺（CTX）可有效地抑制 Treg 的活力及前体细胞，丝裂霉素 C（MMC）则通过抑制 Treg 的诱导细胞来减少 Treg，二者均显著提高了细胞的疗效。临床上在给予 LAK 细胞前 36h 左右给予 CTX [300～500mg/(m²·d)]，或回输细胞前 5～7 天给入单剂量 MMC（12mg/m²），均取得很好的效果。对另一个重要抑制因子 PGE2，可用去黏附细胞法去除巨噬细胞或用消炎痛抑制巨噬细胞。临床上联合使用这类抑制剂有助于最大限度地发挥 LAK 细胞疗法的疗效。

4. LAK 细胞治疗的方案

　　早先美国国家癌症研究所提出的治疗方案为许多人所仿效，其基本内容为：在治疗开始后第 1~5 天静脉输注 IL-2（10^5 U/kg，每 8h 一次），提高白细胞产率，第 6、7 天患者休息，第 8~12 天每天单采白细胞 4~5h，细胞经体外培养后于第 12、13、15 天回输给患者，在开始输注 LAK 细胞的同时，给予 IL-2 体内注射共 5 天，用量同前。大量地注射 IL-2 是为了维持 LAK 细胞的活性，但同时也会造成较严重的副作用，因此，也有学者在此方案的基础上，降低 IL-2 的用量，延长 LAK 细胞的疗程以降低副作用并保证疗效。从给药途径上，一般可分为全身和局部给药两种形式。全身给药对肿瘤广泛转移或转移不明者适用，局部给药能消除局部肿瘤，改善局部症状，并能减少全身性的副作用，但不能控制整个病程，因此最好两种方法合并使用。

5. LAK 细胞临床治疗效果

　　Rosenberg 等早期报道了 139 例 LAK 细胞治疗肿瘤的临床试验结果，12 例肿瘤完全缓解（CR），另有 17 例肿块缩小 50% 以上（PR），其中 8 例在 6~12 个月以后肿瘤仍然持续缩小。就对肿瘤类型的疗效来看，肾细胞癌、黑色素瘤、结肠癌和非霍奇金淋巴瘤疗效显著。之后，他又扩大了临床应用，积累病例已达 315 例，对肺癌、肝癌、骨瘤、皮肤癌和皮下组织癌亦显示了较好的治疗效果。多项临床试验数据表明，肾细胞癌、黑色素瘤及恶性淋巴瘤对 LAK 细胞疗法较为敏感，其有效率（CR+PR+MR）分别为 53%、27% 和 50%~80%。LAK 细胞对肺腺癌的有效率在 20% 左右，肺转移癌反应也较好，但结肠癌和乳腺痛疗效不佳，慢性粒细胞白血病缓解期疗效也较差。

6. LAK 细胞的毒副作用

　　1）心血管系统

　　LAK 细胞的毒副作用在心血管系统中主要表现为毛细血管渗漏综合征。由于 IL-2 可以引起血管内皮细胞的活化抗原包括 HL-DK 抗原的激活和表达，因而导致了血管通透性的增加，并由此产生一系列与此有关的临床症状，如血压降低、全身血管阻力下降、心指数下降、心律不齐，甚至呼吸窘迫和肺水肿等。

　　2）消化系统

　　LAK 细胞的毒副作用在消化系统中最为多见的是肝功能异常，表现为胆红素升高，其他还有恶心、呕吐、腹泻及胃肠道出血等。

　　3）肾功能障碍

　　LAK 细胞的毒副作用在肾功能障碍的表现为血清肌酐上升、少尿等。

　　4）血液系统

　　LAK 细胞的毒副作用在血液系统中表现为贫血、白细胞、血小板降低、嗜酸性粒细胞增加，此外，血液中某些特定的淋巴细胞亚群消失。

　　5）全身及皮肤反应

　　静脉给药常引起发热、寒战、皮肤瘙痒、黏膜炎症和皮疹等。还有人报道接受了这一疗法的患者偶有精神障碍，如定向障碍和昏迷等，个别学者注意到某些患者体内 ACTH 的值升高。从目前的资料来看，和治疗有关的死亡率仅为 1.9%。上述绝大部分的毒副反应在停药后即会自行消失，其中由血管渗漏综合征所引起的血压降低是治疗过程中最常见的副作用，但患者经血管收缩剂治疗后可明显改善。

上述 LAK 细胞治疗出现的毒副作用主要是由于大量使用 IL-2 造成的。由于许多患者无法耐受大剂量 IL-2 造成的毒副作用，治疗过程中不得不减少 IL-2 及 LAK 细胞的用量，甚至停止治疗，导致 LAK 细胞疗法难以发挥最大的效应。因此，在应用 IL-2/LAK 细胞疗法时除应避免、消除抑制性因素的影响外，还需利用增强性因素制备出仅需较少量 IL-2 就可发挥抗肿瘤效果的高杀伤活性的细胞，以减少 IL-2 和 LAK 细胞的用量，防止或减轻副作用的发生，这对临床治疗有很大的实用价值。

（二）TIL 的临床应用

1. TIL 的分离

1）肿瘤组织单细胞悬液的制备

为了得到有效分离，必须把肿瘤组织制成单细胞悬液，用机械和酶消化法可获得瘤组织的单细胞悬液。首先将切除或活检的瘤组织块放入含抗生素的 Hank's 平衡盐溶液中（HBSS），去除坏死组织、脂肪及其他正常组织，然后剪成碎块（$<$1mm^3），移入含 0.01％透明质酸酶 V（1500U/g）、0.1％ IV 胶原酶（163～230U/g）及 0.002％ DNase I（100U/g）的 PRMI1640 培养液中（不含人 AB 血清），37℃搅拌 6～24h，充分消化瘤组织。也可用含 0.14％（w/V）的胶原酶 IV 和 0.1％（w/V）DNase I 的 PRMI1640 混合液，搅拌 45min 或在含 1％胶原酶 IV 和 0.002％ DNase I 的 RPMI1640 培养液中搅拌 1h。酶消化后的细胞混合液经 100 目不锈钢网或尼龙网（孔径 25～50μm）过滤除去细胞团块，再用无 Ca^{2+} 和 Mg^{2+} 的 HBSS 液离洗涤细胞两次，即为肿瘤组织的单细胞悬液。

2）TIL 分离纯化

将比重为 1.077 的 100％的 Ficoll-Hypaque 溶液置于离心管底层，其上为等体积的 75％的 Ficoll-Hypaque 溶液（比重为 1.055）。然后将已制备好的肿瘤组织单细胞悬液缓慢加至最上层，做不连续密度梯度离心，1500r/min 离心 20min，以去除红细胞、死细胞和细胞碎片。在上、下两层 Ficoll-Hypaque 溶液之间的界面上收集的细胞悬液，即为富含 TIL 的细胞悬液。富含 TIL 的细胞悬液再用 HBSS 溶液离心洗涤 3 遍，即得到 TIL 制备物。

一般肿瘤组织单细胞悬液混合物中，肿瘤细胞约占 40％，淋巴细胞占 54％，TIL 获取率直接与瘤体大小、组织来源及性质等有关，出血性和或坏死瘤组织与实体瘤相比，前者获得的活细胞数显著低于后者。此外，从肿瘤组织分布来看，肿瘤边缘区 TIL 含量最为丰富，因此可尽量多取此部分的组织进行 TIL 的分离。

3）应注意的问题

为了保证 TIL 的活性，肿瘤组织应尽量保持新鲜，术后取得的肿瘤组织应置于冰预冷的 PRMI1640 培养液中，并尽快进行处理。为了防止细菌及真菌的污染，肿瘤组织标本均须用含两性霉素、青霉素或庆大霉素的 HBSS 溶液洗涤几遍，各种培养液中均应加入双抗（青霉素 100U/ml、链霉素 100U/ml）或庆大霉素，整个过程必须进行严格的无菌操作。对于肿瘤组织的消化，总的原则是酶浓度越高，消化作用时间越短。因此应根据具体情况选择适宜酶浓度和相应的消化时间，否则瘤组织块得不到充分消化或消化作用过强，从而导致细胞损伤，这些均可使获取率降低。

2. TIL 的扩增培养

初始获得的 TIL 数量很少，无法达到临床的要求。而在 IL-2 的作用下，TIL 可以在体外长期传代扩增，为临床上制备足够的效应细胞提供了可能。

1）条件培养基的制备

TIL 体外培养除需 PRMI1640 完全培养液外，还需供给一定比例的条件培养液。条件培养液的制备方法如下：取正常人外周血淋巴细胞，经 Ficoll 分离后，将细胞密度调至 $1×10^6$/ml，在含 1000U/ml IL-2、10% AB 血清的完全 RPMI1640 培养液中培养 72～96h，离心收获上清，即为条件培养基，4℃保存备用。

2）TIL 的扩增培养

用 RPMI1640 完全培养液与条件培养液（80：20）的混合液将 TIL 调至（0.25～2）$×10^6$/ml，加入 12 孔或 24 孔组织培养板中（1ml/孔），经 37℃、5% CO_2 培养，3～5 天传代一次。新鲜制备的 TIL 中含有少量肿瘤细胞，一般培养 1～3 周后，即全部死亡消失，95% 以上为 TIL。当细胞增殖到一定量后，可将其移入普通大培养瓶中或旋转式培养瓶中继续培养，以扩大 TIL 数量。近年来，采用全封闭式自动化半透性气囊培养系统培养，使 TIL 得到有效扩增，该系统是由装有培养细胞的相对分子质量为 10 000 的半透膜所构成的内袋和装有培养液的外袋双重结构组成的，它使得培养细胞的回收和培养液的补充更换易于进行，并减少了长期培养过程中细菌等的污染，适宜大量制备 TIL，更容易满足临床的要求。

TIL 经上述方法扩增，4 周后可扩增 10 000 倍，基本可以达到临床的要求。从 TIL 的抗癌活性与生长动力学的关系上看，在扩增的前两周时活性较低，3～4 周活性达到最高峰，继续扩增活性逐渐下降。因此，TIL 可在扩增至 4 周左右进行回输，继续扩增传代由于抗癌活性消失可能达不到治疗效果。

3）TIL 的临床应用

与 LAK 细胞一样，TIL 一般需要与 IL-2 协同作用才能达到较好的治疗效果，具有 IL-2 依赖性。但 TIL 细胞疗法的 IL-2 用量低于 LAK 细胞，而 TIL 的抗癌活性为 LAK 细胞的 50～100 倍。1988 年，Rosenberg 等首次应用 TIL 静脉回输并联合 IL-2 和 CTX 治疗 20 例恶性黑色素瘤，其中 12 例达到部分或完全缓解。从目前的临床试验结果看，TIL 治疗对肾癌、黑色素瘤临床疗效显著，对其他肿瘤（如结肠癌、纤维肉瘤、鳞状细胞癌及肺癌等）也有一定疗效。

TIL 过继免疫治疗进展期肿瘤，尽管有一定的近期疗效，但 TIL 远期疗效并不十分理想。为了提高 TIL 的疗效，有学者对 TIL 的治疗方法进行了改进。Labarriere 等用 TIL 治疗 III 期黑色素瘤患者，在回输 TIL 和 IL-2 前，先清除有转移瘤的淋巴结，患者的生存期明显延长，而且用其中一个转移的淋巴结组织培养 TIL，TIL 治疗效果更好。因此，通过挑选恰当的患者和检测特异性的 TIL 细胞群回输给患者，可提高临床疗效。TIL 与化疗的联合应用或交替应用，在某些进展期肿瘤临床应用方面有很好的前景，最常联用的有 CTX 和 DDP 等，对 TIL 的疗效有明显的协同促进作用。在 TIL 过继免疫治疗中，CTX 可能不是作为抗肿瘤药物，而是起到肿瘤患者免疫系统调节剂的作用，如去除 Treg 细胞。除在手术切除肿瘤组织之前用化疗药物或生物制剂提高肿瘤组织中 TIL 浸润外，TIL 还应同时与化疗制剂联合应用。TIL 细胞与放疗联合应用很少有报道，但有学者研究表明，TIL 和局部肿瘤放射治疗非小细胞肺癌具有协同作用，因此这也可能是一个发展方向。此外，国内也有学者研究 TIL 与中药联合应用，利用中药益气活血、祛瘀止病、软坚散结及清热解毒等作用，改善肿瘤患者的微循环及降低血液的高凝状态，有利于提高 TIL 治疗的效果，减少肿瘤复发和转移。目前国内学者研究认为黄芪、丹参、香菇多糖、云芝糖肽和人参皂苷等中药可诱导 TIL 细胞活化扩增，也可协同 TIL 细胞杀伤肿瘤细胞。有研究报告，丹参注射液和人参皂苷可促进体外培养的 TIL 细胞增殖，抗瘤活性明显增强，且丹参注射液扩增的 TIL 可明显提高荷肝癌小鼠的生存期。

（三）CD3AK 细胞的临床应用

1. CD3AK 细胞的培养

CD3AK 细胞的制备过程与 LAK 细胞相似且方法简单，其细胞来源可以是人外周血单个核细胞（淋巴细胞）、胎儿胸腺或脾细胞。通常将分离的细胞计数并调节成浓度为 1×10^6/ml 的细胞悬液，加入 CD3 单抗 30ng/ml、rhIL-2 30U/ml 和植物血凝素（PHA）100μg/ml，37℃、5% CO_2 培养，间隔 3 天换液一次，换液不需再加入 CD3 单抗和 PHA，只加 rhIL-2 200U/ml，即可长期维持活性增殖。早期研究认为一次性加入 CD3 单抗后无需再次添加，但其后研究发现培养过程中 CD3 单抗仅存在 1～2 天，则制备的细胞为 CD3AK$^-$，如 CD3 单抗在培养过程中持续存在则制备的细胞为 CD3AK$^+$，尽管两亚类来自同一前体细胞，但所发挥的细胞毒作用方式及效应有别。CD3 单抗和 rhIL-2 共刺激可诱导正常人外周血淋巴细胞增殖，也可诱导细胞凋亡，而单用 rhIL-2 不诱导细胞凋亡。

CD3AK 细胞增殖动力学的实验研究表明，CD3 单抗能有效地激活单个核细胞，rhIL-2 具有明显的协同效应，抗体的最适宜浓度为 1×10^5，rhIL-2 的最适宜协同剂量为 100～150U/ml。CD3AK 细胞明显的特征是体外长期存活，当用抗体激活后，仅用 rhIL-2 即可维持其生长，在第 7 天细胞明显增殖，第 21 天达到高峰，第 28 天仍有生长趋势，而 LAK 细胞在第 14 天就停止生长。CD3AK 细胞经 2～3 周培养，数量可增加 1000～4000 倍。实验发现培养至第 4 天的 CD3AK 细胞已开始具有明显的杀伤活性，并逐渐增强，至第 10 天达高峰，随后开始下降，其抗瘤效应最佳时期在第 7～10 天之间。

2. CD3AK 细胞的临床应用

国外 1993 年已将 CD3AK 细胞试用于肾癌、黑色素瘤、肝癌等恶性肿瘤患者的治疗，全身应用未发现明显的不良反应，治疗后在肿瘤周围发现大量 CD3AK 细胞聚集。国内外研究资料证实，采用 CD3AK 细胞生物疗法治疗肺癌、胃癌、肝癌、乳腺癌、食管癌、脑胶质瘤等各种肿瘤，在消除、缩小癌病灶、提高患者免疫水平、延缓和抑制肿瘤复发等方面均有显著疗效。CD3AK 细胞多采用静脉回输，并辅助以低剂量 IL-2。肿瘤患者在术后可进行 CD3AK 细胞回输，每天 1 次，每次输注 2×10^9 个细胞，输注前 30min 静脉注射 IL-2 100U，连续 5 天为一个疗程。

在 CD3AK 细胞与 IL-2 混合回输的过程中，患者常出现头痛、发热、畏寒等症状。

患者有不同程度的恐惧心理，甚至无法坚持完成疗程，因而达不到预期的治疗效果。IL-2 是体内作用最强的 T 细胞生长因子，可提高 Th 细胞数量和活性以增强机体的免疫功能，可促进细胞的增殖和分化，促进多种细胞因子及其受体的表达。因此，CD3AK 细胞与 IL-2 混合使用可加剧机体的免疫反应而出现发热。也有研究显示，将 CD3AK 细胞、IL-2 分别加入生理盐水单独输入，使药物稀释，溶解均匀，进入体内时药物不良反应明显减轻，可在一定程度上缓解患者的头痛、发热和畏寒程度。

（四）CIK 细胞的临床应用

1. CIK 细胞的培养

CIK 细胞培养所用前体细胞基本上是采用外周血分离的单个核细胞。单个核细胞的分离可以采用 Ficoll 密度梯度离心法先分离外周血白细胞，然后通过塑料培养瓶贴壁后去除贴壁细胞而获得。也有报道称无需去除贴壁细胞，直接采用分离的白细胞进行培养。另外一种方法是采用血细胞分离机进行分离，这种方法可获得较大量的白细胞（一般可达到 10^8）。CIK 细胞的培养方法主要有以下几种。①IL-12 与 IL-2 协同诱导产生 CIK：分离外周血单个核细胞，加入 IL-12 与 IL-2 共同刺激，培养 15 天后诱导出的细胞，在第 20 天测定，85％以上是 $CD3^+CD56^+$ 细胞；②抗 CD3 单抗、IL-12 与 IL-2 共同培养产生 CIK：在外周血单个核细胞中先加入抗 CD3 单抗，然后加入 IL-12 与 IL-2 共同培养，在培养的第 20 天有 85％以上的细胞是 $CD3^+CD56^+$ 细胞，但这种培养方法只产生 $CD3^+CD56^+$ $TCR\alpha\beta$ T 细胞的增殖，且大多数的 $CD3^+CD56^+$ $TCR\alpha\beta$ T 细胞是 $CD8^+$ 细胞；③IFN-γ、抗 CD3 单抗、IL-1 与 IL-2 共同培养产生 CIK：此为斯坦福大学最早采用制备 CIK 细胞的方法，也是目前最常用的 CIK 细胞培养方法，具体是将外周血分离的淋巴细胞用含 10％ FCS 的 RPMI1640 培养基悬浮，密度为 $2 \times 10^6/ml$ 左右，培养第 0 天加入 1000U IFN-γ，24h 后加入 50ng/ml 抗 CD3 单抗、100U IL-1 与 300U IL-2，每 2～3 天补加 300U IL-2 及新鲜培养基，控制细胞密度为 $3 \times 10^6/ml$ 左右，连续培养 21 天，培养 14 天时即有 30％左右的细胞是 $CD3^+CD56^+$ 细胞。将含有自身血浆的 RPMI 1640 培养基或 AIM-V 无血清培养基用于 CIK 的体外扩增，结果与用胎牛血清培养的 CIK 在纯度和扩增性能上无显著性差异。考虑到安全问题和易于标准化操作，采用无血清培养基培养 CIK 细胞有更大的优势。

采用 IFN-γ、抗 CD3 单抗与 IL-2 共同培养的方法，培养到 21～28 天时，CIK 细胞可扩增 1000 倍以上。刺激 CIK 扩增的原因被认为主要是抗 CD3 单抗的作用，与 CD3AK 细胞类似。IFN-γ 及 IL-1 对扩增没有作用，主要是增加 CIK 细胞的细胞毒作用。有研究认为，各种细胞因子的添加顺序不同，可能会影响 CIK 细胞的细胞毒作用。IFN-γ 先于 rIL-2 24h 加入培养体系及联合应用 rIL-1 可提高 CIK 细胞的细胞毒性，而 IFN-γ 与 IL-2 同时或在 IL-2 之后加入则 CIK 细胞的细胞毒性下降。此外，DC 细胞与 CIK 细胞共培养可以增强 CIK 细胞的杀伤活性。对 CIK 细胞不敏感的 Colo205 为靶细胞，在 E：T=40：1 时，共培养的 DC＋CIK 组溶瘤率为 71％，非共培养的 CIK 组溶瘤率仅为 15％；采用 Colo205 的抗原 CA19-9 蛋白负载 DC 后，DC＋CIK 组的溶瘤率可进一步提高到 86％；进一步将 CIK 细胞和从中提取的 $CD3^+CD56^+$ 细胞分别与 DC 共培养，以耐受型 DNA2G 细胞为靶细胞，发现在效靶比为 40：1 时，CIK 细胞和 CIK/DC

共培养细胞对靶细胞的杀伤率分别为 12% 和 38%，非共培养和共培养的 CD3$^+$CD56$^+$细胞的杀伤率分别为 27% 和 100%。

2. CIK 细胞的临床应用

2005 年，斯坦福大学 Negrin 课题组针对 7 例晚期霍奇金淋巴瘤及 2 例晚期非霍奇金淋巴瘤患者进行了 CIK 细胞治疗的 I 期临床试验研究。这些患者均进行过造血干细胞移植治疗后复发。这 9 例患者随机分成 3 组，每组 3 例患者。A 组采用 1×10^9 细胞数量回输；B 组采用 5×10^9 细胞数量回输；C 组采用 1×10^{10} 细胞数量回输，所有患者均进行 3 次回输。CIK 细胞回输后没有患者出现严重的毒副反应，1 例患者出现无症状的轻度低血压，1 例患者出现轻度发热，1 例患者由于疾病进展出现血小板减少症。短期疗效观察，2 例 PR、2 例 SD，其中 1 例生存期超过 1 年。Introna 等则对接受过异体干细胞移植后复发的 4 例急性髓细胞性白血病患者、3 例霍奇金淋巴瘤患者、1 例慢性粒细胞白血病患者、1 例急性前 B 淋巴细胞白血病患者及 2 例骨髓增生异常综合征患者进行了异体 CIK 细胞治疗，每位患者回输的 CIK 细胞数量平均值为 12.4×10^6/kg，至少回输 1 次。所有患者均良好耐受，没有出现急性及迟发性相关反应，4 例患者出现轻微急性 GVHD 反应，2 例患者在 30 天后出现广泛慢性 GVHD 反应。异体 CIK 细胞治疗后，1 例患者 SD、1 例患者血液功能改善、3 例患者 CR。此项研究证实了异体 CIK 细胞治疗的安全性，对于临床肿瘤治疗有很大的启示。

体外扩增 CIK 技术的日益成熟，为 CIK 的临床应用打下了坚实的基础。国内外越来越多的机构、学者开始尝试应用 CIK 治疗癌症患者。从统计的资料看，大部分临床研究主要针对胃癌、肺癌及肝癌等排名前三的恶性肿瘤，在食管癌、结直肠癌、胰腺癌、肾癌、乳腺癌和妇科肿瘤等实体瘤及白血病等血液肿瘤方面也有报道。另外，也有将 CIK 细胞应用在肝硬化及肝炎的治疗研究上。从研究结果看，对于晚期肿瘤患者，CIK 细胞治疗可在一定程度上缓解病情，改善患者的免疫功能及生活质量，并延长生存期。部分患者的转移病灶缩小甚至消失，疾病得到了很好的控制。而对于术后患者，CIK 细胞治疗可以降低患者的复发率，有效延长了无疾病生存期。从治疗方式看，研究者们更倾向于各种治疗方式与 CIK 细胞治疗联用，以更好地发挥 CIK 细胞的治疗效应。例如，Weng 等针对 85 例肝癌患者，进行肝动脉栓塞化疗及射频消融治疗后，再联用 CIK 细胞治疗，随访 18 个月发现患者的复发率与不联用 CIK 细胞治疗组相比显著下降。Wu 等对 59 例晚期非小细胞肺癌患者现采用多西紫杉醇或顺铂进行化疗后，再联用 CIK 细胞治疗，结果发现联用 CIK 细胞治疗组在免疫功能、生活质量、疾病控制率及无疾病生存期均比单独化疗组有所提高。因此，CIK 细胞不仅可作为晚期肿瘤患者的一种联合治疗手段，也可作为早期肿瘤患者术后的一种辅助治疗手段。

3. CIK 的副作用

CIK 细胞治疗的副作用很小，甚至在异体 CIK 细胞治疗中，发生 GVHD 的概率也不高。CIK 治疗最常见的副作用是发热，多组 CIK 临床应用的报道显示患者可有不同程度的发热，体温在 38℃ 左右，多数可自行缓解，也可给予解热镇痛药退热。如果患者在输注过程中体温超过 39℃，应立即停止治疗，寻找原因并及时处理。目前认为生物治疗中患者中度发热是机体免疫功能正常反应的结果，该反应对治疗肿瘤有益。其他少见的副作用有胸闷和恶心，停止治疗后可自行消失，尚未出现如过敏和肝肾功能衰竭等其他不良反应。

4. 展望

1）CIK 与溶瘤病毒的联合应用

溶瘤病毒是指能特异性感染肿瘤细胞，并在肿瘤细胞内繁殖，最终裂解肿瘤细胞的一类病毒，它不感染正常细胞。这类病毒并非外源基因的载体，而是依靠病毒本身特异性在肿瘤细胞中的复制来杀死、裂解肿瘤细胞，裂解细胞后释放出来的病毒，又可以进一步感染周围的肿瘤细胞，继续其裂解肿瘤细胞行为。Thorne 等的研究显示 CIK 细胞与溶瘤病毒相结合能产生强大的协同抗肿瘤作用，可在一定程度上克服生物治疗中存在的提呈及定位等难题，有望成为一种更为有效的肿瘤治疗方法。在这项研究中，溶瘤病毒经过一定修饰后先感染 CIK 细胞，使 CIK 细胞作为溶瘤病毒的载体，以防止溶瘤病毒被机体过快排斥，保证其剂量效应。当 CIK 细胞深入至小鼠体内生长的所有肿瘤细胞后，才释放出它们运载的溶瘤病毒。一旦进入了肿瘤内，溶瘤病毒和 CIK 细胞可共同增强相互的杀癌细胞能力，这类疗法的特点是直接针对肿瘤而不影响周围的正常组织。研究人员发现治疗 48h 后，肿瘤以外的组织中几乎无病毒存在，因此具有很好的靶向性。

2）双特异性抗体与 CIK 细胞的联合应用

双特异性抗体（bispecific antibody，BsAb）是指具有两种抗原结合特性的人工抗体。BsAb 含两个抗原结合位点，可同时结合两个不同的抗原。BsAb 的特点是同一抗体分子上的两个抗原结合臂，一个与靶抗原结合，另一个与免疫效应细胞上的标记抗原结合，这样可有效地将具有细胞毒性功能的免疫效应细胞靶向裂解肿瘤细胞。

BsAb 介导的肿瘤细胞杀伤作用已进行了临床前实验研究，部分还进行了 I 期临床试验研究。Kornacker 等研究发现，HER2/neu×CD3 BsAb 能显著增强 CIK 对表达 HER2/neu 的乳腺和卵巢细胞株的抗肿瘤活性，然而 BsAb 在加强 CIK 细胞数目扩增的同时，也增进 CIK 的凋亡。若在培养 CIK 的同时，加入 caspase 抑制剂 z-VAD-fmk，则可减少 CIK 的凋亡。Verneris 等检测了有无 CD3×HER2/neu 双特异性抗体时 CIK 对低表达 HER2/neu 肿瘤细胞的细胞毒活性，将实验分为曲妥单抗治疗组、CIK 治疗组和 CIK＋CD3×HER2/neu 双特异性抗体组等三组，体内外实验发现，曲妥单抗不能抑制 EFT 生长，而 CD3×HER2/neu 双特异性抗体可用于再导向 CIK，在体内外均增强了 CIK 对肿瘤细胞的细胞毒活性，表明 CD3×HER2/neu 双特异性抗体及 CIK 细胞联用对于低表达 HER2/neu 的对曲妥单抗无反应的肿瘤细胞可能更加适合。Chan 等研究双特异性抗体与 CIK 结合在原发性卵巢癌治疗中的应用，经 BsAb×CA125 和 BsAb×HER2 作用后，CIK 对卵巢癌细胞的杀伤率从 21.7% 升高至 89.4%。在移植性卵巢癌 SCID 小鼠模型中，过继转输 BsAb×CA125 与 BsAb×HER2 再导向 CIK 后，与仅应用 CIK 治疗组相比，肿瘤负荷均明显减低，生存率明显增高。因此，BsAB 与 CIK 细胞联用可能在临床肿瘤治疗上发挥更积极的作用。

3）CIK 细胞基因修饰

由于 CIK 扩增对外源性细胞因子有依赖性，因此，通过基因转染方法将相关基因转入 CIK，不仅可减少外源性细胞因子的使用量，还可提高 CIK 自身的抗瘤活性。研究发现，CIK 培养过程中 CD56 分子的表达呈 IL-2 依赖性，尽管有实验指出，CIK 的体内治疗无需 IL-2 体外持续供给，但 Zoll 等的研究结果表明，体外培养中 IL-2 对 CIK 的增殖和杀伤功能有促进作用。Schmidt-Wolf 等在 I 期临床试验中证实，经 IL-2 转导后的 CIK 细胞，尽管转染后 CIK 表面各种膜蛋白表达与转染前无显著变化，但具有更强的增殖能力和更高的细胞毒活性。对 10 例肾转移癌、结肠癌、直肠癌和淋巴瘤患者制备的 CIK 细胞，将含 IL-2 基因的质粒通过电穿孔的形式导入后，这些患者接受了转导后的 CIK 细胞的回输。治疗期间，有 3 名患者出现发烧，但无需任何处理第二天自行恢复。导入 IL-2 基因的 CIK 细胞可在患者体内存在 2 周左右。患者血清中 IFN-γ、GM-CSF 及 TGF-β 水平明显增加，且患者外周血中 CD3$^+$ 淋巴细胞比例增高，外周血淋巴细胞的细胞毒活性有部分增加。3 例患者病情得到控制，1 例淋巴瘤患者达到了完全缓解，其临床疗效仍有待于进一步探索。

除 IL-2 外，IL-7 也被认为对 CIK 细胞的增殖及细胞毒性有重要影响。Finker 等利用改进的腺病毒转基因系统，将人 IL-7 基因转染 CIK，发现转染后细胞可以生成较高浓度的 IL-7。合成的 IL-7 具有明显的生物学活性，可以促进转染 CIK 的增殖，并显著高于未转染细胞。外源 IL-7 基因的表达，同时改变了 CIK 对其他细胞因子的分泌，特别是 TNF-α 分泌显著升高。虽然转染 IL-7 基因后 CIK 表面各种与细胞杀伤活性相关的表面抗原，如细胞黏附分子-1（intercellular adhesion molecule-1，ICAM-1）等与未转染 CIK 相比无明显变化，但转染后 CIK 对多种肿瘤细胞系（如肾癌、恶性黑色素瘤及结直肠癌）的杀伤能力较未转染 CIK 有明显增强。

CIK 细胞过继免疫疗法作为一个新的治疗手段，其方案和标准尚待进一步规范和统一，作用机制、毒副作用、应用时机、给药途径和方法等问题有待进一步探讨。但毫无疑问，CIK 细胞治疗与手术、化疗、放疗的有机结合与合理安排将为肿瘤治疗带来新的曙光。

（五）NK 细胞的临床应用

1. NK 细胞的制备

1）直接纯化法

NK 细胞的分离纯化首先需要分离出单个核细胞。通常可用塑料黏附和尼龙毛柱法去除大部分 B 细胞和单核巨噬细胞，这样可在未损伤细胞的情况下，获得以 T 细胞为主，并包含少量 NK 细胞和 B 细胞的单个核细胞悬液。在此基础上可对 NK 细胞进行进一步的纯化过程。

（1）密度梯度离心法。密度梯度离心法是利用各种细胞不同的理化性质来纯化 NK 细胞，具有操作简单，成本低廉，得到的 NK 细胞活力良好、纯度较高等特点。离心介质为 Percoll，它是一种密度梯度离心剂，在液体中颗粒大小不一，在一定离心场中可形成一定密度梯度，不同密度的细胞分布于不同密度层内，借此可将 NK 细胞与其他单个核细胞分离，从而达到去除大量 T 细胞的目的。用磷酸盐缓冲液将 Percoll 配成 37.5%～50.0% 等 6 个梯度，每梯度相差 2.5%，分置于 15ml 离心管中，再将单个核细胞悬液加入离心管并于 800g 离心 30min。NK 细胞主要分布于 45%～47.5% 梯度层，其纯度可接近 70.0%，上述方法又称为 6 区带分离法。此外，也可采用 7 区带分离法，即将上述 Percoll 配成 42.5%～66.7% 的 7 个密度梯度，其中 42.5%～55% 每个梯度相差 2.5%，最底层梯度为 66.7%，其他同 6 区带分离法。

（2）亲和板（panning）法。无菌塑料平皿用羊抗鼠 IgG 0.1mg/ml 1ml 包被 8h，用含 5% 新生牛血清（NCS）的生理盐水洗三次。$2×10^7$ 单个核细胞中加入抗 CD3、CD4 及 CD8 单抗各 200μl，室温孵育 30min。用含 5% NCS 的生理盐水洗涤三次并调整细胞密度为 $5×10^6$/ml，加入包被好抗体的灭菌平皿中，室温孵育 40min。轻悬使细胞重新分布再放置 40min，收集非黏附细胞，即 NK 细胞，纯度一般大于 60%。

（3）补体裂解法。如上所述，将抗 CD3、CD4、CD8 单抗加入到单个核细胞悬液后温育，洗涤数次，再加入豚鼠血清后 37℃ 孵育 1h，裂解 T 细胞。然后用淋巴细胞分离液去除死细胞，即可得到分离的 NK 细胞。这种方法获得的 NK 细胞纯度大于 60%。此方法还可联合 Panning 法，使 NK 细胞的纯度得到进一步提高。

（4）绵羊红细胞花环法。单个核细胞 $4×10^6$/ml、新鲜绵羊红细胞 $3×10^8$/ml 各 5ml，并加入 5ml NCS 混匀，500r/min 离心 5min，37℃ 孵育 1h，轻轻摇起细胞沉淀，加入到淋巴细胞分离液上层，离心 15min，重悬上层细胞，再离心 10min，重复两次，上层细胞即是分离出的 NK 细胞。这种方法是利用 T 细胞可以与绵羊红细胞特异性结合的特点达到去除 T 细胞的分离效果，NK 细胞纯度也可大于 60%。该方法的缺陷是 NK 细胞表面存在低亲和力绵羊红细胞受体，容易造成回收效率低下。

（5）免疫亲和吸附直接纯化法。可利用 NK 细胞 CD56 的表面标记，采用免疫磁珠、免疫亲和柱及流式分选的方法直接从单核细胞中纯化 NK 细胞。免疫磁珠法是目前应用较多的方法，主要原理是先将特异性抗体固化在纳米级磁珠上，制备成免疫磁珠。当此磁珠与细胞接触后，可通过其交联的特异性抗体识别细胞表面的标志物，从而吸附在细胞表面上。然后通过一个特殊的磁场将这些磁珠进行吸附，分离出与磁珠结合的细胞，而未与磁珠结合的细胞则通过洗涤去除。免疫磁珠分选法包括阳性分选法和阴性分选法，目前商品化的 NK 细胞分离试剂盒（NK cell isolation Kit II）及其配套分选系统（CliniMACS cell selection system）即采用阴性分选法分离 NK 细胞。首先是采用免疫磁珠吸附 T 细胞、B 细胞、单核细胞、树突细胞、红细胞和粒细胞，留下未吸附的细胞即为不含磁珠的 NK 细胞。采用抗 CD56 的免疫磁珠可从此群细胞中进一步阳性分选出 NK 细胞。这样的分离方法分离的 NK 细胞纯度可达到 95% 以上，远远高于前面的分离方法，而且操作简便、快速，缺点是费用高昂，而且回收率较低，难以满足大批动物实验及临床肿瘤免疫治疗的要求。

2）体外扩增法

由于 NK 细胞在人外周血淋巴细胞中只占 5%～15%，因此，无论采用何种分离纯化方法，获得的 NK 细胞数量都是十分有限的。为了满足大规模科研与临床应用的需求，需要 NK 细胞在体外能够大量地扩增。近年来，不少研究者对 NK 细胞体外扩增的方法进行了摸索及优化，证实在细胞因子和饲养细胞的作用下，NK 细胞可以在体外得到有效的扩增。

a. 饲养细胞共培养扩增法

London 等早期已经发现，加入 IL-2 及经放射线照射灭活的 B 细胞与外周血静息的

NK 细胞进行共培养能够显著诱导 NK 细胞的增殖。采用秋水仙素抑制 NK 细胞有丝分裂实验证实 IL-2 的作用是诱导静息的 NK 细胞在培养 6 天后进入第一个增殖周期，但是单纯 IL-2 的作用并不能诱导 NK 细胞显著增殖。加入淋巴 B 细胞后则使 NK 细胞的增殖能力增加了 10 倍，因此，饲养细胞的加入是使 NK 细胞获得了在 IL-2 作用下能够持续增殖的能力。Rabinowich 等同样发现，加入处于对数生长期的自身或同种异体的刀豆蛋白 A（ConA）活化的外周血淋巴细胞（PBL）或经放射线照射灭活的 EB 病毒（EBV）转化的淋巴细胞系（LCL）作为饲养细胞，与 IL-2 联合作用后能分别使黏附的 LAK 细胞（A-LAK）扩增（629±275）倍和（267±64）倍，而单纯采用 IL-2 作用仅能使细胞扩增（55±20）倍。加入饲养细胞的作用主要提高了 A-LAK 中 CD3$^-$CD56$^+$ NK 细胞的增殖。IL-2 单纯作用于 A-LAK 1，CD3$^-$CD56$^+$NK 细胞仅占（53±7.2）％，而在饲养细胞作用下 CD3$^-$CD56$^+$NK 细胞的含量可增加到 84％左右。PBL 中的 CD4$^+$和 CD8$^+$细胞在丝裂原 ConA 作用下对 NK 细胞的增殖均有促进作用，前者的作用显著大于后者。另外，高度纯化的活化 NK 细胞在 IL-2 或饲养细胞的单纯作用下扩增均不显著，但联合应用时能显著扩增 NK 细胞，如在 ConA 活化的 CD4$^+$PBL 饲养细胞作用下，可以使 NK 细胞扩增达 848 倍。

对 NK 细胞杀伤敏感的白血病细胞系 K562，也可作为扩增 NK 细胞一种有效的饲养细胞。Robertson 等发现，可溶性的 IL-1 及 TNF-α 可作为共刺激效应细胞因子增强 NK 细胞在 IL-2、IL-4、IL-7 及 IL-12 等细胞因子作用下的增殖能力，而 IL-1 及 TNF-α 的共刺激效应可被离子霉素（ionomycin）显著增强。如果加入放射线灭活的 K562 细胞作为饲养细胞，可在很大程度上替代 ionomycin 提供共刺激信号，刺激 NK 细胞的大量增殖。Imai 等的进一步研究发现，如果在 K562 细胞上经基因修饰跨膜表达 IL-15 及 4-1BBL 后将其作为饲养细胞，刺激 NK 细胞的增殖能力显著高于单纯的 K562 细胞，21 天后 NK 细胞的平均扩增倍数可达到 1000 倍以上，而 CD3$^+$ 的 T 细胞却基本没有扩增。因此，这种方法被认为是从外周血单核细胞中选择性扩增 NK 细胞最高效的方法之一。Fujisaki 等也证实跨膜表达 IL-15 及 4-1BBL 的 K562 细胞作为饲养细胞可高效地扩增急性白血病患者的 NK 细胞，并有效地杀伤急性髓细胞白血病细胞。

另一种肿瘤细胞——肾母细胞瘤细胞株 HFWT，是扩增 NK 细胞最有效的饲养细胞。Hanada 等发现，正常人外周血来源的单核细胞（PBMC）与放射线灭活的 HFWT 进行共培养 10～21 天后，淋巴细胞扩增 50～401 倍，其中 NK 细胞的含量超过 70％，这种扩增需要的 HFWT 细胞是活细胞，固定后的 HFWT 细胞没有此功能。比较发现，晚期中枢神经系统肿瘤患者的 PBMC 与 HFWT 共培养，淋巴细胞可扩增 158 倍，而与 K562 细胞共培养只能扩增 30.5 倍。此外，采用 HFWT 作为饲养细胞扩增的 NK 细胞，不仅可以杀伤 MHC-I 缺失的 HFWT 细胞，对于表达 MHC-I 的中枢神经系统肿瘤细胞也有杀伤作用。而且，HFWT 细胞不像 K562 细胞一样需要经过基因修饰跨膜表达 IL-15 及 4-1BBL 后才能高效地扩增 NK 细胞，其自身就能作为选择性扩增 NK 细胞的一种高效饲养细胞。HFWT 细胞自身是否表达 IL-15 及 4-1BBL 分子目前尚没有确定。

上述的饲养细胞有一个共同特征，就是均为 MHC-I$^-$ 的细胞。它们能够高效扩增 NK 细胞的一个原因可能是 MHC-I 分子的缺失导致其不会与 NK 细胞表面的抑制性受体结合，从而使 NK 细胞不接受抑制信号而得到激活。然而，并非所有的 MHC-I⁻ 的细胞都能作为高效扩增 NK 细胞的饲养细胞。因此，细胞表面表达的特定受体及分泌的细胞因子可能才是刺激 NK 细胞选择性扩增的重要因素，即具有细胞间的接触依赖性。Miller 等将纯化的 NK 细胞与自身的 PBMC 在 Transwell 系统中（两者之间有一 $0.4\mu m$ 孔的膜相隔）共同孵育，其中 NK 细胞扩增 20 倍左右。如果直接将 NK 细胞与 PBMC 共同孵育，即允许细胞直接接触，则 NK 细胞增殖倍数进一步提高达 30.6 倍，证明了 NK 细胞与 PBMC 的直接接触对促进 NK 细胞的扩增效果强于在 Transwell 中的扩增。

b. 组合细胞因子扩增法

采用饲养细胞选择性扩增 NK 细胞虽然高效，但是操作上显得有些繁琐。Carlens 等采用一种较为简单的操作方法，可不采用饲养细胞。他们在干细胞培养基 SCG 的培养条件下，先用抗 CD3 单抗刺激 PBMC 5 天，然后再补入 500U 的 IL-2 连续培养 21 天，细胞扩增的平均倍数为 193 倍，含 55% 的 $CD3^-CD56^+$ 的 NK 细胞，另外，$CD3^+CD56^+$ 的 CIK 细胞约占 22%，这些扩增的细胞在 1∶1 的比例下，裂解 K562 细胞的活性为 26%~45%。此方法与制备 CD3AK 细胞的方法类似，所不同的是采用了干细胞培养基。国内，黄朝晖等在 Carlens 工作的基础上，通过适当提高 CD3 单抗的用量及加入 PHA 协调刺激，对扩增条件进行优化，进一步提高了 NK 细胞的体外扩增效率。

在 NK 细胞的扩增中，IL-2 是必不可少的细胞因子。许多学者为了达到更好的扩增效果，尝试了许多不同的细胞因子组合。Luhm 等和 Klingemann 等先后报道采用 IL-2 和 IL-15 组合培养 14 天后，NK 细胞的扩增效率比单用 IL-2 扩增效果更加显著，NK 细胞扩增可达 80 倍以上且扩增细胞大部分发生在 $CD56^+$ NK 细胞。近年的研究也证实，IL-15 在刺激 NK 细胞增殖及活化等方面与 IL-2 有许多相似性，二者都可与 IL-2 受体复合体的 β、γ 链结合，而 IL-15 还可结合于一个新的 α 链，即 IL-15Rα，因此，IL-15 还在促进造血干细胞定向分化为 NK 细胞，并对 NK 细胞的发育分化及维持长期体外存活等方面有显著作用。IL-2 与 IL-15 还具有一定的协同作用。另外，IL-12 可增强 NK 细胞的杀伤活性和分泌功能，而且可在体外促进 NK 细胞的增殖，同时可协同 IL-2 诱导 NK 细胞的细胞毒作用。然而奇怪的是，IL-12＋IL-2 的组合反而小于 IL-2 单独作用，表明二者可能存在拮抗作用。Li 等采用 IL-2、IL-12 和 IL-15 等细胞因子的不同组合以期优化 NK 细胞体外扩增的效率，经 15 天培养后，发现在 IL-2、IL-2＋IL-12、IL-2＋IL-15 和 IL-2＋IL-15＋IL-12 培养体系中，NK 细胞扩增倍数分别为 (15.43 ± 1.08)、(19.87 ± 3.87)、(50.46 ± 4.31) 和 (52.35 ± 6.72)，IL-2＋IL-15 与 IL-2＋IL-15＋IL-12 组间未见显著差异，并且各组扩增的 NK 细胞对 K562 细胞的杀伤率均较扩增前增强。可见，应用 IL-2＋IL-15 的细胞因子组合在目前体外扩增高纯度 NK 细胞体系中是较为理想的。

c. NK 细胞系法

无论采用饲养细胞共培养法还是组合细胞因子法扩增 NK 细胞，其操作均有一定的难度，而且 NK 细胞的扩增倍数及纯度也会因个体的差异而有所不同。因此，有许多人试图建立 NK 细胞系用同种异体 NK 细胞进行肿瘤生物治疗，从而克服以上制备方法的不足。目前已经建立的 NK 细胞系主要有以下几种。

（1）JT1 是 Hercend 等最早建立的 NK 细胞系，来源于正常人的外周血单核细胞。首先采用阴性分选法从人外周血单核细胞中分离出"裸细胞"，然后在 PHA 及淋巴细胞条件培养基的刺激条件下采用有限稀释法进行克隆化。JT1 这个细胞克隆可在体外连续增殖超过 6 个月，表达 NK 细胞的一些表面标志，同时对 NK 细胞敏感的细胞系（如 K562 和 Molt 4 等）具有很强的杀伤性，而且还具有一定的 ADCC 效应。

（2）NK3.3 是 Kornbluth 等将混合淋巴细胞培养中的 PBMC 培养于软琼脂板上，分离单个克隆，而后在液体培养基中扩增得到的，其中一株克隆 NK3.3 即为此获得的 NK 细胞系，也是正常 NK 细胞来源的 NK 细胞系。NK3.3 的形态、免疫组化、表型都与大颗粒淋巴细胞（LGL）相似，为 IL-2 依赖型，具有很强的自然杀伤活性，可以杀伤 NK 敏感靶细胞 K562、MOLT24、HSB-2、CEM、BUC 和 Daudi。NK3.3 表型为 $9.6E^+$、$3A1^+$、$HLA-DA^+$、$T200^+$、$T10^+$、$T3/Leu4^-$、$T8/Leu2a^-$、$T4/Leu3a^-$、$Leu7^-$。

（3）YT 是 Yodoi 等于 1983 年建立的。细胞来源于一名 15 岁患有急性淋巴瘤和胸腺瘤的日本男性的心包积液。YT 细胞大小不一，核不规则，细胞质内有许多空泡和嗜苯胺蓝颗粒，免疫表型为 $CD2^- CD3^- CD16^- CD56^+$，表达 TacAg/IL-2，但在体外培养过程中 TacAg 的表达逐渐减少。染色体分析表明，YT 细胞为四倍体，有 4q＋染色体标志，染色体数目为 83～95。YT 是已建成的细胞系中唯一一个不依赖 IL-2 的细胞系，不需要条件培养基和 IL-2 即可在体外长期扩增。YT 可杀伤 NK 细胞敏感细胞系 K562、MOLT-4、HPB-ALL 和 HSB-2 等细胞。

（4）NK-92 是 Gong 等于 1992 年建立的依赖 IL-2 的 NK 细胞系。细胞取自一名 50 岁患有快速侵袭性非霍奇金淋巴瘤的男性患者的外周血。患者的骨髓被大颗粒淋巴细胞浸润，骨髓和外周血的淋巴细胞免疫表型为 $CD56^+ CD2^+ CD57^+ CD3^-$。培养后获得的 NK-92 细胞仍具有大颗粒淋巴细胞的形态，细胞核圆形或有凹痕，核仁明显，细胞质嗜碱性，内有大量嗜苯胺蓝颗粒，细胞易聚集，免疫表型为 $CD3^- CD16^- CD2^+$ $CD56^{bright}$。尽管缺少 CD16，但它仍具有高度的细胞毒活性，能杀伤大多数的 MHC-I 类抗原阳性的肿瘤和新鲜分离的恶性细胞，尤其是造血系统来源的恶性细胞。在效靶比为 1∶1 时，对 K562 细胞的杀伤活性为 83%，对 Daudi 为 76%。

d. NKL

NKL 是 Robertson 等建立的 NK 细胞系。细胞来源于一名 63 岁男性 $CD3^- CD16^+$ $CD56^+$ 的大颗粒淋巴细胞白血病患者的外周血。其外周血淋巴细胞多数具有 LGL 的形态特点，约 50% 的外周血单个核细胞表达 CD56 和 MHC-II 类抗原，33% 表达 CD3。NKL 细胞经过几个月的连续培养，仍具有 LGL 的形态。电镜显示 NKL 的超微结构与扩增后正常的多克隆 NK 细胞相似。NKL 表达 CD2、CD6、CD11a、CD26、CD27、CD29、CD38、CD43、CD58、CD81、CD94、CD95 和 MHC-II。在体外培养过程中，CD16、CD56 和 CD57 的表达密度明显降低。NKL 依赖于 IL-2 生长，具自然杀伤活性和 ADCC 效应，表现的增殖反应也与正常的 $CD16^+ CD56^{dim}$ NK 细胞相似。

e. HANK-1

HANK-1 是 Kagami 等于 1994 年建立的，取自一名 46 岁鼻部血管中心性 NKPT 细胞瘤女性患者腹膜后的淋巴结，细胞表型为 $CD56^+$。将此淋巴结分离的细胞种植于 SCID 鼠的皮下，从小鼠长出的肿瘤中建立了该细胞系。细胞形态为多形的大细胞，有不规则的核，细胞质内有嗜苯胺蓝颗粒。HANK-1 表达 CD2、CD3ε、CD7、CD56、TIA-1、granzyme B 和 HLA-DR，但没有其他 T 细胞系的标记，CD25 呈强势表达。HANK-1 的基因型分析证实有 TCRβ、TCRγ 和 IgH 的胚系结构。HANK21 在体外培养中，同样表现为 IL-2 依赖性。

f. NK2YS

NK2YS 是 Tsuchiyama 等于 1996 年建立的 NK 细胞系。细胞取自一名 19 岁鼻部血管中心性 NK 细胞淋巴瘤白血病女性患者的外周血，细胞表型为 CD3$^-$ CD56$^+$。NK2YS 表达 CD2、CD5、CD7、CD25、CD56 和 CD95，保存了原型 NK 淋巴瘤细胞的特性，对 K562 和 Jurkat 细胞有细胞毒活性。

g. KHYG-1

KHYG-1 是 Yagita 等于 1997 年从一名 45 岁女性恶性 NK 细胞白血病患者外周血中建立的具有 *p53* 基因点突变的 NK 细胞系。细胞形态具有 LGL 的形态学特点，有一个较大的细胞核，染色体粗糙，核仁明显，细胞质丰富，嗜碱性，内有嗜苯胺蓝颗粒。KHYG21 的细胞表型为 CD1$^-$ CD2$^+$ sCD3$^-$ CD3ε$^+$ CD7$^+$ CD8α$^+$ CD16$^-$ CD25$^-$ CD33$^+$ CD34$^-$ CD56$^+$ CD57$^-$ CD122$^+$ CD132$^+$ TdT$^-$。KHYG-1 具有 NK 细胞的活性，在体外依赖 IL-2 生长。

在上述细胞系中，由于 NK-92 具有高强度、广谱的细胞毒效应，成为临床前应用研究中最为关注的一个 NK 细胞系。在特征上，NK-92 缺乏杀伤细胞免疫球蛋白样受体 (killer cell immunoglobulin-like receptor，KIR)，但仍具有 perforin 和 granzyme B 介导的裂解细胞的能力。NK-92 表达大量的活化受体，如 NKp30、NKp46、2B4、NKG2D 及 CD28 等，而几乎不表达所有的抑制性受体，并缺乏大多数正常 NK 细胞克隆表达的 KIR，如 p58 复合体（p58 复合体通过结合靶细胞上的 HLA 抗原而抑制 NK 细胞的杀伤）。在 NK-92 细胞中，不仅与穿孔素-颗粒酶细胞溶解途径有关的分子高表达，其诱导凋亡的配体（如 TNF 超家族成员 FasL、TRAIL、TWEAK、TNF-α）也呈高水平表达。NK-92 对不同来源肿瘤的细胞系，如白血病、淋巴瘤、恶性黑色素瘤、前列腺癌和乳腺癌等都表现出高效的杀伤活性。由于 NK-92 具有 IL-2 依赖性，缺乏 IL-2 的作用在体外 NK-92 会很快凋亡。为了使 NK-92 更适于临床应用，Nagashima 等将 *IL-2* 基因转染到 NK-92 细胞中，建立了非 IL-2 依赖的 NK 细胞，并通过体内外实验证明基因修饰的 NK-92 细胞的细胞毒效应明显高于 IL-2 依赖的亲代 NK-92 细胞，对建立的肝转移癌小鼠也有较强的抗瘤作用。Tam 等通过体外实验和 SCID 鼠的体内实验也证实 NK-92 对人类的黑色素细胞瘤有很强的杀伤能力。目前，NK-92 的抗肿瘤研究已进入 I～II 期临床试验，随着临床试验的顺利进行，应用 NK-92 进行的过继免疫治疗必将成为肿瘤生物治疗中的一部分。

2. NK 细胞的临床应用

尽管异基因 NK 细胞治疗目前主要用于白血病治疗研究，也有研究者尝试将其用于实体瘤的治疗。于津浦等探讨了异基因 NK 细胞在 DLI 治疗单倍体相合造血干细胞移植 (H-HSCT) 后肺癌复发中的作用，异基因 NK 可以延长 DLI 在小鼠宿主体内停留时间，促进炎性因子和 Th1 类细胞因子分泌，抑制肿瘤生长，提高 DLI 治疗移植后肺癌复发的疗效。Arai 等采用 NK 细胞系 NK-92 作为异体 NK 细胞，对 11 例晚期肾癌患者及 1 例黑色素瘤患者进行 I 期临床试验研究。结果发现，患者出现较轻的副反应，主要为发热和低血糖，但都很短暂，无需药物处理即自行消退，1 名患者治疗后带瘤生存达 4 年，另外有 2 名患者 MR。除异体 NK 细胞治疗外，自体 NK 细胞治疗也有报道。Krause 等采用 HSP70 活化的自体 NK 细胞对 12 名晚期结肠癌及肺癌患者开展 I 期临床试验研究，结果发现没有患者出现严重毒副反应，2 名患者 SD。Ishikawa 等采用 HFWT 饲养细胞选择性扩增自体 NK 细胞，对 9 名复发的恶性胶质瘤患者进行了 I 期临床试验研究，结果没有患者出现严重的神经毒副反应，3 例 PR，2 例 MR。

（六）NK T 细胞的临床应用

1. NK T 细胞的扩增培养

NK T 细胞的抗原识别与传统的 T 细胞不同，不能识别由经典的 MHC-I 和 MHC-II 类分子提呈的抗原肽，而只识别由细胞表面 CD1d 分子提呈的脂类、蛋白质抗原，在这些抗原的刺激下 NK T 细胞被激活，并迅速产生 IL-4、IFN-γ、IL-10 和 IL-13 等细胞因子。目前，从海绵提取物中发现的 α-半乳糖神经酰胺（α-GalCer）是特异性激活 NK T 细胞最有效的配体之一。1993 年由日本的 Kirin Brewery 公司首次合成 α-GalCer 并命名为 AGL，并相继出现其类似物 AGL2582，命名为 KRN7000。此外，NK T 细胞的蛋白质抗原 SEB（金黄色葡萄球菌肠毒素 B）及天然抗原，如寄生虫的糖基磷脂酰肌醇和分枝杆菌细胞壁的磷脂酰肌醇甘露糖等，也是活化 NK T 细胞的有效配基。NK T 细胞的表面表达近期激活或记忆 T 细胞的特征标志 CD44^{hi}CD62L$^-$CD69$^+$，在 α-GalCer 等抗原的刺激下，其与 CD1d 和 TCR 形成三联体激活 NK T 细胞，NK T 细胞数目可大量增加。

在体外，NK T 细胞的扩增可采用人外周血来源的单个核细胞，以含 5% FCS 的 RPMI1640 或无血清的 AIM-V 培养基悬浮后，加入 100ng/ml 的 α-GalCer 进行刺激，同时需要加入 100U 的 IL-2，培养 7 天及 14 天时，加入 α-GalCer 负载的 PBMC 进行再刺激，14 天 NK T 细胞可扩增 1000 倍以上，21 天可扩增到 2000 倍以上。14 天时 NK T 细胞的含量可在 10% 以上，21 天含量没有显著改变，只是数量有所增加。此外，二次刺激也可采用 α-GalCer 负载的 DC 细胞来进行，因为 DC 细胞高表达 CD1d 分子。但是实际操作中发现采用 DC 与 PBMC 的效果差异不大，而 DC 制备上比较繁琐，又需要消耗昂贵的细胞因子，因此在临床应用上可直接采用 PBMC。

2. NK T 细胞的临床应用

NK T 细胞分泌颗粒酶及穿孔素，表达 FasL 及 Trail 等死亡配体，因此，对肿瘤细胞有杀伤作用。在体外，NK T 细胞被证实可针对多种肿瘤细胞有杀伤作用。另外，在小鼠模型上，NK T 细胞也显示出抗肿瘤作用。因此，研究者们开始对肿瘤患者开展临床试验研究。

Giaccone 等首先对 24 例实体瘤患者开展了 NK T 细胞配基 KRN7000 治疗的 I 期临床试验研究，患者采用直接注射 KRN7000 的方式（剂量为 $50 \sim 4800 \ \mu g/m^2$，于第 1、8、15 天注射）以激活患者体内的 NK T 细胞。结果表明，5 例患者血清中 TNF-α 及 GM-CSF 水平提高，7 例患者表现为 SD。Nieda 等则对 12 例晚期肿瘤患者开展了 α-

GalCer 负载 MoDC 治疗的 I 期临床试验研究，结果表明，患者经过 α-GalCer 负载 MoDC 细胞回输后，体内的 NK T 细胞数量迅速上升，T 细胞及 NK 细胞的活化标志物 CD69 上调表达，NK 细胞的细胞毒性增加，同时血清中 IL-12 及 IFN-γ 的含量也增加。临床疗效观察发现，2 例患者的肿瘤标志物水平下降，1 例患者出现肿瘤广泛坏死。Chang 等也针对 5 例晚期肿瘤患者开展类似研究，结果发现患者经过 α-GalCer 负载 MoDC 细胞回输后，体内的 NK T 细胞数量迅速上升，并且 6 个月后仍然可以检测到。此外，可检测到 CMV 特异性的 CD8$^+$ 记忆性 T 细胞有所增加，同时血清中 IL-12 及 IP-10 的水平上升。临床疗效观察发现，3 例患者的肿瘤标志物水平下降，1 例患者 SD。Ishikawa 则对 11 例晚期的非小细胞肺癌患者开展 α-GalCer 负载 MoDC 细胞的治疗研究，结果发现，患者体内 NK T 细胞显著扩增并分泌 IFN-γ，3 例患者 SD。Motohashi 等对 6 例晚期的非小细胞肺癌患者开展 α-GalCer 活化的 NKT 细胞治疗研究，患者经过 2 次回输，结果发现，患者体内分泌 IFN-γ 的 PBMC 数量增加，2 例患者 SD。

目前，NK T 细胞的治疗多数是采用 α-GalCer 负载的 DC 细胞来进行，通过激活体内的 NK T 细胞对肿瘤细胞进行杀伤，同时调节体内的先天及获得性免疫系统的反应。随着 I～II 期临床试验的推进，NK T 细胞将会在肿瘤免疫治疗中发挥重要的作用，成为肿瘤免疫治疗一种有效的手段。

二、过继细胞免疫治疗在白血病中的临床应用

白血病（leukemia）是一类造血干细胞的恶性克隆性疾病，其克隆中的白血病细胞增殖失控，分化障碍，凋亡受阻，从而停滞在细胞发育的不同阶段。在骨髓和其他造血组织中白血病细胞大量增生累积，并浸润其他组织和器官，使正常造血受抑制。白血病是严重威胁人类生命健康的恶性肿瘤之一，在我国患病率为 3/10 万～4/10 万，死亡率居肿瘤第 6 位。近年来，随着新药的出现和治疗方法的改进，急性白血病的完全缓解率（CR）和长期无病生存率（DFS）已有了明显提高，但仍不尽如人意。例如，在急性粒细胞白血病（AML）中，除急性早幼粒细胞白血病外，其他 AML 的 CR 仍维持在 80％～85％，DFS 只有 20％～35％。对于难治性复发性 AML 和老年性 AML 来说，CR 和 DFS 则更低。因此，仅仅依赖开发新型化疗药物和造血干细胞移植（HSCT）的发展来提高白血病患者的 CR 和 DFS 尚有困难。近年来，过继性细胞免疫治疗成为一个迅速发展的领域，在减轻各种化疗并发症、消除白血病微小残留病灶、延长患者治疗后缓解期等方面有广阔前景。

淋巴因子激活的杀伤细胞 LAK 输注是过继性细胞免疫治疗最早应用于白血病治疗的方法之一。LAK 细胞可采用高剂量 IL-2 刺激外周血淋巴细胞制备，具有很强的抗肿瘤功能。体外实验表明，无论是正常人还是白血病患者来源的 LAK 细胞，均可有效地杀伤白血病细胞。Allison 等的 II 期临床试验表明，12 名恶性淋巴瘤及急性白血病患者经 LAK 细胞治疗后，3 名患者 PR，并持续 1～17 个月。然而，尽管临床试验证实 LAK 细胞可用于白血病治疗，但大剂量 IL-2 的使用对部分患者有较大的毒副作用，因此 LAK 细胞的临床应用存在较大的局限性。

CIK 细胞具有增殖速度快、杀伤活性高、肿瘤杀伤谱广、副作用小及对正常骨髓造血影响轻微等优点，同时，CIK 的临床输注无需大剂量的 IL-2 辅助治疗，大大降

低了毒副作用。因此，CIK 细胞被认为是新一代肿瘤过继细胞免疫治疗的首选方案之一。CIK 细胞在白血病治疗中的应用，主要是针对白血病干细胞或祖细胞的杀伤作用，可能的作用机制是由于白血病前体细胞表面分子表达下调，或者与其结合的多肽发生变异，导致 CIK 细胞对其识别和杀伤，而 CIK 细胞所分泌的 IFN 和 TNF 等细胞因子对白血病干细胞杀伤起到重要作用。Introna 等早期进行了 CIK 治疗白血病的 I 期临床试验。他们对异体干细胞移植治疗后复发的 4 名急性髓细胞性白血病患者、3 名霍奇金淋巴瘤患者、1 名慢性粒-单细胞白血病患者、1 名急性前 B 细胞白血病患者及 2 名骨髓增生异常综合征患者进行了异体 CIK 细胞治疗。每位患者回输的 CIK 细胞数量平均值为 12.4×10^6/kg，至少回输 1 次。所有患者均良好耐受，没有出现急性及延迟型相关反应。4 名患者出现轻微急性 GVHD 反应，2 名患者在 30 天后出现广泛慢性 GVHD 反应。异体 CIK 细胞治疗后，1 名患者 SD、1 名患者血液功能改善、3 名患者 CR。此项研究证实了异体 CIK 细胞治疗的安全性，对于临床肿瘤治疗有很大的启示。

由于 CIK 细胞技术的日益成熟，国内开展 CIK 细胞在白血病中的治疗研究也开始增多。惠吴函等通过采集 5 例慢性粒细胞白血病（CML）慢性期患者外周血标本在体外诱导培养细胞，流式细胞仪（FCM）检测其表型，G 带法检测 CIK 细胞核型，分选 $CD34^+$ CML 白血病细胞，染色后利用 FCM 检测 CIK 细胞对 G_0 期 $CD34^+$ CML 白血病细胞的杀伤作用，发现 CIK 细胞可从患者外周血中大量扩增，其来源为正常淋巴细胞，对 G_0 期 $CD34^+$ 白血病细胞有明显抑制作用，对正常造血前体细胞无抑制作用，可作为过继性细胞免疫治疗的效应细胞治疗 CML。张乐萍等对 28 例儿童 ALL 化疗 12 个月以上 MRD 仍阳性者中的 14 例给予 CIK 和 IL-2 输注治疗，即为治疗组，余为对照组。发现对照组 14 例中 8 例复发，6 例 MRD 转阴，并长期生存；治疗组 MRD 均转阴，中位随访 18 个月未见复发。刘跃均等收集了恶性血液病患者 21 例，共给予 50 例次的 DC-CIK 细胞治疗，21 例患者经 DC-CIK 细胞治疗后，13 例持续缓解，中位持续缓解时间为 17 个月，3 年总生存率为（61.9±18.5）%。童春容等对 37 例急性白血病患者进行了 58 个疗程输注 CIK 细胞治疗，其中 34 例血液学缓解期接受 CIK 治疗的 3 年持续完全缓解率为 75%，经 CIK 治疗后的中位生存期为 26 个月，经一疗程 CIK 治疗后，2 例肿大的脾明显缩小，均生存至今；8 例（8/8）骨髓残留的异常染色体和基因标志消失。江浩等对 19 例急性白血病患者化疗同时共接受 52 疗程 DC-CIK 细胞治疗，4 年持续 CR 率为 73.4%；单纯化疗组 4 年预期持续 CR 率仅为 27.3%，且发现 DC-CIK 细胞治疗的疗效与疗程有关。石永进等应用自体 CIK 细胞对 5 例恶性血液系统肿瘤患者进行治疗，包括 MM 2 例、NHL 1 例、急性早幼粒细胞白血病（APL）1 例、AML-M4 1 例。回输治疗后随访 22～26 个月，其中 APL 患者 CIK 治疗前 *PML-RARα* 融合基因为阳性，CIK 回输后转为阴性，2 年后检查仍为阴性，除 AML-M4 患者复发外，其他患者均未见复发。从上述的结果可以发现，CIK 细胞的抑瘤作用不但在实验室得到佐证，而且在临床应用中收到了很好的效果。

异基因 NK 细胞输注是治疗白血病的另外一种免疫治疗方式，动物实验及临床试验均证实其有很高的成功率。异基因造血干细胞移植（Allo-HSCT）是治疗白血病的有效方法之一，可使 50% 患者长期无病生存。研究发现，异基因造血干细胞移植后，供者免疫系统在受者体内的重建可产生移植物抗白血病（graft versus leukemia，GVL）作用，但也产生危及患者生命的移植物抗宿主病（graft versus host disease，GVHD）及迟发的免疫功能障碍。在异基因造血干细胞移植后，采用供者淋巴细胞输入（DLI）的方法，可通过提高供者嵌合率的作用促进 GVL 反应，对于降低 Allo-HSCT 后的复发、提高移植后治疗白血病的成功率具有重要意义。此过程中，供者异源反应性 NK 细胞可主动攻击宿主细胞，辅助供者干细胞成功植入。当供、受者 KIR 不相合引发供者 NK 细胞异源反应性时，供者 NK 细胞通过识别杀伤受者残留淋巴细胞和造血细胞而发挥强有力的促植入作用。此外，由于 KIR 的不相合，NK 细胞杀伤肿瘤细胞的能力大大增强，提高了 GVL 作用。

小鼠动物实验和人 HLA 半相合 HSCT 临床试验均提示，当供受者间 KIR 表位不合时，患者 5 年复发可能性为 0；反之，复发可能性达到 75%。Passweg 等尝试了异基因 NK-DLI 治疗恶性髓性白血病患者的临床试验研究，5 名患者髓性白血病患者经过 allo-HSCT，其中 3 例出现混合嵌合体，1 例移植失败，1 名复发。从供体的单个核细胞中采用两步纯化法分离纯化 NK 细胞，给这些患者进行回输。结果发现，所有患者均能良好耐受，未出现 GVHD，2 例患者嵌合率提高。Miller 等用异基因 NK 细胞进行输入治疗，19 例 AML 患者中则有 5 例出现完全缓解。Koehl 等采用 IL-2 活化的异基因 NK 细胞治疗 3 例急性白血病患者，所有患者均良好耐受且未出现 GVHD。Rubnitz 等对 10 例急性髓细胞性白血病（AML）患者开展了异基因 NK 细胞治疗的 I 期临床试验研究。患者先用环磷酰胺和氟达拉滨进行处理，然后回输 NK 细胞并辅以 IL-2 进行治疗。回输后所有患者的 KIR 不相合 NK 细胞均得到显著扩增，仅发生很有限的非血液毒性反应，未发生 GVHD，2 年无疾病生存率达到 100%，表明了单纯的异基因 NK 细胞治疗也是安全有效的。

总之，过继性细胞免疫治疗在白血病的治疗上具有以下优点：①体外活化、扩增和修饰免疫细胞可以选择性地控制其抗白血病反应，如采用不同的细胞因子组合、基因修饰等，力争达到最佳的抗肿瘤效果；②CIK 细胞具有增殖速度快、杀伤活性高、肿瘤杀伤谱广、副作用小等优点，白血病患者在化疗使病情缓解后，采用 CIK 细胞免疫治疗，对抑制白血病的复发具有较好的作用；③体外培养的免疫活性细胞绕过了体内免疫系统中复杂的负调控系统的影响，活性更强，同时，输注免疫细胞可避免由于应用大剂量的某些细胞因子引起的毒副反应，如 IL-2 引发的毛细血管渗漏综合征。当然，过继性免疫治疗也同时面临一些困难：①体外扩增技术尚需进一步研究和完善，使制备的免疫细胞具有更好的抗白血病细胞效果；②由于白血病患者具有明显的个体差异，如何选择适合的过继性免疫治疗方案也是临床医生面临的难题；③针对白血病的免疫机制及细胞回输后在体内的作用机制尚未完全阐明，一些免疫细胞治疗方式在白血病治疗的疗效上还存在争议，如何序贯联合应用不同的治疗方法以使效益最大化还有待研究。无论如何，过继性细胞免疫治疗已经在白血病的治疗上显示出了良好的临床应用前景，随着技术的发展及研究水平的提高，过继性细胞免疫治疗作为综合治疗的手段之一必然会在白血病的治疗上发挥重要作用。

（潘　科　夏建川）

参 考 文 献

郭智，谭晓华，高锦，等. 2006. CIK 治疗耐药性非霍奇金淋巴瘤疗效观察. 实用癌症杂志，21（1）：15-16.

黄朝晖，王丰，刘志辉，等. 2004. 人外周血细胞毒性 $CD3^-CD56^+$ NK 细胞高效扩增的研究. 肿瘤防治研究，31：36-38.

惠吴函，徐娟，万岁桂，等. 2005. CIK 细胞对慢性粒细胞白血病 G_0 期 $CD34^+$ 白血病细胞的杀伤作用. 肿瘤防治杂志，15（12）：1160-1163.

江浩，刘开彦，童春容. 2005. 化疗联合自体细胞因子诱导杀伤细胞治疗急性白血病的临床观察. 中华内科杂志，44（3）：198-201.

刘跃均，吴德沛，孙爱宁，等. 2010. 化疗联合自体 DCIK 细胞治疗急性白血病的临床研究. 中国免疫学杂志，26（6）：552-556.

钱丽娟. 2009. 人 NK 细胞系的建立及研究进展. 中国肿瘤，18：997-1002.

石永进，虞积仁，芩溪南，等. 2001. 细胞因子诱导杀伤（CIK）细胞的大容量扩增与杀伤活性观察. 生物医学工程学杂志，18（1）：94-96.

童春容，耿彦彪，陆道培. 2000. 自体细胞因子诱导的杀伤细胞治疗急性白血病的临床研究. 北京医科大学学报，32（5）：473-477.

熊丹，杨志刚. 2008. 自然杀伤细胞纯化及扩增技术研究进展. 医学综述，14：3372-3375.

徐彤，田志刚. 2000. 人外周血 NK 细胞的纯化及体外扩增. 国外医学肿瘤学分册，27：48-51.

于津浦，孙海燕，李慧，等. 2009 异基因反应性 NK 细胞在供者淋巴细胞输注治疗单倍体相合造血干细胞移植后肺癌复发中的作用研究. 中国实验血液学杂志，17：164-169.

张乐萍，陆爱东，童春容，等. 2003. 细胞因子诱导的杀伤细胞/白细胞介素 2 治疗儿童急性淋巴细胞白血病微小残留病灶疗效观察. 实用儿科临床杂志，18（3）：185-186.

Allison M A, Jones S E, McGuffey P. 1989. Phase II trial of out patient interleukin-2 in malignant lymphoma, chronic lymphocytic leukemia, and selected solid tumors. J Clin Oncol，7（1）：75-80.

Arai S, Meagher R, Swearingen M, et al. 2008. Infusion of the allogeneic cell line NK-92 in patients with advanced renal cell cancer or melanoma：a phase I trial. Cytotherapy，10：625-632.

Burns L J, Weisdorf D J, DeFor T E, et al. 2003. IL-2-based immunotherapy after autologous transplantation for lymphoma and breast cancer induces immune activation and cytokine release：a phase I/II trial. Bone Marrow Transplant，32：177-186.

Cameron R B, Spiess P J, Rosenberg S A. 1990. Synergistic antitumor activity of tumor-infiltrating lymphocytes, interleukin 2, and local tumor irradiation. Studies on the mechanism of action. J Exp Med，171：249-263.

Carlens S, Gilljam M, Chambers B J, et al. 2001. A new method for in vitro expansion of cytotoxic human $CD3^-$ $CD56^+$ natural killer cells. Hum Immunol，62：1092-1098.

Chan J K, Hamilton C A, Cheung M K, et al. 2006. Enhanced killing of primary ovarian cancer by retargeting autologous cytokine-induced killer cells with bispecific antibodies：a preclinical study. Clin Cancer Res，12：1859-1867.

Chang D H, Osman K, Connolly J, et al. 2005. Sustained expansion of NKT cells and antigen-specific T cells after injection of alpha-galactosyl-ceramide loaded mature dendritic cells in cancer patients. J Exp Med，201：1503-1517.

Finke S, Trojaneck B, Lefterova P, et al. 1998. Increase of proliferation rate and enhancement of antitumor cytotoxicity of expanded human $CD3^+CD56^+$ immunologic effector cells by receptor-mediated transfection with the interleukin-7 gene. Gene Ther，5：31-39.

Fujisaki H, Kakuda H, Shimasaki N, et al. 2009. Expansion of highly cytotoxic human natural killer cells for cancer cell therapy. Cancer Res，69：4010-4017.

Giaccone G, Punt C J, Ando Y, et al. 2002. A phase I study of the natural killer T-cell ligand alpha-galactosylceramide（KRN7000）in patients with solid tumors. Clin Cancer Res，8：3702-8709.

Harada H, Watanabe S, Saijo K, et al. 2004. A Wilms tumor cell line, HFWT, can greatly stimulate proliferation of CD56$^+$ human natural killer cells and their novel precursors in blood mononuclear cells. Exp Hematol, 32: 614-621.

Hoskin D W, Williams B, Fitzpatrick L, et al. 1998. Cell biology and possible therapeutic applications of anti-CD3$^-$ activated killer-T cells. Int J Mol Med, 1: 893-902.

Imai C, Iwamoto S, Campana D. 2005. Genetic modification of primary natural killer cells overcomes inhibitory signals and induces specific killing of leukemic cells. Blood, 106: 376-383.

Introna M, Borleri G, Conti E, et al. 2007. Repeated infusions of donor-derived cytokine-induced killer cells in patients relapsing after allogeneic stem cell transplantation: a phase I study. Haematologica, 92: 952-959.

Ishikawa A, Motohashi S, Ishikawa E, et al. 2005. A phase I study of alpha-galactosylceramide (KRN7000) - pulsed dendritic cells in patients with advanced and recurrent non-small cell lung cancer. Clin Cancer Res, 11: 1910-1917.

Ishikawa E, Tsuboi K, Saijo K, et al. 2004. Autologous natural killer cell therapy for human recurrent malignant glioma. Anticancer Res, 24: 1861-1871.

Klingemann H G, Martinson J. 2004. Ex vivo expansion of natural killer cells for clinical applications. Cytotherapy, 6: 15-22.

Koehl U, Sörensen J, Esser R, et al. 2004. IL-2 activated NK cell immunotherapy of three children after haploidentical stem cell transplantation. Blood Cells Mol Dis, 33: 261-266.

Kornacker M, Verneris M, Kornacker B, et al. 2006. The apoptotic and proliferative fate of cytokine-induced killer cells after redirection to tumor cells with bispecific Ab. Cytotherapy, 8: 13-23.

Krause S W, Gastpar R, Andreesen R, et al. 2004. Treatment of colon and lung cancer patients with ex vivo heat shock protein 70-peptide-activated, autologous natural killer cells: a clinical phase i trial. Clin Cancer Res, 10: 3699-3707.

Labarrière N, Pandolfino M C, Gervois N, et al. 2002. Therapeutic efficacy of melanoma-reactive TIL injected in stage III melanoma patients. Cancer Immunol Immunother, 51: 532-538.

Leemhuis T, Wells S, Scheffold C, et al. 2005. A phase I trial of autologous cytokine-induced killer cells for the treatment of relapsed Hodgkin disease and non-Hodgkin lymphoma. Biol Blood Marrow Transplant, 11: 181-187.

London L, Perussia B, Trinchieri G. 1986. Induction of proliferation in vitro of resting human natural killer cells: IL 2 induces into cell cycle most peripheral blood NK cells, but only a minor subset of low density T cells. J Immunol, 137: 3845-3854.

Lu P H, Negrin R S. 1994. A novel population of expanded human CD3$^+$CD56$^+$ cells derived from T cells with potent in vivo antitumor activity in mice with severe combined immunodeficiency. J Immunol, 153: 1687-1696.

Luhm J, Brand J M, Koritke P, et al. 2002. Large-scale generation of natural killer lymphocytes for clinical application. J Hematother Stem Cell Res, 11: 651-657.

Matthes-Martin S, Lion T, Haas O A, et al. 2003. Lineage-specific chimaerism after stem cell transplantation in children following reduced intensity conditioning: potential predictive value of NK cell chimaerism for late graft rejection. Leukemia, 17: 1934-1942.

Miller J S, Cooley S, Parham P, et al. 2007. Missing KIR ligands are associated with less relapse and increased graft-versus-host disease (GVHD) following unrelated donor allogeneic HCT. Blood, 109: 5058-5061.

Miller J S, Oelkers S, Verfaillie C, et al. 1992. Role of monocytes in the expansion of human activated natural killer cells. Blood, 80: 2221-2229.

Motohashi S, Nagato K, Kunii N, et al. 2009. A phase I-II study of alpha-galactosylceramide-pulsed IL-2/GM-CSF-cultured peripheral blood mononuclear cells in patients with advanced and recurrent non-small cell lung cancer. J Immunol, 182: 2492-2501.

Muul L M, Director E P, Hyatt C L, et al. 1986. Large scale production of human lymphokine activated killer cells for use in adoptive immunotherapy. J Immunol Methods, 88: 265-275.

Muul L M, Nason-Burchenal K, Carter C S, et al. 1987. Development of an automated closed system for generation of human lymphokine-activated killer (LAK) cells for use in adoptive immunotherapy. J Immunol Methods, 101: 171-181.

Nieda M, Okai M, Tazbirkova A, et al. 2004 Jan 15. Therapeutic activation of Valpha24＋Vbeta11＋NKT cells in human subjects results in highly coordinated secondary activation of acquired and innate immunity. Blood, 103 (2):383-389.

Passweg J R, Tichelli A, Meyer-Monard S, et al. 2004. Purified donor NK-lymphocyte infusion to consolidate engraftment after haploidentical stem cell transplantation. Leukemia, 18: 1835-1838.

Rabinowich H, Sedlmayr P, Herberman R B, et al. 1991. Increased proliferation, lytic activity, and purity of human natural killer cells cocultured with mitogen-activated feeder cells. Cell Immunol, 135: 454-470.

Robertson M J, Manley T J, Donahue C, et al. 1993. Costimulatory signals are required for optimal proliferation of human natural killer cells. J Immunol, 150: 1705-1714.

Rosenberg S A, Lotze M T, Muul L M, et al. 1985. Observations on the systemic administration of autologous lymphokine-activated killer cells and recombinant interleukin-2 to patients with metastatic cancer. N Engl J Med, 313: 1485-1492.

Rosenberg S A, Lotze M T, Muul L M, et al. 1987. A progress report on the treatment of 157 patients with advanced cancer using lymphokine-activated killer cells and interleukin-2 or high-dose interleukin-2 alone. N Engl J Med, 316: 889-897.

Rosenberg S A, Packard B S, Aebersold P M, et al. 1988. Use of tumor-infiltrating lymphocytes and interleukin-2 in the immunotherapy of patients with metastatic melanoma. A preliminary report. N Engl J Med, 319: 1676-1680.

Rosenberg S A, Schwarz S L, Spiess P J. 1988. Combination immunotherapy for cancer: synergistic antitumor interactions of interleukin-2, alfa interferon, and tumor-infiltrating lymphocytes. J Natl Cancer Inst, 80: 1393-1397.

Rosenberg S A, Spiess P, Lafreniere R. 1986. A new approach to the adoptive immunotherapy of cancer with tumor-infiltrating lymphocytes. Science, 233: 1318-1321.

Rubnitz J E, Inaba H, Ribeiro R C, et al. 2010. NKAML: a pilot study to determine the safety and feasibility of haploidentical natural killer cell transplantation in childhood acute myeloid leukemia. J Clin Oncol, 28: 955-959.

Schmidt-Wolf I G, Finke S, Trojaneck B, et al. 1999. Phase I clinical study applying autologous immunological effector cells transfected with the interleukin-2 gene in patients with metastatic renal cancer, colorectal cancer and lymphoma. Br J Cancer, 81: 1009-1016.

Schmidt-Wolf I G, Lefterova P, Johnston V, et al. 1994 Jul. Propagation of large numbers of T cells with natural killer cell markers. Br J Haematol, 87 (3): 453-458.

Schmidt-Wolf I G, Negrin R S, Kiem H P, et al. 1991. Use of a SCID mouse/human lymphoma model to evaluate cytokine-induced killer cells with potent antitumor cell activity. J Exp Med, 174: 139-149.

Thorne S H, Negrin R S, Contag C H. 2006. Synergistic antitumor effects of immune cell-viral biotherapy. Science, 311: 1780-1784.

Ting C C, Hargrove M E, Henrich P. 1990. Anti-CD3 antibody-induced activated killer cells subsets of killer cells that mediate fast or slow lytic reactions. Immunol Invest, 19: 347-361.

Ting C C, Wang J, Yang Y. 1996. Interleukin-2 and interleukin-7 augment the cytolytic activity and expand the antitumor killing spectrum of alpha CD3-induced activated killer cells: potential use in the immunotherapy of non-immunogenic tumors. Cancer Immunol Immunother, 43: 283-292.

Topalian S L, Muul L M, Solomon D, et al. 1987. Expansion of human tumor infiltrating lymphocytes for use in immunotherapy trials. J Immunol Methods, 102: 127-141.

Verneris M R, Arshi A, Edinger M, et al. 2005 Jun 15. Low levels of Her2/neu expressed by Ewing's family tumor cell lines can redirect cytokine-induced killer cells. Clin Cancer Res, 11 (12): 4561-4570.

Vetto J T, Papa M Z, Lotze M T, et al. 1987. Reduction of toxicity of interleukin-2 and lymphokine-activated killer cells in humans by the administration of corticosteroids. J Clin Oncol, 5: 496-503.

Weng D S, Zhou J, Zhou Q M, et al. 2008. Minimally invasive treatment combined with cytokine-induced killer
cells therapy lower the short-term recurrence rates of hepatocellular carcinomas. J Immunother, 31: 63-71.

Wu C, Jiang J, Shi L, et al. 2008. Prospective study of chemotherapy in combination with cytokine-induced killer
cells in patients suffering from advanced non-small cell lung cancer. Anticancer Res, 28: 3997-4002.

第四节　肿瘤免疫基因治疗

一、肿瘤免疫基因治疗临床应用策略

（一）T细胞受体基因导入T淋巴细胞

T细胞过继性免疫治疗通常是将从肿瘤组织中分离纯化的肿瘤特异性T细胞，在体外经过大量扩增后回输体内。但是大多数情况下分离获得足够数量的肿瘤特异性T细胞是非常困难的，从而限制了该方法的临床应用。T细胞受体αβ是大多数T细胞表面特异性识别肿瘤抗原的分子，提供T细胞活化的第一信号。为了获得大量的肿瘤特异性T细胞，研究者从肿瘤特异性T细胞中克隆TCR的α、β链基因，利用基因工程技术将该基因转染T细胞，使T细胞表达肿瘤特异性TCR，增强T细胞的抗原识别能力和特异性杀伤肿瘤细胞能力。

（二）嵌合性受体基因导入T淋巴细胞

利用基因工程技术将肿瘤特异性单克隆抗体的抗原结合区（Fab）或者单链抗体可变区（ScFv）与T细胞的信号转导区相结合，构建成的嵌合体即为嵌合性受体（chimeric antigen receptor，CAR）。将嵌合性受体基因导入T淋巴细胞，可使T细胞获得特异性识别肿瘤抗原的能力。

（三）细胞因子基因导入T淋巴细胞

细胞因子基因导入T细胞可从多个方面提高T细胞的抗肿瘤活性。$IL-2$基因导入T细胞可促进T细胞的增殖并延长T细胞的体内存活时间，此外，IL-7、IL-15和IL-21也与T细胞的存活时间有关。$TNF-\alpha$基因导入T细胞可使T细胞在肿瘤部位聚集、增殖，增强黏附分子和IL-2受体的表达，上调IFN-γ和GM-CSF的表达。$IFN-\gamma$基因导入T细胞可提高T细胞对肿瘤细胞的杀伤活性。

（四）趋化因子受体基因导入T淋巴细胞

T细胞能否迁移并定位于肿瘤组织部位是T细胞能否发挥有效抗肿瘤作用的关键。趋化因子和趋化因子受体的相互作用可使T细胞向肿瘤部位趋化和迁移。利用基因工程技术将趋化因子受体基因导入T细胞，可以使大量的T细胞向分泌趋化因子的肿瘤部位迁移。

（五）抗凋亡分子基因导入T淋巴细胞

肿瘤细胞可以通过其表面的凋亡诱导因子诱导T细胞的凋亡，从而逃脱宿主的免疫监视。而抗凋亡分子（如 BCL-2、BCL-X$_L$）具有抗凋亡作用，利用基因工程技术将抗凋亡分子导入 T 细胞可使其免于肿瘤诱导凋亡的危险。

二、肿瘤免疫基因治疗的临床应用

（一）恶性黑色素瘤的免疫基因治疗

黑色素瘤的免疫基因治疗开展较早，1990 年 11 月美国 NIH 和 FDA 批准 Resenberg 实验室利用 *TNF* 基因转染肿瘤浸润淋巴细胞（TIL）治疗晚期黑色素瘤患者，但临床疗效不尽如人意，主要原因在于 *TNF* 基因转染的 TIL 在体内能否聚集到肿瘤部位发挥作用有待进一步证实。

肿瘤免疫基因治疗由于缺乏安全、有效、可重复和可定量的基因转移方法而受到限制，直接将 DNA 注入组织虽然比病毒载体安全，但基因转移率较低。在临床前试验中，体内电穿孔能够显著提高基因转移的效率，同时保持质粒 DNA 的安全性。在一项 I 期临床试验中，Adil I. Daud 等利用体内电穿孔的方法将携带有 *IL-12* 基因的质粒导入肿瘤组织内治疗转移性黑色素瘤，结果该方法几乎没有全身毒性，电穿孔后出现的短暂疼痛是主要的副反应。19 例接受治疗的患者中，2 例患者完全缓解，8 例患者病情稳定或部分缓解。这表明该治疗模式是安全、有效、可重复和可定量的。

在一项前瞻性研究中，Kazuhiko Matsumoto 等将携带人类 *IFN-β* 基因的阳离子脂质体（IAB-1）体内转导治疗晚期黑色素瘤患者。5 例存在皮肤或皮下转移灶的 III、IV 期黑色素瘤患者中，1 例患者出现混合反应，1 例患者病情稳定，3 例患者病情进展。出现混合反应的患者，接受注射的病灶完全消失，1/2 的未注射皮肤转移灶出现短暂的炎症，并大部分消退。在出现反应的未注射转移灶中，组织学发现黑色素瘤细胞周围有 CD4$^+$ T 细胞浸润，并且该基因治疗项目没有观察到任何副作用。

基因工程淋巴细胞治疗肿瘤主要依赖于具有抗肿瘤活性的高反应性 T 细胞受体的鉴定。Laura A. Johnson 等通过免疫转基因小鼠及高通量筛选人类淋巴细胞，产生黑色素瘤高反应性 T 细胞受体。将编码这些 TCR 的基因克隆到逆转录病毒载体上，并用来转导 36 例转移性黑色素瘤患者的自体外周血淋巴细胞给患者注射。治疗后 1 个月，所有患者的血液中仍存在高水平的基因工程 T 淋巴细胞。注射人类或小鼠 TCR 修饰 T 淋巴细胞的患者中分别有 30% 和 19% 的肿瘤出现消退。但是该方法对存在于皮肤、眼睛和耳朵的正常黑色素细胞也会造成破坏，有时需要局部应用激素治疗眼葡萄膜炎和听力障碍，该实验证明表达高亲和力 TCR 的 T 细胞能够使人类肿瘤消退。

淋巴细胞清除后，肿瘤浸润淋巴细胞过继性免疫治疗可以使 50% 的转移性黑色素瘤患者肿瘤消退。体内生存时间和端粒酶长度与淋巴细胞抗肿瘤活性密切相关。为了延长 TIL 在体内的生存时间，Blanca Heemskerk 等利用基因工程技术使 TIL 表达 IL-2。体外实验表明，转导的 TIL 能够分泌 IL-2，同时保留肿瘤特异性，并且生存期延长。在 I/II 期临床试验中，7 例患者输注了转导 *IL-2* 基因的 TIL，其中 1 例患者出现 PR，并且转导的 IL-2 DNA 和载体来源 IL-2 mRNA 在体内存在长达 4 个月，该实验的低反应率可能和长时间体外培养使端粒酶缩短有关。

Kyte 等利用自体肿瘤 mRNA 转染自体树突细胞制备个体化的黑色素瘤疫苗，22 例晚期黑色素瘤患者接受了连续 4 周的免疫接种，没有观察到任何严重的副作用，7/10 例接受皮内注射的患者及 3/12 例接受了节内注射的患者诱导出疫苗特异性的 T 细胞抗肿瘤免疫应答，证明该免疫基因治疗方法是可行的和安全的，并且能够体内诱导出肿瘤 mRNA 编码抗原特异性 T 细胞免疫应答。

由于缺乏有效的治疗方法及大多数放化疗的副作用，免疫基因治疗为晚期黑色素瘤患者提供了一种较理想的方法。在一项 II 期临床试验中，Alison T. Stopeck 等通过瘤内注射阳离子脂质体包裹的 HLA/B7 和 β2 微球蛋白基因治疗转移性黑色素瘤患者，52 例患者均能耐受该治疗，治疗相关副作用均为轻至中度，包括注射部位瘀斑和瘙痒等，18％的患者注射部位肿瘤消退，包括 1 例 CR、3 例 PR。该研究表明转移性黑色素瘤患者瘤内注射阳离子脂质体包裹的 HLA/B7 和 β2 微球蛋白基因是安全而有效的。

在一项 I 期临床试验中，Kang 等通过瘤周注射 IL-12 基因转导的自体成纤维细胞治疗其他治疗无效的晚期肿瘤患者，9 例患者中 4 例患者出现短暂的肿瘤缩小，其中 1 例黑色素瘤患者出现非注射远隔部位的肿瘤消退，2 例黑色素瘤患者出现肿瘤的出血性坏死。这些数据表明，瘤周注射 IL-12 基因转导的自体成纤维细胞治疗晚期肿瘤患者是可行而有效的。

在 Chang 等进行的一项临床试验中，GM-CSF 基因转导的自体肿瘤细胞被用来免疫接种 5 例黑色素瘤患者的引流淋巴结，7 天后取出淋巴结，获取的细胞经抗 CD3 单克隆抗体和 IL-2 活化后回输给 4 例黑色素瘤患者，其中 1 例患者出现肿瘤转移灶的持续完全缓解。

为了测定直接瘤内注射携带 IFN-γ 基因的逆转录病毒载体治疗晚期黑色素瘤患者的可行性和安全性，Nemunaitis 等进行了一项 I 期临床试验，13 例患者接受了连续 5 天的瘤内注射携带 IFN-γ 基因的逆转录病毒载体，结果没有观察到任何毒性，10 例患者中有 3 例证实了 IFN-γ 在瘤内的表达，证实了直接瘤内注射携带 IFN-γ 基因的逆转录病毒载体治疗实体瘤的可行性。

Palmer 等利用基因工程修饰的能够分泌 IL-2 的自体黑色素瘤细胞免疫接种转移性黑色素瘤患者。12 例患者接受了皮下免疫接种，所有的患者均能耐受治疗，3 例患者病情稳定 7～15 个月，证明免疫接种自体基因工程修饰的肿瘤细胞是可行的和安全的。

（二）肝癌的免疫基因治疗

Sangro 等在一项 I 期临床试验中，通过瘤内注射携带 IL-12 基因的腺病毒治疗晚期消化道肿瘤。21 例患者（9 例肝癌、5 例结肠癌和 7 例胰腺癌）接受了注射治疗，所有的患者均能很好地耐受，没有发生剂量限制性毒性，常见的短暂的副作用包括发热、不适、出汗及淋巴细胞减少，没有观察到累积毒性，10 例可评估的患者中，有 4 例患者肿瘤病灶出现明显的免疫效应细胞浸润，1 例肝癌患者接受注射的肿瘤病灶出现 PR，29％的患者病情稳定，其中大部分为肝癌患者。

（三）肺癌的免疫基因治疗

Tan 等在一项 I 期临床试验中，利用逆转录病毒携带 *IL-2* 基因转染肿瘤浸润淋巴细胞并回输给伴有胸腔积液的进展期肺癌患者。10 例常规治疗失败的伴有恶性胸腔积液的进展期肺癌患者接受了胸腔内注射，6 例患者胸腔积液消失超过 4 周，其中 1 例患者不仅胸腔积液消失，而且肺部原发灶体积缩小，表明该免疫基因治疗方法是安全的，并且可能对进展期肺癌导致的胸腔积液具有一定的疗效。

（四）前列腺癌的免疫基因治疗

在一项 I/II 期临床试验中，Simons 等利用射线灭活的表达 *GM-CSF* 基因的异体前列腺癌细胞免疫接种治疗复发前列腺癌患者。21 例患者参与了该试验，毒性包括局部注射部位反应、瘙痒及流感样症状，其中 1 例患者出现长达 7 个月的部分 PSA 反应，第一次接种后 20 周，16 例（76%）患者 PSA 水平较免疫接种前显著下降，注射部位活检发现 CD1α[+] 树突细胞和 CD68[+] 巨噬细胞浸润，治疗后患者体内出现前列腺癌抗原特异性单克隆抗体。

Pantuck 等在一项 I 期临床试验中，利用携带 *MUC-1* 和 *IL-2* 基因的痘苗病毒免疫接种治疗 MUC-1 阳性的晚期前列腺癌患者，结果没有观察到 3、4 级毒性，4 次免疫接种后，其中 1 例患者出现客观的临床反应，该患者的系统免疫反应包括：①上调表达 IL-2 受体和 T 细胞受体；②CD4/CD8 比例增加；③Th1 型细胞因子 IFN-γ 和 TNF-α 表达增加；④诱导出 NK 细胞活性和 MUC-1 特异性杀伤性 T 细胞活性。

在一项 I 期临床试验中，Belldegrun 等通过瘤内注射携带 *IL-2* 基因的脂质体治疗晚期前列腺癌患者，24 例患者加入了该试验，所有患者均能很好地耐受 IL-2 免疫基因治疗，没有出现 3、4 级毒性反应，接受注射肿瘤病灶的免疫组化分析发现大量的 T 淋巴细胞浸润，并且 16 例患者（67%）注射第一天血清 PSA 水平出现暂时的降低，14 例患者血清 PSA 水平下降持续到第 8 天，该研究证明前列腺癌瘤内注射 *IL-2* 基因治疗是安全的，并且能够诱导短暂的 PSA 降低反应。

肿瘤相关抗原联合细胞因子导入抗原提呈细胞（APC）刺激自体 T 淋巴细胞产生抗肿瘤的细胞毒性 T 淋巴细胞在临床中的应用是，美国食品药品管理局批准 Provenge 用来治疗晚期前列腺癌患者。Provenge 制备的原理如下所述。将前列腺癌组织中表达的一种抗原（PAP）连接至免疫细胞激活剂粒-巨噬细胞集落刺激因子（GM-CSF），这种重组抗原可能结合至 APC 并被 APC 处理成为较小的蛋白质碎片，APC 负载这种重组抗原，刺激 T 淋巴细胞，可直接对 PAP 表达高的前列腺癌细胞进行特异杀伤。美国 FDA 的生物制品的专家认为"Provenge 为当前得到有限治疗的前列腺癌患者提供了一种新治疗选择"。遗传工程和生物技术的专家认为，这标志着癌症的治疗进入新的阶段——自身细胞免疫治疗。这是细胞免疫治疗首次被美国 FDA 批准作为治疗癌症的一种新的治疗方法，这标志着自身细胞免疫治疗肿瘤进入了一个新的发展时期。

（五）白血病的免疫基因治疗

Kalos 等将特异性针对 CD19 分子的单克隆抗体的抗原结合区、CD3ζ 链、4-1BB 胞内信号转导结构域共同导入患者自体 T 淋巴细胞，用于治疗 3 例化疗失效的进展期慢性淋巴细胞白血病患者，结果 2 例病人病情完全缓解。Grupp 等将特异性针对 CD19 分子的 CAR-T 细胞用于治疗 2 例患有急性淋巴细胞白血病的儿童，结果 2 例患者均出现病情完全缓解，其中 1 例患者维持稳定达 11 个月，另 1 例患者 2 月后出现 CD19 阴性细胞的复发。

（周　军　夏建川）

参 考 文 献

Belldegrun A，Tso C L，Zisman A，et al. 2001. Interleukin 2 gene therapy for prostate cancer: phase I clinical trial and basic biology. Hum Gene Ther，12 (8)：883-892.

Chang A E，Li Q，Bishop D K，et al. 2000 Immunogenetic therapy of human melanoma utilizing autologous tumor cells transduced to secrete granulocyte-macrophage colony-stimulating factor. Hum Gene Ther，11 (6)：839-850.

Daud A I，DeConti R C，Andrews S，et al. 2008. Phase I trial of interleukin-12 plasmid electroporation in patients with metastatic melanoma. J Clin Oncol，26 (36)：5896-5903.

Heemskerk B，Liu K，Dudley M E，et al. 2008. Adoptive cell therapy for patients with melanoma，using tumor-infiltrating lymphocytes genetically engineered to secrete interleukin-2. Hum Gene Ther，19 (5)：496-510.

Johnson L A，Morgan R A，Dudley M E，et al. 2009. Gene therapy with human and mouse T-cell receptors mediates cancer regression and targets normal tissues expressing cognate antigen. Blood，114 (3)：535-546.

Kang W K，Park C，Yoon H L，et al. 2001. Interleukin 12 gene therapy of cancer by peritumoral injection of transduced autologous fibroblasts: outcome of a phase I study. Hum Gene Ther，12 (6)：671-684.

Kyte J A，Mu L，Aamdal S，et al. 2006. Phase I/II trial of melanoma therapy with dendritic cells transfected with autologous tumor-mRNA. Cancer Gene Ther，13 (10)：905-918.

Matsumoto1 K，Kubo1 H，Murata1 H，et al. 2008. A pilot study of human Interferon β gene therapy for patients with advanced melanoma by *in vivo* transduction using cationic liposomes. Japanese Journal of Clinical Oncology，38 (12)：849-856.

Nemunaitis J，Fong T，Robbins J M，et al. 1999. Phase I trial of interferon-gamma (IFN-gamma) retroviral vector administered intratumorally to patients with metastatic melanoma. Cancer Gene Ther，6 (4)：322-330.

Palmer K，Moore J，Everard M，et al. 1999. Gene therapy with autologous，interleukin 2-secreting tumor cells in patients with malignant melanoma. Hum Gene Ther，10 (8)：1261-1268.

Pantuck A J，van Ophoven A，Gitlitz B J，et al. 2004. Phase I trial of antigen-specific gene therapy using a recombinant vaccinia virus encoding MUC-1 and IL-2 in MUC-1-positive patients with advanced prostate cancer. J Immunother，27 (3)：240-253.

Sangro B，Mazzolini G，Ruiz J，et al. 2004. Phase I trial of intratumoral injection of an adenovirus encoding interleukin-12 for advanced digestive tumors. J Clin Oncol，22 (8)：1389-1397.

Simons J W，Carducci M A，Mikhak B，et al. 2006. Phase I/II trial of an allogeneic cellular immunotherapy in hormone-naïve prostate cancer. Clin Cancer Res，12 (11 Pt 1)：3394-3401.

Stopeck A T，Jones A，Hersh E M，et al. 2001. Phase II study of direct intralesional gene transfer of allovectin-7，an HLA-B7/beta2-microglobulin DNA-liposome complex，in patients with metastatic melanoma. Clin Cancer Res，7 (8)：2285-2291.

Tan Y，Xu M，Wang W，et al. 1996. IL-2 gene therapy of advanced lung cancer patients. Anticancer Res，16 (4A)：1993-1998.

第五节　影响体细胞免疫治疗效果的相关因素

在 20 世纪 90 年代，人们观察到进行免疫干预之后，肿瘤可发生消退，此后肿瘤免疫学研究便激起了科学家们极大的热情，目前肿瘤免疫学已深入到分子水平，成为一门重要的独立学科。肿瘤抗原的鉴定对于肿瘤免疫学的发展起着关键作用。研究表明，大部分肿瘤抗原为许多不同组织来源的肿瘤所共有，且同种肿瘤在不同患者中往往可发现共同的肿瘤抗原。癌-睾丸抗原和肿瘤分化抗原为这些抗原的代表，前者正常情况下仅表达于睾丸，后者为肿瘤来源细胞系谱标志。因此，大部分肿瘤抗原都可作为治疗性肿瘤疫苗用于临床，目前已有许多肿瘤抗原衍生物进入临床试验，用于诱导机体产生针对肿瘤细胞的特异性免疫应答。然而临床试验发现，肿瘤免疫治疗虽可诱导机体产生抗肿瘤免疫应答，但却不见肿瘤发生消退，抗肿瘤免疫细胞和肿瘤细胞在机体中共存。当前的肿瘤免疫学研究的核心任务就是要解决这一矛盾现象，增强肿瘤免疫治疗效果。肿瘤免疫治疗要考虑免疫细胞本身、肿瘤微环境、肿瘤细胞的识别及其与免疫细胞间的相互作用，同时还要考虑所用检测手段的局限性，只有这样，才能设计出更好的免疫治疗策略。

一、抗肿瘤免疫治疗清除肿瘤细胞的过程

清除肿瘤细胞为所有抗肿瘤免疫治疗的最终结果，它受多种因素影响。在肿瘤疫苗中，肿瘤抗原的可溶性、稳定性及其与 HLA 的亲和力等都可影响抗肿瘤特异性免疫应答的启动，应用佐剂可增强注射部位的炎症反应，通过趋化炎症细胞和免疫细胞增强免疫应答。接种抗原的质和量不同，所诱导的微环境不同，注射部位所募集的 APC 的活化和迁移状态也不相同，而 APC 的表型特征决定了其在局部淋巴结诱导免疫应答的能力。APC 在淋巴结成功活化肿瘤抗原特异性淋巴细胞后，这些淋巴细胞可通过血液循环系统到达全身。最后，这些免疫细胞输出至肿瘤部位，发挥其抗肿瘤效应。而在体细胞过继治疗中，抗肿瘤免疫细胞在体外活化后直接回输至血液循环，然后再归巢至肿瘤病灶内部。但目前对活化的抗肿瘤免疫细胞归巢至肿瘤部位这一过程所知甚少。

二、肿瘤细胞识别过程中 TCR 与肿瘤抗原的作用

CTL 介导的免疫应答的特异性取决于其 TCR 与 HLA-抗原肽（T 细胞表位）复合物间的相互作用，这一作用受到各种因素的影响，这些因素包括抗原肽对 HLA 的亲和力和 TCR 对 HLA-抗原肽复合物的亲和力。一些临床前期研究发现，TCR 对抗原肽的亲和力过强，对 T 细胞在体内的存活和扩增都是有害的，但临床试验表明，增强抗原肽和 HLA 的亲和力可在体外和体内诱导更强的免疫应答，而且在用特定肿瘤抗原免疫患者时，随着免疫次数的增加，扩增的淋巴细胞亚群更广、亲和力更强，其免疫应答亦随之增强。

早期研究应用肿瘤抗原肽免疫黑色素瘤患者，检测其外周血淋巴细胞可见免疫应答增强，但是这与临床疗效并无相关，这是因为肿瘤细胞存在遗传学不稳定性，肿瘤抗原特征易发生变化，而免疫学检测没有考虑这一因素。在小鼠肿瘤模型中，由于采用的是

表型高度稳定的肿瘤细胞系，其产生的全身免疫应答强度和疗效相关性良好。此外，$CD8^+$ T 细胞的体外扩增不能准确代表体内的免疫应答，因为体外扩增依赖于人为造成的高浓度肿瘤抗原和外源性细胞因子，而后者在体内可增强免疫应答强度。目前的免疫分析已不需要重复刺激，可避免上述缺陷。

荧光标记的四聚化 HLA-抗原肽复合体（tHLA）检测技术可对肿瘤抗原特异性 T 细胞进行定量和定性。tHLA 分析发现，肿瘤疫苗所诱导的 T 细胞只占外周血 $CD8^+$ T 细胞的 5%，这一比例远低于急性病毒感染和病毒引起的自身免疫病，表明肿瘤疫苗所诱导的免疫应答强度不足以引起肿瘤消退。

虽然在大多数情况下肿瘤疫苗所诱导的 T 细胞可识别肿瘤抗原，但 T 细胞失能可能是其不能发挥抗肿瘤效应的机制之一。病毒性疾病研究表明，IFN-γ 并不是诱导 T 细胞功能的最好指标。肿瘤疫苗诱导的 T 细胞虽呈现经典的效应表型（$CD45RA^{high}$ $CD27^-CCR7^-$），却不表达穿孔素，且其形状较小，与静止状态表型相似。因此，仍然不能确定外周血中疫苗所诱导的 $CD8^+$ T 细胞是否能够清除肿瘤细胞。此外，T 细胞迁移至肿瘤组织的能力相关的分化标志，仍然需要进一步确定。

最近研究发现，其他因素也可影响 T 细胞的效应功能或临床疗效，这些因素包括 NK 细胞及其正负调节性受体、抗凋亡肿瘤细胞的形成、调节性 T 细胞，以及 Fas 的表达。这些因素既可在全身水平，又可在肿瘤局部调节免疫应答，目前对它们在人肿瘤中的相关性研究正在进行。T 细胞需通过 TCR 与 HLA-抗原肽复合物间的相互作用才能活化，这一作用的复杂性使得细胞免疫易受靶分子表达状况的影响。肿瘤细胞经常出现肿瘤抗原或者 HLA 表达的缺失，甚至抗原提呈机制的缺陷，这些缺陷可明显影响抗原特异性 T 细胞对肿瘤的识别，降低 T 细胞活化的能力，这是造成抗肿瘤免疫细胞与肿瘤细胞共存的机制之一。

三、抗肿瘤免疫细胞归巢至肿瘤部位

大部分研究发现，用疫苗免疫肿瘤患者后，其外周血可检测到肿瘤抗原特异性 T 细胞，表明肿瘤疫苗可诱导全身性肿瘤抗原特异性免疫应答，但是这些研究却不能阐明免疫细胞和肿瘤细胞在肿瘤微环境中的相互作用。不同患者的肿瘤生物学特性不同，其原因之一可能是肿瘤抗原特异性 CTL 在肿瘤部位功能存在缺陷。即使不能够产生临床疗效，将过继回输的 TIL 归巢至肿瘤部位也是必要的。由于不能定位至肿瘤部位，主动免疫治疗所产生的免疫应答可能不能发挥效应，目前的研究多不考虑这一问题，因为在体外研究实体肿瘤内部的免疫变化存在技术上的困难，细针穿刺活检可提供间接的证据。细针穿刺活检发现肿瘤疫苗免疫治疗后，黑色素瘤转移灶中肿瘤细胞-TIL 配对数增多，定量 PCR 技术检测细胞穿刺活检标本的细胞因子表达发现，在肿瘤抗原和 HLA-I 表达的病灶内，免疫治疗可增强 IFN-γ 的表达。这些证据表明主动免疫治疗所诱导的 T 细胞可在肿瘤微环境中扩增，并与肿瘤细胞发生作用，免疫治疗失败的原因可以排除 T 细胞不能归巢至肿瘤内部和肿瘤抗原表达缺失。

四、T 细胞在肿瘤微环境中活化需共刺激信号

肿瘤组织中肿瘤与免疫细胞的作用模式可能不符合 T 细胞的双信号活化的模式，

因其不能提供 T 细胞完全活化所需的危险信号。双信号刺激并不足以维持肿瘤组织中免疫细胞的存活和功能，从而造成免疫细胞对肿瘤细胞"视而不见"，大部分肿瘤细胞可继续生长。旁分泌的细胞因子可促进 T 细胞的活化和增殖，但是 CTL 对 IL-2 和其他细胞因子的需求相对较高，CD4$^+$ T 细胞可提供这些刺激信号，促进 CTL 在肿瘤内部的存活和扩增，而表达 HLA-II 类分子的肿瘤细胞可直接刺激 CD4$^+$ T 细胞。定居于肿瘤组织内的 APC 可将抗原提呈给 CD4$^+$ T 细胞，或者为 CTL 提供肿瘤抗原和共刺激信号，使其达到最佳活化状态。但是在大多数情况下，这些机制不足以维持肿瘤疫苗在肿瘤微环境中所诱导的适应性免疫应答。

五、免疫编辑

肿瘤细胞往往处于遗传极度不稳定状态，这使得肿瘤细胞具有很大的遗传学异质性，在抗肿瘤免疫的选择压力下，那些可以抵抗机体免疫杀伤的细胞呈现出生长优势，这是免疫治疗成功清除肿瘤细胞的最大障碍所在。比较自然病程中不同时间点黑色素瘤原发灶和转移灶，或者免疫治疗不同时间点的肿瘤组织，可发现肿瘤抗原随时间的变化而变化，且这种变化与肿瘤疫苗特异性相关。肿瘤疫苗免疫治疗后，肿瘤细胞所表达的分化抗原可丢失，抗肿瘤免疫细胞与肿瘤细胞共存，却不能发挥其杀伤作用。有些转移灶虽是同步发生，但其抗原性不同，这种差异正是肿瘤转移灶的遗传异质性的反映，而非肿瘤抗原随时间或者治疗而发生的变化。

连续细针穿刺活检发现，gp100 疫苗免疫转移黑色素瘤后，在复发的转移灶内，可见 gp100 在免疫治疗后很短时期内即出现下调，而无复发转移灶内则不见 gp100 下调。这一发现表明，成功的肿瘤疫苗首先诱导对表达肿瘤抗原的肿瘤细胞的杀伤，同时通过分泌多种细胞因子活化固有免疫和适应性免疫系统的其他部分，诱导更为广泛的免疫应答。若这一炎症过程足够强大，肿瘤细胞可完全或者部分被清除。但若肿瘤细胞不能完全清除，即可出现复发或者进展，在这种情况下，肿瘤疫苗所诱导的免疫应答往往具有免疫选择作用，促进肿瘤细胞 HLA-抗原肽表达缺失，使肿瘤细胞产生免疫逃逸，最终导致肿瘤复发。因此，成功的肿瘤疫苗往往诱导出免疫逃逸的肿瘤细胞突变体。

高保真反义 RNA 扩增有助于理解肿瘤细胞的遗传学特性的改变，对连续活检所取的黑色素瘤转移灶进行分析，鉴定出了两个不同的遗传学不稳定亚群。一个亚群为早期转移亚群，其转录机制类似黑色素上皮细胞；另一个亚群表现出进展晚期的表达谱。因此，肿瘤总呈现出高度变化的特征，能够迅速适应肿瘤疫苗刺激所带来的免疫选择压力。

六、肿瘤微环境对外周免疫应答的调节

肿瘤细胞为分化早期的细胞，可模拟干细胞的功能，对其周围环境具有很强的调节能力。肿瘤与机体免疫系统之间的作用存在着多种调节机制，但确定个体肿瘤与机体间作用调节机制是困难的，因为人类具有遗传多态性，其疾病亦呈现高度异质性。应用基因芯片技术发现，约有 30 个基因可预测黑色素瘤免疫治疗的效果，其中将近半数具有免疫调节功能，这表明肿瘤微环境对免疫治疗的效果起着决定性的作用。同一患者的不

同病灶对免疫治疗的反应性不同，在一些病灶内可见肿瘤迅速消退，而在另一些病灶内则可见肿瘤继续生长。在这些情况下，全身性的免疫应答是固定的，但肿瘤微环境不同影响免疫细胞的抗肿瘤作用，使得免疫治疗的反应呈现混合型。近期研究表明，肿瘤细胞可组成性分泌 IL-10，而在可对免疫治疗产生应答的病灶中，在治疗前可见 IL-10 显著增加。这一发现并不奇怪，因为 IL-10 为多功能细胞因子，具有抗肿瘤作用，对肿瘤免疫具有双向调节作用。

外源性细胞因子注射或者肿瘤疫苗的全身效应可改变肿瘤微环境对局部免疫应答的调节，应用细胞因子重组肿瘤细胞免疫患者，可见肿瘤消退。最初猜测细胞因子可能增强了肿瘤抗原在体内的免疫原性，但更可能的是肿瘤微环境中分泌的高浓度细胞因子诱导了广泛的炎症过程，这一解释与 Matzing 的危险信号模型假说相吻合。实际上，黑色素瘤转移灶微环境含有丰富的细胞因子、生长因子和具有免疫调节功能的自身危险信号分子。可以假设，在肿瘤演进的过程中，肿瘤细胞分泌生长因子、促血管生成因子和基质金属蛋白酶等，以利于其增殖和侵袭。由于这一过程具有炎症特点，许多因子可以激活机体免疫系统，或者诱导对免疫原性差的肿瘤细胞的免疫耐受。当肿瘤微环境中免疫刺激分子达到其阈值后，即可诱导免疫应答，肿瘤自发消退，这在黑色素瘤和肾癌中相对常见。如果免疫炎症刺激在阈值以下，就会出现抗肿瘤细胞和肿瘤细胞共存，达到一种平衡。在这种情况下，全身给予细胞因子或者接种治疗性肿瘤疫苗，可使这一平衡向清除肿瘤细胞的方向移动，其结果是肿瘤被清除。这一假设可以解释在同种肿瘤中不同的免疫治疗策略的疗效相似，也可解释同一免疫治疗策略在不同肿瘤类型的临床疗效亦相似，尽管其免疫学特性并不相同。例子之一是全身给予细胞因子治疗黑色素瘤和肾癌的疗效相似，尽管二者免疫背景不同。

七、肿瘤微环境的复杂性

细针穿刺活检发现黑色素瘤转移灶的细胞因子、生长因子和基质金属蛋白酶呈中等表达，而晚期转移灶的细胞因子、生长因子和基质金属蛋白酶的表达随肿瘤演进而增加。生长相关癌基因等细胞因子对免疫系统具有双向调节作用，B 淋巴细胞趋化因子（B-lymphocyte chemoattractant，BLC）、嗜酸细胞活化趋化因子、IL-1、IL-8、IL-16、淋巴细胞趋化因子、单核细胞趋化蛋白（MCP）-1、MCP-3、MCP-4、RANTES、基质细胞源性生长因子（SDF）、IL-6、巨噬细胞炎症蛋白（MIP-1）α、MIP-1β、MIP-2α和 TNF-γ 等细胞因子具有趋化作用。有趣的是，IFN 调节基因可与细胞因子协同表达，表明其在肿瘤微环境中的表达与效应细胞或靶细胞内的信号通路活化相关。在肿瘤晚期转移阶段，生长因子表达也上调。基质金属蛋白酶和 PDGF 等血管生成调节因子、肾素、血栓素和 TGF 等，均可调节肿瘤微环境。

肿瘤微环境的这种复杂性表明与肿瘤进展相关的并不限于几个特定的基因，肿瘤似乎是一个复杂的适应系统，需要用非线性动力学（混沌理论）来解释。事实上，肿瘤转移过程中所发生的分子事件的总体特征仍有待阐明，不同肿瘤细胞亚群所释放的个体性分子及其生物活性和功能仍不清楚，这一复杂过程可以解释肿瘤细胞多变的生物学行为，也可解释肿瘤对标准治疗反应的不可预测性。通过肿瘤细胞自发性分泌的免疫调节性细胞因子，肿瘤细胞和浸润的正常细胞可强烈影响其所在环境。在某些情况下，当持续性免疫刺激很强时，即可见肿瘤消退，但是在大多数情况下，炎症反应并不能抑制肿瘤生长。在这些情况下，全身给予 IL-2 等细胞因子或者注射治疗性肿瘤疫苗可提供额外的炎症刺激，使得平衡向清除肿瘤的方向移动，最终清除肿瘤。

八、免疫治疗的新策略——以体细胞免疫治疗为基础的抗肿瘤综合治疗

体细胞免疫治疗包括治疗性细胞疫苗和免疫细胞过继回输治疗，前者可在体内诱导强大的抗肿瘤免疫应答，后者直接在体外扩增大量抗肿瘤免疫细胞，两种治疗方式都可增加外周血的抗肿瘤免疫细胞数目。肿瘤疫苗可诱导机体抗肿瘤免疫应答，但其应答强度往往低于完全清除肿瘤细胞所需的强度。抗肿瘤免疫细胞过继治疗所产生的抗肿瘤免疫细胞虽不受限制，是目前最为看好的免疫治疗方法，但其生物学特性与生理条件下产生的细胞并不完全相同，若将肿瘤疫苗与免疫细胞过继治疗结合，可能会产生更好的疗效。但是机体抗肿瘤免疫细胞的大量增加只是出现抗肿瘤效应并最终清除肿瘤细胞的必要条件而非充分条件，肿瘤疫苗和免疫细胞过继治疗所产生的抗肿瘤免疫细胞首先到达血液，要发挥其效应，还必须归巢到肿瘤内部。动物模型研究表明，CIK 细胞可在肿瘤部位聚集并定居，以发挥强大的抗肿瘤作用。但在 CTL 过继治疗中，在出现抗肿瘤效应的个体中，肿瘤内浸润的淋巴细胞并不是回输的 T 细胞。因此，抗肿瘤免疫细胞到达肿瘤组织内部并聚集仍是一个有待进一步解决的问题。

抗肿瘤免疫细胞清除肿瘤的另一大障碍是肿瘤细胞与免疫细胞之间作用的复杂性。抗肿瘤细胞到达肿瘤组织内后能否发挥抗肿瘤效应，取决于免疫细胞与肿瘤细胞之间的相互作用。一方面，肿瘤细胞本身的基因组存在着遗传不稳定性，它的高频突变和基因表达的高频改变，使得肿瘤细胞呈现出高度的遗传异质性，在抗肿瘤免疫细胞的选择压力下，那些能够抵抗免疫杀伤的细胞存活下来并大量增殖，常见的 p53 基因缺失和细胞骨架重构可使肿瘤细胞对免疫细胞的杀伤产生耐受。另一方面，肿瘤细胞及其基质细胞所构成的肿瘤微环境，对免疫细胞产生复杂的影响。在肿瘤的进展过程中，肿瘤细胞及其基质细胞可分泌大量细胞因子和生长因子，这些因子的释放往往伴随着炎症的产生，其中有的可抑制肿瘤免疫应答，有的可促进肿瘤免疫应答。肿瘤免疫治疗的百年发展表明，肿瘤组织中的急性炎症环境往往可以促进肿瘤消退，而慢性炎症环境可抑制抗肿瘤免疫应答。肿瘤组织内部抗肿瘤免疫应答的模式可用图 2-2-2 来表示，可以假设，肿瘤微环境中各种具有免疫调节功能的因子的作用总和可能存在一个阈值，当这些因子的作用总和达到足以清除肿瘤细胞的阈值时，即可在肿瘤组织内产生抗肿瘤免疫应答，肿瘤发生自发消退，或者对免疫治疗产生应答。若这种环境因素低于这个阈值时，免疫细胞往往不能清除肿瘤细胞，肿瘤细胞逃避免疫杀伤，肿瘤发生进展。肿瘤微环境中的 TGF-β 和 IL-10 等细胞因子，一方面可抑制免疫细胞对肿瘤细胞的直接杀伤性，另一方面又可诱导 Treg 的产生，进一步抑制免疫细胞的抗肿瘤作用。免疫治疗要达到清除肿瘤细胞的效果，除增强抗肿瘤免疫应答的强度外，还必须改善肿瘤组织内的免疫微环境，使其朝向有利于抗肿瘤免疫应答方向变化，最终超过这一阈值并清除肿瘤细胞。

传统的免疫治疗手段，如免疫细胞过继回输、肿瘤疫苗、细胞因子等，一方面可直

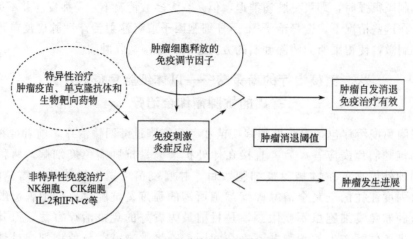

图 2-2-2　抗肿瘤免疫应答效应模式图

接增强抗肿瘤免疫应答，另一方面又可诱导多种细胞因子的分泌，对肿瘤组织内的免疫微环境也具有改善作用，这些治疗措施联合应用，可发挥协同作用。例如，免疫细胞过继治疗或者肿瘤疫苗治疗时，给予细胞因子注射或者其他非特异性免疫增强药物，往往可增强其抗肿瘤效应。疫苗可活化多种免疫细胞，诱导产生多种细胞因子，若在体细胞过继治疗的同时给予疫苗注射，疫苗所活化的免疫细胞一方面可以对过继回输的细胞起辅助作用，另一方面又可分泌大量细胞因子增强其杀伤能力。将抗 EBV 特异性 T 细胞进行抗胶质母细胞瘤 *TCR* 基因修饰，体外扩增后回输患者体内，其抗 EBV 受体可刺激 T 细胞增殖并活化、扩增并分泌细胞因子，增强其抵抗肿瘤微环境并杀伤肿瘤细胞的能力，起到疫苗的作用。

　　分子靶向治疗可能是改善肿瘤微环境和增强抗肿瘤免疫治疗的另一个选择。单克隆抗体类靶向药物结合于肿瘤细胞表面抗原，一方面，在阻断肿瘤细胞的恶性增殖信号转导的同时，也可能抑制其免疫抑制性细胞因子和生长因子的分泌；另一方面，其所介导的调理作用、ADCC 和 CDC 效应也可诱导炎症反应和免疫应答。目前已有多项研究表明，同时给予单克隆抗体可增强免疫治疗的效果，双特异性抗体增强 CIK 疗效的基础研究目前也在进行。例如，抗小分子靶向药物，尤其是针对肿瘤信号通路的靶向药物，对改善肿瘤微环境也具有重要意义。这些药物一方面可抑制肿瘤生长信号的转导，增强其凋亡信号的表达，增强其对免疫细胞杀伤的敏感性，另一方面也可抑制其分泌免疫抑制分子的能力。但是选择这些药物仍需慎重，有些增殖信号通路为肿瘤细胞和免疫细胞所共有，对二者具有同样的抑制作用。伊马替尼即是这样的代表，该药对免疫细胞具有抑制和刺激双重作用，动物实验发现，伊马替尼可抑制 CD4$^+$CD25$^+$ Treg 中 FOXP3 的表达，对抗其免疫抑制作用，增强 DC 疫苗的抗肿瘤效应。STAT3 是肿瘤细胞免疫耐受和免疫逃逸过程中的一个关键信号分子，它在肿瘤细胞中可介导免疫抑制分子的分泌，在免疫细胞中可介导免疫负性调节。抑制 STAT3 可增强抗肿瘤免疫应答，打破肿瘤免疫耐受。目前，分子靶向药物与免疫治疗之间的相互作用，仍需要更深入的研究。

　　最近几年，对肿瘤免疫应答能力的研究取得了一些进展，在临床试验中，肿瘤疫苗和过继免疫治疗已在诱导免疫应答方面取得了明显的成功，但却未达到预期的临床疗效。这一矛盾现象表明，外周血中淋巴细胞免疫应答较易实现，而肿瘤组织中的 T 细胞应答却很难令人满意。目前的研究很少注意肿瘤细胞能否被免疫细胞识别和杀伤，因此，在研究全身免疫应答的同时，还应分析肿瘤微环境对全身免疫应答的适应，以及肿瘤细胞对免疫杀伤的敏感性。此外，这种作用的复杂性需要进行多维度动态的研究，以揭示肿瘤抗原特异性免疫应答和临床疗效分离的机制，从而阐明诱导全身性免疫应答却不能产生预期临床疗效的原因。在目前的条件下，多种治疗手段的综合应用是一个很好的选择，一些传统的肿瘤治疗方法与各种免疫治疗手段及靶向治疗结合，可改善微环境，增强肿瘤内部的抗肿瘤免疫应答，这些联合治疗肿瘤的机制仍需进一步阐明。

（陈义兵　夏建川）

参 考 文 献

Apostolopoulos V，Marincola F M. 2010. Methods to measure vaccine immunity. Expert Rev Vaccines，9（6）：545-546.

Bellati F，Napoletano C，Ruscito I，et al. 2010. Cellular adaptive immune system plays a crucial role in trastuzumab clinical efficacy. J Clin Oncol，28（21）：e369-370；author reply e71.

Finke J H，Rini B，Ireland J，et al. 2008. Sunitinib reverses type-1 immune suppression and decreases T-regulatory cells in renal cell carcinoma patients. Clin Cancer Res，14（20）：6674-6682.

Huang Y，Obholzer N，Fayad R，et al. 2005. Turning on/off tumor-specific CTL response during progressive tumor growth. J Immunol，175（5）：3110-3116.

Kim P S，Armstrong T D，Song H，et al. 2008. Antibody association with HER-2/neu-targeted vaccine enhances CD8 T cell responses in mice through Fc-mediated activation of DCs. J Clin Invest，118（5）：1700-1711.

Kong L Y，Wei J，Sharma A K，et al. 2009. A novel phosphorylated STAT3 inhibitor enhances T cell cytotoxicity against melanoma through inhibition of regulatory T cells. Cancer Immunol Immunother，58（7）：1023-1032.

Larmonier N，Janikashvili N，LaCasse C J，et al. 2008. Imatinib mesylate inhibits $CD4^+CD25^+$ regulatory T cell activity and enhances active immunotherapy against BCR-ABL-tumors. J Immunol，181（10）：6955-6963.

Mantovani A，Romero P，Palucka A K，et al. 2008. Tumour immunity：effector response to tumour and role of the microenvironment. Lancet，371（9614）：771-783.

Marincola F M，Wang E，Herlyn M，et al. 2003. Tumors as elusive targets of T-cell-based active immunotherapy. Trends Immunol，24（6）：335-342.

Marincola F M. 2009. Future of immunotherapy：a call for comparative immunology. Immunotherapy，1（1）：1-3.

Shablak A，Hawkins R E，Rothwell D G，et al. 2009. T cell-based immunotherapy of metastatic renal cell carcinoma：modest success and future perspective. Clin Cancer Res，15（21）：6503-6510.

Wang E，Worschech A，Marincola F M. 2008. The immunologic constant of rejection. Trends Immunol，29（6）：256-262.

第三章 靶向肿瘤干细胞治疗

手术、放疗、化疗和生物治疗是目前世界公认的治疗癌症的主要方法，而靶向性是肿瘤治疗的关键所在。在特异性作用于肿瘤的同时，将对正常细胞的损伤降到最低，这是新的肿瘤治疗方案所追求的方向。肿瘤干细胞是一类来源于干细胞、具有无限自我更新潜能，并能形成与原发灶相似的异质性肿瘤细胞。肿瘤干细胞在肿瘤中只占极少的部分，却是肿瘤复发和转移的根源。针对肿瘤干细胞的治疗已经成为治疗恶性肿瘤的一种新趋势，具有极大的潜在应用价值。目前肿瘤化疗药物主要是针对处于分裂周期的细胞，而肿瘤干细胞多处于静息期休眠状态，对化疗药物的敏感性差。而且，肿瘤干细胞可能与正常干细胞一样特征性地表达 MDR1 和 ABC transporter 等抗药蛋白，对化疗和诱导凋亡不敏感，这就部分解释了肿瘤化疗后缩小，而停药后仍可能原位复发的原因。Guzman 报道，在急性髓性白血病中，联合使用蛋白酶抑制剂 MG132 和 Anthracycline indarubicin 能使白血病干细胞快速凋亡，而造血干细胞仍可存活。因此，将肿瘤干细胞作为肿瘤治疗的靶点将有利于提高治疗效果和改善预后。

第一节 靶向肿瘤干细胞治疗的临床应用基础

过去 20 年中人们已开发了 30 多种新的抗癌药物，然而不少恶性肿瘤患者的生存率仍有待提高。肿瘤干细胞理论及其模型的建立为癌症治愈带来了新的希望，同时也对目前药物疗效评价机制带来了挑战。疗效的评价以肿瘤对药物的反应为标准，即通常以用药前后肿瘤的大小作为参考标准。一般而言，针对分化成熟的肿瘤细胞，药物会产生很明显的临床效果，肿瘤大小会有显著改变，甚至可能会清除肿瘤。然而这可能只是表面现象，真正的肿瘤干细胞其实并未被清除，肿瘤随时可能复发。

肿瘤干细胞和正常干细胞一样多处于 G_0 静止期，不像大多数快速增殖的肿瘤细胞，常规放化疗都不易杀到它，即使 99.99％肿瘤细胞都被杀死了，但只要有 0.01％的肿瘤干细胞还活着，它们就会成为今后肿瘤复发的根源。如果实体瘤的生长是受肿瘤干细胞的驱使，那么这在肿瘤的治疗上将具有深远的意义。目前，所有表型不同的肿瘤细胞均被视为似乎有无限增殖的潜能和获得转移的能力。然而，多年来的研究已认识到，仅有少数散布的远离肿瘤初始发生部位的肿瘤细胞能在无明确转移肿瘤的患者中被检测到。一种可能性是免疫监督作用在肿瘤细胞形成可检出的肿瘤之前已将散布的肿瘤细胞高效地杀灭；另一种可能性是多数肿瘤细胞缺乏形成新的肿瘤的能力，仅有散布的极少量的肿瘤干细胞能引起肿瘤转移。如果是这样，治疗的目的必须是确定和杀灭肿瘤干细胞。更为重要的是，肿瘤干细胞具有正常干细胞的自我保护特性，如 DNA 损伤的修复、多药耐药型膜转运蛋白的高表达、处于相对静止状态及拥有特定的微环境等，使其能够逃逸现有的肿瘤治疗手段，导致肿瘤复发。但肿瘤干细胞与正常干细胞还是存在一定的差异，因此关键是探讨肿瘤干细胞与正常干细胞不同的表面标记及对某些特定的信号通路的依赖性的区别，并用于靶向性治疗，选择性地去除肿瘤干细胞而不影响正常干细胞。如果肿瘤干细胞能够预先被识别并分离出，那么我们将能够确定出新的更有效的诊断标志物和针对肿瘤干细胞进行治疗的靶位。故对肿瘤干细胞的研究很重要，研究它的发生及发展规律，并加以消灭，也可能是根治肿瘤、防止其复发的一条重要途径。

（1）肿瘤细胞与干细胞都有无限增殖的潜能和自我更新的能力，但肿瘤干细胞缺乏自我稳定调控能力，它可以无限制生长，产生不同表型的肿瘤细胞，并能够在体内形成新的肿瘤。

（2）二者都具有分化能力。不同类型的干细胞具有不同的分化潜能。例如，胚胎干细胞在向成体干细胞分化的过程中，分化潜能逐渐变低，分化方向逐渐明确，肿瘤干细胞同样具有类似的分化能力，但肿瘤干细胞缺乏分化成熟的能力。

（3）二者在分子水平上具有一些共同的调控途径，如均涉及 Notch、Wnt 和 Sonic-hedgehog（SHH）等细胞信号转导途径，这些通路在维持正常干细胞的自我更新中起到了重要的作用，而在肿瘤干细胞中常出现突变或异常激活，缺乏自我更新信号转导途径的负反馈调节机制，因此这些通路可能成为去除 CSC 的靶点。

Notch 通路参与早期造血功能的调节，启动细胞自我更新，同时选择性诱导 T 细胞的分化。研究显示，超过 50％的 T 细胞性白血病（T-ALL）患者带有 Notch 基因的活化性突变，突变造成 Notch1 胞内段（intracellular Notch1，ICN）释放，或造成 ICN 降解的 PEST 区域功能丧失，从而导致 Notch 信号途径异常活化。例如，t(7；9) 染色体易位使 Notch1 分子的胞膜外区域缺失，这样在无配体存在下 Notch1 胞内段可直接进入核内，持续传递信号，使造血干细胞不断增殖并向 T 细胞方向分化，从而导致 T-ALL。Notch 途径的调节异常可导致乳腺癌，持续表达 Notch4 胞内段的转基因小鼠在 4～6 个月内发生乳腺癌。Wnt 是分泌性蛋白，调节多种细胞进程，Wnt 信号转导途径涉及包括肠道、皮肤、中枢神经系统和造血系统在内的多种上皮干细胞的自我更新，Wnt 蛋白与受体 Frizzled 和 LRP-5/6 结合，激活 β 连环素（β-catenin），β-catenin 进入细胞核内，与转录因子淋巴细胞强化因子（lymphoid enhancer factor，LEF）/T 细胞因子（T cell factor，TCF）结合介导基因的转录。Wnt 是肿瘤学及发育生物学的研究热点。Wnt/β-catenin 途径在肠上皮、中枢神经系统、造血系统的干细胞及角质形成细胞的自我更新中发挥着重要的调节作用。该通路经细胞表面受体的结合，引起胞内一系列变化，最终激活控制细胞分化基因的表达。其基因突变可引起结肠癌、恶性神经管细胞瘤、原始淋巴细胞白血病及毛发基质瘤等多种肿瘤的发生。APC 基因是 Wnt 途径的成员，在 90％的结肠癌生成早期发生突变，该基因功能的丧失可导致 β-catenin 在细胞质中的累积，并进入细胞核与转录因子结合，激活 Wnt-cascade，刺激细胞持续增殖，导致肿瘤发生。Clevers 等用 DNA 微点阵技术分析结肠细胞中的 Wnt 信号，发现结肠癌细胞的基因表达谱与结肠干细胞很相似，而与分化细胞的表达相反。这些研究表明了肿瘤发生与干细胞之间的关联。家族性结肠息肉患者带有遗传性 APC 基因表达异常、突变、缺失或启动子高甲基化后功能丧失，引起 β-catenin 累积，β-catenin 与细胞核中转录因子结合，刺激细胞持续增长，最终导致结肠癌。SHH（sonic hedgehog signaling）途径参与毛囊祖细胞及中枢神经系统干细胞的自我更新，其异常表达与基底细胞癌、神经胶质瘤的发生相关。

（4）二者有类似的细胞表面标志及细胞表型，均表现出相对幼稚化的特性，但肿瘤干细胞还具有与非致瘤细胞不同的表面标志。

Bonnet 和 Dick 在急性髓细胞白血病（AML）中最早证实了肿瘤干细胞的存在。他们在研究中发现，能在其他小鼠体内重建 AML 的白血病细胞表面标志为 $CD34^+$ $CD38^-$。Blair 等通过体外实验和 NOD/SCID 小鼠异种移植实验发现，白血病的发生源于一种表型与正常造血干细胞（$CD34^+$ $CD71^-$ HLA-DR $CD38^-$）相同的原始细胞。Toshihiro 等进一步证明了白血病干细胞与正常造血干细胞有相同的表面标志（$CD34^+$ $CD71^-$ HLA-DR$^-$ Thy-1-$CD38^-$），此外，研究还发现白血病干细胞有特异性表型（$CD123^+$）。另一项研究中 Naoki 等把从人 AML 骨髓样品利用流式细胞技术（fluorescence activated cell sorting，FACS）分离到 $CD96^+$ 细胞群和 $CD96^-$ 细胞群，并分别移植到亚致死量照射（100cGy）过的新生 Rag2$^{-/-}$ γc$^{-/-}$ 小鼠体内。6～10 周后，检测发现这些小鼠的骨髓细胞中只有移植了 $CD96^+$ 细胞群的才会出现人类 $CD45^+$ 细胞群，进一步对人类 CD13/CD14/CD33 表达的分析结果显示，被移植的人类 $CD45^+$ 细胞群就是人类髓系白血病细胞群，因而证实了 $CD96^+$ 是 AML-LSC 的特异性表型。

在实体瘤中，科学家们最早在乳腺癌中成功分离出干细胞，把 Lin$^-$ $CD44^+$ $CD24^{-/low}$ 的人乳腺癌细胞移植至 NOD/SCID 小鼠体内，新形成的肿瘤与原来肿瘤的表型一致，而且只需 200 个左右的该细胞即可在小鼠乳腺中形成肿瘤，致瘤能力明显比未分类乳腺癌细胞强。研究还发现，该细胞群具有干细胞样生长特性，如在体外具有自我更新能力，并能够分化成其他的肿瘤细胞。另有研究指出，已分化的乳腺细胞主要表达 CD24，而祖细胞样的乳腺细胞则以表达 CD44 为主，而且 $CD44^+$ $CD24^{-/low}$ 表型的乳腺细胞高表达的基因主要与细胞的运动迁移及血管的生成有关，它们主要是雌激素受体阴性的细胞。因此，目前大多数科学家认为，乳腺癌干细胞的特异性标志是 Lin$^-$ $CD44^+$ $CD24^{-/low}$。2007 年，美国密歇根州立大学 Ginestier 发现，577 份患者乳腺癌组织标本中，19%～30% 的肿瘤组织表达乙醛脱氢酶 1（ALDH1）。用 ALDH1 细胞进行乳腺癌成瘤实验发现，ALDH1 阳性细胞只需 500 个就能形成乳腺癌，而 ALDH1 阴性的乳腺癌细胞即使用 50 000 个也无法成瘤，因此，证明了一种新的乳腺癌干细胞的标志物——乙醛脱氢酶 1（ALDH1）的存在。研究者从多种脑肿瘤中分离出星型细胞瘤、恶性成神经管细胞瘤及胶质母细胞瘤等肿瘤源性细胞，这些脑肿瘤源性细胞与正常神经干细胞一样表达 CD133 和 nestin，提示不同类型的脑肿瘤可能来源于一种共同的神经干细胞，即脑肿瘤干细胞，而由于脑肿瘤干细胞的突变，导致了不同类型的脑肿瘤产生。把表型为 $CD133^+$ 人脑肿瘤细胞植入 NOD/SCID 小鼠体内，最少只需 100 个就能生长出与母代肿瘤相似的脑肿瘤。研究结肠癌干细胞的科学家指出，利用特异的表面标志（CD133、CD44、CD166 和 EpCAM）能够分离出结肠癌干细胞。在某些类型的结肠癌中，ALDH（aldehy dehydrogenase）是有效分离结肠癌肿瘤发生细胞的生物学标志。通过其活性分析，发现在 EpCAMhigh/$CD44^+$ 细胞中通常有高活性的 ALDH，并且通过流式细胞仪计数测试，发现了间质干细胞表面标志 CD166 在结肠癌上皮细胞中有异质性的表达形式，体外移植瘤实验证明，它是结肠癌干细胞的复合标志之一，并协同 CD44 出现。除上述的实体瘤干细胞被发现外，研究者们在多种肿瘤中都发现了肿瘤干细胞的特异性表面标志，如胰腺癌（CD44、CD24、ESA）、前列腺癌（CD133、 α2β1、CD44）、肝癌（CD133、CD90）和头颈鳞状细胞癌（CD44）等。以这些特异性表面标志为靶点，选择性杀伤肿瘤干细胞，将为恶性肿瘤的治愈提供新的途径。

第二节　靶向肿瘤干细胞治疗的临床应用

肿瘤干细胞概念的提出，提供了选择性杀伤肿瘤干细胞的靶向分子疗法，以克服耐药性，从而防止肿瘤治疗后的复发与转移。因此，肿瘤治疗的关键应是针对肿瘤干细胞的治疗，以肿瘤干细胞为治疗靶点，即使肿瘤体积没有缩小，但由于其他细胞增殖能力有限，肿瘤将逐渐退化萎缩，最终达到真正治愈肿瘤的目的。

（一）靶向肿瘤干细胞特异性表面标记

正常干细胞与分化的祖细胞基因表达有明显区别，大多数肿瘤干细胞是通过寻找相对应正常干细胞的特异表面标记被发现的，同样，通过基因表达分析也可以寻找肿瘤干细胞特异表达抗原，这首先在血液系统疾病中取得突破性进展。急性髓性白血病（AML）的肿瘤干细胞与造血干细胞（hematopoietic stem cell，HSC）表面都有CD34$^+$CD38$^-$标志，但白细胞介素-3受体α链CD123（IL-3Rα）表达却有差异。大多数AML的肿瘤干细胞表面表达CD123，而造血干细胞中的CD123表达水平却很低。目前利用IL-23与白喉毒素（diphtheria toxin，DT）制备成的融合蛋白即DT388 IL-3对白血病进行靶向治疗取得了良好的临床前效果。体外研究显示，DT388 IL-3对克隆形成实验（AML2CFC）、长期培养实验（AML2LT2CIC）及悬浮培养实验（AML2SCIC）均有明显抑制作用，而对正常骨髓（LT2CIC）完全无影响。体内实验证实DT388 IL-3能显著降低免疫缺陷型小鼠AML的发病率，且对正常骨髓细胞功能没有影响。猕猴体内实验显示DT388 IL-3没有严重的毒副作用。目前对复发或难治疗的AML患者正在进行II期临床试验，初期结果显示疗效良好，且毒副作用较小。科学家还发现黏附受体CD44在肿瘤干细胞与正常干细胞上表达不同的剪接变异体，利用体内激活的CD44抗体治疗移植了AML的NOD/SCID小鼠，能够诱导AML分化并降低肿瘤的发病率，因此，CD44为以抗体为核心的肿瘤干细胞免疫靶向治疗提供了新靶点。

（二）针对肿瘤干细胞自我更新及静止状态

阐明肿瘤干细胞自我更新机制是目前干细胞研究的热点之一。自我更新是肿瘤干细胞和正常干细胞的共同特征，但肿瘤干细胞缺乏自我稳定调控能力，它可以无限制生长，我们对肿瘤干细胞的自我更新调节机制了解甚少。目前研究发现，在正常干细胞中维持自我更新的信号通路，如WNT/β-catenin、Hedgehog、Notch、PTEN、HOX和BMI-1等，在肿瘤干细胞中常出现突变或异常激活，因此这些通路也可能成为消除肿瘤干细胞的靶点，针对这些信号转导途径的治疗，可能可以达到清除体内肿瘤干细胞的作用。研究发现，Wnt信号通路在髓细胞瘤中持续激活，用小分子阻断剂干扰β-catenin/TCF通路的转录活性，降低Wnt靶基因的表达，可以产生对髓细胞瘤的细胞毒性，休内应用可以延长荷瘤模型生存时间。Hedgehog通路在肿瘤发生中发挥着重要作用，进一步实验证实 Hedgehog 通路在维持肿瘤干细胞自我更新中起着重要作用，动物实验发现西洛帕明（cyclopamine）通过抑制该通路可抑制肿瘤的生长。Notch 通路也可作为肿瘤治疗的潜在靶点。伽玛分泌酶是一类膜整合多亚基复合体，在 Notch 受体激活中具有关键作用，研究发现，利用特异性的伽玛分泌酶抑制剂阻断 Notch 通路后可抑制肿瘤干细胞自我更新并且抑制肿瘤生长。PI3K/AKT/FoxO 是调节造血干细胞从静止状态进入细胞周期的重要通路，PTEN 是调节 PI3K 通路的重要磷酸酶，如果 PTEN 缺失将导致造血干细胞耗竭进而发生急性白血病。PI3K 的异常激活或 PTEN 的缺失将导致 AKT 下游的 mTOR 失调，研究发现，mTOR 可能在肿瘤的自我更新和维持机制中起重要作用，利用 mTOR 抑制剂 rapamycin 可以预防 *PTEN* 基因敲除小鼠发生白血病，目前 mTOR 抑制剂的相关研究已经进入临床试验阶段。PI3K/AKT 的另一种激活物 FMS2 like tyrosine kinase 3（FLT3）是一种受体酪氨酸激酶，在造血干细胞和前体 B 细胞等的增殖、分化及凋亡中起着重要作用。活化的 FLT3 通过激活 PI3K/AKT 信号通路，进而影响细胞的增殖和凋亡。目前已经有许多作用于 FLT3 的小分子抑制剂获得了美国 FDA 的批准并应用于临床。Cheng 等的研究显示，在小鼠身上使用 SHH 通路抑制剂（如环杷明）可以抑制成神经管细胞瘤的生长。

（三）促进肿瘤干细胞的凋亡

肿瘤干细胞之所以具有自我更新和无限制生长的能力，是由于缺乏自我稳定的调控能力，如能阻断肿瘤干细胞的生长、诱导它的凋亡，亦可成为清除肿瘤干细胞的另一种治愈肿瘤的方法。实验证明，NFκB通路在先天性和获得性免疫、神经保护与退化、学习及记忆形成等许多生理过程中都具有重要作用，异常激活后能够导致肿瘤的生长和增殖，抑制肿瘤细胞发生凋亡，并促进肿瘤细胞的浸润和转移。进一步研究发现 NF-κB 可通过调节 *c-IAP*、*bcl-2* 和 *bcl-X*$_L$ 等抗凋亡基因抑制肿瘤细胞凋亡，或者通过上调 *cyclin-D1* 和 *c-myc* 而促进肿瘤细胞增殖。科学家发现在某些肿瘤细胞中抑制 NF-κB 通路可诱导肿瘤细胞的凋亡。NF-κB 通路在 AML 的 CD34$^+$ 细胞中激活，而在正常骨髓 CD34$^+$ 细胞中则没有激活。实验证明应用蛋白酶抑制剂 MG-132、IκB 或 parthenolide（PTL）阻断 NF-κB 通路可以诱导 AMLCD34$^+$ 细胞发生凋亡，而对正常造血干细胞无影响。还有研究发现利用抗氧化剂 NAC 可阻断 PTL 的作用，因此 PTL 还可能通过提高细胞内 ROS（活性氧）水平来诱导凋亡，这也提示了肿瘤干细胞可能比正常干细胞对活性氧更敏感。

（四）促进肿瘤干细胞分化

如果可以促使肿瘤干细胞分化，将使其丧失自我更新能力。诱导肿瘤细胞分化的同时阻止肿瘤细胞进一步增殖的治疗方法称为肿瘤分化疗法。现在已有一种成功的分化疗法，即反义视黄醛（ATRA）法，它通过诱导前髓细胞分化缓解急性前髓细胞白血病（APL）。维甲酸及其类似物主要调节内皮细胞的分化和增殖，它们通过与其细胞核受体结合而引起信号转导，使恶性肿瘤逆转。尽管其作用靶细胞还不清楚，但 ATRA 结合化疗能增加白血病治愈率，说明 ATRA 至少能促进部分肿瘤干细胞分化。更多新的分化诱导药物正在开发过程中。进一步实验证明分化诱导治疗的方法同样可用于实体瘤的治疗。骨形成蛋白（bone morphogenic protein，BMP）在维持成体脑干细胞微环境中起着重要作用，主要诱导星形胶质细胞的分化。研究发现，人胶质肉瘤干细胞CD133$^+$细胞表达 BMP 受体 1A、1B 和 2。在体外实验中 BMP4 虽然不能杀死肿瘤细胞，但可以抑制丝裂原的增殖，从而减少 CD133$^+$细胞数量，诱导星形胶质细胞、神经性及寡突胶质细胞的分化。此外，用 BMP4 在体外短时间处理 CD133$^+$细胞可使其丧失体内成瘤的能力，并且体内应用 BMP4 可使接种瘤体积缩小，延长动物的生存期。这些研究结果提示 BMP4 可以通过诱导肿瘤干细胞分化而发挥抑制肿瘤的作用。

（五）靶向肿瘤干细胞生存所需的微环境

微环境对于维持正常干细胞和肿瘤干细胞的自我更新与分化是极其重要的。骨髓微环境为造血干细胞的生长、分化和生存提供了良好的支持作用。骨髓间质含有黏附受体、分泌的细胞外基质及分泌的与膜结合的造血细胞细胞因子。有研究表明，AML 细胞表达的细胞黏附受体和细胞因子受体与 AML 的复发有关，提示除了 AML 细胞自身外，其所处的微环境及其与微环境的相互作用对维持 AML 细胞的生存也是至关重要的。又有研究表明，在体外由黏附受体 VLA24 介导的前体 AML 细胞与纤连蛋白的黏附作用可以促进对化疗药物的抵抗，而且 VLA24 的过表达还可以作为 AML 复发的一个预测因子。有研究报道骨髓微血管内皮细胞分泌的 IL-23 可促进 AML 胚细胞的增殖并抑制其凋亡。研究发现，用胞嘧啶阿糖胞苷（cytosinearabinoside）处理后，特定微环境中培养的 AML 胚细胞的生存率是没有微环境支持细胞的 316 倍。这些研究结果均表明肿瘤干细胞的存活依赖于其特定的微环境，因此，靶向肿瘤干细胞生存所需的微环境成为肿瘤治疗的又一选择。目前已经有研究证明以脑肿瘤起始细胞的血管微环境为靶点的治疗可以减少肿瘤干细胞的数量，进而终止肿瘤生长。乏氧作为肿瘤治疗的主要问题之一，同样存在于肿瘤干细胞的微环境中，因此可以利用这一点进行治疗。有研究者创建了一种新的基因治疗载体，它能在乏氧环境下特异表达，使针对乏氧的特异靶向治疗成为可能。

（六）肿瘤干细胞的基因治疗

目前我们所用的肿瘤基因治疗多采用体外在自体肿瘤细胞中导入某种治疗基因（如 IL-4 和 IL-10 等）制成肿瘤疫苗，再回输到患者体内，通过激发自身淋巴细胞对肿瘤的免疫力来杀伤肿瘤细胞。而近年来间充质干细胞（MSC）的发现，为肿瘤的基因治疗提供了新的、有效的靶点。MSC 是干细胞家族的重要成员，来源于发育早期的中胚层和外胚层。MSC 最初在骨髓中发现，由于其具有多向分化潜能、造血支持和促进干细胞植入、免疫调控和自我复制等特点而越来越受到人们的关注。比如，MSC 在体内或体外特定的诱导条件下，可分化为脂肪、骨、软骨、肌肉、神经、肝、心肌和内皮等多种组织细胞，更加特别的是，MSC 经过连续传代培养和冷冻保存后仍具有多向分化潜能，可作为理想的种子细胞用于衰老和病变引起的组织器官损伤修复。而 MSC 在肿瘤基因治疗中也有其明显的优点：①MSC 细胞相对容易获得，即使在体外经过反复扩增也不会丢失干细胞的特性；②MSC 细胞外源基因的表达具有组织特异性，受所在部位的微环境影响；③外源基因转入 MSC 中以后，易于稳定整合到其基因组中且不影响其干细胞特性。可见，MSC 有可能成为一种新型的基因治疗的靶细胞。与 MSC 多向分化潜能相结合，通过导入目的基因，将细胞治疗和基因治疗结合起来，对人类多种疾病的治疗具有广阔前景。美国学者 Aboody 等通过研究啮齿类动物脑肿瘤中神经干细胞（NSC）的分布发现，当 NSC 外源性植入神经胶质瘤内以后，可以迅速且广泛地分布到肿瘤存在部位，并随肿瘤向其他部位的浸润而迁徙，同时持续稳定地表达外源基因。令人惊讶的是，如果 NSC 被植入到远离肿瘤部位的正常脑组织，NSC 也会穿过正常组织向肿瘤部位迁移；更不可思议的是，如果将 NSC 通过血管注射到中枢神经系统以外的地方，NSC 仍将趋向于颅内肿瘤。那么如果我们将 NSC 作为基因载体，导入治疗基因后来治疗脑肿瘤，可能可以真正达到靶向治疗的作用，这项令人振奋的结果也让各国学者积极地在其他组织中寻找类似的 MSC。

（七）肿瘤干细胞的免疫治疗

机体的免疫系统与肿瘤的发生、发展关系密切。我们所说的肿瘤免疫治疗主要是通过人为干预、调节机体的免疫系统，增强机体的抗肿瘤免疫力，从而达到控制和杀伤肿瘤细胞的目的。自 20 世纪 50 年代以来，通过大量的科学研究，我们已经具备了非特异性免疫刺激、细胞因子技术、单克隆抗体技术、过继细胞免疫治疗及肿瘤疫苗五大免疫治疗手段。这五大技术反映出肿瘤免疫学和肿瘤治疗学的热点和有关前沿，同时也显示出肿瘤免疫治疗良好前景。长期以来，通过大量肿瘤免疫治疗的临床实践，受不同类型肿瘤和不同治疗策略的影响，文献报道肿瘤免疫治疗的总体有效率为 $10\% \sim 70\%$。目前肿瘤免疫治疗中应用的抗原大多是表达在已分化的肿瘤细胞上，而肿瘤干细胞并不表达这些抗原，因此所诱发的免疫杀伤反应并不针对肿瘤干细胞。寻找肿瘤干细胞特异性抗原应该是肿瘤免疫治疗的一个方向，如何利用肿瘤干细胞学说为肿瘤免疫治疗寻找新的策略也是一个值得思考的问题。

在肿瘤干细胞相关性抗原尚未明确的情况下，应用肿瘤干细胞全细胞疫苗、肿瘤干细胞疫苗裂解物、肿瘤干细胞总 RNA 或肿瘤干细胞与 APC 融合形成的细胞疫苗，无疑是一个不错的选择。这一免疫策略可以绕过肿瘤干细胞抗原未明这一障碍，而且包含了全部的肿瘤干细胞相关抗原。Moviglia 等用神经胶质母细胞瘤干细胞与 B 细胞制成融合疫苗，在原发灶切除后免疫患者，可诱导持久的抗肿瘤干细胞免疫应答，而且不会诱发自身免疫性脑炎，具有良好的安全性。

目前针对肿瘤干细胞的治疗方法主要包括清除体内肿瘤干细胞、转化肿瘤干细胞生物学特性及逆转肿瘤干细胞的耐药性等。由于肿瘤干细胞表面表达多种特殊蛋白，导致干细胞可以抵抗肿瘤药物的杀伤作用，逆转肿瘤干细胞的耐药性可能可以从根本上解决耐药性的问题。目前常用的针对肿瘤干细胞耐药性的治疗方法主要是通过抑制肿瘤细胞的膜转运蛋白克服耐药性，包括针对 P-gp（如环孢菌素类药物）和 ABC 转运蛋白抑制剂等。也有针对肿瘤干细胞特殊标记开发治疗药物的研究，但都还处于实验研究阶段。在 CML 治疗中，伊马替尼能特异地杀灭分化并处于 G_1 期的 CML 细胞，起效较快但疗效常不能持久，因为 CML 中处于 G_0 期的干细胞对此药有耐药性。而 IFN 治疗则是针对少量 CML 干细胞，它能产生持久的作用，但临床上短期内可能看不出疗效。可见，针对分化成熟的肿瘤细胞的药物能产生迅速、明显的反应，而针对少量肿瘤干细胞的药物按照现有的评价标准则有可能因没有显著疗效而不能进入临床应用。

　　肿瘤干细胞概念的提出对于我们真正了解肿瘤发生机制，找到行之有效的肿瘤治疗方法具有重要意义。第一，了解作为正常干细胞和肿瘤干细胞无限增殖能力的共同特性，有助于阐明肿瘤发生、发展和转归机制；第二，了解肿瘤干细胞的特性及其在肿瘤中的分布、数量，有助于我们对肿瘤的诊断及判断预后、调节放化疗的剂量；第三，了解肿瘤干细胞有助于肿瘤治疗，只有有效地杀死肿瘤干细胞才可以达到治愈肿瘤的目的，从而改变传统的杀死大多数肿瘤细胞的观念，有助于减少治疗中的副作用，这一点已在众多的研究中得以应用。Costello 等在 2000 年发现 CD34$^+$CD38$^-$ 白血病细胞亚群比 CD34$^-$CD38$^+$ 对柔红霉素（daunorubicin）特异性不敏感，杀伤 CD34$^+$CD38$^-$ 白血病细胞需要更大剂量的柔红霉素；2002 年，Guzman 等又发现联合黄胆素与蛋白酶抑制剂能有效杀死人类淋巴细胞白血病肿瘤干细胞，却对正常造血干细胞没有任何效应。这些研究为特异性杀死人类淋巴细胞白血病肿瘤干细胞，从而更快更好地治愈患者打下了一个非常好的基础。

　　当然，肿瘤干细胞在肿瘤组织中的含量极其稀少，且其特异性细胞表面识别标志又不明显，这就给针对肿瘤干细胞的研究工作带来了较大的困难，导致现在对大部分肿瘤组织中的肿瘤干细胞的鉴定、分离甚至是否存在都存有疑问。但是，我们有理由相信在不久的将来，随着人们对肿瘤肝细胞研究的不断深入，人们终究会探明肿瘤干细胞的生物学特性，并利用这把金钥匙开启治愈肿瘤、还病患健康的大门。

（俞春萍　宋立兵）

参 考 文 献

Aboody K S，Brown A，Rainov N G，et al. 2000. Neural stem cells displayextensive tropism for pathology in adult brain：Evidence from in2tracranial gliomas. Proc Natl Acad Sci USA，97（23）：12846-12851.

Abraham B K，Fritz P，McClellan M，et al. 2005. Prevalence of CD44$^+$/CD24$^-$/low cells in breast cancer may not be associated with clinical outcome but may favor distant metastasis. Cli Cancer Res，11（3）：1154-1159.

Al-Hajj M，Wicha M S，Benito-Hernandez A，et al. 2003. Prospective identification of tumorigenic breast cancer cells. PNAS，100（7）：3983-3988.

Basseres D S，Baldwin A S. 2006. NF-κB and inhibitor of κB kinase pathways in oncogenic initiation and progression. Oncogene，25（61）：6817-6830.

Blair A，Hogge D E，Sutherland H J. 1998. Most acute myeloid leukemia progenitor cells with long-term proliferativeability in vitro and in vivo have the phenotype CD34/CD71/HLA-DR. Blood，92（11）：4325-4325.

Bonnet D，Dick J E. 1997. Human acute myeloid leukemia is organized as a hierarchy that originates from a primitive hematopoietic cell. Nat Med，3（7）：730-737.

Cabillic F，Toutirais O，Lavoué V，et al. 2010. Aminobisphosphonate-pretreated dendritic cells trigger successful Vgamma9Vdelta2 T cell amplification for immunotherapy in advanced cancer patients. Cancer Immunol Immunother，59（11）：1611-1619.

Cheng T. 2004. Cell cycle inhibitors in normal and tumor stem cells. Oncogene，23：7256.

Cho D，Signoretti S，Regan M，et al. 2007. The role of mammalian target of rapamycin inhibitors in the treatment of advanced renal cancer. Clin Cancer Res，13（part 2）：758-763.

Collins A T，Berry P A，Hyde C，et al. 2005. Prospective identification of tumorigenic prostate cancer stem cells. Cancer Res，65：10946-10951.

Fillmore C, Kuperwasser C. 2007. Human breast cancer stem cell markers CD44 and CD24: enriching for cells with functional properties in mice or in man. Breast Cancer Res, 9: 303.

Frankel A E, Surendranathan A, Black J H, et al. 2006. Phase II clinicalstudies of denileukin diftitox diphtheria toxin fusion protein in pa2tients with previously treated chronic lymphocytic leukemia. Cancer, 106 (10): 2158-2164.

Ginestier C, Hur M H, Charafe-Jauffret E, et al. 2007. ALDH1 is a marker of normal and malignant human mammary stem cells and a predictor of poor clinical outcome. Cell Stem Cell, 1 (5): 555-567.

Guzman M L, Neering S J, Upchurch D, et al. 2001. NF-κB is constitutively activated in primitive human acute myelogenous leukemia cells. Blood, 98 (8): 2301-2307.

Hatfield K, Ryningen A, Corbascio M, et al. 2006. Microvascular endothelial cells increase proliferation and inhibit apoptosis of native human acute myelogenous leukemia blasts. Int J Cancer, 119: 2313-2321.

Hazlehurst L A, Landowski T H, Dalton W S. 2003. Role of the tumor microenvironment in mediating de novo resistance to drugs and physiologicalmediators of cell death. Oncogene, 22: 7396-7402.

Ho J W, Pang R W, Lau C, et al. 2006. Significance of circulating endothelial progenitor cells in hepatocellular carcinoma. Hepatology, 44 (4): 836-843.

Hosen N, Park C Y, Tatsumi N, et al. 2007. CD96 is a leukemic stem cell-specific marker in human acute myeloid leukemia. PNAS, 104 (26): 11008-11013.

Huang D, Desbois A, Hou S T, et al. 2005. A novel adenoviral vector which mediates hypoxia-inducible gene expression selectively inneurons. Gene Therapy, 12: 1369-1376.

J in L, Hope K J, Zhai Q, et al. 2006. Targeting of CD44 eradicates humanacute myeloid leukemic stem cells. NatMed, 12 (10): 1167-1174.

Jordan C T, Upchurch D, Szilvassy S J, et al. 2000. The interleukin-3 receptor α chain is a unique marker for human acute myelogenous leukemia stem cells. Leukemia, 14 (10): 1777-1884.

Lessard J, Sauvageau G. 2003. Bmi-1 determines the proliferative capacity of normal and leukacmic stem cells. Nature, 423: 255-260.

Li C, Heidt D G, Dalerba P, et al. 2007. Identification of pancreatic cancer stem cells. Cancer Res, 67: 1030-1037.

Liu T, Liu Z Z, Zhu P, et al. 2008. Recent progress of FLT3 as a therapeutic target in acute leukemia. Chin Pharm acol Bull, 24 (12): 1545-1548.

Manz M G, Miyamoto T, Akashi K, et al. 2002. Prospectiveisolation of human clonogenic common myeloid progenitors. Proc Natl Acad Sci U S A, 99 (18): 11872-11877.

Matsunaga T, Takemoto N, Sato T, et al. 2003. Interaction between leukemic-cell VLA24 and stromal fibronectin is a decisive factor forminimal residual disease of acutemyelogenous leukemia. Nat Med, 9: 1158-1165.

Miletti-Gonzalez K E, Chen S, Muthukumaran N, et al. 2005. The CD44 receptor interactswith P-glycop rotein to promote cellmigration and invasion in cancer. Cancer Res, 65: 6660-6667.

Mony U, Jawad M, Seedhouse C, et al. 2008. Resistance to FLT3 inhibitionin an in vitro model of primary AML cells with a stem cell phenotype in a defined microenvironment. Leukemia, 22 (7): 1395-1401.

Moviglia G A, Carrizo A G, Varela G, et al. 2008. Preliminary report on tumor stem cell/B cell hybridoma vaccine for recurrent glioblastoma multiforme. Hematol Oncol Stem Cell Ther, 1 (1): 3-13.

Owens B M, Hawley R G. 2002. HOX and non-HOX homeobox genes in leukemic hematopoiesis. Stem Cells, 20 (5): 364-379.

O'Brien C A, Pollett A, Gallinger S, et al. 2007. A human colon cancer cell capable of initiating tumour growth in immunodeficient mice. Nature, 445 (7123): 106-110.

Patrawala L, Calhoun T, Schneider-Broussard R, et al. 2005. Highly purified CD44+ prostate cancer cells from xenograft humantumors are enriched in tumorigenic and metastatic progenitor cells. Oncogene, 25: 1696-1708.

Piccirillo S G, Reynolds B A, Zanetti N, et al. 2006. Bone morphogenetic proteins inhibit the tumorigenic potential of human brain tumour-initiating cells. Nature, 444 (7120): 761-765.

Ruizi A A, Sanchez P, Dahmane N. 2002. Gli and hedgehog in cancer: tumors, embryos and stem cells. Nat Rev Cancer, 2 (5), 361-372.

Shen Z X, Shi Z Z, Fang J, et al. 2004. All-trans retinoic acid /As203 combination yields a high quality remission and survival in newlydiagnosed acute promyelocytic leukemia. Proc N atl Acad Sci USA, 101 (15): 5328-5335.

Shih IeM, Wang T L. 2007. Notch signaling, gamma-secretase inhibitors, and cancer therapy. Cancer Res, 67 (5): 1879-1882.

Singh S K, Hawkins C, Clarke I D, et al. 2004. Identification of human brain tumor initiating cells. Nature, 432 (7015): 396-401.

Slavin S, Ackerstein A, Or R, et al. 2010 . Immunotherapy in high-risk chemotherapy-resistant patients with metastatic solid tumors and hematological malignancies using intentionally mismatched donor lymphocytes activated with rIL-2: a phase I study. Cancer Immunol Immunother, 59 (10): 1511-1519.

Sukhdeo K, Mani M, Zhang Y, et al. 2007. Targeting the β-catenin /TCF transcriptional complex in the treatment of multiple myeloma . Proc Natl Acad Sci USA, 104 (18): 7516-7521.

Uhlin M, Okas M, Gertow J, et al. 2010. A novel haplo-identical adoptive CTL therapy as a treatment for EBV-associated lymphoma after stem cell transplantation. Cancer Immunol Immunother, 59 (3): 473-477.

Weng A P, Ferrando A A, Lee W, et al. 2004. Activating mutations of NOTCH1 in human T cell acute lymphoblastic leukemia. Science, 306 (5694): 269-371.

Yilmaz O H, Valdez R, Theisen B K, et al. 2006. Pten dependence distinguishes haematopoietic stem cells from leukaemic-initiating cells. Nature, 441 (7092): 475-482.

Zhang J, Grindley J C, Yin T, et al. 2006. Pten maintains haematopoietic stem cells and acts in lineage choice and leukaemia prevention. Nature, 441 (7092): 518-522.

第四章 肿瘤分子靶向药物治疗的临床应用

第一节 分子靶向药物治疗的适应证和作用原理

一、小分子靶向药物治疗的临床应用

（一）伊马替尼

1. 适应证和作用原理

2001 年 1 月 FDA 批准伊马替尼（Imatinib，glevec，格列卫）治疗慢性粒细胞白血病（CML），2002 年 6 月批准其治疗 CD117[+]、不能手术或转移性胃肠间质瘤（GIST）。伊马替尼的其他适应证包括费城染色体阳性的急性淋巴细胞白血病、骨髓增生性疾病（MDS/MPD）（如 *PDGFR* 基因重排）相关的骨髓增生异常综合征、无 *D816V c-kit* 突变或 *c-kit* 突变未明的侵袭性全身性肥大细胞增多症（ASM）、嗜酸细胞增多综合征（HES）和慢性嗜酸性粒细胞白血病（CEL）伴有 FIP1L1-PDGFRα 融合激酶阳性，或者是嗜酸性粒细胞增多综合征（HES）和慢性嗜酸性粒细胞白血病（CEL）虽 FIP1L1-PDGFRα 融合激酶阴性或者未明但有不可切除的、反复复发或转移性隆凸性皮肤纤维肉瘤（DFSP）。伊马替尼抑制 BCR-ABL、c-kit、PDGFR 和 SCFR。大部分 GIST 肿瘤细胞存在 *c-kit* 突变。几乎所有的慢性髓细胞白血病（CML）、25％的成人 ALL 和 5％儿童 ALL 都存在 Ph 染色体，这一特异的染色体异常是 9 号染色体上的原癌基因(*c-ABL*)异位到 22 号染色体上的断裂集中区（BCR）融合形成的。该 *BCR-ABL* 融合基因编码所产生的 BCR-ABL 融合蛋白与 Ph 阳性白血病的发病有关。BCR-ABL 融合蛋白 p210、p190、p230 具有异常增强的酪氨酸激酶（PTK）活性，它们对于细胞增殖、黏附、凋亡信号的转导有着显著的干扰作用。伊马替尼是人工合成的 2-苯氨基嘧啶类化合物，能有效地阻断 ATP 与 BCR/ABL-PTK 结合，阻止 PTK 的活化，从而产生抗 Ph 阳性细胞增殖和细胞凋亡的效应，是第一个被用于临床研究治疗 CML 的 PTK 抑制剂。

2. 临床药理学特点和毒副反应

伊马替尼口服吸收良好，生物利用度98％，2～4h 达最大血浆浓度。伊马替尼及其主要活性代谢产物 CGP74588 的清除半衰期分别为 18h 和 40h。伊马替尼主要经 CYP3A4 代谢，7 天内 68％经粪便排泄，13％经尿液排泄。伊马替尼不仅是 CYP3A4 的底物，也是 CYP3A4、CYP2C9 和 CYP2D6 等酶的抑制剂，联合用药时应注意药物的相互作用。例如，华法林经 CYP3A4 和 CYP2C9 代谢，需要抗凝时应将华法林替换为肝素。伊马替尼抑制醋氨酚 *O*-糖脂化，联合用药时应增加醋氨酚 *O*-糖脂化的剂量。重度肝功能损害时伊马替尼和 CGP74588 暴露明显增加。

伊马替尼治疗 GIST 的常见毒副反应包括出血、眼睑水肿、胸水、恶心、呕吐、腹泻、腹痛、骨骼肌肉疼痛、肌肉僵硬、疲乏和白细胞降低等。

3. 临床研究

（1）白血病。BCR-ABL 引起的酪氨酸激酶异常活化是慢性粒细胞性白血病（CML）发病机制中的重要环节，而伊马替尼能特异地与 *BCR-ABL* 基因的 ATP 位点结合，抑制该酶的活性，阻断肿瘤细胞信号转导，选择性抑制肿瘤生长，而不影响正常细胞的功能。在临床 I 期研究中，300～1000mg/d 的剂量组，54 例既往干扰素治疗失败的 CML 慢性期患者均获血液学缓解，有效率达 100%，98% 达 CR，其中 53% 是细胞遗传学缓解。随后的 II 期临床研究显示，在 CML 的细胞危象期也有 59% 的有效率，且毒副作用轻微。对 Ph 阳性的急性淋巴细胞性白血病（ALL）缓解率也高达 70%，其中 CR 为 55%。IRIS 研究入组慢性粒细胞白血病慢性期患者 1106 例，比较伊马替尼与干扰素 α 联合 Ara-c 的疗效。随访 5 年后，伊马替尼组完全血液学缓解率（CHR）为 98%，主要细胞遗传学缓解率为 92%，完全细胞遗传学缓解率（CCyR）为 87%。一线治疗 5 年的总生存为 89.6%。标准剂量伊马替尼（400mg/d）治疗的患者人群中 4 年出现血液系统的严重不良反应（SAE）逐年减少（从 14% 减少到 9%）。超过 4 年的长期随访结果表明，伊马替尼治疗 CML-CP 患者具有良好的安全性和耐受性。由于 IRIS 研究中有部分患者是二线治疗，因此，作为一线治疗方案而言，伊马替尼是否优于干扰素联合 Ara-c 方案还有待研究。

（2）胃肠间质瘤（GIST）。约 92% 的 GIST 肿瘤细胞存在 *c-kit* 突变。GIST 是罕见肿瘤，约占胃肠道肿瘤的 2%，80% GIST 发生于胃和小肠。目前无随机对照临床研究评价伊马替尼治疗 GIST 的疗效。FDA 批准伊马替尼治疗 GIST 的依据是一项多中心、开放、II 期临床研究（CST571-B2222 研究）。该研究入组 147 例 c-kit$^+$、不能手术或转移性 GIST，每日服用伊马替尼 400mg 或 600mg，CR 0.7%，PR 66.7%。Wilson 对 2003 年 4 月前收录于 Cochrane Library、MEDLINE、EMBASE、SCI Search、CancerLit 和 CINAHL 数据库的文献进行系统分析，包括对照研究、队列研究和病案报道，符合入组条件的病例数共有 1700 例，PR 达 50%。在基线水平低肿瘤负荷的患者预测有更长的 TTP 和 OS。两项独立的 III 期临床试验（EORTC 62005 和 S0033/CAL-GB 150105 研究）在转移性或不可切的 GIST 患者中评估了伊马替尼两个不同的起始剂量（400mg qd 对比 400mg bid）疗效的差异，两项研究在两个剂量水平均获得了相似的有效率和 OS。然而，在 400mg 剂量组的患者疾病进展后，交叉至高剂量组仍有部分患者有效。现有数据表明，伊马替尼 400mg/天作为起始剂量，是安全且有效的。在 400mg/天的剂量水平疾病进展后，增量至 800mg/天是合理的治疗选择。

此外，伊马替尼用于术后辅助治疗可降低 GIST 患者复发率和提高生存率。一项 II 期临床研究显示 107 例 GIST 术后接受伊马替尼辅助治疗 1 年，中位随访时间 4 年。第 1、2、3 年的 DFS 分别为 94%、73% 和 61%，第 1、2、3 年生存率分别为 99%、97% 和 97%。此结果随后得到双盲随机 III 期研究（ACOSOG Z9001）的证实，原发局限性 GISTs（肿瘤大小≥3cm），术后给予伊马替尼 400mg 或安慰剂治疗 1 年，中位随访 19.7 个，与安慰剂组相比，伊马替尼组获得了更高的 1 年 RFS（98% 对比 83%，$p<0.001$），然而两组的 OS 并无差异（99.2% 对比 99.7%，$p=0.47$）。亚组分析显示，对于中、高危患者（肿瘤大小≥6cm）伊马替尼组的 RFS 明显长于对照组。另外一项 III 期临床研究（SSGXVIII/AIO）的结果提示，在高危复发风险患者中（肿瘤>10cm，核分裂数＞10/50HPF，肿瘤＞5cm 且核分裂数＞5/50HPF 或肿瘤破入腹腔），术后伊马替尼治疗 36 个月与 12 个月相比明显改善 RFS 和 OS。该研究结果提示延长辅助治疗时间可能获益更明显。

伊马替尼近期疗效与 *c-kit* 突变有关，*c-kit* 外显子 11 突变者有效率为 83.5％，外显子 9 突变者有效率为 48％。目前不清楚伊马替尼的最佳治疗方案和评价方法，尚不能肯定伊马替尼每天 400mg 是否优于 600mg。在伊马替尼治疗初期肿瘤内部囊性变，可能导致肿瘤增大，但出现代谢缓解。若治疗后肿瘤 SUV 值＜2，提示治疗有效。疾病稳定时不宜中断伊马替尼维持治疗，疾病进展时可增加伊马替尼剂量或联合其他分子靶点药物，尽量行局部治疗，降低肿瘤负荷。

（3）隆突性皮肤纤维肉瘤（DFSP）。隆突性皮肤纤维肉瘤是一种生长较慢，起源于皮肤的软组织恶性肿瘤。本病的发病机制是染色体（17；22）（q22；q13）重排，形成 *COL1A1-PDGFB* 融合基因，该基因的表达产物是生长因子，而后者使肿瘤细胞表面的相关通路处于持续激活状态，进而导致肿瘤细胞的扩增。这一发现使酪氨酸激酶抑制剂甲磺酸伊马替尼被引入本病的治疗，并且在相当程度上改变了 DFSP 复发转移后无有效治疗的困境。小样本的研究报道，伊马替尼用于治疗转移性隆突性皮肤纤维肉瘤总体有效率达 83％。基于甲磺酸伊马替尼在该病治疗上出色表现，2007 年美国 FDA 批准该药用于不可切除、复发转移性的 DFSP 的一线治疗。需要特别指出的是，DFSP 的 CD117 基本上是阴性的，因此检测 CD117 不是甲磺酸伊马替尼使用的先决条件。

（二）厄洛替尼和吉非替尼

1. 适应证和作用原理

2003 年 5 月，美国 FDA 通过快速通道批准吉非替尼二线治疗非小细胞肺癌，后因该药不能延长西方患者生存时间，2005 年 6 月 FDA 将吉非替尼的适应证限制于正在使用或曾经从吉非替尼治疗中获益的患者。基于中国注册临床研究的结果，中国 SFDA 批准吉非替尼二线治疗非小细胞肺癌。2004 年 11 月 FDA 批准厄洛替尼二线治疗局部晚期或转移性非小细胞肺癌。2005 年 11 月，FDA 批准厄洛替尼联合吉西他滨治疗不能手术的或转移性胰腺癌。

厄洛替尼和吉非替尼的靶点均是 EGFR，抑制 EGFR 受体胞内段的受体酪氨酸激酶磷酸化，阻断 EGF 信号。EGF/EGFR 信号通路是调节肿瘤细胞活动的基本通路，影响肿瘤细胞的增殖、存活、转移、血管生成和化疗/放疗敏感性。

2. 临床药理学特点和毒副反应

吉非替尼生物利用度为 57％，口服后 3～7h 达最大血浆浓度，胃液 pH 高于 5 时吉非替尼暴露量降低 50％。连续用药 7～10 天达稳态浓度。每天用药量高于 100mg 能达到血浆有效生物学浓度。连续用药 14 天后吉非替尼富集于肿瘤组织，在非小细胞肺癌患者中，口服最大耐受剂量的 1/3 能达到最佳生物效应剂量。吉非替尼主要经细胞色素 P450 3A4（CYP3A4）代谢，代谢产物的生物活性为吉非替尼活性的 1/14。CYP3A4 抑制剂伊曲康唑使吉非替尼暴露量增加 80％，而 CYP3A4 诱导剂利福平使吉非替尼暴露量降低 83％。吉非替尼在健康志愿者的终末平均半衰期为 30.5h，患者为 41h，主要经胆道排泄。

厄洛替尼的生物利用度为 60%，食物使其利用度接近 100%。服药后 4h 达峰浓度，单次给药的中位半衰期为 36.2h，连续服药 7~8 天达稳态浓度。厄洛替尼主要经 CYP3A4 代谢，少部分经 CYP1A2 和肝外同工酶 CYP1A1 代谢；80% 经粪便排泄，8% 经尿液排泄。年龄、性别和体重对厄洛替尼清除率无显著影响，但吸烟者的清除率升高 24%。

阿法替尼的半衰期为 33.9h，口服 4h 后到达最高血药浓度，经过 8 天达到稳定血药浓度。最低有效剂量是 20mg/天，标准剂量为 40mg/天，最大剂量是 50mg/天。与食物同服，阿法替尼到达最高血药浓度的时间延长约 1 倍，最高血药浓度下降约 50%。建议空腹服用或至少进食前 1h 餐或后 2h 服药。阿法替尼主要经 CYP3A4 代谢，80% 通过粪便排泄，4% 通过尿液排出，因而 CYP3A4 抑制剂或诱导剂可能增加或减低阿法替尼血浆浓度。

3. 临床研究

1）NSCLC

BR.21 研究证明厄洛替尼延长二、三线治疗的晚期 NSCLC 患者生存时间。BR.21 入组 731 例既往接受过一两个化疗方案的转移性 NSCLC 患者，厄洛替尼客观有效率达 8.9%。与安慰剂相比，厄洛替尼延长中位 PFS 0.4 个月（2.2 个月 vs 1.8 个月），延长中位生存时间 2 个月（6.7 个月 vs 4.7 个月）。亚组分析显示有效率与亚裔、女性、腺癌和不吸烟者相关，但只有不吸烟者显示生存优势。皮疹严重程度与厄洛替尼疗效相关，2~3 度皮疹者中位生存时间为 11.1 个月，1 度皮疹者为 7.1 个月，无皮疹者为 3.3 个月。目前未能证实厄洛替尼联合 PC 方案（TRIBUTE 研究）或厄洛替尼联合用于 GP 方案（TALENT 研究）一线治疗 NSCLC 患者能延长生存时间。4 周期含铂方案化疗后 PR 或 SD 患者序贯厄洛替尼治疗（SATURN 研究）能否改善预后尚在研究中。

II 期临床研究（IDEAL-1 和 IDEAL-2）显示吉非替尼二、三线治疗转移性 NSCLC 的有效率为 9%~19%，症状改善率 35%~43%。为此，FDA 快速批准吉非替尼二线治疗 NSCLC。随后的 III 期研究（ISEL）未能证实吉非替尼能延长生存时间。ISEL 研究入组 1692 例二、三线治疗患者，吉非替尼客观有效率 8%。与安慰剂对照，吉非替尼改善中位 PFS（3.0 个月 vs 2.6 个月），但总生存时间（5.6 个月 vs 5.1 个月）无差异。亚组分析显示亚裔和不吸烟者有生存优势。在二线治疗中，SIGN 和 INTEREST 研究证实吉非替尼与泰素帝等效，但毒性更低。

与厄洛替尼相似，III 期临床研究未能证实一线吉非替尼联合 GP 或 TP 方案（IN-TACT-1 和 INTACT-2）治疗 NSCLC 能延长生存时间。化疗后序贯吉非替尼治疗转移性 NSCLC 的研究（EROTC08021）尚在进行中，但 III 期 NSCLC 患者在放、化疗后序贯吉非替尼治疗无益。

尽管吉非替尼不能延长西方人 NSCLC 患者生存时间，但能改善亚裔，尤其是东亚患者的预后。ISEL 研究入组亚裔患者 342 例，吉非替尼组中位生存时间为 9.5 个月，优于安慰剂组（5.5 个月）。中国注册临床研究显示吉非替尼二、三线治疗 NSCLC 的有效率为 27%，疾病控制率为 54.1%，中位 PFS 为 97 天，中位生存时间为 10 个月。II 期临床研究显示韩国不吸烟的腺癌患者使用吉非替尼一线治疗有效率为 69%，估计一年生存率为 73%。Park 总结 2003 年 1 月到 2005 年 6 月期间发表的吉非替尼治疗亚裔

NSCLC 的研究结果。在 EMBASE 和 Medline 共检索到研究报告 31 篇，包括日本、韩国、中国大陆和台湾地区的患者，每篇病例数均大于 25 例，累计报告病例数大于 2000 例。多数研究的中位 TTP 大于 3 个月，中位生存时间大于 6 个月，吉非替尼对一线治疗、脑转移和 PS 评分差者均显示疗效，女性、腺癌、不吸烟和肺内转移者显示生存优势。吉非替尼改善亚裔 NSCLC 患者预后的机制不清，可能与亚裔患者肿瘤的 EGFR 突变率较高有关。

LUX-Lung 3 及 LUX-Lung 6 研究比较了阿法替尼对比传统化疗一线治疗 EGFR 突变阳性的进展期肺腺癌患者，研究结果提示阿法替尼显著延缓了肿瘤生长，并改善了疾病相关症状和患者的生活治疗，且在 del19 患者中阿法替尼带来了显著的总生存获益。LUX-Lung 7 研究对比了第二代 EGFR-EGFR-TKI 抑制剂阿法替尼与第一代 TKI 抑制剂（吉非替尼）用于治疗 EGFR 突变型晚期非小细胞肺癌的疗效及安全性，结果显示与吉非替尼相比，阿法替尼显著降低肺癌进展风险（显著降低 27%）和治疗失败风险，并显示出更好的长期获益。

T790M 突变可导致 TKI 类药物耐药，在厄洛替尼继发耐药的患者中，有 50% 与该突变相关。第三代 EGFR 抑制剂 AZD9291 能同时应付 EGFR 敏感突变及耐药突变。在 I 期临床研究中，纳入的 199 例 EGFR 突变晚期 NSCLC 患者中，51% 的患者观察到肿瘤缩小，在 89 例 T790M 突变患者中，64% 的患者对 AZD9291 治疗有反应。

2）胰腺癌

PA 3 研究证实厄洛替尼联合吉西他滨治疗晚期胰腺癌优于吉西他滨单药。入组 569 例患者，尽管有效率无差异，但厄洛替尼联合吉西他滨提高患者的中位 PFS（3.8 个月 vs 3.5 个月）、1 年生存率（23% vs 17%）和中位生存时间（6.24 个月 vs 5.91 个月）。

（三）拉 帕 替 尼

1. 适应证和作用原理

2007 年 3 月美国 FDA 批准拉帕替尼（Lapatinib，TYKERB）联合卡培他滨治疗曲妥珠单抗治疗失败的转移性乳腺癌。拉帕替尼是 HER2 和 EGFR 双靶点的受体酪氨酸激酶抑制剂。

2. 临床药理学特点和毒副反应

拉帕替尼的生物利用度不稳定，服药后 4h 达最大血浆浓度，连续服药 6～7 天后达稳态浓度。食物或同一天内分次服用拉帕替尼显著增加 AUC，推荐每日一次空腹服用。拉帕替尼是 BRCP 和 P-gp 的底物，体外研究显示拉帕替尼抑制 BRCP、P-gp 和 OATP1B1。拉帕替尼主要经 CYP3A4/5 代谢，单次给药终末半衰期为 14.2h，重复给药的有效半衰期为 24h。27% 拉帕替尼母体经粪便排泄，小于 2% 的拉帕替尼母体经尿液排泄。重度肝功能不全时拉帕替尼的 AUC 升高 63%。一方面，拉帕替尼是 CYP3A4 和 P-gp 的底物；另一方面，拉帕替尼抑制 CYP3A4、CYP2C8 和 P-gp 活性，联合用药时应充分考虑药物间的相互作用。用药期间避孕并停止哺乳。

拉帕替尼常见毒副作用有恶心、呕吐、腹泻、胃痛、消化不良、皮疹、皮肤干燥、红肿疼痛、感觉迟钝、背痛、呼吸困难、失眠、骨髓抑制、肝功能损害、QT 间期延长和 LVEF 降低等，个别患者出现心衰。

3. 临床研究

一项 III 期临床研究证实拉帕替尼联合卡培他滨治疗曲妥珠单抗失败乳腺癌患者优于卡培他滨单药。患者肿瘤组织 HER2（＋＋＋）或 HER2（＋＋）但 FISH（＋），既往接受曲妥珠单抗、恩环类和紫杉类药物治疗后疾病进展。入组 399 例患者后中期分析显示联合治疗组疗效提高，停止入组。联合治疗组有效率和中位 PFS 分别为 23.7% 和 8.4 个月，卡培他滨单药组分别为 13.9% 和 4.4 个月，总生存率无差异。值得注意的是，联合治疗组仅 3 例发生脑转移，卡培他滨组 13 例脑转移，提示拉帕替尼可以治疗脑转移瘤。一线治疗转移性乳腺癌的 III 期临床研究证明 HER2＋患者能从拉帕替尼联合紫杉醇治疗中受益。

（四）索 拉 非 尼

1. 适应证和作用原理

2005 年 12 月美国 FDA 批准索拉非尼用于（Sorafenib、NEXVAR、Bay43-9006）转移性肾癌的二线治疗，2007 年 10 月和 11 月 EMEA 及美国 FDA 批准索拉非尼治疗不能手术切除的原发性肝癌。2008 年 7 月中国批准索拉非尼治疗晚期原发性肝癌。索拉非尼是多靶点受体酪氨酸激酶抑制剂，其靶点包括 VEGFR1～3、PDGFR- b、c-kit、raf、flt-3 RET 等，具有抑制肿瘤细胞生长和抑制肿瘤血管生成的双重效应，其主要抑瘤效应体现在稳定病灶。此外，索拉非尼对肺癌、乳腺癌、黑色素瘤、甲状腺癌的疗效都进行了 II～III 期临床研究。

2. 药代动力学特点和毒副反应

空腹或中等脂餐时索拉非尼生物利用度为 38%～49%，高脂餐使其生物利用度降低 29%，因此，推荐空腹时服用索拉非尼。服药后 3h 药物达血浆峰浓度，连续服药 7 天达到稳态血药浓度。索拉非尼的半衰期（$t_{1/2}$）为 20.2～27.4h，但临床研究提示每次 400mg、每日 2 次是最适宜剂量，此剂量下药物浓度最高，毒副反应可接受。索拉非尼剂量高于每次 400mg、每日 2 次时最大血浆浓度和 AUC 增加比例低于剂量增加的比例。部分索拉非尼经肝细胞色素 P450 酶系统中的 CYP3A4 代谢后经 UTG1A9 葡糖醛酸化。但 CYP 抑制剂酮康唑 400mg 与单次索拉非尼 50mg 联合给药 7 天后索拉非尼最大血浆浓度、AUC 及 $t_{1/2}$ 均无变化。索拉非尼需要进行肠—肝循环。一方面，索拉非尼的葡糖醛酸化产物经胆汁进入肠道，代谢产物裂解，索拉非尼被重吸收；另一方面，索拉非尼氧化产物经胆汁进入肠道后，肠道细菌将其还原，还原的索拉非尼将被重吸收。尽管索拉非尼代谢与肝功能有关，临床研究表明，在轻、中度肝功能不全时无需调整索拉非尼剂量。索拉非尼与依立替康联合给药时，对索拉非尼药的药代动力学并无明显影响，但依立替康的 AUC 增加 26%～42%，SN-38 的 AUC 增加 67%～120%。索拉非尼还可使阿霉素的 AUC 增加 21%。单次口服索拉非尼后 14 天内 77% 随粪便排泄，19% 随尿液排泄。轻、中度肾功能不全时索拉非尼 AUC 无明显变化。

索拉非尼常见毒副反应有乏力、腹泻、便秘、恶心、呕吐、皮疹、手足皮肤反应、脱发、高血压和轻度出血等。

3. 临床研究

1）肾细胞癌

在 TARGET 研究中，905 例细胞因子治疗治疗失败的肾透明细胞癌患者入组，大多数患者已行肾切除术。与安慰剂相比，索拉非尼在疾病控制率、PFS 和中位生存时间方面均优于安慰剂，分别为 80% vs 55%、24 周 vs 12 周和 19.3 月 vs 15.9 月。在交叉前中期数据分析显示安慰剂中位生存时间为 14.7 个月，索拉非尼治疗组的中位生存时间尚未达到，分析后安慰剂组接受索拉非尼治疗。交叉后 6 个月数据分析显示索拉非尼治疗组中位生存时间为 19.3 个月，安慰剂组为 15.9 个月。交叉后 16 个月最终生存数据分析显示索拉非尼治疗组为 17.8 个月，安慰剂为 15.2 个月。按计划将安慰剂组患者终检后的生存数据二级分析，显示索拉非尼治疗组中位生存时间为 17.8 个月，安慰剂组为 14.3 个月。基线血浆 VEGF 浓度不影响索拉非尼疗效，但基线 VEGF 较低者（<131pg/ml）PFS 获益更明显（3.3 个月 vs 2.7 个月）。

在索拉非尼治疗晚期肾癌的北美扩大临床研究（ARCC）中，1247 例一线治疗患者的疾病控制率为 83%，1255 例二线治疗患者的疾病控制率为 84%。18 例乳头状癌的疾病控制率为 80%，18 例嫌色细胞癌疾病控制率为 95%。ARCC 患者代表了社区大范围的 RCC 患者，亚组分析提示一线治疗、非透明细胞癌、伴有脑转移、既往接受过贝伐单抗治疗和年龄大于 65 岁的患者均能从索拉非尼治疗中获益。欧洲扩大临床研究（EU-ARCC）入组患者 1155 例，其结果与 ARCC 类似。在中国由研究者发起的研究（ITT）中，入组 62 例，其中 45 例为透明细胞癌，疾病控制率为 84%，中位 PFS 42 周。在索拉非尼联合干扰素治疗透明细胞癌 II 期研究（RAPSODY）中，客观有效率达 34%，疾病控制率为 68%。

2）原发性肝癌

在索拉非尼治疗晚期原发性肝癌的全球 III 期临床研究（SHARP）中，入组 602 例患者，肝功能为 Child-Pugh A 者级占 95%，A、B 型肝炎病毒感染者占 48%。与安慰剂相比，索拉非尼延长中位生存时间 44%（10.7 个月 vs 7.9 个月），TTP 分别为 5.5 个月和 2.8 个月。由于首次证明药物能延长肝癌患者生存时间，索拉非尼治疗晚期肝癌被 ASCO 评选为 2007 年肿瘤研究七大进展之一。中国肝癌患者常常合并感染乙型肝炎病毒，在中国的注册临床研究中，索拉非尼也取得类似 SHARP 研究的疗效，提示合并乙型肝炎病毒感染对索拉非尼疗效和毒副作用无影响。

（五）舒尼替尼

1. 适应证和作用原理

2006 年 1 月美国 FDA 批准舒尼替尼（SU11248，索坦）治疗转移性肾癌和伊马替尼失败的胃肠道间质瘤。舒尼替尼的靶点包括 VEGFR1-3、PDGFRα/β、c-kit、FLT3、RET 和 CSF-1R，具有抑制肿瘤细胞增殖和抑制肿瘤血管生成双重效应。

2. 药代动力学特点和毒副反应

舒尼替尼的吸收不受食物影响，口服后 6~12h 达最大血浆浓度。单次给药后舒尼替尼的终末半衰期为 40~60h，主要代谢产物为 80~110h。最大血浆浓度和 AUC 与剂量成正比，10~14 天舒尼替尼及其主要活性代谢产物达血浆稳态浓度。舒尼替尼及其主要代谢产物与血浆蛋白的结合率分别为 95% 和 90%，主要经细胞色素 P450 酶系统中的 CYP3A4 代谢，因此，影响 CYP3A4 酶活性的药物将影响舒尼替尼及其主要产物的血浆浓度；61% 经粪便排泄，16% 经尿液排泄。年龄、性别、体重、ECOG 评分和肌酐清除率变化对舒尼替尼药代动力学无明显影响。

舒尼替尼的最常见副作用有疲劳、乏力、腹泻、恶心、呕吐、黏膜炎/口腔炎、消化不良、腹痛、便秘、皮疹、手足皮肤反应、关节肌肉痛、肢端水肿、高血压、皮肤颜色改变、味觉改变、厌食、出血、心衰、甲状腺功能低下和骨髓抑制等。潜在的严重不良反应包括左心室功能障碍、QT 间期延长、出血、高血压和肾上腺功能损害。

3. 临床研究

1）肾细胞癌

III 期临床研究（A6181034）比较舒尼替尼和干扰素 α 对初治转移性肾癌的价值。舒尼替尼为 50mg/d，连续口服 4 周后休息 2 周，直到疾病进展为止。干扰素为 3MU 第一周，6MU 第二周，第三周以后 900MU，皮下注射，每周三次。对入组 750 例患者，舒尼替尼组在客观有效率、PFS 方面和 OS 均优于干扰素，分别为 31％ vs 6％、11 个月 vs 5 个月和 28.1 个月 vs 14 个月。在有效改善患者的生活质量方面，舒尼替尼的优势体现在已行肾切除和 MSKCC 评分的低、中危患者。在二线治疗转移性肾癌的 II 期临床研究（study1006 和 study014）中，舒尼替尼的有效率分别为 25.5％和 36.5％，疗效持续时间分别为 27.1 个月和 54 个月，为此，美国 FDA 快速批准舒尼替尼上市。

2）胃肠道间质瘤在二线治疗

GIST 的 III 期临床研究（A6181004）中，312 例伊马替尼治疗失败患者按 2：1 随机分成舒尼替尼组和安慰剂组。舒尼替尼组在 TTP（27.3 周 vs 6.4 周）和 PFS（5.6 个月 vs1.4 个月）方面均优于安慰剂对照组，尚未获得总生存期数据。

（六）阿 昔 替 尼

1. 适应证和作用原理

阿昔替尼在治疗剂量下可以抑制酪氨酸激酶受体，包括血管内皮生长因子受体（VEGFR-1、VEGFR-2 和 VEGFR-3）。这些受体与病理性血管生成、肿瘤生长和癌症进展相关。体外试验与小鼠体内模型试验显示阿昔替尼可抑制 VEGF 介导的内皮细胞增殖与存活；在荷瘤小鼠模型中，阿昔替尼可抑制肿瘤生长及 VEGFR-2 的磷酸化。2012 年 1 月 27 日经 FDA 批准用于既往全身治疗失败的晚期肾细胞癌。

2. 临床药理学特点和毒副反应

阿昔替尼平均生物利用度为 58％，半衰期 2.5～6h，2～3 天可达稳态血药浓度。推荐剂量为 5mg/次，每日两次，可与食物同服或空腹给药。该药主要经肝脏 CYP3A/5 代谢少量经 CYP1A2、CYP2C19 和尿苷二磷酸-葡萄糖醛酸基转移酶（UGT）1A1 代谢。应避免合用 CYP3A4/5 强效抑制，如果必须与 CYP3A4/5 强效抑制剂合用，建议将阿昔替尼的剂量减半。人群药代动力学分析结果显示，患者年龄、种族、体重、体表面积、*UGT*1A1 基因型或 *CYP*2C19 基因型对阿昔替尼的清除率无临床相关性影响。老年人、轻度肝功能损害、轻度至重度肾损害患者无需调整阿昔替尼起始剂量。终末期肾病患者（CLcr ＜15 mL/min）应慎用本品。当基线肝功能中度肝损害患者（Child-Pugh 分级：B 级）服用阿昔替尼时，起始剂量应减半。

本品主要常见不良反应为高血压、手足综合症，腹泻、恶心、呕吐及转氨酶升高。此外也有动、静脉血栓栓塞事件、出血、心力衰竭、胃肠穿孔和瘘管形成等严重不良事件报道。

3. 临床研究

一项多中心随机Ⅲ期临床试验比较了阿昔替尼与索拉非尼用于接受舒尼替尼、贝伐单抗联合干扰素、替西罗莫司，以及干扰素等一线治疗失败后的晚期肾癌患者。结果显示阿昔替尼治疗组总体中位 PFS 为 6.7 个月，而索拉非尼治疗组为 4.7 个月（HR0.665，$p < 0.0001$），两组有效率分别为 19% 与 9%（$p = 0.0001$）。既往一线接受细胞因子治疗的患者中，阿昔替尼组与索拉非尼组的中位 PFS 时间分别为 12.1 个月与 6.5 个月（$p < 0.0001$）；既往一线接受舒尼替尼治疗的患者中，阿昔替尼组与索拉菲尼组的中位 PFS 时间分别为 4.8 个月与 3.4 个月。基于上述结果，NCCN 肾癌委员会将阿昔替尼作为 1 级推荐用于先前至少一线治疗失败的晚期肾癌的治疗。

（七）帕 唑 帕 尼

1. 适应证和作用原理

2009 年 5 月美国 FDA 批准帕唑帕尼治疗转移性肾癌，2012 年 10 月又以孤儿药身份批准其用于治疗一线化疗失败的软组织肉瘤。帕唑帕尼是一种多靶点的酪氨酸酶抑制剂，其靶点包括 VEGFR-1、VEGFR-2、VEGFR-3、PDGFRα 和 PDGFRβ、纤维母细胞生长因子受体（FGFR）-1 和-3、细胞因子受体（Kit）、白介素-2 受体可诱导 T 细胞激酶（Itk）、白细胞-特异性蛋白酪氨酸激酶（Lck）和穿膜糖蛋白受体酪氨酸激酶（c-Fms）。

2. 药代动力学特点和毒副反应

帕唑帕尼推荐剂量为 800mg 每天 1 次，给药后 2～4h 达到峰浓度，半衰期为 30.9h。食物可增加其全身暴露量，因而不可和食物一起服药。压碎后给药相对于完整片给药帕唑帕尼口服吸收的生物利用度增加，建议整片口服。本品主要经 CYP3A4 代谢，小部分经由 CYP1A2 和 CYP2C8 代谢。主要通过粪排泄，经肾脏排泄 < 4%。年龄、种族和性别对其药代动力学没有影响。中度肝损伤建议减量至 200 mg 每天 1 次。最常见不良反应（≥20%）是腹泻、高血压、毛发颜色变化、恶心、厌食和呕吐。

3. 临床研究

Sternberg 等报道了一项随机双盲的Ⅲ期临床试验的结果，435 例晚期肾癌患者（既往细胞因子治疗失败者 202 例）按 2：1 的比例随机分为治疗组（帕唑帕尼）及对照组（安慰剂），治疗组有效率为 30%，对照组仅 3%（$p < 0.05$）。其中一线治疗的患者中，治疗组 PFS 为 11.1 个月，对照组 2.8 个月；二线治疗患者中帕唑帕尼组 PFS7.4 个月，对照组 PFS4.2。帕唑帕尼对于晚期肾细胞癌患者疗效确切，明显改善了转移性肾癌的无进展生存期。

（八）克 唑 替 尼 及 色 瑞 替 尼

1. 适应证和作用原理

约 2%～7% 的非小细胞肺癌可检测到 EML4-ALK 融合，1% 的非小细胞肺癌患者存在 ROS-1 基因变异。克唑替尼（Crizotinib）是一种 ATP 竞争性酪氨酸激酶抑制剂，可特异性靶向抑制 ALK 激酶，也可抑制 c-MET 和 ROS1 等信号通路。2011 年美国

FDA 通过快速通道批准克唑替尼上市，用于 EML4-ALK 阳性的晚期非小细胞肺癌的一线治疗。2013 年 11 月克唑替尼获得美国 FDA 常规批准，2013 年 1 月在中国获批上市。2016 年 FDA 扩展批准克唑替尼治疗 ROS-1 基因变异的晚期非小细胞肺癌患者。色瑞替尼（ceritinib）为第二代 ALK 抑制剂，可同时抑制胰岛素样生长因子-1（IGF-1）受体，对既往接受克唑替尼治疗耐药的 ALK 阳性患者仍然有效。2014 年 4 月，美国 FDA 通过快速通道批准色瑞替尼用于克唑替尼进展或不能耐受的 ALK 阳性的转移性非小细胞肺癌。

2. 药代动力学特点和毒副反应

克唑替尼胶囊的推荐剂量为 250mg 口服，每日 2 次，直至疾病进展或患者无法耐受。口服单剂量克唑替尼，平均 4～6h 吸收达到峰值，平均绝对生物利用度为 43%。按推荐剂量给药 15 天内可达到并保持稳态血药浓度。参与克唑替尼代谢消除的主要酶是 CYP3A4/5，表观终末半衰期为 42h。本品主要经肝脏代谢，肝功能异常能升高克唑替尼的血浆浓度，对于无需透析的严重肾损害（肌酐清除率＜30ml/min）患者，克唑替尼胶囊的推荐剂量为 250 mg 口服，每日 1 次。

色瑞替尼 750mg 单次服药后，4～6h 达峰浓度，15 天达稳态。食物可增加药物的全身暴露，可能增加副反应，因此推荐空腹给药。色瑞替尼主要通过肝脏代谢，CYP3A 是参与色瑞替尼代谢消除的主要酶，肝功能受损患者药物暴露可能增加。年龄、性别、种族和体重对该药的全身暴露情况无影响。

克唑替尼最常见的不良反应（≥25%）为视觉异常、恶心、腹泻、呕吐、便秘、水肿、转氨酶升高及疲乏。其中 3-4 级转氨酶升高发生率 17%，有致命性肝脏毒性的报道。其他严重不良反应包括间质性肺炎，QT 间期延长及致命性心律失常等。色瑞替尼的毒副作用与克唑替尼类似，最常见不良反应为腹泻、恶心、转氨酶升高、呕吐、腹痛、疲倦、食欲减退和便秘。

3. 临床研究

在 Ⅰ 期和 Ⅱ 期临床研究中，克唑替尼治疗 EML4-ALK 阳性 NSCLC 患者缓解率超过 60%，中位无进展生存期为 7.7～9.7 个月。期或转移性 ALK 阳性 NSCLC 的一线治疗。

随机给予克唑替尼或化疗（培美曲塞或多西他赛）治疗显示克唑替尼组的 PFS 时间显著长于化疗组，ORR 也显著优于化疗组。克唑替尼组和化疗组患者的中位 OS 分别为 20.3 个月和 22.8 个月。Ⅲ 期临床研究 PROFILE 1007 研究比较了克唑替尼和化疗（培美曲塞或多西他赛）对含铂方案化疗失败的 ALK 阳性的非小细胞肺癌患者的疗效。结果显示，克唑替尼组的中位 PFS 为 7.7 个月，显著长于化疗组（3 个月），克唑替尼组疾病控制率为 65%，显著高于化疗组（20%）。虽然二者的总生存无差异，分别为 20.3 个月和 22.8 个月，但是克唑替尼治疗组患者的总体生活质量相对于基线有显著改善，同时，肺癌相关症状（胸痛、咳嗽和呼吸困难的复合终点）加重的中位时间在克唑替尼组明显优于化疗组（5.6 个月 vs 1.4 个月），HR 为 0.54（0.40～0.71）。上述结果，奠定了克唑替尼作为既往治疗过的晚期 ALK 阳性非小细胞肺癌患者的标准治疗的地位。然而，对于初治晚期 ALK 阳性 NSCLC 患者，与铂类药物为基础的标准化疗相比，克唑替尼疗效是未知的。因此，随后进行的 PROFILE 1007 研究 和 PROFILE

1029 研究探讨了克唑替尼对比常规化疗一线治疗 AKL 阳性晚期非小细胞肺癌的疗效。在 PROFILE 1007 研究中，克唑替尼组与化疗组相比中位 PFS 显著延长，（10.9 个月 vs 7.0 个月），疾病控制率也得到了明显的提高（74% vs 45%）。预测分析克唑替尼组和化疗组患者的生存率的可能性分别为 84% 和 79%，且克唑替尼组患者的社会功能、情感功能、角色功能和认知功能均较化疗组显著提高。PROFILE 1029 与 PROFILE 1014 不同的是患者来源主要是中国等亚洲国家，其研究结果与全球临床试验结果一致，证明克唑替尼在延长无进展生存期方面优于化疗。以上研究为巩固克唑替尼在 ALK 阳性肺癌中的一线治疗地位提供了循证医学依据。此外 PROFILE 1005、1007 研究回顾性分析结果显示克唑替尼对 ALK 阳性非小细胞肺癌脑转移患者依然有效。

克唑替尼显著改善了 ALK 阳性 NSCLC 患者的预后，然而后期的临床研究及随访发现约 30% 的 *ALK* 基因重组的 NSCLC 患者对克唑替尼原发性耐药，其耐药机制未明，另外一部分患者在用药治疗 12 个月内即产生继发性耐药。已发现的继发耐药机制主要有：ALK 继发性耐药突变、驱动基因转换、肿瘤异质性。由于二代 ALK 抑制剂活性更强，能有效对抗大多数 ALK 激酶区突变，因此克唑替尼治疗耐药后可选择第二代 ALK 抑制剂，如色瑞替尼，Alectinib。也可以考虑联合热休克蛋白抑制剂或其他酪氨酸激酶抑制剂。

（九）威罗菲尼、达拉菲尼及曲美替尼

1. 适应证和作用原理

2011 年 8 月及 2013 年 5 月美国 FDA 先后批准威罗菲尼（Vemurafenib）和达拉菲尼（dabrafenib）用于治疗转移性或不可切除的 *BRAFV600E* 突变型黑色素瘤。2013 年 5 月 29 日曲美替尼（Trametinib）被批准用于治疗转移性或不可手术切除的黑色素瘤。2014 年 1 月达拉菲尼与曲美替尼联合使被美国 FDA 批准用于治疗 *BRAFV600E* 或 *V600K* 突变的晚期黑色素瘤患者。RAS-RAF-MEK-ERK 信号通路是肿瘤细胞生长增殖的重要调控路径。据现有文献报道，在不同类型的黑色素瘤中存在不同频率的 *BRAF* 突变，其中慢性日光损伤型 *BRAF* 突变频率约 15%，非慢性日光损伤型约 50% ～60%，肢端型约 20%，黏膜型约 15%。*BRAF* 突变可导致 BRAF 通路的结构性激活，包括 MERK1 和 MERK2 的激活。罗菲尼和达拉菲尼为 BRAF 激酶抑制剂，能选择性抑制 *BRAFV600* 突变型 BRAF 激酶活性，阻断下游信号通路传导而抑制肿瘤生长。曲美替尼是一种可逆的、高选择性 MERK1/2 活化和激酶的变构抑制剂，其在体内外均可抑制 *BRAFV600* 突变阳性的黑色素瘤细胞的生长。应用 BRAF 抑制剂治疗后可出现 MAPK 通路的反常激活，BRAF 和 MEK 的联合阻断理论上可以克服或延缓耐药性的产生，提高疗效。

2. 药代动力学特点和毒副反应

稳态威罗菲尼表现为线性药代动力学，按照推荐剂量 960mg 每天 2 次给药，15～22 天达到稳态，中位消除半衰期为 57h。威罗菲尼 94% 随粪便排出，1% 随尿液排泄。常见不良反应为关节痛、皮疹、光敏感、疲倦和脱发、肝功能异常、QTc 间期延长及皮肤鳞癌（约 16% 为角化棘皮瘤）等。若出现 2-3 级不良反应可酌情减量，出现不可耐受毒性需停药。对治疗过程中发生皮肤鳞癌的患者可选择外科手术切除，无需停药。

达拉菲尼口服生物利用度为 $46\% \sim 82\%$，多剂量药代动力学参数无性别差异。达拉菲尼具有较高的血浆蛋白结合率（98.4%），大部分经粪便排泄，少量经尿液排泄。本品可抑制 CYP2C8 和 CYP3A4，轻度抑制 CYP2C9。达拉菲尼的推荐剂量为 150mg/次，每天 2 次，空腹服用。本品最常见的副作用为角化过度、头痛、发热、关节痛、乳头状瘤、脱发和掌跖红肿。严重不良反应包括皮肤鳞癌风险升高，高热伴低血压、重度寒战、脱水、肾功能衰竭。

曲美替尼推荐剂量为 2mg 每天 1 次，于进餐前至少 1h，餐后至少 2h 口服给药。口服曲美替尼后约 1.5h 即可达到血浆峰浓度，单次给药平均绝对生物利用度为 72%。本品主要经粪便排泄，少量经尿液排泄。曲美替尼的主要副作用包括皮疹、腹泻和淋巴水肿。严重不良反应包括心肌病、视网膜色素上皮脱落、视网膜静脉阻塞、间质性肺部疾病和严重皮肤毒性。

3. 临床研究

在一项国际多中心的随机对照临床研究中，入组 675 例初治的 *BRAFV600E* 阳性的晚期黑色素瘤，随机接受威罗菲尼或 DTIC 治疗，其结果提示威罗菲尼在有效率（48% vs 5%）、PFS（5.3 个月 vs 1.6 个月）和 OS（13.6 个月 vs 10.0 个月）方面均优于 DTIC，开启了黑色素瘤靶向治疗的新时代。随后开发的第二代 BRAF 抑制剂达拉菲尼显示出了同样惊人的疗效。在 III 期研究中，入组 250 名未经治疗的 *BRAFV600* 突变阳性的转移性黑色素瘤，随机接受达拉菲尼或 DTIC 治疗，结果显示，达拉菲尼显著延长患者的 PFS（5.1 个月 vs 2.7 个月），且达拉菲尼组的 CR 率或 PR 率是化疗组的 2 倍多（53% vs 19%）。最初，Vemurafenib 和 Dabrafenib 的临床研究仅选择 *V600E* 突变的患者（占所有 *BRAF* 突变的 80% 以上）；后续的证据表明其他发生率较低的 *BRAF* 突变（如 *V600K*）的患者同样能从治疗中受益。

BRAF 抑制剂中位起效时间约 6 周，疗效持续时间约 $5 \sim 7$ 个月。应用 BRAF 抑制剂后绝大多数患者会出现继发耐药，其耐药机制表现为旁路活化其他癌基因信号，包括依赖 BRAF 二聚体形成的旁路活化和不依赖 RAF 二聚体形成的旁路活化。目前已有 2 个 III 期临床试验证实 BRAF 抑制剂联合 MEK 抑制剂与单使用 BRAF 抑制相比，能增加疗效并减少副作用的发生。第一个研究纳入 423 例 BRAF *V600E* /K 突变型晚期黑色素瘤，1:1 随机分组分别接受达拉菲尼联合曲美替尼或者达拉菲尼联合安慰剂治疗。结果显示联合治疗组较达拉菲尼单药组显著延长黑色素瘤患者的 PFS（9.3 个月 vs 8.8 个月），OS（25.1 个月 vs 18.7 个月），并能提高有效率（66% vs 51%）。在另外一项纳入 704 例患者的临床研究中，比较了达拉菲尼联合曲美替尼对比威罗菲尼单药治疗 *BRAF* 突变的晚期黑色素瘤患者的疗效。其结果显示联合治疗显著延长 OS、PFS，提高有效率，并且可延长疗效维持时间约 $5 \sim 6$ 个月。

（十）Temsirolimus（CCI-779，TORISEL）

1. 适应证和作用原理

2007 年 5 月美国 FDA 批准 temsirolimus 治疗转移性肾癌。temsirolimus 是哺乳动物雷帕霉素靶点（mammalian target of rapamycin，mTOR）抑制剂，结合 FKBP-12 后再抑制 mTOR。抑制 mTOR 可产生两方面效应，一是肿瘤细胞停滞在 G_1 期，二是抑制 p70S6k 和 S6 核蛋白磷酸化，PI3K 通路被阻断，导致乏氧诱导因子 1 和 2a（hypoxia-inducible factors HIF-1 and HIF-2 alpha，HIF-1、HIF-2a）被降解，VEGF 生成减少，血管生成被抑制。在肾癌发生过程中。70%患者存在 VHL 突变或缺失，导致 HIF-1 过度表达。

2. 药代动力学特点和毒副反应

单次注射 temsirolimus 25mg 后最大血浆浓度为 585ng/ml，AUC 为 1627(ng·h)/ml。temsirolimus 主要经肝脏 CYP3A4 氧化代谢，90%的产物为有活性的 sirolimus。temsirolimus 和 sirolimus 的半衰期分别为 17.3h 和 54.6h，在 14 天内 78%的 temsirolimus 经大便排泄。在肝微粒体内 temsirolimus 是 CYP2D6 和 3A4 的抑制剂，但在体内没有观察到 temsirolimus 干扰 CYP2D6 和 CYP3A4 底物的代谢。由于 temsirolimus 主要经 CYP3A4 代谢，应尽量避免同时使用 CYP3A4 的强力诱导剂和抑制剂。如果必需合并使用，应将 temsirolimus 剂量减少到每周 25mg 或每周 50mg。

Temsirolimus 最常见（大于 30%）的副反应为药物过敏、皮疹、衰弱、黏膜炎、恶心、水肿和食欲减退。最常见的实验室指标变化包括贫血、高血糖、高血脂、高甘油三酯血症、血清 AKP、AST、肌酐升高、低血磷和骨髓抑制。其他副反应有过敏、间质性肺炎、肠穿孔、肾衰和机会性感染等。用药前 30min 需要静脉注射抗组胺药物预防过敏反应（如苯海拉明）。

3. 临床研究

目前有一项 temsirolimus 一线治疗高危转移性肾癌的 III 期临床研究。入组 262 例患者具有 MSKCC 评分的高风险性（≥3 分，如转移性肾癌时间短于 1 年、KPS 60~70 分、贫血、高钙血症、LDH>1.5mol/L 及一个以上器官受累），各组接受肾切除术比例相当。单纯 temsirolimus 组在中位 PFS（5.5 个月 vs 3.1 个月）、中位生存时间（10.9 个月 vs 7.3 个月）方面优于 IFN-α，但二者的有效率相当（8.6% vs 4.8%）。temsirolimus 联合 IFN 不优于 CCI-779 单药，该项研究表明 temsirolimus 一线治疗高危晚期肾癌获得的生存期明显优于 IFN-α。

（十一）依维莫司

1. 适应证和作用原理

mRCC 使用 Sorafenib 或 Sunitinib 等 TKI 抑制剂失败后的治疗。在胃癌、前列腺癌、小细胞肺癌、非小细胞肺癌、胰腺癌、子宫内膜癌、晚期乳腺癌神经内分泌肿瘤及淋巴瘤等都进行了 I-II 期临床研究，取得一定的疗效。依维莫司（RAD001，everolimus）是哺乳动物雷帕霉素靶点（mammalian target of rapamycin，mTOR）的抑制剂，其有效性依赖于 AKT 信号转导途径的活性。RAD001 可阻止细胞分裂、转移和血管生成；依维莫司进入细胞内，与细胞质受体 FK 结合蛋白 12（FKBP-12）相结合，药物/FKBP-12 复合物作用于 mTOR，抑制该酶活性，使细胞周期静止在 G_1 期，抑制肿瘤细胞分化、代谢及血管生长。它也可通过干扰 HIF 的生成和活性参与抑制肿瘤血管的生成。

2. 药代动力学特点和毒副反应

其临床药理学特点尚未完全清楚，与 temsirolimus 大致相同。RAD001 每天一次口服 10mg 即可持续抑制 mTOR 活性。最常见的不良反应为口腔炎、贫血、乏力、高血脂、高血糖、皮疹、贫血、低磷酸和感染，尤其是肺部感染。

3. 临床研究

一项 III 期随机双盲安慰剂对照的多中心临床研究 RECORD-1 中，入选经过 VEG-FR-TKI 治疗（sorafenib，sunitinib）后在 6 月内进展的 410 例患者以 2∶1 的比例随机分入 RAD001 组（10mg/d 口服）和安慰剂组，并均给予最佳支持治疗，安慰剂治疗的患者疾病进展时给予 RAD001。RAD001 组 272 例，安慰剂组 138 例，191 例患者获（占 410 例的 47%）PFS，其中 RAD001 组 101 例，安慰剂组 90 例，提示与安慰剂比较，RAD001 能明显改善多种 TKI 治疗后的晚期肾癌患者 PFS。RAD001 可望获得 FDA 批准用于多种靶向药物及干扰素失败的晚期肾癌的治疗。

<h2 style="text-align:center">（十二） Palbociclib</h2>

1. 适应证和作用原理

2015 年 2 月，美国 FDA 批准 Palbociclib（Ibrance）联合来曲唑用于激素受体阳性、HER-2 阴性的晚期乳腺癌的一线治疗。Palbociclib 是一种口服的高选择性的 CDK 4/6 的抑制剂。细胞周期蛋白 D1 和 CDK 4/6 为细胞增殖信号的通路的下游信号。在体外，Palbociclib 通过阻断细胞从细胞周期 G_1 期进展至 S 期，从而减少 ER 阳性乳腺癌细胞的增殖。临床前研究显示其对激素受体阳性乳腺癌的细胞株的增殖有抑制作用，而且其与他莫昔芬、氟维司群、来曲唑等内分泌治疗药物联用会产生协同作用。

2. 药代动力学特点和毒副反应

本品在乳腺癌中的起始推荐剂量为 125mg/次，每天口服 1 次，连续服用 21 天后停药 7 天，每 28 天一个疗程。与之合用的来曲唑剂量为 2.5mg/次，每天 1 次，28 天内连续给药。可根据个体的安全性和耐受情况调整剂量。在推荐剂量下，Palbociclib 的平均生物利用度为 46%，在 25～225mg 剂量范围内，AUC 和 C_{max} 与剂量呈正比例增加。按照每天 1 次给药方法服药 8 天后可达稳态，平均半衰期为 29h。在大约 13% 的人群中，空腹给药 Palbociclib 的吸收和暴露极低，而食物可增加这部分人群的药物暴露。因此，食物摄取减小了 Palbociclib 暴露的个体差异，推荐与食物同服。Palbociclib 主要通过肝脏代谢，大部分经粪便排泄，小部分经尿液排泄。CYP3A 和 SULT2A1 是参与 Palbociclib 代谢的主要酶，该类代谢酶的抑制剂或诱导剂可能影响药物暴露。在乳腺癌的试验中 Palbociclib 与来曲唑合用，二者代谢无相互干扰。

Palbociclib 最常见的不良反应为中性粒细胞减少、白细胞减少、疲劳、贫血、上呼吸道感染、恶心、口腔炎、脱发、腹泻、血小板减少、食欲减退、呕吐、无力、周围神经病变、鼻出血。

3. 临床研究

Palbociclib 的批准是基于一项 II 期临床研究 PALOMA-1，这是一项随机，多中心，开放性临床研究。共入组 165 例未接受过系统治疗的 ER 阳性且 HER-2 阴性的绝经后晚期乳腺癌患者，随机分配接受 Palbociclib 联合来曲唑治疗或来曲唑单药治疗。Palbociclib 联合来曲唑较来曲唑单药改善了患者的 PFS，联合治疗组中位 PFS20.2 个月，而来曲唑单药组为 10.2 个月。但该试验总生存数据尚未获得，仍在进行中。除一线治疗外，PALOMA-3 研究探讨了 Palbociclib 联合氟维司群在既往内分泌治疗失败的激素受体阳性且 HER-2 阴性的绝经前或绝经后晚期乳腺患者中的疗效。该研究共纳入 521 例患者，按照 2：1 比例随机分配至 Palbociclib 联合氟维司群或安慰剂联合氟维司群两个治疗组。Palbociclib 联合氟维司群与氟维司群单药相比明显延长患者的 PFS（9.5 个月 vs 4.6 个月），由于疗效显著，该临床试验在随访至 5.6 个月被提前终止。

Palbociclib 经所有亚组分析后被认为具有一致的临床受益反应，Palbociclib 在增加绝经前和绝经期妇女的无进展生存期的效果相似。转化研究的指标可能将会预测出哪些患者组是最大受益者。

二、单克隆抗体治疗的临床应用

（一）曲妥珠单抗

1. 适应证和作用原理

1998 年，FDA 批准曲妥珠单抗（Trastuzumab，Herceptin，赫赛汀）联合化疗治疗 HER2 过表达的转移性乳腺癌，2007 年，批准其用于 HER2 阳性的早期乳腺癌的新辅助、辅助治疗。曲妥珠单抗的靶点是 HER2。20%～30% 的转移性乳腺癌高表达 HER2，预后差。曲妥珠单抗的作用机制是多方面的，如抗体与 HER2 结合后防止受体二聚化、引导受体内吞、诱导 ADCC 和抑制受体胞外段释放等。

2. 药代动力学特点和毒副反应

曲妥珠单抗是 CHO 细胞表达的人源化 HER2 特异性 IgG1 单克隆抗体，其药代动力学与剂量有关。若初始剂量为 4mg/kg，以后 2mg/（kg·w），曲妥珠单抗的中位半衰期为 6 天（1～32 天），在 16 周到 32 周期间曲妥珠单抗达稳态浓度。若按初始 8mg/kg，以后 6mg/（kg·3w）的方式给药，平均半衰期为 16 天（11～23 天），在 6～37 周达稳态浓度。64% 的 HER2（＋）转移性乳腺癌患者外周血存在 HER2 胞外段，基线 HER2 胞外段浓度较高患者的曲妥珠单抗谷浓度较低。曲妥珠单抗联合紫杉醇时曲妥珠单抗的浓度较联合阿霉素、环磷酰胺高 1.5 倍。曲妥珠单抗不影响紫杉醇类药物的代谢。

曲妥珠单抗常见毒副反应有寒战、发热、恶心、呕吐、腹泻、皮疹、头痛、贫血、咳嗽、气紧、疲乏、LVEF 降低和感染等，尽量避免联合蒽环类药物。

3. 临床研究

1）转移性乳腺癌

在一线治疗转移性乳腺癌的 III 期临床研究中，入组 469 例，IHC HER2（＋＋）或 IHC HER2（＋＋＋），既往接受蒽环类辅助化疗者曲妥珠单抗联合紫杉醇或紫杉醇单药，否则为曲妥珠单抗联合阿霉素和环磷酰胺或单纯化疗。曲妥珠单抗联合化疗在 TTP 方面优于单纯化疗（联合紫杉醇组：6.7 个月 vs 2.5 个月，联合 AC 组：7.6 个月 vs 5.7 个月），但总生存率无差异。此外，曲妥珠单抗联合紫杉醇提高有效率（38% vs 15%）。曲妥珠单抗单药二、三线治疗转移性乳腺癌的有效率为 14%，其中 HER2（＋＋＋）者有效率为 18%，HER2（＋＋）者为 6%。

II 期临床研究提示曲妥珠单抗联合 GMZ、DDP、Xeloda、DOC 及 NVB 有效。目前没有随机对照研究来验证进展后是否应该继续使用曲妥珠单抗。一般而言，若患者曾经从曲妥珠单抗治疗中获益并且没有出现心脏损害，二线化疗可联合曲妥珠单抗。

2）早期乳腺癌

已经有 5 个关于 HER2（＋）早期乳腺癌辅助曲妥珠单抗治疗的研究。例如，NSABP B-31 和 NCCTG N-9831 入组 3351 例患者，中位随访 2 年时显示妥珠单抗联合化疗优于单纯化疗，DFS 分别为 85% 和 67%，2 年生存率分别为 91% 和 87%。其他辅助治疗研究也支持曲妥珠单抗联合化疗辅助治疗 HER2（＋）早期乳腺癌。依据 NSABP B-31 和 NCCTG N-9831 结果，2007 年 NCCN 指南（中国版）推荐高危、HER2（＋）早期乳腺癌患者辅助曲妥珠单抗治疗，方案为 AC 后序贯紫杉醇联合曲妥珠单抗治疗 1 年。5 个临床研究均证实辅助曲妥珠单抗治疗能降低复发风险，HR 0.4～0.6，并且所有结果都是有显著的统计学意义的。他们还没有达到分析终点，因此需要进一步地随访其长期无病生存及总生存情况。

3）晚期胃癌

III 期临床试验 TOGA 研究，入组 594 例 HER2 阳性的胃癌患者，随机接受 H＋CF 联合化疗（赫赛汀 ＋ 5-Fu 或希罗达 ＋ 顺铂）q3W×6 程或单纯 CF 方案化疗，其中赫赛汀持续给药至肿瘤进展。赫赛汀联合化疗组较单纯化疗组中位总生存期及总反应率 ORR 均明显提高，分别为 13.5 月 vs 11.1 月，47.3% vs 34.5%。二者安全性无明显差别，无症状性左室射血分数（LVEF）下降率 H＋CF 治疗组稍有升高，为 4.6% vs 1.1%。基于上述试验结果，美国 FDA 于 2010 年批准赫赛汀联合化疗用于 HER2 阳性转移性胃癌，开启了胃癌靶向治疗时代。

曲妥珠单抗辅助治疗存在的问题：①曲妥珠单抗的辅助治疗时间；②潜在的心脏毒性；③脑转移。曲妥珠单抗单药诱发转移性乳腺癌患者心脏损害的概率为 5%，联合蒽环类药物为 27%，联合紫杉醇为 13%。应定期监测心功能，尤其是 LVEF，及时发现心脏损害。

（二）西妥昔单抗

1. 适应证和作用原理

2004 年，美国 FDA 批准西妥昔单抗（Cetuximab，ERBITUX，爱必妥）联合 CPT-11 为基础的化疗或单药治疗草酸铂、CPT11 和 5-FU 失败的 EGFR（＋）转移性结直肠癌；2006 年，批准西妥昔单抗联合放疗治疗局部晚期头颈部鳞癌或单药治疗铂类药物失败的转移性头颈部鳞癌，这是 45 年来首个批准的治疗头颈部肿瘤的药物。此外，2006 年 FDA 批准 EGFR 人抗体帕尼单抗单药治疗 EGFR 阳性的转移性结直肠癌。2007 年，中国和古巴批准人源化单抗泰新生联合放疗治疗头颈部鳞癌。西妥昔单抗结合 EGFR，抑制 EGFR 与配体的结合，抗体内化，从而阻断 EGFR 信号通路，抑制细胞增殖并诱导凋亡等。ADCC 也是西妥昔单抗作用机制之一。西妥昔单抗与 CPT-11 或放疗有协同作用。放疗导致 DNA 双链断裂，诱导 EGFR 通路活化，EGFR-DNA-PK 复合物在细胞核内聚集，加速 DNA 损伤修复。EGFR 抗体阻断 DNA-PK 进入细胞核，增加放疗敏感性。

2. 临床药理学特点和毒副反应

西妥昔单抗是鼠骨髓瘤细胞系表达的人鼠嵌合的 EGFR 特异性单克隆抗体，由鼠抗的 Fv 段和人 IgG 重链、κ 轻链恒定区组成。静脉注射西妥昔单抗后 AUC 增加比例快于剂量增加比例。西妥昔单抗从 20mg/m² 增加到 200mg/m² 时，西妥昔单抗清除率从 0.08L/(h·m²) 降低到 0.02L/(h·m²)，高于 200mg/m² 后清除率不再下降。若首剂 400mg/m²，后续 250mg/(m²·w)，西妥昔单抗在第 3 周达稳态浓度，中位半衰期 112h（63～230h）。尽管女性对西妥昔单抗的清除率较男性低 25%，但无需调整剂量。虽然西妥昔单抗是人鼠嵌合抗体，但仅在 5% 患者中检测到非中和性抗体，抗体出现不影响西妥昔单抗疗效。没有观察到西妥昔单抗与 CPT-11 的药物相互作用。

西妥昔单抗常见的毒副反应有寒战、发热、皮疹、瘙痒、指甲改变、腹泻、头痛、感染和迟发性放射毒性等。个别患者出现严重副反应，如过敏反应、心脏骤停、间质性肺炎、肺栓塞、放射性皮炎、脓肿和肾功能不全等，3%～10% 的患者因严重毒副反应而停药。

3. 临床研究

1）转移性结直肠癌

BOND 研究比较西妥昔单抗单药或西妥昔单抗联合 CPT-11 对二、三线治疗转移性结直肠癌的价值。入组 329 例患者，不限制肿瘤细胞是否表达 EGFR 或既往是否接受 CPT-11 治疗。联合治疗组在有效率和中位 TTP 方面优于西妥昔单抗，中位生存时间无差异；有效率分别为 2.9% 和 10.8%，中位 TTP 分别为 4.1 个月和 1.5 个月。III 期临床研究（EPIC）证实西妥昔单抗联合 CPT-11 二线治疗转移性结直肠癌优于 CPT-11 单药。EPIC 研究入组 1298 例患者，联合治疗在有效率（16.4% vs 4.2%）和 PFS（4.0 个月 vs 2.6 个月）方面优于 CPT11 单药组。两组的总生存率无差异，可能是因为 CPT-11 单药组中 46.9% 患者后续接受西妥昔单抗治疗所致。CRYSTAL 研究进一步证实西妥昔单抗联合 CPT-11 一线治疗转移性结直肠癌有效。尽管联合治疗在 PFS 方面仅存在微弱优势（8.9 个月 vs 8 个月），但亚组分析发现联合治疗使肿瘤细胞携带野生型 *K-ras* 基因者受益，其 PFS 分别为 9.9 个月和 8.7 个月，一年 PFS 分别为 43% 和 25%。在以草酸铂和 CPT-11 为基础的化疗失败后的三线治疗中西妥昔单抗也有效。入组 572 例患者，单纯支持治疗组中位生存时间 4.57 个月，西妥昔单抗联合支持治疗组为 6.14 个月。因此，西妥昔单抗不仅可联合 CPT-11 作为一、二线治疗，而且西妥昔单抗单药可作为三线治疗的选择。此外，多项 II 期临床研究提示西妥昔单抗联合以草酸铂为基础的化疗可能是有效的。

K-ras 基因突变是制约西妥昔单抗疗效的重要因素。在使用西妥昔单抗前应分析是否存在 *K-ras* 基因突变。*RAS* 突变肿瘤对 EGFR 抑制剂耐药不详，可能与下列因素有关：①RAS 诱导 VEGF 上调，RAS 活化抑制终末分化，令肿瘤干细胞数升高；②*K-ras* 突变促进 DNA 甲基化，从而抑制肿瘤抑癌基因和凋亡基因的表达；③*K-ras* 突变导致 DNA 修复基因表达或活化升高。既往的化疗方案不影响西妥昔单抗疗效，此外，EGFR 的非 EGF 配体表达、*PTEN* 基因缺失、NF-κB 高表达和 EGFR 扩增等可能影响西妥昔单抗的疗效。

2）头颈部鳞癌

BONNER 研究证明了西妥昔单抗联合放疗对局部晚期头颈癌的价值。入组初治患者 424 例，其中喉癌占 60%、鼻咽癌 25%、下咽癌 15%。联合治疗组和单纯放疗组的总有效率分别为 74％和 64％，2 年 DFS 分别为 46％和 42％，3 年 DFS 分别为 37％和 31％。联合治疗提高局部控制有效时间（24.4 个月 vs 14.9 个月）和中位总生存时间（49.0 个月 vs 23 个月）。

西妥昔单抗单药或联合一线化疗对转移性头颈鳞癌有效。西妥昔单抗联合 DDP、5-FU 一线治疗优于单纯化疗。在 442 例转移性头颈磷癌患者中，联合治疗组在有效率（36％ vs 20％）、PFS（5.6 个月 vs 3.3 个月）和总生存时间（10.1 个月 vs 7.4 个月）方面均优于单纯化疗。在 103 例含铂方案化疗失败的患者中，西妥昔单抗单药客观有效率为 13％，中位有效时间 5.8 个月。

3）非小细胞肺癌

FLEX 研究证实西妥昔单抗联合诺为本、顺铂一线治疗转移性非小细胞肺癌有效。共入组 1125 例患者，联合治疗组的总生存时间为 11.3 个月，化疗组为 10.1 个月，高加索人可能是优势人群。目前 BMS099 研究未能证实西妥昔单抗联合泰素帝和卡铂存在优势。

（三）贝 伐 单 抗

1. 适应证和作用原理

2004 年 1 月 FDA 批准贝伐单抗（Bevacizumab，AVASTIN，阿瓦斯丁）治疗转移性结直肠癌，2006 年批准用于不能切除的、局部晚期、复发或转移的非鳞状细胞非小细胞肺癌和转移性乳腺癌，2007 年批准联合干扰素一线治疗晚期肾癌。贝伐单抗阻断 VEGFR（KDR 和 FLT1）与 VEGF 结合，从而阻断 VEGF 信号通路，抑制血管生成，使肿瘤微血管"正常化"。

2. 药代动力学特点和毒副反应

贝伐单抗是 CHO 系统表达的人重组 IgG1 单克隆抗体。若每 2～3 周静脉注射贝伐单抗 1～20mg/kg，100 天达稳态浓度，半衰期 20 天（1～50 天）。贝伐单抗的清除与体重、性别和肿瘤负荷有关，男性、大肿瘤患者的清除率较女性、小肿瘤患者的高，单在临床研究中尚没有观察到清除率的差异影响临床疗效。贝伐单抗的严重毒副反应有胃肠穿孔、出血、动脉栓塞、伤口愈合延迟、高血压、蛋白尿、心衰和过敏反应等。脑转移、肿瘤内空洞形成、出血倾向或使用抗凝剂患者不宜使用贝伐单抗。

3. 临床研究

1）转移性结直肠癌

贝伐单抗联合化疗在转移性结直肠的一、二线治疗均有效。一项 III 期临床研究比较贝伐单抗 ［5mg/（kg·2w）］联合 IFL 与单纯 IFL 一线治疗的价值。入组 813 例患者，与单纯 IFL 方案相比，贝伐单抗联合 IFL 提高客观有效率（45％ vs 35％）、PFS（10.6 个月 vs 6.2 个月）和总生存时间（20.3 个月 vs 15.6 个月），亚组分析显示年龄低于 65 岁和男性从贝伐单抗治疗受益。另一项 III 期临床研究比较高剂量贝伐单抗 ［10mg/（kg·2w）］、低剂量贝伐单抗 ［5mg/（kg·2w）］联合 5-FU/CF 或单纯 5-FU/CF 一线治疗转移性结直肠癌的价值。与单纯化疗（36 例）相比，低剂量贝伐单抗联合化疗（35 例）提高客观有效率和 PFS，但生存时间无差异。高剂量贝伐单抗联合化疗与单纯化疗的客观有效率、PFS 和生存时间均无差异。第三项临床研究验证贝伐单抗［10mg/(kg·2w)］联合 FOLFOX 4 二线治疗的价值。入组 829 例患者，贝伐单抗［10mg/(kg·2w)］联合 FOLFOX 4 不仅提高客观有效率和 PFS，而且可以延长生存时间（13 个月 vs 10.8 个月）。但是，贝伐单抗和西妥昔单抗联合化疗（双生物化疗）是否使 CRC 患者进一步受益尚有争议。

2）非小细胞肺癌

一项 III 期临床研究比较贝伐单抗［15mg/(kg·2w)］联合紫杉醇/卡铂一线治疗不能手术的非鳞癌的 NSCLC 的疗效（ECOG4599）。入组 878 例患者，在 6 周期治疗后联合治疗组继续贝伐单抗治疗到疾病进展为止。贝伐单抗提高紫杉醇/卡铂的客观有效率（27% vs 10%）、PFS（6.4 个月 vs 4.5 个月）、一年生存率（51.9% vs 43.7%）、两年生存率（22.1% vs 16.9）和总生存时间（12.5 个月 vs 10.2 个月）。亚组分析显示，女性、年龄大于 65 岁和近期体重下降大于 5% 的患者不能从贝伐单抗治疗中获益。2007 年 ASCO 报道的 AVAIL 研究同样显示贝伐单抗联合化疗优于化疗或单抗单用。

3）转移性乳腺癌

一项 III 期临床研究评价贝伐单抗与紫杉醇的协同作用。入组 722 例 HER2（一）转移性乳腺癌患者，一线接受紫杉醇或紫杉醇联合贝伐单抗［10mg/(kg·2w)］直到疾病进展为止。贝伐单抗联合紫杉醇治疗可提高有效率（48.9% vs 22.2%）和 PFS（11.3 个月 vs 5.8 个月），但不能延长生存时间。另一项蒽环类或紫杉类药物失败患者的二线治疗研究未能证实贝伐单抗联合卡培他滨能提高有效率、PFS 和生存时间。

4）晚期肾癌

在 AVOREN 研究中，贝伐单抗联合干扰素组 RR 为 31%（95/306），而单纯干扰素仅 13%（37/289）；联合治疗组 PFS 延长（10.2 个月 vs 5.4 个月）。亚组分析显示贝伐单抗联合干扰素的疗效与肾癌组织类型无关，也与患者基线血清 VEGF 水平、肾功能及治疗过程中是否出现高血压和蛋白尿无关。

（四）靶向 CTLA-4 的单抗

1. 适应证及作用原理

CTLA-4 即细胞毒性 T 淋巴细胞相关抗原 4（cytotoxic T-lymphocyte-associated antigen-4），是免疫球蛋白超家族的成员，细胞毒性 T 淋巴细胞（cytotoxic T lympho-cytes，CTLs）表面受体之一，参与免疫反应的负调节，是特异性抗肿瘤反应的重要介质。T 细胞的活化需要双信号的刺激，第一信号为 T 细胞受体（T cell receptor，TCR），接受 MHC 递呈的抗原，第二信号为共刺激分子 B7.1 或 B7.2 和 CD28 结合。在正常情况下，T 细胞的激活依赖于第一信号（抗原一抗体复合物的形成）和第二信号（B7 介导的活化信号）双活化。而 CTLA-4 可以与 CD28 竞争性结合到 B7 上，阻断 T 细胞受体信号。CTLs 表面上的 CTLA-4 上调，可产生抑制性信号，引起 CTLs 细胞周期的阻滞，并抑制 IL2 基因转录和 T 细胞的活化增殖，促进肿瘤细胞免疫逃逸。因此，阻断 CTLA4 和 B7 之间的相互作用，可以抑制这一消极的免疫信号，消除免疫抑制作用以及诱导和增强抗肿瘤免疫反应。靶向 CTLA-4 的抗体被证明对黑色素瘤、前列腺癌、肾癌、乳腺癌、结直肠癌、肺癌等多种实体瘤有效。目前正在进行临床研究的 CTLA-4 单抗有 Ipilimumab 和 Tremelimumab 两种，其中 Ipilimumab 是人源化 IgG1κ，

Tremelimumab 是人源化 IgG2。Ipilimumab 已于 2011 年 3 月 5 日获得 FDA 批准用于晚期转移性黑色素瘤。

2. 临床药理及不良反应

Ipilimumab 为静脉给药，用药完即达到最大血药浓度，其清除过程类似内源性 IgG，由内皮细胞吞噬，蛋白水解消除，因此 Ipilimumab 在人体内清除缓慢，半衰期长达 15 天。按每 3 周给药 1 次，经 3 次给药后可达到稳态血药浓度。当血药浓度大于靶浓度（$20\mu g/mL$）时，Ipilimumab 可完全阻断 CTLA-4-CD80 结合。以 0.3ug/kg、3mg/kg 和 10mg/kg 给药后稳态血药浓度高于靶浓度的概率分别为 0、30％和 95％，其剂量-疗效-副作用呈线性关系。Ipilimumab 的推荐剂量为 3mg/kg 体重，静脉滴注不少于 90min，每 3 周重复，共 4 程。

Ipilimumab 最常见不良反应为疲乏、腹泻、瘙痒、皮疹和肠炎。由于 T 细胞的激活与增殖，Ipilimumab 可能导致严重的致命性免疫介导的不良反应，称为免疫相关性 IRAE（immune-related adverse event），包括肠炎、肝炎、皮炎（包括表皮坏死松解症）、神经病变，以及内分泌病变、葡萄膜炎等。绝大部分免疫介导不良反应始发于治疗期间，但少数在停止治疗后数周甚至数月才发生。发生严重不良反应者应终身停用该药，并接受全身大剂量皮质激素治疗。

3. Ipilimumab 的临床试验

III 期临床研究（NCT00094653），共入组 HLA-A * 0201（＋）、不可切除的 III-IV 期黑色素瘤患者 676 例，其中 403 例接受 Ipilimumab＋Gp100 联合治疗，137 例为 Ipilimumab 单药，136 例为 Gp100 单药。Ipilimumab 的剂量为 3 mg/kg 体重，加用或不加用 gp100，每 3 周 1 次，最多接受行 4 次治疗。结果显示：三组的 PSF 无差别（依次为 2.8、2.9、2.8 月），疾病控制率（DCR）分别为 20.1 月、28.5 月、11 月，总生存期（OS）为 10 月，10.1 月，6.4 月。与 gp100 单药相比，Ipilimumab 可明显改善生存，且 Ipilimumab 对 OS 的影响与是否联用 Gp100 无关。此外，该临床试验结果认为 Ipilimumab 对 OS 的影响与年龄、性别、LDH 水平，转移范围，及是否接受 IL-2 治疗无相关性。Ipilimumab 联合化疗可增强疗效，在一项联合使用 Ipilimumab 和 DTIC 作为一线治疗未经治疗的转移性黑色素瘤患者的 III 期临床试验中显示：Ipilimumab ＋ DTIC 组的 OS（11.2 个月）较 DTIC＋安慰剂组（9.1 个月）明显延长，且 Ipilimumab＋DTIC 组的 1、2、3 年生存率（47.3％、28.5％、20.8％）均高于 DTIC＋安慰剂组（36.3％、17.9％、12.2％）。在 Ipilimumab 联合 IL-2 治疗转移性黑色素瘤的临床试验中，客观反应率为 22％，其中 3 例出现完全缓解。Ipilimumab 联合黑色素瘤相关抗原疫苗治疗转移性黑色素瘤的临床试验也见报道，客观反应率为 13％，其中 2 例出现完全缓解。目前还有多项正在进行的大型Ⅲ期随机对照研究，比较了 Ipilimumab 单药和 Ipilimumab 联合化疗药物或其他靶向药物的疗效，通过这些研究或许还可发现一些能进一步延长患者生存期并为其带来更大益处的治疗方案。

（五）靶向 PD-1/PD-L1 的抗体

1. 适应证及作用原理

免疫共抑制分子 PD-1 为 CD28 超家族成员，属于抑制性共刺激分子，能对免疫反应起负性调节作用。它主要表达在活化的 T、B 细胞和单核细胞，其表达强度受微环境炎性信号调控。PD-1 有两个配体：PD-L1 和 PD-L2。PD-1 与其配体 PD-L1 或 PD-L2 结合，可以降低 T 细胞受体介导的细胞增殖、细胞因子产生和细胞毒作用。阻断 PD-1/PD-L 通路，可以使效应 T 细胞数量增加且功能加强。多种 PD-1/PD-L1 特异性抗体正在研究中。到 2015 年 9 月为止，美国 FDA 共批准 2 种 PD-1 抗体上市，分别是 BMS 公司的 Nivolumab 和 Merk 公司的 Pembrolizumab，适应证为转移性皮肤黑色素瘤和转移性肺鳞癌。此外，PD-1 抗体和 PD-L1 抗体在难治性霍奇金淋巴瘤、转移性头颈癌、肺腺癌、小细胞肺癌、三阴乳腺癌、胃癌、微卫星不稳定型结肠癌、肝细胞癌、膀胱癌、肾癌、卵巢癌等肿瘤均有效，说明 PD-1 /PD-L1 抗体具备广谱抗癌特性。

2. 临床药理及不良反应

Nivolumab 是特异性阻断 PD-1 的单克隆 IgG4 抗体，由 Bristol-Myers Squibb 公司研制。Nivolumab 半衰期约 12～20 天，单次给药后外周 CD3$^+$ T 细胞的 PD-1 受体饱和度稳定在 60％～80％左右，与 Nivolumab 的剂量无关，药物与 PD-1 的结合时间超过 57 天。Pembrolizumab 是一种高选择性的人源化单克隆 IG4。目前推荐给药方案为 2mg/kg，每 3 周给药 1 次。本品消除半衰期为 26 天，18 周达稳态浓度。轻至中度的肝肾功能受损不影响药物代谢。

该类药物的作用机理决定了其在促进免疫系统杀伤肿瘤细胞的同时也会促使免疫系统攻击人体正常的组织、器官，由此而引发的治疗副反应称为免疫相关毒副作用（详见免疫相关性毒副反应）。

3. 临床试验

1）PD-1 抗体单药

在 II 期临床研究中 Nivolumab 治疗转移性皮肤黑色素瘤有效率为 24％～31％，既往 Ipilimuab 治疗失败不影响 Nivolumab 疗效，初治肿瘤 PD-L1 高表达者有效率高（67％ vs 19％）。在与氮烯咪胺对比的 III 期临床研究中，野生型 BRAF 患者的有效率（40％ vs 13.9％）、中位 PFS（5.1 个月 vs 2.2 个月）和 1 年生存率（72.9％ vs 42.1％）等方面均优于氮烯咪胺。在一项对比 Nivolumab 与多西他赛二线治疗转移性肺鳞癌的随机、开放性、多中心试验中，与多西他赛相比，Nivolumab 显著改善了患者的 OS（9.2 个月 vs. 6 个月）。Nivolumab 对肺鳞癌的有效性在另一项单臂试验中得到了进一步证实。该研究纳入了 117 例鳞性非小细胞肺癌，所有患者均为二线以上治疗，在队列中，有 15％的患者获得了疾病缓解，其中 59％的患者的缓解时间长达 6 个月或更久。一项 I 期临床研究入组 173 例既往 Ipilimuab 失败患者，Pembrolizumab 2mg/kg 和 10mg/kg 组有效率均为 26％。在另一项 I 期临床试验中，135 例转移性皮肤黑色素瘤接受 Pembrolizumab 的有效率为 38％，高剂量组（10mg/kg/2w）的有效率达 52％。在与 Ipilimumab 对照的 III 期临床研究中 Pembrolizumab 在有效率、PFS 和 OS 等方面优于 Ipilimumab。

2）CTLA-4 特异性抗体联合 PD-1 特异性抗体

Ipilimumab 抑制 CTLA-4 活性，启动免疫应答，促进肿瘤浸润淋巴细胞表达 IFN-γ，IFN-γ 诱导 PD-L1 表达，PD-L1 抑制 T 细胞。Nivolumab 及 Pembrolizumab 抗体抑制 PD-1 活性，阻断 PD-L1 信号，使 T 细胞保持细胞毒性。因此，CTLA-4 抗体联合

PD-1、PD-L1 抗体不仅活化免疫系统，增加 CTL 克隆数目，而且使免疫损伤集中于肿瘤组织内，抗肿瘤免疫效应持久。

一项 II 期临床研究评价 CTLA-4 和 PD-1 双抗体联合治疗转移性黑色素瘤的安全性和疗效。142 例初治的晚期黑色素瘤患者按 1：2 比例随机分为 Ipilimumab 单药组和 Ipilimumab 联合 Nivolumab 联合组，其中 46％为重型患者。若肿瘤无 BRAF 基因突变，联合组的疾病控制率为 68％，有效率 61％，完全缓解率 22％，1 年生存率 94％，2 年生存率 86％。由于大多数患者疾病仍在控制中，目前还没有观察到联合组的中位无进展生存时间。若肿瘤存在 BRAF 基因突变，联合组的有效率为 52％，完全缓解率为 22％，但中位无进展生存时间为 8.5 个月。

在临床研究中发现靶向免疫检查点的药物有效持续时间长，停药后抑瘤效应仍可持续存在。对肿瘤完全缓解的患者可获得长时间缓解，即便是肿瘤无缩小仍可长期带瘤生存。部分患者在肿瘤进展后再使用该类药物治疗仍可有效。通过靶向免疫系统发挥免疫增强作用抗肿瘤，不要求肿瘤细胞表达共同的靶抗原，被证实对多种肿瘤有效，治疗前景广阔。

三、分子靶向药物治疗的毒副反应

（一）心血管系统的毒副反应

1. 心脏损害

1）临床表现

多种分子靶点药物表现出心脏毒性，如曲妥珠单抗、西妥昔单抗、贝伐单抗、依马替尼、索拉非尼和舒尼替尼等。一般而言，具有抗血管生成效应的分子靶点药物均具有一定的心脏毒性。心脏损害的表现包括心率紊乱、QT 期间延长、T 波抬高、心肌酶学改变、左心射血分数下降、心衰和急性冠脉综合征等。分子靶点药物上市时间短，缺乏上市后毒副反应监测资料，而在上市前的临床研究中，严重心血管疾病患者常常被排除在外。在临床研究设计时心血管系统的毒性也常常不是观察终点。在联合治疗的研究中，化疗药物影响心脏毒性的发生率。因此，尚不清楚分子靶点药物对心脏损害的程度和概率。在临床研究中，索那非尼单药诱导急性心肌缺血的概率为 2.9％，安慰剂为 0.4％。曲妥珠单抗单药引发心脏损害的概率为 3％～7％，曲妥珠单抗联合阿霉素为 27％，联合紫杉醇为 13％，而阿霉素、紫杉醇单药引发心脏损害的概率分别为 8％和 1％。恩度联合诺为本、顺铂时心律失常概率为 6％，安慰剂为 4％。贝伐单抗单药诱发慢性心力衰竭的概率为 2％，既往接受过阿霉素或心脏放疗者为 4％。分子靶点药物的心脏损害不同于阿霉素诱导的心脏毒性，一般是可逆性的，无剂量累加效应，无心肌细胞超微结构变化，也没有心肌细胞数量减少。

2）发病机制

分子靶点药物诱导的心脏损害与其作用机制相关。

a. ERBB2 抑制剂

曲妥珠单抗的心脏毒性可能与 ERBB2 信号通路活化、ADCC 反应及心肌细胞 ATP 消耗有关。心肌细胞表达的 ERBB2 和 ERBB4 形成异二聚体。在体外，ERBB2/ERBB4

异二聚体与配体 neuregulin 结合后胞内酪氨酸激酶磷酸化，激活 MAPK 和 PI3K 通路，导致心肌细胞增殖加快、收缩力增强、存活时间延长。精源性敲除 ERBB2、ERBB4 或 neuregulin 基因导致鼠不能形成心脏，胚胎死亡。在心脏特异性敲除 ERBB2 基因后，鼠出现扩张性心肌病，不能耐受压力过载应急研究。电镜下心肌细胞线粒体和小泡增多，对阿霉素敏感性增加。虽然敲除 ERBB2 基因的心肌细胞不出现明显的凋亡，但转染抗凋亡基因 BCL-X$_L$ 后小鼠心室扩张减轻，收缩力增强。如果 ERBB2 信号通路受抑制是曲妥珠单抗诱导心脏毒性的机制，小分子 ERBB2 抑制剂 Lapatinib 应该有较强的心脏毒性。曲妥珠单抗是 IgG1 免疫球蛋白，容易激发 ADCC 反应。在体外也观察到曲妥珠单抗诱导 ADCC 反应。但是，另一个 ERBB2 单抗 Pertuzumab 也是 IgG1，其心脏毒性并不明显。另一种可能的机制是曲妥珠单抗在心肌细胞内激活新的信号通路，而 Lapatinib 不激活该通路。在心肌细胞中，曲妥珠单抗能下调 BCL-X$_L$ 和上调 BCL-Xs 表达，使线粒体数量减少，线粒体膜电位降低，Caspase 激活。尽管 Caspase 通路激活不易诱导心肌细胞凋亡，但随着 BCL-X$_L$ 表达，心肌 ATP 消耗，尽管此时无明显心肌细胞超微结构改变，心肌细胞收缩功能受损。

b. ABL 抑制剂

伊马替尼可诱导 CHF。电镜下心肌细胞呈现非特异性改变，如出现含较大膜碎片的细胞质小泡，而在冠心病或扩张性心肌病引发的心力衰竭中无类似变化。在体外实验中，伊马替尼使线粒体膜电位降低、细胞色素 c 释放和线粒体内 ATP 浓度降低，心肌细胞凋亡。动物研究也观察到伊马替尼使鼠心肌细胞线粒体通透性增加，心肌细胞出现凋亡和坏死。基于心肌细胞收缩需要大量 ATP，细胞凋亡也需要能量，推测当伊马替尼使线粒体不能产生足够能量时，心肌细胞在凋亡的同时出现坏死。所幸的是，伊马替尼对人类的心脏毒性不如动物实验明显。

伊马替尼诱导心肌细胞线粒体异常的机制可能与内质网应激有关。ABL 位于内质网或细胞膜，伊马替尼抑制 ABL，激活 PERK 和 IRE1 通路，导致 14-3-3 蛋白磷酸化，线粒体去极化，BAX 蛋白和细胞色素 c 释放，ATP 耗尽，心肌细胞出现凋亡和坏死。伊马替尼诱导内质网应激的机制不详。

除伊马替尼外，Nilotinib 和 Dasatinib 也是 ABL 抑制剂。伊马替尼和 Ninotinib 结合于非磷酸化的 ABL，而 Dasatinib 既结合于磷酸化 ABL，也结合于非磷酸化 ABL。除 BCL-ABL 外，伊马替尼和 Ninotinib 还抑制 ARG、PDGFR 和 KIT。Dasatinib 不仅抑制伊马替尼和 Ninotinib 的靶点，还抑制 SRC。在体外研究中，Ninotinib 抑制 BCL-ABL 的能力比伊马替尼强 20 倍，Dasatinib 比伊马替尼强 100 倍。在临床研究中，使用 Dasatinib 6 个月后 4% 患者出现 CHF 或左心射血分数下降，尚不清楚 Ninotinib 的心脏毒性。

c. 多靶点抑制剂

索拉非尼抑制 raf、VEGFR 和 PDGFR 等靶点，也具有心脏毒性。在心肌细胞中，raf 能激活抗凋亡通路 ASK1 和 MST2。在非应激情况下，阻断 RAF 信号对心肌细胞凋亡无明显影响。在应激情况下，如果缺乏 ASK1 和 MST2 信号，心肌细胞出现明显凋亡。此外，VEGF 信号对维持心脏功能至关重要。高血压时，阻断心肌细胞 VEGF 信号将降低心脏毛细血管密度，心肌收缩力下降，心肌纤维化，心脏迅速从代偿性心肌肥厚转变为心衰。由此可见，阻断 VEGF 信号可能也是血管生成抑制剂贝伐单抗和恩度诱导心脏毒性的主要机制。

在 GIST 和肾癌的临床研究中，舒尼替尼使 10％患者出现 LEVF 降低。在舒尼替尼的靶点中，仅 PDGFR 表达于心肌细胞。外源性 PDGF 有利于心肌细胞存活，而内源性 PDGF 信号的作用尚缺乏研究。此外，舒尼替尼可抑制 RSK 和 AMPK 信号，可能参与其心脏毒性的产生。

3）治疗

目前对分子靶点药物诱导的心脏损害机制缺乏深入研究，仅限于对症治疗。在治疗前和治疗过程中应密切观察心脏功能变化，除常规体检外，应及时控制高血压，随访心电图、LVEF 和心肌酶谱。

2. 高血压

1）临床表现

除恩度外，与抗血管生成相关的分子靶点药物常常诱导高血压，如贝伐单抗、索拉非尼等。不同药物引发高血压的频率有差异，常常与药物剂量有关。贝伐单抗并发高血压的概率为 20％～30％，索拉非尼为 60％。

2）发病机制

血压受心输出量和外周血管阻力制约。血管舒缩状态、血管顺应性和血液黏滞度是决定外周血管阻力的重要因素。VEGF/VEGFR 信号通路异常是改变外周血管张力的重要原因。在动物研究和临床研究均观察到 VEGF 灌注后血压下降。内皮细胞分泌 NO 和 PG1，促进血管扩张。VEGFR 激活 MAPK 和 PI3K 通路，诱导内皮源性 NO 合成酶、NO 生成增加。因此，影响 VEGF/VEGFR、MAPK 和 PI3K 通路的分子靶点药物均可能影响外周血管张力。此外，VEGF 影响 Baro 受体，直接影响血压。在抗血管生成过程中，外周血管网减少、弹性降低、外周阻力升高也可导致高血压。例如，在索拉非尼并发高血压的患者中并未观察到血清儿茶酚氨和醛固酮的变化，但血管顺应性明显降低。

3）治疗

在分子靶点药物治疗开始前应控制高血压。在治疗期间每周监测血压变化，如果血压＞160mmHg /100mmHg 或出现高血压症状时需要药物降压。注意降压药物和分子靶点药物的相互作用。某些分子靶点药物主要通过肝脏细胞色素氧化酶 CYP3A4 氧化代谢，此时应避免使用钙拮抗剂，可选择血管紧张素转换酶抑制剂，如卡托普利和依那普利等，或选择血管紧张素 II 受体阻滞剂，如氯沙坦钾和伊贝沙坦等。

（二）皮肤系统的毒副反应

1. 皮疹

1）临床表现

以 EGFR 为靶点的药物（厄洛替尼、吉非替尼和西妥昔单抗）及索拉非尼常常出现皮肤黏膜损害，如丘疹样皮疹、脓疱、甲沟炎、皮肤干燥、毛发生长失调、皮肤过敏、口炎和胃炎等。皮疹常伴有瘙痒、红斑和触痛，始发于头颈部，逐渐向躯干扩散。严重者出现皮肤坏死、大疱和瘀斑等。轻度皮疹为无症状的斑点、红斑或丘疹样皮疹，不影响日常生活和工作。中度皮疹为轻度皮肤损害伴有瘙痒等症状，影响正常的生活和工作。重度皮疹为严重、广泛的红皮病、斑点、水泡样皮损，或广泛脱屑、溃疡、大疱性皮损。皮疹常常预示 EGFR 抑制剂有效。

2）发病机制

EGFR 表达于皮肤角化细胞、皮脂腺和汗腺细胞、毛囊表皮细胞，EGFR 高表达于增殖中和未分化的角化细胞及毛囊外根鞘细胞。EGFR 信号促进细胞增殖、抑制分化、避免紫外线诱导的凋亡、抑制炎症反应并可加速伤口愈合。显微镜下 EGFR 抑制剂相关皮疹为皮肤浅层（尤其是毛囊周围）炎性细胞浸润，毛囊断裂，棘层松解。角化细胞表达的分子标志也有变化，磷酸 EGFR 表达于正常角化细胞基底层和浅基底层，MAPK 表达于基底层。EGFR 抑制剂治疗后基底层角化细胞 MAPK 表达下调，磷酸化 EGFR 消失，p27、keratin1、STAT3 表达，细胞分化的标志仅表达于浅基底层细胞，表明基底层角化细胞生长停止和未成熟分化。这些细胞释放趋化因子，诱导白细胞浸润。浸润的白细胞释放酶类使角化细胞凋亡，凋亡细胞堆积于表皮，引发触痛、丘疹脓疱样皮疹、甲沟炎等，容易继发感染。长期使用 EGFR 抑制剂后基底细胞分化异常，皮肤变薄。

3）治疗

（1）一般治疗。化妆品掩盖皮疹，温和液体卸妆，保湿和防晒（SPF＞15）。

（2）药物治疗。轻度皮疹：继续 EGFR 抑制剂治疗，氢化可的松软膏或庆大霉素乳液涂抹患处。治疗两周后若皮疹无缓解，按中度皮疹治疗。中度皮疹：继续 EGFR 抑制剂治疗，口服四环素类抗生素，如多西霉素 100mg bid。局部使用氢化可的松软膏或免疫抑制剂，如 Pimecrolimu 和 Tacrolimus 软膏，合并感染时可用氯林可霉素软膏。治疗 2 周后若皮疹无缓解，按重度皮疹治疗。重度皮疹：维持中度皮疹治疗，减低 EGFR 抑制剂剂量，2 周后若皮疹无缓解，停止使用 EGFR 抑制剂。

注意事项：①避免使用治疗粉刺的药物，如视黄醛等；②皮疹消退后维持治疗 7 天；③间断使用氢化可的松软膏，如用 2 周、停 1 周，减少皮肤感染机会；④免疫力低下患者避免使用免疫抑制剂。

2. 手足皮肤反应

1）临床表现

在索拉非尼治疗过程中患者手足皮肤出现麻木感、烧灼感、红斑、肿胀、水泡、皮肤干燥、变硬、起茧、脱屑和皲裂，通常是双侧的，脚底受力区域最明显。治疗开始后 1～2 周可出现，在治疗过程中逐渐减轻。手足皮肤反应机制不清。

2）治疗

（1）一般治疗，建议患者穿软底鞋或网球鞋，穿棉袜，不宜长时间站立；25％硫酸镁溶于温水中，浸泡患处 15min，每日 2～3 次；或使用芦荟汁、尿素软膏涂抹患处，每日 2 次或夜间涂抹后穿棉袜保持过夜。如果足部皮肤持续增厚，请足疗师治疗，足疗后涂抹软膏。

（2）调整索拉非尼剂量。

（三）其他系统的毒副反应

1. 血栓形成

贝伐单抗可并发动脉或静脉血栓形成，联合化疗时发生率较高。在贝伐单抗联合

5-FU/CF 的临床研究中，单纯化疗组血栓形成率为 9%，化疗联合贝伐单抗组为 19%，贝伐单抗诱导血栓形成的机制尚不清楚。VEGF 对血管内皮的作用是剂量依赖性的，高浓度 VEGF 诱导组织因子活化、血管通透性增加，促进内皮细胞增殖和迁移，从而诱导血栓形成。低浓度 VEGF 是血管内皮细胞保护剂，当 VEGF 被阻断时，内皮细胞凋亡，基底膜暴露，血栓形成。另外，贝伐单抗诱导血小板功能异常、动/静脉内皮细胞信号通路的差异可能是该药诱导动脉血栓形成的原因之一。血栓形成后如何选择抗凝药物尚有争论，应注意华法令等抗凝药物与其他药物的相互作用。

2. 腹泻

EGFR 受体抑制剂和多靶点药物均可并发腹泻。索拉非尼并发腹泻表现为排便次数增加而非水样便。建议在索拉非尼治疗过程中清淡饮食，服药后 1h 内避免饮水。应用盐酸洛哌丁胺或思密达止泻，必要时补液。若每日排便次数增加 4 次以上，中断索拉非尼治疗 7 天，7 天后从半量开始，4 周后增加到全量。若持续腹泻或明显体重下降，停药。EGFR 受体抑制剂并发的腹泻常常较轻，可参考索拉非尼并发腹泻的治疗方案。

3. 出血、穿孔、伤口愈合缓慢

抗血管生成抑制剂可能并发出血，如鼻衄、皮肤淤点、淤斑、甲下出血、黑便和咯血等。大出血危及生命，所幸的是，多数为轻度到中度出血。在贝伐单抗治疗过程中，44% 患者并发轻度出血，而舒尼替尼可 26% 并发出血，索拉非尼患者 60% 并发轻度出血。与出血相关的并发症还有肠穿孔和伤口愈合缓慢。在贝伐单抗联合化疗的临床研究中，联合治疗组穿孔发生率为 1.5%，单纯化疗组为 0。在 1953 例贝伐单抗联合化疗的结肠癌患者中，65 岁以上者穿孔发生率为 2.3%，65 岁以下者为 1.2%。贝伐单抗并发肠穿孔也见于卵巢癌患者，穿孔部位多数在肿瘤处，小部分在肿瘤外的小肠溃疡或缺血性炎症病灶处。小分子靶点药物也可能并发穿孔。在舒尼替尼的 I 期临床研究中，28 例患者中 6 例肿瘤空腔化，其中 2 例继发肠瘘。

发病机制：生理情况下，血小板和血管内皮细胞相互作用，调节血栓形成。血小板释放低浓度 VEGF 等生长因子，保持内皮细胞存活。内皮细胞通过多种途经防止血小板激活所致的血液凝固。例如，释放 NO、前列环素（PGI2）和 ADP 酶，避免血小板激活；表达糖胺多糖（GAG）使内皮表面带负电荷并增强抗凝血酶 III（AT-III）活性；表达组织因子途径抑制物（TFPI）、凝血酶调节蛋白（TM）、AT-III 和 C 蛋白（PrC）等直接或间接抑制凝血酶生成；表达组织纤溶酶原活化素（tPA）活化纤溶酶原，降解纤维蛋白等。抗血管生成过程中，血小板-内皮细胞的相互作用被干扰，内皮细胞凋亡，血管内皮细胞不能及时修复，诱导出血、穿孔等并发症。例如，贝伐单抗结合于血小板后，血小板源性 VEGF 被中和，内皮细胞凋亡。另外，血小板表达 VEGFR，抗血管生成可能干扰血小板功能；抗血管生成 TKI 能诱导血小板低下；抗血管生成可能影响周细胞功能，加剧了血管损伤，此外，血管生成和血液凝固密切相关。VEGF 诱导内皮细胞表达 TF，TF 诱导血液凝固，而血液凝固是伤口愈合所必需的。若抗血管生成通过 TF 发挥作用，势必影响伤口愈合。

4. 其他毒副反应

其他毒副反应如发热、过敏、骨髓抑制、疲乏、甲状腺功能低下、糖脂代谢异常和免疫功能异常等，在此不再赘述。

生物治疗是以信号通路为基础的靶点特异性治疗，但这些信号通路不是肿瘤细胞特异性的，部分毒副反应因靶点效应所致，部分毒副反应可能因药物浓度过高引发非靶点特异性效应。一般而言，分子靶点治疗的毒副反应是可预期和可控制的。分子靶点治疗周期长，门诊随访、如何系统教育患者识别和处理分子靶点药物毒副作用、及时医患沟通、准确调整治疗计划将成为分子靶点治疗的重要组成部分。

20世纪末期，除淋巴瘤、生殖系胚胎性肿瘤等少数实体肿瘤外，细胞毒性药物（化学治疗）对大多数转移性实体瘤的疗效停留在较低水平。进入21世纪，以曲妥珠单抗为代表的单克隆抗体和以伊马替尼为代表的小分子靶点药物蜂拥上市，推动转移性乳腺癌、结肠癌和非小细胞肺癌等肿瘤治疗的临床疗效更上一层楼。大量循证医学证据表明，单纯分子靶点治疗的主要价值在于抑制肿瘤生长，使肿瘤处于稳定（SD）状态，而分子靶点药物联合化疗能有效抑制微小病灶并缩小临床可见肿瘤，使部分缓解率（PR）提高10%～20%，但没有明显提高完全缓解率（<5%）。因此，现阶段的单纯分子靶点药物治疗或分子靶点药物联合细胞毒性药物治疗仅能延缓转移性肿瘤的进展，对总生存率的贡献是有限的。当肿瘤发生远处转移时，转移灶是多发的，即使是"孤立"转移灶也是因为影像学检查的分辨率限制所致，并非真正意义上的孤立转移灶。因此，应该通过全身药物治疗来控制转移性实体瘤。在分子靶点药物进入临床之前，细胞毒性药物是唯一选择。由于化疗的毒性和肿瘤的多药耐药性，化疗只能短暂控制肿瘤生长，对于大多数转移性实体瘤患者而言，化疗的意义主要在于控制症状，提高生活质量。在药物不能有效控制肿瘤蔓延的情况下，局部治疗的价值是模糊不清的，甚至是有害的。进入21世纪后，肿瘤治疗技术的进步使药物治疗不仅能更有效地控制肿瘤生长，而且非细胞毒性分子靶点药物和细胞免疫治疗可以长期使用，加上微创技术可以在对机体功能状态无明显扰动的同时祛除/灭活可见病灶，这些均奠定了转移性实体瘤的新型治疗模式。

（四）免疫相关性毒副反应

1. 免疫相关性毒副反应特点

免疫相关性毒副反应（immune related adverse event irAEs）特指因接受靶向CTLA-4及PD-1/PD-L1等免疫检查点抗体治疗后，激活人体的自身免疫，引起正常组织免疫性关系损伤的一系列治疗相关毒副作用。irAEs具备下列特点。

1）广谱性

几乎可以累及机体的任何器官和组织，如皮肤、消化道、肝脏、内分泌腺体、肾脏、神经系统、眼等。

常见的免疫相关毒性包括：①免疫介导的皮炎，最为常见，可表现为皮肤、斑丘疹、皮肤红斑、皮肤瘙痒、水泡、剥脱性皮炎、白癜风等；②免疫介导的肠炎，表现为恶心、呕吐、腹泻、便秘、腹痛、黏液血便等，可伴或不伴发热，严重者甚至可发生肠穿孔或肠梗阻；③免疫介导的肝炎，表现为转氨酶ALT/AST升高，黄疸，可伴或不伴有右上腹痛、恶心、呕吐食欲下降的肝功能损伤的症状；④免疫介导的内分泌腺体损伤，包括垂体功能减退，肾上腺皮质功能减退，甲状腺功能亢进或者低下等。其临床表现常不典型，可表现为疲倦、乏力、头痛、意识状态改变、低血压、大便习惯改变等。

血浆皮质醇、甲状腺功能及腺垂体功能检查可出现相应异常。甲状腺彩超可出现亚急性甲状腺炎样改变，垂体 MRI 检查可出现垂体肿大；⑤免疫介导的肺炎，在抗 PD-1 抗体的临床试验中，肺炎发生率约 3%，其中，2 度-3 度肺炎发生率为 2.1%，中位发生时间约在开始治疗后的第 4.9 个月。在抗 CTLA-4 抗体的临床研究中罕见有免疫相关性肺炎发生。由于该并发症死亡风险高，当患者在治疗过程出现持续的咳嗽、呼吸困难、胸痛等症状时应警惕免疫介导性肺炎的可能；⑥免疫介导的神经系统毒性，靶向免疫治疗可导致严重的神经毒性，受累神经可包括运动及感觉神经，如格林巴列综合征，重症肌无力，其临床表现为单侧或双侧肢体无力，感觉异常等；⑦其他器官毒性，如肾功能损伤、眼炎、溶血性贫血、心肌炎、心包炎、胰腺炎、脑膜炎、关节炎、风湿性多肌痛、牛皮癣、银屑病等均有报道；⑧流感样症状，如畏寒、发热、头晕、头痛、骨骼和肌肉酸痛、食欲下降、疲乏等。irAEs 表现可重可轻，若未及时发现并妥善处理可能致命。

2）滞后性

irAEs 发生的时间具有滞后性，可发生在用药后的数天至数周，甚至出现在停止治疗后的数月才出现。通常而言，皮肤毒性最先出现，在接受首剂治疗后即可发生。跟随其后的是消化道毒性，通常在第 1～3 程治疗后出现。肝脏毒性及内分泌腺体毒性通常最晚出现，平均发生于治疗开始的第 12～24 周。上述毒副反应的发生规律在接受 Ipilimumab 治疗的患者中表现得更为明显。

3）高频性

irAEs 的发生频率高，在 Ipilimumab 的临床研究中报道，接受抗体治疗的患者总的免疫相关毒副反应的发生率高达 60%～90%，大部分为轻-中度，3/4 度 irAEs 的发生率约为 5%～26%。相对而言，抗 PD-1 抗体的毒性较抗 CTLA-4 抗体低，在 Pembrolizumab 及 Nivolumab 的研究中报道，约有 10%～22% 的患者发生 3/4 度 irAEs。抗 CTLA-4 及 PD-1 抗体联合使用时毒性增加，几乎所有接受治疗的患者均发生 irAEs，3/4 度 irAEs 的发生率高达 53%。

4）固定性

免疫治疗相关毒副反应的表现形式和强度与药物剂量无关，但剂量升高时副反应发生的频率升高。在抗 CTLA-4 单抗 Ipilimumab 的临床研究中，免疫治疗相关毒性的发生频率与药物剂量密切相关。3-4 度 irAEs 的发生率在 0.3mg/kg 组为 0%，而 3mg/kg 治疗组为 5%，10mg/kg 治疗组则上升至 18%。而抗 PD-1 抗体 Nivolumab 不同剂量组毒副反应发生率无明显差异。在使用 Pembrolizumab 治疗的患者中，高剂量组毒副反应的发生率略高。

2. 免疫相关毒性的处理原则

对免疫相关毒性的治疗依据其严重程度采取不同的处理措施，一般而言，1 度 irAEs 无需特殊处理，继续原抗体治疗。出现 2 度 irAEs 者应延期靶向免疫治疗，同时使用大剂量糖皮质激素，待 irAEs 恢复到 1 度后再次继续治疗。出现 3 度以上 irAEs 应该永久性停用抗体药物并同时使用糖皮质激素、抗 TNF-α 抗体等免疫抑制治疗。甲状腺功能减退及肾上腺皮质功能减退等内分泌腺体损伤的患者须接受激素替代治疗。

以下情况建议停药并予糖皮质激素治疗直至副反应控制在 0-1 度范围内方可继续用

药：①2 度免疫相关性肺炎；②2 度或 3 度免疫相关性肠炎；③有症状的垂体炎；④2 度免疫相关性肾炎；⑤3 度甲亢；⑥ALT 或 AST 升高在 3～5 倍正常值内，TBIL 升高至 1.5～3 倍正常值范围；⑦出现其他 3 度治疗相关毒副反应。

永久性停药并使用大剂量糖皮质激素治疗的指针：①出现任何威胁生命的副反应；②3-4 度免疫相关性肺炎；③3-4 度肾炎；④ALT 或 AST 升高且高于 5 倍正常值上限，TBIL 大于 3 倍正常值上限；⑤基线伴有 2 度转氨酶升高的肝转移患者，治疗后转氨酶持续升高，并超过基线值的 50%，且持续时间大于 1 周；⑥接受糖皮质激素治疗的患者在 12 周内激素剂量不能减至泼尼松 10mg/d 以下的患者；⑦2 或者 3 度毒副反应在 12 周内未能恢复者；⑧再次发生 3 度治疗相关副反应。治疗性使用糖皮质激素不影响靶向免疫治疗的疗效。

在出现免疫相关毒性的患者中治疗性使用糖皮质激素不影响抗体疗效，但不主张预防性使用糖皮质激素。使用激素的首要原则为：对治疗需要的患者积极使用，不必须的患者尽量避免使用。接受大剂量糖皮质激素及其他免疫抑制剂治疗的患者要注意预防激素的副反应。

由于在靶向免疫治疗抗体的前期临床研究中未包含有自身免疫性疾病及肝炎、艾滋病患者。靶向免疫治疗在该类患者中的安全性尚缺乏资料。对于既往患有克罗恩病、系统性红斑狼疮、风湿性关节炎、多发性硬化的患者，使用靶向免疫治疗抗体可能加重病情，导致严重的不良后果，因此对该类患者不建议使用靶向免疫治疗抗体类药物。而对 1 型糖尿病、银屑病患者，靶向免疫治疗抗体的使用是否安全尚不确定。自身免疫性甲状腺功能减退、白癜风不构成生命危险，不应将其列入禁忌症。此外，小样本的回顾性研究报道，慢性乙肝及慢性丙肝的患者可以较好的耐受靶向免疫治疗。

接受靶向免疫治疗抗体治疗前，需详细询问患者是否有自身免疫性疾病史，常规筛查血常规、血糖、电解质、肝肾功能、甲状腺功能、肾上腺功能、甲状腺彩超、心电图、胸片等基线情况。在治疗期间严密观察皮疹、腹泻、咳嗽、胸闷、疲倦、反应低下等症状。再次靶向免疫抗体治疗前重复基线评估项目，尤其要关注甲状腺、肾上腺等内分泌系统的变化。由于免疫治疗相关度反应的滞后性，对毒副反应的评估建议至少随访至治疗终止后半年。

靶向免疫治疗的作用机制、应答方式、毒副作用不同于化疗及小分子靶向药物，临床医生需要通过提高警惕，教育患者，及时沟通，积极应对等措施才能切实保障靶向免疫治疗的安全。

（文习之　张晓实）

参 考 文 献

Bianco R, Garofalo S, Rosa R, et al. 2008. Inhibition of mTOR pathway by everolimus cooperates with EGFR inhibitors in human tumours sensitive and resistant to anti-EGFR drugs. Br J Cancer, 98: 923-930.

Blick S K, Scott L J. 2007. Cetuximab: a review of its use in squamous cell carcinoma of the head and neck and metastatic colorectal cancer. Drugs, 67 (17): 2585-2607.

Chang A, Parikh P, Thongprasert S, et al. 2006. Gefitinib (IRESSA) in patients of Asian origin with refractory advanced non-small cell lung cancer: subset analysis from the ISEL study. J Thorac Oncol, 1 (8): 847-855.

Druker B J, Guilhot F, O'Brien S G, et al. 2006. Five-year follow-up of imatinib therapy for newly diagnosed chronic leukemia in chronic-phase shows sustained responsesand high overall survival. N Eng J Med, 355: 2408-2417.

Eggermont A M, Gore M. 2007. Randomized adjuvant therapy trials in melanoma: surgical and systemic. Semin Oncol, 34 (6): 509-515.

Eisen H J, Tuzcu E M, Dorent R, et al. 2003. Everolimus for the prevention of allograft rejection and vasculopathy in cardiac-transplant recipients. N Engl J Med, 349: 847-858.

Escudier B, Eisen T, Stadler W M, et al. 2009. Sorafenib for treatment of renal cell carcinoma: Final efficacy and safety results of the phase III treatment approaches in renal cancer global evaluation trial. J Clin Oncol, 27 (20): 3312-3318.

Escudier B, Pluzanska A, Koralewski P, et al. 2007. Bevacizumab plus interferon alfa-2a for treatment of metastatic renal cell carcinoma: a randomised, double-blind phase III trial. Lancet, 370 (9605): 2103-2111.

Feld R, Sridhar S S, Shepherd F A, et al. 2006. Use of the epidermal growth factor receptor inhibitors gefitinib and erlotinib in the treatment of non-small cell lung cancer: a systematic review. J Thorac Oncol, 1 (4): 367-376.

Figlin R A. 2007. Temsirolimus for advanced renal cell carcinoma. Clin Adv Hematol Oncol, 5 (11): 893.

Flaherty K T. 2007. Sorafenib in renal cell carcinoma. Clin Cancer Res, 13 (2 Pt 2): 747s-752s.

Gerber D E. 2008. Targeted therapies: a new generation of cancer treatments. Am Fam Physician, 77 (3): 311-319.

Geyer C E, Forster J, Lindquist D, et al. 2006. Lapatinib plus capecitabine for HER2-positive advanced breast cancer. N Engl J Med, 355 (26): 2733-2743.

Gibson T B, Grothey E, Chu E. 2008. Highlights from: The 44th Annual Meeting of the American Society of Clinical Oncology. Chicago, IL; May 30-June 3, 2008. Clin Colorectal Cancer. 7 (4): 233-239.

Grandinetti C A, Goldspiel B R. 2007. Sorafenib and sunitinib: novel targeted therapies for renal cell cancer. Pharmacotherapy, 27 (8): 1125-1144.

Hayes D F, Thor A D, Dressler L G, et al. 2007. HER2 and response to paclitaxel in node-positive breast cancer. N Engl J Med, 357 (15): 1496-1506.

Hiles J J, Kolesar J M. 2008. Role of sunitinib and sorafenib in the treatment of metastatic renal cell carcinoma. Am J Health Syst Pharm, 65 (2): 123-131.

Hutson T E. 2007. Safety and tolerability of sorafenib in clear-cell renal cell carcinoma: a Phase III overview. Expert Rev Anticancer Ther, 7 (9): 1193-1202.

Iwenofu O H, Lackman R D, Staddon A P, et al. 2008. Phospho-S6 ribosomal protein: a potential new predictive sarcoma marker for targeted mTOR therapy. Mod Pathol, 21: 231-237.

Jonker D J, O'Callaghan C J, Karapetis C S, et al. 2007. Cetuximab for the treatment of colorectal cancer. N Engl J Med, 357 (20): 2040-2048.

Karapetis C S, Khambata-Ford S, Jonker D J, et al. 2008. K-ras mutations and benefit from cetuximab in advanced colorectal cancer. N Engl J Med, 359 (17): 1757-1765.

Katz S C, Dematteo R P. 2008. Gastrointestinal stromal tumors and leiomyosarcomas. J Surg Oncol, 97 (4): 350-359.

Kurian A W, Thompson R N, Gaw A F, et al. 2007. A cost-effectiveness analysis of adjuvant trastuzumab regimens in early HER2/neu-positive breast cancer. J Clin Oncol, 25 (6): 634-641.

Lacouture M E, Melosky B L. 2007. Cutaneous reactions to anticancer agents targeting the epidermal growth factor receptor: a dermatology-oncology perspective. Skin Therapy Lett, 12 (6): 1-5.

Lang L. 2008. FDA approves sorafenib for patients with inoperable liver cancer. Gastroenterology, 134 (2): 379.

Le Cesne A, Ray-Coquard I, Bui B N, et al. 2010. Discontinuation of imatinib in patients with advanced gastrointestinal stromal tumours after 3 years of treatment: an open-label multicentre randomised phase 3 trial. Lancet Oncol, 11 (10): 942-949.

Lynch T J, Patel T, Dreisbach L, et al. 2010. Cetuximab and first-line taxane/carboplatin chemotherapy in advanced non-small-cell lung cancer: results of the randomized multicenter phase III trial BMS099. J Clin Oncol, 28 (6): 911-917.

Miller K, Wang M, Gralow J, et al. 2007. Paclitaxel plus bevacizumab versus paclitaxel alone for metastatic breast cancer. N Engl J Med, 357 (26): 2666-2676.

Mita M M, Mita A C, Chu Q S, et al. 2008. Phase I trial of the novel mammalian target of rapamycin inhibitor deforolimus (AP23573; MK-8669) administered intravenously daily for 5 days every 2 weeks to patients with advanced malignancies. J Clin Oncol, 26: 361-367.

Moore M J, Goldstein D, Hamm J, et al. 2007. Erlotinib plus gemcitabine compared with gemcitabine alone in patients with advanced pancreatic cancer: a phase III trial of the National Cancer Institute of Canada Clinical Trials Group. J Clin Oncol, 25 (15): 1960-1966.

Morgan T M, Pitts T E, Gross T S, et al. 2008. RAD001 (everolimus) inhibits growth of prostate cancer in the bone and the inhibitory effects are increased by combination with docetaxel and zoledronic acid. Prostate, 68: 861-871.

Ollikainen M, Gylling A, Puputti M, et al. 2007. Patterns of PIK3CA alterations in familial colorectal and endometrial carcinoma. Int J Cancer, 121: 915-920.

Omura K . 2008. Advances in chemotherapy against advanced or metastatic colorectal cancer. Digestion, 77 (Suppl 1): 13-22.

O'Donnell A, Faivre S, Burris H A, et al. 2008. Phase I pharmacokinetic and pharmacodynamic study of the oral mammalian target of rapamycin inhibitor everolimus in patients with advanced solid tumors. J Clin Oncol, 26: 1588-1595.

Piccart-Gebhart M J, Procter M, Leyland-Jones B, et al. 2005. Trastuzumab after adjuvant chemotherapy in HER2-positive breast cancer. N Engl J Med, 353: 1659-1672.

Procter M, Suter T M, de Azambuja E, et al. 2010. Longer-term assessment of trastuzumab-related cardiac adverse events in the Herceptin Adjuvant (HERA) trial. J Clin Oncol, 28 (21): 3422-3428.

Romond E H, Perez E A, Bryant J, et al. 2005. Trastuzumab plus adjuvant chemotherapy for operable HER2-positive breast cancer. N Engl J Med, 353: 1673-1684.

Rossi A, Bria E, Maione P, et al. 2008. The role of cetuximab and other epidermal growth factor receptor monoclonal antibodies in the treatment of advanced non-small cell lung cancer. Rev Recent Clin Trials, 3 (3): 217-227.

Shepherd F A, Pereira J R, Ciuleanu T, et al. 2005. Erlotinib in previously treated non-small-cell lung cancer. N Engl J Med, 353 (2): 123-132.

Smith I, Procter M, Gelber R D, et al. 2007. 2-year follow-up of trastuzumab after adjuvant chemotherapy in HER2-positive breast cancer: a randomised controlled trial. Lancet, 369 (9555): 29-36.

Stinchcombe T E, Ramalingam S S. 2010. Time for molecularly targeted maintenance therapy for non-small-cell lung cancer?. Lancet Oncol, 11 (6): 500-501.

Tabernero J, Rojo F, Calvo E, et al. 2008. Dose- and schedule-dependent inhibition of the mammalian target of rapamycin pathway with everolimus: a phase I tumor pharmacodynamic study in patients with advanced solid tumors. J Clin Oncol, 26: 1603-1610.

Vermorken J B, Mesia R, Rivera F, et al. 2008. Platinum-based chemotherapy plus cetuximab in head and neck cancer. N Engl J Med, 359 (11): 1116-1127.

Wheatley-Price P, Shepherd F A. 2008. Epidermal growth factor receptor inhibitors in the treatment of lung cancer: reality and hopes. Curr Opin Oncol, 20 (2): 162-175.

Zinner R G, Saxman S B, Peng G, et al. 2010. Treatment rationale and study design for a randomized trial of pemetrexed/carboplatin followed by maintenance pemetrexed versus paclitaxel/carboplatin/bevacizumab followed by maintenance bevacizumab in patients with advanced non-small-cell lung cancer of nonsquamous histology. Clin Lung Cancer, 11 (5): 352-357.

第二节　血液系统恶性肿瘤的分子靶向药物治疗

白血病是血液系统的常见病和多发病，主要包括急、慢性髓细胞白血病，急、慢性淋巴细胞白血病，多发性骨髓瘤和骨髓增生异常综合征等。我国 2006 年的流行病学调查显示，由于环境污染等因素，白血病的发病率呈上升趋势，其死亡率在十大恶性肿瘤中占第 6 位。白血病治疗的传统方法为放疗、化疗和造血干细胞移植（hematopoietic stem cell transplantation，HSCT），但由于其各自的局限性，疗效尚不令人满意。例如，放疗和化疗药物在杀伤白血病细胞的同时，对正常细胞也有毒性，导致对骨髓、消化道、肝和肾等正常组织的损害，产生严重的不良反应，严重地影响了患者的生活质量；异基因造血干细胞移植（allogeneic hematopoietic stem cell transplantation，Allo-HSCT）是根治白血病最有效的手段，但受年龄、移植供者、费用和不良反应等因素的限制，大部分白血病患者无法受益。因而，人们一直在致力于寻找仅杀伤白血病细胞而不损伤正常细胞的理想方法。近 20 年来，随着人类对白血病的细胞生物学和遗传学认识的飞速发展，一系列与白血病发病机制密切相关的基因、受体、抗原及细胞内关键物质相继被发现，引发了以这些靶点为目标的新型抗白血病药物的研发，这一类药物被称为分子靶向治疗药物（molecular targeted therapeutic drug，MTTD）。MTTD 不是以杀伤白血病细胞为目标，而是以一些在白血病细胞膜上或细胞内特异性表达或高表达的分子为作用靶点，更加特异性地作用于白血病细胞，阻断其生长、转移或诱导其凋亡，同时降低对正常细胞的杀伤作用。与白血病细胞增殖、浸润相关的靶分子大体分两类：一类为主要在白血病细胞表达异常的分子群，包括生长因子及其受体、肿瘤抗原、信号转导分子、细胞周期、凋亡和耐药相关分子等；另一类为在宿主应答细胞表达、血管新生相与浸润、转移有关的分子群，包括黏附分子、基质金属蛋白酶、血管新生分子等。以伊马替尼和美罗华为代表的 MTTD 分别在慢性粒细胞白血病（CML）和非霍奇金淋巴瘤（NHL）的治疗中已经展现出令人振奋的疗效。MTTD 在急性白血病（AL）的治疗中也崭露头角。靶向治疗目前被认为是未来治疗白血病最具前景的手段。

一、急性髓细胞白血病

（一）概　　况

急性髓细胞白血病（acute myeloid leukemia，AML）占全部急性白血病的 70% 左右，发病率大约为 4.0/10 万人。美国 2004 年中发病病例为 10 000 例左右，每年死亡病例为 7100 例左右，死亡率占 70% 左右，5 年生存率仅为 15%～25%，而中位生存时间仅为 3～12 个月，是白血病中死亡率较高的疾病之一。

在过去的十年里，虽然标准的诱导疗法在 60 岁以下的成年人 AML 的治疗中已经取得了显著的成效，但仍有约 40% 的 AML 患者不能得到诱导缓解。而且，有 50%～70% 的完全缓解（CR）的患者复发，也就是说只有 20%～30% 的患者能够长期无病生存。仍然有很多患者复发或对诱导治疗产生耐药性，有 10%～50% 新诊断的 AML 患者不能达到 CR。较高的复发率和治疗相关性并发症仍然是 AML 治疗所面临的困境。特别是老年患者，对标准细胞毒性化疗方案所带来的不良副反应更加敏感，使其治疗方案的选择更具局限性，治疗相关并发症的发生率和死亡率居高不下。MTTD 为 AML 患者，特别是复发或难治的老年 AML 患者带来了希望。

（二）靶向治疗药物

1. 诱导分化药物

诱导分化疗法是指应用化学药物诱导白血病细胞分化并逆转其增殖、浸润等恶性表型，使其成为或接近正常细胞，从而达到治疗目的。目前，诱导分化治疗最成功的范例就是应用全反式维甲酸（all-trans retinoic，ATRA）治疗急性早幼粒细胞白血病（acute promyelocytic leukemia，APL），ATRA 被认为是临床应用的第一个靶向药物。

APL 是 AML 的一种亚型，根据法、美、英合作组（French-American-British Cooperative Group）的 FAB 分类为 M3 型。APL 占全部 AML 的 7%～27%。其中，在欧美国家这一比例为 5%～15%，中国为 12%～23%，拉丁美洲最高，达 15%～27%。APL 在细胞形态学、细胞遗传学和分子水平都有其特点。95% 以上 APL 患者具有特征性的非随机染色体 t（15；17），该易位使 15 号染色体上的早幼粒细胞白血病（promyelocytic leukemia，PML）基因与 17 号染色体上的维甲酸受体 α（retinoic acid receptor alpha，RARα）基因发生融合，表达 PML-RARα 融合蛋白。少数变异型 APL 患者产生 t（11；17），该易位使 11 号染色体上的早幼粒细胞白血病锌指（PLZF）基因与 17 号染色体上同样的 *RARα* 基因发生融合，表达为 PLZF-RARα 融合蛋白。

1）ATRA

1986 年，上海瑞金医院王振义教授在国际上首次应用国产 ATRA 治疗 24 例 APL 患者，CR 达 95.8%，这一成果很快得到了国际血液界的证实。到目前为止，ATRA 联合蒽环类药物已经成为治疗初发 APL 的一线用药，CR 高达 85%～90%。

ATRA 在 APL 中的应用是肿瘤治疗领域中的重大进展。研究表明，PML-RARα 融合蛋白可显性失活野生型 PML 的功能，抑制早幼粒细胞分化，还能与野生型 PML 形成异二聚体，干扰正常 RARα 信号转导。药理浓度的 ATRA（10^{-6}mol）通过靶向结合到 PML-RARα 融合蛋白的维甲酸受体（RARα）结构域，不仅可以使转录共抑制因子与 PML/RARα 及野生型 RARα 分离，还可以通过特异的蛋白质途径降解 PML/RARα，PML 恢复正常定位，使受抑制的基因转录得到解除，重新启动髓系细胞的分化基因调控网络，诱导白血病细胞分化成熟，继而凋亡。因此，解除转录抑制是 ATRA 诱导 APL 细胞分化的基础，但发生 t(11；17) 的变异型的 APL 患者对 ATRA 治疗耐药，联合应用 ATRA、苯丁酸钠（HDAC 抑制剂）或 G-CSF 可以奏效。

PML/RARα 融合蛋白作为 APL 病理发生及出凝血并发症的分子基础，因此也成为治疗的靶点。诱导分化药物全反式维 A 酸（all trans-retinoic acid，ATRA）在 10^{-7}～10^{-6}mol 的浓度时，就可以使 PML/RARα 释放核共抑制因子，并随即招募核转录共激活因子形成复合物，恢复靶基因的正常转录活性；ATRA 还可以恢复 PML/RARα 融合蛋白所抑制的转录因子的功能，从而使下游靶基因的功能恢复正常，使 APL 细胞继续分化成熟，最终达到治疗的目的。

应用 ATRA 治疗 APL 的成功，开创了肿瘤诱导分化疗法的先河，这是我国血液工作者对人类的一大贡献。但仍有一些问题没有解决，如 ATRA 可引起维甲酸综合征，已产生耐药等不良反应。

2）三氧化二砷（As_2O_3）

虽然 ATRA 耐药所致复发是影响 APL 长期生存的重要因素，但三氧化二砷（arsenic trioxide，As_2O_3）对于复发的 APL 具有良好的疗效。As_2O_3 是治疗 APL 的重要药物，砷剂对 APL 细胞同时具有诱导分化及促进凋亡的作用。目前的研究证实砷剂可以通过降解 PML 而降解 PML/RARα 融合蛋白，达到彻底清除 APL 干细胞的作用。研究还提示 ATRA、As_2O_3 可以在 12～24 h 时下调 TF、ANXA2 的表达，从而迅速缓解出凝血障碍，因此 ATRA 及 As_2O_3 两种药物对于 APL 的治疗具有重要意义。

20 世纪 70 年代初，哈尔滨医科大学附属第一医院张亭栋教授等首先应用中药"癌灵一号"治疗 CML 和 APL，疗效特别。"癌灵一号"的有效成分为 As_2O_3，并含有微量氯化低汞。1992 年，孙洪德教授应用"癌灵一号"治疗 32 例 APL，其中 21 例获 CR，CR 率为 65.6%。90 年代，在应用传统中药治疗 APL 患者取得疗效的基础上，上海血液病防治研究所专家陈竺、陈赛娟等用 As_2O_3 成功治疗全反式维甲酸耐药复发的 APL 患者，并发现了砷剂诱导白血病细胞分化和凋亡的双重药理学机制，引起了国内外学者的极大关注，开启了 As_2O_3 全新的历史。

APL 的发病及特征主要包括 *PML-RARα* 基因融合，融合蛋白靶基因启动子区域转录共抑制复合物的募集，导致细胞分化凋亡障碍最终发生 APL。最新的研究证明，融合蛋白 PML-RARα 是 As_2O_3 治疗 APL 的直接药物靶点。As_2O_3 通过促进 PML-RARα 融合蛋白的降解而发挥治疗效应。As_2O_3 直接与 PML-RARα 融合蛋白 PML 端的锌指结构中的半胱氨酸结合，引起 PML 聚合，促进其与一种介导翻译后修饰的酶 UBC9 之间的相互作用增强，使融合蛋白更容易被一种类泛素样蛋白 SUMO 修饰，继而发生泛素化修饰而被蛋白酶体降解。PML-RARα 融合蛋白的降解最终导致白血病细胞走向分化和凋亡。

1973 年，哈尔滨医科大学附属第一医院首先采用 As_2O_3 作为一线治疗初诊 APL，CR 率达到 90%。自我国学者从分子肿瘤学的角度在世界上首次阐述了 As_2O_3 治疗 APL 的作用机制以来，国内外学者设计多项 As_2O_3 作为一线治疗初诊 APL 的临床试验，均取得了非常好的疗效，且 As_2O_3 和 ATRA 合用效果更加明显（表 2-4-1）。目前，As_2O_3 已成为治疗 APL 的首选药物之一。

初治 APL 患者 CR 后应用以蒽环类为主的药物进行巩固化疗，然后可应用 6-巯嘌呤＋甲胺蝶呤（6MP＋MTX）和 As_2O_3 或 ATRA 进行维持治疗。同时要预防中枢神经白血病的发生，如持续治疗 CR 后应进行定量 PCR 监测 *PML-RARα* 基因变化，如有复发，可应用 As_2O_3＋ATRA 或抗 CD33 单克隆抗体＋IDA 治疗，CR 后也可进行 HSCT。

在应用 As_2O_3 复发难治性 APL 之前，通常是重新给予 ATRA 和化疗，包括大剂量阿糖胞苷之后的进一步化疗或 HSCT。ATRA 方案治疗后复发的患者经 As_2O_3 治疗获得十分理想的疗效（表 2-4-2）。尽管目前还没有一个最佳的方案，但 As_2O_3 被公认为治疗复发难治性 APL 的最佳选择。

表 2-4-1 As₂O₃ 治疗初治 APL 患者的效果

参考文献	例数	诱导方案	CR/%	分子缓解/%	达到 CR 天数	缓解后治疗	OS/%	DFS/%	平均随访/月
张鹏	124	As₂O₃	87.9	NA	30	As₂O₃ 或 As₂O₃+CT	NA	76.7(7y)	84
马军	210	As₂O₃+ATRA	92	NA	29	As₂O₃+CT 或 ATRA+CT	96(7y)	81(7y)	84
马军	1250	As₂O₃	87	NA	30	As₂O₃+CT 或 ATRA+CT	NA	70(7y)	120
Lazo	12	As₂O₃	100	90	52	As₂O₃+CT 或 As₂O₃ 或 ATRA+CT	80(2y)	80(2y)	24
沈志祥	20	ATRA(+CT)**	95	7+	40	CT×3→ATRA 维持+小剂量化疗	NA	68(2y)	18
沈志祥	20	As₂O₃(+CT)**	90	32+	31	CT×3→As₂O₃ 维持+小剂量化疗	NA	85(2y)	
	21	As₂O₃+ATRA (+CT)**	95	119+	25	CT×3→ATRA+ As₂O₃ 维持+小剂量化疗	NA	100(2y)	
Matthews	72	As₂O₃(+CT 或+hydrea)	86	76	42	As₂O₃ 28 天×1→As₂O₃10 天×6	81(2,5y)	86(2,5y)	31
Ghavamzadeh	111	As₂O₃	86	92	30	As₂O₃ 28 天	88(3y)	64(2y)	16
Estey	44	As₂O₃(+GO)	89	89	28	As₂O₃+ATRA×4,如果分子复发+GO	86(2y)	86(2y)	16

注:ATRA,全反式维甲酸;CT,化疗;GO,吉姆单抗;CR,完全缓解;DFS,无病生存率;OS,总体生存率;NA,未得;** 化疗,如果 WBC 计数大于 $10×10^9/L$+诱导后分子负荷平均减少。

表 2-4-2 As₂O₃ 治疗复发难治性 APL 患者的效果

参考文献	例数	诱导方案	CR/%	分子缓解/%	达到 CR 天数	缓解后治疗	OS/%	DFS/%
马军	579	As₂O₃	72.1	NA	NA	As₂O₃+CT 或 ATRA+CT	78.8(7y)	72(5y)
沈志祥	46	As₂O₃+ATRA+IDA	80.4	NA	NA	As₂O₃+CT 或 ATRA+CT		
沈志祥	15	As₂O₃+ATRA	93	NA	38	NA	85(1y)	76(1y)
Niu	31	As₂O₃	84	NA	30	NA		
	11	As₂O₃+CT	82	NA	35	As₂O₃ 或 CT 或 As₂O₃+CT(维持 2 年)	50(2y)	41(2y)
	5	As₂O₃+ATRA	100	NA	39			
张鹏	118	As₂O₃	61	NA	32,28	As₂O₃ 或 As₂O₃+CT	NA	76.7(7y)
Soignet	12	As₂O₃	82	73	47	5~6 疗程 As₂O₃×25 天 Allo-HSCT+As₂O₃	63(2y)	49(2y)
Soignet	40	As₂O₃	85	86	59	HSCT+As₂O₃	61(2y)	49(2y)
Shen	20	As₂O₃	80	NA	NA	NA	59(2y)	59(2y)
RAFfoux	10	As₂O₃+ATRA2	80	19	42	1~2 疗程 As₂O₃ 28 天或 Allo-HSCT 或 Auto-HSCT		
	10	As₂O₃	80	NA	42	HSCT 或 Auto-HSCT		
Shigeno	34	As₂O₃	91	72	NA	As₂O₃ 25 天×1 疗程	56(2y)	17(2)

注:CR,完全缓解;DFS,无病生存率;OS,总体生存率;NA,未得;HSCT,干细胞移植。

As_2O_3 的副作用主要为消化道症状（恶心、呕吐、食欲不振和腹泻）、皮肤损害和末梢神经损害，一般可以耐受，对症治疗即可（表 2-4-3），主要的严重副作用为高白细胞增多症（APL 综合征），为 $17\%\sim55\%$，一般可停用 As_2O_3 或减量加用地塞米松和羟基脲或 IDA。另外的副作用为心功损害，有报道称 QT 延长伴有心功衰竭。还有大约 3% 的患者出现低钾血症。因此，在 As_2O_3 治疗中要注意高白细胞血症、心功不全和低钾血症。一旦发生 As_2O_3 中毒，可采用二巯丙磺酸或二巯丁二钠驱砷治疗，也可用 10% 硫代硫酸钠 10ml 静脉注射。

表 2-4-3 As_2O_3 治疗 APL 的副作用

参考文献	病例数	消化道症状	皮肤症状	末梢神经损伤	心功能损害	QT 延长	肝损伤	白细胞增多	精神症状
沈志祥（1997）	15	4（27）	4（27）	—	2（13）	—	2（13）	5（33）	—
Niu（1999）	11	—	—	2（18）	—	2（18）	—	6（55）	—
马军（2000）	368	72（20）	41（11）	10（3）	30（8）	39（11）	40（11）	121（33）	6（2）
Soignet（2001）	40	19（48）	7（18）	3（25）	5（13）	16（40）	—	6（50）	—
Carmosino（2004）	47	10（21）	12（26）	5（11）	8（17）	—	15（32）	26（55）	—

2. 靶向细胞内的信号转导分子的靶点治疗

1）Fms 类酪氨酸激酶 3（FLT3）抑制剂

常见的信号转导途径如 PI3K/AKT、RAS/MPAK 和 JAK/STAT 都在 AML 的发病机制中起到重要的作用，但表达在未成熟的造血干/祖细胞上的受体酪氨酸激酶（RTK）和 Fms 类酪氨酸激酶 3（FLT3），在 AML 的发病机制中起到更重要的作用。FLT3 受体是一种细胞膜连接受体 TK，它在造血细胞的增殖、分化及维持中起着至关重要的作用。除正常髓系及淋巴系祖细胞表达 FLT3 以外，$70\%\sim90\%$ 的 AML 细胞也表达 FLT3。FLT3 突变多见于 AML（$25\%\sim40\%$）。FLT3 突变包括两个主要类型：跨膜区域的内部串联重复序列（ITD）和高度保守的 TK 区域（TKD）的点突变，这两个类型的突变都会导致 FLT3 的结构性激酶（配体非依赖性）及其下游信号途径（如 RAS 和 PI3K/AKT）的活化。FLT3 ITD 与 AML 的发病和疾病进展有关。FLT3 ITD 预示着 AML 患者不良的预后，在高危白血病患者中 FLT3（野生型或突变型）常常过分表达。最近，白血病干细胞（$CD34^+/CD38^-$）上已经发现有 FLT3 ITD。针对 FLT3 的靶向治疗药物出现了很多种，目前的几个 FLT3 酪氨酸激酶抑制剂（TKI）试验正在应用联合用药的方法治疗复发和新诊断的 AML 患者（表 2-4-4）。

表 2-4-4 几种 FLT3 抑制剂治疗 AML 临床试验

药物	剂量	临床试验	病例数	OR/%
CEP-701	60mg bid	I/II	14	36
SU5416	145mg/m²	II	32	7
	145mg/m² 每周 2 次	II	33	6
	145mg/m² 每周 2 次	II	42	19
PKC412	75mg tid	II	20	70

a. CEP-701（Lestaurtinib，来妥替尼）

CEP-701 是一种口服的 FLT3 抑制剂，为一种新型吲哚咔唑衍生剂，可选择性地抑制 FLT3 的自磷酸化，在半数有效计量（IC_{50}）为 2～3nmol/L 时，在体外阻断野生细胞株的自身磷酸化并激活 FLT3。II 期临床研究选择有 *FLT3* 突变的 5 例复发难治性 AML，CEP-701 60mg/d，分两次口服，1 例获 CR，2 例获 PR，增大剂量后达 2 例获 PR，1 例获 CR。II 期扩大临床研究对 6 例复发难治 AML，协同使用去甲氧柔红霉素（IDA）化疗，2 例获 CR，2 例获 PR，有效率为 60%，副作用有乏力、恶心和呕吐。2004 年，II 期临床研究中对 17 例 FLT3 变异的难治性 AML（FLT ITD 阳性 16 例，1 例 FLT3-ALM）给予 CEP-701 40mg、60mg、80mg ×2/d（TWD）三个不同量进行观察。其中在应用 60 mg 的 14 例中，有 5 例（36%）末梢血中原始细胞消失，恢复了正常造血。CEP-701 抑制原始细胞时间从 2 周到 3 个月不等，配合使用阿糖胞苷有明显协同作用，其中 2 例获得 CR。以复发 AML 病患为对象的进行中的 II 期临床试验初步结果显示，化疗后给予 CEP-701 与仅用化疗相比，在 42 天内显著地增加部分病患达到再度完全消退的治疗效果（46% vs. 27%）；该药在化疗结束后两天开始给予，以每次口服 80mg、每天两次，疗程可达 113 天。研究结果也显示基准的血癌细胞敏感性可作为临床反应的标记；和其他低基准敏感性或低 FLT3 血浆值相比，细胞在基准对 CEP-701 敏感且有至少 85% 抑制 FLT3 活性的病患，显示出显著的反应。研究中，CEP-701 一般耐受性良好；肠胃道不适（如恶心和消化不良）较常被报告。2006 年 4 月 4 日，FDA 以孤儿药方式核准 CEP-701 用于治疗 AML。CEP-701 也用于严重多发性骨髓瘤病患的 II 期临床试验和前列腺癌及年轻复发的或难治的高风险神经母细胞瘤的 I 期临床试验。

b. PKC412

PKC412（Midostaurin，米哚妥林）是另一种口服的 FLT3 抑制剂，是多靶位激酶抑制剂，对突变型和野生型 AML 均有效，但很少能达 CR。Richard 等对 PKC412 进行了 II 期临床研究，该研究共纳入 8 例患者，均为复发或难治性 AML 或不适于接受化疗者。全部患者都有 *FLT3 ITD* 突变，均接受 PKC412 治疗，中位治疗时间为 30 天，但均未达到完全缓解或部分缓解。外周血原始细胞减少持续了 2.5 个月。但对患者白血病细胞进行免疫印迹分析，显示治疗初期存在 FLT3 持续性酪氨酸磷酸化，到治疗 28 天和 57 天已检测不到 FLT3。美国 Dana-Farber 癌症研究所 Stone 等在一项 II 期临床试验中采用化疗（DA 方案）与 PKC412 联合的方案治疗初治 AML 患者，14/19 例（74%）达 CR，6 例 FLT3 阳性者均达 CR，8/13 例（13%）FLT3 阴性者达 CR，无一例药物相关死亡。

c. SU5416

SU5416（Semaxanib，司马沙尼）主要抑制 FMS、FLT3、KDR 和 KIT 的活性，为一种新型吲哚酮，在 IC_{50} 为 250nmol/L 时可体外阻断野生型 FLT3 的自身磷酸化和激活。II 期临床研究选择了复发的难治性 AML、MDS/AML、MM 和 MDP 等疾病。单用对 KIT 阳性的 AML 疗效不佳，针对其与其他 FLT3 抑制剂合用进行临床研究，其对部分 AML 有效。副作用除恶心、呕吐、乏力外，还出现骨痛。一项 II 期临床试验表明，在难治性急性髓样白血病中应用 SU5416，缓解率为 18.6%，并且如果 AML 患者的未成熟细胞表达高水平血管内皮生长因子（VEGF）mRNA 的话，将会有较高的缓解率和较高的骨髓微血管密度降低率，而低水平表达 VEGF 者则正好相反。另一项 II 期临床试验应用 SU5416 治疗 33 例难治复发 AML 患者，2 例有效，有 50% AML 的 FLT3 磷酸化受抑制。

总之，随着靶向治疗的发展，FLT3 突变作为一种分子靶向将用于 AML 及其他类型白血病的治疗。FLT3 作为单一疗法的 I、II 临床试验已经显示其有限的临床疗效，其原因可能在于染色体的不稳定性导致的多信号途径，而非 FLT3 单一信号途径。因此，将 FLT3 抑制剂与化疗药物联合，试图通过抑制复发和减少与非选择性细胞毒素有关的毒性作用以改善 FLT3 突变的白血病患者的预后，这将是今后 FLT3 抑制剂研究的重点。

2）法尼酰基转移酶抑制剂

RAS-MAPK 通路广泛存在于各种细胞中，与 PI3K/AKT 通路共同肩负着将膜受体信号向细胞内转导的任务，对细胞周期的运行和基因表达有重要调控作用。在多种肿瘤中都发现了该通路蛋白突变引起的持续激活，在肿瘤的发生过程中起到了重要作用。其中，RAS 癌基因蛋白作为 MAPK 通路分子开关，可被包括 EGFR、HER-2、VEGFR、PDGFR 和 MET 等在内的多个细胞膜上的酪氨酸激酶受体激活，引发下游的级联信号通路。在各种肿瘤中 RAS 的总的突变率大约为 30%，是人类肿瘤中突变率最高的基因。约 10.3% 的 AML 和骨髓增生异常综合征（MDS）患者存在 RAS 突变。法尼酰基转移酶将细胞质中 RAS 的半胱氨酸法尼酰基化，细胞质中 RAS 转移到细胞膜，进而激活下游的 MAPK 和 PI3K/AKT 等细胞分子。因此，通过抑制 RAS 的法尼酰基化可以靶向治疗 AML。

Tipifarnib（替匹法尼）是研究最多的法尼酰基转移酶抑制剂（farnesy transferase inhibitor，FTI）。I 期临床试验中，35 例急性白血病患者接受了口服 Tipifarnib 的治疗，毒性限制剂量为每日 2 次，每次 1200mg，剂量限制毒性主要是共济失调、精神错乱和构音障碍等中枢毒性，非剂量限制毒性有可逆性恶心、肾功能不全、烦渴、感觉异常和骨髓抑制。II 期临床试验进一步评价了 Tipifarnib 对复发难治 AML 患者的安全性和有效性。252 例患者的中位年龄为 62 岁，接受了每日 2 次，每次 600mg 的 Tipifarnib 治疗，连续服药 21 天，28 天为 1 个疗程。19 例（8%）患者骨髓中白血病细胞下降到 5% 以下，其中 11 例（4%）达到了 CR 或病理学完全缓解（CRp）（除血小板外，其他指标均达 CR 标准）。达到 CR 或 CRp 患者的中位生存时间为 369 天，骨髓抑制是最主要的副反应。这一研究表明 Tipifarnib 单药治疗可以使复发难治患者达到持续的 CR 或 CRp，同时延长生存时间。此外，在预后不良的初治老年 AML 患者，Tipifarnib 的安全性和有效性也得到了初步的证实。

3. 单克隆抗体

CD33 是一种细胞表面受体，存在于骨粒单核细胞系中。已经证实 CD33 是唾液酸结合的免疫球蛋白类凝集素家族受体的成员之一，这个家族包含以酪氨酸激酶信号转导系统为基础的细胞质免疫受体。在免疫系统中，酪氨酸激酶信号转导系统是典型的起抑制受体作用的系统。体外研究已经证明抗 CD33 抗体与其受体结合可诱导细胞凋亡。由于 CD33 几乎存在于所有的 AML 原始细胞上（大于 90%），而在非造血组织中几乎不表达或很少表达，所以抗 CD33 抗体被开发用于治疗 AML 患者。其中，吉姆单抗奥佐米星（gemtuzumab-ozogamicin，GO，Mylatarg）是抗 CD33 抗体的代表药。GO 由美国辉瑞公司开发，由 CD33 单抗（HuM195）与具有强大抗肿瘤作用的抗生素——刺孢酶素（calicheamicin）相结合而组成，属结合型单抗。当刺孢酶素进入 AML 细胞后可导致 DNA 断裂和随后的细胞凋亡。2000 年，美国 FDA 通过加速批准程序，批准 GO 用于治疗 60 岁以上不适于化疗的复发与难治性 AML 患者。自 2004 年以来，辉瑞公司进行了一项批准后的确证性临床试验，应用 GO 联合标准化疗治疗 AML 患者，结果并未发现患者生存时间有所延长，同时发现 GO 会导致严重的肝静脉闭塞病（hepatic venoocclusive disease，VOD），该临床试验也提早终止。因此，FDA 于 2010 年 6 月要求辉瑞公司召回市场上的 GO。

二、急性淋巴细胞白血病

（一）概　况

急性淋巴细胞白血病（acute lymphoblastic leukemia，ALL），尤其是儿童 ALL，是当今疗效最好、治愈率最高的白血病之一，CR 率可达 95％以上，5 年无事件生存（EFS）率可达 80％～90％，治愈率可达 80％。ALL 的治疗仍以化疗为主要手段，化疗的主要原则是按型选方案，强调早期连续适度化疗和分阶段坚持长期规则化疗。分阶段化疗包括诱导缓解治疗、缓解后治疗和髓外白血病防治。化疗过程和 HSCT 中的不良反应仍需要认真对待，应周密地进行对症治疗和并发症的防治，包括出血和 DIC 的防治，感染、白细胞瘀滞、肿瘤溶解综合征和移植物抗宿主病（graft-versus-host disease，GVHD）的防治。成人的 ALL 疗效仍然不尽如人意，复发的 ALL 的生存率低于 40％。因此，开发新的治疗药物仍是迫切需要的。

（二）靶向治疗药物

近 20 年来，随着对 ALL 基因组、转录因子及蛋白质组学的深入了解，人们对 ALL 的发病机制有了进一步的认识。一系列针对 ALL 的 MTTD（如单克隆抗体和小分子药物）的出现，使 ALL 的治疗进入疗效更佳、毒副反应更小的个体化治疗的新时代。表 2-4-5 罗列了 ALL 中正在进行的临床前试验和临床试验的 MTTD。

表 2-4-5　治疗 ALL 潜在的靶向治疗药物

药物	靶向	ALL 类型	联合药物
Rituximab	CD20	$CD20^+$ ALL/NHL	化疗和放疗
Epratuzumab	CD22	$CD22^+$ ALL	化疗和放疗
Anti-CD19	CD19	$CD19^+$ ALL	化疗和免疫毒素
Alemtuzumab	CD52	$CD52^+$ ALL	化疗
GO	CD33	$CD33^+$ ALL	化疗
IM	ABL，KIT，PDGFR	BCR-ABL＋ ALL； NUP214-ABL1＋ T-cell ALL	移植和化疗
尼罗替尼	ABL，KIT，PDGFR	IM 耐药 BCR-ABL＋ALL （除 T315I）	化疗

药物	靶向	ALL 类型	联合药物
达沙替尼	SRC/ABL	IM 或尼罗替尼耐药 BCR-ABL＋ALL（除 T315I）	化疗和 IM
MK-0457	Aurora 激酶	所有 TKI 耐药 BCR-ABL＋ALL	化疗
Lestaurtinib	FLT3	MLL＋ALL	化疗
Midostaurin		CD117/KIT＋T 细胞 ALL	
Tandutinib		超二倍体 ALL	
Sunitinib malate		FLT3＋ALL	
IMC-EB10			
Tipifarnib Lonafarnib	法尼基转移酶	BCR-ABL＋ALL	IM
五氮杂胞苷	DNA 甲基转移酶	MLL＋ALL	Vorinostat
DAC			depsipeptide
Temozolomide			valproic acid
Romidepsin	组蛋白去乙酰化酶	ALL 和 T 细胞 ALL	IM；TRAIL；
Valproic acid		MLL＋ALL	anthracyclines；
Vorinostat			
MD-27-275 AN-9		BCR-ABL＋ALL	favopiridol
Sirolimus	mTOR	ALL 和 BCR-ABL＋ALL	阿霉素
Temsirolimus			伊马替尼
Everolimus			
AP-23573			
γ-分泌酶抑制剂	NOTCH1	T 细胞 ALL	化疗
Bortezomib	NFκB	ALL；BCR-ABL＋ALL	地塞米松
			阿糖胞苷
			阿霉素
			天冬酰胺
			长春新碱；HDACI
Flavopiridol	CDK	ALL；BCR-ABL＋ALL	HDACI、TRAIL、阿糖胞苷和 IM
Oblimersen	BCL2	BCR-ABL＋ALL	化疗、放疗和 IM
17-AAG	HSP90	BCR-ABL＋ALL； ZAP-70＋ALL	HDACI、IM、 FLT3 抑制剂、AS2O3 和化疗

1. 单克隆抗体

由于 ALL 急变细胞表达各种特异性的抗原，如 CD20、CD19、CD22、CD33 和 CD52 等，它们都可成为治疗 ALL 的靶点。单克隆抗体治疗 ALL 具有相当的优越性，尤其是治疗微小残留病（MRD），单克隆抗体具有亚型特异性、副作用小、作用机制独特等特点。

利妥昔单抗是一种特异性针对 CD20 的嵌合型 IgG1 单克隆抗体，于 1997 年通过 FDA 批准上市，是美国 FDA 批准上市的第一个肿瘤治疗抗体，也是最为成功的一个。利妥昔单克隆抗体治疗淋巴瘤取得了十分令人鼓舞的效果。CD20 是一跨膜非糖基化磷酸化蛋白，表达于几乎所有正常的和异常的 B 细胞及 40％～50％ B 细胞 ALL 的原始细胞。利妥昔单克隆抗体通过与细胞上表达的 CD20 抗原结合，一方面通过免疫效应引起靶细胞死亡，另一方面引起 CD20 交联导致细胞凋亡，并提高肿瘤细胞对化疗的敏感性。利妥昔单抗常用于前 B 细胞 ALL，使用的剂量为每周 $375mg/m^2$，连续灌注 4～6 周。利妥昔单抗与化疗联合治疗老年人前 B 细胞 ALL，14 例患者都达到 CR，三年生存率为 77％。CD20 的表达与成人前 B 细胞 ALL 的不良预后有关。一项临床研究表明，利妥昔单抗与 hyper-CVAD 化疗联合治疗前 B 细胞 ALL，27 例 CD20$^+$ 患者两年 DFS 率达 73％，而 36 例 CD20$^-$ 患者仅为 40％。相反，CD20 的表达与儿童的 B 细胞 ALL 预后无关。目前，利妥昔单抗仅用于治疗成熟 B 细胞的血液系统肿瘤或复发的儿童 CD20$^+$ 前 B 细胞 ALL。

2. 酪氨酸激酶抑制剂

1）伊马替尼

伊马替尼（Imatinib，IM），商品名格列卫（Gleevec），是一种针对 BCR-ABL 酪氨酸激酶的小分子抑制剂，于 2001 年被美国 FDA 批准用于临床治疗慢性粒细胞白血病（CML），是世界上第一个小分子靶向治疗药物，开创了肿瘤分子靶向治疗的新时代。BCR-ABL 癌蛋白的酪氨酸激酶活性在 CML 的病理过程中很重要。而 IM 能特异地与 ATP 竞争 *BCR-ABL* 基因的 ATP 位点，使 ATP 不能与此激酶的 ATP 结合位点结合，从而抑制该酶的活性，阻断下游的信号转导途径，选择性抑制肿瘤生长，而不影响正常细胞的功能。目前 IM 已经成为国际上一线治疗慢性期成人费城染色体阳性（Ph$^+$）CML 的首选治疗方法。对初发的 Ph$^+$ ALL 患者，CR 率可达到 95％。但对成人及复发/难治的 Ph$^+$ ALL，疗效不尽如人意。但 IM 与化疗联合，仍可获得 96％ 的 CR 率。研究表明，HSCT 前应用 IM 的成人 Ph$^+$ ALL 随访 25 个月，三年 DFS 率达 78％，说明 IM 对 HSCT 无不良影响。而且，IM 可能延长移植后具有 MRD 患者的 DFS。后来 IM 又被 FDA 批准用于治疗恶性胃肠间质瘤（GIST）。对特发性嗜酸性粒细胞增多综合征、t（5；12）染色体易位与 Tel-PDGFR 融合而引起的白血病及恶性胶质瘤等的治疗，也显示出良好前景。

2）达沙替尼

达沙替尼（Dasatinib）是一新的口服多靶点酪氨酸激酶抑制剂（TKI），用于对先前的包括伊马替尼在内的治疗有抗药性或者无法忍受的慢性阶段（CP）、加速阶段（AP）、急髓变（MB）或急淋变（LB）阶段的 CML 的成人患者。对于 IM 耐药和不耐受的 Ph$^+$ ALL，达沙替尼都有很好的疗效。II 期临床研究表明，对于成人 IM 耐药和不耐受的 Ph$^+$ ALL 患者，使用 140mg 剂量，完全血液学缓解（CHR）率为 42％，疾病无进展率为 67％，持续完全缓解（CCR）率为 58％。达沙替尼引起的不良反应多为 1 或 2 度，最常见的是发热及中性粒细胞减少。

其他靶向治疗药物，如 FLT3 抑制剂、DNA 甲基转移酶抑制剂（DNMI）、法基西尼转移酶抑制剂（FTI）和组蛋白去乙酰化酶抑制剂（HDACI）等（表 2-4-5）正在临床试验中，相信不远的将来，会出现更有效的 MTTD。

3）CAR T

嵌合抗原受体（chimeric antigen receptor，CAR）T 细胞是将能识别某种肿瘤抗原抗体的抗原结合部与 CD3-ζ 链或 FcεRIγ 的胞内部分在体外偶联为一个嵌合蛋白，通过基因转导的方法转染患者的 T 细胞，使其表达嵌合抗原受体，由于这些 T 细胞是应用基因修饰患者自体的 T 细胞，利用抗原抗体结合的机制，能克服肿瘤细胞通过下调主要组织相容性复合体（major histocompatibility complex，MHC）分子表达，以及降低抗原递呈等免疫逃逸，最终达到精确地靶向清除特异性肿瘤的作用。CART 细胞相关的临床研究在各种血液肿瘤中展开，临床疗效令人惊喜。2014 年 10 月《新英格兰医学杂志》发表了一项重要的 CART 细胞免疫疗法的研究结果，该研究应用 CTL019（CD19 定向 CAR）治疗复/难治急性淋巴细胞白血病（acute lymphoblastic leukemia，ALL），共有 30 例儿童及成人难治/复发 ALL 患者接受了治疗。结果显示，患者的完全缓解（complete response，CR）率达 90%（$n = 27/30$），6 个月的无病生存率（disease-free survival，DFS）和总生存率（overall survival，OS）分别为 67% 及 78%。尽管 CART 细胞疗法的缓解率显著高于现行的抗细胞毒性药物，临床发现接受 CART 细胞治疗时，约有 27% 的患者出现了严重的细胞因子释放综合征。目前认为，这种细胞因子风暴带来的严重并发症与患者自身的肿瘤负荷较高显著相关。而且，这种并发症可通过临床使用抗 IL6 受体抗体 Tocilizumab 得到有效控制。

4）BiTE 抗体

BiTE 抗体是基于双特异性 T 细胞衔接系统（bispecific T cell engager，BiTE）开发的一种双特异性抗体，它通过将肿瘤细胞上的 CD19 蛋白呈递给 CD3 蛋白，进而激活免疫系统识别和杀灭肿瘤细胞。BiTE 抗体技术代表了一种全新的免疫治疗方法，能够在很低浓度下发挥作用，帮助人体自身免疫系统对抗肿瘤，从而实现分子水平的CR。美国 FDA 快速通道批准了 BiTE 抗体 Blinatumomab，用于治疗 Ph 阴性难治/复发 B 细胞 ALL。与其相关的一项 II 期全球多中心单臂开放的 Blinatumomab 临床试验结果，去年底在 Lancet Oncol 杂志发表，从 2012 年 1 月至 2013 年 10 月，该临床试验共入组原发耐药及复发的 Ph 阴性的 ALL 患者 189 例。在 Blinatumomab 单药 2 个疗程的治疗后，81 例患者（43%）达到 CR 或骨髓 CR 伴外周血细胞数部分恢复，其中CR63 例（33%），骨髓 CR 伴外周血细胞数部分恢复 18 例（10%）。另一项关于 Blinatumomab 的临床试验，在 2014 年的美国血液学会会议上也备受关注。Blinatumomab 用于治疗微小残留病灶（minimal residual disease，MRD）阳性的前体 B 细胞 ALL。首个临床试验入组 21 例 MRD 阳性病例，80% 获得完全的分子学缓解且多数在治疗 1 疗程结束时即已显现。研究结果提示，Blinatumomab 能够使伴有 MRD 的患者产生更深层次的缓解。

三、慢性粒细胞白血病

（一）概　况

慢性粒细胞白血病（chronic myeloid leukemia，CML）是造血干细胞异常转化而产生的髓系恶性克隆性白血病，约占全部白血病的 20%。CML 发病的最大特点是存在特异性的费城染色体，其遗传学异常特征为 t（9；22）（q34；q11），产生 BCR-ABL 融合基因。BCR-ABL 融合蛋白属非受体酪氨酸激酶（tyrosine kinase，TK），其二聚体形式 BCR-ABL 融合蛋白的 TK 活性失控，导致自身及细胞内许多底物蛋白的酪氨酸残基磷酸化，激活多条信号转导途径，干扰细胞的基本活动，如诱导细胞恶性转化和增殖、抑制细胞凋亡、削弱细胞的黏附作用等，从而导致 CML。因此，BCR-ABL 酪氨酸激酶被认为是最理想的分子靶向。

（二）靶向治疗药物

治疗 CML 的传统方法主要为化疗、干扰素-α（interferon-α，IFN-α）治疗和 HSCT 等。但由于各自的副作用或局限性，治疗效果均不理想。例如，HSCT，尽管是治愈 CML 的唯一方法，但由于受年龄、缺乏适合的供者、移植物抗宿主反应和费用昂贵等因素的限制，大部分 CML 患者无法受益。分子靶向药物的出现为 CML 的治疗提供了新的选择。

1. 伊马替尼

20 世纪 90 年代问世的伊马替尼（Imatinib，IM），作为选择性 TKI，经过大量体外、体内实验和临床试验研究，已经成为目前治疗慢性期（CP）CML 最有效的靶向治疗药物。IM 于 1998 年进入临床研究，多中心大样本的临床研究表明，每天 400mg IM 标准剂量连续使用，可使 80％以上的初发慢性期 CML 患者达到 CCR，一年无病生存可达到 100％。对干扰素-α 治疗失败的 CP-CML 患者，95％达到 CHR，60％达到 CCR；对加速期（AP）和急变期（BP）患者，CHR 分别为 34％和 16％，CCR 分别达 24％和 7％。2001 年 5 月，IM 经美国 FDA 批准上市销售，成为治疗 CML 的首选药。

但近年来发现，长期服用 IM 的患者易产生耐药性。耐药性是指 CP-CML 患者经 IM 治疗未出现 CHR，或 AP 和 BP 患者经治疗仍未恢复到慢性期。48 个月随访调查表明，经干扰素治疗的 CP-CML 患者 26％产生耐药性，AP 为 73％，BP 为 95％。IM 耐药性产生是一个非常复杂的过程，涉及多种机制：①α-1 酸性糖蛋白（AGP）的产生；②耐药基因 MDR1 过度表达；③BCR-ABL 基因扩增；④BCR-ABL 基因突变；⑤其他遗传学改变产生 BCR-ABL 非依赖性肿瘤克隆等，但目前认为主要的机制是 BCR-ABL 基因的点突变。到目前为止，在复发的 CML 患者中已经发现了 40 余种点突变。筛选研究表明，约 89％继发 BCR-ABL 基因突变的患者，最终都产生复发。在突变中，耐药性的强弱是不同的，有些突变型，如 Y253H、E255V、E255K、Y253H 和 T315I，IC_{50} 大于 $10\mu mol/L$，这些突变的患者预后不好。因此，利用 PCR 技术筛选突变，对患者的治疗和预后判断有指导意义。随着技术的改进，还会发现新的突变型。

IM 耐药性的产生，严重影响了 IM 的治疗效果。为此，科学家们进行了大量的研究，已经开发出第二代和第三代靶向治疗药物。

目前，伊马替尼是慢性髓性白血病的标准一线治疗。对标准剂量耐药的慢性期患者，可换用二代靶向治疗药物，这为那些耐药或者不耐受的患者提供了一种新的治疗选择。在法国开展的 STIM 研究显示，经长期伊马替尼治疗，并达到 CMR（完全分子学缓解）2 年以上的成年慢性髓性白血病患者，停药后 39％的患者维持完全分子学缓解，对于这些患者来说停药是完全可以的，这让人们看到了治愈的希望和前景。

2. 尼罗替尼

尼罗替尼（AMN107，Nilotinib）是通过对 IM 与 ABL 激酶结合区晶体结构的研究发明的一种选择性 TKI。尼罗替尼结合 ABL 激酶的位置与 IM 相同，也是竞争性结合到非活化构型的 ABL 激酶，但其与 ABL 激酶结合的亲和力比 IM 更强。体内和体外实验表明，尼罗替尼对 BCR-ABL 阳性细胞株和 CML 患者细胞的作用比 IM 强 10～50 倍。尼罗替尼降低 BCR-ABL 磷酸化的活性比 IM 强 10～20 倍。在低于 100nmol/L 剂量下尼罗替尼对正常造血祖细胞无抑制作用。服用高剂量尼罗替尼 14 天，未见小鼠造血系统的毒性反应。与 IM 相同，尼罗替尼也是选择性抑制 BCR-ABL、PDGF 和 KIT 受体三种酪氨酸激酶，其亲和力大小依次为 BCR-ABL＞PDGF＞KIT（而 IM 依次为 PDGF＞KIT＞BCR-ABL）。尼罗替尼对其他蛋白激酶在 $3\mu mol/L$ 剂量以下无作用。更重要的是，除了 T315I，尼罗替尼对 15 种 *BCR-ABL* 点突变细胞有明显的抑制作用，IC_{50} 为 10～1000nmol/L。

美国和德国 4 个研究小组共同报告了尼罗替尼的 I 期临床试验结果，他们治疗了 119 例对 IM 耐药的各期 CML 和 Ph+ ALL 患者，按两样本修正连续再评价设计实验，起始剂量分别为每天 50qd-7 患者（pts）、100qd-7pts、200qd-10pts、400qd-10pts、600qd-6pts、800qd-19pts、1200qd-10pts、400bid-32pts 和 600bid-18pts。截至 2005 年 6 月 15 日，已经治疗 1～385 天。对 IM 耐药患者，CHR 为 60%（26/43），CCR 为 41%（14/34），可见尼罗替尼对 AP 和 BP 的 IM 耐药患者的治疗效果明显好于 IM。

到目前为止，尼罗替尼只是用于 IM 耐药或不能耐受的二线治疗药物。最新研究显示，对于新诊断的 Ph 染色体阳性的慢性粒细胞白血病患者，尼罗替尼治疗比 IM 更有效。研究表明，尼罗替尼与 IM 相比，能带来更快、更大程度的主要分子学缓解和完全细胞遗传学缓解率，这一最新研究结果来自于一项把两药作为一线治疗的随机开放的多中心的 III 期临床研究。试验进行到 12 月时，尼罗替尼（每次 300 mg，每日两次）治疗组获得了 44% 的主要分子学缓解率，而 IM 组（400 mg，每日一次）主要分子学缓解率只有 22%（$P<0.0001$），尼罗替尼每次 400mg，每日两次的效果类似（43% vs 22%；$P<0.0001$）。

3. 达沙替尼

与尼罗替尼不同，达沙替尼（BMS354825，Disatinib）不但是 TKI，也是 SRC 激酶的抑制剂。它不但可竞争性结合未活化的 BCR-ABL 构型，也可结合活化的 BCR-ABL 构型。体内和体外实验表明，达沙替尼对 BCR-ABL 阳性细胞株，比 IM 强 300 倍。达沙替尼降低 BCR-ABL 磷酸化的活性比 IM 强 1000 倍。与尼罗替尼相同，达沙替尼对除了 T315I 以外 15 种 *BCR-ABL* 点突变细胞有明显的抑制作用，IC_{50} 为 10～125nmol/L。

美国 MD Anderson 肿瘤中心和 Jonsson 肿瘤中心共同报道了达沙替尼的 I 期临床试验结果。他们从 2003 年开始治疗了 73 例 IM 耐药的各期 CML 患者（CP 40 例，AP 10 例，BC 23 例）和 11 例 Ph+ ALL 恶性变患者（LBC）。CP 患者达沙替尼的剂量为 15～180mg/d，qd（治疗时间的中间值为 13 个月），进展期患者剂量为 70～240mg/d bid（治疗时间的中间值为 3～7 个月）。治疗效果：CP 患者中的 CHR 为 88%（35/40），主要细胞遗传学缓解率（MCR）为 40%（16/40），CCR 为 33%（13/40）。在 42 例进展期患者中，MHR AP 为 80%（8/10），BC 为 77%（17/22），LBC 为 60%（6/10）。CHR 指标 AP 为 50%（5/10），BC 为 18%（4/22），LBC/Ph+ ALL 为 50%（5/10），进展期总的 MCR 和 CCR 分别为 36%（15/42）和 21%（9/42）。治疗的不良反应

主要是不可逆的骨髓抑制（G3-4），其中 CP 为 38％，AP 为 70％，BC 和 LBC/Ph 阳性 ALL 为 91％。其他不良反应，如恶心、呕吐、皮症、头痛和胸膜渗出等都很轻（G1-2），患者都可耐受。从以上结果可以看出，达沙替尼治疗进展期 IM 耐药 CML 和 ALL 患者的疗效明显优于 IM。

关于尼罗替尼和达沙替尼的多中心、大样本 II 期临床试验正在世界范围内进行。科学家们在 II 期试验中使用的计量比较一致，都是口服 70mg/d bid，并根据患者的反应情况调整的剂量范围为 40～100mg/d bid。治疗的初步结果进一步证明达沙替尼治疗进展期 IM 耐药 CML 和 ALL 患者的疗效。可以预见，随着 II、III 期临床试验的完成，在不远的将来，进展期 IM 耐药 CML 患者的 DFS 率将明显提高。

4. MK-0457

由于第二代 TKI 都对 T315I 突变型无效，开发第三代可抑制 *T315I* 突变型的抑制剂是这几年研究的重点，其突出代表就是 MK-0457（VX-680）。MK-0457 是极光激酶（aurora kinase，AK）A、AKB 和 AKC 的小分子抑制剂。体外实验表明，MK-0457 不但抑制 AK，也可抑制 BCR-ABL 和 JAK2 等酪氨酸激酶的活性。MK-0457 通过诱导细胞凋亡和阻断细胞周期可抑制多种肿瘤细胞株的生长，尤其是可明显抑制白血病动物模型中白血病细胞的生长。更令人瞩目的是，MK-0457 不但可以抑制野生型和突变型 BCR-ABL，还可显著抑制 T315I BCR-ABL 突变细胞株，其 IC_{50} 只有 1nmol/L。

MD Anderson 癌中心的 Giles 教授报告了 MK-0457 治疗难治性 CML 的 I 期临床研究结果。在 15 例 CML 患者中，12 例为 AP 和 BC 患者，11 例为 *T315I* 突变患者，患者接受 MK-0457 的剂量分别为 8mg/(m² · h)、12mg/(m² · h)、16mg/(m² · h)、20mg/(m² · h)、24mg/(m² · h)、28mg/(m² · h) 和 32mg/(m² · h)，连续静脉点滴 5 天，2～3 周为一个疗程。结果表明，MK-0457 对所有 *T315I* 突变 CML 患者都有效。经 MK-0457 治疗的 CML 患者中，达到 MHR 1 例、mHR 4 例、CCyR 1 例、PCyR 2 例和 mCyR 1 例。临床疗效好的患者的 *BCR-ABL* 融合基因表达明显被抑制。部分患者出现与抑制 AK 机制有关的骨髓抑制，但所有患者均未见与药物有关的非血液系统不良反应。上述结果表明，MK-0457 是第一个治疗 T315I 突变等高度难治性和预后不好 CML 的有效抑制剂。人们期待着其 II 期和 III 期临床试验和与其他 BCR-ABL 抑制剂联合应用的试验结果。

除了 MK-0457，还有其他一些新的激酶抑制剂正在开发中。AP24534 和 AP24163 是 BCR-ABL 和 SRC 的抑制剂，前者抑制野生型和 *T315I* 点突变的激酶活性的 IC_{50} 分别 3nmol/L 和 31nmol/L，抑制突变的 BaF3 衍生细胞株的 IC_{50} 分别为 2nmol/L 和 14nmol/L。细胞增殖的抑制直接与细胞 BCR-ABL 磷酸化的降低相关。IPI-504 是一种新型的口服速效 HSP90 抑制剂，它可以延长含有 *T315I* 突变的 CML 小鼠模型的生存期。彭聪等用 CML 的 HSCT 模型研究 IPI-504 对白血病干细胞的作用，结果显示，与 IM 相比，IPI-504 无论在体外还是体内，都明显抑制 *T315I* 点突变白血病造血干细胞的生长，但不抑制正常造血干细胞的生长。此外，他们还发现，IPI-504 还可明显抑制 *T315I* 突变的 B-ALL。因此，通过抑制 HSP90 来清除突变的酪氨酸激酶成为一种新的治疗战略。IPI-504 非常有希望成为治疗 IM 耐药患者干细胞和与其他药物联合应用的一线药物。

SKI-606 也是一种口服的双重 SRC/ABL 激酶抑制剂。生物化学分析显示，其抑制

BCR-ABL 磷酸化能力强于 IM 200 倍。与 IM 和达沙替尼不同的是，SKI-606 对 KIT 和 PDGFR 没有显示出抑制作用，这种选择性的抑制可提高药物的安全性。SKI-606 治疗 18 名复发或难治的 CP-CML 患者的 I 期临床试验结果显示，治疗 1 个月，7 例达到 CHR，继续治疗 12 周，3 例达到 CCyR，1 例达到 mCyR。7 例有突变的患者中，6 例达到 CHR。SKI-606 对 CML 患者的耐受性好，与 SKI-606 相关的不良反应主要是 G1/2 的胃肠反应和皮疹，没有胸腔积液和肺水肿的报道，只在 600mg 剂量时 2 例患者出现 3 级皮疹和血小板减少。因此，SKI-606 也是令人期待的治疗 IM 耐药患者的新药。

5. 信号转导途径的抑制剂与 IM 联合应用

　　CML 的信号转导是一个复合的多因素交叉对话的蛋白质网络系统。上游的发起性因子，如 BCR-ABL 的 TK 活性异常，导致下游多条信号转导途径的异常，如 PI3K、STAT 和 RAS 途径的异常或诱导活性氧，最终转化成异常的细胞增殖。因此，选择这些信号转导途径的抑制剂与 IM 等 ABL 激酶抑制剂联合应用，是克服 IM 耐药性的另一策略。目前，多种信号转导途径的抑制剂联合 IM 治疗 IM 耐药性 CML 患者的临床前期和临床试验正在进行中。

　　1）RAS 途径靶向

　　已经发现 CML 细胞中存在 *RAS* 基因的突变激活。RAS 蛋白在合成后，需要经过法尼基转移酶修饰，才能发挥促进生长的作用，导致肿瘤细胞恶性增殖。FTI 以法尼基转移酶为作用靶点，抑制修饰酶的作用，从而抑制 *RAS* 突变性肿瘤，且对正常细胞无明显毒性。目前应用较多的 FTI 药物为 Tipifarnib（R115777）和 Lonafarnib（SCH66336），其在临床上的抗白血病作用已被证实。文献报道，Tipifarnib 和 Lonafarnib 与 IM 联合均可通过诱导凋亡和阻断细胞周期抑制几种 IM 耐药细胞株的生长，包括抑制 T315I 耐药细胞株的生长。Lonafarnib 对 IM 耐药患者的临床试验正在进行中。此外，丝氨酸/苏氨酸激酶 RAF 是 RAS 的下游靶点，也是 MEK/ERK 途径的重要调节因子。实验表明，RAF-1 的抑制剂 Bay43-9006 与 IM 协同，对 IM 耐药细胞株有明显的抑制作用，对 IM 耐药 CML 患者的临床试验也在进行中。

　　2）PI3K 途径靶向

　　磷脂酰肌醇 3-激酶（PI3K）及其下游分子蛋白激酶 B（AKT）、mTOR 和 PDK1 等所组成的 PI3K/AKT 信号通路，作为 BCR-ABL 激酶下游的重要靶向，在导致细胞恶性转化、调节 CML 细胞的增殖和存活过程中发挥重要作用。Walz 等发现，BCR-ABL 激酶激活 PI3K/AKT/mTOR 信号通路，可增加活性氧（ROS）的产生，这一机制与 BCR-ABL 阳性细胞的遗传学不稳定性和 IM 耐药性的产生都有密切的关系。目前，在 CML 中以 PI3K-AKT 信号通路关键分子为靶点，针对 IM 耐药患者的治疗策略正在研究中。PI3K 的抑制剂 LY294002 和 Wortmannin 都可通过增强 IM 的敏感性抑制 IM 耐药 K562 细胞株的生长；PI3K 下游的另一个靶向 PDK1 的抑制剂 OSU-03012，是环氧化酶-2（COX-2）抑制剂 celecoxib 的衍生物。实际上 OSU-03012 缺乏其 COX-2 抑制活性，相反，其通过抑制 PDK1，灭活 AKT，可诱导转化 CML 细胞的凋亡。更重要的是，OSU-03012 可抑制 IM 耐药突变细胞株 Ba/F$_3$ T315I 和 Ba/F$_3$ E255K 的生长，IC$_{50}$ 为 4～5μmol/L。mTOR 抑制剂 Rapamysin 与 IM 联合也可抑制 BCR-ABL 阳性 IM 耐药突变体，尤其是抑制 *T315I* 突变体细胞的增殖。动物实验也证实两者联合可明显延长小鼠的存活时间。

3）蛋白酶体抑制剂

蛋白酶体是存在于所有真核细胞中的多功能催化蛋白酶，是细胞蛋白质降解通路中最主要的组成部分，是许多细胞调节信号的中心通道，因而成为药物治疗的新靶向。蛋白酶体降解调节蛋白或它们的抑制剂，可以快速而不可逆地清除靶蛋白，成为细胞调节信号的中心通道，是激活或抑制细胞分化的关键，包括细胞周期的进行和凋亡。现已发现，包括 CML 在内的血液系统肿瘤都有蛋白酶体活性的增高。因此，蛋白酶体已作为治疗血液系统药物作用的靶点。硼替佐米（bortezomib，PS-341，BZ）作为第一个蛋白酶体抑制剂类新药，已于 2003 年 5 月 13 日通过 FDA 注册用于治疗复发或耐药的 MM，它可选择性抑制蛋白酶体，稳定细胞周期的调节蛋白，干扰细胞增殖，诱导细胞凋亡。近来发现，硼替佐米在克服 IM 耐药性的产生中发挥重要作用，如抑制 BCR-ABL 阳性细胞株的生长和与 IM 联合抑制 IM 耐药细胞株的生长。

4）组蛋白去乙酰化酶抑制剂（HDACI）

组蛋白乙酰基转移酶（HAT）或组蛋白去乙酰基转移酶（HDAC）均能与某些造血细胞分化、发育十分关键的信号转导途径（RAS/MAPK、JAK-STAT 等）和一系列影响造血细胞发育分化的转录因子相互作用。许多类型的白血病均涉及染色体易位、倒位和基因重排，其中某些染色体易位的共同特点之一就是能够招募 HDAC/转录共抑制因子（CoR）复合体的转录因子与造血发育分化相关的转录因子融合，抑制后者所调控的靶基因表达，引起造血分化受阻和白血病发生。因此，可以以 HDAC 为作用靶点，设计 HDACI，通过抑制 HDAC 活性使组蛋白乙酰化，重新激活白血病细胞中由于不适当的组蛋白去乙酰化而使表达受阻的基因，并诱导其分化。目前已发现，第二代 HDACI 的 SAHA 可显著下调 BCR-ABL 蛋白的表达，诱导 BCR-ABL 阳性细胞株的凋亡。

5）热激蛋白 90 抑制剂

改变 TK 蛋白的稳定性也是治疗 CML 的一种策略。热激蛋白 90（HSP90）作为一类伴侣蛋白，参与调控、维持细胞内多种蛋白质的构象和功能。在 CML 中，HSP90 为 BCR-ABL 融合蛋白的分子伴侣，可维持其稳定性。HSP90 的抑制剂 17-allylamino-17-demethoxygeldanamycin（17-AAG，KOS-953，Tanespimycin）通过抑制 HSP90，降低 BCR-ABL 融合蛋白的水平，从而抑制 BCR-ABL 阳性细胞的生长，对 $T315I$ 和 $E255K$ 突变细胞的生长亦有抑制作用。

6）As_2O_3

As_2O_3 与 ATRA 联合应用在 APL 的治疗中取得巨大成功。对 As_2O_3 作用机制的研究表明，它是通过作用 PML-RARa 融合蛋白及其他信号转导途径等多个靶点诱导细胞凋亡和分化。近年来又发现，As_2O_3 对其他白血病（如 CML）也有治疗作用，它可导致 BCR-ABL 融合蛋白的降解，尤其是下调 IM 耐药性 BCR-ABL 融合蛋白的表达。As_2O_3 与 IM 之间没有交叉耐药性，其与 IM 联合，对抑制中等程度 IM 耐药突变细胞株有协同作用，而对高度耐药的 $T315I$ 突变细胞株没有协同作用。

靶向治疗在 CML 的治疗中发挥越来越大的作用，但以 IM 为代表的 TK 抑制剂对 $CD34^+$ CML 干细胞都不敏感，因而无法治愈 CML。因此，进一步研究 CML 发病机制，开发新的靶向治疗药物，探讨联合治疗和免疫治疗策略，是今后需要努力的方向。

四、慢性淋巴细胞白血病

（一）概　况

慢性淋巴细胞白血病（chronic lymphcytic leukemia，CLL）是一种起病缓慢的淋巴细胞恶性增生性疾病，其本身无免疫功能。该病在我国少见，仅占白血病的3.4%，在欧美白种人中较常见，美国每年大约有6800例CLL，占各种白血病的35%左右。发病年龄大多在50岁以上，30岁以下者很少见，男性比女性多。CLL患者的平均生存期范围为5～10年，但最近有存活期延长的趋势，感染和二次癌症是这些患者死亡的首要原因。

CLL多年以来作为一种自然病程长、无有效治愈办法的疾病。20世纪末以来发现了CLL中存在VH基因突变、ZAP-70过度表达、p53功能紊乱和染色体异常等，使得CLL的治疗有了很大的进展。CLL染色体异常大约占全部病例的80%，CLL中常见13q14缺失，其次是12号染色体三体、11q22.3～q23.1缺失（ATM；19-，17p）、6q21～q23缺失及位于17p13的p53抑癌基因缺失。CLL不良染色体为19－和17p－，有此染色体异常而无VH突变的CLL预后不佳；良性染色体异常为13q－，13q－主要见于VH基因突变组。

（二）靶向治疗药物

烷化剂瘤可宁是最常用的起始治疗药物，如两个月尚未见疗效，应改用氟达拉宾。氟达拉宾是FDA批准用于烷化剂治疗失败的CLL的唯一的嘌呤类似物，其有效率为31%～78%，其中10%～30%可获CR。近年来以利妥昔单抗为代表的靶向治疗药物与氟达拉宾等化疗药物联合应用治疗CLL，取得满意的疗效。

1. 单克隆抗体

1）利妥昔单抗

CLL B细胞CD20水平仅为大多数淋巴瘤细胞的1/10。因此，多项临床试验均证实，利妥昔单抗（Rituximab）单药剂量375mg/m²，每周3次，持续4周治疗CLL，OR为45%，CR率为3%，与烷化剂相比，其疗效有限，但剂量加大或密度增强可取得不错的疗效（表2-4-6）。

表2-4-6　利妥昔单抗单药一线治疗CLL临床试验结果

研究者	抗体用法	既往治疗	病例数	CR/%	OR/%	TTP/月
McLaughlin	375mg/m² IV 每周4次	有	30	0	13	NA
Huhn	375mg/m² IV 每周4次	有	28	0	25	5
O'Brien	500～825mg/m² IV 每周4次	有	24	0	21	
	1000～1500mg/m² IV 每周4次	有	7	0	43	8
	2250mg/m² IV 每周4次	有	8	0	75	
Byrd	375mg/m² IV TIW×4周	有/无	29	4	52	11
Hainsworth	375mg/m² IV 每周4次	无	43	9	58	19

注：IV. 静脉注射；TIW. 一周三次；CR. 全完缓解；OR. 总缓解率；TTP. 无进展时间。

利妥昔单抗与氟达拉滨等嘌呤类化疗药联合，可增强白血病细胞对氟达拉滨诱导凋亡的敏感性。Byrd等报道，利妥昔单抗加氟达拉滨治疗初治CLL患者6个疗程，观察

2 个月后，与对照比较，联合用药组诱导了接近半数患者的 CR，两年 DFS 率和 OS 率均高于单药组。近年来的研究表明，利妥昔单抗与氟达拉滨和环磷酰胺联合治疗 CLL 具有非常好的疗效。美国 MD Anderson 癌症中心报告 224 例经利妥昔单抗与氟达拉滨和环磷酰胺联合治疗，CR 率达 70%，PR 率为 15%，OR 率为 95%，69% 患者达到 4 年无疾病进展。该方案是目前报道的治疗效果最好的方案。利妥昔单抗与喷司他丁和环磷酰胺联合治疗 CLL 的方案也有报道，33 例接受此方案的患者 CR 率为 25%，治疗缓解率为 75%，患者耐受性较好，其不良反应是骨髓移植。

2）阿伦单抗

阿伦单抗（Alemtuzumab）是一人源性抗 CD52 单克隆抗体。CD52 是表达在大部分恶性 B 淋巴母细胞和几乎所有 T 淋巴母细胞的细胞膜表面糖蛋白，但不表达在 $CD34^+$ 造血干细胞中。阿伦单抗可清除外周血、脾脏和骨髓中的淋巴细胞，但对淋巴结和髓外疾病无效。阿伦单抗常因中性粒细胞减少，导致机会感染的风险明显增加。阿伦单抗单药对于治疗氟达拉滨治疗后复发的 CLL 患者有较好的疗效，因而美国 FDA 已批准其用于治疗难治预后不佳的 CLL。皮下注射阿伦单抗对于治疗过的 CLL 患者有不错的疗效。研究表明，阿伦单抗对于清除骨髓及血液病灶有较强的作用，而且，皮下注射免去了静脉注射相关的副作用，皮下注射的局部反应可通过提前给药和局部处理等减轻症状。表 2-4-7 列出几项研究观察单独应用阿伦单抗作为一线治疗 CLL 的结果。阿伦单抗与氟达拉滨联合治疗复发和耐药的 CLL 也取得了很好的疗效，CR 率为 17%～30%，OR 率为 44%～83%（表 2-4-8）。

表 2-4-7　阿伦单抗单药一线治疗 CLL 临床试验结果

研究者	抗体用法	既往治疗	病例数	CR/%	OR/%	TTP/月
Keating	30mg IV TIW × 12 周	有	93	2	33	9
Osterborg	30mg IV TIW × 12 周	有	29	4	42	12
Rai	30mg IV TIW × 16 周	有	24	0	33	19.6
Ferrajioli	30mg IV TIW × 12 周	有	42	5	31	NA
Moreton	30mg IV TIW × 16 周	有	91	35	54	NA
Stilgenbauer	30mg QS TIW × 12 周	有	44	4	36	10
Lundin	30mg QS TIW × 18 周	有	41	19	87	NR

注：IV，静脉注射；QS，皮下注射；TIW，1 周 3 次；NA，未评价；NR，未完成；TTP，无进展时间。

表 2-4-8　单克隆抗体与化疗联合治疗初治和复发 CLL 临床试验结果

研究者	联合用药	既往治疗	病例数	CR/%	OR/%
Kennedy	FA × 4 周	对 F、A 耐药	6	17	83
Elter	FA × 4 周		36	30	83
MDACC	FCR × 4 周	无	224	70	95
		有	117	25	73
CALGB9712 35	随机				
	FR × 4 周	无	51	47	90
	2 个月后 R × 4 周				
Kay	PCR × 4 周	无	33	33	97
Lamanna	PCR × 3 周	有	32	25	75
UKCLL02	FA	对 F 耐药	36	11	44
Wierda 61	CFAR × 4 周	有	44	27	65

注：A，阿伦抗体；R，利妥昔单抗；F，氟达拉滨；C，环磷酰胺；P，喷司他丁；OR，总缓解率。

近年来，针对 CLL 的单抗除了抗 CD20 单抗和抗 CD52 单抗外，还出现了抗 CD37 单抗、抗 CD40 单抗、抗 HLA-DR 单抗、TRAL 受体 CR4 和 DR5 单抗等，这些单抗正在 I 期临床试验中。

2. 细胞周期蛋白激酶的抑制剂

Flavopiridol 属人工合成黄体酮，是细胞周期蛋白激酶的抑制剂，主要作用于 Bcl-2 家族成员的 BAX 功能，从而解除其对 Caspase-8 的抑制，向细胞发出凋亡信号，促使白血病细胞凋亡。体外实验已证明 flavopiridol 可诱导 HL-60 和 CLL 细胞株凋亡。2003 年开始进行的 15 例晚期 CLL I 期临床试验，7 例 PR，取得了较好疗效。

3. Bcl-2 反义寡合苷酸

Oblemersen 是人工合成的 Bcl-2 反义寡核苷酸，它可以下调 Bcl-2 的 mRNA 水平，降低其蛋白质表达水平，诱导 B 细胞 CLL 凋亡。此外，Oblemersen 还可使白血病细胞对氟达拉滨、地塞米松、阿伦抗体和利妥昔单抗的敏感性增强。

4. GA101

GA101 是首个糖基化的 II 型抗 CD20 单克隆抗体，与 I 型抗 CD20 单克隆抗体相比，GA101 增强抗体依赖性细胞毒性作用（antibody-dependent cellular cytotoxicity，ADCC）及直接的细胞死亡诱导作用（direct cell death induction），降低了补体依赖的细胞毒性作用（complement-dependent cytotoxicity，CDC）。CLL11 试验第二阶段比较了 GClb 组〔GA101（Obinutuzumab）＋苯丁酸氮芥〕和 RClb 组（利妥昔单抗＋苯丁酸氮芥）在初治"不适合"CLL 患者中的作用。GClb 组患者 ORR 率、CR 率、PFS 率及 MRD 率阴性均优于 RClb 组（78％ vs 65％，21％ vs 7％，26.7 个月 vs 15.2 个月，29.4％ vs 2.5％），两组 OS 差异无统计学意义。耐受性方面，GClb 组中 3 级以上输注相关不良反应和中性粒细胞减少的发生率较高（20％ vs 4％和 33％ vs 27％），但两组感染发生率差异无统计学意义。Galton I b 试验初步报道了 Obinutuzumab 联合氟达拉滨＋环磷酰胺（G-FC）或联合苯达莫司汀（G-B）作为 CLL 患者一线治疗的有效性和安全性。

5. CAR T

初步临床试验显示，以 CD19 为靶抗原的 CD19-CART 治疗复发/难治 CLL 的有效率 46％，且对 p53 异常等高危 CLL 患者也具有良好疗效。宾夕法尼亚州立大学的研究者公布了为复发/难治 CLL 患者输注 CART 细胞（CTL019 细胞）的 II 期临床试验的前期结果。CART 细胞可在体内持续性扩增 3 年以上，27 例入组的复发/难治 CLL 患者随机进入输注 5×10^8 或 5×10^7 转化的 CART 细胞研究组。其中 3 例患者 T 细胞不能有效扩增。所有患者在接受 CART 细胞输注时疾病均为活动状态。清除淋巴细胞的预处理方案为氟达拉滨＋环磷酰胺、喷他司汀＋环磷酰胺或苯达莫司汀。10 例接受治疗的患者未出现输注相关不良反应。9 例可评估的，中位随访时间 3 个月，CR 2 例，PR 2 例，ORR 40％。其他输注 CART 细胞的患者也出现了持续的淋巴结缩小，提示 CART 细胞在体内具有持续的抗肿瘤作用。无患者疾病进展。70％患者出现延迟的细胞因子释放综合征（CRS），表现为高热、恶心、肌痛、毛细血管渗漏，此现象与 CART 细胞扩增的高峰有关，并可引起血清 IL-6 的显著增高，其中 2 例患者 CRS 需要治疗。目前为止，CART 细胞输注未显示出剂量相关的疗效和不良反应，其效果需更长的随访期证明。2013 年 ASH 会议上 Pennsylvania 大学再次报道了他们的最新研究结果。14 例复发难治 CLL 患者接受 CART 细胞治疗。8 例患者有效（有效率 57％），其中 3 例患者达到 CR（分别随访 11，34 和 35 个月），且均未复发。5 例患者达到 PR（中位随访 11 个月），其中 2 例在输注细胞后 4 个月出现复发。

6. BTK 抑制剂

BTK 抑制剂 Ibrutinib 的出现为 CLL 的治疗带来了革命性的进展，研究者们主要针对 Ibrutinib 在高危和复发/难治 CLL 患者的疗效进行了研究。2013 年 6 月 Byrd 等在《新英格兰医学杂志》报道了一个 lb-2 期临床试验，复发/难治 CLL 患者，每日一次口服 Ibrutinib 420mg 或 840mg，2 个剂量组的 ORR 相同 71％（除 420mg 的 2 例 CR 外，均为 PR），另外 2 组分别有 20％、15％的患者达到淋巴细胞增多的 PR（partial remission with lymphocytosis, PRL），疗效与治疗前的临床和遗传学危险因素包括疾病晚期、既往接受方案数及 17p-等均无关（P53 缺失与无缺失的 ORR 分别为 68％及 71％，ATM 基因缺失与无缺失患者的 ORR 则分别为 77％及 65％。）Ibrutininb 治疗初始伴有淋巴细胞增多常同时淋巴结/脾缩小，原因不是疾病进展，而是由于药物的独特的作用机制，将 CLL 细胞从骨髓、淋巴结及脾脏动员至外周血。随访 26 个月时的预计 PFS 及 OS 分别为 75％、83％。11 例 PD 患者中，10 例（91％）为 17p-或 11q-。28 例 p53 缺失患者的 26 个月时的预计 PFS、OS 分别为 57％及 70％（明显优于既往其他治疗）；令人惊奇的是，传统治疗预后差的 U-IGHV 者较突变者起效更快、疗效更好（ORR 分别为 77％与 33％），与既往基础研究一致，进一步证明了 BCR 通路在 U-IGHVCLL 发病中发挥更重要的作用。治疗过程中副作用不大，主要为 1、2 级的一过性腹泻、疲乏及呼吸道感染。Byrd 等的 III 期临床试验比较 ibrutinib 与 oftumumab 在复发/难治 CLL/SLL 中的疗效，ORR 42.6％ vs 4.1％，且另外有 20％的 ibrutinib 治疗患者达 PRL。中位随访 9.4 月，ibrutinib 显著改善 PFS，中位 PFS 未达到，6 个月为 88％，oftumumab 的中位 PFS 为 8.1 月；尽管 oftumumab 组进展时可交叉至 ibrutinib 组，12 个月时 ibrutinib 组明显长于 oftumumab 组（90％ vs 81％）。

7. PI3K 抑制剂

Idelalisib 是一种选择性 PI3K 抑制剂，Furman 等的 III 期临床试验比较 Idelalisib＋RTX 与安慰剂＋RTX 治疗复发 CLL 患者（$n＝200$，44％ $p53$ 基因异常，84％ U-IGHV），IDELA＋R 组与安慰剂＋R 组相比，中位 PFS 更长（未达到 vs 5.5 个月），且不受 del（17p）/TP53 突变或者 IgVH 未突变的影响。IDELA＋R 组的 ORR 和淋巴结缓解率（LNR）均高于对照组（81％ vs 13％和 93％ vs 4％），且 OS 也更长（HR＝0.28）。IDELA＋R 组绝大多数不良事件为 3 级以下，与安慰剂＋R 组差异无统计学意义。提示在接受过强烈化疗的复发 CLL 患者中，IDELA＋R 组疗效显著，且耐受性好。

8. Bcl-2 抑制剂

ABT-199（GDC-0199）是一种口服的选择性 Bcl-2 抑制剂，其比作用于 Bcl-xL 和 Bcl-w 选择性高 4800 倍以上，由于它的选择性作用使得血小板减少症显著降低，减少副作用。其 I 期临床试验共入组 56 例高危难治/复发 CLL 患者，治疗组中 38％的患者有 del（17p），32％氟达拉滨耐药，87％ IgVH 突变阴性。中位治疗时间 10 个月，ORR 84％，治疗反应与 del（17p）和氟达拉滨耐药无关。共有 12 例患者获得 CR，其中 del（17p）组 2 例，氟达拉滨耐药组 3 例。8 例有可评估 MRD 资料的患者中，4 例达到 MRD 阴性（包括 1 例氟达拉滨耐药并且同时具有 del（17p）的患者和 2 例氟达拉滨耐药患者），另外 4 例则检测到低水平的 MRD。12 例患者疾病进展。3 级以上不良反应主要包括中性粒细胞减少（41%）和肿瘤溶解综合征（TLS，11%）等。7 例出现剂量限制性不良反应：5 例 TLS、1 例 4 级中性粒细胞减少、1 例在 4 级 TLS 基础上的猝死。

9. 来那度胺

来那度胺是新一代免疫调节剂，具有抗血管生成、改善免疫功能和肿瘤杀伤、改变骨髓微环境等独特的多重作用机制。James 采用来那度胺联合 RTX 一线治疗 CLL 患者（$n=69$），将患者分为 A（<65 岁）、B（≥65 岁）二组，B 组患者的体能状态、疾病分期等明显差于 A 组。ORRA 组 95%（20%CR，20%nPR）vs B 组 78%（11%CR）；A、B 组的中位 PFS 分别为 19 月 vs 20 月，二组无差异。二组不良反应相似，非血液学毒性大多为 1/2 级，中性粒细胞减少是最常见的血液学毒性。

五、骨髓增生异常综合征

（一）概　况

骨髓增生异常综合征（myelodysplastic syndromes，MDS）是一组起源于多能干细胞和髓系定向干细胞的异质性克隆性疾患，主要特征是无效造血和高危演变为 AML。MDS 的发病率约 10/10 万～12/10 万人口，多累及中老年人，50 岁以上的病例占 50%～70%，男女之比为 2：1，30%～60% 的 MDS 转化为 AML。由于 MDS 是一组临床表现和生物学特征都具有异质性的疾病，尽管人们一直试图根据形态学和细胞遗传学特性将 MDS 患者分为若干同源的亚型，最后都证实同一亚型患者仍有很多不同之处。而且，MDS 患者的病程不是静止不变的，同一患者的病情也会随时间而有所改变。MDS 发病机制的复杂性使目前 MDS 的治疗结果无法令人满意，靶向治疗刚刚开始介入。

（二）靶向治疗药物

1. DNA 甲基化转移酶抑制剂（DNMTI）

尽管肿瘤细胞中基因的改变（如突变和缺失）是不可逆的，但可通过表观遗传学修饰来调控基因表达。通过 DNA 转甲基酶（DMT）而发生的基因启动子的胞嘧啶残基的甲基化是肿瘤形成的普遍特征，它可补充转录阻遏物和组蛋白脱乙酰基酶（HDAC）引起染色质浓缩而抑制转录因子与 DNA 的结合。DNA 甲基化是与白血病发病密切相关的一种常见表观遗传学修饰。在 AML 和 MDS 中很多抑癌基因都因其启动子区的超甲基化而失活，如 p15^{INK4B}、p21$^{CIP1/WAF1}$、雌激素受体、CALC1、E-Cadherin、HIC-1 和 RASSF1A 等。此外，DNA 甲基转移酶（DNMT）1、DNMT3A 和 DNMT3B 的表达上调也与抑癌基因的失活有关。近年来发现，去甲基化药物在 MDS 治疗中起着越来越重要的作用。

AzaC（5-氮杂胞苷）及其衍生物 DAC（地西他滨）作为特异性的 DNMTI 已正式被美国 FDA 批准用于 MDS 的治疗。

1）AzaC

5-氮杂胞苷（azacitidine，AzaC）是去甲基化治疗药物的代表，是第一个被美国 FDA 批准用于 MDS 治疗的药物。肿瘤抑制基因的启动子被甲基化后抑制其基因的表达，AzaC 可使启动子去甲基化，恢复肿瘤抑制基因表达，诱导分化，国外用 AzaC 治疗 MDS 取得了良好疗效。

由癌症和白血病协作组 B（CALGB）进行的 III 期临床试验中，191 例有症状的 MDS 患者被随机分成两组，一组接受 AzaC 治疗，28 天为一个周期，每天 $75 mg/m^2$ 连续用药 7 天，另一组单纯给予 16 周最好的支持治疗，尽管这一试验先于国际工作组（IWG）标准的产生，但是 AzaC 治疗组 60％的患者显示了血液学疗效，其中 CR 占 7％，PR 为 16％，单系或多系造血改善占 37％，而支持治疗组造血改善仅见于 5％患者。随访 13～21 个月，AzaC 治疗的患者距白血病转化或死亡的中位时间明显延长（$P=0.0007$），生活质量检测表明，接受 AzaC 治疗的患者其身体功能、症状和生理状态都获得了相应改善。CALGB 最近更新的试验数据显示应用 AzaC，47％的患者效果显著，10％达到 CR。AzaC 对于具有细胞遗传学异常的高危 MDS 患者也有效。

2）DAC

地西他滨（5-aza-2'-deoxycytidine，Decitabine，DAC）是一种天然的脱氧胞苷酸的类似物。DAC 与 AzaC 的作用机制类似，但是 DAC 可以被一系列激酶磷酸化，其中 DAC 的三磷酸盐形式可以优先结合到细胞的 DNA，而 DAC 与 DNA 的结合是不可逆的，导致 DNMT 活性丧失和 DNA 去甲基化。其中 DAC 介导的细胞毒效应主要体现在 DNMT3a 和 DNMT3b 上。2006 年，美国食品药品管理局批准了 DAC 用于治疗 MDS，对其他恶性血液病（如 AML 和 CML），DAC 均有明显疗效。

DAC 在体外逆转了基因的超甲基化，在大约 50％高危的 MDS 患者中改善了中性粒细胞减少及急变细胞过多的现象。在 23 例高危 MDS 患者中，有 15 例（65％）发现 $p15^{INK4B}$ 基因的 5'区域超甲基化。应用 DAC 治疗后，12 例患者中 9 例 $p15^{INK4B}$ 基因甲基化程度降低，并且与血液学缓解有关，其中 3 例获得 CR。但是，DAC 也诱导 7 例缺乏 $p15^{INK4B}$ 超甲基化的患者中的 4 例获得血液学缓解，提示此药物还可能作用其他的靶位。DAC 在 38％（10/26）高危的 MDS 患者中诱导产生细胞遗传学缓解。血小板反应为应用 DAC 进行治疗的中危及高危 MDS 患者总生存率的强有力的预测因素，而且 DAC 对高危 MDS 患者血小板数量有明显的改善作用。应用 DAC 治疗获得血液学及细胞遗传学缓解的患者表现出血细胞形成过程得到恢复。低剂量（135～150mg/m^2 总剂量）及高剂量（810～1080mg/m^2 总剂量）的 DAC 均可以在 MDS 及白血病患者中引诱导产生完全缓解，缓慢的动态缓解提示此作用是由于白血病细胞分化产生的。DAC 非血液学毒性作用较轻。用低剂量（120～225mg/m^2 总剂量）进行的研究证实了这些早期的结果。在 44 例 AML/MDS 患者中进行的 I 期研究结果显示，低剂量 DAC（5mg/m^2、10mg/m^2、15mg/m^2 或 20mg/m^2 i. v. 1h，每周 5 天，连续用 5 天）患者耐受很好，骨髓抑制为其最主要的副作用。22％（8/37）AML 患者对低剂量的 DAC 发生反应，包括 5 例（14％）CR 及 2 例（8％）PR 患者。58％（4/7）的 MDS 患者对低剂量 DAC 反应，包括 2 例（29％）CR 及 2 例（29％）PR 患者。有趣的是，DAC 在低剂量应用时与高剂量应用相比是有效的，甚至有更高的疗效，并且以 15 mg/m^2 的剂量应用 10

天在该研究中被认为诱导多数患者产生反应。

在 169 例 MDS 患者中进行的 II 期临床研究中，低剂量 DAC（45～50mg/m² 每 6 周连续应用 3 天，最多应用 8 个周期）根据国际工作组标准，获得的完全缓解率为 49%。中位生存时间为 15 个月，2 年存活率为 34%。主要的副反应为骨髓抑制，在 11 例患者中由于治疗、疾病或二者兼有而产生致死性感染或出血。

在北美洲的应用低剂量 DAC 治疗中高危 MDS 患者 III 期临床试验结果表明，DAC 治疗组的 OS 率达 25%，而支持疗法组的 OS 率为 0。出现疗效的时间为 100 天，中位时间超过 9 个月。有效和无效者的中位生存时间分别为 678 天和 406 天。DAC 治疗组不良反应的发生率高于支持治疗组的患者，毒性反应为 3～4 级血液学毒性与发热引起的中性粒细胞减少。最近有报道指出，在复发的 MDS 患者中应用低剂量 DAC 进行重复治疗，可获得第二次缓解。

由于目前 MDS 发病的主要年龄段为超过 60 岁，低剂量 DAC 由于其良好的毒性耐受，为这些患者的治疗带来了希望。DAC 单独应用或与 HDAI 联合治疗 MDS 患者的 I～III 期临床试验正在进行中。目前，欧洲癌症研究治疗组正在进行一个多中心的 III 期临床研究，该研究的目的是比较 DAC 与最佳支持治疗在老年 MDS 患者（年龄＞60 岁）中的疗效，其结果值得期待。

3）CDA-2

1979 年，廖明徵等发现人尿提取物可诱导 HL-60 细胞向成熟分化，这与其抑制异常的甲基转移酶活性有关，并将这种纯化的人尿制剂命名为 CDA-2（cell differentiation agent，细胞分化剂）。CDA-2（Uroacitide，尿多酸肽）的主要成分具有 DNMTI 的作用，在体内通过抑制 DNA 甲基转移酶的活性使 DNA 去甲基化，解除癌细胞对分化基因的抑制，使分化基因能够正常表达，诱导癌细胞向成熟分化。2004 年 7 月，CDA-2 获得中国国家食品药品监督管理局的审核通过，于当年 12 月正式上市。III 期临床试验结果显示，CDA-2 对多种实体肿瘤均有抗肿瘤疗效，能有效控制晚期癌症患者疾病的进展，显著改善患者的生活质量。从 2005 年 5 月开始的 IV 期试验，针对 MDS 进行临床疗效观察。25 家医院，历经 2 年的临床观察，得到的终期结果显示，CDA-2 治疗的总缓解率为 69.22%，其中 CR 为 2.56%，PR 为 12.82%，血液学改善 53.84%。因此，CDA-2 以其良好的临床效果、相对低廉的价格，在国内有望成为替代 AzaC 或 DAC 治疗 MDS 的靶向药物。

2. 抗血管生成药物

1）沙利度胺

免疫调节类药物是一类可以显著缓解 MDS 患者症状的药物。沙利度胺（Thalidomide，酞胺哌啶酮，反应停）因基础研究证实其具有免疫调节及抗血管新生作用而被用于 MDS 患者。已有研究表明，沙利度胺能改善低危 MDS 年轻患者贫血和粒细胞减少，减少输血频率，总治疗有效率为 11%～56%。对于一部分血清促红细胞生成素（EPO）升高、依赖输血、应用 EPO 和 G-CSF 治疗无效的患者，应用沙利度胺治疗仍然有效。最近，Bouscary 等报道用沙利度胺治疗 39 例低危 MDS 患者，23 例取得血液学进步，其中红系有效率为 52%，中性粒细胞显效率为 15.4%，血小板显效率为 5.1%。可见，沙利度胺对于那些依赖红细胞输血的低危 MDS 患者疗效明显，而对于其他血细胞减少患者则疗效欠佳。沙利度胺治疗 MDS 取得的血液学改善主要是红细胞系统的反应，表现为患者血红蛋白增加约 30％～50％，红细胞输注减少或一些患者可以不依赖输血（表 2-4-9）。除了部分缓解以外，还有一些报道少数患者出现了 CR 和 CCR（表 2-4-9）。治疗的效果与先前患者所处的 FAB 分型、IPSS 危险度分组和细胞遗传学亚群无关，与患者血清和骨髓中细胞因子的水平也没有相关性。沙利度胺的副作用包括便秘、疲劳、体液潴留、呼吸困难、手指和脚趾的麻木感、口腔溃疡、恶心与腹泻。

表 2-4-9　沙利度胺及雷利度胺治疗 MDS 的临床试验评估

药物	剂量	期	患者数	OR/％
沙利度胺	100～400mg/d, 12 周	I-II	30	33
	100～400mg/d, 12 周	I-II	83	19
	400mg/d,	I-II	34	65
	50～1000mg/d	II	73	9.6
	200～400mg/d, 12 周	II	82	28
雷利度胺	10mg/d 和 25mg/d	I-II	15	66

2）雷利度胺

虽然沙利度胺应用广泛，但因为嗜睡和神经毒的副作用而被限制使用。雷利度胺（Lenalidomide）是沙利度胺的 4-氨基-戊二酸酰胺类似物，同上一代的化合物相比，它具有更强的免疫调节作用和更低的毒性。雷利度胺抑制原始粒细胞和内皮细胞对 VEGF 的刺激反应，增强造血祖细胞对骨髓基质的异型黏附，进而导致持续的生长抑制和选择性的灭活髓系发育不良的克隆。

两项雷利度胺的国际多中心研究证实，在低危 MDS 患者中，红系的改善与染色体核型相关。MDS-002 试验为 215 例输血依赖性无 5q31.1 缺失患者，MDS-003 试验为 148 例有 5q31.1 缺失或者有其他染色体异常的患者。两组应用雷利度胺 10mg/d 或者每 4 周用药 21 天。结果发现，MDS-003 组中，76％的患者红细胞输注减少 50％或更高，其中 99 例（66％）血红蛋白升高达 1g/dl，完全不依赖输血。红系改善的时间很快，平均为 4.6 周，并很持久。血红蛋白平均升高到 13.4 g/dl，与研究前的 5.4g/dl 相比明显升高。遗传学缓解与血液学缓解关系非常密切，73％可评价患者治疗至 24 周时，异常中期分裂数下降 50％或更高，而且 45％的患者达到 CCR。病理学检查表明，治疗至 24 周，36％的患者到达到 CCR，所有达到 CCR 者均不依赖输血。相反，在 MDS-002 试验中，只有 44％的患者红细胞输注减少 50％或更高，只有 27％的患者达到不依赖输血，血红蛋白平均水平和持续时间都比较低。

从这两个试验得出，雷利度胺对 MDS 患者有很好的疗效，尤其对 5q 缺失的 MDS 患者起到了特殊作用。MDS-003 研究是很具影响力的研究，通过此研究，美国 FDA 于 2005 年 12 月批准雷利度胺用于治疗依赖输血，且伴有染色体 5q 缺失和低于 1 级的 MDS 患者，雷利度胺的不良反应相对较少。尽管有报道称雷利度胺可出现腹泻、皮疹和疲乏等，但剂量依赖的副作用主要限制在中性粒细胞减少症和血小板减少症。

3. SU5416

司马沙尼（Semaxanib，SU5416）作为受体酪氨酸激酶小分子抑制剂（TKI），在MDS 患者中已进行了一定的研究。SU5416 是完成 II 期研究的唯一药物，与大多数TKI 相似，其特异性都是相对的，其活性可从 VEFGR-1 和 VEGFR-2 扩展到其他的 III型受体，如 PDGF-β、FLT3 和 KIT 的配体等。在一项有关高危 MDS 或 AML 患者的多中心试验中，尽管它增加了原始粒细胞凋亡指数，但白血病负荷的降低极其轻微，所带来的血液学效应也很小；而且该药物由于其不溶性和每周需要给药两次，连续 4 周，限制了它在临床上的应用。在 AML 患者中，对口服可利用的 PTK 抑制剂类似物SU11248 的研究由于非造血器官毒性的限制也已经结束。尽管在髓系恶性肿瘤患者中，对这一类药物的早期研究结果令人失望，但对于有效的口服活性受体拮抗剂仍在进行临床研究。目前正在研究 PTK787 每日一次治疗低危 MDS 的疗效。Agouron 药物研究中心也发现了一种更有效的 PTK 抑制剂 AG13736，在 MDS 和高危 AML 患者中正进入 I和 II 期临床研究。

4. As$_2$O$_3$

As$_2$O$_3$ 广泛的生物学特性来自它共价结合的能力和对细胞内富含疏基的蛋白质（如谷胱甘肽）的清除能力，以二价形式存在的砷剂能抑制谷胱甘肽过氧化物酶，增强过氧化物的产生，破坏线粒体呼吸链和线粒体膜的完整性，抑制抗衰老蛋白，促进caspase 介导的凋亡反应。在非 APL 的 AML 细胞，诱导凋亡和抑制白血病克隆形成需要较高的 As$_2$O$_3$ 浓度。在 MDS 和 AML 患者中，As$_2$O$_3$ 的抗增殖效应与它抑制原始粒细胞的 VEGF-A 和对新生血管内皮的直接细胞毒作用部分相关。因此，从 MDS 患者来源的骨髓与正常的造血祖细胞相比，其谷胱甘肽的含量较低，也证明了它对 As$_2$O$_3$ 的凋亡易感性增加，而且通过刺激粒细胞-巨噬细胞集落刺激因子而使这种易感性加强。

三个临床试验的初步结果表明：As$_2$O$_3$ 对较低危和较高危的 MDS 患者均有作用，同时所应用的药物剂量和疗程有所变化，从开始 0.25mg/(kg·d)，每周 5 天，连续两周，间歇两周，到以 0.30mg/(kg·d) 的剂量强化诱导 5 天，再以 0.25mg/(kg·d)，每周两次，维持 15 周等不同方案。总体来说，大约 1/3 的患者获得了血液学改善，但很少有完全或部分缓解。这些初步的结果令人鼓舞，它证明了 As$_2$O$_3$ 单药治疗引起三系造血改善的可能性，而治疗停止后这种单药治疗的疗效或许会维持较长时间。鉴于As$_2$O$_3$ 的毒性可以改善，已开始进行的联合用药试验有望改善单药治疗的效果。

5. 法尼酰基转移酶抑制剂

有不到 20% 的 MDS 患者存在 *RAS* 原癌基因活化突变，而在慢性粒单核细胞白血病（chronic myelomonocytic leukemia，CMML）患者则更为常见。FTI 代表一类新的有效且可口服的 RAS 激活和其他异戊二烯化依赖的抑制剂分子，这些抑制剂能调节多种信号途径，在异戊二烯化拮抗途径不存在时，这些途径与 CMML 和 MDS 的病理学和疾病进展有关，在 MDS 和 CMML 患者进行的 I/II 期研究的初步结果表明这些药物有良好的应用前景，其促红细胞生成活性可扩展到非红细胞系统。

R115777（Tipifarnib，Zarnestra）和 Sch-66336（Lonafarnib，Sarasar）是最常用于血液系统肿瘤的法尼酰基转移酶抑制剂（FIT）。Kurzrock 等报道了 Tipifanib 治疗 28例 MDS 患者的 II 期临床试验结果，所用剂量为 600 mg bid，连续 4 周。其中 2 例达到

CR，1例达到 PR。骨髓抑制、疲劳和恶心为常见不良反应。Fenaux 等报道应用 Tipi-fanib 治疗 82 例中、高危 MDS 的开放性多中心临床研究，剂量为 300 mg bid，连续 21 天。4 周达到 CR 的患者 12 例（14.6%），有效时间超过 2 个月，中位生存时间为 11.7 个月。最常见的治疗相关不良事件为 3/4 级的中性粒细胞减少（18%）、血小板减少（32%）和贫血（18%）。

6. 伊马替尼

伊马替尼（Imatinib，IM）除了抑制 BCR-ABL 酪氨酸激酶的活性，也可抑制其他酪氨酸激酶的活性，如 PDGFR-β、PDGFR-α 和 KIT。MDS 中的 CMML 的发病机制与 *PDGFR-β* 融合基因的活化有关（如 TEL-PDGFR-β、Rabaptin5-PDGFR-β、H4-PDGFR-β、KIAA1509-PDGFR-β、NIN-PDGFR-β 或其他未确定的 PDGFR-β 嵌合蛋白）。因此，IM 对这部分 CMML 治疗有效。目前有 4 项 II 期临床试验正在进行中。在报道 5 例采用 IM 单独治疗后的 CMML 中，均获得了快速的 CHR 和持续的 CCR。

7. TLK199

TLK199（ezatiostat HCl，Telintra）是一种新型的脂质体谷胱甘肽衍生物，在体外和动物模型中均可促进粒细胞的生成。TLK199 为三肽二乙基酯，是谷胱甘肽硫转移酶 P1-1（GST P1-1）的选择性抑制剂。最近的研究表明：GST P1-1 是一种生长负调节剂，可促进髓系祖细胞的增殖与分化，在细胞内去酯化作用之后，其活性形式是 TLK117，能抑制 GST P1-1 并激活 MAPK 途径，这一途径被认为可控制促进造血活性。在动物模型中，TLK199 加速化疗诱导后中性粒细胞减少的恢复作用与 G-CSF 相似，最近开始研究它对 MDS 患者的作用。应用 TLK199 治疗 52 例难治性 MDS 的 II 期临床试验，剂量为每天 $600 mg/m^2$，连续 5 天静脉给药，3 周为一疗程。TLK199 可使 82% 的患者达到血液学改善，输血次数减少，诱导骨髓分化。

8. 组蛋白去乙酰化酶抑制剂

组蛋白乙酰转移酶（HAT）和组蛋白去乙酰化酶（HDAC）在染色质修饰中对基因转录调节至关重要。组蛋白去乙酰化使核心组蛋白中的酪氨酸残基带正电荷，导致 DNA 和组蛋白紧密连接，使染色质处于转录沉默状态。相反，组蛋白乙酰化中和正电荷，因此干扰 DNA 和组蛋白的作用，促进转录因子转录。根据上述机制，组蛋白去乙酰化酶抑制剂（HDACI）可能对沉默的抑癌基因起到去抑制作用。HDACI 的抗癌作用是通过多方面途径获得的：①调节平衡凋亡基因，控制细胞凋亡；②诱导活性氧类产生；③阻止血管生成。按照其功能基团的结构可分为以下 6 类：①氧肟酸盐类，如曲古抑菌素 A（TSA）、辛二酰苯胺异羟肟酸（SAHA）、NVP-LAQ824、Pyroxamide、CB-HA、Oxamflatin、Scriptaid 和 MM232 等；②环状四肽类，如 Trapoxin、Apicidin、FK228、WF3161、CHAP31 和 HC-toxin 等；③短链脂肪酸类，如丁酸、戊酸和苯丁酸及其盐类化合物；④苯甲酰胺类化合物，如 MS2275 和 MGCD0103；⑤亲电酮类，主要包括各种三氟甲基酮和 α-酮酰胺；⑥三硫代碳酸，此外，还有其他一些不能归入以上 6 类中。虽然 HDACI 化学结构各不相同，但是它们具有共同的药效基团，通过螯合 HDAC 催化基团内 Zn^{2+} 而抑制其活性，其中，辛二酰苯胺异羟肟酸、FK228 和 MS2275 等已经进入 I 期和 II 期临床试验。

AML 的临床前研究及 T 细胞淋巴瘤的初步临床试验已表明 HDAC 抑制剂具有有

效的促分化能力。丙戊酸是一种口服可利用的抗癫痫药，在体内达到一定浓度时能抑制肿瘤细胞的 HDAC。AML 的临床前研究还表明乙丙基戊酸钠能够恢复沉默基因的表达。目前，MDS 和 AML 患者正在进行有关苯丁酸钠和丙戊酸钠单独应用或与 DMT 抑制剂联合应用的临床研究。

六、多发性骨髓瘤的靶向治疗

（一）概　　况

多发性骨髓瘤（multiple myeloma，MM）是一种最为常见的恶性浆细胞疾病，好发于中老年，男性多于女性，占血液系统恶性肿瘤的 10％ 左右。接受常规化疗的患者中，平均生存期为 3.5 年，5 年生存率为 25％～30％，且年龄大于 65 岁的患者其 5 年生存率（20％～25％）低于年龄小于 65 岁者（30％～35％）。

传统的和高剂量的化疗通常能够达到 MM 的持续缓解，但由于耐药性的产生，MM 的复发不可避免。挽救治疗仅能达到短暂的缓解，MM 仍然不可治愈。近来，随着对 MM 分子机制的进一步阐明，人们目前已发现了多种潜在的治疗 MM 的靶分子，并针对这些靶分子合成了许多候选药物，这不但拓展了 MM 的治疗思路，更为最终治愈 MM 带来了新的希望。

（二）靶向治疗药物

MM 的发生是一个复杂的多步骤的过程，包括各个时期肿瘤细胞中遗传物质的改变及骨髓微环境对 MM 细胞提供的支持性作用。研究证明，骨髓微环境对 MM 细胞的生长、存活、抗药性和迁移有很大的影响，提示骨髓微环境很可能成为 MM 治疗的新靶向。目前，靶向治疗 MM 的药物的作用机制主要有：①诱导对传统药物耐药的 MM 细胞系及原代细胞凋亡或使细胞停滞在 G_1 期；②减弱 MM 细胞与骨髓基质细胞（bone marrow stromal cell，BMSC）的黏附作用；③阻断细胞因子对骨髓微环境的破坏；④抗血管生成；⑤调节 NK 细胞活性，提高机体主抗 MM 免疫力。骨髓微环境的构成和微环境诱导的遗传事件的复杂性需合并治疗，从而增加细胞毒性和克服药物抵抗。

1. 沙利度胺和雷利度胺

在骨髓微环境中，沙利度胺或雷利度胺能抑制 MM 细胞的生长与生存。沙利度胺的作用机制如下：①抑制 MM 细胞的生长使其停滞在 G_1 期，能直接诱导其凋亡；②可抑制 MM 细胞和骨髓基质细胞的黏附作用，克服细胞黏附介导的耐药；③能抑制 MM 细胞和骨髓基质细胞分泌细胞因子（如 VEGF 和 IL-6），并降低分泌物的生物活性；④能通过阻断或部分阻断碱性成纤维细胞生长因子和血管内皮生长因子发挥抗血管生成作用。雷利度胺是沙利度胺的类似物，但其对于 T 细胞的共刺激作用更强，不良反应更低，还可促进干扰素 γ 和 IL-2 的分泌，增加自然杀伤细胞的细胞毒性，从而增加抗肿瘤效果。

临床研究表明沙利度胺如与 HSP90 抑制剂、雷利度胺、AKT 抑制剂、HDAC 抑制剂、BCL2 抑制剂、促凋亡肽和其他蛋白酶体抑制剂联合使用，则增强后者抗肿瘤药种的细胞毒作用。因此，以沙利度胺为基础的联合靶向治疗正在进行中。临床研究表明，沙利度胺＋Peg-LD 或 ADM、沙利度胺＋美法仑（L-PAM）、沙利度胺＋ADM＋沙利度胺＋DXM（VATD）和沙利度胺＋雷纳利度胺等方案也显示了好的疗效。沙利度胺联用地塞米松也在 2006 年被 FDA 批准用于初诊的 MM 患者。而且，在老年性 MM 患者的初治中，沙利度胺与苯丁酸氮芥和泼尼松联合治疗，能延长患者骨髓缓解的范围和频率，并能延缓疾病的进展。过去几十年中，大多数关于沙利度胺单药治疗难治性复发性 MM 的 II 期临床试验中，缓解率（被定义为 M2 蛋白减少 25％）为 25％～65％。

雷利度胺在骨髓瘤细胞系中抗肿瘤作用临床前期研究结果显示，其抗肿瘤作用强于沙利度胺，却没有明显的嗜睡、便秘及神经病变等副作用，但血细胞减少较为明显，需要进行药物剂量调整及应用 G-GSF 以克服上述不良反应。II 期临床试验中，采用雷利度胺（30mg/d×3 周，间歇 1 周）可对 37％的复发或难治性 MM 患者产生最低治疗反应或更好的疗效。在该项试验的 91 名患者中研究还发现，加用地塞米松后总缓解率可提高至 58％。

2. 蛋白酶体抑制剂

1）硼替佐米

蛋白酶体是存在于所有真核细胞中的多功能催化蛋白酶，是细胞蛋白质降解通路中最主要的组成部分，是许多细胞调节信号的中心通道，因而成为药物治疗的新目标。26S 的蛋白酶体具有水解内源 NF-κB 抑制因子（I-κb）的作用，使 NF-κB 活化，而 NF-κB 是促进骨髓瘤细胞生长、存活和耐药的重要因子。

硼替佐米（Bortezomib，PS-341，BZ）是一种二肽硼酸，能通过特异性地抑制 26S 蛋白酶体复合物，累积抑制因子 IκB，从而抑制 NF-κB 的活性，发挥抑制 MM 细胞的生长、生存和迁移的功能。除此之外，硼替佐米还具有以下作用：①抑制 p53 降解，增强 p53 依赖 p21 和促凋亡蛋白 Bax 的转录，诱导 MM 细胞凋亡；②减少 $p21^{CIP}$ 和 $p27^{KIP}$ 的降解，诱导细胞生长停滞及凋亡；③活化 JNK，继而激活 Caspase-8 和 Caspase-3 诱导细胞凋亡等。另外，硼替佐米还能抑制 IL-6 诱导的 p42/p44 MAPK 生长信号，促进 MM 细胞的凋亡。硼替佐米还能诱导耐药的 MM 细胞的凋亡，抑制细胞因子的产生和分泌，在骨髓微环境中促进 MM 细胞的黏附，从而发挥抗血管的作用。2003 年 5 月 13 日获美国 FDA 批准上市，硼替佐米现已广泛用于初治、复发和耐药的患者。

一组由北美洲、欧洲及以色列等 95 家治疗 MM 中心参加的国际性开放的临床研究显示，硼替佐米明显改善疾病的平均进展时间，其疗效要优于大剂量地塞米松。此外，还有临床试验表明硼替佐米单药治疗复发 MM（$n=202$），总缓解率（ORR＝CR＋PR＋MR）为 35％，CR＋PR 为 27％；硼替佐米＋脂质体阿霉素联合治疗 MM 显示 ORR 为 81％及 CR 为 30％；对 HSCT 后复发的患者联合应用硼替佐米和沙利度胺，4 个疗程后 PR 率达 53％，另有 17％患者达到 MR，8 个疗程后 MR 率达 22％。一些 III 期临床研究发现，与地塞米松相比，采用硼替佐米治疗复发性 MM 患者，缓解至进展时间延长（5.7 个月 vs 3.6 个月）。一系列研究已证明调节蛋白酶功能可增加治疗细胞对其他治疗的敏感性，包括化疗、放疗、免疫疗法及新的疗法。硼替佐米与脂质体阿霉素、沙利度胺、美法仑及雷利度胺联合应用治疗难治性/复发性 MM，可较好地控制病情（表 2-4-10）。其中，与脂质体阿霉素联合应用时，客观有效率可达 77％；与沙利度胺联合治疗时，CR＋PR 可达 58％。目前，采用硼替佐米治疗初诊 MM 患者的 III 期临床试验正在进行中。

表 2-4-10 以硼替佐米为基础的靶向联合治疗

靶点	靶向药物	临床试验
CDK	黄体酮类抗肿瘤药（NSC649890）	I
RAF 和 RTK	Sorafenib（BAY 43-9006）	I
VEGF	贝伐单抗	I
AKT	哌立福辛	I/II
超氧化物歧化酶 1	ATN-224	I/II
法尼基转移酶	Tipifarnib（R115777）	I/II
IL6	CNTO328	II
TRAILR	Mapatumumab	II
HSP90	17AAG	II
HDAC	Vorinostat	I
	SAHA	I
	Romidepsin	I/II
	Belinostat（PDX101）	II

2）NPI-0052

NPI-0052 是近年来发现的一种全新的蛋白酶体抑制剂。其化学结构和活性与硼替佐米完全不同，对于治疗失败的 MM 疗效更佳，毒性更低，但在有些骨髓瘤患者中会产生严重的不良反应，包括血细胞计数的改变和神经痛。由于 NPI-0052 和硼替佐米以不同方式攻击相同的细胞内靶点，有研究者相信将这两种物质联合应用会更加有效，患者也会更好地耐受。

3. As$_2$O$_3$

临床研究表明，As$_2$O$_3$ 能抑制 MM 细胞增殖并能诱导其凋亡。As$_2$O$_3$ 的作用机制包括：①通过线粒体膜电位降低、Caspase 家族的激活、细胞内氧化还原状态的改变、细胞凋亡基因的调控、胞质内 Ca^{2+} 浓度的升高和细胞周期阻滞等诱导 MM 细胞凋亡；②通过增强淋巴细胞激活的杀伤细胞的活性从而发挥抗肿瘤的作用；③产生 p21 周期依赖酶抑制蛋白抑制骨髓瘤细胞的增殖；④As$_2$O$_3$ 还能活化骨髓微环境，减少 MM 细胞与骨髓基质细胞细胞的交流，并抑制 IL-6 和 VEGF 的分泌。

As$_2$O$_3$ 目前已经被美国 FDA 及欧洲 EMEA 认可作为治疗 MM 的药物，其单药治疗复发性和顽固性 MM 的总缓解率约为 30％，副作用包括血细胞减少需要 G-CSF 支持等。临床前期研究数据显示，亚砷酸、地塞米松及维生素 C 有协同作用。含有 As$_2$O$_3$ 的 MAC 化疗方案已应用于临床治疗难治复发性 MM，并已取得一定疗效。目前 NCI 发起的 As$_2$O$_3$ 联合地塞米松治疗复发、耐药的 II 期和 III 期 MM 的多中心 II 期临床试验正在进行中。

4. 法尼酰基转移酶抑制剂

大约 30％的人类肿瘤与 *RAS* 基因的突变有关，同样，MM 中也均有 *RAS* 基因的突变激活 RAS 蛋白表达水平增高。RAS 蛋白在合成后，需要经过一系列的加工修饰，才可定位于细胞膜内侧，其中尤以第一步法尼基化最为重要。经过这些修饰后，RAS 蛋白就能发挥促进生长的作用，导致肿瘤细胞恶性增殖。法尼酰基转移酶抑制剂（farnesyl transferase inhibitor，FTI）以法尼基转移酶为作用靶点，抑制修饰酶的作用，从而抑制 RAS 突变性肿瘤及一些 RAS 上游某种蛋白质（如 RTK）过度表达的肿瘤，达到治疗肿瘤的目的，且在抑制肿瘤的同时对正常细胞无明显毒性。约 39% 的新诊断 MM 患者中存在 RAS 基因突变，而该突变的发生与较差的临床疗效相关。在复发性 MM 中 RAS 的突变率可增加至 81%，因此在 MM 中 RAS 突变极为常见。此外，IL-6 可通过 RAS 依赖的 MAPK 途径触发骨髓瘤细胞生长。

FTI［如 FTI-277 及 R115777（Tipifarnib）］已显示可以一种剂量及时间依赖的方式，在对常规化疗（如多柔比星及美法仑）耐药的骨髓瘤细胞系中诱导凋亡。例如，治疗复发或难治性 MM 患者的 II 期临床试验中采用 R115777，300mg 口服 2 次/日，连续使用 3 周，间歇 1 周。其中，50% 以上参加试验的患者先前大剂量化疗和沙利度胺治疗失败，采用 R115777 单药治疗并未达到客观有效标准（血清 M 蛋白下降 25%～49%），但 4 例患者对治疗产生最低治疗缓解，且 43 例入组患者中 64% 病情得到稳定（血清 M 蛋白浓度下降 0～25%）。中位疾病进展时间为 4 个月（2～26 个月）。治疗耐受性很好，较常见的不良反应为疲劳、血液学毒性不显著。

5. Bcl-2 反义寡核苷酸

Bcl-2 为一种调控细胞死亡的"存活基因"，位于染色体 18q21。Bcl-2 可通过其表达的产物阻断内源性核酸内切酶的 DNA 切割活性，从而阻断细胞的程序性死亡。当血液系统发生肿瘤时，Bcl-2 mRNA 过度表达，导致恶性细胞过度增殖。因此，可以将 Bcl-2 作为药物作用的靶点，设计反义寡核苷酸以抑制 Bcl-2 的功能，诱导细胞凋亡，达到抑制肿瘤的目的。用反义 RNA 封闭慢性粒细胞白血病 BCR-ABL 融合基因的表达，能诱导细胞凋亡抑制肿瘤细胞的生长。

G3139（Oblimersen）是治疗血液系统肿瘤的靶向 Bcl-2 第 6 个外显子可读框的反义寡核苷酸类药物。II 期临床研究显示，G3139 联合 VAD 方案治疗 10 例复发的 MM 患者，有效率为 70%，其中 5 例为先前 VAD 方案治疗后复发的患者。另一项研究采用 G3139 联合地塞米松与沙利度胺治疗复治 MM 患者（先前中位接受 3 个疗程治疗），包括 6 例沙利度胺治疗后进展的患者，结果显示 16 例可评估患者中 12 例对治疗有反应（2 例 CR，2 例接近 CR，5 例 PR 及 3 例最低治疗反应），毒性反应与单用化疗未有明显差异。

6. 血管内皮生长因子受体抑制剂

研究已发现，MM 患者血清中 VEGF 水平较高，且该水平的增高与新生血管的增加及高浆细胞标记指数相关。MM 细胞与 BMSC 相结合可显著上调 VEGF 的分泌。而 VEGF 的分泌可触发骨髓基质细胞产生 IL-6，并以旁分泌的方式促进 MM 生长。VEGF 还可直接由 MM 细胞分泌，并作用于 MM 细胞，刺激其增殖与迁移。因此，VEGF 在 MM 细胞自分泌和旁分泌生长中起着重要作用。

PTK787（ZK 222584，Vatalanib）是一种特异性拮抗 VEGFR-2 及部分拮抗 VEGFR-1 活性的药物，可直接抑制 MM 细胞的增殖和迁移。该制剂还可增强地塞米松的抗 MM 作用并克服 IL-6 的保护性作用，抑制由 MM 细胞与骨髓基质细胞相结合诱导分泌

IL-6。一项 II 期临床试验研究中，采用小分子 VEGF-2 抑制剂 SU5416，145mg/m²，2次/周治疗 27 例 MM 患者，这些患者先前均接受过不同治疗（先前治疗方案中位数为 4种，14 例先前采用沙利度胺治疗）。治疗后，4 例患者病情稳定达 4 个月以上，且可较好地耐受，3～4 级毒性反应罕见。疾病稳定的患者与疾病进展的患者相比，平均血浆VEGF 水平下降。

7. 2-甲氧基雌二醇

2-甲氧基雌二醇（2-methoxyestradiol，2ME₂）是雌二醇的一种天然代谢物，具有抗肿瘤及抗血管生产活性，其抗增殖作用不依赖于雌激素受体的表达。2ME₂ 可克服IL-6 和 IGF-1 对骨髓瘤细胞的保护性作用，并降低骨髓基质细胞分泌 VEGF 和 IL-6，还可诱导骨髓瘤细胞凋亡。在对白血病细胞的体内和体外实验研究中它显示出潜在的抗肿瘤和抗血管生成活性。虽然 2ME₂ 为雌二醇衍生物，但它很难与雌激素受体结合，而且它的抗增殖活性不依赖于雌激素受体的表达和应答。2ME₂ 可抑制骨髓瘤细胞生长，并可诱导耐药 MM 细胞株和 MM 患者细胞发生凋亡，可增强地塞米松诱导的凋亡，破坏 IL-6 和胰岛素样生长因子 1 （insulin-like growth factor-1，IGF-I）的保护效应，减少骨髓瘤细胞结合于 BMSC 后诱发的 VEGF 和 IL-6 的分泌。2ME₂ 通过引起线粒体细胞色素 c 和 SMAC （small second mitochondrical activator of caspase）的释放，激活caspase-8、caspase-9 和 caspase-3 来诱导凋亡。基于这些临床前期研究，目前正在进行对 2ME₂ 治疗复发和平台期 MM 的 II 期临床试验评估。

体外研究已发现 2ME₂ 可抑制耐药骨髓瘤细胞的生长并诱导其分化及凋亡，有研究采用 2ME₂ 单一治疗 51 例复发及平台期 MM 患者，结果发现 2ME₂ 可被较好地耐受，毒性反应仅为 1～2 级，且 1 年无进展生存率为 24%，其中平台期患者为 51%，复发性患者为 10%。

8. 热激蛋白 90 抑制剂

热激蛋白 90 （HSP90）是细胞内最活跃的分子伴侣蛋白之一，许多信号转导蛋白的正常功能发挥都依赖于 HSP90。研究表明，热激蛋白 90 在骨髓瘤细胞中高表达，已成为多发性骨髓瘤治疗的一个新靶点。热激蛋白 90 抑制剂可诱导骨髓瘤细胞凋亡，并能增加其他靶向治疗药物的敏感性。

KOS-953 （Tanespimycin，17-AAG）是一种新的靶向 IL-6、IGF-1R 及下游信号分子热激蛋白 90 的抑制剂，以 Richardson 医生为首的的多中心临床研究小组采用 KOS-953 单药和联合 BZ 治疗复发/难治性 MM。两项 I 期临床试验显示，采用 KOS-953 单药 150mg、220mg、275mg 和 340mg4 个剂量，i. v.，d1、4、8、11 和 21 天/周期，结果安全性可靠，患者不良反应可耐受，未出现需要治疗的神经毒性。初步临床结果表明，KOS-953 对既往反复治疗的复发/难治性 MM 有效，治疗大于或等于 3 周期后，有41% （9/22）的患者获得治疗反应 （PR/MR 或 SD）。而联合沙利度胺 （KOS-953100mg/m² 或 150mg/m²，d1、4、8、11/周期；BZ 0.7mg/m²、1.0mg/m² 和 1.3mg/m²，d4、8、11 和 21/周期）的结果表明，联合用药比其单用疗效更高，治疗三周期后总体治疗缓解率为 56%，其中未用过 BZ 的患者为 75%，对 BZ 耐药患者为 50%；两者联合不影响各自的药代动力学；安全性良好，不良反应可耐受。表 2-4-11 列举了一些以细胞内和核分子为靶向的临床治疗试验。

表 2-4-11　以细胞内和核分子为靶向的临床治疗

靶向	药物	临床试验
细胞周期依赖性激酶 1	Alvocidib (NSC649890)	I/II
次黄嘌呤核苷—磷酸脱氢酶	AVN944	I
嘌呤核苷磷酸化酶	Fludosine (BCX-1777)	I
氧化应激相关蛋白	Motexafilin gadolinium	I
IKK	RTA402	I
硫氧还蛋白	PX-12	I/II
AKT	KRX-0401	I/II
超氧化物歧化酶 1	ATN-224	I/II
SRC、RAC1 和 JNK	Plitidepsin (Aplidin)	II
组蛋白去乙酰化酶	LBH589	II
乙酰肝素酶	PI-88	III
BCL2	G3139 (Genasense)	II
法尼基转移酶	Tipifarnib (R115777)	I
热激蛋白 90	KOS953IPI504	I
蛋白酶体	NPI-0052PR-171	I
线粒体	Plimexon (imexon) GCS-100	I
雷帕霉素受体	Defibrotide	I/II
	AP23573	
	CCI-779	
	RAD001	
DNA	VPN40101M I	I
	Brostallicin (PNU-166196) PNU-	I/II
	108112	II
	Temozolomide	II
	O-6-benzylguanine	II
多种激酶	Atiprimod	I/II
	VQD-001	I/II
	ZIO-101	I/II
	Arsenic trioxide	II
	2ME2	II
	SDX-105	II

9）多发性骨髓瘤临床研究进展

多发性骨髓瘤（MM）好发于老年患者，几乎所有患者都将面临着复发进展。因此，如何处理难治复发 MM 成为了最大的挑战。2015 年 2 月 25 日，FDA 批准 Farydak（panobinostat，帕比司他）联合 Velcade（bortezomib，硼替佐米）和地塞米松（dexamethasone）用于既往接受至少 2 种治疗方案［包括 Velcade 和一种免疫调节（IMiD）药物］治疗失败的 MM 患者。Farydak 是一种新型、广谱组蛋白去乙酰化酶（HDAC）抑制剂，通过阻断 HDAC 发挥作用，该药能够对癌细胞施以严重的应激直至其死亡，而健康细胞则不受影响。但 Farydak 带有黑框警告，提示该药具有严重的腹泻、严重甚至致命的心脏事件、心律失常及心电图（ECG）变化。2015 年 11 月 16 日，FDA 授权加速对 Darzalex（daratumumab）治疗 MM 的审批。Darzalex，CD38 单抗，是首个获批的用于治疗 MM 的单克隆抗体。研究人员通过两项开放研究证实 Darzalex 的安全性和疗效：在 1/2 期 GEN501 研究中，36％的患者取得了完全或部分缓解；在 2 期 MMY2002（SIRIUS）研究中，106 例复发难治 MM 患者接受 Darzalex 治疗，其中 29％的患者取得完全或部分缓解，平均持续 7.4 个月。Darzalex 最常见的副作用是疲乏，恶心，背痛，发热和咳嗽等。2015 年 11 月 20 日，FDA 批准 Ninlaro（Ixazomib，首个口服蛋白酶体抑制剂）联合 Revlimid（来那度胺）和地塞米松治疗复发难治 MM 患者。研究结果表明，服用 Ninlaro 的患者疾病进展风险显著降低，中位无疾病进展期（PFS）为 20.6 个月，而服用安慰剂的患者中位 PFS 仅为 14.7 个月。Ninlaro 最常见的副作用是腹泻、便秘、血小板计数降低、周围神经病变、恶心、四肢水肿、呕吐和背部疼痛。上述三种新药分别具有不同的作用机制（HDAC 抑制剂，单克隆抗体，蛋白酶体抑制剂），且无交叉耐药，因此，将给复发难治 MM 患者带来更多联合治疗的可能。

（马海清　吕　跃）

参 考 文 献

黄文林. 2009. 肿瘤分子靶向治疗. 北京：人民卫生出版社.

马军. 2000. 三氧化二砷治疗难治性 APL. 见：孙燕. 中国临床肿瘤学教育专辑. 北京：中国医药科技出版社：p203-207.

马军，展昭民，梁红，等. 2005. 三氧化二砷治疗复发难治性早幼粒细胞白血病. 癌症进展，3：98-101.

马军，秦叔奎，王健民，等. 2001. 三氧化二砷治疗 386 例复发急性早幼粒细胞白血病. 北京：中国医药科技出版社：304-306.

沈志祥，吴方. 1996. 小剂量维甲酸治疗早幼粒细胞白血病 20 例疗效观察. 上海医学，19：146-148.

孙洪德，马玲，胡晓晨，等. 1992. 癌灵一号结合中药辨证治疗急性早幼粒细胞白血病 32 例. 中国中西医结合杂志，12：170-171.

张鹏，王树叶，胡龙虎，等. 2000. 三氧化二砷治疗急性早幼粒细胞白血病七年总结-附 242 例分析. 中华血液学杂志，21：67-70.

张亭栋，李元善. 1984. 癌灵一号治疗急性粒细胞白血病临床分析及实验研究. 中国中西医结合杂志. 4（1）：19.

Abu-Duhier F M, Goodeve A C, Reilly J T, et al. 2000. FLT3 internal tandem duplication mutations in adult acute myeloid leukaemia define a high-risk group. Br J Haematol, 111：190-195.

Anderson K C. Targeted therapy of multiple myeloma based upon tumor-microenvironmental interactions. Exp Hematol, 35：155-162.

Apperley J F, Gardembas M, Goldman J M, et al. 2002. Response to imatinib mesylate in patients with chronic myeloproliferative diseases with rearrangements of the platelet-derived growth factor receptor beta. NEJM, 347：481-487.

Armstrong S A, Look A T. 2005. Molecular genetics of acute lymphoblastic leukemia. J Clin Oncol，23：6306-6315.

Bacher U, Haferlach T, Schoch C, et al. 2006. Implications of NRAS mutations in AML：a study of 2502 patients. Blood, 107（10）：3847-3853.

Berenson J R, Yang H H, Sadler K. et al. 2006. Phase I/II trial assessing bortezomib and meiphalan combination therapy for the treatment of patients with relapsed or refractory multiple myeloma. J Clin Oncol，24：937-944.

Bouscary D, Legros L, Tulliez M, et al. 2005. A non-randomised dose-escalating phase II study of thalidomide for the treatment of patients with low-risk myelodysplastic syndromes：the Thal-SMD-2000 trial of the Groupe Francais des Myélodysplasies. Br J Haematol，131（5）：609-618.

Byrd J C, Murphy T, Howard R S, et al. 2001. Rituximab using a thrice weekly dosing schedule in B-cell chronic lymphocytic leukemia and small lymphoma demonstrates clinical activity and acceptable toxicity. J Clin Oncol, 19: 2153-2216.

Byrd J C, Peterson B L, Morrison V A, et al. 2003. Randomized phase 2 study of fludarabine with concurrent versus sequential treatment with rituximab in symptomatic, untreated patients with B-cell chronic lymphocytic leukemia results from Cancer and leukemia Group B 9712 (CALGB 9712). Blood, 101: 6-14.

Byrd J C, Rai K, Peterson B L, et al. 2005. Addition of rituximab to fludarabine may prolong progression-free survival and overall survival in patients with previously untreated chronic lymphocytic leukemia. J Clin Oncol, 23: 4079-4088.

Carmosino I, Latagliata R, Avvisati G, et al. 2004. Arsenic trioxide in the treatment of advanced acute promyelocytic leukemia. Haematologica, 89: 615-617.

Carow C E, Levenstein M, Small D, et al. 1996. Expression of the hematopoietic growth factor receptor FLT3 (STK-1/Flk2) in human leukemias. Blood, 87: 1089-1096.

Chauhan D, Catley L, Anderson K C, et al. 2005. A novel orally active proteasome inhibitor induces apoptosis in multiple myeloma cells with mechanisms distinct from Bortezomib. Cancer Cell, 8 (5): 407-419.

Chauhan D, Catley L, Li G, et al. 2005. A novel orally active proteasome inhibitor induces apoptosis in multiple myeloma cells with mechanisms distinct from Bortezomib. Cancer Cell, 8: 407-419.

Chauhan D, Neri P, Velankar M, et al. 2007. Targeting mitochondrial factor Smac/DIABLO as therapy for multiple myeloma (MM). Blood, 109: 1220-1227.

Chauhan D, Velankar M, Brahmandam M, et al. 2007. A novel Bcl-2/Bcl-X (L) /Bcl-w inhibitor ABT-737 as therapy in multiple myeloma. Oncogene, 26: 2374-2380.

Chen G Q, Zhu J, Ma J, et al. 1996. *In vitro* studies on cellular and molecular mechanisms of arsenic trioxide (As$_2$O$_3$) in the treatment of acute promyelocytic leukenia: As$_2$O$_3$ induces NB4 cell apoptosis with downregulation of Bcl-2 expression and modulation of PML-RAR alpha/PML proteins. Blood, 88: 1052-1061.

Choi I K, Kim B S, Lee K A, et al. 2004. Efficacy of imatinib mesylate (STI571) in chronic neutrophilic leukemia with t(15; 19): case report. Am J Hematol, 77: 366-369.

Christiansen D H, Andersen M K, Pedersen-Bjergaard J, et al. 2003. Methylation of p15INK4B is common, is associated with deletion of genes on chromosome arm 7q and predicts a poor prognosis in therapy-related myelodysplasia and acute myeloid leukemia. Leukemia, 17: 1813-1819.

Daskalakis M, Nguyen T T, Lubbert M, et al. 2002. Demethylation of a hypermethylated P15/INK4B gene in patients with myelodysplastic syndrome by 5-Aza-2'-deoxycytidine (decitabine) treatment. Blood, 100: 2957-2964.

De Botton S, Fawaz A, Fenaux P, et al. 2005. Autologous and allogeneic stem-cell transplantation as salvage treatment of acute promyelocytic leukemia initially treated with all-trans-retinoic acid: a retrospective analysis of the European acute promyelocytic leukemia group. J Clin Oncol, 23 (1): 120-126.

Deaglio S, Canella D, Baj G, et al. 2001. Evidence of an immunologic mechanism behind the therapeutical effects of arsenic trioxide (As (2) O (3)) on myeloma cells. Leuk Res, 25 (3): 227-235.

Dimopoulos M, Weber D, Chen C, et al. 2005. Evaluating oral lenalidomide (Revlimid) and dexamethasone verus placebo and dexamethasone in patients with relapsed or refractory multiple myeloma (abstract). Haematologica, 106: 4050-4053.

Druker B J, Talpaz M, Sawyers C L, et al. 2001. Efficacy and safety of a specific inhibitor of the BCR-ABL tyrosine kinase in chronic myeloid leukemia. NEJM, 344 (14): 1031-1037.

Elaut G, Rogiers V, Vanhaecke T. 2007. The pharmaceutical potential of histone deacetylase inhibitors. Curr Pharm Des, 13: 2584-2620.

Estey E, Garcia-Manero G, Ferrajoli A, et al. 2006. Use of all-trans retinoic acid plus arsenic trioxide as an alternative to chemotherapy in untreated acute promyelocytic leukemia. Blood, 107: 3469-3473.

Facon T, Mary J Y, Hulin C, et al. 2005. Major superiority of melphalan-prednisone (MP) -thalidomide (THAL) over MP and autologous stem cell transplantation in the treatment of newly diagnosed elderly patients with multiple myeloma. Blood, 106: 780.

Fassas A B, Van Rhee F, Tricot G. 2003. Predicting long-term survival in multiple myeloma patientsFollowing auto-transplants. Leuk Lymphoma, 44: 749-758.

Fenaux P, Raza A, Mufti G J, et al. 2007. A multicenter phase 2 study of the farnesyltransfeRASe inhibitor tipifarnib in intermediate to high-risk myelodysplastic syndrome. Blood, 109 (10): 4158-4163.

Furukawa Y, Vu H A, Kano Y, et al. 2007. Divergent cytotoxic effects of PKC412 in combination with conventional antileukemic agents in FLT3 mutation-positive versus -negative leukemia cell lines. Leukemia, 21: 1005-1014.

Garcia-Sanz R, Gonzalez-Porras J R, Hernandez J M, et al. 2004. The oral combination of thalidomide cyclophospha-mide and dexamethasone (ThaCyDex) is effective in relapsed/refractory multiple. Leukemia, 18: 856-863.

Ghavamzadeh A, Alimoghaddam K, Ghaffari S H, et al. 2006. Treatment of acute promyelocytic leukemia without ATRA and/or chemotherapy. Ann Oncol, 17: 131-134.

Giles F J, Cortes J, Freedman S J, et al. 2007. MK-0457, a novel kinase inhibitor, is active in patients with chronic mye-loid leukemia or acute lymphocytic leukemia with the T315I BCR-ABL mutation. Blood, 109: 500-502.

Guo F, Rocha K, Bhalla K, et al. 2005. Abrogation of heat shock protein 70 induction as a strategy to increase antileu-kemia activity of heat shock protein 90 inhibitor 17-allylamino-demethoxy geldanamycin. Cancer Res, 65: 10536-10544.

Harousseau J L, Lancet J E, Reiffers J, et al. 2007. A phase 2 study of the oral farnesyltransfeRASe inhibitor tipifarn-ib in patientswith refractory or relapsed acute myeloid leukemia. Blood, 109 (12): 5151-5156.

Harrington E A, Moore J, Miller K M, et al. 2007. Addendum: VX-680, a potent and selective small molecule inhibitor of the Aurora kinases, suppresses tumor growth in vivo. Nat Med, 13: 511.

Hayashi T, Hideshima T, Akiyama M, et al. 2002. Arsenic trioxide inhibits growth of human multiple myeloma cells in the bone marrow microenvironment. Mol Cancer Ther, 1 (10): 851-860.

Hideshima T, Catley L, Yasui H, et al. 2006. Perifosine, an oral bioactive novel alkylphospholipid, inhibits AKT and induces in vitro and in vivo cytotoxicity in human multiple myeloma cells. Blood, 107: 4053-4062.

Hideshima T, Chauhan D, Shima Y, et al. 2000. Thalidomide and its analogs overcome drug resistance of human mul-tiple myeloma cells to conventional therapy. Blood, 96 (9): 2943-2950.

Huhn D, von Schiling C, Wilhelm M, et al. 2001. Rituximab therapy of patients with B-cell chronic lymphocytic leu-kemia. Blood, 98: 1326-1331.

Hussein M A, Saleh M, Ravandi F, et al. 2004. Phase 2 study of arsenic trioxide in patients with relapsed or refractory multiple myeloma. Br J Haematol, 125 (4): 470-476.

Issa J P, Garcia-Manero G, Kantarjian H M, et al. 2005. Phase 1 study of low-dose prolonged exposureschedules of the hypomethylating agent 5-aza-2'-deoxy cytidine (decitabine) in hematopoietic malignancies. Blood, 103: 1635-1640.

Ito T, Tanaka H, Kimura A. 2007. Establishment and characterization of a novel imatinib-sensitive chronic myeloid leukemia cell line MYL, and an imatinib-resistant subline MYL-R showing overexpression of Lyn. Eur J Haema-tol, 78: 417-431.

Jabbour E, Cortes J, Giles F, et al. 2007. Drug evaluation: Nilotinib-a novel BCR-ABL tyrosine kinase inhibitor for the treatment of chronic myelocytic leukemia and beyond. Drugs, 10: 468-479.

Jabbour E, Cortes J, Kantarjian H, et al. 2007. New targeted therapies for chronic myelogenous leukemia: opportuni-ties to overcome imatinib resistance. Semin Hematol, 44: S25-31.

Jagannath S. 2007. Current standards for first-line therapy of multiple myeloma. Clin Lymphoma Myeloma, 5: S207-214.

Jeha S, Behm F, Pei D, et al. 2006. Prognostic significance of CD20 expression in childhood B-cell precursor acute lymphoblastic leukemia. Blood, 108: 3302-3304.

Kantarjian H, Pasquini R, Shah N, et al. 2007. Dasatinib or high-dose imatinib for chronic-phase chronic myeloid leu-kemia after failure of first-line imatinib: a randomized phase 2 trial. Blood, 109: 5143-5150.

Karp J E, Lancet J E, Kaufmann S H, et al. 2001. Clinical and biologic activity of the farnesyltransfeRASe inhibitor R115777 in adults with refractory and relapsed acute leukemias: a phase 1 clinical-laboratory correlative trial. Blood, 97 (11): 3361-3369.

Kay N E, Geyer S M, Lin T, et al. 2004. Combination chemotherapy with pentostatin, Cyclophosph-amide and rituximab induces high rate of remission including complete responses and achievement of minimal residual disease in previously untreated B-chronic lymphocytic leukemia. Blood, 104: 100a.

Keating M J, Flinn I, Jain V, et al. 2002. Therapeutic role of alemtuzumab (Campath-1H) in patient who have failed fludarabine: results of a large international study. Blood, 99: 3554-3561.

Keating M J, O'Brien S, Albitar M, et al. 2005. Early results of a chemoimmunotherapy regimen of fludarabine, cyclophosphamide, and rituximab as initial therapy for chronic lymphocytic leukemia. J Clin Oncol, 23: 4079-4088.

Knapper S, Burnett A K, Small D, et al. 2006. A phase 2 trial of the FLT3 inhibitor lestaurtinib (CEP701) as first-line treatment for older patients with acute myeloid leukemia not considered fit for intensive chemotherapy. Blood, 108: 3262-3270.

Koldehoff M, Steckel N K, Elmaagacli A H, et al. 2007. Therapeutic application of small interferingRNA directed against bcr-abl transcripts to a patient with imatinib-resistant chronic myeloid leukaemia. Clin Exp Med, 7: 47-55.

Kurzrock R, Albitar M, Cortes J E, et al. 2004. Phase II study of R115777, a farnesyl transfeRASe inhibitor, in myelodysplastic syndrome. J Clin Oncol, 22 (7): 1287-1292.

Lancet J E, Gojo I, Gotlib J, et al. 2007. A phase 2 study of the farnesyltransfeRASe inhibitor tipifarnib in poor-risk and elderly patients with previously untreated acute myelogenous leukemia. Blood, 109 (4): 1387-1394.

Langer F, Dingemann J, Lehmann U, et al. 2005. Upregulation of DNA methyltransfeRASes DNMT1, 3A, and 3B in myelodysplastic syndrome. Leuk Res, 29: 325-329.

Latagliata R, Gattei V, Pinto A, et al. 1993. Pilot study of 5-aza-2'-deoxycytidine (Decitabine) in the treatment of poor prognosis acute myelogenous leukemia patients: preliminary results. Leukemia, 7 (Suppl1): 36-41167.

Lazo G, Kantarjian H, Estey E, et al. 2003. Use of arsenic trioxide (As_2O_3) in the treatment of patients with acute promyelocytic leukemia: the M. D. Anderson experience. Cancer, 97: 2218-2224.

Lee S, Kim Y J, Min C K, et al. 2005. The effect of first-line imatinib interim therapy on the outcome of allogeneic stem cell transplantation in adults with newly diagnosed Philadelphia chromosome-positive acute lymphoblastic leukemia. Blood, 105: 3449-3457.

Leone G, Teofili L, Lubbert M, et al. 2002. DNA methylation and demethylating drugs in myelodysplastic syndromes and secondary leukemias. Haematologica, 87: 1324-1341.

Levis M, Murphy K M, Small D, et al. 2005. Internal tandem duplications of the FLT3 gene are present in leukemia stem cells. Blood, 106: 673-680.

List A F, Baker A F, Green S, et al. 2006. Lenalidomide: targeted anemia therapy for myelodysplastic syndromes. Cancer Control, 13 Suppl: 4-11.

List A, Dewald G, Bennett J, et al. 2006. Lenalidomide in the myelodysplastic syndrome with chromosome 5q deletion. NEJM, 355: 1456-1465.

Loges S, Tinnefeld H, Fiedler W, et al. 2006. Downregulation of VEGF-A, STAT5 and AKT in acute myeloid leukemia blasts of patients treated with SU5416. Leuk Lymphoma, 47: 2601-2609.

Lübbert M, Wijermans P W, Rüter B H. 2004. Re-Treatment with Low-Dose 5-Aza-2'-Deoxy cytidine (Decitabine) results in second remissions of previously responsive MDS patients. Blood, 104: 405a.

Lübbert M, Wijermans P, Ferrant A, et al. 2001. Cytogenetic responses in high-riskmyelodysplastic syndrome following low-dose treatment with the DNA methylation inhibitor 5-aza-2'-deoxycytidine. Br J Haematol, 114: 349-357.

Mateos M V, Herndndez M, Mediavilla J D, et al. 2005. A phase I/II national, multicenter, open-label study of bortezomib plus melphalan and in elderly untreated multiple prednisone (VMP) myeloma (MM) patients. Blood, 106: 86a.

Mathews V, George B, Lakshmi K M, et al. 2006. Single-agent arsenic trioxide in the treatment of newly diagnosed a-cute promyelocytic leukemia: durable remissions with minimal toxicity. Blood, 107: 2627-2632.

Medeiros B C, Landau H J, Eckhardt S G, et al. 2007. The farnesyl transfeRASe inhibitor, tipifarnib, is a potent in-hibitor of the MDR1 gene product, P-glycoprotein, and demonstrates significant cytotoxic synergism against hu-man leukemia cell lines. Leukemia, 21: 739-746.

Mitsiades C S, Mitsiades N S, McMullan C J, et al. 2006. Antimyeloma activity of heat shock protein-90 inhibition. Blood, 107: 1092-1100.

Mitsiades N, Mitsiades C S, Poulaki V, et al. 2002. Apoptotic signaling induced by immunomodulatory thalidomide analogs in human multiple myeloma cells: therapeutic implications. Blood, 299: 4525-4530.

Mitsiades N, Mitsiades C S, Richardson P G, et al. 2003. Molecular sequelae of histone deacetylase inhibition in hu-man malignant B cells. Blood, 101: 4055-4062.

Motiwala T, Majumder S, Jacob S T, et al. 2007. Methylation and silencing of protein tyrosine phosphatase receptor type O in chronic lymphocytic leukemia. Clin Cancer Res, 13: 3174-3181.

Nicolini F E, Chabane K, Hayette S, et al. 2007. BCR-ABL mutant kinetics in CML patients treated with dasatinib. Leuk Res, 31: 865-868.

Niu C, Yan H, Yu T, et al. 1999. Studies on treatment of acute promyelocytic leukemia with arsenic trioxide: remis-sion induction, follow-up, and molecular monitoring in 11 newly diagnosed and 47 relapsed acute promyelocytic leukemia patients. Blood, 94: 3315-3324.

Oakervee H E, Popat R. 2005. PAD combination therapy (PS-341/bortezomib, doxorubicin and dexamethasone) for previously untreated patients with multiple myeloma. Br J Haematol, 129: 755-762.

Oeffinger K C, Hudson M M. 2004. Long-term complications following childhood and adolescent cancer: foundations for providing risk-based health care for survivors. CA Cancer J Clin, 54: 208-236.

O'Brien S M, Kantarjian H, Thomas D A, et al. 2001. Rituximab dose-escalation trial in chronic lymphocytic leukemi-a. J Clin Oncol, 19: 2165-2170.

Palumbo A, Bringhen S, Caravita T, et al. 2006. Oral melphalan and prednisone chemocherapy plus thalidomide com-pared with meiphalan and prednisone alone in elderly patients with multiple myeloma: randomized controlled trial. Lancet, 367: 825-871.

Peng C, Brain J, Li S, et al. 2007. Inhibition of heat shock protein 90 prolongs survival of mice with BCR-ABL-T315I-induced leukemia and suppresses leukemic stem cells. Blood, 110: 678-685.

Pinto A, Attadia V, Di Fiore P P, et al. 1984. 5-Aza-2'-deoxycytidine induces terminal differentiation of leukemic blasts from patients with acute myeloid leukemias. Blood, 64: 922-929.

Pinto A, Zagonel V, Colombatti A, et al. 1989. 5-Aza-2'-deoxycytidine as a differentiation inducer in acute myeloid leukaemias and myelodysplastic syndromes of the elderly. Bone MarrowTransplant, 4 (Suppl 3): 28-32.

Pui C H, Evans W E. 2006. Treatment of acute lymphoblastic leukemia. NEJM, 354: 166-178.

Pui C H, Pui C H, Cheng C, et al. 2003. Extended follow-up of long-term survivors of childhood acute lymphoblastic leukemia. NEJM, 349: 640-649.

Pui C H, Relling M V, Downing J R. 2004. Acute lymphoblastic leukemia. NEJM, 350: 1535-1548.

Qin Y Z, Liu Y R, Qiu J Y, et al. 2005. Analysis of ABL tyrosine kinase point mutations in imatinib treated chronic myelogenous leukemia patients. Zhonghua Yi Xue Za Zhi, 85: 3186-3189.

Raffoux E, Rousselot P, Poupon J, et al. 2003. Combined treatment with arsenic trioxide and all-trans retinoic acid in patients with relapsed acute promyelocytic leukemia. J Clin Oncol, 21: 2326-2334.

Ravandi F, Kantarjian H, Giralt S, et al. 2001. Decitabine with allogeneic peripheral blood stem cell transplantation in the therapy of leukemia relapse following a prior transplant: results of a phase I study. Bone MarrowTransplant, 27: 1221-1225.

Ray A, Cowan-Jacob S W, Manley P W, et al. 2007. Novel ABL kinase inhibitors in chronic myeloid leukemia in blas-tic phase and Philadelphia chromosome-positive acute lymphoblastic leukemia. Clin Lymphoma Myeloma, 3:

S113-119.

Raza A, Reeves J A, Feldman E J, et al. 2008. Phase 2 study of lenalidomide in transfusion-dependent, low-risk, and intermediate-1 risk myelodysplastic syndromes with karyotypes other than deletion 5q. Blood, 111 (1): 86-93.

Richardson P G, Barlogie B, Berenson J, et al. 2003. A phase 2 study of bortezomib in relapsed/refractory myeloma. NEJM, 24: 937-944.

Richardson P G, Mitsiades C, Hideshima T, et al. 2006. Lenalidomide in multiple myeloma. Expert Rev Anticancer Ther. 6 (8): 1165-1173.

Saba H, Rosenfeld C, Kantarjian H, et al. 2004. First report of the Phase III North American Trial of decitabine in advanced myelodysplastic syndrome (MDS). Blood, 104: 23a.

Saglio G, Kim D W, Issaragrisil S, et al. 2010. Nilotinib versus imatinib for newly diagnosed chronic myeloid leukemia. N Engl J Med, 362 (24): 2251-2259.

Shah N P, Skaggs B J, Sawyers C L, et al. 2007. Sequential ABL kinase inhibitor therapy selects for compound drug-resistant BCR-ABL mutations with altered oncogenic potency. J Clin Invest, 117: 2562-2569.

Shen Y, Shen Z X, Yan H, et al. 2001. Studies on the clinical efficacy and pharmacokinetics of low-dose arsenic trioxidein the treatment of relapsed acute promyelocytic leukemia: a comparison with conventional dosage. Leukemia, 15: 735-741.

Shen Z X, Chen G Q, Ni J H, et al. 1997. Use of arsenic trioxide (As_2O_3) in the treatment of acute promyelocytic leukemia (APL): II. Clinical efficacy and pharmacokinetics in relapsed patients. Blood, 89: 3354.

Shen Z X, Shi Z Z, Fang J, et al. 2004. All-trans retinoic acid/As_2O_3 combination yields a high quality remission and survival in newly diagnosed acute promyelocytic leukemia. Proc Natl Acad Sci USA, 101: 5328-5335.

Shigeno K, Naito K, Sahara N, et al. 2005. Arsenic trioxide therapy in relapsed or refractory Japanese patients with a-cute promyelocytic leukemia: updated outcomes of the phase II study and postremission therapies. Int J Hematol, 82: 224-229.

Shih L Y, Lin T L, Huang C F, et al. 2004. Internal tandem duplication of fms-like tyrosine kinase 3 is associated with poor outcome in patients with myelodysplastic syndrome. Cancer, 101: 989-998.

Sigalotti L, Altomonte M, Maio M, et al. 2003. deoxycytidine (decitabine) treatment of hematopoietic malignancies: a multimechanism therapeutic approach. Blood, 101: 4644-4646.

Smith M, Barnett M, Bassan R, et al. 2004. Adult acute myeloid leukaemia. Critical Reviews in Onc/Hem, 50: 197-222.

Soignet S L, Frankel S R, Douer D, et al. 2001. United States multicenter study of arsenic trioxide in relapsed acute promyelocytic leukemia. J Clin Oncol, 19: 3852-3860.

Soignet S L, Maslak P, Wang Z G, et al. 1998. Complete remission after treatment of acute promyelocytic leukemia with arsenic trioxide. NEJM, 339: 1341-1348.

Stirewalt D L, Radich J P. 2003. The role of FLT3 in haematopoietic malignancies. Nat Rev Cancer, 3 (9): 650-665.

Stirewalt D L, Radich J P. 2003. The role of FLT3 in haematopoietic malignancies. Nat Rev Cancer, 3: 650-665.

Strupp C, Germing U, Aivado M, et al. 2002. Thalidomide for the treatment of patients with myelodysplastic syndromes. Leukemia, 16 (1): 1-6.

Strupp C, Hildebrandt B, Gattermann N, et al. 2002. Cytogenetic response to thalidomide treatment in three patients with myelodysplastic syndrome. Leukemia, 17: 1200-1202.

Tseng P H, Lin H P, Chen C S, et al. 2005. Synergistic interactions between imatinib mesylate and the novel phos-phoinositide-dependent kinase-1 inhibitor OSU-03012 in overcoming imatinib mesylate resistance. Blood, 105: 4021-4027.

van den Bosch J, Lubbert M, Wijermans P W, et al. 2005. The effects of 5-aza-2'-deoxycytidine (Decitabine) on the platelet count in patients with intermediate and high-risk myelodysplastic syndromes. Leuk Res, 28: 28785-28790.

Vincent R S, Suzanne R H, Morie A G, et al. 2005. Comination therapywith lenalidomide plus dexamethasone (REV/

DEX) for newly diagnosed myeloma. Blood, 106: 4050-4053.

Wassmann B, Pfeifer H, Stadler M, et al. 2005. Early molecular response to posttransplantation imatinib determines outcome in MRD+ Philadelphia-positive acute lymphoblastic leukemia (Ph+ALL). Blood, 106: 458-463.

Wierda W, O'Brien S, Wen S, et al. 2005. Chemoinnunotherapy with fludarabine, Cyclophosphamide, and titu-ximab for relapsed and retractory chronic lymphocytic leukemia. J Clin Oncol, 23: 4070-4078.

Wijermans P W, Krulder J W, Huijgens P C, et al. 1997. Continuous infusion of low-dose 5-Aza-2'-deoxycytidine in elderly patients with high-risk myelodysplastic syndrome. Leukemia, 11: 1-5.

Wijermans P W, Lübbert M, Verhoef G. 2002. Low dose Decitabine for Elderly High Risk MDS Patients: who will respond. Blood, 100: 96a.

Zhang X W, Yan X J, Zhou Z R, et al. 2010. Arsenic trioxide controls the fate of the PML-RARalpha oncoprotein by directly binding PML. Science. 328 (5975): 240-243.

Zorat F, Shetty V, Raza A, et al. 2001. The clinical and biological effects of thalido- mide in patients with myelodys-plastic syndromes. Br J Haematol, 115 (4): 881-894.

第三节　常见恶性肿瘤的化学治疗和联合分子靶向药物治疗

目前，恶性肿瘤的内科治疗主要包括化学治疗和靶向治疗。现以恶性淋巴瘤、鼻咽癌、肺癌、乳腺癌、胃癌和结直肠癌为例，对常见恶性肿瘤的化学治疗和靶向治疗做一综述。

一、恶性淋巴瘤

恶性淋巴瘤（malignant lymphoma，ML）是原发于淋巴结或其他器官淋巴组织的恶性肿瘤，是一组复杂的淋巴造血系统恶性肿瘤的总称。根据临床病理特点分为霍奇金淋巴瘤（Hodgkin's lymphoma，HL）和非霍奇金淋巴瘤（non-Hodgkin's lymphoma，NHL）两大类。ML 在全部恶性肿瘤中居第 11～13 位，全球各国的发病情况有所不同，发达国家的发病率高于发展中国家。ML 大约占美国全部肿瘤的 5%，而我国 1990—1992 年全国 22 个省（直辖市）恶性肿瘤死亡回顾性调查，ML 占全部肿瘤的 1.36%，居第 11 位。HL 的高发区在北美和西欧，2008 年美国新诊断 HL 病例约 8220 例，约有 1350 例死亡病例。NHL 的高发区在西欧（发病率>10/10 万）、美国（发病率>15/10 万）及中东，中国和日本为低发区（发病率约 5/10 万），2008 年美国新诊断的 NHL 病例约 66 120 例，约有 19 160 例患者死亡。近年来总的趋势是 HL 的发病率略有下降，而 NHL 的发病率明显上升，1970 至 1995 年间，NHL 的发病率剧增，20世纪 90 年代中期上升的趋势有所缓和。

我国 ML 的流行病学特点与欧美国家不同，我国 HL 的年龄-发病率曲线为单峰形态，发病率高峰在 40 岁左右，而欧美国家则呈双峰形态，发病率高峰分别在 15～30 岁和 55 岁以后。我国的滤泡淋巴瘤仅占 NHL 的 5%，远低于欧美国家，而 T 细胞淋巴瘤则明显高于欧美国家，占 NHL 的 35% 左右，其中以淋巴母细胞型淋巴瘤/白血病和鼻腔、咽淋巴环发生的外周 T 细胞淋巴瘤多见。

（一）霍奇金淋巴瘤

1. 临床表现

由于淋巴组织在全身分布广泛，任何部位的淋巴组织都可能受到侵犯，使得恶性淋巴瘤的临床表现多样化。晚期恶性淋巴瘤还可以侵犯到淋巴组织以外的部位，症状更加复杂。

1）淋巴结肿大

约90％的 HL 患者以浅表淋巴结肿大为首发症状，其中 60％～70％发生于颈部淋巴结，6％～20％发生于腋窝淋巴结，6％～12％发生于腹股沟淋巴结，累及颌下、耳前后、滑车及腘窝淋巴结者少见。肿大淋巴结可为单个或多个融合成块，常为无痛性、进行性增大，不对称，质坚有弹性。部分 HL 患者肿块可长达数年，肿大的淋巴结可出现一过性缩小或相对稳定，而后继续增大，即"时大时小"现象。深部淋巴结肿大可引起局部浸润及压迫症状。国外资料显示，50％～70％HL 患者诊断时伴有纵隔淋巴结受侵，国内资料发生于纵隔的恶性淋巴瘤中 NHL 最多，HL 较少。肿大的纵隔淋巴结可引起纵隔压迫症状、肺浸润、肺不张或胸腔积液。腹主动脉淋巴结亦是 HL 常见受侵部位，约有 25％的病例在确诊时受侵，早期可无症状，病变发展可引起腹痛、腹泻、腹胀及腹水等症状。

2）结外组织和器官受侵

HL90％以上侵犯淋巴结，仅有 9％发生结外侵犯。脾脏是最常见的膈下受侵部位，剖腹探查脾切除的病例中，1/3 以上伴有脾侵犯。脾肿大并不能作为脾受侵的指标，脾肿大患者组织学阳性者仅 60％，而临床检查脾正常大小的病例中有 30％为病理学阳性。HL 伴有膈下淋巴结受侵时，70％～80％有脾侵犯，特别是混合细胞型或有全身症状的患者。脾受侵可以没有任何症状，也可以表现为脾大和脾功能亢进。肝脏受侵多在晚期出现，初诊时少见（2％～6％），且常伴有脾脏受侵，多为灶性，晚期可出现肝大和黄疸，甚至肝功能衰竭。

骨髓侵犯率为 2％～15％，一般见于 III、IV 期病变，常伴发热、盗汗及体重下降等全身症状，几乎所有的骨髓受侵病例均伴有脾受侵，约 90％伴有碱性磷酸酶增高，骨髓活检可以确诊。

HL 原发于其他结外组织或脏器者少见，病情发展常可侵犯邻近组织或器官，引起多种临床表现。

3）全身症状

（1）发热：体温大于 38℃，不规则热型，或特征性周期热即回归热。

（2）盗汗。

（3）体重减轻：无明显诱因半年内体重减轻 10％以上。

有三者之一者即被定为有 B 症状。

2. 诊断

HL 的完整诊断应包括病理检查、分期检查及预后评价。

病理检查 淋巴结活检时要选择增长迅速、饱满及质韧的肿大淋巴结，尽量完整切除，避免针吸穿刺细胞学检查或针吸活检，避免挤压。组织的细胞形态学、免疫组织化学及遗传学分析都很重要。

WHO 将 HL 分为两大类：经典型 HL（classic Hodgkin's lymphoma，CHL）和结节性淋巴细胞为主型 HL（nodular lymphocyte predominance Hodgkin's lymphoma，NLPHL）。西方国家，CHL 占 95％，而 NLPHL 仅占 5％。经典型 HL 又分为结节硬

化型、混合细胞型、淋巴细胞消减型及富于淋巴细胞型 4 类。CHL 以炎性背景中出现 Reed-Sternberg 细胞为特征，而 NLPHL 缺乏 R-S 细胞，以淋巴细胞为主，有时可见爆米花细胞（变异性 R-S 细胞）。CHL 的 R-S 细胞通常表达 CD15 和 CD30，不表达 CD20 和 CD45。NLPHL 通常表达 CD20 和 CD45，但不表达 CD15，很少表达 CD30。

（1）结节性淋巴细胞为主型 HL（nodular lymphocyte predominance Hodgkin's lymphoma，NLPHL）的淋巴结结构基本消失，可找到少数残存的滤泡。此型特征性的细胞为变异性的 R-S 细胞、称为"爆米花细胞"，背景细胞主要为淋巴细胞、嗜酸性粒细胞、浆细胞和成熟的中性粒细胞，免疫组化表型为 $CD20^+$、$CD79a^+$、$BCL6^+$、$CD45^+$、$EMA^{+/-}$、$CD15^-$ 和 $CD30^-$。此型占 HL 的 5％～6％，中位发病年龄为 30 岁，青年和老年人均可发病，男性多见，男女之比为 3：1 或更高，肿瘤常侵犯周围淋巴结，纵隔受侵极少见；预后较好，但较易转变为 B 细胞 NHL（2％～6.5％）。

（2）富于淋巴细胞经典型 HL（lymphocyte-rich classic Hodgkin's lymphoma，LRCHL）的形态学与结节性淋巴细胞为主型 HL 相似，但 R-S 细胞有经典型 HL 形态学和免疫表型（$CD15^+$、$CD30^+$ 和 $CD20^-$），周围的淋巴细胞为反应性 T 细胞，该类型无后期复发特点。

（3）结节硬化型 HL（nodular sclerosis Hodgkin's lymphoma，NSHL）在年轻女性中多见，常累及纵隔，以至少有一个结节被胶原束围绕和裂隙型 R-S 细胞为特征。此型 HL 发病率在西方国家居 4 个亚型之首，占 50％～70％，预后相对较好。

（4）混合细胞型 HL（mixed cellularity Hodgkin's lymphoma，MCHL）以在弥漫性或模糊的结节状混合炎性背景中散布典型 R-S 细胞为特征，病变介于淋巴细胞为主型和淋巴细胞消减型之间，病变组织内存在多种成分。小淋巴细胞、组织细胞、嗜酸性细胞、浆细胞和中性粒细胞等容易见到，该型较多见，占 25％～35％，预后一般。

（5）淋巴细胞消减型 HL（lymphocyte depletion Hodgkin's lymphoma，LDHL）以富于多形性 R-S 细胞或非肿瘤性淋巴细胞消减为特征，低倍镜下病变淋巴结内细胞成分稀疏而呈"荒芜"现象，肿瘤细胞间变明显，R-S 细胞多见，单核或多核，有时与典型的 R-S 细胞相距甚远，背景细胞少，坏死灶和纤维化均不少见。最常累及腹部器官、腹膜后淋巴结和骨髓，浅表淋巴结少见。临床常为晚期，80％具有 B 症状，可能与 HIV 感染有关。此型最少见，约占 5％，预后差。

分期检查　淋巴瘤属于全身性疾病，经病理确诊应进行全身检查，了解病变侵犯程度及范围，为临床分期、制订治疗计划、判断预后及临床疗效观察等提供依据。

（1）详细询问病史：仔细进行体格检查，包括 B 症状、瘙痒和乏力等病史的询问。

（2）体格检查：全面检查，对浅表淋巴结和肝脾的检查，评价一般状况。

（3）实验室检查：血常规检查、ESR、血 LDH、白蛋白及肝肾功能。

（4）影像学检查：胸片、超声、CT 及必要的 MR 检查。PET 主要用于淋巴瘤患者初治时分期、治疗结束后再分期及复查时。

（5）骨髓活检：分期高于 IB 至 IIB 期及有 B 症状者要进行骨髓活检。

预后评价　在淋巴瘤确诊的同时，应完善预后因素的检查，指导治疗策略的制订。多种预后不良因素已经被发现，不同研究组织对早期预后不良危险因素的定义不同，详见表 2-4-12 和表 2-4-13。

表 2-4-12 　美国 NCCN 霍奇金淋巴瘤局限性病变的不良预后因素

表 2-4-12 　美国 NCCN 霍奇金淋巴瘤局限性病变的不良预后因素

1. 大肿块：① 纵隔肿块（胸部 X 射线照片），最大肿物宽径/最大胸腔内径>1/3
　　　　　② 任何肿块>10cm（CT）

2. 如无症状，ESR≥50

3. >3 个部位

4. B 症状

5. ≥2 个结外病变

表 2-4-13 　GHSG、EORTC 和 NCIC 对 I-II 期霍奇金淋巴瘤不良危险因素的定义

危险因素	GHSG	EORTC	NCIC
年龄		≥50	≥40
组织学			混合细胞型或淋巴细胞消减型
血沉和 B 症状	>50（无 B 症状）	>30（有 B 症状）	>50 或有 B 症状
纵隔肿物	MMR>0.33	MTR>0.35	MMR>0.33 或有 B 症状
淋巴结数目	>2	>3	>3
结外病变	任何		

一项国际合作组织对 5000 例晚期 HL 患者做了评估，发现了 7 项晚期 HL 预后不良因素，这些预后不良因素使得生存率每年下降 7%～8%。①年龄≥45 岁；②男性；③IV 期；④白蛋白<40g/L；⑤Hb<10^5g/L；⑥白细胞增多，WBC>$15×10^9$/L；⑦淋巴细胞减少，淋巴细胞少于 WBC 的 8% 或淋巴细胞少于 $0.6×10^9$/L。每项 1 分，称为国际预后评分（international prognostic score，IPS）。

HL 患者根据这些预后不良因素被分为三类：早期预后良好型（I-II 期无预后不良因素）、早期预后不良型（I-II 期有预后不良因素）及晚期 HL（III、IV）。

3. 分期

HL 的分期主要依据 Ann Arbor 分期系统，每期都可以分为 A、B 两类。

I 期　侵犯单个淋巴结区域（I）或单个结外器官或部位（IE）。

II 期　侵犯膈肌同侧两个以上淋巴结区域（II），或除此之外，并有同侧的局限性结外器官侵犯（IIE）；应指明受累解剖部位数（如 II4）。

III 期　侵犯膈肌两侧的淋巴结区域（III），可伴有单个结外器官或部位的侵犯（IIIE），或脾侵犯（III S），或两者均受侵犯（III SE）。

IV 期　广泛侵犯一个或多个结外器官或组织，伴有或不伴有淋巴结的侵犯。肝或骨髓受累为 IV 期。

A：无全身症状。

B：有全身症状，不明原因的发热（>38℃）、盗汗、6 个月内体重下降超过 10%。

E：由一个淋巴结部位局部扩散引起的单一结外部位受累。

X：有巨大肿块（bulky disease），在 T5～T6 水平纵隔肿块超过 1/3 胸径，或肿块最大直径大于 10cm。

4. 治疗

过去的几十年里，HL 的治疗取得了明显的进步，现在至少 80% 的患者能够治愈，

随着越来越多有效治疗的出现，美国国家统计局的统计发现过去 40 年内 HL 的 5 年生存率有明显改善，这是其他肿瘤无法达到的。选择合适的治疗方案，每个新确诊的 HL 患者都有治愈的可能性。治愈率提高的如此明显，主要是对早期患者选择最佳治疗方案的同时考虑了其远期毒性。对于晚期患者，仍在进行以提高治愈率为重点的临床试验，但治疗的远期毒性仍存在。

1）CHL 的治疗

单用放疗作为早期预后良好型的标准治疗已经几十年了，但是，大面积的放疗导致心脏疾病、呼吸功能衰竭及第二肿瘤的发生。最近，常规治疗晚期患者的 ABVD 和 Stanford V 方案也用于早期 CHL 的治疗。ABVD 方案最初由 Santoro 及其同事作为 MOPP 方案的替换方案提出，此方案的不孕不育及白血病发生率较低。Stanford V 方案是由 Stanford 小组最初提出的，主要用于早期有巨大肿块和晚期 HL 患者，然后配合放疗。尽管此方案是剂量密集型，但累计剂量也明显比 MOPP 和 ABVD 低，也能够降低化疗相关的不孕不育、第二肿瘤及心脏、呼吸系统毒性。

对于早期预后良好型 HL，联合治疗［ABVD 或 Stanford V 化疗加上受累野照射（involved-field radiation treatment，IFRT）］是较好的选择。单用 ABVD 化疗可作为一个替代治疗，不能耐受化疗患者可考虑单用放疗。联合治疗时，ABVD 通常用 4 个周期，化疗结束后要进行再分期。治疗效果好且无不良预后因素（GHSG 标准：巨大肿块、脾脏受侵、ESR 较高和 2 个以上部位受侵）患者，2 个周期的 ABVD 加上 IFRT（30Gy）就足够了。单用化疗患者，ABVD 要用 6 个周期，Stanford V 要进行 8 周（2 个周期），在化疗结束后要进行再分期，PET 阳性患者要密切随访疾病有无复发或进展，PET 阴性者也进行随访。

对于早期预后不良型 HL，推荐 ABVD 或 Stanford V 化疗加上 IFRT 或简单放疗。ABVD 方案要用 4 个周期，治疗结束后进行再分期，达到 CR 的患者要再用 2 个周期的 ABVD 方案，治疗前有巨大肿块要加上 30～36Gy 的 IFRT，PR 患者也要再进行 2 个周期的 ABVD，然后再分期，PET 阳性者要行 30～36Gy 的 IFRT，PET 阴性者推荐进行巩固放疗。Stanford V 方案主要用于巨大纵隔肿块或有 B 症状者。有纵隔大肿块患者，Stanford V 方案要用 12 周（3 个周期），治疗后再分期，所有原发灶大于 5cm 患者都要进行 36Gy 的巩固放疗。化疗后残留部位 PET 阳性而无进展患者，放疗不仅包括原发灶大于 5cm 部位也包括 PET 阳性部位。有其他不良预后因素者，要用 8 周 Stanford V 方案的化疗加上 30Gy IFRT。

对于晚期（III 期和 IV 期）HL 患者，初次治疗推荐 4 个周期 ABVD 或 3 个周期 Stanford V 方案，IPS≥4 分的高危患者应该考虑 4 个周期强化的 BEACOPP 方案。ABVD 通常用 6～8 个周期，4 个周期后进行再分期，CR 或 PR 患者再用 2 个周期后进行评价，CR 患者或 PR 而 PET 阴性者不必进行进一步的治疗。如果有原发纵隔巨大肿块者，应在 6 个周期的 ABVD 后进行巩固放疗（30～36Gy 的 IFRT），治疗结束后进行再分期，PR 且 PET 阴性者可以多用 2 周期的 ABVD，共 8 周期。Stanford V 方案要用 12 周（3 周期），3 周内进行巩固放疗（IB-IIB 患者 30Gy，原发灶大于或等于 5cm 或脾脏受侵患者要用 36Gy。）

强化 BEACOPP 3 周方案，用 4 个周期后进行再分期，CR 患者要再用 4 个周期的基础 BEACOPP 方案，PR 患者要再用 4 个周期的强化 BEACOPP 方案，治疗结束后再分期。所有患者都有进行巩固放疗，原发灶大于 5cm 者要用 30～40Gy，残留灶 PET 阳性者用 40Gy。

2）NLPHL 的治疗

NLPHL 病程长，少见晚期复发，和 CHL 的病程及对治疗的反应不同，一项回顾性调查分析显示，63％的 NLPHL 是早期预后良好型，16％是早期预后不良型，21％是晚期患者，中位随访 50 个月，NLPHL 的无治疗失败生存率（freedom from treatment failure，FFTF）及 OS 分别为 88％和 96％，比 CHL 稍好（CHL 分别为 82％和 92％）。NLPHL 患者中，早期预后良好型的 FFTF 为 93％，早期预后不良型者为 87％，而晚期患者为 77％。欧洲的一项报道显示，早期 NLPHL 患者的 FFTF（I 期为 85％，II 期为 71％）要比晚期高（III 期和 IV 期为 77％）。德国的 GHSG 研究组认为，FFTF 的危险预测因素包括 III 期、IV 期、低血红蛋白、淋巴细胞减少、年龄大于或等于 45 岁，OS 的不良预测因子包括 III 期 IV 期和低血红蛋白。

早期无不良预后因素的 NLPHL 预后较 CHL 好，治疗方式也不同。所有 IA-IIA 期患者推荐使用 IFRT（30～36Gy）或者局部放疗。有 B 症状的 IB-IIB 期患者推荐化疗和 IFRT 联合治疗。

对于 III-IV 期 NLPHL 患者化疗加或不加放疗均是一个合适的选择，IIIA-IVA 期无症状患者可以观察（2B 类证据）或用局部放疗。

3）进展或复发的治疗

CHL 或 LPHL 进展或者复发应进行活检和再分期，包括骨髓穿刺活检。进展期和复发患者的治疗取决于首次治疗时是否单用放疗、化疗或联合治疗。

初治时使用化疗或联合治疗的患者治疗比较个体化。目前，IA-IIA 期用过化疗或初始治疗失败的复发患者没有很好的治疗方法，推荐个体化治疗，可以放疗或使用无交叉耐药的化疗方案，或大剂量治疗和自体造血干细胞解救（HDT/ASCR）。如果复发部位之前没有做过放疗，可以使用全淋巴结放疗。

苯达莫司汀、来那度胺和依维莫司也被证明在治疗复发性或难治性 HL 方面有作用。一项正在进行的 II 期试验中，苯达莫司汀在已行大剂量前期治疗（包括 HDT/ASCR 失败者）的复发或难治性病变患者的治疗中显示出良好耐受性和高效性，可评估患者的 ORR 为 56％。治疗意向分析显示 ORR 为 53％（CR 占 33％，PR 占 19％）。中位缓解持续时间为 5 个月。来那度胺和依维莫司也显示在一小型队列复发性或难治性霍奇金肿瘤患者中具有单药疗效，分别得到 19％和 47％的 ORR。

Brentuximab vedotin 是一种 CD30 靶向抗体药物偶联物，已被证明对 CD30 阳性的复发性或难治性淋巴瘤患者有效。在一项有 102 名应用 HDT/ASCR 后复发或难治性 HL 患者参加的枢纽性 II 期多中心临床试验中，中位随访中 1.5 年以上，Brentuximab vedotin 在 75％和 34％的患者中实现客观疗效和完全缓解。所有患者的中位 PFS 和完全缓解患者的中位持续时间分别为 5.6 个月和 20.5 个月。根据这项研究的结果，FDA 批准 Brentuximab vedotin 可用于治疗 HDT/ASCR 失败的 HL 患者或至少已行两种化疗方案且不适合接受 HDT/ASCR 的患者。3 年随访数据确认了对 Brentuximab vedotin 有反应疾病的患者中的持久缓解。在中位随访 3 年后，估算的中位 OS 和 PFS 分别为

40.5 个月和 9.3 个月。在使用 Brentuximab vedotin 实现了完全缓解的患者中，估算的 3 年 OS 和 PFS 率分别为 73％和 58％。

初始单用放疗的复发患者建议按晚期 HL 患者处理，放疗后复发的分期是第二次复发间隔的重要预测因子。

对于其他患者，活检证实复发后，建议大剂量化疗和自体造血干细胞解救（HDT/ASCR）治疗，联合或不联合放疗，但并不能改善患者 OS，鼓励患者参加临床试验。

（二）非霍奇金淋巴瘤

1. 临床表现

非霍奇金淋巴瘤约 60％起源于淋巴结，40％起源于结外淋巴组织，无痛性浅表淋巴结进行性肿大为首发表现者较 HL 少，NHL 对各器官的压迫和浸润较 HL 多见。

1）淋巴结肿大

肿大的淋巴结呈进行性、无痛性、质硬，多可推动。早期彼此不粘连，晚期则可融合。浅表淋巴结以颈部为多见，其次为腋下及腹股沟。深部淋巴结以纵隔和腹主动脉旁为多见，肿大的纵隔淋巴结压迫食道可引起吞咽困难；压迫上腔静脉引起上腔静脉综合征；压迫气管导致咳嗽、胸闷、呼吸困难及紫绀等。

2）结外组织或器官受侵

NHL 可侵及全身各组织器官。咽淋巴环（口咽、舌根、扁桃体及鼻咽部组成）受侵表现为扁桃体肿大、口咽或鼻咽肿块、呼吸困难。咽淋巴环 NHL 可合并胃肠道侵犯。原发鼻腔的 NHL，以耳鸣和听力减退为多见。肝脾受侵引起肝脾肿大；胃肠道受侵引起腹痛、腹胀、肠梗阻和出血；肺和胸膜受侵引起咳嗽和胸腔积液；骨骼受侵引起骨痛和病理性骨折；皮肤受侵引起皮肤瘙痒和皮下结节；神经系统受侵引起脊髓压迫和颅神经病变等；罕见卵巢受侵者。

3）全身症状

（1）发热：热型多不规则，为 38～39℃，部分患者可呈持续高热，也可间歇低热，少数有周期热。

（2）多数患者有体重减轻的表现，在 6 个月内减少原体重的 10％以上。

（3）盗汗：夜间或入睡后出汗。有三者之一者即被定为有 B 症状。

2. 诊断

NHL 的诊断主要依靠临床表现、病理诊断、影像学及实验室检查。其中病理诊断是确诊的主要依据，除了根据组织及细胞形态学特点，还要结合免疫组化检查，明确病理类型，为制订治疗原则和判断预后提供参考。

病理分型 WHO 新分类（2008）将淋巴组织肿瘤分为五大类型，即原始淋巴细胞（前体淋巴细胞）肿瘤、成熟 B 细胞肿瘤、成熟 T/NK 细胞肿瘤、霍奇金淋巴瘤（HL）及移植后淋巴组织增殖性病变（post- transplant lymphoproliferative disorders，PTLD）。PTLD 在 WHO 的 1999 年和 2001 年分类中，被归类于免疫缺陷相关淋巴增殖性疾病大类。WHO 最新分类（2008）将前 B 细胞（B 原始淋巴细胞）肿瘤和前 T 细胞（T 原始淋巴细胞）肿瘤一起归类为原始淋巴细胞肿瘤类型（表 2-4-14）。WHO（2008）（表 2-4-15）在成熟 B 细胞肿瘤分类的非霍奇金淋巴瘤中新增了介于弥漫大 B 细胞淋巴瘤（diffuse large B cell lymphoma，DLBCL）与 Burkitt 淋巴瘤中间不能分类的 B 细胞淋巴瘤和介于 DLBCL 与经典霍奇金淋巴瘤之间不能分类的 B 细胞淋巴瘤。NK/T 细胞肿瘤中原发皮肤的非霍奇金淋巴瘤做了新的亚分类，间变性大细胞淋巴瘤被分为 ALK 阳性和阴性两种。

表 2-4-14　原始淋巴细胞肿瘤 WHO 分类（2008）

原始淋巴细胞（前体淋巴细胞）肿瘤
B 淋巴母细胞性白血病/淋巴瘤，非特指性
B 淋巴母细胞性白血病/淋巴瘤，伴频发性遗传学异常
1. B 淋巴母细胞性白血病/淋巴瘤，伴 t（9；22）（q34；q11.2）；BCR ABL1
2. B 淋巴母细胞性白血病/淋巴瘤，伴（v；11q23），M LL 重排
3. B 淋巴母细胞性白血病/淋巴瘤，伴 t（12；21）（p13；q22）；TEL AM L1（ETV6 RUNX1）
4. B 淋巴母细胞性白血病/淋巴瘤，伴超二倍体
5. B 淋巴母细胞性白血病/淋巴瘤，伴低二倍体（低二倍体 ALL）
6. B 淋巴母细胞性白血病/淋巴瘤，伴 t（5；14）（q31；q32）；IL3 1GH
7. B 淋巴母细胞性白血病/淋巴瘤，伴 t（1；19）（q23；p13.3）；E2A PBX1（TCF3 PBX1）
T 淋巴母细胞性白血病/淋巴瘤

表 2-4-15　成熟 B 细胞、T 细胞和 NK 细胞淋巴瘤 WHO 分类（2008）

成熟 B 细胞淋巴瘤
慢性淋巴细胞白血病/小淋巴细胞淋巴瘤
前 B 淋巴细胞白血病
脾边缘带淋巴瘤
毛细胞白血病
脾淋巴瘤/白血病，不能分类
1. 脾脏弥漫性红髓小 B 细胞淋巴瘤
2. 毛细胞淋巴瘤变异型
淋巴浆细胞淋巴瘤/Waldenstrom 巨球蛋白血症
重链病
1. α 重链病
2. β 重链病
3. μ 重链病
浆细胞骨髓瘤
孤立性骨浆细胞瘤
髓外浆细胞瘤
结外黏膜相关淋巴组织结外边缘带 B 细胞淋巴瘤（MALT 淋巴瘤）
结节内边缘带淋巴瘤
1. 儿童淋巴结边缘带淋巴瘤
滤泡淋巴瘤
2. 儿童滤泡性淋巴瘤
原发皮肤滤泡中心淋巴瘤
套细胞淋巴瘤
弥散性大 B 细胞淋巴瘤（DLBCL），非特指性（NOS）

1. 富 T 细胞/组织细胞弥散型

2. 原发中枢神经系统型

3. 原发腿皮肤型，腿型

4. 老年人 EBV 阳性型

慢性炎症相关的弥散性大 B 细胞淋巴瘤

淋巴瘤样肉芽肿

原发纵隔（胸腺）大 B 细胞淋巴瘤

血管性大 B 细胞淋巴瘤

ALK 阳性大 B 细胞淋巴瘤

浆母细胞淋巴瘤

起源于 HHV8 阳性的多中心 Castleman 病的大 B 细胞淋巴瘤

原发性渗出性淋巴瘤

Burkitt 淋巴瘤

介于 DLBCL 与 Burkitt 淋巴瘤之间不能分类的 B 细胞淋巴瘤

介于 DLBCL 与霍奇金淋巴瘤之间不能分类的 B 细胞淋巴瘤

成熟 T/NK 细胞淋巴瘤

前 T 淋巴细胞白血病

T 大颗粒淋巴细胞白血病

1. 慢性 NK 细胞淋巴增殖性疾病

侵袭性 NK 细胞白血病

儿童系统性 EBV 阳性 T 细胞淋巴组织增殖性疾病

种痘水疱病样淋巴瘤

成人 T 细胞白血病/淋巴瘤

结外 NK/T 细胞淋巴瘤，鼻型

肠病相关 T 细胞淋巴瘤

肝脾 T 细胞淋巴瘤

皮下脂膜炎样 T 细胞淋巴瘤

蕈样霉菌病

Sezary 综合征

原发皮肤 CD30$^+$ T 淋巴细胞增殖性疾病

1. 淋巴瘤样丘疹病

2. 原发性皮肤间变性大细胞淋巴瘤

原发性皮肤 γδT 淋巴瘤

原发性皮肤侵袭性亲表皮 CD8$^+$ 细胞毒性 T 细胞淋巴瘤

原发性皮肤小/中 CD4 阳性 T 细胞淋巴瘤

外周 T 细胞淋巴瘤，非特指性（NOS）

血管免疫母细胞 T 细胞淋巴瘤

间变性大细胞淋巴瘤，ALK 阳性

间变性大细胞淋巴瘤，ALK 阴性

分期检查　除详细询问病史和认真的体格检查外，仍需要实验室和影像学的检查。

（1）实验室检查。血常规、血清乳酸脱氢酶（LDH）、血沉、β2 微球蛋白及肝肾功能的检查，可以对了解病情和判断预后提供参考。LDH 的改变是反映肿瘤负荷和预后的指标之一，肿瘤负荷大，LDH 明显升高。骨髓侵犯患者有贫血、白细胞升高、外周血出现幼稚淋巴细胞的白血病血象和急性淋巴白血病骨髓象。

（2）影像学检查。X射线、B超、胸/腹/盆腔CT或MR或ECT检查，可显示纵隔、肺门、胸腔、腹主动脉旁、肠系膜及盆腔等区域淋巴结肿大，肝脾肿大，骨质破坏。疑有胃肠道受侵时，可行胃镜、肠镜和（或）胃肠道造影。

（3）骨髓活检。

预后评价 国际NHL预后因素研究组用多因素回归方法分析了2031例侵袭性NHL的预后，建立了一个适用于侵袭性NHL的预后预测模型，称为NHL的国际预后指数（international prognostic index，IPI）（表2-4-16）。以这些危险因素分析患者的完全缓解（CR）、无复发生存（RFS）和总生存（OS）时，发现他们的预后差别很大，低危组患者的CR率有87%，5年OS率为73%，而高危组患者只有44%和26%。IPI经调整也可用于惰性淋巴瘤，如滤泡性淋巴瘤国际预后指数（folicullar lymphoma IPI，FLIPI）评分。FLIPI中危险因素包括：①年龄≥60岁；②分期：III或IV期；③血红蛋白水平：<120g/L；④LDH：高于正常；⑤淋巴结区：>4个，每项危险因素为1分，根据危险因素分三组：0~1为低危，2分为中低危，3~5分为高危，三组的10年OS分别为71%、51%、30%。

表2-4-16　NHL国际预后指数（IPI）

指标	0分	1分
年龄	≤60岁	>60岁
行为状态	0或1	2，3，4
Ann Arbor分期	I或II	III或IV
LDH	正常	高于正常
结外病变受侵部位	<2个部位	≥2个部位

注：每一项预后不良因素计数为1分，根据IPI进行危险度分型，0~1为低危，2分为中低危，3分为中高危，4~5分为高危。

3. 分期

NHL的分期主要依据Ann Arbor分期系统，Cotswold修订版。

I期　累计单一淋巴结区

II期　累计横膈同侧多个淋巴结区

III期　累计横膈两侧多个淋巴结区

IV期　多个结外病变或淋巴结病变合并结外病变

X 肿块>10cm

E 淋巴结外病变的直接侵犯，仅单一结外部位受累

A/B B症状 体重减低>10%，发热和夜间盗汗

4. 治疗

NHL是一组异质性较大的疾病，其生物学规律、发展速度及治疗反应各不相同，不同类型治疗原则不尽相同。

1）惰性淋巴瘤

治疗上可根据不同的类型、肿块大小、有无压迫症状、有无骨髓侵犯及有无不良预后因素等采用不同的药物和治疗策略。

a. 滤泡性淋巴瘤

滤泡性淋巴瘤（follicolar lymphoma，FL）是最常见的惰性淋巴瘤。1级和2级滤泡性淋巴瘤的治疗方法取决于疾病的初始受累范围，3级滤泡性淋巴瘤的处理原则和弥漫大B细胞淋巴瘤相同。

对于不伴肿块的局限期（I-II期）患者，局部区域性RT（24～30Gy，有选择的巨块或肿瘤消退缓慢者增加600cGy）是首选的治疗，免疫治疗联合或不联合化疗或RT作为备选的治疗之一。在受累野放射治疗（involved field radiation therapy，IFRT）的毒性超过了潜在的临床获益时，可观察。初始治疗后未缓解者，应按具有全身表现的FL处理。

对于具有腹部巨块型病灶（II期）或III-IV期病变患者，治疗决定基于以下指征：症状、危及终末器官功能、继发于淋巴瘤的血细胞减少、巨块病变、疾病继续进展和患者意愿。根据年龄、疾病范围、合并症和治疗目标，高度个体化地选择治疗。初始治疗时，如果以后可以进行高剂量化疗联合自体造血干细胞移植患者，应避免使用骨髓毒性过大方案。当前的常规治疗并不能治愈FL，应考虑参加临床试验作为一线治疗。没有合适的临床试验时，有治疗适应证的患者应进行全身治疗，无症状患者可给予观察。对于老年或虚弱患者，建议采用利妥昔单抗（首选）或环磷酰胺或苯丁酸氮芥等烷化剂单药一线治疗。

晚期滤泡性淋巴瘤的治疗指征包括：① 参加临床试验；② 有症状；③ 威胁器官功能；④ 继发血细胞减少；⑤大瘤块；⑥病变持续进展。

以现有的治疗手段，晚期FL仍被认为是不可治愈的疾病。多项研究结果显示，对于晚期和低肿瘤负荷的FL患者，诊断后即刻治疗与先观察等待，待出现治疗指征时再进行治疗，患者的总生存时间并无差异。

FL的标准一线治疗方案为利妥昔单抗联合化疗。联合化疗方案可有多种选择，无任一方案经证实可以显著延长患者的OS。可选择的联合化疗方案包括：CHOP、CVP和苯达莫斯汀等。对于老年和体弱的患者，还可以选则单药利妥昔单抗，或单药烷化剂（如苯丁酸氮芥、环磷酰胺）± 利妥昔单抗。初治时高肿瘤负荷的患者，在诱导化疗后达到CR或PR，可采用利妥昔单抗维持治疗。

对于复发的FL，仍可首选观察等待，当出现治疗指征时再开始解救治疗。如复发或进展距离末次应用利妥昔单抗6个月以上，还可联合利妥昔单抗治疗。根据一线治疗后复发或进展发生的时间，可选择的二线解救化疗方案包括：一线化疗方案，含氟达拉滨的联合方案，以及所有DLBCL的二线解救治疗方案。

对于快速进展的FL，应首先排除是否发生组织学类型的转化。可疑发生转化的临床表现包括：LDH升高、某一受累区域不对称性快速生长、出现结外病变或新出现的B症状等。如PET-CT检查显示某一受侵部位SUV值显著增高，应警惕发生组织学类型的转化，需对可疑发生转化的部位进行组织活检证实。复发或进展时发生转化的FL，预后较差，对部分诱导化疗后缓解的患者，可以考虑进行自体或异基因造血干细胞移植治疗。

b. 边缘区淋巴瘤

边缘区淋巴瘤（marginal zone lymphoma，MZL）是一组异质性疾病，包括结外

MZL（黏膜相关淋巴组织结外边缘区 B 细胞淋巴瘤，MALT 淋巴瘤）、淋巴结 MZL 和脾 MZL。MALT 淋巴瘤又分为胃和非胃的淋巴瘤，脾 MZL 累及脾和骨髓，而结内MZL 主要发生在淋巴结，但结外部位也常受累。

MALT 淋巴瘤约占 NHL 的 8%，可累及许多结外器官，多发生于胃，也可发生于小肠、肺、唾液腺、甲状腺和眼眶等组织。目前认为胃 MALT 淋巴瘤与幽门螺旋杆菌感染有因果关系，因此许多临床研究评价了抗生素治疗胃 MALT 淋巴瘤的有效性，大约 2/3 的局限期患者在抗生素治疗清除幽门螺旋杆菌感染后达到了肿瘤完全缓解。然而，越来越多的证据表明在抗生素治疗后出现远期复发，应长期随访。对于抗幽门螺旋杆菌治疗无效［特别是有 t（11；18）、t（1；10）或 t（14；18）、t（32；21）易位的患者］、晚期胃 MALT 及非胃 MALT 淋巴瘤患者应首选受累野照射（IFRT），局部治疗失败后可考虑化疗＋利妥昔单抗治疗，化疗方案应选择和 1、2 级滤泡淋巴瘤相同，上述治疗无效的局限期患者可选择手术。III 期和 IV 期患者治疗与其他晚期惰性淋巴瘤治疗相似。

2）侵袭性 NHL

侵袭性 NHL 以弥漫大细胞淋巴瘤为主，需积极化疗。原则上用含阿霉素的联合治疗方案，其化疗 6～8 个疗程或完全缓解后 2～3 个疗程。对于化疗后残留病灶或化疗前局部巨大肿物行局部辅助放疗。对有不良预后因素的大细胞 NHL，可考虑在 CR 后进行造血干细胞移植支持下的超大剂量化疗。对敏感复发患者应建议行造血干细胞移植支持下的超大剂量化疗以延长生存期。

a. 弥漫大 B 细胞淋巴瘤（DLBCL）

IPI 评分可以用来判断以 DLBCL 为代表的侵袭性淋巴瘤患者的预后，指导治疗方案的选择。局限期（I～II 期）和晚期（III～IV）DLBCL 的治疗选择不同。无不良预后因素（LDH 升高、结外受侵部位数、年龄 60 岁以上或 ECOG 一般状态评分≥2）患者的预后非常好。

推荐 R-CHOP 联合 RT 用于局限期患者，对不宜化疗者，建议行 IFRT。对非巨块型的局限期患者，可行足程（6～8 个周期）R-CHOP 或缩短疗程的 R-CHOP（3 个周期），联合局部 RT。对于存在不良预后因素的患者，如果已行 6～8 周期的 R-CHOP，可选择 RT，但非必需。无不良预后因素者，可仅行 6～8 周期的 R-CHOP。对于存在巨块病变者，6～8 周期的 R-CHOP 后予局部 RT 可能更加有效；低中或中高危的晚期（III～IV）患者应予足程（6～8 周期）的 R-CHOP 方案化疗。对于合适的患者，采用HDT/ASCR 作为一线巩固也是可供选择的治疗方案之一，但治疗价值尚未达成共识。接受诱导化疗的患者在化疗 3～4 个周期后，应该在 RT 前进行疗效评估，包括复查所有的阳性病变部位。在治疗中期进行再次分期，以发现诱导治疗后无效或病变进展患者。

复发或难治性患者的首选治疗是 HDT/ASCR，多个化疗方案已被用作 HDT/ASCR 前的二线方案，如 ICE、DHAP、GDP、MINE、miniBEAM 和 ESHAP。二线方案化疗后达 CR 或 PR 的患者应考虑行 HDT/ASCR 的巩固治疗。达到 CR 但不适合高剂量治疗的患者可以单药利妥昔单抗或联合化疗方案，如 EPOCH、CEPP＋R 或低剂量口服化疗方案（如 PEPC 治疗）。治疗方案可以在干细胞解救之前或之后对治疗前阳性病变部位追加 RT。HDT/ASCR 后复发的患者应该参加临床试验或接受个体化治疗。

b. 套细胞淋巴瘤（MCL）

兼有惰性和侵袭性是 NHL 最大特征，常规化疗不能根治，生长方式具有侵袭性，无病生存和总生存时间短，目前没有标准的治疗模式。一线治疗可选择 R-HyperCVAD 方案或 R-EPOCH 方案。65 岁以上患者可使用改良的 HyperCVAD 方案加利妥昔单抗维持。不能耐受强烈治疗的有选择的老年患者可用 CHOP＋R。合适的患者，应在第一次缓解后行 HDT/ASCR，可延长疾病缓解期。复发性 MCL 的最佳治疗方式没有确定，联合化疗方案如 FCMR（氟达拉滨、环磷酰胺、米托蒽醌和利妥昔单抗）及 PCR（喷司他丁、环磷酰胺和利妥昔单抗）有一定疗效。苯达莫司汀被证实对 MCL 有效，但数据需进一步研究证实。

3）高度侵袭性淋巴瘤

Burkitt 淋巴瘤和淋巴母细胞淋巴瘤通常以指数方式生长，易于侵犯结外器官，具有骨髓和脑膜播散倾向，某些特征与急性淋巴细胞白血病相重叠。Burkitt 淋巴瘤是罕见的侵袭性 B 细胞肿瘤，易侵犯结外部位。绝大部分（90％）的淋巴母细胞淋巴瘤是 T 细胞来源，最常见于年轻男性，常发生于纵隔。Burkitt 淋巴瘤和淋巴母细胞淋巴瘤常见肿瘤溶解综合征，初始治疗时应预防和监测肿瘤溶解综合征。

Burkitt 淋巴瘤治疗以化疗为主，但 CHOP 方案疗效不理想，高剂量强化治疗可提高疗效。联合利妥昔单抗可以改善长期生存，特别是对 60 岁以上的患者获益更大。应做中枢神经系统预防性治疗，并充分预防肿瘤溶解综合征的发生。Burkitt 淋巴瘤可选择的化疗方案包括：CALGB10002 方案＋利妥昔单抗、CODOX-M±利妥昔单抗/IVAC±利妥昔单抗、剂量调整的 EPOCH 或 HyperCVAD 方案。

淋巴母细胞淋巴瘤通常按照急性淋巴细胞白血病的方案治疗。化疗后不进行维持治疗则复发风险高，鞘内注射可以降低中枢神经系统复发风险。一项由 M. D. Anderson 癌症中心进行的研究中，采用 HyperCVAD 方案治疗淋巴母细胞淋巴瘤的 CR 率达 91％，3 年 PFS 为 66％，OS 为 70％。高剂量甲氨蝶呤＋利妥昔单抗和高剂量阿糖胞苷＋利妥昔单抗也显示了较好的疗效，是具有前景的方案。

4）外周 T 细胞淋巴瘤

外周 T 细胞淋巴瘤（peripheral T-cell lyphoma，PTCL）是一组异质性的淋巴细胞异常增殖性疾病，来自胸腺后起源的成熟 T 细胞。它分为三组：白血病为主型、结内为主型及结外为主型。结内为主型又分为三个亚组：外周 T 细胞淋巴瘤-非特指性（PTCL-NOS）、血管免疫母细胞性 T 细胞淋巴瘤（AITL）和间变大细胞淋巴瘤（ALCL）。

患者常接受与弥漫大 B 细胞性淋巴瘤相同的治疗方案，但肿瘤复发率较高，无进展时间和总生存时间较短，无标准治疗方案，故对所有 PTCL 患者首选临床试验。CHOP 是最常用于治疗 PTCL 患者的一线方案，然而除了 ALK（＋）的 ALCL 外，其他亚型的预后均令人失望。建议 PTCL 患者采用多药方案作为诱导治疗（如 CHOP、EPOCH 或 HyperCVAD）与甲氨蝶呤和阿糖胞苷交替。I～II 期低-中危患者进行受累区局部 RT 常显示有效。初始治疗后，所有患者要接受对全部阳性病变的复查，治疗中期再次分期。I～II 期低-中危患者再分期时达 CR 者应完成既定的 RT，PR 者则建议进行 HDT/ASCR 作为一线巩固治疗或参加临床试验。I～II 期高-中危或 III～IV 期再分期后达 CR 的 ALK（＋）ALCL 患者不需要进一步治疗，如果 ALK（-）的 ALCL、

PTCL-NOS 或 AITL 患者达 CR，可进行观察，也可采用 HDT/ASCR 作为巩固治疗。

复发或难治性 PTCL 患者接受 HDT/ASCR 作为二线巩固治疗后，转归与相应 B 细胞淋巴瘤相似的治疗方案，异基因造血干细胞移植对于复发或难治性 PTCL 患者可能是一种有效的二线治疗。许多新的药物（如吉西他滨、地尼白细胞介素和阿仑单抗）在小样本的复发难治性 PTCL 患者中有效。适合 HDT/ASCR 的患者可在移植前采用二线方案巩固，CR 或 PR 患者可以考虑异基因或自体造血干细胞支持下的高剂量治疗。不适合接受高剂量治疗的患者仅采用二线方案姑息性治疗，强烈建议这些患者参加临床试验。

二、鼻 咽 癌

鼻咽癌是我国南方较常见的恶性肿瘤之一。据估计，全世界鼻咽癌病例有 80% 发生于我国，鼻咽癌的死亡率占全部恶性肿瘤死亡率的 2.81%，居第 8 位。年平均死亡率在广东省恶性肿瘤死亡中居第 3 位，可见这一癌瘤在华南地区危害的严重性。在目前的治疗水平下，早期患者单纯放疗的 5 年生存率可达 80% 以上，但约 70% 患者为 III 期和 IV 期患者。鼻咽癌的发病因素至今尚未完全明确，可能与 EB 病毒感染、遗传因素、进食腌制食物和居住受污染空气的环境等有关。鼻咽腔解剖虽较为简单，但鼻咽邻近的结构较为复杂和重要。鼻咽部正对后鼻孔，是鼻腔的直接延续，是咽部最宽的一部分，由后鼻孔到软腭游离缘的平面即为鼻咽腔。鼻咽癌的肉眼形态分为结节型、菜花型、黏膜下型、浸润型和溃疡型。我国的病理组织类型低分化鳞癌（非角化型鳞癌）占 85%～90%，高分化鳞癌（角化型鳞癌）占 5%，未分化癌占 5%，其他类型的癌占 5% 左右，包括腺癌、腺样囊性癌、黏液表皮样癌、恶性多形性腺瘤和恶性混合瘤等。WHO 将其分为三型：I 型为角化型鳞状细胞癌；II 型为非角化型鳞状细胞癌；III 型为低分化癌或未分化癌。鼻咽癌最常见颈淋巴结转移，远处转移的发生部位依次为骨、肝和肺等。

1. 临床表现

鼻咽癌可以没有任何临床症状仅表现为颈部肿块，有些仅通过体检时的 EB 病毒血清学的普查，怀疑鼻咽癌后经鼻咽组织活检确诊为鼻咽癌。鼻咽癌的临床表现主要为鼻咽肿物和肿物侵犯的部位产生不同的症状和体征，以及颈部肿块和颅神经受累产生相应症状和体征。

（1）鼻咽局部病变引起的症状：头痛、鼻塞、鼻衄、涕血、耳鸣和听力下降。

（2）颈部肿块：颈淋巴结转移率高达 60%～86%，其中以上颈淋巴结转移最多，双颈淋巴结转移也达 30%～50%。

（3）鼻咽肿物局部侵犯与临床表现如下所述。①口咽受侵：吞咽受阻，呼吸不畅，张口可见肿物或黏膜下隆起。②鼻腔侵犯：从后鼻孔侵入鼻腔，有鼻塞、鼻衄，呼吸不畅。③眼眶侵犯：视蒙、复视、视力下降、眼眶胀痛、眼球外突。④颞下窝受侵：从咽旁蔓延至颞下窝，可致面麻、张口困难和颞区隆起。⑤鼻咽肿瘤局部继发感染：可有脓血涕、臭味、头疼和出血发热等。⑥副鼻窦，颅底骨和颅内侵犯：主要是以头痛和 12 对脑神经受累相应部位神经麻痹为临床表现。

2. 诊断

1）症状

部分早期患者可以没有任何症状和体征。大部分患者可以出现涕血、头痛、鼻塞、鼻衄、耳鸣、听力下降和面麻或咽喉不适。

2）体征

鼻咽肿物，颈部肿块和脑神经受侵的临床表现。

3）辅助检查

（1）鼻咽活检：有鼻咽出血倾向和高血压的患者要慎重进行。①间接鼻咽镜活检：通过间接鼻咽镜直接看到鼻咽肿物的部位后，可以经口或鼻腔直接钳取肿物活检。②直接鼻咽纤维镜活检：有条件的单位可以用直接鼻咽纤维镜活检，这种方法可以直接看到肿瘤部位进行活检，活检部位准确、可靠，尤其对张口困难及咽反射敏感患者的活检更方便，但活检所取得的组织较少，阳性率相对较低。③鼻咽细针穿刺：一些黏膜下肿瘤的患者可通过此方法获得病理诊断。

（2）EB 病毒血清学检查：EB 病毒壳抗原（VCA）滴度≥1∶10；EB 病毒早期抗原（EA）滴度≥1∶5；EB 病毒脱氧核糖核酸酶（DNA 酶）滴度≥25％等，可协助诊断。

（3）MRI 扫描：首选 MRI 扫描检查，应包括鼻咽、颅底及颈部。应用 T1WI、T2WI 和 Gd-DTPA 增强后 T1WI 序列进行横断、矢状和冠状面的扫描，对诊断鼻咽癌的黏膜下浸润，以及对腭帆提、张肌，咽旁间隙，咽颅底筋膜，颅底骨质和颅内的侵犯程度了解更清楚。鼻咽肿瘤的 MRI 信号强度均匀，肿瘤的 T1WI 信号强度较肌肉低，T2WI 呈偏高信号，Gd-DTPA 增强后有明显强化。肿瘤侵犯骨髓腔 T1WI 信号强度明显减低。

（4）CT 扫描：对不能做 MRI 检查的患者行 CT 检查。对了解鼻咽癌的侵犯范围和对周围结构的侵犯情况比临床检查更有优越性，尤其对咽旁、颅底和颅内侵犯。增强扫描对颈动脉鞘区肿瘤侵犯、海绵窦侵犯和颈淋巴结转移的诊断更有帮助，检查的部位应包括颅底、鼻咽和颈部。

其他辅助检查包括肝脾、腹部肿块超声波检查，胸片或胸部 CT，肝肾功能和血常规等。对 N2 以上者行胸部 CT 及骨 ECT 检查，PET/CT 不作为常规检查。

3. 分期

目前临床经常采用的是国内的 2008 分期（表 2-4-17）及国际的 UICC2002 分期（表 2-4-18）。

1）鼻咽癌 2008 分期

表 2-4-17　鼻咽癌 2008 分期

T1	限于鼻咽
T2	侵犯鼻腔、口咽、咽旁间隙
T3	侵犯颅底、翼内肌
T4	侵犯颅神经、鼻窦、翼外肌及以外的咀嚼肌间隙、颅内（海绵窦、脑膜等）
N0	影像学及体检无淋巴结转移证据
N1	
	N1a　咽后淋巴结转移
	N1b　单侧 Ib、II、III、Va 区淋巴结转移且直径≤3cm
N2	双侧 Ib、II、III、Va 区淋巴结转移，或直径＞3cm，或淋巴结包膜外侵犯
N3	IV、Vb 区淋巴结转移
M0	无远处转移

M1　有远处转移（包括颈部以下的淋巴结转移）

I 期　T1N0M0

II 期　T1N1a～1bM0，T2N0～1bM0

III 期　T3N0～2M0，T1～2N2M0

IV 期

　IVa 期：T4N0～3M0，T1～3N3M0

　IVb 期：任何 T、任何 N 和 M1

2）2002 UICC 分期

表 2-4-18　鼻咽癌（UICC 2002 分期）

T 分期

　Tis　原位癌

　T1　肿瘤局限于鼻咽腔内

　T2　肿瘤侵犯鼻腔或口咽

　T2a　无咽旁间隙侵犯

　T2b　有咽旁间隙侵犯

　T3　肿瘤侵犯颅底骨质和/（或）副鼻窦

　T4　肿瘤侵犯下咽、颅内和（或）颅神经、颅神经、颞下窝、眼眶、乳突间隙

N 分期

　NX　局部淋巴结不能评价

　N0　无局部颈淋巴结转移

　N1　单侧颈淋巴结转移，或直径≤6cm

　　　淋巴结位于锁骨上窝以上部位

　N2　双侧颈淋巴结转移，或直径≤6cm

　　　淋巴结位于锁骨上窝以上部位

　N3　颈淋巴结转移

　　　（a）直径＞6cm

　　　（b）锁骨上窝转移

M 分期

　M0　无远处转移

　M1　有远处转移

临床分期

　0 期　　　TisN0M0

　I 期　　　T1N0M0

　II 期 A　T2aN0M0

　II 期 B　T1N1M0　T2aN1M0　T2b N0～1M0

　III 期　　T1N2M0　T2a～2bN2M0　　T3 N 0～2M0

　IV 期 A　T4N0～2M0

　IV 期 B　任何 T N3 M0

　IV 期 C　任何 T，任何 N，M1

4. 综合治疗原则

　　鼻咽癌治疗的目的是有效提高鼻咽原发灶和颈淋巴结转移灶控制率，减少局部肿瘤

的复发率和降低远处转移率，并提高患者的生存质量。围绕这个目的，其综合治疗的原则是以放射治疗为主，辅以化学治疗和手术治疗。临床可以根据初治或复发鼻咽癌不同的 TNM 分期选用不同的综合治疗方法。鼻咽癌应首选放射治疗，一般而言，鼻咽癌 5 年生存率达到 50%～70%。即使是复发性鼻咽癌，经过合理的再程治疗，也可以达到 10%～20%的 5 年生存率。

（1）初治鼻咽癌：指初次确诊鼻咽癌首次进行治疗的病例。①早期鼻咽癌（I/II 期）单纯放射治疗，包括外照射或外照射加腔内后装治疗。对 IIb 期患者可以考虑放化综合治疗。②中、晚期病例可选用放疗与化疗的综合治疗，包括同期放化疗、诱导化疗或辅助化疗。③有远处转移的病例，应采用化疗为主辅以放射治疗。

（2）复发鼻咽癌：指鼻咽癌放射治疗治愈后，经过半年以上复发的病例。①放射治疗后 1 年以内鼻咽复发者，尽量不采用再程常规外照射放疗。可以选用辅助化疗、近距离放疗或调强放射治疗。②放射治疗后颈淋巴结复发者，建议手术治疗，不能手术者可采用化疗。③放射治疗后 1 年以上鼻咽复发者，可做第二程根治性放射治疗，其方法包括单纯外照射或外照射＋近距离照射。④复发鼻咽癌再程放射治疗时，只照射复发部位，一般不做区域淋巴引流区的预防照射。

对于已经出现脑、脊髓放射性损伤的病例，不主张再程常规外照射放疗，应采用化疗。

5. 化学治疗

放射治疗是治疗鼻咽癌的基本方法。鼻咽癌多属非角化性癌或未分化癌，分化差，容易发生淋巴结和血道转移，在 N2、N3 患者中，远处转移率可达 30%～50%。鼻咽癌患者治疗失败的原因中，远处转移的致死率在所有死亡患者中要占 50%，其次为鼻咽部和颈部复发。因此，如何降低远处转移，提高局部控制率和生存质量成为以后研究的方向。对鼻咽癌有效的化疗药物包括 DDP、CBP、5-氟尿嘧啶（5-FU）、BLM、PYM、ADM、EPI、VCR 及 IFO 等。多药联合化疗优于单药化疗，以含铂类的联合化疗方案疗效较好。

诱导化疗

1）优点

（1）由于没有放疗造成的纤维化，肿瘤血供良好，有利于化疗药物在局部病灶的分布及发挥作用。

（2）放疗前患者的营养状况良好，对化疗敏感且有良好的耐受性。

（3）联合化疗可在短期内减轻肿瘤负荷并缓解由于肿瘤引起的各种临床症状，一方面增加了肿瘤对随后放疗的敏感性，另一方面也增强了患者对疾病治愈的信心。

（4）尽早杀灭全身的亚临床转移病灶。

（5）肿瘤退缩使随后的放射计划设计和剂量计算简单化。

2）缺点

造成放疗的延迟、全身情况下降及治疗费用的增加。

3）诱导化疗的策略

（1）诱导化疗以 2～3 程为宜，应选取强度适中的方案，避免引起中重度营养不良或 3、4 级骨髓抑制反应而导致放疗推迟甚至不能放疗。

（2）单纯化疗对肿瘤的杀灭是向心性的，即使诱导化疗后达到完全缓解，也不能完全杀死＞10^8个细胞的肿瘤，所以不但放射剂量不应有所降低，靶区的勾画也要以化疗前为准。

（3）诱导化疗主要适用于淋巴结巨大放疗计划设计不能避免在淋巴结上分界者，或那些 T3 期、T4 期肿瘤侵犯广泛，即使运用调强技术设野仍困难者。诱导化疗后肿瘤退缩，放射治疗中大体肿瘤与计划靶区之间有更多的安全边界，故能提高肿瘤局控，在三维适形和调强放疗尚未普及的地区，对局部晚期病例使用诱导化疗以提高局控也是可行的。

同期化疗

单纯同期化疗的前瞻性研究最早见于香港 Chan 的报道，同期化疗采用 DDP 40mg/m² 每周一次，随访 2.71 年，两组进展生存率无差别，但在 T3 亚组的比较中发现化疗能推迟远处转移发生的时间，无瘤生存率提高（$P=0.0075$），研究中还发现使用每周中等剂量 DDP 同期化疗的毒性较轻，患者顺应性好。

台湾 Lin 的试验报道，同期化疗用 PF 方案两个疗程能提高 5 年总生存率和无进展生存率。

1）理论依据

（1）化疗药物使肿瘤细胞增殖周期同步化，从而增强其对放射治疗的敏感性。

（2）化疗药物干扰肿瘤细胞亚致死损伤后的 DNA 修复。

（3）化疗药物能直接杀灭肿瘤细胞。

（4）化疗药物与放疗同时使用可发挥协同增效作用。

2）优势

它不会延误放射治疗的时间，及时的全身化疗也能尽早杀灭亚临床转移灶。

3）缺点

由于化疗药物的非特异性增敏效应及毒副反应，可能导致放射治疗中断而影响治疗的增益。

（1）单纯同期化疗的前瞻性研究最早见于香港 Chan 的报道，同期化疗采用 DDP 40mg/m² 每周一次，随访 2.71 年，两组无进展生存率无差别，但在 T3 亚组的比较中发现化疗能推迟远处转移发生的时间，无瘤生存率提高（$p=0.0075$），研究中还发现使用每周中等剂量 DDP 同期化疗的毒性较轻，患者顺应性好。

（2）台湾 Lin 的试验报道同期化疗用 PF 方案两个疗程能提高五年总生存率和无进展生存率。

4）注意事项

最常用的同期化疗药物是 DDP 和 5-FU，同期化疗采用 5-FU 静脉滴注会加重放射性黏膜炎等放疗反应，患者很难耐受，可改用毒性反应较轻的口服制剂（如 UFT 等）。

（1）同期化疗采用 DDP，有每日低剂量、每周中等剂量及每三周大剂量三种方案。

（2）理论上，同期使用每日低剂量 DDP 有最好的放疗增敏作用，而每三周大剂量 DDP 则更利于杀灭亚临床转移灶。实践中每日低剂量同期化疗操作困难，而使用每三周一次大剂量 DDP 需要水化且常发生严重的毒性反应，采用每周中等剂量 DDP 则反应较轻且疗效确切。

（3）与诱导化疗和辅助化疗相比，同期化疗日渐受到重视。最近一项 Meta 研究指出，放化疗相结合能提高总生存率（有统计学意义），其中，同期化疗效果最佳，能提高生存率，诱导化疗能降低局部区域复发和远处转移，但对总生存率无影响，而辅助化疗无任何作用。

辅助化疗

Rossi 在 1988 年首次报道了辅助化疗的前瞻性临床试验，结果发现，辅助化疗未能提高无瘤生存率或总生存率。因试验中化疗在放疗后 65 天才进行，也未采用 DDP 为主的化疗方案，且研究组有 13/113 例实际未接受化疗，故其结果一直受到置疑。

2002 年，台湾的多中心试验中辅助化疗未能提高生存率，可能归因于试验中试验者中途退出者过多，33.8％随机到化疗组的患者在放疗后拒绝辅助化疗，即便在同意化疗的试验组患者中也有 78％未完成全部化疗，源于此，设计者认为试验不可能得到阳性结果，加上化疗组发生了 6 例治疗相关性死亡，研究小组决定在未达到预期样本量（224 例）时提前结束研究。

（1）辅助化疗最大的问题是顺应性较差，原因有二：其一，放疗中的黏膜炎和体重下降等使患者对辅助化疗的耐受性差；其二，在鼻咽癌化疗尚未有肯定的结论前，专科医生对化疗的不同解释亦造成患者不能顺利完成辅助化疗。

（2）尽量选取有效且毒性较小的化疗方案。

（3）疗程不宜过多，要兼顾保护和提高患者的免疫功能，常予 3～4 周期。

诱导＋辅助化疗

日本 Chan 曾进行诱导化疗加辅助化疗配合放疗的研究，但试验方案未能提高局控或生存率，可能是因为病例数较少，仅有 87 例，且随访时间较短，才 28 个月。美国西南协作组（Intergroup 0099 试验）首次报道对局部区域晚期鼻咽癌患者实行同期放化疗加辅助化疗能提高无瘤生存率和总生存率。

方案：放疗过程中 DDP $100mg/m^2$ d1，d22，d43，放疗后 DDP＋5-FU q4w 3 周期该试验影响重大，很多肿瘤中心尤其是在北美国家，已将同期放化疗加辅助化疗作为局部区域晚期鼻咽癌的标准治疗方案。

0099 试验结果尚不能直接用于鼻咽癌高发区，主要有以下几点考虑。①0099 试验中急性毒性反应较大，55％和 21％的患者出现了 3 级、4 级急性反应；试验也未有后期毒性的报告，因而尚不能评价其治疗增益比。②试验在鼻咽癌非高发区进行，其中 WHO 病理 I 型者占 20％以上，而在高发区 95％以上的病例均是 II 型或 III 型，不同病理类型的肿瘤细胞其生物学行为、对化放疗的敏感性及预后均不同。③试验采用 UICC 88 分期系统，部分所谓 III 期患者在 UICC97 分期标准中应为 II 期，这部分患者单纯放疗的疗效很好。④试验中对照组的生存率很低，不但低于鼻咽癌高发区单纯放疗的效果，也低于北美其他中心的结果。

香港玛丽医院随后采用与 0099 相同的方案做了一项历史对照试验，结果表明该方案虽能增加局控，但对远处转移和生存率无影响。

可见，对局部区域晚期鼻咽癌患者进行同期放化疗加辅助化疗的方案尚待进一步验证，尤其在鼻咽癌高发区，目前更迫切需要进行大宗病例的前瞻性临床研究。

目前，以 DDP 为主的化疗方案在鼻咽癌化疗中占据重要的地位。其中法国最新的

Meta分析显示，放化联合治疗局部晚期鼻咽癌可将5年生存率提高6%，而以同期放化疗疗效为最佳。

在放疗与化疗的综合应用中，又分为放射治疗前的诱导化疗（即新辅助化疗）、同期放化疗和放射治疗后的辅助化疗。目前常用的诱导化疗和辅助化疗方案为顺铂（DDP）与氟尿嘧啶（5-FU）、TPF（多西他赛、DDP和5-FU）、GP（健择和铂类）等，同期化疗常用单药铂类。

对于姑息化疗的应用为：①对鼻咽癌远处转移包括骨转移和肺转移等，化疗作为补充治疗；②对鼻咽癌放射治疗后鼻咽或颈部淋巴结复发或纵隔转移不能手术、放疗的患者，有效的化疗可以减轻患者的痛苦，延长生命；③放射治疗前已发生远处转移的患者，化疗可作为姑息治疗。

6. 靶向治疗

靶向治疗是肿瘤治疗的方向。近年来，许多抗肿瘤靶向治疗药物在美国和欧洲获得批准上市，这些靶向药物避免了传统化疗和放疗由于缺乏特异性而带来的较大的毒副作用，开创了肿瘤内科诊断和治疗相结合的新时代。

表皮生长因子受体（EGFR）在头颈部鳞癌中的表达高达88%～100%。现在已知EGFR在肿瘤细胞的生长、修复和存活等方面具有极重要的作用。它的过度表达常预示患者预后差、转移快、对化疗药物抗拒、激素耐药和生存期较短等。Ang等通过对155例头颈部鳞癌患者研究，发现头颈部鳞癌在EGFR的表达上有很大差异性，与原发灶、淋巴结分期及患者已知的预后因素无关，同时发现EGFR低表达与生存率高、局部控制率高、无病生存时间长相关，而与远处转移无相关性。Chua等对54例鼻咽癌患者研究发现，EGFR低表达与局部控制率高、无病生存时间长及远处转移率低相关。Eriksen等分析了336例头颈部鳞癌患者，结论是EGFR低表达肿瘤经9周半的分段放射治疗局部控制率高，而常规放射治疗、加速放射治疗的局部控制率与EGFR低表达无相关性。Bentzen等研究了304例头颈部鳞癌患者，结论是EGFR高表达降低常规放射治疗控制率。西妥昔单抗（Cetuximab，C225）已经获得FDA批准上市，是免疫球蛋白IgG1的人源化嵌合单克隆抗体，与EGFR有高亲和性，可以阻断生长因子EGF和TGF-α与受体EGFR的结合，这一竞争性结合的后果是使受体失活，阻断以后的信号转导通路，从而抑制了相关配体结合后的酪氨酸激酶活性和其后的肿瘤生长。在临床前试验模型中，C225可以通过促进凋亡而抑制肿瘤细胞增殖、血管生成及转移，以此提高放化疗的抗肿瘤效果。Bonner等报道了在局部进展期的头颈部鳞癌患者中，C225联合放疗与单独放疗比较的临床III期研究结果，表明C225联合放疗疗效明显优于单独放疗。C225联合放疗与单独放疗相比，增加中位生存期近20个月，延长了中位局控时间近10个月，减少了26%的死亡危险性及32%的局部复发，5年生存率增加13%。主要的毒副反应是痤疮样皮疹、恶心和呕吐等，并没有增加放射所致的毒性反应。同时在联合治疗组中发现C225导致的皮疹的严重程度与生存率呈正相关，预示着皮疹的发生是一个好的预后因素。Pfister等报道了头颈部肿瘤同期放化疗加用C225的初步研究，3年生存率为76%，但是因为严重的毒副反应此研究不得不终止。目前RTOG已经开始了一个大规模的临床研究H0522，在局部晚期头颈部鳞癌患者中，比较C225联合同期放化疗与单独同期放化疗的作用。超过1/2的头颈部鳞癌患者局部治疗后出现复发或远处转移，另有 10% 的患者诊断时已有远处转移，在这些患者中，EGFR 往往高表达，患者无进展生存期为 2 个月，而含铂类药物的化疗有效率为 30%～40%，生存期为 6～9 个月，顺铂耐药患者挽救治疗有效率小于 10%。临床 II 期研究显示，C225 单药或联合化疗是有效的治疗方案。Baselga 等采用 C225 联合顺铂/卡铂治疗 96 例对铂类治疗无效的转移或复发的头颈部鳞癌患者，有效率（CR＋PR）为 14.6%，39.6% 的患者病情稳定。MD Anderson 肿瘤中心 Kies 等报道了 96 例化疗后转移或复发性头颈部肿瘤患者的治疗情况，在稳定和进展的患者中用 C225 加顺铂 4 个疗程，稳定的患者中又有 24%（10/41）的有效率和 61%（25/41）的稳定率；进展的患者中获 23%（5/22）的有效率和 27%（6/22）的稳定率。香港 Chan 等用 C225 联合卡铂治疗 60 例对铂类耐药的转移或复发鼻咽癌患者，PR17.9%，SD46.4%，中位生存期为 6.7 个月。比利时 Vemorken 对三项前瞻性单组西妥昔单抗试验的最新资料进行分析，并将其与一项回顾性研究进行比较，单药治疗的有效率为 13%，完全缓解（CR）＋ 部分缓解（PR）＋ 无变化（NC）为 46%，中位生存期为 5.9 个月，而西妥昔单抗加铂类药物化疗的有效率均为 10%，CR＋PR＋NC 分别为 53% 和 56%，中位生存期为 6.1 个月和 5.2 个月，和历史对照相比，西妥昔单抗可使复发和转移性头颈部鳞癌患者的生存期延长约 2.5 个月，然而，该结论尚需随机对照研究的验证。Burtness 报道了复发和转移性头颈部鳞癌患者在顺铂化疗的基础上加用 C225 III 期临床研究的结果，联合治疗组和顺铂组有效率分别为 26% 和 10%；无进展生存期、中位生存期没有明显改善。另外，酪氨酸激酶受体抑制剂 Iressa 和 Tarceva 在 EGFR 高表达的头颈部肿瘤中亦表现出较好疗效。例如，Iressa 单药治疗晚期头颈部鳞癌，一线用药的临床获益率达到 45%，二线也达到了 25%。临床 II 期研究报道结果显示，有效率（CR＋PR）/总例数×100% 达 10.6%，疾病控制率（CR＋PR＋SD）/总例数×100% 为 53%，中位生存期为 8.1 个月。Denis 报告了 Tarceva 治疗复发或转移性头颈部鳞癌的 II 期研究结果，患者耐受性好，中位生存期为 6 个月。另外，血管生成抑制剂目前的抑制血管生成的药物取得显著疗效的是贝伐单抗，它是抗血管内皮生长因子的人源化单克隆抗体，无论是单独使用或其他化疗药物联合使用，贝伐单抗均可减少肿瘤血管生成。目前的临床研究结果显示，抗血管生成治疗与其他治疗手段联合应用才有可能取得较好疗效。除了与化疗联合使用，还有与放疗联用的方案，已有研究表明，EGFR 激活可上调血管内皮生长因子（VEGF）的表达，后者与抗 EGFR 药物耐药有关。同时抑制 EGFR 和 VEGFR 可增加细胞凋亡，抑制细胞增殖，减少血管渗透性。2005 年，ASCO 上 Vokes 报告了 Tarceva 联合贝伐单抗治疗复发或转移性头颈部鳞癌的 I 期和 II 期研究结果。I 期研究的 Tarceva 剂量固定为 150mg/d，贝伐单抗剂量递增最高至 15mg/kg，II 期研究共入选 48 例患者，1 或 15 天，每 28 天重复，以后改为第 1 天，每 21 天重复。总有效率为 14.6%（其中 CR 为 4%），稳定率为 54%。中位生存期为 6.8 个月，中位无进展生存期为 3.8 个月，主要毒副反应为皮疹、腹泻、乏力和出血，3 例出血分别为 3 度、4 度和 5 度。该研究表明，Tarceva 联合贝伐单抗没有显示毒性协同作用，但出血是值得注意的问题。两药联合的有效率可能高于单药，提示有必要进行随机对照试验。

对于目前鼻咽癌的靶向治疗依据主要是来自于头颈癌的临床研究，单独鼻咽癌的靶向研究还有待进一步探讨。

三、肺　癌

（一）流 行 病 学

20世纪初肺癌在全世界范围内并非常见肿瘤。近50年来由于吸烟的流行，工业污染的加重，肺癌的发病率和死亡率无论是在发达国家还是在发展中国家均呈现出迅速增高的趋势。自20世纪80年代起，肺癌已成为全球范围内最常见的恶性肿瘤，在恶性肿瘤相关死亡原因中占第一位。2009年，在美国肺癌新发病例就高达219 440例（男性116 090例，女性103 350例），其中死亡159 390例（男性88 900例，女性70 490例）。在中国，肺癌的发病率和死亡率也是呈现出升高趋势，目前城市居民中肺癌死亡率已经居于恶性肿瘤死亡率的首位（42.09/10万），农村居民中居第二位（21.11/10万）。据统计，2005年中国肺癌新发病例高达500 000例（男性约330 000例，女性约170 000例）。已有的流行病学研究显示，肺癌在欧美发达国家是最常见的恶性肿瘤，在非洲和南美洲等发展中国家发病率相对较低。无论是发达国家还是发展中国家，肺癌患者发病率均是男性高于女性。在男性中鳞癌比例高于腺癌比例，而在女性中腺癌比例高于鳞癌比例，肺癌中位发病年龄约为70岁。

肺癌的致病因素包括多种，其中吸烟是肺癌的主要危险因素，在所有肺癌死亡中，85%可归因于吸烟。90%的男性肺癌和80%的女性肺癌归因于吸烟，吸烟与肺癌的发生呈明显的剂量强度成正相关。除了主动吸烟的危害之外，被动吸烟患肺癌的相关危险也增加。氡是[226]镭的衰变产物，有放射性，是肺癌的第二大危险因素，约6%的肺癌归因于氡。这种同位素的衰变可以产生一些释放α粒子的物质，这些物质可破坏细胞，从而增加细胞恶变的可能。石棉暴露能明显增加肺癌发生的风险，3%～4%的肺癌归因于石棉暴露。此外，其他可能的危险因素还包括反复发作的肺部感染、肺结核继发疤痕形成、家族遗传史，以及暴露于双（氯甲基）乙醚、多环芳香烃、铬、镍和有机砷化合物等其他致癌物中。

（二）肺癌的病理分型

基于肺癌的生物学特性、治疗和预后，世界卫生组织（WHO）将其分为两大类：小细胞肺癌（SCLC）和非小细胞肺癌（NSCLC）。NSCLC包括两种类型：①非鳞状细胞癌（包括腺癌、大细胞癌和其他细胞类型）；②鳞状细胞（表皮样）癌。腺癌包括细支气管肺泡癌。鳞癌在既往曾是最常见的类型，但近年来其比例有下降的趋势，占30%～40%。发达国家中腺癌是NSCLC中最常见的病理类型，约占40%，腺癌最常见于不吸烟、女性患者。大细胞癌占肺癌10%～15%，组织分化比鳞癌和腺癌差。大细胞癌与腺癌相似，易于出现区域淋巴结和远处转移。小细胞肺癌占所有肺癌的15%～20%，常发生于主支气管和叶支气管等大气道，90%～95%为中心型，诊断时约有2/3有远处转移。SCLC光镜下主要表现为原始的未分化的小圆细胞肿瘤。

（三）肺癌的诊断与鉴别诊断

1. 临床表现

肺癌的早期可以无相关症状，肺癌的临床表现较复杂，可以归纳为四大类：原发肿瘤引起的症状体征、胸内蔓延引起的症状体征、远处转移引起的症状和肺外表现。据Chute 等对 1539 例肺癌患者的分析发现，诊断时最常见的症状依次为消瘦（46％）、咳嗽（45％）、气短（37％）、乏力（34％）及咳血（27％）等，NSCLC 和 SCLC 的表现无明显差别。肺癌的原发肿瘤引起的症状表现为咳嗽、咯血、呼吸困难、胸痛和喘鸣等；胸内蔓延的表现为声嘶、膈神经麻痹、吞咽困难、上腔静脉压迫综合征、胸腔积液、心包积液和 Pancoast 综合征等；远处转移的症状表现为脑转移、骨转移、肝转移、肾上腺转移及其他器官转移引起的症状和体征；肺外表现为与肿瘤侵犯或转移不直接相关的症状和体征，如内分泌改变、杵状指、肺性骨关节病和皮肌炎等。

2. 影像学检查

（1）X 射线检查：胸部正侧位 X 光片对原发肿瘤局部侵犯的诊断及发现远处转移有重要的意义，常用于怀疑肺癌患者的初筛。

（2）CT 检查：CT 检查可以显示常规胸片难以发现的肺尖、心前区、脊柱旁沟、奇静脉食管窝、后肋膈角及靠近胸膜的病灶。CT 扫描有助于判断肿瘤与淋巴结、食管、心脏大血管、气管等邻近结构的关系。此外，CT 检查还有助于早期发现脑、腹部及骨骼转移的病灶，以便于准确分期。

（3）MRI 检查：用于排除脑转移、骨转移及肺上钩瘤患者的检查，此外对 CT 造影剂过敏、无法行 CT 检查的患者可考虑 MRI 检查。

（4）PET/CT：PET/CT 为正电子发射扫描与 CT 的联合，为功能代谢学诊断和解剖形态学诊断的结合，PET/CT 对于早期肺癌的诊断及分期具有非常重要的作用，可避免不恰当的手术。在肺癌的胸内 T、N 分期中的准确性明显高于 CT，研究显示其敏感性为 85％、特异性为 90％，均高于 CT。但在脑转移的诊断中 PET/CT 敏感性低于 CT 或 MR。此外，PET/CT 检查受机体局部代谢活跃程度的影响，有一定的假阳性率和假阴性率。

（5）骨 ECT 检查：ECT 检查是利用放射性核素在病变部位形成放射性浓聚的原理来显示和发现骨转移病灶，在肺癌骨转移的早期发现方面优于 CT 和 X 光片检查。

3. 组织、细胞学诊断

（1）痰细胞学检查：痰细胞学检查阳性率超过 50％，敏感性较低，为 65％，但对于中心型和肿瘤较大的患者阳性率较高。阳性率还取决于送检标本的次数和质量，一般认为送检 4～6 次较妥。

（2）纤维支气管镜检查：纤支镜检查可视范围大，主支气管、叶支气管、段和多数亚段支气管的病变均可取活检、刷片、照片及支气管肺泡灌洗等，以获取中心型或周围型肺癌的组织细胞学诊断。经纤支镜细针穿刺活检有助于纵隔淋巴结和周边型肺癌的组织学诊断，因此，目前纤支镜已成为诊断肺癌的最常规手段。

（3）经皮穿刺活检：对于纤支镜无法取到组织的周围型肺癌，以及纵隔、肾上腺和腹腔器官的组织诊断经皮穿刺活检均有较高的敏感性和特异性。荟萃分析显示经胸穿刺活检的敏感性为 90％，特异性为 97％。值得注意的是，胸腔穿刺活检可并发气胸。

（4）纵隔镜检查：对大多数纵隔淋巴结区的转移及确定肿瘤是否侵犯纵隔组织可进行评价，纵隔镜检查还是诊断纵隔淋巴结转移的金标准。

（5）其他的细胞病理学检查：肺癌的诊断还可以通过其他组织细胞学检查确诊，如胸水找癌细胞、胸膜、淋巴结、肝和骨髓活检等。

4. 鉴别诊断

肺癌需要与下列疾病鉴别诊断。

（1）肺炎：肺炎起病急，常有发热、寒战、咳嗽和咳痰等症状，经抗炎治疗后病灶消除。痰细胞学检查或纤维支气管镜检查有助于鉴别诊断。

（2）肺结核：结核球需与周围型肺癌鉴别，结核多见于年轻患者，且有长期低热、消瘦等全身中毒症状。影像学表现有钙化点，经抗结核治疗后病灶可消除吸收。

（3）肺部良性肿瘤：肺部良性肿瘤常见有错构瘤、软骨瘤和炎性假瘤，组织病理学可明确诊断。

（4）纵隔的其他肿瘤：纵隔型肺癌需与纵隔淋巴瘤和胸腺瘤等相鉴别，淋巴瘤常表现为全身性病变，纵隔肿物穿刺活检和纵隔镜检查有助于明确诊断。

5. 肺癌相关的肿瘤标记物

非小细胞肺癌相关的血清标记物包括 CEA、CA125、Cyfra21-1、CA153 和 SCC 等。而 SCLC 具有神经内分泌特点，血清标记物包括 NSE、CK-BB 和嗜铬蛋白 A 等。由于肺癌肿瘤标记物的敏感性和特异性均较差，因此在肺癌的诊断价值有限，主要用于监测对治疗的反应及术后早期监测复发、提示预后等方面的研究。

（四）肺癌的分期

TNM 分期系统对肺癌尤其是 NSCLC 准确估计病情、制订治疗策略、预测生存期有非常重要的作用。肺癌的 TNM 分期于 1973 年首次制定，随后 UICC/AJCC 分别于 1997 年、2002 年对肺癌的 TNM 分期进行了第 5 次及第 6 次修订。最近，IASLC（国际肺癌研究协会）提出了一套新的肺癌分期系统，修改后的分期系统（第 7 版）已由 AJCC 于 2009 年出版（表 2-4-19 和表 2-4-20）。

表 2-4-19　肺癌的 TNM 定义（2016 年）

原发肿瘤（T）

TX　原发肿瘤不能评价；或痰、支气管灌洗液未找到癌细胞，但影像学或支气管镜没有可视肿瘤

T0　没有原发肿瘤的证据

Tis　原位癌

T1　肿瘤最大径≤3cm，周围为肺或脏层胸膜包绕，未累及叶支气管近端以上位置（没有累及主支气管）

　　T1a（ml）[b]微浸润性腺癌（单发结节，肿瘤最大径≤3cm，贴壁型生长为主，病灶中任一浸润病灶的最大径≤5mm）

　　T1a　肿瘤最大径≤1cm[a]

　　T1b　肿瘤最大径>1，≤2cm

　　T1c　肿瘤最大径>2，≤3cm

T2　肿瘤最大径>3cm，但≤5cm，或肿瘤具有以下任一项[c]：

累及主支气管，但尚未累及隆突；

侵及脏层胸膜；

部分或全肺有阻塞性肺炎或肺不张。

　　T2a　肿瘤最大径>3cm，但≤4cm

　　T2b　肿瘤最大径>4cm，但≤5cm

T3　肿瘤最大径>5cm，≤7cm 或任何大小的肿瘤已直接侵犯下述任何结构之一者：胸壁（包含肺上沟瘤）、膈神经、心包；原发肿瘤同一叶内出现单个或多个卫星结节。

原发肿瘤（T）

T4 肿瘤最大径＞7cm 或任何大小肿瘤侵犯直接侵犯了下述结构之一者：膈肌、纵隔、心脏、大血管、气管、食管、喉返神经、椎体、隆突；同侧非原发肿瘤所在叶的其他肺叶中出现单个或多个结节。

* 不常见的中央气道浅表扩散分类为 T1

区域淋巴结（N）

NX 区域淋巴结不能评价

N0 没有区域淋巴结转移

N1 转移至同侧支气管淋巴结和/或同侧肺门淋巴结；肿瘤直接侵犯肺内淋巴结

N2 转移至同侧纵隔和/或隆突下淋巴结

N3 转移至对侧纵隔淋巴结、对侧肺门淋巴结、同侧或对侧斜角肌淋巴结、锁骨上淋巴结

远处转移（M）

MX 远处转移不能评价

M0 无远处转移

M1 有远处转移

M1a 对侧肺叶出现的肿瘤结节、胸膜结节、恶性胸腔积液或恶性心包积液[d]

M1b 胸腔外单一转移灶[e]

M1c 胸腔外多个转移灶（1个或多个远处器官）

a. 任何大小的非常见的表浅肿瘤，只要局限于支气管壁，即使累积主支气管，也定义为 T1a。

b. 单发结节，肿瘤最大径≤3cm，贴壁型生长为主，病灶中任一浸润病灶的最大径≤5mm。

c. 具有这些特点的 T2 肿瘤，如果≤4cm 或者大小不能确定的归位 T1a；如果＞4cm，≤5cm 归位 T2b。

d. 大部分肺癌患者的胸腔积液或心包积液是由肿瘤所引起的，但如果胸腔积液的多次细胞学检查未能找到癌细胞，胸腔积液又是非血性和非渗出的，临床判断该胸腔积液与肿瘤无关，这种类型的胸腔积液不影响分期，患者应归类为 M0。

e. 包括累积单个远处淋巴结（非区域 LN）。

表 2-4-20 肺癌的 TNM 分期（2009）

分期	T	N	M
隐匿性癌	Tis	N0	M0
Ⅰ期			
ⅠA1 期	T1a（mis）	N0	M0
	T1a	N0	M0
ⅠA2 期	T1b	N0	M0
ⅠA3 期	T1c	N0	M0
ⅠB 期	T2a	N0	M0
Ⅱ期			
ⅡA 期	T2b	N0	M0
ⅡB 期	T1a-c	N1	M0
	T2a	N1	M0
	T2b	N1	M0
	T3	N0	M0
Ⅲ期			
ⅢA 期	T1a-c	N2	M0
	T2a-b	N2	M0
	T3	N1	M0
	T4	N0	M0
	T4	N1	M0
ⅢB 期	T1a-c	N3	M0

分期	T	N	M
	T2a-b	N3	M0
	T3	N2	M0
	T4	N2	M0
ⅢC 期	T3	N3	M0
	T4	N3	M0
Ⅳ 期			
ⅣA 期	任何 T	任何 N	M1a
	任何 T	任何 N	M1b
ⅣB 期	任何 T	任何 N	M1c

Tis, 原位癌；Tia（mis），微浸润性腺癌。

新的分期将在未来 10 年紧随着我们的临床实践，期待肺癌驱动基因版图的进一步完善和更多分子靶向药物进入临床，2027 年更新一版的 TNM 分期将正式纳入分子分期。

绝大部分小细胞肺癌患者在诊断时已是 III 期或 IV 期，故 TNM 分期系统在 SCLC 中的价值不如 NSCLC 重要。目前 TNM 分期在 SCLC 主要应用于需要外科切除者的分期。而 SCLC 更常用的分期系统为美国退伍军人医院的肺癌研究组制订的分期方法：局限期（LD）和广泛期（ED）。①局限期定义：病变局限于一侧胸腔、可被包括于单个可耐受的放射野里。目前国内常用的局限期定义为病变局限于一侧胸腔、纵隔、前斜角肌及锁骨上淋巴结，但不能有明显的上腔静脉压迫、声带麻痹和胸腔积液。②广泛期定义：超过局限期的病变。

为了更准确地分期以制订适合的治疗方案，应进行必要的检查。常规检查包括体检、胸部 X 射线、胸/全腹 CT、肺功能、血常规、血生化、病理组织学检查、骨 ECT 和 PET/CT 等检查。

（五）肺癌的预后及预测生物标记物

目前多个研究已经证实几种生物标记物可以作为 NSCLC 的预后判断和疗效预测标记物。在这些标记物中，以下标记物的证据最为有力：表皮生长因子（EGFR）、核苷酸剪切修复复合体（ERCC1）的 5′核酸内切酶，原癌基因 *Kirsten-Rous* 肉瘤病毒（*K-ras*）基因、核糖核苷酸还原酶的调节亚基（RRM1）。预后生物标记物是可以预示患者生存（与所接受的治疗无关）的生物分子，也就是说，这种生物分子是肿瘤固有侵袭性的指标。预测生物标记物是预示疗效的生物分子，即在对患者转归的影响中，这种生物分子与治疗之间存在交互作用。

EGFR 外显子 19 缺失或外显子 21 突变可以预测接受 EGFR-TKI 治疗的受益情况。与 ERCC1 低水平相比，ERCC1 高水平预示着 NSCLC 患者的生存结果更佳（与治疗无关）。同时，ERCC1 高表达还预示含铂化疗效果不佳。与无 *K-ras* 突变相比，携带 *K-ras* 突变预示 NSCLC 患者的生存结果较差（与治疗无关）。*K-ras* 突变还预示铂类/长春瑞滨化疗或 EGFR-TKI 治疗无效。与 RRM1 低表达相比，RRM1 高水平预示 NSCLC 患者的生存结果更佳（与治疗无关），同时，RRM1 高表达预示吉西他滨为基础的化疗效果较差。

（六）肺癌的治疗

肺癌的治疗需要依据患者的身体状况、影像学表现、病理类型、TNM分期、预测疗效及预后的生物标记物的表达情况而进行全面考虑，以制订多学科综合治疗的方案。总的原则是：早期非小细胞肺癌以手术为主综合治疗；局部晚期的 NSCLC 患者先诱导放疗和化疗，再根据病灶具体情况决定是否行手术治疗；晚期 NSCLC 患者采取全身化疗和靶向治疗。对于 SCLC，局限期患者以同期放化疗为主，广泛期采取以化疗为主的综合治疗。

1. 肺癌的治疗方法

1）手术

对于临床分期为 I 期和 II 期的患者最有可能通过手术治愈。部分 IIIA 期（T3N1M0）的 NSCLC 经新辅助治疗后能手术切除。SCLC 局限期患者（T1N0M0）或经化疗后取得缓解的患者亦有手术切除的指征。手术方式需根据病变范围和患者心肺功能储备进行选择，如解剖位置合适且能够做到切缘阴性，袖状切除术优于全肺切除术，否则只要身体条件允许，应该行肺叶切除或全肺切除术。对于肺功能不足的患者，进行保留肺组织的切除术是否对他们有效仍存在争议。I 期和 II 期患者如不能手术，则应接受根治性放疗。

2）放射治疗

放射治疗是肺癌的重要治疗方法之一，对于临床分期为 I 期和 II 期的患者如果因各种原因不能手术或不愿手术，可选择放射治疗。肺癌的放射治疗可分为根治性放射治疗、姑息性放射治疗、综合性放射治疗。对于 I 和 II 期 NSCLC 患者，如果由于各种原因不能接受手术治疗，但一般体力状态较好且预计生存期长，则应该接受根治性放疗±化疗。那些最长径小于 5cm、淋巴结阴性、外周型病灶的患者可以考虑接受立体定向放疗。对于接受根治性放疗的患者，应采用优化的三维适型放疗技术（3DCRT）和调强放疗技术（IMRT）做放疗计划。肺癌的根治性放疗照射野包括影像学诊断可见的原发灶、转移淋巴结及其直接淋巴结的淋巴结引流区，并包括临床肿瘤边界以外 1～2cm 正常肺。临床肿瘤灶的照射剂量在 60～66Gy，亚临床灶为 45～50Gy。姑息性放疗用于治疗上腔静脉压迫综合征和骨转移引起的疼痛，放射剂量在 40Gy 左右。综合性放疗包括术前新辅助放射治疗、术后辅助放疗及小细胞肺癌的同期放化疗。

3）化疗

肺癌的化疗在肺癌的辅助治疗、晚期姑息治疗和综合治疗中都具有重要的作用。目前的化疗方案以铂类联合三代新药的联合化疗效果为最好，化疗周期数以 4～6 个周期为宜。

非小细胞肺癌的化疗：非小细胞肺癌对化疗的敏感性不如小细胞肺癌。早期肺癌可采用辅助化疗，局部晚期肺癌采用新辅助化疗或辅助化疗，晚期肺癌采用姑息化疗。化疗方案以含铂两药方案为标准方案，包括 EP（鬼臼乙叉＋顺铂）、NP（长春瑞滨＋顺铂）、GP（吉西他滨、顺铂或卡铂）、TP（紫杉醇、顺铂或卡铂）、DP（多西紫杉醇、顺铂或卡铂）及 AP（培美曲赛＋顺铂）。二线化疗标准方案为多西紫杉醇或培美曲赛单药化疗。

小细胞肺癌的化疗：SCLC 对化疗高度敏感，目前的标准一线方案为 CAV（环磷酰胺、阿霉素＋长春新碱）、EP（鬼臼乙叉＋顺铂）、IP（伊立替康、顺铂或卡铂），二线方案为单药拓扑替康及 CAV 方案。

4) 分子靶向治疗

目前已经成功用于肺癌的分子靶向治疗药物包括吉非替尼（小分子 EGFR 抑制剂）、厄洛替尼（小分子 EGFR 抑制剂）、贝伐单抗（VEGF 单克隆抗体）和西妥昔单抗（EGFR 单克隆抗体）。这些分子靶向药物均有特定的人群及特定靶点，应用时须注意分子生物标记物的相关检测。

2. 肺癌的综合治疗

1) NSCLC 的分期综合治疗

a. IA 期、IB 期、IIA 期、IIB 期（T1-2N1）和 IIB 期（T3N0）

对于 I 期、IIA 期和 IIB 期（T1-2N1）患者如果没有手术禁忌，应行根治性手术切除，具体术式根据情况可选择肺叶切除或全肺切除，所有病例均应行纵隔淋巴结切除以便准确分期。关于术后辅助治疗，已有多个研究显示，对于 IB 期、II 期和 IIIA 期 NSCLC 患者能提高 5 年生存率 5% 左右。国际肺癌试验（IALT）报道，在 I 期、II 期和 III 期 NSCLC 患者完全切除术后给予含顺铂方案辅助化疗，可以明显改善 5 年生存率（44.5% vs 40.4%，$P < 0.03$）。ANITA 研究显示对于 IB 期、II 期和 IIIA 期 NSCLC 患者术后接受 NP 方案辅助化疗与不化疗相比，5 年生存率提高 8%（51% vs 43%，$P = 0.013$）。术后辅助化疗周期一般为 4 疗程。对 IA 期患者，目前 NCCN 指南推荐不伴高危因素（分化差、腺管癌栓、楔形切除和切缘近等）患者没有证据表明术后辅助化疗或放疗能获益。术后辅助放疗对 I 期、IIA 期和 IIB 期（T1-2N1）患者虽然可以增加局部控制率，但不影响生存期，不推荐作为常规治疗。

b. IIIA 期

IIIA 期的标准治疗是外科手术切除后行辅助化疗±放疗。目前的证据支持术后辅助化疗，术后放疗可以增加局部控制率，但并未改善生存期。新近的研究显示，化疗后放疗能降低 N2 患者的死亡危险（HR＝0.855，$P = 0.0077$），基于此，NCCN 指南推荐完全性切除术后，N2 转移者辅助 4 周期化疗后加放疗。如果患者可耐受，可选择同期放化疗。IIIA 期患者的新辅助化放疗的研究正在进行中。

c. IIIB 期和 IV 期

对于部分可切除的 IIIB 期患者应先手术切除，术后予辅助放化疗。对于潜在可切除的 IIIB 期患者，可先行术前诱导放化疗或同步放化疗，诱导治疗结束后再争取手术切除。对于不能手术切除的患者，NCCN 指南推荐同步放化疗，之后再巩固化疗。恶性胸腔积液、心包积液的患者及 IV 期患者应给予全身治疗，包括化疗、分子靶向治疗、免疫治疗及支持对症治疗。

对于晚期复发、转移性 NSCLC 患者，含铂的化疗方案与最佳支持治疗相比可延长生存期、改善症状、提高生活质量。新药联合铂类总体有效率为 25%～35%，中位生存期为 8～10 个月，1 年生存率为 30%～40%，2 年生存率为 10%～15%。IIIB、IV 期患者及复发、转移的患者一线治疗包括以下几种选择。①化疗：三代新药联合铂类的两药标准化疗方案（NP、TP、DP、TP、GP 方案等）；②贝伐单抗联合化疗（非鳞状细胞癌，无咯血史，无中枢转移灶）；③培美曲赛加顺铂（非鳞状细胞癌）；④西妥昔单抗联合长春瑞滨（ⅢB 期和 Ⅳ 期，EGFR 表达，无脑转移）。对于 PS 为 0～1 且不适于贝伐单抗或西妥昔单抗治疗的晚期患者，推荐给予含铂方案进行一线化疗，但尚无证据表明某一含铂类的化疗方案能优于其他含铂方案。

在晚期 NSCLC 患者的二线治疗方面，可选择单药多西他赛、培美曲赛、厄洛替尼和吉非替尼治疗。已证实多西他赛可延长生存期，改善生活质量。国外资料显示培美曲赛与多西他赛相似，且毒性反应轻，但中国尚未批准用于 NSCLC 二线治疗。研究已证实，与最佳支持治疗相比，EGFR-TKI（厄洛替尼和吉非替尼）可延长东方人和不吸烟患者的中位生存时间并改善症状。目前没有标准的三线治疗，就生存期而言，厄洛替尼已被证实优于最佳支持治疗，对于未用过酪氨酸激酶抑制剂（TKI）的患者，吉非替尼可作为三线治疗。

d. 靶向治疗在晚期 NSCLC 中的应用及进展

（1）靶向治疗联合化疗。ECOG 4599 研究显示，贝伐单抗联合 TC 方案较单用 TC 方案能显著改善非鳞癌晚期患者的中位生存期（12.5 个月 vs 10.2 个月）。在 FLEX 研究中，西妥昔单抗联合 NP 方案化疗较单用 NP 方案化疗显著延长了总生存期（11.3 个月 vs 10.1 个月），且最新研究结果显示，K-RAS 基因突变不影响西妥昔单抗的疗效。目前贝伐单抗联合其他的两药化疗方案（GP 或 AP 方案）治疗晚期 NSCLC 患者的研究正在进行，初步结果显示耐受性良好。但遗憾的是，EGFR-TKI 联合化疗的 4 个 Ⅲ 期临床研究（INTACT-1 试验、INTACT-2 试验、TALENT 试验和 TRIBUTE 试验）均显示与单用化疗比，EGFR-TKI 联合化疗未能改善晚期患者的生存。

（2）靶向治疗作为一线治疗。在亚洲人群中进行的 IPASS 研究表明，一线治疗不吸烟或少吸烟肺腺癌晚期患者，吉非替尼与 TC 方案相比，可以显著改善 PFS，进一步亚组分析提示，吉非替尼对 EGFR 突变患者疗效好，而对于 EGFR 野生型患者几乎无作用。EGFR 突变患者接受 EGFR-TKI 疗效好，这进一步得到了西班牙的研究验证。该研究显示 EGFR 突变患者一线接受厄洛替尼治疗中位 TTP 及总生存期均明显优于一线化疗。

（3）靶向治疗作为维持治疗。目前的研究结果表明，厄洛替尼和贝伐单抗用于晚期 NSCLC 患者的维持治疗能延长 PFS，但 OS 无显著改善。SATURN 研究显示在 4 个周期的含铂一线化疗后，厄洛替尼维持治疗较安慰剂相比，PFS 得到显著改善（HR＝0.69，$P<0.0001$）。ATLAS 试验探讨了贝伐单抗联合厄洛替尼维持治疗的安全性及疗效。结果显示，与贝伐单抗联合安慰剂相比，PFS 得到明显延长（4.8 个月 vs 3.7 个月，$P=0.0012$）。此外，AVAIL 研究也显示贝伐单抗维持治疗较安慰剂能明显延长 PFS（4.6 个月 vs 3.2 个月，$P<0.05$）。上述维持治疗组的毒性反应轻微，可耐受。

（4）靶向治疗作为二线治疗。目前已有多个临床研究显示 EGFR-TKI 作为二线治疗较最佳支持治疗能显著延长晚期 NSCLC 患者的生存期并改善生活质量。BR-21 临床研究显示，厄洛替尼与安慰剂相比显著延长了患者中位 OS（6.7 个月 vs 4.7 个月），其作为二线治疗的安全性和疗效进一步得到了 Ⅳ 期临床研究 TRUST 的证实。2009 年，ASCO 会议上 Shepherd 等对 4 项随机临床研究结果的分析也表明，吉非替尼与多西紫杉醇相比，二线治疗晚期 NSCLC 具有相似的 OS 和 PFS，有效率更高。最近的 ZEST 和 ZODIAC 两个 III 期研究显示 Zactima（EGFR 单克隆抗体）二线治疗晚期 NSCLC 同样具有较佳的疗效。

2）SCLC 的分期综合治疗

小细胞肺癌的生物学特性与 NSCLC 不同，SCLC 具有更快的倍增时间、更高的生长指数，而且 SCLC 比 NSCLC 更早地出现广泛转移。诊断时大多数患者已经有血行转移，诊断时局限期患者只占 1/3，广泛期却占 2/3。80% 以上的远处转移为胸腔内转移，因此，只有少部分 I 期 SCLC 患者（2%～5%）有机会首选手术治疗。治疗策略方面，虽然 SCLC 对化疗、放疗高度敏感，但是大多数患者最终死于复发。局限期 SCLC 患者的标准治疗是放化疗联合，治疗目的是治愈性的。放疗增加局限期患者的局部控制率约 25%，局限期 SCLC 化放疗有效率为 70%～90%，中位生存期为 14～20 个月，2 年生存率为 40%。广泛期的标准治疗是化疗，治疗目的是姑息性的，化疗能缓解症状、延长生存，广泛期 SCLC 联合化疗的有效率为 60%～70%，中位生存期为 9～11 个月，2 年生存率不到 5%。

a. 外科治疗在局限期 SCLC 治疗中的地位

SCLC 因系全身性疾病，放化疗是其治疗的主要手段，单独外科手术已经退出 SCLC 治疗的舞台，但仍有极小部分患者（如 T1-2N0M0 者）可获益于手术与术前和（或）术后化疗联合的综合治疗。近期研究显示，病理明确局限于肺内的孤立病灶的 I 期小细胞肺癌，术后辅助化疗 5 年生存率达 70% 以上。但 T1N0 之外的患者化疗后手术切除残存病灶则未显示生存获益。有 III 期临床试验显示将经 CAV 方案化疗后的局限期 SCLC（T1N0 除外）患者，随机分至手术组及观察组，两组随后均接受胸部放疗与脑预防，结果显示两组患者生存无差异。日本的研究显示完全切除的 I～IIIA 期 SCLC，术后辅助 EP 方案化疗，结果表明 I、II 和 IIIA 期患者的 5 年生存率分别为 69%、38% 和 40%。这说明手术联合放化疗能使部分局限期患者生存获益。

b. 局限期 SCLC 患者的治疗

临床分期 T1～2N0M0 者，可选择外科切除，完全切除术后，若无淋巴结转移，辅助化疗 4～6 个周期；若有淋巴结转移，进行化放疗。既往的荟萃分析显示在化疗的基础上联合胸部放疗能增加 3 年生存率。Murray 和 Coldman 进行的荟萃分析认为，EP 方案同期放疗优于化疗后序贯放疗。此外，荟萃分析还显示非 T1～2N0M0 的局限期者，目前的标准治疗是化疗、放疗联合治疗，同期放化疗优于序贯和交替化放疗，序贯与交替化放疗未见显著差别。NCCN 指南也推荐对于局限期 SCLC 患者优先选择同期化放疗。化疗方案以 EP 方案为标准方案，代替了过去以顺铂及烷化剂为主的方案。

关于 SCLC 患者脑预防性放疗的应用方面，既往的研究提示脑预防放疗（PCI）可减少脑转移发生率，但并不提高生存率。而近期的荟萃研究分析显示对一线治疗后完全缓解及接近完全缓解的局限期 SCLC 进行 PCI 能降低脑转移的发生率，提高总生存期和无疾病进展生存期，故目前局限期 SCLC 患者全身化疗达到缓解后行 PIC 已成为标准治疗。

c. 广泛期 SCLC 患者的治疗

目前认为对于广泛期 SCLC 患者联合化疗优于单药化疗，近年倾向两药联合。顺铂或卡铂联合 VP-16 (EP 和 EC) 被认为是目前的标准一线方案, EP/EC 方案有效率高达 70% 以上。近年来的研究致力于探讨三代新药与铂类联合能否超越 EP/EC 方案而成为 SCLC 新的标准方案。日本的 III 期研究显示 IP (CPT-11/DDP) 方案优于 EP 方案, 而最近的北美洲一些国家和德国的验证研究中却显示 IP 方案与 EP 方案疗效相当, 可作为临床的一线化疗选择。另一项 III 期临床研究显示拓扑替康/DDP 与 EP 方案的疗效相当。其他一些含新药的方案并没有显著优于 EP 和 EC 方案, 故尚不推荐临床一线使用。

大部分 SCLC 虽然一线治疗有效, 但复发转移难以避免, 一线治疗 3 个月后复发称为敏感复发, 而 3 个月内复发称为耐药复发。敏感复发者二线治疗的有效率可达 30%～40%, 而耐药复发者二线治疗有效率不到 10%。目前, SCLC 患者二线治疗没有标准方案, NCCN 指南推荐对于一线 EP 或 EC 方案化疗后进展的 SCLC 患者二线可选择单用拓扑替康或 CAV 方案化疗。

d. 治疗 SCLC 的新化疗药及分子靶向药物

新化疗药物方面, 氨柔比星、Picoplatin 和培美曲赛等多个药物正在 SCLC 患者中进行一线、二线和三线治疗的临床研究, 初步结果表明有明显治疗效果, 但临床常规应用还需大样本的 III 期临床研究进一步支持。

SCLC 的分子靶向治疗的研究虽然不如 NSCLC 如火如荼, 但亦细水长流般地进行, 主要集中于抗肿瘤血管药物和 BCL-2 抑制剂两个方面。血管生成抑制剂包括沙利度胺、贝伐单抗, 以及索拉非尼、舒尼替尼等。上述药物的 II 期临床研究初步结果显示抗血管生成治疗对 SCLC 有一定的作用, III 期临床研究正在进行当中。Oblimersen 是一种抗 BCL-2 的新药, 临床前的研究显示联合化疗治疗 SCLC 有获益潜力, I-II 期临床研究正在进行。此外, 小分子酪氨酸激酶抑制剂 (TKI) 吉非替尼和厄洛替尼等目前已经进入早期临床研究, 具体疗效有待临床研究结果的明确。

四、乳 腺 癌

(一) 流 行 病 学

乳腺癌是妇女中最常见的恶性肿瘤之一。乳腺癌的发病率、死亡率均以西欧和北美高居首位, 而亚洲、拉丁美洲和非洲相对较低, 但近年亦有逐年增高的趋势。在美国乳腺癌是女性最常见的恶性肿瘤, 在癌症死因中仅次于肺癌, 居第二位。美国癌症协会统计, 2009 年美国新诊断乳腺癌病例约 194 280 例, 有近 40 610 例患者死于乳腺癌。中国虽不是乳腺癌的高发国家, 但其发病的增长速度却高出高发国家。西方妇女乳腺癌多发生在绝经期后, 而我国乳腺癌发病的第一高峰在 40～45 岁, 比西方国家提早了 10～15 年, 25 岁以下少见, 男女比例为 1∶99。据我国肿瘤防治办公室和卫生部卫生统计信息中心统计, 2005 年, 我国女性乳腺癌发病率为 24.8/10 万, 居各类癌症之首, 并导致 48 164 人死亡。更可怕的是, 2000 年至 2005 年, 我国乳腺癌发患者数增加了 38.5%, 势头迅猛。我国城市女性乳腺癌发病率远远高于农村女性, 城市女性乳腺癌高发的因素是普遍的晚婚晚育、较少的生育次数和较短的哺乳时间, 以及快速紊乱的都市生活, 这都导致内分泌紊乱, 诱发乳腺癌。虽然乳腺癌的病因尚不清楚, 但许多高危因素已经确定, 包括: 有乳腺癌家族史, 特别是母亲或姐妹曾患乳腺癌; 月经初潮过早;

绝经过迟；高龄初产；长期激素替代治疗；胸部放射线接触史；乳腺良性增生病史；曾患功能性子宫出血或子宫体腺癌者；肥胖，尤其是绝经后显著肥胖或伴有糖尿病者；乳腺癌易感蛋白1（BRCA1）及乳腺癌易感蛋白2（BRCA2）基因突变等。

（二）乳腺癌的诊断与分期

1. 乳腺癌的诊断

（1）临床表现　①乳房肿块：一般多为单发，质地较硬，增大较快，可活动，如侵及胸肌或胸壁则活动性差或固定。乳腺肿块常为患者就诊的首发症状，为了早期发现，应强调定期做自我检查。②乳头溢液：可为血性或浆液性，此时可涂片做细胞学检查。③皮肤橘皮样改变和乳头内陷，为癌侵及皮肤和乳头的表现。④区域淋巴结转移：常见腋窝和锁骨上淋巴结肿大，质硬、活动、融合或固定。⑤血行转移：多见于肺、肝、骨和脑等转移，并出现相应的临床表现。⑥炎性乳腺癌：表现为乳房皮肤呈炎症样改变，由局部可扩大到全乳房，皮肤颜色由浅红色到深红色，同时伴有皮肤水肿、增厚、表面温度升高。

（2）诊断检查方法　①乳腺钼靶X射线光片：阳性所见有密度增高、边界不规则的肿块或结节阴影，皮肤水肿，乳腺结构紊乱和砂粒样钙化等。乳腺钼靶X射线光片可显示5mm的微小肿物，检出乳腺癌比临床诊断早2.5～3.5年。②近红外线乳房扫描：外围型深灰或黑色吸光团；实性黑色吸光团；血管型深灰或黑色吸光团；血管增粗、增多；单发或多发的灰色吸光影。前三者可考虑恶性，后两者交叉出现应高度怀疑。③B超检查：实性低回声肿块，凹凸不平，边界断续，内部回声不均匀，分叶状或卵圆形后壁不清，有不同程度的后方声像衰减表现；过强回声灶；不规则的实性破坏回声区；不典型囊性肿物，可为囊性乳头状癌或浸润性导管癌。B超检查还有助于发现肝或区域淋巴结转移情况。④病理学检查：早期导管内癌有乳头溢液者，脱落细胞学检查阳性率约为50%；乳头糜烂疑Paget病者可做刮片或印片，阳性率为70%～80%；针吸细胞学检查可部分代替冰冻切片，阳性可确诊，阴性不能除外，应做进一步活检明确诊断；活检包括切除及切除活检，可明确病变性质。对疑难病理可借助免疫组化检查。⑤激素受体检查：通常检查雌激素受体（ER）和孕激素受体（PR），以便指导临床选择内分泌治疗。同时应进行Cerb B-2检测，结果为阴性者，显示其内分泌治疗有效，预后好；阳性者内分泌治疗无效，预后差。⑥癌基因和抑癌基因检查：近年兴起的分离及克隆*BRCA1*和*BRCA2*的研究加深了人们对家族性乳腺癌的认识，50%～80%的乳腺癌、卵巢癌与上述两个基因的突变有关，所有的乳腺癌均有常染色体的变异。目前已发现乳腺癌散发病例存在基因或基因产物（如HER-2/neu与cyclinD1）的过度表达。

2. 乳腺癌的病理分类

（1）非浸润性：小叶原位癌和导管内癌。

（2）早期浸润性癌：即非浸润性癌开始突破基底膜者。

（3）浸润性：①非特殊型乳腺癌：浸润性导管癌（多见，占浸润性癌的半数）、硬癌、单纯癌、髓样癌和腺癌。硬癌的恶性程度高、侵袭性强、易转移。有淋巴细胞浸润的髓样癌预后较好。②特殊型乳腺癌：乳头状癌、黏液腺癌、乳头派杰病和腺管样癌。其他少见的癌有大汗腺癌、鳞状细胞癌、黏液表皮样癌、类癌、未分化癌和分泌型癌等。特殊型癌一般较非特殊型的预后好。派杰病发展慢，预后好。黏液腺癌发病年龄较大，生长缓慢，转移较迟，预后较好。腺管样癌较少见，发展慢，恶性度低。此外，少见的还有乳腺肉瘤，包括恶性纤维组织细胞肉瘤、血管肉瘤、脂肪肉瘤和平滑肌肉瘤，一般发展慢，局部扩展为主，淋巴道和血行转移较少。

3. 乳腺癌的 TNM 分期（AJCC，2003）（表 2-4-21）

表 2-4-21　乳腺癌的 TNM 定义

原发肿瘤（T）

TX　原发肿瘤无法评估

T0　没有原发肿瘤证据

Tis　原位癌

　　　Tis（DC IS）：导管原位癌

　　　Tis（LCIS）：小叶原位癌

　　　Tis（Paget's）：乳头 Paget 病，不伴有肿块

　注：伴有肿块的 Paget 病按肿瘤大小分类

T1：肿瘤最大直径≤2cm

　T1mic：微小浸润癌，最大直径≤0.1cm

　注：如果有多个微浸润灶，则按最大浸润灶分类，不能将各个微浸润灶相加；如果有多个较大浸润灶时，应
　　　将其注明

　T1a：肿瘤最大直径＞0.1cm，但≤0.5cm

　T1b：肿瘤最大直径＞0.5cm，但≤1cm

　T1c：肿瘤最大直径＞1cm，但≤2cm

T2：肿瘤最大直径＞2cm，但≤5cm

T3：肿瘤最大直径＞5cm

T4：不论肿瘤大小，直接侵犯胸壁（a）或皮肤（b），如下所述

　T4a：侵犯胸壁，不包括胸肌

　T4b：患侧乳腺皮肤水肿（包括橘皮样变）、溃破或限于同侧乳房皮肤的卫星结节

　T4c：T4a 与 T4b 并存

　T4d：炎性乳腺癌

区域淋巴结（N）

（1）临床

NX：区域淋巴结无法评估（如已被切除）

N0：无区域淋巴结转移

N1：同侧腋窝淋巴结转移，可活动

N2：同侧腋窝淋巴结转移，固定或相互融合；或虽然缺乏同侧腋窝淋巴结转移的临床证据，但有临床证据 * 显示的同侧内乳淋巴结转移

　N2a：同侧腋窝淋巴结转移，互相融合或与其他组织固定

　N2b：仅有临床证据 * 显示的同侧内乳淋巴结转移，而无腋窝淋巴结转移的临床证据

N3：同侧锁骨下淋巴结转移伴或不伴腋窝淋巴结转移；或有临床证据 * 显示同侧内乳淋巴结转移和腋窝淋巴结转移；或同侧锁骨上淋巴结转移，伴或不伴腋窝或内乳淋巴结转移

　N3a：同侧锁骨下淋巴结转移

　N3b：同侧内乳淋巴结及腋窝淋巴结转移

　N3c：同侧锁骨上淋巴结转移

　* "临床证据"的定义为：影像学检查（除外淋巴显像）或体检发现，或大体病理标本即可见的异常

（2）病理学分期（pN）a

pNX：区域淋巴结无法评估（如已被切除，或未行病理学检查）

pN0：无组织学显示的区域淋巴结转移，未对孤立肿瘤细胞（isolated tumor cell，ITC）行进一步检查

注：ITC指单个肿瘤细胞，或直径不超过 0.2mm 的细胞团，通常需要由免疫组织化学（IHC）或分子生物学方法检测，有时也可经 HE 染色证实。ITC 通常不具有增殖或间质反应等恶性特征

pN0（i2）：组织学检查区域淋巴结无转移，IHC 技术检查阴性

pN0（i+）：组织学检查区域淋巴结无转移，IHC 技术检查阳性，但小簇细胞直径不超过 0.2mm

pN0（mol2）：组织学检查区域淋巴结无转移，分子生物学方法（RT2PCR）b 测定阴性

pN0（mol+）：组织学检查区域淋巴结无转移，分子生物学方法（RT2PCR）b 测定阳性

a：pN 分类以腋窝淋巴结切除或合并前哨淋巴结活检为基础。如果仅施行前哨淋巴结活检，未行腋窝淋巴结切除，则应特别标示（sn）代表前哨淋巴结，如 pN0（i+）（sn）

b：逆转录/聚合酶链反应

pN1：1～3 个腋窝淋巴结转移和（或）通过前哨淋巴结活检，显微镜下发现内乳淋巴结转移，但无临床证据 **

pN1mi：微小转移（>0.2mm，<2.0mm）

pN1a：1～3 个腋窝淋巴结转移

pN1b：通过前哨淋巴结活检，发现内乳淋巴结微小转移，但无临床证据 **

pN1c：1～3 个腋窝淋巴结转移以及通过前哨淋巴结活检发现内乳淋巴结微小转移，但无临床证据 **（如果阳性腋窝淋巴结 > 3 个，内乳淋巴结转移被归为 pN3b 以反映肿瘤负荷增加）

pN2：4～9 个腋窝淋巴结转移；或内乳淋巴结，但腋窝淋巴结无转移

pN2a：4～9 个腋窝淋巴结转移（至少一个转移病灶>2.0mm）

pN2b：临床证据 * 显示内乳淋巴结，但腋窝淋巴结无转移

pN3：大于或等于 10 个腋窝淋巴结转移，或锁骨下淋巴结转移，或临床证据 * 显示同侧内乳淋巴结转移，同时有 1 个或更多腋窝淋巴结阳性；或多于 3 个腋窝淋巴结转移伴内乳淋巴结临床阴性但有镜下转移；或同侧锁骨上淋巴结转移

pN3a：大于或等于 10 个腋窝淋巴结转移（至少一个直径>2.0mm），或锁骨下淋巴结转移

pN3b：临床证据 * 显示同侧内乳淋巴结转移，同时有一个或更多腋窝淋巴结阳性；或多于 3 个腋窝淋巴结转移，同时前哨淋巴结活检发现内乳淋巴结有镜下转移，但无临床证据 **

pN3c：同侧锁骨上淋巴结转移

* "临床证据"的定义为：影像学检查（除外淋巴显像）或临床体检异常

** "无临床证据"的定义为：影像学检查（除外淋巴显像）或临床体检未发现异常

远处转移（M）

MX：远处转移无法评估

M0：无远处转移

M1：有远处转移

（三）乳腺癌的综合治疗原则

从 20 世纪 50 年代 Fisher 等提出乳腺癌是一种全身性疾病开始，乳腺癌系统性辅助治疗在乳腺癌治疗中的地位就开始得到广泛的重视。乳腺癌辅助性化疗的研究结果显示，辅助性化疗可使乳腺癌死亡率下降约 25%，这些研究结果奠定了辅助性治疗在乳腺癌治疗中的重要地位。乳腺癌的治疗重点已从以往的单纯性手术治疗向综合性治疗发展，根据肿瘤分期、生物学特征和患者情况，乳腺癌的综合治疗包括手术、放疗、化疗、内分泌治疗及其他生物治疗。具体到每一个病例，个体化综合治疗方案是由上述多

种治疗的不同组合和不同顺序组成的。

1. 原位癌

原位导管癌的治疗可采用原位切除术、手术联合放疗、内分泌治疗或乳腺切除术。保乳手术后复发的大部分患者还可以接受挽救性乳腺切除术。保乳手术后进行内分泌治疗（他莫昔芬）可以作为降低原位导管癌患者，尤其是 ER（＋）患者同侧乳腺复发风险的策略。原位导管癌复发病例大部分都是接受了保乳手术的患者，复发部位往往离原发部位很近。在初治后的局部复发病例中大约有一半的病例仍然为原位导管癌，其余的为浸润性癌，局部复发诊断为浸润癌的患者应该按照初诊为浸润癌患者的治疗原则接受系统的治疗。

2. 早期可手术切除的乳腺癌

早期可手术切除的乳腺癌患者包括乳腺区段切除保乳术后联合放射治疗的患者或者全乳腺切除术患者，随即研究显示这两种治疗策略是等效的。对于 70 岁以上，临床淋巴结阴性且 ER（＋）的患者，研究显示，可接受保乳手术（手术切缘阴性）联合内分泌治疗（他莫昔芬或芳香化酶抑制剂）而不加放疗。业已证实，按照患者对内分泌治疗的反应进行个体化辅助性全身治疗可提高长期生存率。根据大型随机对照临床研究结果，荟萃分析显示大部分早期乳腺癌患者应接受辅助性治疗。对于早期乳腺癌接受辅助化疗的患者，放疗应在化疗完成后进行。

1）新辅助化疗

NSABP B-18 实验的结果显示，术前化疗能够提高保乳手术比例。已有一些化疗方案被作为术前化疗方案接受了评估。专家组认为那些推荐的辅助化疗方案也适用于术前化疗。NSABP B-27 是一项关于浸润性乳腺癌患者的随机 III 期临床试验，患者被随机分为三组：术前多柔比星联合环磷酰胺（AC 方案），共 4 个周期，随后仅接受局部治疗；术前 4 个周期 AC 方案序贯 4 个周期的多西他赛治疗，随后局部治疗；术前 4 个周期 AC 方案，局部治疗后接受 4 个周期多西他赛。结果显示，在手术时，接受 4 个周期 AC 方案＋4 个周期多西他赛术前化疗患者的病理完全缓解率高于仅接受 4 个周期 AC 方案治疗的患者，但多西他赛治疗后无病生存期和总生存期没有改善。对于接受新辅助治疗的 HER-2 阳性患者，将曲妥珠单抗加入紫杉醇序贯 FEC 的新辅助化疗可以使病理完全缓解率从 26％提高到 65.2％（$P=0.016$）。因此，对于 HER-2 阳性肿瘤，在新辅助化疗方案中加入曲妥珠单抗似乎十分重要。

2）新辅助内分泌治疗

一些随机临床试验评价了新辅助内分泌治疗用于 ER 阳性的绝经后乳腺癌患者的临床价值。根据这些临床试验，单用阿那曲唑或来曲唑可取得更高的保乳手术率和客观缓解率；如果需要对激素受体阳性的绝经后乳腺癌患者进行术前新辅助内分泌治疗，那么芳香化酶抑制剂是首选的治疗药物。

3）辅助内分泌治疗

ER 或 PR 阳性的浸润性乳腺癌患者，不论其年龄、绝经状况、淋巴结状况、肿瘤的 HER-2 状态如何或是否应用辅助化疗（除外淋巴结阴性、直径≤0.5cm 或直径在 0.6～1.0cm 但具有较好预后因素的患者）都应考虑辅助内分泌治疗。辅助性内分泌治疗对于绝经前和绝经后激素受体阳性的患者均是很重要的，其治疗目的在于通过抑制雌激素与特异性雌激素受体的结合及抑制雌激素的合成这两方面阻断雌激素对肿瘤细胞的刺激作用。对于绝经前激素受体阳性的患者，一线内分泌治疗使用他莫西芬和（或）促性腺素释放激素（GnRH）激动剂，后者诱导可逆性的卵巢功能抑制及闭经状态，可改善患者生存并保留年轻患者的生育能力。外科卵巢切除术是二线内分泌治疗，芳香化酶抑制剂是三线内分泌治疗。对于绝经期后激素受体阳性的患者，第三代芳香化酶抑制剂（阿那曲唑、来曲唑和依西美坦）的出现对他莫西芬的地位提出了挑战。各项研究结果均显示，对绝经后的乳腺癌患者应用第三代芳香化酶抑制剂，无论是作为初始辅助治疗、序贯治疗或后续强化治疗，与单独应用他莫西芬相比能进一步降低复发风险，包括同侧复发、对侧和远处转移的风险。

4）辅助化疗

乳腺癌术后辅助化疗可明显提高乳腺癌患者的无病生存率和长期生存率。根据现有的大量相关研究结果，比较一致的观点认为乳腺癌术后辅助化疗应选择联合化疗方案，乳腺癌术后 4～6 个疗程的联合化疗即可产生最佳的辅助化疗疗效。

从 20 世纪 70 年代以来经研究证实，由于 CMF（环磷酰胺＋甲氨蝶呤＋氟尿嘧啶）方案可明显延长患者无病生存期和总生存期而在乳腺癌术后辅助化疗中得到广泛应用。随后大量研究表明以蒽环类药物为基础的化疗方案更为强烈，比 CMF 方案更为有效（年复发风险与年死亡风险分别下降 12％和 11％）。但是，2010 年 ASCO 会议上报道认为早期乳腺癌试验者合作组的分析没有考虑 HER-2 状态对蒽环类方案和 CMF 方案疗效潜在的影响。回顾性研究显示，蒽环类化疗方案的优势可能仅限于 HER-2 阳性的乳腺癌患者。

近年紫杉醇类药物在乳腺癌辅助化疗中的地位引人注目，两项随机试验比较了腋窝淋巴结阴性的乳腺癌患者接受 AC 方案联合或不联合紫杉醇序贯化疗的疗效，结果显示，联合紫杉醇治疗可以使无病生存率提高，其中一项试验结果还显示联合紫杉醇治疗使总生存率提高。2010 年，ASCO 会议上报道了东部肿瘤协作组 E1199 研究的结果，该研究是一项 4 方案试验，纳入的 4950 例患者被随机分组分别接受 AC 序贯紫杉醇或序贯多西他赛治疗，并分别采用每 3 周方案或每周方案。中位随访 63.8 个月的结果显示，两种紫杉醇类药物和两种给药方案的无病生存率及总生存率差异无统计学意义。随后的一系列比较分析显示，每周紫杉醇方案在无病生存率与总生存率方面均优于每 3 周方案；而同为每 3 周给药方案，多西他赛在无病生存方面优于紫杉醇，但两方案在总生存方面无差别。根据这些研究结果及来自 CALGB9741 试验的结果——后者显示剂量密集 AC 序贯紫杉醇双周方案的生存获益优于 AC 序贯紫杉醇 3 周方案。

2010 年，ASCO 会议上报道了数项回顾性研究评估化疗受益与雌激素受体状态之间的相互关系。这些研究评估了化疗对接受内分泌辅助治疗的 ER 阳性患者相对于未接受内分泌辅助治疗的 ER 阴性患者在乳腺癌复发风险方面的作用。这些分析表明，ER 阴性患者可从化疗中获益更多。Berry 等的研究结果证实 ER 阴性患者接受化疗后 5 年无病生存率提高了 22.8％，而 ER 阳性接受化疗组仅提高 7％。

5）曲妥珠单抗-分子靶向治疗

Her-2/neu 基因扩增或过度表达的乳腺癌患者无病生存期较短，肿瘤常对 CMF 方案及他莫西芬耐药，应考虑含蒽环类的联合化疗方案。针对 Her-2 的曲妥珠单抗用于乳腺癌的辅助治疗取得了明显疗效。2010 年，ASCO 会议上公布的 NSABP B31 试验、NCCTG N9831 试验、FinHer 试验和 HERA 试验均表明曲妥珠单抗可改善无病生存率及总生存率。有研究提示，在化疗治疗后序贯给予曲妥珠单抗治疗的疗效不及化疗与曲妥珠单抗同步联用有效。

3. 局部晚期乳腺癌

　　局部晚期乳腺癌包括晚期原发乳腺癌、晚期淋巴结转移和炎性乳腺癌。综合化学治疗、外科手术治疗和放射治疗的方案有益于局部晚期乳腺癌。近年来，越来越多的局部晚期乳腺癌患者接受了新辅助化疗。新辅助化疗的意义在于：①对微小转移病灶提供可能的早期治疗；②为较大可手术乳腺癌提供保乳机会；③为不可手术乳腺癌创造手术机会；④为术后辅助化疗提供有化疗敏感性依据的个体化治疗。许多研究显示，以蒽环类药物（阿霉素或表阿霉素）联合环磷酰胺为基础，加或不加 5-氟尿嘧啶或紫杉醇类药物组成 AC、EC、FAC、FEC 或 TAC 联合化疗是有效的新辅助化疗方案。目前已达成共识的是一共化疗 8 个疗程，可进行 8 疗程的手术前新辅助化疗，也可进行 4 个疗程的术前新辅助代疗＋4 个疗程辅助化疗。内分泌治疗在激素受体阳性乳腺癌患者术前新辅助治疗中的地位尚未达成共识。炎性乳腺癌是一种最具侵袭性的局部晚期乳腺癌，基于蒽环类药物和紫杉醇类药物的新辅助化疗方案是主要的化疗方案。

　　目前，乳腺癌新辅助化疗主要应用于局部晚期乳腺癌的治疗，是局部晚期乳腺癌的标准治疗方案之一。它有助于局部晚期乳腺癌的原发病灶及区域淋巴结降低乳腺癌分期，使原先不能手术的肿瘤通过化疗能有效缩小肿瘤原发病灶。目前在国外新辅助化疗还被作为非局部晚期乳腺癌保留乳房手术的术前治疗，其目的是提高保留乳房手术的成功率并减少术后局部的复发。1998 年报道的 NSABP B218 和 2000 年报道的 EORTC 10902III 期临床试验结果发现，对于主要为临床 I 期和 II 期的乳腺癌患者来说，标准的 AC 和 CEF 新辅助化疗对可手术乳腺癌原发灶客观有效率为 49%～79%，新辅助化疗后区域淋巴结转移阳性的乳腺癌中，有 23%～37% 转为淋巴结阴性，新辅助化疗组中有更多的患者可以接受保留乳房手术，新辅助化疗后达到病理完全缓解的患者长期生存率有显著性提高。至今为止，尚无大样本随机临床试验证明新辅助化疗是否能提高局部晚期乳腺癌患者的长期生存率。

4. 转移性和复发性乳腺癌

　　目前，转移性和复发性乳腺癌的治疗目标是改善生活质量、控制疾病症状及延长患者生存。虽然外科治疗和放射治疗仍是转移性和复发性乳腺癌综合治疗的一部分，但全身治疗是主要治疗方式。决定转移性和复发性乳腺癌治疗的因素包括患者因素和肿瘤因素，除此以外，患者对先前治疗的反应、从诊断及上次治疗以来患者的无病间隔时间，以及转移灶的部位和范围均是制订治疗策略需要考虑的因素。

　　1）化疗在复发性和转移性乳腺癌治疗中的地位

　　复发性和转移性乳腺癌的治疗较为困难，最有效的药物是阿霉素、表阿霉素、紫杉醇及多西紫杉醇等。目前较常用的复发性和转移性乳腺癌化疗策略是：首选化疗由 CMF 方案转为含蒽环类和（或）紫杉醇的方案。未接受过含蒽环类方案的复发乳腺癌患者应进行蒽环类化疗；在辅助治疗中已接受过蒽环类化疗的患者可先选择紫杉醇单药或与卡培他滨联合的化疗方案；已接受过蒽环类和紫杉醇类的患者，可以卡培他滨单药化疗作为一线治疗。

(1) 单药化疗：紫杉醇类药物和蒽环类药物是最常用于一线或二线的化疗药物。若上述治疗失败，还可选用卡培他滨、吉西他滨或长春瑞滨，总有效率为 20%～25%。单药化疗对转移性乳腺癌的有效率见表 2-4-22。

表 2-4-22　单药化疗对转移性乳腺癌的有效率

化疗药物	有效率/%		
	一线	二线	使用蒽环类和紫杉醇类药物后
阿霉素（含脂质体阿霉素）	40～50	32～36	—
表阿霉素	52～68	25～35	—
紫杉醇	29～63	19～57	—
多西紫杉醇	47～65	39～58	17
卡培他滨	20～30	20～27	20
吉西他滨	23～37	13～41	22
长春瑞滨	40～44	17～36	25

(2) 联合化疗：与化疗药物单药序贯治疗相比，联合化疗的肿瘤缓解率较高，肿瘤进展时间较长，同时毒性也较大，而总生存期二者相似。一项研究显示，与多西紫杉醇单药治疗转移性乳腺癌相比，多西紫杉醇与卡培他滨联合化疗方案具有生存方面的优势。共 511 例蒽环类药物治疗失败的转移性乳腺癌患者分别接受多西紫杉醇（100mg/m²）单药治疗或多西紫杉醇（75mg/m²）联合卡培他滨（2500mg/m²，共 14 天，每 21 天重复）治疗。结果联合化疗组和单药化疗组的总有效率分别为 42% 和 30%，肿瘤进展时间分别为 6.1 个月和 4.2 个月，总生存期分别为 14.5 个月和 11.5 个月。联合化疗组和单药化疗组均出现 3 级或 4 级毒性反应。多西紫杉醇单药化疗组出现较多的中性粒细胞减少性发热、肌痛和关节疼痛；而多西紫杉醇与卡培他滨联合化疗出现较多的腹泻、胃炎、恶心、呕吐和手足综合征。

另一项类似的研究也显示紫杉醇与吉西他滨联合化疗较紫杉醇单药治疗具有生存方面的优势，吉西他滨也因本研究被美国 FDA 批准用于转移性乳腺癌的一线治疗。

ECOG1193 研究采用了交叉设计，直接比较了单药序贯治疗与联合化疗对转移性乳腺癌患者的疗效和毒性。739 例患者随机入组阿霉素（A）和紫杉醇（T）单药序贯治疗及 AT 方案联合化疗。AT 方案联合化疗组的总有效率（47%）明显高于阿霉素单药组（36%）和紫杉醇单药组（34%）；AT 方案联合化疗组的治疗失败时间（8.2 个月）也优于阿霉素单药组（6.0 个月）和紫杉醇单药组（6.3 个月）。然而，联合化疗组在总生存期方面与单药序贯治疗组无明显差别。联合化疗组出现 3 级或 4 级毒性反应的概率也高于单药序贯治疗组。

2）内分泌治疗在复发性和转移性乳腺癌治疗中的地位

对于激素受体阳性的乳腺癌患者，内分泌治疗较化学治疗安全性高。对绝经前激素受体阳性乳腺癌患者，单用他莫昔芬、GnRH 类似物或卵巢切除等内分泌治疗疗效与化疗相似。他莫昔芬联合 GnRH 类似物内分泌治疗明显优于化学治疗，并已成为标准治疗。不适合接受内分泌治疗的转移性乳腺癌患者包括：①激素受体阴性；②内分泌治疗过程中肿瘤进展；③症状或巨大肿块迅速进展，上述患者宜接受化学治疗。

3）单克隆抗体在复发性和转移性乳腺癌中的地位

人类第一个靶向癌基因的单克隆抗体曲妥珠单抗（商品名赫塞汀，Herceptin）与人上皮生长因子受体 2（human epidermal-growth-factor receptor 2，HER-2）结合，同样适用于转移性乳腺癌的治疗。采用免疫组织化学染色技术确定 HER-2 表达状况或采用荧光原位杂交技术分析 *HER-2* 基因扩增状态对于选择合适曲妥珠单抗治疗病例是很重要的。曲妥珠单抗单药对曾经接受过很多治疗的合适病例仍有效。曲妥珠单抗联合化疗药物作为一线治疗具有进一步改善生存的优势。

4）双磷酸盐在乳腺癌骨转移中的应用

双磷酸盐药物作为乳腺癌骨转移中的基础用药地位已达成专家共识，其应用目的包括：①减轻骨转移疼痛；②治疗高钙血症；③减少骨转移后的病理性骨折、椎体压缩及脊髓压迫等并发症；④减少骨转移病灶的放射治疗。双磷酸盐用于恶性肿瘤骨转移的机制在于：①直接抗肿瘤细胞并促进肿瘤细胞凋亡；②抑制肿瘤生长因子的释放；③影响肿瘤细胞黏附、侵袭和活力；④抗肿瘤血管生成的作用。骨转移特别是溶骨性转移的患者，假如预期生存期在 3 个月以上，而肌酐水平低于 3mg/dl，应给予双磷酸盐加柠檬酸钙和维生素 D 治疗。

五、胃　　癌

1. 流行病学

胃癌是全球发病率较高的恶性肿瘤之一。有关资料显示，全球每年新发胃癌 87 万例，占所有新发癌症病例的 9%，仅次于肺癌、乳腺癌和肠癌，居第四位。每年约有 64 万人因胃癌死亡，居癌症死因的第二位。

在日本，胃癌是男性最常见的肿瘤。第二次世界大战之后，全球胃癌的发病率逐渐下降。2009 年美国胃癌的新发病例估计有 21 130 例，因胃癌死亡的人数约 10 620 例。在发达国家，贲门癌的发病率紧随食管癌之后；但与食管癌不同，胃癌的发病率自 1998 年以后保持稳定。非贲门部位的胃癌也显示出明显的地理差异，日本、哥斯达黎加、秘鲁、巴西、中国（包括台湾地区）、韩国、智利等国家与地区此类型胃癌的发病率很高。与西方国家近端胃癌发病率升高不同，非近端胃癌仍然是日本和世界其他地区胃癌的主要形式，这种变化的原因目前仍不明确。

最新的全国癌症登记数据估计 2015 年我国男性胃癌死亡率为 339.3/10 万，女性为 158.7/10 万，分别是欧美发达国家的 4.2～7.9 倍和 3.8～8.0 倍，并且有明显的地区和城乡差异，城市为 15.3/10 万，农村为 24.4/10 万，农村是城市的 1.6 倍。

胃癌的病因尚未完全明确，但其发病机制是个多因素和多阶段的过程，其中以幽门螺杆菌感染、吸烟、高盐饮食、癌前病变及遗传易感性为主要因素。目前胃癌的总体治疗效果差，5 年生存率仅为 15%～20%，这主要与发现时肿瘤分期偏晚及手术后肿瘤复发率较高有关。因此，强调疾病的"三早预防"，强调多学科和个体化治疗模式有助于胃癌整体诊疗水平的提高。

2. 诊断

1) 临床表现

a. 症状

早期胃癌的症状与胃炎、胃溃疡等无明显差异，主要包括：①上腹饱胀不适、隐痛，以饭后为重；②食欲减退、嗳气和反酸。

进展期胃癌除上述症状加重外，常出现：①体重减轻、贫血和乏力；②胃部疼痛；③恶心、呕吐及吞咽困难；④出血、呕血和黑便；⑤其他，如腹泻和转移灶症状等。

晚期患者可出现严重消瘦、浮肿、发热、黄疸和恶病质等。

b. 体征

①上腹部深压痛，偶伴轻度肌抵抗感，常是早期胃癌唯一的体征；②腹部肿块，幽门窦或胃体的进展期胃癌，偶可扪及上腹部肿块，女性患者于中下腹扪及肿块，有可能是 Krukenberg 瘤；③胃肠梗阻体征；④腹水征；⑤锁骨上淋巴结肿大；⑥直肠前窝肿物；⑦脐部肿物等。

2) 诊断检查

初治的患者应接受全面的病史询问、体格检查、全血细胞计数（CBC）、血清生化分析、胸腹部影像学检查及完整的上消化道内镜检查。对于女性患者，还建议行盆腔 CT 扫描或超声检查。对于肿瘤有可能切除的患者，建议行内镜超声检查。2010 年，NCCN 指南还推荐进行幽门螺杆菌检查，有临床指征时应给予适当治疗。PET/CT 或 PET 扫描是可选择的检查。PET 扫描有助于预测胃癌患者术前化疗的疗效及评估复发。无转移证据时尽管 PET 可能会出现假阳性，但也可能有价值，目前其对胃癌的诊断作用仍需进一步研究评估。

3. 胃癌的分期

常用的胃癌分期系统主要有两种，即 UICC 制定的 TNM 分期（表 2-4-23 和表 2-4-24）及日本胃癌研究会制定的分期系统（表 2-4-25 至表 2-4-27）。这两个分期系统的相似之处是都依赖于原发肿瘤生长情况、淋巴结受累的范围，以及是否存在远处转移。

表 2-4-23　UICC/AJCC 胃癌 TNM 分期

原发肿瘤（T）

TX：原发肿瘤无法评估

T0：无原发肿瘤证据

Tis：原位癌，上皮内癌没有侵犯黏膜层

T1：肿瘤侵及黏膜层或黏膜下层

T2：肿瘤侵及黏膜肌层或浆膜下层 *

　　T2a：肿瘤侵及黏膜肌层

　　T2b：肿瘤侵及浆膜下层

T3：肿瘤穿透浆膜层（脏层腹膜），没有侵犯邻近结构 ** ***

T4：肿瘤侵犯邻近结构 ** ***

　* 肿瘤穿透黏膜肌层，侵犯胃肠韧带或胃肝韧带，或侵及网膜，但没有穿透脏层腹膜，分期为 T2。如果穿透包裹胃韧带或网膜的脏层腹膜，分期为 T3。

　** 胃的邻近结构包括脾、横结肠、肝、横膈、胰腺、腹壁、肾上腺、肾脏、小肠和腹膜后。

　*** 胃壁内浸润十二指肠或食管，应依据受侵部位的浸润深度进行分期。

区域淋巴结 (N)

NX：区域淋巴结无法评估

N0：无区域淋巴结转移*

N1：1～6 个区域淋巴结转移

N2：7～15 个区域淋巴结转移

N3：15 个区域淋巴结转移

* 如果所有受检淋巴结均为阴性，无论清扫和受检淋巴结的总数是多少，均可标明为 pN0。

远处转移 (M)

MX：远处转移无法评估

M0：无远处转移

M1：有远处转移

表 2-4-24　AJCC 分期及 5 年生存率

分期				5 年生存率/%
0 期	Tis	N0	M0	89
IA 期	T1	N0	M0	78
IB 期	T1	N1	M0	58
	T2a/2b	N0	M0	
II 期	T1	N2	M0	34
	T2a/2b	N1	M0	
	T3	N0	M0	
IIIA 期	T2a/2b	N2	M0	20
	T3	N1	M0	
	T4	N0	M0	
IIIB 期	T3	N2	M0	8
IV 期	T4	Nany	M0	7
	T1～3	N3	M0	
	Tany	Nany	M1	

表 2-4-25　日本胃癌协会 (JGCA) 分期 (1998 年第 13 版)

T：原发肿瘤

　　T1：肿瘤局限于黏膜 (M) 或黏膜下 (SM)

　　T2：肿瘤侵及肌层 (MP) 或浆膜下组织 (SS)

　　T3：肿瘤达到浆膜或穿破浆膜 (SE)

　　T4：肿瘤直接侵及邻近脏器 (侵及大小网膜、食管和十二指肠者，不称为 T4；侵及横结肠系膜，达系膜后者，称为 T4)

　　TX：癌浸润深度不明

　　N：淋巴结转移，将区域淋巴结分为三站

　　N0：无淋巴结转移

　　N1：转移至第 1 站淋巴结

　　N2：转移至第 2 站淋巴结

　　N3：转移至第 3 站淋巴结 (超出区域的淋巴结转移，称远隔转移 M1)

　　H：肝转移

H0：无肝转移

H1：有肝转移

HX：难以确定有无肝转移

P：腹膜转移

P0：无腹膜转移

P1：有腹膜转移

PX：难以确定有无腹膜转移

CY：腹腔脱落细胞学

CY0：腹腔脱落癌细胞检查，未见癌细胞

CY1：找到癌细胞

CYX：未做腹腔脱落癌细胞检查

M：其他远隔转移，包括区域以外淋巴结、皮肤、肺、骨、骨髓、胸膜、脑、脑脊膜和其他。

M0：腹膜、肝、腹腔细胞等以外无远处转移

M1：腹膜、肝、腹腔细胞等外有远处转移

MX：不清楚。

表 2-4-26　日本胃癌协会（JGCA）分期（1998 年第 13 版）分组分站

淋巴结分组		肿瘤部位					
		LMU/MUL MLU/UML	LD/L	LM/M/L	MU/UM	U	E+
No. 1	贲门右淋巴结	1	2	1	1	1	
No. 2	贲门左淋巴结	1	M	3	1	1	
No. 3	小弯淋巴结	1	1	1	1	1	
No. 4sa	小弯淋巴结，沿胃短血管	1	M	3	1	1	
No. 4sb	大弯淋巴结，沿胃网膜左血管	1	3	1	1	1	
No. 4d	大弯淋巴结，沿胃网膜右血管	1	1	1	1	2	
No. 5	幽门上淋巴结	1	1	1	1	3	
No. 6	幽门下淋巴结	1	1	1	1	3	
No. 7	胃左动脉旁淋巴结	2	2	2	2	2	
No. 8a	肝总动脉旁淋巴结，前组	2	2	2	2	2	
No. 8p	肝总动脉旁淋巴结，后组	3	3	3	3	3	
No. 9	腹腔动脉旁淋巴结	2	2	2	2	2	
No. 10	脾门淋巴结	2	M	3	2	2	
No. 11p	脾动脉旁淋巴结，近侧	2	2	2	2	2	
No. 11d	脾动脉旁淋巴结，远侧	2	M	3	2	2	
No. 12n	肝十二指肠韧带淋巴结，胆管旁	2	2	2	2	3	
No. 12b，p	肝十二指肠韧带淋巴结，门静脉后	3	3	3	3	3	
No. 13	胰后淋巴结	3	3	3	M	M	
No. 14v	肠系膜上静脉旁淋巴结	2	2	3	3	M	

淋巴结分组	肿瘤部位					
	LMU/MUL MLU/UML	LD/L	LM/M/L	MU/UM	U	E+
No. 14a 肠系膜上动脉旁淋巴结	M	M	M	M	M	
No. 15 结肠中动脉周围淋巴结	M	M	M	M	M	
No. 16al 腹主动脉裂孔淋巴结	M	M	M	M	M	
No. 16a2，b1 腹主动脉裂孔淋巴结，中间组	3	3	3	3	3	
No. 16a2 腹主动脉裂孔淋巴结，尾侧组	M	M	M	M	M	
No. 17 胰前淋巴结	M	M	M	M	M	
No. 18 胰下淋巴结	M	M	M	M	M	
No. 19 膈下淋巴结	3	M	M	3	3	2
No. 20 食管裂孔淋巴结	3	M	M	3	3	1
No. 110 下段食管旁淋巴结	M	M	M	M	M	3
No. 111 膈上淋巴结	M	M	M	M	M	3
No. 112 后纵隔淋巴结	M	M	M	M	M	3

注：将胃大、小弯三等分点依次连线将胃分为三部分，上部（U）、中部（M）和下部（L）。如果肿瘤范围超过任一部分，则据累及比例从高到低依次排列，肿瘤中心所在部位居首者。肿瘤累及食管成十二指肠分别记为 E 或 D。M 属于远处转移的淋巴结，E＋食管受累者的得新分站。

表 2-4-27 胃癌 JGCA 分期

	N0	N1	N2	N3
T1	IA	IB	II	IV
T2	IB	II	IIIA	IV
T3	II	IIIA	IIIB	IV
T4	IIIA	IIIB	IV	IV
H1、P1、CY1、M1	IV	IV	IV	IV

但是，这两个系统存在根本区别。最明显的区别在于对区域淋巴结扩散的分级。TNM 分期系统以转移淋巴结的数目为基础，而日本分期法强调受累淋巴结的解剖位置，两者有不同的作用。日本分期法精细，以解剖为基础，可以指导外科医生进行系统的淋巴结清扫术，减少 TNM 分期中 N 分期的偏倚。TNM 系统则主要用于指导预后，它不包括治疗指导，被改为以数目为基础的 N 分期，准确地反映了转移及预后情况，为组群之间结局的对比提供了简单可靠的方法。

经初步诊断和 TNM 分期，患者可分为以下三组：①局灶性胃癌（Tis 或 T1a）；②局限性胃癌（I～III 或 M0）；③转移性胃癌（IV 或 M1）。局限性胃癌可进一步分为：①身体状况良好（可以耐受腹部大手术）且肿瘤可以切除；②身体状况良好，但肿瘤无法切除；③身体状况差。

4. 胃癌的内科治疗

1）胃癌的新辅助化疗

对于T2及其以上的局部晚期胃癌患者，新辅助化疗有潜在的优势。大型的临床试验（如EORTC 40954、MAGIC研究及FNCLCC研究等）证实了新辅助化疗能提高手术切除率，显著改善患者的PFS和OS。根据MAGIC研究结果，以ECF方案（表柔比星、顺铂和5-FU）进行围手术期化疗可以显著改善可切除的胃癌和低位食管腺癌患者的无进展生存率及总体生存率。2010年，NCCN指南推荐在术前和术后将ECF或其改良方案作为晚期肿瘤患者（T2或以上分期）的围手术期化疗方案。此外，术前化放疗（顺铂联合5-FU或卡培他滨、紫杉醇联合5-FU或卡培他滨、多西他赛联合5-FU或卡培他滨）也是可供选择的治疗。

2）胃癌的术后辅助化疗

胃癌患者完全切除术后接受化疗并没有明显的生存获益。日本临床肿瘤协作组的临床实验（JCOG 8801）表明T1期患者接受根治术后有较好。然而，最近亚洲的两项大型随机III期研究（ACTS-GC和CLASSSIC）表明胃癌患者能够从D2根治术后的化疗取得生存获益。但是，应该指出的是，目前尚无临床研究表明D0/D1切除术后可以从术后化疗中受益。因此术后放化疗仍旧是这些病人的有效治疗选择。根据INT-0116临床研究结果，胃切除术切缘阴性以及术后无转移证据的患者应接受术后化放疗。Kim等将INT-0116的试验在韩国进行了重复，并进行了分层分析，证明辅助化放疗仅在术后病理分期为T3～4N0或者T1～4N＋的患者中可延长生存期和减少局部复发，因此，对R0切除术后病理分期为T1～T2N0M0的患者可以继续观察。T2N0期患者如果存在高危因素，推荐给予以氟尿嘧啶类为基础的术后放化疗。这些高风险因素包括：肿瘤低分化或组织学分级高、淋巴管浸润、神经浸润及年龄小于50岁。INT-0116研究还纳入了胃食管结合部腺癌患者（占20％），因此以氟尿嘧啶类药物（5-FU或卡培他滨）为基础的术后化放疗方案可能也适用于胃食管结合部腺癌患者。

2010年，NCCN指南推荐，所有切缘阴性（R0切除）的T3、T4或淋巴结阳性患者，以及所有切缘有镜下残余病灶（R1切除）的患者都应接受放疗，同时予以氟尿嘧啶类（5-FU或卡培他滨）为基础的放疗增敏剂＋5-FU联合或不联合甲酰四氢叶酸的治疗。无远处转移证据时，切缘有肉眼残留病灶（R2切除）的患者可接受放疗，同时予以氟尿嘧啶类（5-FU或卡培他滨）为基础的放疗增敏剂或姑息性化疗，身体状况差的患者可采取最佳支持治疗。

目前推荐术后联合放化疗的选择方案为5-FU/甲酰四氢叶酸或卡培他滨，2009年NCCN指南推荐仅当术前用过ECF方案或其改良方案时（临床分期为T2期或更晚期肿瘤或淋巴结阳性），才考虑术后继续用ECF方案化疗。对于临床分期为T2期或更晚期肿瘤或淋巴结阳性患者术前未接受ECF或其改良方案新辅助化疗，标准根治术后仍应进行辅助化疗，方案可考虑ECF方案、改良ECF方案和氟尿嘧啶类±铂类方案。而2010年NCCN指南指出对于未行术前化疗的患者，术后辅助化疗推荐氟尿嘧啶类。

3）胃癌的姑息性化疗

一项随机试验比较了化疗加最佳支持治疗和单用最佳支持治疗对晚期胃癌的疗效，结果显示化疗加最佳支持治疗组的总生存期（8个月 vs 5个月，差异无统计学意义）和肿瘤进展时间（5个月 vs 2个月）均较长。化疗加最佳支持治疗组与单纯最佳支持治疗组相比，更多的患者（45% vs 20%）得到了大于4个月的生存期改善。几项荟萃分析也比较了化疗和支持治疗对晚期胃癌患者的效果，结果显示化疗可以提高1年生存率，改善生存质量。

应根据患者的体力状况决定单纯给予最佳支持治疗还是最佳支持治疗联合化疗。如果患者 Karnofsky 评分＜60，或 ECOG 评分≥3，可只给予最佳支持治疗；如果体力状况较好（Karnofsky 评分≥60，或 ECOG 评分≤2），则可选择最佳支持治疗联合化疗或参加临床试验。

目前单药对晚期胃癌有肯定的疗效的药物有 5-FU、丝裂霉素、依托泊苷和顺铂，总有效率为10%～20%。几种新药及其联合方案显示出对胃癌有治疗活性，这些药物包括紫杉醇、多西他赛、伊立替康、表柔比星、奥沙利铂、口服依托泊苷和优福定（尿嘧啶和替加氟的复合物）。

对于转移性胃癌，V325试验证实了以多西他赛为基础的 DCF（多西他赛、顺铂和 5-FU）三药联合方案的疗效。一系列改良方案的研究包括两药联合方案、周剂量给药方法及以紫杉醇为基础的联合方案，均显示了更好的安全性和类似的疗效。卡培他滨是一种口服氟尿嘧啶类药物，它能够在肿瘤组织中转化为 5-FU、ML17032 和 REAL 等。试验证实了卡培他滨联合顺铂、ECF（表柔比星、顺铂、5-FU）及其改良方案的疗效和安全性。有临床试验对奥沙利铂联合氟尿嘧啶类药物、伊立替康联合顺铂及氟尿嘧啶类单药口服的方案进行了评价，但这些没有经过 III 期试验验证的方案可能并不优于 DCF 或 ECF 方案。当不进行放化疗时，以下方案可用于治疗转移性或局部晚期胃癌：DCF 或其改良方案、ECF 或其改良方案、伊立替康联合顺铂或氟尿嘧啶类、奥沙利铂联合氟尿嘧啶类、紫杉醇为基础的方案、赫赛汀联合化疗方案治疗 HER2 阳性的晚期胃癌和胃食管结合部腺癌患者已被纳入治疗指南。

4）分子靶向治疗联合化疗

表皮生长因子受体（EGFR）、血管内皮生长因子受体（VEGFR）及 HER2 过表达被认为是胃癌或食管癌患者预后不良的指标。已有临床试验证实曲妥珠单抗和贝伐单抗、西妥昔单抗联合化疗对晚期胃癌和胃食管结合部腺癌患者有效。

ToGA 试验是一项随机多中心 III 期临床研究，研究结果证实了曲妥珠单抗联合卡培他滨加顺铂对 HER2 阳性晚期胃癌患者的疗效和安全性。该试验包括来自24个国家3807份肿瘤样本，3667份被检样本中810例 HER2 阳性，总阳性率为22.1%，594例 HER2 阳性患者随机分为两组，分别接受曲赫赛汀联合卡培他滨加顺铂或单独卡培他滨加顺铂治疗，结果显示曲妥珠单抗联合化疗降低了 HER2 阳性胃癌患者死亡风险达26%（HR0.74），延长 HER2 阳性胃癌患者中位生存期近3个月（11.1月 vs 13.8月，$P=0.0046$），PFS、TTP、ORR、CBR 和 DoR 得到显著性改善。化疗加用赫赛汀组患者耐受性良好，安全性指标（如心脏不良反应等）与对照组比较没有显著差异，这一结果提示赫赛汀联合化疗可作为 HER2 阳性晚期胃癌患者新的治疗选择。

一些三期临床试验发现，血管内皮生长因子受体-2拮抗剂雷莫芦单抗在接受过其他治疗的晚期或转移的胃癌和 EGJ 癌患者中有较好的应用前景。其中的一项国际多中心随机对照 III 期试验（REGARD）发现，雷莫芦单抗可以使一线治疗后的晚期胃癌或

EGJ 癌患者获得生存获益。另一项近期发表的国际随机 Ⅲ 期临床试验（RAINBOW）发现，对于一线治疗后的晚期胃癌或 EGJ 癌患者，雷莫芦单抗联合紫杉醇较安慰剂联合紫杉醇相比，有更好的 OS、PFS 及 ORR。基于以上两项研究结果，近期美国食品药物管理局（FDA）批准雷莫芦单抗单药或与紫杉醇联合用于治疗难治性或含氟嘧啶或铂类化疗方案失败的胃癌或 EGJ 腺癌的晚期患者。

多项在晚期或转移性胃癌患者中使用 EGFR、MET/肝细胞生长因子受体及免疫检查点蛋白（如细胞程序性死亡受体 1）的靶向试验已经得出了令人鼓舞的结果。但是，具体结论还需要等待进一步的研究成果。

总体来说，胃癌是消化系统最多发的恶性肿瘤，同其他肿瘤一样，需要强调个体化治疗和多学科治疗。胃癌对化疗敏感，许多单药及 20 世纪 90 年代以后新出现的化疗药物对其有效，对于晚期胃癌，联合化疗可以改善患者生存。随着对胃癌研究的不断深入，胃癌的诊断和治疗水平逐年提高，这将使得胃癌患者更多地从治疗中获益。

六、大 肠 癌

1. 流行病学

大肠癌是一种常见的消化道恶性肿瘤，包括来自盲肠、阑尾、结肠、直肠和肛管的恶性肿瘤。在美国人最常见的肿瘤中，大肠癌发病率排在第 4 位，死亡率排在第 2 位，2009 年，估计有 106 100 例新发结肠癌和大约 40 870 例新发直肠癌，同年，估计有 49 920 例患者死于结肠癌和直肠癌。在过去的 30 年里，美国大肠癌死亡率自 1973 年到 1995 年下降了 20.5%。在中国，大肠癌的发病率也明显上升，在大城市增幅更快。流行病学研究显示，20 世纪 90 年代与 70 年代相比，大肠癌的发病率在城市上升 31.95%，在农村上升 8.51%。据 WHO 报告的资料，我国大肠癌死亡率 2005 年比 1991 年增加了 70.7%，因而，强调肿瘤 "三早" 预防迫在眉睫。我国 50% 以上的大肠癌患者诊断时已属晚期，目前治疗药物有限，规范的内科治疗及新的分子靶向治疗药物的研究将为延长中晚期大肠癌患者的生存带来希望。

和许多肿瘤发病一样，大肠癌的发生是一个多因素、多步骤的过程。目前研究表明，肿瘤的发生与生物、物理和化学等因素有关，大肠癌的发病通常经过正常肠黏膜—肠腺瘤—癌的发展过程，各个阶段涉及一系列分子事件。流行病学研究表明，我国大肠癌患者以 40~60 岁较多见，男女发病率为 2:1，大肠癌的主要病理类型为腺癌，发病部位以直肠（硬质直肠镜下距肛缘 12cm 以内）最为多见，其次为乙状结肠、盲肠、降结肠、横结肠和升结肠。

2. 诊断

1）症状和体征

早期多无明显症状，病情发展到一定程度，主要有下列 5 个方面的表现。

（1）排便习惯改变和肠道刺激症状：主要表现为便秘、腹泻或者便秘和腹泻交替、里急后重、肛门坠胀等，且常常伴有腹部隐痛。

（2）便血：肿瘤破溃可导致出血，有时鲜红、有时较暗。一般出血量不多，间歇性出现，有时为黏液血便，有时为果酱样大便。

（3）肠梗阻：通常是晚期肿瘤的表现，左侧结肠梗阻多见。常为不完全性梗阻，临床主要表现为恶心、呕吐、腹胀、腹痛、肠鸣音亢进及肛门排气、排便停止。

（4）腹部肿块：肿瘤生长到一定程度，腹部可以扪及肿物，通常以右半结肠多见，老年人多消瘦，腹壁比较松弛，肿块容易扪及。

（5）全身症状：肿瘤消耗引起贫血、消瘦、发热和无力等全身中毒症状。

2）诊断

70％的直肠癌可以经过直肠指检发现肿块，因而直肠指检对于直肠癌的诊断非常重要，已被列为我国直肠癌诊断的常规检查。纤维结肠镜是目前对大肠病变最有效、安全、可靠的检查方法，绝大部分早期大肠癌可以由内窥镜检查发现，确诊有赖于内窥镜下病理活检。B超可以发现大于 1cm 的肝脏转移灶，腔内超声可以清楚显示肠壁结构，CT 能显示邻近组织受累情况、淋巴结及远处脏器有无转移，两者对大肠癌的术前分期均有一定帮助，临床应用较多。PET/CT 利用肿瘤组织与正常组织的生物学差异，通过代谢显像，检查的灵敏度高，能全面了解病变累及的范围，从而进行准确的临床分期，对于较小的复发灶，也能很好地显示，但由于价格昂贵，不作为常规检查推荐。肿瘤标记物（如 CEA 和 CA-199 等）都不是大肠癌的特异性抗原，故虽然有大部分的大肠癌患者血清 CEA 和 CA-199 升高，但是都不能作为早期诊断的依据，只能用于估计预后、监测疗效和预测肿瘤复发及转移。比如，术后患者血清 CEA 和 CA-199 的水平升高，预示有复发或转移的可能，应当进一步检查，明确诊断。此外，肠镜直视下刷取及直肠肛门处肿瘤指检涂片行脱落细胞学检测肿瘤细胞对于大肠癌的诊断也有一定的价值。

3. 分期

大肠癌的分期多采用基于 TNM 分期的 AJCC 分期方法，我国大肠癌的临床分期也采用稍作修改的 Dukes 分期法（表 2-4-28 和表 2-4-29）。

表 2-4-28　大肠癌 TNM 定义（AJCC，第 7 版）

TNM	定义
原发肿瘤（T）	
Tx	原发肿瘤无法评估
T0	无原发肿瘤证据
Tis	原位癌：局限于上皮内或侵犯黏膜固有层
T1	肿瘤侵犯黏膜下层
T2	肿瘤侵犯固有肌层
T3	肿瘤穿透固有肌层抵达结直肠周围组织
T4a	肿瘤穿透脏层腹膜
T4b	肿瘤直接侵犯其他器官或组织结构
区域淋巴结（N）	
Nx	区域淋巴结无法评估
N0	区域淋巴结无转移
N1	1～3 枚区域淋巴结转移
N1a	1 枚区域淋巴结转移
N1b	2～3 枚区域淋巴结转移
N1c	肿瘤浸润浆膜下层、肠系膜或未被腹膜覆盖的结肠周围或直肠周围组织，无区域淋巴结转移

TNM	定义
N2	4 枚或 4 枚以上区域淋巴结转移
N2a	4～6 枚区域淋巴结转移
N2b	7 或 7 枚以上区域淋巴结转移
远处转移（M）	
Mx	远处转移无法评估
M0	无远处转移
M1	有远处转移
M1a	转移局限于一个器官或部位（如肝脏、肺脏、卵巢和非区域淋巴结）
M1b	转移多于一个器官/部位或腹膜转移

表 2-4-29　美国癌症联合委员会结直肠癌 TNM 分期系统（AJCC，第 7 版）

分期	T	N	M	Dukes 分期
0	Tis	N0	M0	—
I	T1	N0	M0	A
I	T2	N0	M0	A
IIA	T3	N0	M0	B
IIB	T4a	N0	M0	B
IIC	T4b	N0	M0	B
IIIA	T1～T2	N1/N1c	M0	C
IIIA	T1	N2a	M0	C
IIIB	T3～T4a	N1/N1c	M0	C
IIIB	T2～T3	N2a	M0	C
IIIB	T1～T2	N2b	M0	C
IIIC	T4a	N2a	M0	C
IIIC	T3～T4a	N2b	M0	C
IIIC	T4b	N1～N2	M0	C
IVA	任何 T	任何 N	M1a	—
IVB	任何 T	任何 N	M1b	—

4. 大肠癌的内科治疗

大肠癌的化疗始于 20 世纪 50 年代，70 年代开始联合化疗，90 年代后大肠癌的化疗有了长足的进步。目前化疗在大肠癌治疗中的作用主要有两个方面：①与手术和放射治疗结合使用，大量研究表明，直肠癌复发风险高，新辅助化疗联合术前放疗可能增加患者病理学完全缓解率和保肛率。另外，辅助化疗对 Dukes C 期（III 期）大肠癌患者效果明显，能改善 Dukes B 期（II 期）大肠癌患者的 5 年生存率；②晚期患者的姑息治疗，对一些在诊断时已经出现远处转移的患者，化疗能延长生存期，改善生活质量。

用于大肠癌化疗的细胞毒药物主要有 5-FU/CF、卡培他滨（希罗达 Xeloda）、草酸铂（奥沙利铂 Oxaliplatin）和开普拓（CPT-11 Irinotecan），不同的组合形成不同的联合用药方案，如 FOLFOX4、FOLFOX6、FOLFIRI 和 XELOX 等。靶向药物主要有贝伐单抗（Avastin）、西妥昔单抗（C225 Cetuximab）和帕尼单抗（Panitumumab），三者主要与化疗联合用于晚期大肠癌。

1）大肠癌的新辅助化疗

新辅助化疗是大肠癌的主要辅助治疗手段之一，可以不同地程度减轻肿瘤负荷、降低临床分期、减少边缘阳性率、提高手术切除率，同时能了解肿瘤对化疗药物的敏感性。

术前临床分期为 T3、N0 或者任何 T、N1～N2 的直肠癌患者应该进行术前综合治疗。对术前放化疗有禁忌的患者才考虑首先行手术治疗。术前 5-FU 持续输注或放疗是值得推荐的方案，其他可选择的方案包括 5-FU 静脉推注＋LV/放疗或卡培他滨/放疗。T4 和（或）局部无法切除直肠癌（包括潜在可切除的病变和不可切除的病变）应进行术前 5-FU 持续输注/放疗或 5-FU 推注＋LV/放疗或卡培他滨/放疗。尽可能将潜在可切除的病变转化为可切除病变，术前化疗后能切除者应尽可能予以切除，并在术后接受为期半年的辅助治疗。

2010 年，ASCO 年会报道了一项 II 期研究提示，在不进行术前放疗时，西妥昔单抗联合 FOLFOX4 方案新辅助治疗局部晚期的直肠腺癌，可以获得显著降期，但确切疗效有待进一步研究。

对于诊断时即有单纯肝脏或肺转移的大肠癌，如果患者可以接受手术治疗，并且判断肝脏或肺转移灶可以被切除，可先行新辅助化疗（如与 FOLFIRI、FOLFOX 或 CapeOX±贝伐单抗，FOLFIRI/FOLFOX±西妥昔单抗/帕尼单抗），继之同时或分期进行结肠切除术和肝脏或肺切除术。

2）大肠癌的术后辅助化疗

辅助化疗方案主要有 5-FU/LV、Xeloda、FLOX、mFOLFOX6 和 FOLFOX4。此外，最近一些临床试验的初步数据显示，术后化疗联合靶向治疗较单纯辅助化疗结果令人失望。因此，贝伐单抗、西妥昔单抗和帕尼单抗仍不应用于 II 期或 III 期患者的辅助化疗，除非是进行临床试验。卡培他滨单药口服作为 III 期结肠癌的辅助治疗时，其无病生存率和总生存率至少与推注 5-FU/LV 方案相当，两组患者 DFS 和 OS 的风险比分别为 0.87（95％ CI：0.75～1.00）和 0.84（95％ CI：0.69～1.01）。

2003 年，欧洲 MOSAIC 试验比较了 FOLFOX4 方案与 5-FU/LV 方案辅助治疗 2246 例完全切除的 II 期和 III 期结肠癌患者的疗效。该研究中位随访 3 年、4 年和 6 年的结果已经报道。III 期患者的 5 年 DFS 分别为：5-FU/LV 组 58.9％，FOLFOX4 组 66.4％（$P=0.005$）；II 期患者的 5 年 DFS 分别为：5-FU/LV 组 79.9％，FOLFOX4 组 83.7％（$P=0.258$）。根据这些结果，推荐 FOLFOX4 或 mFOLFOX6 方案用于治疗 III 期结肠癌。但由于 mFOLFOX6 方案临床应用较 FOLFOX4 方案简便，有效率更高且毒性相对小，2010 年 NCCN 指南去掉了辅助治疗中对 FOLFOX4 的推荐。II 期结肠癌患者辅助化疗对生存率的提高不超过 5％，辅助治疗最具争议性。一项荟萃分析对 5 项临床试验进行了总结，这 5 项试验将 II 期和 III 期结肠癌患者随机分配到单用手术组或手术后 5-FU/LV 辅助治疗组，结果显示，辅助治疗的大部分效果体现在 III 期患者身上。同样，对 7 项临床随机试验的汇总分析结果显示，早期结肠癌手术后区域淋巴结阳性的患者亚组经 5-FU 为基础的辅助化疗后，总生存率明显比未经化疗的患者高，但是淋巴结阴性的患者则没有这种现象，这说明辅助化疗对淋巴结状况高危的患者更有益。QUASAR 试验表明，5-FU/LV 方案治疗的 II 期结肠癌患者生存率改善小，但有显著的统计学意义，高危 II 期患者，应该考虑辅助化疗。MOSAIC 试验的亚组分析结果显示，与 5-FU/LV 方案相比，FOLFOX 方案治疗的 II 期患者随访 6 年的 DFS 并没有显著改善（风险比：0.84；95％ CI：0.62～1.14；$P=0.258$）。然而亚组分析显示，与 5-FU/LV 方案相比，高危 II 期患者采用 FOLFOX4 方案治疗的 DFS 有改善趋势（风险比：0.74；95％ CI：0.52～1.06），这表明这部分患者可能会从 FOLFOX 方案的治疗中获益。但 MOSAIC 试验并没有发现 FOLFOX 方案治疗低危 II 期患者优于 5-FU/LV 方案。根据这些结果，以及以奥沙利铂为基础化疗可能带来的远期神经毒性等后遗症，不建议将 FOLFOX 作为 II 期无高危因素患者适宜的辅助治疗方案。

因此，在决定对 II 期患者是否进行辅助治疗、采取何种化疗方案时，要考虑患者是否具有高危因素（如肿瘤为 T4、组织学分级为 3 级或 4 级、肿瘤周围淋巴血管侵犯、肠梗阻、T3 伴有局部穿孔、切缘不确定或阳性和淋巴结活检数量少于 12 个），强调与患者共同讨论治疗的潜在利弊，包括讨论支持治疗的证据、从间接证据推断临床受益、治疗相关的并发症、高危预后因素和患者意愿。

Benson 教授指出，II 期结肠癌可能存在一组复发风险较高的患者，但识别这些患者的预后标志物尚未在前瞻性实验中得到证实，其中一个有趣的分子预后因素是错配修复缺失（dMMR）。有研究显示，采用免疫组化方法检测的 MMR 蛋白和 PCR 检测的微卫星不稳定性（MSI）可以发现结肠癌生物类型的两种表现，即错配修复缺失和错配修复正常。错配修复缺失（dMMR）对应 MSI-H，错配修复正常（pMMR）对应低度微卫星不稳定性/微卫星稳定（SIL/MSS）。2003 年的一项回顾性研究提示，MSI-H 患者并不能从含 5-FU 的辅助化疗中获益。2008 年的一项研究显示，dMMR 可作为 5-FU 辅助治疗结肠癌无效的预测标志物。同年，一项荟萃分析亦显示，在 II 期患者中，具有 dMMR 者接受辅助化疗较未经治疗者并无生存优势，5 年 DFS 反而显著缩短（72％ vs 87％）。基于以上的研究，2010 年 NCCN 提到了 II 期结肠癌的风险评估原则：如果考虑氟尿嘧啶类单药治疗，推荐行 MMR 检测；具有 MSI-H 的 II 期结肠癌患者，可能预后好，但不能从 5-FU 的辅助治疗中获益。

直肠癌根治术后淋巴结阴性的 T3 和淋巴结阳性的患者均应接受"三明治式"的辅助治疗方案，包括 5-FU±LV 或 FOLFOX 或卡培他滨的辅助化疗，然后进行同期 5-FU/放疗或同期卡培他滨/放疗，再进行 5-FU±LV 或 FOLFOX 或卡培他滨的辅助化疗，疗程一般为 6 个月。

3）晚期或转移性大肠癌的姑息化疗

上述已提到目前转移性的大肠癌治疗中可使用的有效药物，这些药物可以单用或联合应用，包括 5-FU/LV、卡培他滨、伊立替康、奥沙利铂、贝伐单抗、西妥昔单抗和帕尼单抗。各类药物公认的作用机制各有不同，包括干扰 DNA 复制、抑制血管内皮生长因子（VEGF）和表皮生长因子受体（EGFR）的活性等。治疗药物的选择需根据以前使用过药物的类型和时限，以及各种药物毒性反应谱的不同。此外，评价这些方案对个体患者的效果和安全性不仅要考虑方案的组成，还需包括剂量、给药计划和途径，以及手术治愈的可能性和患者的体力状况。能够很好耐受高强度治疗的转移性肿瘤患者的初始治疗，有 5 种化疗方案可以选择：FOLFOX、CapeOX、FOLFIRI、5-FU/LV 和

FOLFOXIRI。在初始治疗中如果采用 CapeOX、FOLFIRI 和 FOLFOXIRI 方案，均应与西妥昔单抗（仅当 K-RAS 为野生型时）或贝伐单抗联合应用。

贝伐单抗是抑制血管内皮生长因子（VEGF）的一种新型靶向药物，在晚期乳腺癌、晚期肺癌及晚期大肠癌中应用较多。许多 II 期临床试验的结果显示，将 5-FU/LV 加贝伐单抗作为一线化疗方案，能够在单用 5-FU/LV 的基础上延长转移性结直肠癌患者的总生存期。对这些临床试验的联合分析结果显示，在 5-FU/LV 方案的基础上增加贝伐单抗可以使中位生存期延长到 17.9 个月，而单用 5-FU/LV 或 5-FU/LV 加伊立替康、不加贝伐单抗时，其中位生存期为 14.6 个月。东部肿瘤协作组（ECOG）进行的 E3200 III 期临床随机研究结果提供了令人信服的证据，支持将贝伐单抗与化疗联合应用于晚期或转移性结肠癌的初始治疗，尽管这些证据是间接的。该研究结果证实，对于曾经接受过治疗但未经贝伐单抗治疗的晚期结直肠癌患者，贝伐单抗联合 FOLFOX4 方案可以改善其生存期。FOLFOX4 加贝伐单抗治疗组患者的中位总生存期为 12.9 个月，而单用 FOLFOX4 方案组为 10.8 个月（$P = 0.0011$）。不推荐贝伐单抗单独使用，因为单用贝伐单抗的治疗效果比单用 FOLFOX 方案或 FOLFOX 加贝伐单抗方案低。虽然这项研究的对象包括以前曾经治疗过的患者，但是对于经贝伐单抗治疗后病情进展的患者，该试验结果并不能支持继续使用贝伐单抗。

Zivaflibercept 是由血管内皮生长因子（VEGF）受体的 VEGF 结合部位与 IgG1 免疫球蛋白的 Fc 部分融合的重组蛋白。在一项针对 1226 例转移性结直肠癌患者的随机临床研究（VELOUR 临床试验）对 Zaltrap 的安全性和有效性进行了评估。研究对象为先前接受过以奥沙利铂为基础的联合化疗后出现肿瘤生长的患者；或者手术切除后，奥沙利铂方案跟进的 6 个月内出现肿瘤再生的患者。参与者接受治疗，直至出现癌症进展或副作用难以耐受。该研究发现在 FOLFIRI 治疗的基础上增加 Zivaflibercept 治疗的患者生存期为 13.5 个月，单纯 FOLFIRI 方案 ＋ 安慰剂治疗的患者平均存活期为 12 个月。20％ 接受 Zivaflibercept＋FOLFIRI 方案治疗的患者肿瘤缩小；而 FOLFIRI ＋ 安慰剂组，出现肿瘤缩小的患者比例为 11％。此外，Zaltrap＋FOLFIRI 组无进展生存时间为 6.9 个月，FOLFIRI＋ 安慰剂组的无进展生存时间为 4.7 个月。

西妥昔单抗和帕尼单抗都是以表皮生长因子受体（EGFR）作为靶点，前者是一个嵌合型单克隆抗体，后者是一个完全人源化的单克隆抗体。西妥昔单抗一直被研究作为单药或与伊立替康联合用于转移性结直肠癌的治疗。与单独使用最佳支持治疗相比，西妥昔单抗单药治疗能显著延长难治性晚期结直肠癌患者的 PFS（$HR = 0.68$，95％ CI：$0.57 \sim 0.80$，$P < 0.001$）和总生存期（$HR = 0.77$，95％ CI：$0.64 \sim 0.92$，$P = 0.005$）。一项试验进行了西妥昔单抗单药或联合伊立替康对结直肠癌初始治疗以伊立替康为基础后进展的疗效直接比较，发现西妥昔单抗联合伊立替康后治疗缓解率翻倍（22.9％ vs 10.8％，$P = 0.007$）。另一项试验设计相似的大型 III 期临床研究显示，两个治疗组的总生存期并无差异；与伊立替康单药治疗相比，伊立替康联合西妥昔单抗使缓解率和中位 PFS 均显著改善。对于伊立替康单药治疗后疾病进展的患者，若能耐受，则西妥昔单抗与伊立替康的联合要优于西妥昔单抗单药，若不能耐受伊立替康＋西妥昔单抗联合化疗，可考虑西妥昔单抗或帕尼单抗单药治疗。

帕尼单抗在奥沙利铂和伊立替康化疗后病情进展的转移性结直肠癌治疗中的应用研

究一直是作为单药使用；帕尼单抗＋最佳支持治疗的缓解率为10％，而单独使用最佳支持治疗为0％（$P < 0.0001$），联合帕尼单抗治疗组的PFS也显著增高（HR＝0.54，95％ CI：0.44~0.66）。PACCE试验显示，与化疗/贝伐单抗相比，化疗/贝伐单抗/帕尼单抗使PFS降低、毒性增强。因此，目前NCCN指南中对帕尼单抗的推荐仅限于单药使用。疾病第一次或第二次进展后，如果使用这两个药物中的任意一个作为单药治疗，帕尼单抗和西妥昔单抗可以互相替换。没有证据支持在西妥昔单抗或帕尼单抗其中一个治疗失败后再使用另外一个治疗。由于完全人源化的帕尼单抗在治疗过程中出现过敏反应可能性小且使用间隔周期长，其应用越来越广泛。

K-RAS基因的检测仍是是否使用EGFR单抗（西妥昔单抗或帕尼单抗）的先决条件，只有野生型的K-RAS基因才是应用EGFR单抗的适应证。最近一项关于CRYSTAL及OPUS的Meta分析显示对于K-RAS野生型的患者，如果BRAF基因发生突变将不能从EGFR单抗的治疗中获益，但是试验数据还不完全一致。西妥昔单抗和帕尼单抗皮肤毒性反应的发生率和严重程度十分相似。有研究显示，患者出现皮疹及皮疹的严重性预示着更高的缓解率和生存率。

2010年ASCO年会上，德国AIO CRC研究组进行了一项II期临床研究再次证实了西妥昔单抗联合XELIRI或XELOX一线治疗转移性大肠癌能获得显著的疗效，该研究入组185例转移性大肠癌患者，随机给予西妥昔单抗（$400mg/m^2$，d1，以后每周$250mg/m^2$）＋XELIRI或XELOX治疗，主要终点为ORR，意向性分析（177例）显示，两种方案均能获得较高并且一致的ORR（46.1％ vs 47.7％）和疾病控制率（74.2％ vs 77.3％），TTP和OS分别为6.3个月 vs 7.7个月和21.1个月 vs 25.5个月，有9.2％的肝转移患者获得了再次切除的机会。联合西妥昔单抗治疗的耐受性较好，常见的毒副反应主要为腹泻、皮疹和感觉神经病变。该研究显示西妥昔单抗联合XELIRI或XELOX一线治疗转移性大肠癌，能够进一步改善患者预后，不良反应可耐受。且根据CALGB/SWOG80405结果，NCCN指南已推荐西妥昔单抗联合FOLFOX初始治疗进展期或转移性大肠癌患者。

瑞戈非尼是一种新型的多激酶抑制剂，通过抑制多种促进肿瘤生长蛋白质激酶，靶向作用于肿瘤生成、肿瘤血管发生和肿瘤微环境信号传导的维持。III期CORRECT随机临床试验中，除了标准治疗外，505名病人被随机分配口服Regorafenib 160mg，255名病人进入安慰剂组。患者持续治疗直到疾病进展，死亡或是出现不可耐受的毒性。瑞戈非尼组的中位总生存期为6.4个月，而安慰剂组为5.0个月。生存期增加了29％。除了总生存期改善外，中位无进展生存期也得到改善（2.0个月 vs 1.7个月），HR为0.493（$p < 0.000001$）。疾病控制率也同样如此（44％ vs 15％，$p < 0.000001$）。

TAS-102是一种新型抗代谢复方药物，由抗肿瘤核苷类似物FTD（三氟胸苷，trifluridine）和胸苷磷酸化酶抑制剂TPI（tipiracil）组成。其中，FTD可在DNA复制过程中取代胸腺嘧啶直接掺入DNA双链，导致DNA功能障碍，干扰癌细胞DNA的合成；TPI则能够抑制与FTD分解相关的胸腺磷酸化酶，减少FTD的降解，维持FTD的血药浓度。RECOURSE研究证明，已治疗的转移性结直肠癌患者在接受TAS-102治疗后，与安慰剂组相比，总生存期显著延长（OS：7.1个月 vs 5.3个月），同时无进展生存期也得到显著延长（PFS：2个月 vs 1.7个月），达到了研究的主要终点和次要终点。

　　总结来说，大肠癌是消化系统高发的恶性肿瘤之一，近年来建立在大量循证医学证据基础上的内科治疗，取得了实质性的进步。分子靶向治疗药物的问世，带来了很多令人鼓舞的研究成果。但是，大肠癌内科治疗疗效的进一步提高，仍旧任重而道远，相信随着研究的日益深入，大肠癌的内科治疗水平将会得到更大的提高，使更多患者获益。

（姜文奇　李志铭　孙月丽　蔡修宇　李亚军　金　莹　王　宇　夏　青）

参 考 文 献

陈复兴，刘军权，张南征，等.2002.自身细胞因子诱导的杀伤细胞过继性免疫治疗恶性肿瘤的临床观察.癌症，21
　　（7）：797-801.

杜清友，王福生，徐东平，等.2000.新型免疫活性细胞 CIK 体外对肝癌细胞的杀伤.世界华人消化杂志，8（8）：
　　863-866.

马骏，麦海强，莫浩元，等.2000.鼻咽癌放射治疗的失败原因分析.癌症，19：1016-1018.

任欢，邢淑贤，周贵生，等.2000.CIK 细胞与 LAK 细胞对 H-22 腹水瘤的抑瘤作用.哈尔滨医科大学学报，
　　34（2）:85-87.

施明，雷周云，王福生，等.2002.CIK 细胞对裸鼠肝癌移植瘤生长的抑制作用.中国肿瘤生物治疗杂志，9（3）：
　　179-182.

孙燕，石远凯.2007.临床肿瘤内科手册.北京：人民卫生出版社.

童春容，耿彦彪，陆道培，等.2000.自体细胞因子诱导的杀伤细胞治疗急性白血病的临床研究.北京医科大学学
　　报，32（5）：473-477.

张有望.1997.鼻咽癌诊断和治疗的进展.见：曹世龙.肿瘤学新理论与新技术.上海：上海科技教育出版社：700.

赵群，李勇，陈少轩，等.2003.CIK 细胞对胃癌 OCUM-2MD3 细胞体内外杀瘤活性的实验研究.免疫学杂志，19
　　（2）：113-116.

Agurs-Collins T，Dunn B K，Browne D，et al.2010. Epidemiology of health disparities in relation to the biology of es-
　　trogen receptor-negative breast cancer. Semin Oncol，37（4）：384-401.

Ahmed S，Winter J N，Gordon L I，et al.2010. Radioimmunotherapy for the treatment of non-Hodgkin lymphoma：
　　current status and future applications. Leuk Lymphoma，51（7）：1163-1177.

Alvarez R H，Valero V，Hortobagyi G N.2010. Emerging targeted therapies for breast cancer. J Clin Oncol，28
　　（20）：3366-3379.

Andre T，Louvet C，Maindrault-Goebel F，et al.1999. CPT-11（irinotecan）addition to bimonthly，high-dose leuco-
　　vorin and bolus and continuousinfusion 5-fluorouracil（FOLFIRI）for pretreated metastatic colorectal cancer. Eur J
　　Cancer.35：1343-1347.

Arkenau H，Schmoll H，Kubicka S，et al.2005. Infusional 5-fluorouracil/folinic acid plus oxaliplatin（FUFOX）versus
　　capecitabine plus oxaliplatin（CAPOX）as first line treatment of metastatic colorectal cancer（MCRC）：Results of
　　the safety and efficacy analysis. J Clin Oncol，23：16S（June 1 suppl）.Abstract 3507.

Armitage J O.2010. Early-stage Hodgkin's lymphoma. N Engl J Med，363（7）：653-662.

Basso K，Dalla-Favera R.2010. BCL6：master regulator of the germinal center reaction and key oncogene in B cell
　　lymphomagenesis. Adv Immunol，105：193-210.

Beasley G M，Olson J A Jr.2010. What's new in neoadjuvant therapy for breast cancer? Adv Surg，44：199-228.

Bepler G，Kusmartseva I，Sharma S，et al.2006. RRM1-modulated in vitro and in vivo efficacy of gemcitabine and
　　platinum in non-small cell lung cancer. J Clin Oncol，24：4731-4737.

Carotenuto P，Roma C，Rachiglio A M，et al.2010. Triple negative breast cancer：from molecular portrait to thera-
　　peutic intervention. Crit Rev Eukaryot Gene Expr，20（1）：17-34.

Carver J R.2010. Management of trastuzumab-related cardiac dysfunction. Prog Cardiovasc Dis，53（2）：130-139.

Cassidy J, Clarke S, Diaz-Rubio D, et al. 2007. XELOX vs. FOLFOX4: Efficacy results from XELOX-1/NO16966, a randomized phase III trial in first-line metastatic colorectal cancer. 2007 Gastrointestinal Cancers Symposium. Abstract 270.

Cassidy J, Tabernero J, Twelves C, et al. 2004. XELOX (capecitabine plus oxaliplatin): active first-line therapy for patients with metastatic colorectal cancer. J Clin Oncol, 22: 2084-2091.

Chang H R. 2010. Trastuzumab-based neoadjuvant therapy in patients with HER2-positive breast cancer. Cancer, 116 (12): 2856-2867.

Chute J P, Chen T, Feigal E, et al. 1999. Twenty years of phase III trials for patients with extensive-stage small-cell lung cancer: perceptible progress. J Clin Oncol, 17: 1794-1801.

de Gramont A, Boni C, Navarro M, et al. 2007. Oxaliplatin/5FU/LV in the adjuvant treatment of stage II and stage III colon cancer: efficacy results with a median follow-up of 4 years. J Clin Oncol, 23: 16S (June 1 suppl). Abstract 3501.

de Gramont A, Boni C, Navarro M, et al. 2007. Oxaliplatin/5-FU/LV in adjuvant colon cancer: updated efficacy results of the MOSAIC trial, including survival, with a median follow-up of 6 years. J Clin Oncol, 25: 18S (June 20 suppl). Abstract 4007.

Doll R, Peto R. 1976. Mortality in relation to smoking: 20 years' observations on male British doctors. BMJ, 2: 1525-1536.

Douillard J Y, Cunningham D, Roth A D, et al. 2000. Irinotecan combined with fluorouracil compared with fluorouracil alone as first-line treatment for metastatic colorectal cancer: a multicentre randomised trial. Lancet, 355: 1041-1047.

Federico M, Molica S, Bellei M, et al. 2009. Prognostic factors in low-grade non-Hodgkin lymphomas. Curr Hematol Malig Rep, 4 (4): 202-210.

Forteza-Vila J, Fraga M. 2010. Burkitt lymphoma and diffuse aggressive B-cell lymphoma. Int J Surg Pathol, 18 (3 Suppl): 133S-135S.

Fossella F V, DeVore R, Kerr R N, et al. 2000. Randomized phase III trial of docetaxel versus vinorelbine or ifosfamide in patients with advanced non-small-cell lung cancer previously treated with platinum-containing chemotherapy regimens. J Clin Oncol, 18 (12): 2354-2362.

Giaccone G, Herbst R S, Manegold C, et al. 2004. Gefitinib in combination with gemcitabine and cisplatin in advanced non-small-cell lung cancer: a phase III trial--INTACT 1. J Clin Oncol, 22 (5): 777-784.

Giantonio B, Catalano P, Meropol N, et al. 2007. Bevacizumab in combination with oxaliplatin, fluorouracil, and leucovorin (FOLFOX4) for previously treated metastatic colorectal cancer: results from the Eastern Cooperative Oncology Group Study E3200. J Clin Oncol, 25: 1539-1544.

Goldberg R M, Sargent D J, Morton R F, et al. 2005. Randomized controlled trial of reduced-dose bolus fluorouracil plus leucovorin and irinotecan or infused fluorouracil plus leucovorin and oxaliplatin in patients with previously untreated metastatic colorectal cancer: a North American Intergroup Trial. J Clin Oncol, 24: 3347-3353.

Gooiker G A, van Gijn W, Post P N, et al. 2010. A systematic review and meta-analysis of the volume-outcome relationship in the surgical treatment of breast cancer. Are breast cancer patients better of with a high volume provider? Eur J Surg Oncol, 36 Suppl 1: S27-35.

Gottschalk S, Heslop H E, Rooney C. 2002. Treatment of Epstein-Barr virus-associated malignancies with specific T cells. Adv Cancer Res, 84: 175-201.

Greer J P, Mosse C A. 2009. Natural killer-cell neoplasms. Curr Hematol Malig Rep, 4 (4): 245-252.

Hanna N, Shepherd F A, Fossella F V, et al. 2004. Randomized phase III trial of pemetrexed versus docetaxel in patients with non-small-cell lung cancer previously treated with chemotherapy. J Clin Oncol, 22 (9): 1589-1597.

Harrington C B, Hansen J A, Moskowitz M, et al. 2010. It's not over when it's over: long-term symptoms in cancer survivors--a systematic review. Int J Psychiatry Med, 40 (2): 163-181.

Hecht J R, Mitchell T, Chidiac C, et al. 2008. An updated analysis of safety and efficacy of oxaliplatin/bevacizumab

+/−panitumumab for first-line treatment of metastatic colorectal cancer from a randomized, controlled trial (PACCE). J Clin Oncol, Abstract 273.

Herbst R S, Giaccone G, Schiller J H, et al. 2004. Gefitinib in combination with paclitaxel and carboplatin in advanced non-small-cell lung cancer: a phase III trial–INTACT 2. J Clin Oncol, 22 (5): 785-794.

Herbst R S, Prager D, Hermann R, et al. 2005. TRIBUTE: a phase III trial of erlotinib hydrochloride (OSI-774) combined with carboplatin and paclitaxel chemotherapy in advanced non-small-cell lung cancer. J Clin Oncol, 23 (25): 5892-5899.

Hoyle C, Bangs C D, Chang P, et al. 1998. Expansion of Philadelphia chromosome-negative CD3 (+) CD56 (+) cytotoxic cells from chronic myeloid leukemia patients: in vitro and in vivo efficacy in severe combined immunodeficiency disease mice. Blood, 92 (9): 3318-3327.

International Multicentre Pooled Analysis of B2 Colon Cancer Trials (IMPACT B2) Investigators. 1999. Efficacy of adjuvant fluorouracil and folinic acid in B2 colon cancer. J Clin Oncol, 17: 1356-1363.

Jemal A, Siegel R, Ward E, et al. 2009. Cancer statistics, 2009. CA Cancer J Clin, 59: 225-249.

Johnson B E, Janne P A. 2004. Basic treatment considerations using chemotherapy for patients with small cell lung cancer. Hematol Oncol Clin North Am, 2004; 18: 309-322.

Johnson D H, Fehrenbacher L, Novotny W F, et al. 2004. Randomized phase II trial comparing bevacizumab plus carboplatin and paclitaxel with carboplatin and paclitaxel alone in previously untreated locally advanced or metastatic non-small-cell lung cancer. J Clin Oncol, 22 (11): 2184-2191.

Jonker D J, O'Callaghan C J, Karapetis C S, et al. 2007. Cetuximab for the treatment of colorectal cancer. J Clin Oncol, 357: 2040-2047.

Kabbinavar F F, Hambleton J, Mass R D, et al. 2005. Combined analysis of efficacy: the addition of bevacizumab to fluorouracil/leucovorin improves survival for patients with metastatic colorectal cancer. J Clin Oncol, 23: 3706-3712.

Kelly C M, Hortobagyi G N. 2010. Adjuvant chemotherapy in early-stage breast cancer: what, when, and for whom? Surg Oncol Clin N Am, 19 (3): 649-668.

Kwong D, Sham J, Choy D, et al. 1994. The effect of Loco-regional control on distant metastatic dissemination in carcinoma of the nasopharynx: a analysis of 1301 patients. Int J Radiat Oncol Bio Phys, 30: 1029-1036.

Lagerwaard F J, Haasbeek C J, Smit E F, et al. 2008. Outcomes of risk-adapted fractionated stereotactic radiotherapy for stage I non-small-cell lung cancer. Int J Radiat Oncol Biol Phys, 70 (3): 685-692.

Lee S P. 2002. Nasopharyngeal carcinoma and the EBV-specific T cell response: prospects for immunotherapy. Semin Cancer Biol, 12: 463-471.

Lenz G, Staudt L M. 2010. Aggressive lymphomas. N Engl J Med, 362 (15): 1417-1429.

Lo Y M, Chan L Y, Chan A T, et al. 1999. Quantitative and temporal correlation between circulating cell-free Epstein-Barr virus DNA and tumour recurrence in nasopharyngeal carcinoma. Cancer Res, 59: 5452-5455.

Lu P H, Negrin R S. 1994. A novel population of expanded human CD3$^+$CD56$^+$ cells derived from T cells with potent in vivo antitumor activity in mice with severe combined immunodeficiency. J Immunol, 153 (4): 1687-1696.

Maindrault-Goebel F, Louvet C, Andre T, et al. 1999. Oxaliplatin added to the simplified bimonthly leucovorin and 5-fluorouracil regimen as second-line therapy for metastatic colorectal cancer (FOLFOX6). GERCOR. Eur J Cancer, 35: 1338-1342.

Mannocci A, De Feo E, de Waure C, et al. 2010. Use of trastuzumab in HER2-positive metastatic breast cancer beyond disease progression: a systematic review of published studies. Tumori, 96 (3): 385-391.

Margolin K A, Negrin R S, Forman S J, et al. 1997. Cellular immunotherapy and autologous transplantation for hematologic malignancy. Immunol Rev, 157: 231-240.

Maughan K L, Lutterbie M A, Ham P S. 2010. Treatment of breast cancer. Am Fam Physician, 81 (11): 1339-1346.

Mehta B A, Schmidt-Wolf I G H, Weissman I L, et al. 1995. Two pathways of exocytosis of cytoplasmic granule co tents and target cell killing by cytokine-iuduced CD3$^+$CD56$^+$ killer cells. Blood, 86: 3493-3499.

Miller V A, Riely G J, Zakowski M F, et al. 2008. Molecular characteristics of bronchioloalveolar carcinoma and ade-nocarcinoma, bronchioloalveolar carcinoma subtype, predict response to erlotinib. J Clin Oncol, 26: 1472-1478.

Min H Q, Hong M H, Ma J. 1994. A new staging system for nasopharyngeal carcinoma in China. Int J Radiat Oncol Bio Phys, 30: 1037.

Morris P G, McArthur H L, Hudis C, et al. 2010. Dose-dense chemotherapy for breast cancer: what does the future hold? Future Oncol, 6 (6): 951-965.

Munro A F, Cameron D A, Bartlett J M. 2010. Targeting anthracyclines in early breast cancer: new candidate predic-tive biomarkers emerge. Oncogene, 29 (38): 5231-5240.

Olaussen K A, Dunant A, Fouret P, et al. 2006. DNA repair by ERCC1 in non-small-cell lung cancer and cisplatin-based adjuvant chemotherapy. N Engl J Med, 355: 983-991.

Onishi H, Araki T, Shirato H, et al. 2004. Stereotactic hypofractionated high-dose irradiation for stage I nonsmall cell lung carcinoma: clinical outcomes in 245 subjects in a Japanese multiinstitutional study. Cancer, 101: 1623-1631.

Paoluzzi L, O'Connor O A. 2010. Targeting survival pathways in lymphoma. Adv Exp Med Biol, 687: 79-96.

Pirker R, Szczesna A, von Pawel J, et al. 2008. FLEX: A randomized, multicenter, phase III study of cetuximab in combination with cisplatin/vinorelbine (CV) cell lung cancer (NSCLC) [abstract]. J Clin Oncol, 26: 3.

Podo F, Buydens L M, Degani H, et al. 2010. Triple-negative breast cancer: present challenges and new perspectives. Mol Oncol, 4 (3): 209-229.

Relander T, Johnson N A, Farinha P, et al. Prognostic factors in follicular lymphoma. J Clin Oncol, 28 (17): 2902-2913.

Saltz L B, Meropol N J, Loehrer P J Sr, et al. 2004. Phase II trial of cetuximab in patients with refractory colorectal cancer that expresses the epidermal growth factor receptor. J Clin Oncol, 22: 1201-1208.

Sandler A, Gray R, Perry M C, et al. 2006. Paclitaxel-carboplatin alone or with bevacizumab for non-small-cell lung cancer. N Engl J Med, 355: 2542-2550.

Saurel C A, Patel T A, Perez E A. 2010. Changes to adjuvant systemic therapy in breast cancer: a decade in review. Clin Breast Cancer, 10 (3): 196-208.

Westin J R, Fayad L E. 2009. Beyond R-CHOP and the IPI in large-cell lymphoma: molecular markers as an opportu-nity for stratification. Curr Hematol Malig Rep, 4 (4): 218-224.

Witzens-Harig M, Dreger P. 2010. Autologous transplant of follicular lymphoma in the era of rituximab. Leuk Lym-phoma, 51 (6): 967-974.

Wolmark N, Rockette H, Fisher B, et al. 1993. The benefit of leucovorinmodulated fluorouracil as postoperative adju-vant therapy for primary colon cancer: results from National Surgical Adjuvant Breast and Bowel Project protocol C-03. J Clin Oncol, 11: 1879-1887.

Wrench D, Montoto S, Fitzgibbon J. 2010. Molecular signatures in the diagnosis and management of follicular lympho-ma. Curr Opin Hematol, 17 (4): 333-40.

第四节 分子靶向药物治疗实例分析

第一部分 靶向药物治疗非小细胞肺癌实例分析

一、表皮生长因子小分子酪氨酸激酶抑制剂治疗 NSCLC 实例分析

表皮生长因子受体（epidermal growth factor receptor，EGFR）是一种具有酪氨酸激酶（tyrosine kinase，TK）的跨膜受体，在多种上皮细胞来源的肿瘤中表达。EGFR

的信号转导通路与肿瘤细胞增殖、凋亡、血管生成、侵袭及转移密切相关，因此被认为是可用于肿瘤治疗的一个靶点。目前已经上市的表皮生长因子受体酪氨酸激酶抑制剂包括吉非替尼（Gefitinib）和厄洛替尼（Erlotinib）。

（一）吉非替尼治疗 NSCLC 病例

吉非替尼是一种表皮生长因子受体酪氨酸激酶的选择性抑制剂（EGFR-TKI），用于治疗化疗失败的局部晚期或转移性的 NSCLC。该药主要的不良反应是皮疹与腹泻，CTC3 级以上的不良反应发生率低。吉非替尼治疗中的一个重要发现是，治疗有效的患者具有更高的 EGFR 突变率。东方人群中 EGFR 突变率为 35%～50%，西方人群仅为 10%，这也部分解释了吉非替尼对东西方人群的疗效差异。为进一步了解 EGFR 与吉非替尼疗效关系，ISEL 研究发现 EGFR 蛋白表达阳性者与表达阴性者相比，前者比安慰剂具有更好的生存预后，提示 *EGFR* 基因拷贝数也可能是预测吉非替尼临床疗效的因素。IPASS 试验结果显示，具有 *EGFR* 突变的亚洲非吸烟一线肺腺病癌患者，吉非替尼比卡铂/泰素疗效更优。

病例一 男性，64 岁，因"咳嗽伴血丝痰 6 个月"于 2003-5-21 来我院就诊。当地医院胸片示右肺阴影，给予抗炎治疗症状缓解不明显，2003-3-3 再复查胸片示右肺阴影较前增大。当地 CT 示外周型肺癌伴肺内多发转移，在我院门诊就诊，痰检找到腺癌细胞，遂收入院。既往史、家族史无特殊；个人史：吸烟 40 年，20 支/天。病理及辅助检查结果：病理（细胞学），痰涂片见少量低分化癌细胞团，形态符合腺癌细胞；脑MR、腹部 B 超、全身骨扫描未见异常。

诊断 右肺腺癌伴双肺转移 IV 期

治疗经过

（1）2003-3-20 至 2003-5-23 予 GEMZAR＋DDP 做一线化疗 4 个疗程，疗效评价 PR，之后定期门诊随诊。2003 年 11 月患者自觉咳嗽气促较前加重，2003-11-28 胸部 CT 示：肺内可见多个病灶，大小 0.3～5.8cm，伴纵隔、双肺门淋巴结转移，较前明显增大（图 2-4-1）。

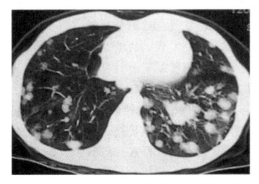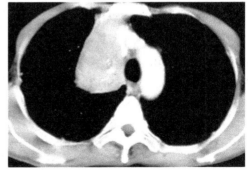

图 2-4-1 接受吉非替尼治疗前（2003-11-28）

（2）患者于 2003-12-4 开始接受吉非替尼做二线治疗，1 个月后患者自觉症状明显好转，胸部 CT 示双肺转移灶明显减少，疗效评价 PR（图 2-4-2）。2 个月后再次复查胸部 CT 示双肺转移灶较前无变化，疗效评价确认 PR（图 2-4-3）。

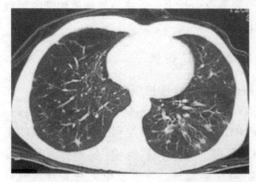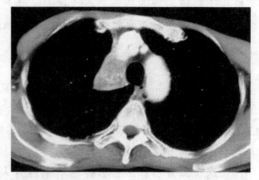

图 2-4-2　接受吉非替尼治疗 1 个月后（2003-12-31）

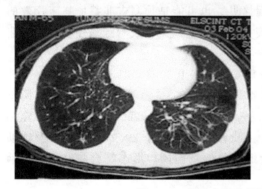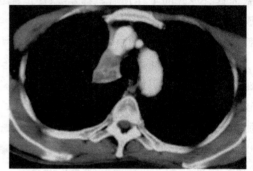

图 2-4-3　接受吉非替尼治疗 2 个月后（2004-2-3）

（3）之后患者一直接受吉非替尼治疗，2004 年 6 月患者因自觉头痛、头晕，于 2004-6-22 行头颅 MR 示右侧枕叶脑转移瘤，疗效评价为疾病进展，停用吉非替尼治疗，改做头颅放疗。患者共接受吉非替尼治疗 6 个月，期间出现 I 度皮疹，不良反应可以耐受。

经验小结

该病例为亚裔吸烟男性晚期腺癌患者接受吉非替尼做二线治疗，治疗 1 个月后取得了明显疗效，肿瘤负荷明显减少，TTP 达 6 个月，较常规化疗时间延长，且没有二线多西他塞化疗常见的骨髓抑制等毒性。INTEREST 研究发现，吉非替尼对比多西他赛做二线治疗后两组疗效/PFS/OS 无统计学差异，但吉非替尼安全性优于多西他赛，该例虽为男性吸烟患者，但同样能从治疗中获益，提示在部分患者，吉非替尼可能取代化疗成为晚期非小细胞肺癌标准二线治疗。但值得注意的是，该例疗效较好，但维持时间不长。近来有研究显示，*EGFR* 突变者吉非替尼治疗的敏感性提高，但进一步突变是 EGFR-TKI 耐药的原因之一，需进一步研究揭示类似病例取得较好疗效后吉非替尼耐药的原因。

病例二　男性，60 岁，2003-8 体检发现肺部肿物，不伴发热、咳嗽，CT 示右上肺周围型肺癌伴双下肺转移。在当地医院于 2003-8-16 行"右上肺楔形切除加右下肺结节切除术"，术后病理示"肺泡细胞癌"，遂到我院就诊。既往史、家族史无特殊；无吸烟史。病理及辅助检查结果：病理（细胞学），细支气管-肺泡细胞癌；脑 MR、腹部 B

超、全身骨扫描未见异常。

诊断　右肺腺癌伴双肺转移 IV 期

治疗经过

（1）术后于 2003-8-30～2003-10-15 予 Gemzar＋DDP 做一线化疗两个疗程，2003-10-13 复查 CT 示"右肺癌术后纵隔淋巴结转移，右侧胸腔积液"，遂停止化疗。患者及家属要求返家休息，2003-12-1 复查胸部 CT 示右下肺肿物较前增大（图 2-4-4）。

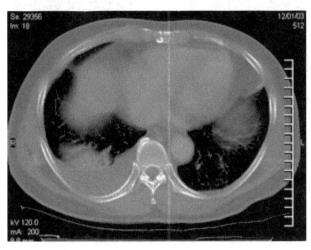

图 2-4-4　接受吉非替尼治疗前（2003-12-1）

（2）患者不愿接受化疗，于 2003-12-3 开始接受吉非替尼做二线治疗，1 个月后复查胸部 CT 示病灶较前稍缩小，但未达 PR，疗效评价 SD（图 2-4-5）。

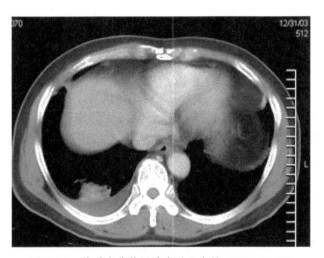

图 2-4-5　接受吉非替尼治疗后 1 个月（2003-12-31）

（3）之后患者一直接受吉非替尼治疗，服药半年后至今每 3 个月复查胸腹 CT，每半年复查头颅 MR，肺部病灶持续稳定，疗效维持 SD。至 2008-7-3 患者已服药 56 个月余（4 年零 8 个月），最近一次复查胸部 CT 仍示病灶较前无变化，胸水已基本吸收

（图 2-4-6）。患者至今一般情况好，精神、胃纳、大小便均可。服药后曾出现 CTC 分级 1～2 级的皮疹，经对症治疗后好转，不良反应可以耐受。

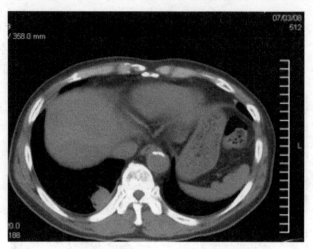

图 2-4-6　接受吉非替尼治疗后 4 年零 8 个月（2008-7-3）

经验小结

该病例为亚裔非吸烟男性晚期细支气管肺泡癌患者接受吉非替尼做二线治疗，治疗 1 个月后肺部病灶未达 PR，未观察到肿瘤负荷明显减少，但之后肺部病灶持续稳定，且全身其他部位一直未出现新发病灶，吉非替尼的长期使用使该晚期病例迄今已存活 5 年。ISEL 试验曾报道东方人及不吸烟者更易从吉非替尼治疗中获益，该病例符合上述条件，还值得注意的是，该例患者病理类型为细支气管肺泡癌，已有研究发现这一特殊类型使用吉非替尼后更能取得较好的效果，但缺乏大宗病例研究。另外，INTEREST 研究发现 EGFR 突变人群中接受吉非替尼治疗者有效率较接受多西他塞者高（$P = 0.0361$），大多数回顾性研究已经发现，*EGFR* 突变的 NSCLC 中，50％～80％患者对吉非替尼有反应，但 10％～20％不存在 *EGFR* 突变的患者对吉非替尼有部分反应，提示 *EGFR* 突变对 TKI 疗效不是一个必不可少的决定因素。其他的分子异常，如 *EGFR* 基因扩增（基因拷贝数增加）与 TKI 的高敏感性相关，如 Hirsh 等报道，高 *EGFR* 拷贝数的患者有更好的预后。对本例这样长期存活病例应进行进一步分子生物学研究。

（二）厄罗替尼治疗 NSCLC 病例

厄罗替尼是另一种口服高效的表皮生长因子受体酪氨酸激酶选择性抑制剂，该药于 2004 年 11 月及 2005 年 9 月分别被美国和欧洲批准用于治疗铂类化疗失败后晚期 NSCLC。目前，厄洛替尼已在全球超过 80 个国家得到许可，用于二、三线治疗晚期 NSCLC。在使用厄洛替尼治疗后患者常出现皮疹、腹泻等不良反应，但临床上大部分患者都是轻中度的皮疹，多可以耐受，较少有患者因严重皮疹减量。

就两种 EGFR-TKI 比较而言，厄罗替尼的 IC_{50} 较吉非替尼低一个数量级，提示其较吉非替尼效价更高；从药动学方面，厄罗替尼临床常规用量已为最大耐受剂量给药，而吉非替尼要达到与之相同的药物浓度，需要服用推荐剂量的三倍以上，但前者的皮疹、腹泻发生率高于后者，二者的疗效的差别有待进一步证实。

病例一 女性，65 岁，患者 2004 年 9 月底单位体检时发现左上肺肿物，无咳无痰，无畏寒发热，入住我院胸科后发现左锁上淋巴结肿大，于 9 月 28 日行左锁上淋巴结活检，病理为腺癌，转化疗。既往史、家族史无特殊；无吸烟史。PET/CT：左上肺肿块，合并纵膈、左侧锁骨上淋巴结增大，余无异常。

诊断 左肺腺癌伴左锁上淋巴结转移 c T2N3M0 IIIB 期

治疗经过

（1）2004-10-1 至 2004-10-23 予 GEMZAR＋DDP 做一线化疗 2 个疗程，疗效评价 SD。

（2）2004-11-25 至 2005-2-4 在我院接受放疗（原发灶 70Gy，区域淋巴结 60Gy），评价 SD；2005-3-22 至 2005-6-7 接受 Taxotere 巩固化疗 4 个疗程，化疗后疗效评价 SD。之后定期门诊随诊，停止治疗 4 个月后 CT（2005-11-15）示双肺弥漫转移灶，肺部病灶较前进展，评价 PD（图 2-4-7）。

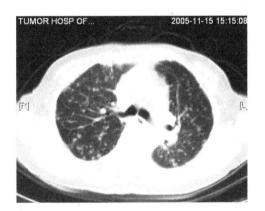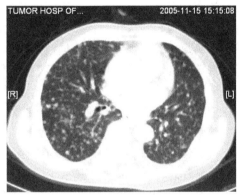

图 2-4-7　接受厄罗替尼治疗前（2005-11-15）

（3）患者于 2005-11-30 开始接受厄罗替尼治疗，1 个月后复查胸部 CT 示双肺转移灶明显减少（图 2-4-8），2 个月后再次复查胸部 CT 示双肺转移灶较前进一步减少（图 2-4-9）。

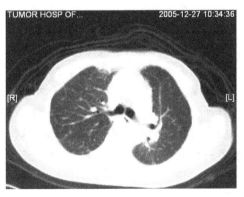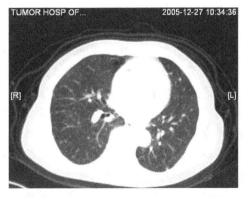

图 2-4-8　接受厄罗替尼治疗 1 个月后（2005-12-27）

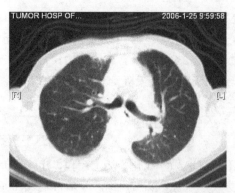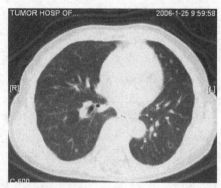

图 2-4-9　接受厄罗替尼治疗 2 个月后（2006-1-25）

（4）之后患者一直接受厄罗替尼治疗，每 2 个月复查胸腹 CT，2006 年 4 月患者复查 X 光片示胸椎骨转移，肺部病灶稳定，于 2006-4-10 至 2006-5-11 行胸椎骨转移灶放疗，放疗后继续接受厄罗替尼治疗；2007 年 8 月因右下肢痛 3 月余行盆腔 MR 检查示腰椎、骶椎和右侧髂骨骨转移，肺部病灶较前无变化，于 2007-9-11 至 2007-10-22 行骨转移灶放疗，继续接受厄罗替尼治疗同时定期复查胸腹 CT 及骨转移灶。2008 年 8 月患者自觉胸痛、气促，复查胸部 CT 示双肺转移病灶较前明显增多、增大，疗效评价为疾病进展，予其停用厄罗替尼治疗。患者共接受厄罗替尼治疗 32 个月，期间曾出现 I 度皮疹、腹泻和角膜炎，迁延不愈，经对症处理后可缓解，不良反应可以耐受。

经验小结

该病例为亚裔非吸烟女性晚期腺癌患者接受厄罗替尼做三线治疗，治疗 1 个月后取得了明显疗效，肿瘤负荷明显减少，用药时间达 32 个月，而常规三线化疗的有效率只有约 2%，该例取得的疗效维持时间比较长，这与 BR21 研究用厄罗替尼做二、三线治疗的结果类似。BR21 研究多因素分析显示，不吸烟、亚裔和腺癌是厄罗替尼治疗后生存期延长的独立预测指标，该病例恰好符合上述条件，属于所谓的"优势人群"，在肿瘤负荷明显减少的情况下生存获益。值得注意的是，该病例在治疗过程中两次出现新发的非目标病灶——骨转移灶，继续使用厄罗替尼治疗加局部骨转移灶放疗，增加了该病例生存获益的机会。

病例二　男性，52 岁，患者于 2005 年 4 月初开始出现咳嗽，症状逐渐加重，遂到当地医院就诊，2005-6-17 行 PET／CT 检查提示左下肺癌并左肺内、左侧锁骨上、纵膈、双肺门淋巴结转移，伴全身多处骨转移。于 2005-6-21 在当地医院行骨髓活检病理示鳞癌，遂入我科化疗。既往史、家族史无特殊；个人史：吸烟史 25 年，20 支/天。

病理及辅助检查结果：病理（骨髓活检）为骨髓鳞癌（低分化）转移。PET/CT：提示左下肺癌并左肺内、左侧锁骨上、纵膈、双肺门淋巴结转移，第 6 颈椎棘突、第 1 胸椎、第 3 胸椎、左侧第 4 侧肋、左侧第 6 后肋、右侧肩胛骨、第 7 胸椎横突、第 8 胸椎、9 胸椎、12 胸椎、第 1 腰椎、骨盆骨及双侧股骨上端可见放射性浓聚，部分病灶可见骨质破坏，考虑多发骨转移癌。

诊断　左肺鳞癌伴全身多发骨转移　IV 期

治疗经过

（1）于 2005-6-24 至 2005-9-2 予 GEMZAR＋DDP 做一线化疗 4 个疗程，经上述一

线化疗后患者咳嗽明显减轻，复查胸部 CT，疗效评价 PR。

（2）2005-10-14 开始接受 Alimta 单药维持治疗，自 2005-10-14 至 2006-6-8 行 Alimta化疗（500 mg/m²）12 个疗程，每 2 个疗程评价疗效，疗效均为 SD。上述化疗过程中患者诉有疲乏，伴有轻微胸闷，CTC 分级 1～2 级，多在 Alimta 化疗一周后出现，无需特殊处理，考虑与 Alimta 治疗有关。患者维持治疗结束定期随访，2006-8-1 胸部 CT 较前无变化（图 2-4-10），ECT 示骨转移灶较前增多，评价 PD。

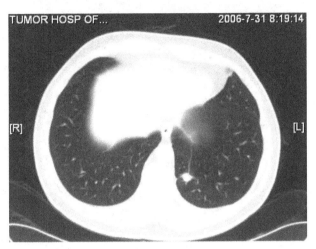

图 2-4-10　接受厄罗替尼治疗前胸部（2006-7-31）

（3）于 2006-8-8 开始接受厄罗替尼口服治疗（150mg，qd），1 个月后复查胸部 CT 示病灶较前无变化（图 2-4-11），X 射线复查全身骨转移灶较前无变化，疗效评价 SD，服药 5 月余复查胸部 CT 病灶稳定（图 2-4-12），之后继续服药并每 2 个月复查 CT 及骨 X 射线，疗效维持 SD。予其继续厄罗替尼口服治疗，至 2008-8 患者已服药 24 个月余。患者至今一般情况好，精神、胃纳、大小便可。服药后曾出现 CTC 分级 1～2 级的皮疹、足趾甲沟炎及角膜炎，经对症治疗后好转。

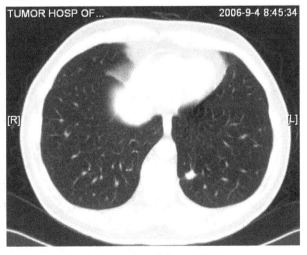

图 2-4-11　接受厄罗替尼治疗 1 个月后（2006-9-4）

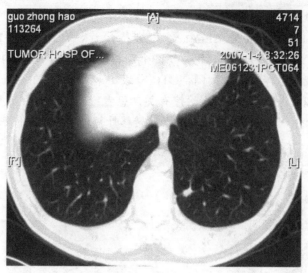

图 2-4-12　接受厄罗替尼治疗 5 个月后（2007-1-4）

经验小结

该病例为亚裔吸烟男性晚期鳞癌接受厄罗替尼做二线治疗，治疗后肺部病灶持续稳定，虽未达 PR，但用药时间已达 24 个月尚未观察到肿瘤进展。已有小规模研究发现厄罗替尼治疗后疗效 PR 组与疗效 SD 组 OS 无统计学差异，提示治疗取得 SD 者生存获益的概率与取得 PR 者类似，由此推测小分子靶点药物的作用机制似乎是"抑制"非杀伤肿瘤。另外，值得注意的是，该病例不属于 BR21 研究报道的优势人群而同样取得生存获益，提示通过检测 *EGFR* 突变等分子指标可更准确地筛选出可能受益病例。

二、抗血管内皮生长因子单抗治疗 NSCLC 实例分析

血管生成对于肿瘤病灶的发展是必不可少的。VEGF 是肿瘤血管生成的关键驱动因子，促进肿瘤存活、引起肿瘤血管的结构和功能异常并阻止抗癌药物进入肿瘤，由 VEGF 引起的血管渗透性增高所致组织间隙液压升高进一步抑制药物进入肿瘤，导致对治疗耐药。在人类大多数肿瘤中观察到了 VEGF 水平的增加，包括肺癌、乳腺癌、甲状腺癌、胃肠道癌、肾癌、膀胱癌、卵巢癌、子宫颈癌、血管肉瘤及胶质细胞瘤。它的过度表达也与预后差有关，特别是在结直肠癌中，VEGF 表达的增加与浸润、血管密度、转移、复发及预后相关。因此，VEGF 成为抗肿瘤治疗引人注目的靶点。贝伐单抗（Bevacizumab，罗氏公司生产，商品名 Avastin）是与 VEGF 结合的重组人体单克隆抗体。2006 年 10 月，美国 FDA 批准该药与紫杉醇/卡铂方案联合做晚期非鳞状 NSCLC 的一线治疗。

病例一　男性，25 岁，患者 2007 年 5 月无明显诱因下出现左胸痛，深呼吸及活动剧烈时加重，于当地医院行胸片检查未见异常。2007 年 7 月症状加重，于当地医院行 CT 检查提示"左肺病变，不排除结核"，予抗结核治疗后未见明显好转。2007 年 9 月症状加重，查胸片提示"左侧胸水"，胸水细胞学检查提示"找到可疑腺癌细胞"，遂行肺穿刺活检，病理经会诊提示"左肺腺癌"；骨扫描提示"多发性骨转移瘤"；头颅 MR 未见占位。

诊断 左上肺腺癌骨转移

治疗经过 签署知情同意书后，经筛选符合 SAIL 临床试验，于 2007-10-23、2007-11-13、2007-12-4、2007-12-25、2008-1-13 及 2008-2-5 行 TC＋AVASTIN 方案化疗 6 个疗程，化疗过程顺利，化疗后 CT 疗效评价 PR。后于 2008-3-4 及 2008-3-25 予 AVASTIN 维持治疗两次后肿瘤进展，之后改用二线化疗（图 2-4-13 至图 2-4-15）。

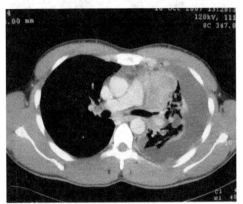

图 2-4-13 接受 TC＋贝伐单
抗治疗前（2007-10-18）

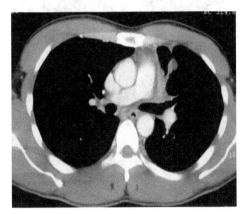

图 2-4-14 接受 TC＋贝伐单抗化疗
2 个疗程后（2007-12-3）

病例二 男性，58 岁，患者 2007-12 因"咳嗽、咳痰伴胸闷气促"在当地医院就诊，行 CT 检查提示"右上肺纵隔旁占位，右侧大量胸腔积液、心包积液"，行胸腔及心包积液穿刺引流后症状缓解，我院会诊胸腔积液及心包积液沉淀病理提示"见异型细胞，形态符合腺癌细胞"，我院胸腹 CT 示"右上肺分叶状团块影，符合右上肺癌；锁上、纵隔淋巴结肿大"，头颅 CT、骨 ECT 未见异常，分期 cT4N3M0 IIIB 期。

诊断 右上肺腺癌右胸膜转移

治疗经过 签署知情同意书后，经筛选符合 SAIL 临床试验，于 2007-12-13、2008-1-3、2008-1-24、2008-2-14、2008-3-17 及 2008-4-23 行 TC＋AVASTIN 化疗 6 个疗程，化疗后患者复查 CT 提示肺癌化疗后较前好转，疗效 PR。自 2008-5-15 起予 Avastin 维持治疗，每三周一次，现病情稳定（图 2-4-16 至图 2-4-18）。

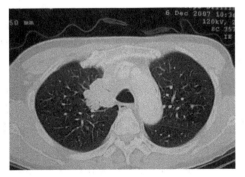

图 2-4-15 接受 TC＋贝伐
单抗治疗前（2007-12-6）

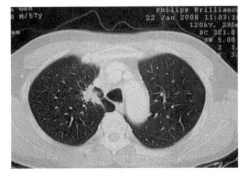

图 2-4-16 接受 TC＋贝伐单
抗化疗 2 个疗程后（2008-1-22）

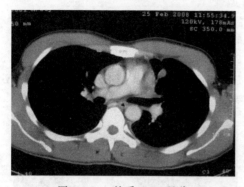

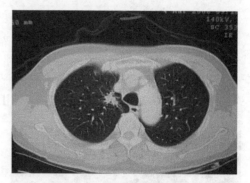

图 2-4-17　接受 TC＋贝伐
单抗化疗 4 个序程后（2008-2-25）

图 2-4-18　接受 TC＋贝伐单
抗化疗 4 个疗程后（2008-3-4）

第二部分　靶向药物治疗大肠癌实例分析

一、西妥昔单抗治疗大肠癌实例分析

表皮生长因子受体（EGFR）在结直肠癌细胞中的表达率为 25％～80％。EGFR 高表达通常与肿瘤的侵袭、转移、化疗耐药、内分泌治疗耐药、预后差及晚期病变等密切相关。当生长因子或其他的配体与 EGFR 的胞外区结合后，受体的胞内区发生自体磷酸化转导信号至下游，促进细胞增殖。中和性抗体与受体结合后可以阻断生长因子发挥作用或小分子药物结合酪氨酸激酶即可阻断细胞内信号的转导过程，从而抑制肿瘤细胞的生长。

西妥昔单抗（Cetuximab）是一种特异性针对 EGFR 的嵌合型 IgG1 单克隆抗体。西妥昔单抗由鼠抗 EGFR 抗体和人 IgG1 的重链和轻链的恒定区域组成，可与表达于正常细胞和多种癌细胞表面的 EGFR 特异性结合，并竞争性阻断 EGF 和 TGF-α。2004 年2 月美国食品药品监督管理局批准西妥昔单抗单用或联合 CPT-11 作为二线方案治疗晚期大肠癌患者。

西妥昔单抗联合化疗无论在晚期大肠癌的一线治疗还是二线治疗中均显示了良好的疗效。西妥昔单抗耐受性好，不良反应大多可耐受。西妥昔单抗与化疗药物联合治疗产生的剂量限制性毒性反应亦可通过调整剂量改善。

病例一　患者男性，56 岁，因"左下腹痛 3 月"于 2005 年 11 月行肠镜检查诊断为"乙状结肠癌"。2005-11-25 行"乙状结肠癌根治术"。术后病理：乙状结肠腺癌 II 级，侵犯肠壁全层并浸润肠旁脂肪组织，淋巴结 6/19（＋）。病理分期：pT4N2M0。患者术后行奥沙利铂＋卡培他滨辅助化疗 8 个疗程，末次化疗时间 2006-5-23。此后定期复查。2008 年 4 月复查 CT 示多发肝转移，1.2～8.0cm，CEA 141ng/ml。患者于2008-4-14 开始接受 XELIRI（伊立替康＋卡培他滨）方案＋西妥昔单抗治疗（西妥昔单抗 400mg/m² 第一周，250mg/m² 第二周起，每周一次；伊立替康 250mg/m² d1＋卡培他滨 850mg/m² bid d1～d14，每三周重复）。2 周期 XELIRI 方案化疗及 8 周期西妥昔单抗治疗后于 2008 年 6 月复查 CT 示肝转移瘤明显缩小，疗效评价 PR，CEA 降至 7.9ng/ml。治疗过程中出现 2 度皮疹、1 度腹泻和 2 度中性粒细胞下降。患者于

2008-7-20 行肝转移瘤切除术,术后继续行 XELIRI 方案化疗至 2008 年 10 月。目前患者病情稳定,未见肿瘤复发(图 2-4-19 和图 2-4-20)。

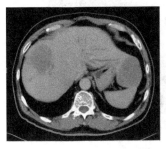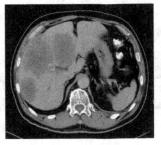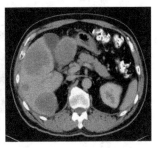

图 2-4-19　接受 XELIRI+西妥昔单抗治疗前(2008-4)

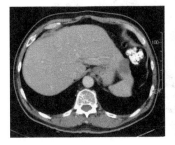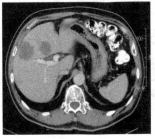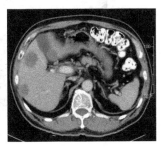

图 2-4-20　接受 XELIRI+西妥昔单抗治疗后(2008-6)

病例二　患者男性,54 岁。2005 年 10 月因"上腹不适 3 月"行 PET/CT 检查示"肝脏多发病灶,最大 8.9cm,乙状结肠代谢活跃病灶"。肠镜:乙状结肠菜花样肿物,肿物侵犯大肠全周,肠腔明显狭窄,无法进镜。肠镜病理:"管状腺癌 II 级"。2005 年 11 月行乙状结肠切除术,术后病理:乙状结肠溃疡肿物 2.5cm,腺癌 II 级,浸润至浆膜下,乙状结肠系膜结节见腺癌浸润,6 枚淋巴结未见转移。病理分期:pT3N0M1。患者术后于 2005 年 12 月至 2006 年 4 月底行 XELIRI 方案化疗 12 个疗程(2 周用法),疗效评价 PR。2006 年 5 月行肝转移灶 HAI(肝动脉灌注化疗)术,局部注入奥沙利铂 150mg+5-FU 750mg。2006 年 7 月初 CT 检查示肝转移灶进展。2006 年 7 月至 11 月行 FOLFOX 方案化疗 9 次,期间疗效评价 PR,后因 3 度神经毒性改为卡培他滨单药化疗(共 3 个月)。2007 年 2 月 CT 示肝转移灶进展,疗效 PD。2007 年 2 月至 4 月行 CPT-11+西妥昔单抗治疗 4 个疗程,疗效评价 PR(图 2-4-21)。

病例三　患者男性,32 岁,2005 年 6 月诊断为乙状结肠癌伴肝多发转移,于 2005-6-6 行结肠癌切除术,术后病理为中分化腺癌,分期 pT3N2M1,IV 期。术后于 2005-7-1 至 2005-11-22 行 FOLFIRI 方案化疗 6 个疗程,并行肝转移瘤介入治疗。2006-2-24 发现双肺转移,于 2006 年 2 月至 2006 年 8 月行 Avastin+FOLFOX6 方案化疗,疗效评价 PD。2006 年 8 月至 2006 年 10 月改用 FOLFIRI 方案化疗 2 个疗程,疗效评价 PD,并发现骨转移。2006-10-19 至 2007-110 行西妥昔单抗(第一周 400mg/m²,后每周 250mg/m²)+伊立替康(200mg,D1,8,15,22,Q6W)化疗,疗效评价 PR,肝、肺转移灶缩小。化疗停止 2 个月后,疾病再次进展,出现多发肝转移(图 2-4-22 至图 2-4-25)。

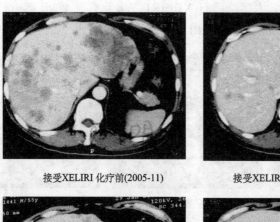
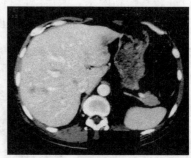

接受XELIRI 化疗前(2005-11) 　　　　　　接受XELIRI 化疗后(2006-5)

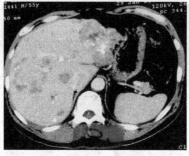
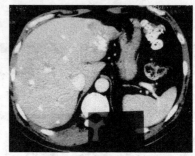

接受FOLFOX化疗前(2006-7) 　　　　　　FOLFOX化疗后(2006-11)

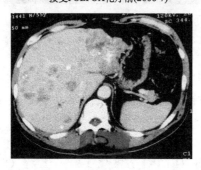
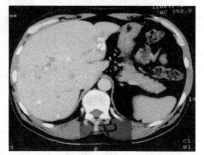

CPT-11+C225治疗前(2007-2) 　　　　　　CPT-11+C225治疗后(2007-4)

图 2-4-21　C225 治疗大肠癌

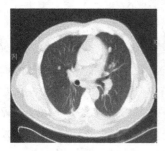
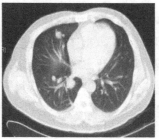
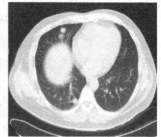

图 2-4-22　接受西妥昔单抗＋伊立替康治疗前 （2006-10-16）

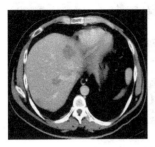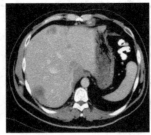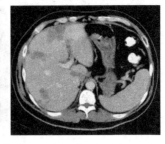

图 2-4-23　接受西妥昔单抗＋伊立替康治疗前（2006-10-16）

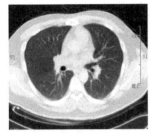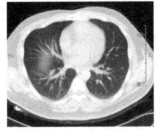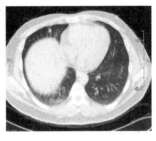

图 2-4-24　接受西妥昔单抗＋伊立替康治疗后（2007-1-17）

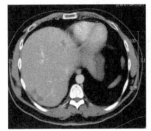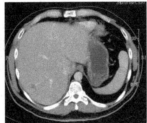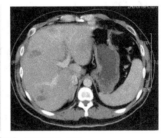

图 2-4-25　接受西妥昔单抗＋伊立替康治疗后（2007-1-17）

病例四　患者男性，56 岁，2005 年 10 月诊断为乙状结肠癌伴肝多发转移，于 2005 年 11 月行结肠癌切除术，术后病理为中分化腺癌，分期 pT3N0M1，IV 期。术后于 2005 年 12 月至 2006 年 4 月行伊立替康＋卡培他滨方案化疗 11 个疗程，并行肝转移瘤 TACE 治疗。2006 年 7 月复查发现肿瘤进展，于 2006 年 7 月至 2006 年 11 月行 FOLFOX 方案化疗 9 次，疗效评价 PD。2007 年 2 月至 2007 年 5 月改用西妥昔单抗（第一周 400mg/m^2，后每周 250mg/m^2）＋伊立替康（200mg，D1，8，15，22，Q6W）化疗，疗效评价 PR，2007 年 7 月肿瘤再次进展（图 2-4-26 和图 2-4-27）。

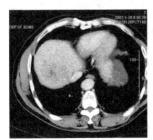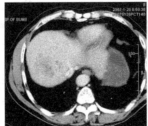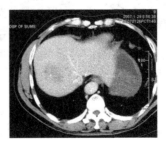

图 2-4-26　接受西妥昔单抗＋伊立替康治疗前（2007-1-19）

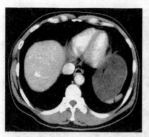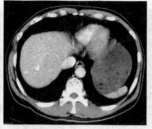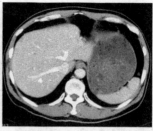

图 2-4-27　接受西妥昔单抗＋伊立替康治疗后（2007-5-8）

二、贝伐单抗治疗大肠癌实例分析

贝伐单抗（Bevacizumab，罗氏公司生产，商品名 Avastin）是与 VEGF 结合的重组人体单克隆抗体，由人类 IgG1 的框架结构区域和鼠单抗的抗原结合决定区域组成。美国 FDA 于 2004 年批准贝伐单抗联合化疗作为转移性结直肠癌的一线治疗方案。

病例一　男性，55 岁，诊断为直肠癌术后 1 年余，肝、骶前转移。患者 2006 年 12 月因大便性状改变在梅州市人民医院行肠镜检查考虑直肠癌，行直肠癌根治术（Mile's 术），术程顺利，术后恢复好，术后病理示：直肠腺癌 2 级，浸润全层，系膜淋巴结见癌转移（1/3），分期：pT3N1M0，IIIA 期。术后未行放化疗，定期复查。2007 年 9 月 CT 见骶骨前方软组织影，于 2007-10-12 在我院行 CT 检查见骶骨前肿块，考虑复发，肝转移瘤，2007-10-19 在我院行骶前肿物活检病理示：腺癌图（图 2-4-28 至图 2-4-30）。

治疗经过：签署知情同意书后，经筛选符合 BO20696 临床试验，随机分配至 CPT-11＋CF＋5-FU＋Avastin 治疗组，2007-10-25 至 2008-4-1 完成 4 周期化疗，疗效 PR。后患者继续用 Avastin 维持治疗，目前已行 12 周 Avastin 治疗。复查 CT 示病灶无大变化。

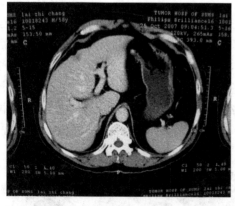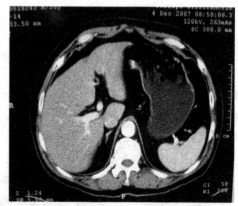

图 2-4-28　治疗前（2007-10-25）。　　　图 2-4-29　化疗 2 个疗程后（2007-12-4）。肝 S4
　　　　　　肝 S4 转移瘤　　　　　　　　　　　　　病灶较前缩小好转，疗效 PR

病例二　女，41 岁，诊断为肠癌并 Krukenberg 瘤术后 3 年余，肝、腹腔转移 9 月余。患者因"左附件囊实性占位伴不全肠梗阻"于 2004-10-14 在外院行左附件切除术，术后病理示"卵巢黏液性囊腺癌"。手术后肠梗阻症状加重，来我院腹科，2004-10-22

手术，术中见升结肠肿物，遂行"右半结肠切除＋腹膜肿瘤切除术"。术后病理：升结肠黏液性腺癌 2 级，侵犯肠壁全层，右圆韧带、小肠系膜癌浸润。术后 FOLFOX 方案辅助化疗 2 程，后 FT207 口服化疗。2007-11-22 来我院妇检发现盆腔占位病变，肠镜示：术后吻合口未见异常，腹盆 CT：左下腹软组织肿物，肝内转移瘤。明确诊断：升结肠癌并 Krukenberg 瘤术后，肝、腹腔转移，经筛选符合 BO20696 临床试验，随机分配至 IFL＋Avastin 治疗组，于 2007-12-28 至 2008-05-30 完成 4 个周期化疗，过程顺利，CT 示肝转移瘤及左下腹肿物均较前好转，疗效 PR。后患者继续用 Avastin 维持治疗（图 2-4-31 至图 2-4-33）。

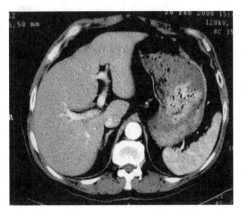

图 2-4-30　化疗 4 个疗程后（2008-2-28）。
肝内病灶已显影不清

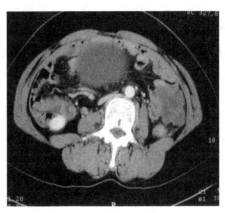

图 2-4-31　化疗前（2007-12-11）。
左下腹软组织肿物

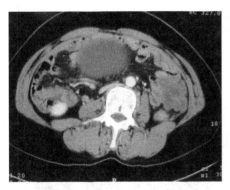

图 2-4-32　化疗后（2008-2-4）。
左下腹肿物较前缩小

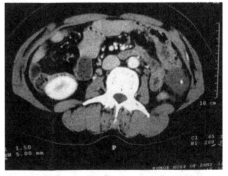

图 2-4-33　化疗后（2008-3-25）。
左下腹肿物较前缩小，疗效 PR

第三部分　靶向药物治疗乳腺癌实例分析

一、抗 HER2 单抗治疗晚期乳腺癌实例分析

Herceptin（TrhuMab，商品名 Trastuzumab）是一个重组的人源化的抗-P185^{HER2} 的单克隆抗体，与 HER2 蛋白有高度亲和力，它可以部分对抗 HER2 过表达产生的作用。在北美洲和欧洲许多国家，Herceptin 被批准用于治疗 HER2 蛋白过度表达的转移性乳

腺癌患者，这些患者曾经接受过一次或多次化学治疗。Herceptin 也可联合泰素一线治疗 HER2 蛋白过度表达的晚期乳腺癌患者。

在 Herceptin 治疗的患者中观察到心脏功能不全的症状和体征，如呼吸困难、咳嗽增多、夜间阵发性呼吸困难、外周水肿、第三心音奔马率及射血分数（LVEF）减少。在 Herceptin 治疗中充血性心衰可能是严重的，在少数患者中伴有心脏功能衰竭、死亡及栓塞导致的中风。有约 40％ 的患者在第一次静脉输注 Herceptin 的过程中发生副反应，这些副反应主要由寒战和（或）发热组成，这些副反应通常为轻度或中度症状，而且常常可以用扑热息痛、苯海拉明和哌替啶等药治疗，其他不良反应均少见。

病例 患者女性，55 岁。右乳癌根治术后 22 个月，肝转移 6 月余。患者 2006-3-7 在我院全麻下行右乳癌改良根治术，术中冰冻切片示：浸润性导管癌。术中见肿物位于右乳中央象限，大小约 5cm×4cm。术后病理示：浸润性导管癌 III 级，侵犯乳头及乳晕真皮结缔组织，淋巴结腋中组 0/2，腋下组 16/22，内乳 2/2，免疫组化示：VEGF（＋＋）、CerbB2（＋＋＋）、Ki67（＋＋）、P53（＋）、PR（－）和 ER（－）。术后分期 pT4N3M0，IIIc 期。术后于 2006-3-13 日至 6-28 日行艾素 120 mg ＋ THP 60mg 辅助化疗 6 个疗程。后因经济原因，未予 Herceptin 治疗及放疗。2006-4 出现右腋窝及右前胸壁皮瓣坏死，大小分别为 1.5cm×1.5cm 和 6cm×3cm，于 2006-7-31 在我院行右腋下肌皮瓣移植＋右前胸壁取皮植皮术，术后恢复可，定期门诊随访。2007-7-18 因"上腹痛"就诊我院，胸腹 CT 示肝多发转移瘤。考虑为右乳癌术后肝转移，于 2007-7-26 至 2007-9-18 行 Herceptin＋DDP 治疗 3 个疗程，第一程治疗时出现寒战、发热、呕吐，经对症处理后好转。第二程化疗时患者胃肠道反应较重，并出现延迟性 IV 度血小板降低，后经对症支持处理骨髓功能恢复。2007-10-11 予 Herceptin＋CBP 治疗 1 个疗程，过程顺利。因患者化疗后出现 III 度血小板降低，于 2007-11-2 给予 Herceptin 单药化疗，过程顺利。2007-11-9 复查腹部 CT：肝多发转移瘤，5～28mm，较前好转。患者于 2007-11-27 和 2007-12-18 予 Herceptin＋DDP（80mg）治疗，过程顺利，耐受性好（图 2-4-34 至图 2-4-37）。

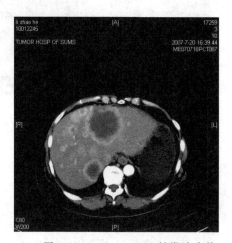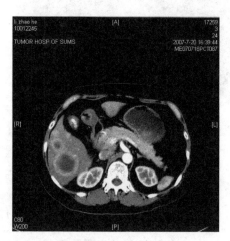

图 2-4-34 Herceptin＋铂类治疗前（2007-7-20）。肝多发转移瘤，8～50mm

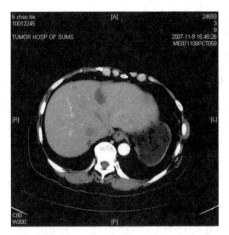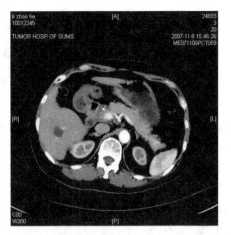

图 2-4-35　Herceptin＋铂类治疗 5 个疗程后（2007-11-9）。肝多发转移瘤，5～28mm，较前好转

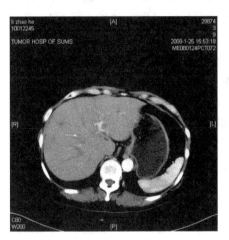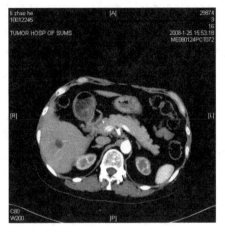

图 2-4-36　继续 Herceptin＋化疗 2 个疗程后（2008-1-25）

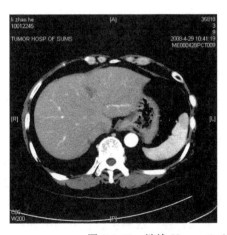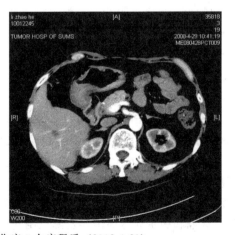

图 2-4-37　继续 Herceptin＋化疗 3 个疗程后（2008-4-29）

二、抗 HER2 受体小分子酪氨酸激酶抑制剂治疗晚期
乳腺癌实例分析

人类 ErbB 受体家族中有 4 种密切相关的跨膜酪氨酸激酶受体。在人恶性癌症中，ErbB1（EGFR）和 ErbB2（HER-2/neu）受体通常过度表达或发生其他改变，上述受体的上调和自动激活与激素和细胞毒药物治疗耐药性升高有关，而且能增加病情进展和死亡的风险。因此，许多治疗策略是通过阻滞 ErbB 信号的通路以提高激素治疗或化疗的疗效。

Lapatinib（葛兰素-史克-必成公司生产，商品名 TYKERB）是可逆的酪氨酸激酶抑制剂（TKI），能有效抑制 ErbB1 和 ErbB2 酪氨酸激酶活性。理论上，同时抑制 ErbB1 和 ErbB2 较单一抑制 ErbB1 或 ErbB2 更有优势。尽管小分子 ErbB1 抑制剂可抑制 ErbB1 同型二聚体，但可能不会有效抑制 ErbB1 和 ErbB2 的异二聚体。例如，酪氨酸激酶抑制剂吉非替尼合并曲妥珠单抗对 ErbB2 过度表达的人乳腺癌 SKBR-3 细胞系和 BT-474 细胞系凋亡的诱导作用强于单一抑制剂。另外，Lapatinib 对 TGF-α 激活的结肠癌细胞显示出比 ErbB1 或 ErbB2 的单一抑制剂更强的抑制作用。这些数据表明，ErbB1 与 ErbB2 的双重抑制剂可能较单一抑制剂具有更好的治疗效果。

对于 ErbB2 过度表达的转移性乳腺癌患者，紫杉醇与 ErbB2 抑制剂曲妥珠单抗合用较单用紫杉醇治疗可提高缓解率、病情进展出现时间和总生存期。临床前和临床研究表明 ErbB1 和 ErbB2 信号通路的上调与获得性化疗耐药有关。Laptinib 为小分子双重 ErbB1 和 ErbB2 的激酶抑制剂，较 ErbB1 或 ErbB2 单一激酶抑制剂和抗体治疗在作用机制方面可能具有优势。

美国 FDA、欧洲药品局和其他国家（地区）包括香港、巴西、俄罗斯已批准 Lapatinib 与卡培他滨联合治疗之前已接受曲妥单抗治疗的转移性乳腺癌患者。Lapatinib 治疗通常耐受良好，最常见的 AE 为腹泻、皮疹、恶心和呕吐。Lapatinib 潜在的危险包括心脏毒性和肺毒性，这是已知与其他 ErbB1 或 ErbB2 抑制剂相关的风险。服用 Lapatinib 期间也发生了肝胆功能异常（特异性转氨酶升高）。

病例一 患者女性，54 岁，2005 年 4 月因"右乳肿物"就诊于外院，行肿物活检示"浸润性导管癌"。于 2005-5-10 及 2005-6-1 行 TEC（Doctaxol 120mg＋EPI 120mg＋CTX 1g）2 个疗程新辅助化疗后，2005-6-21 行"右乳癌改良根治术"，术后病理示：浸润性导管癌，肿物 5cm×4.5cm×3.5cm，2/13 淋巴结转移，分期 T2N1M0。免疫组化示：ER5%＋，PR20%＋，Cerb2＋＋＋。术后于 2005-7-1 至 2005-9-2 行 TEC（Doctaxol 100mg＋EPI 100mg＋CTX 1g）化疗 4 个疗程，化疗结束后行右胸壁放疗，后一直口服瑞宁德 1mg（qd），无明显不适，并定期复查。2007-6 患者无意中发现右侧胸壁皮肤发红伴瘙痒，咳嗽，活动后伴气促，即停止瑞宁德。2007-6-13 外院 PET-CT 检查示：前中胸壁两个转移结节，双肺多发转移结节；双侧锁骨上下区、左侧腋窝、双肺门、纵隔和腹主动脉周围多发淋巴结转移，考虑转移；双侧胸膜多发结节转移病右侧胸腔中量积液；胸骨体、T3 椎体多发骨转移。

治疗经过：于 2007-6-18 入组 EGF104535 临床试验，自 2007-6-29 至 2007-12-17 共行"紫杉醇（80mg/m²）＋Lapatinib（1500mg）"化疗 6 个疗程，2 个疗程化疗后疗

效评价 PR，后一直维持，于 2007-12-25 进入 Lapatinib（1500mg）单药延长 6 个疗程，至 2008-5-27 定期复查示颅脑转移，退出试验。化疗期间曾出现 2 度骨髓抑制、1 度腹泻和 1 度痤疮样皮疹等，经处理后好转（图 2-4-38 至图 2-4-40）。

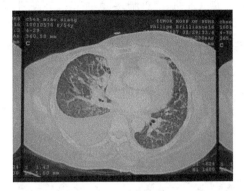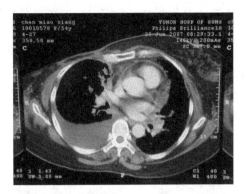

图 2-4-38　TAXOL＋Lapatinib 联合化疗前

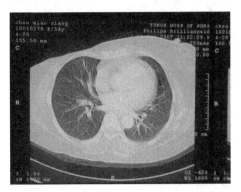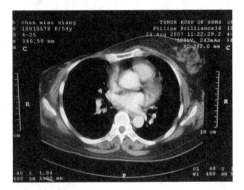

图 2-4-39　2 个疗程化疗后

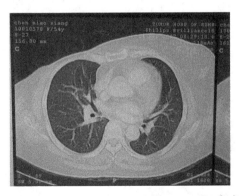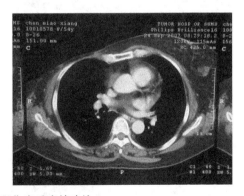

图 2-4-40　4 个疗程化疗后疗效确认

病例二　患者女性，33 岁，2004 年 5 月无意中发现左乳肿块，2004 年 9 月先在当地医院行"左乳肿块切除术"，术后病理：浸润性导管癌，ER（－），PR（－），CerB2（＋＋），遂于 2004-9-29 行"左乳癌根治术"，术后病理示：左乳腺未见癌残留，腋下组淋巴结（0/12），术后分期 T2N0M0/IIA 期。术后 CAF 方案化疗 5 个疗程，末次化疗时间 2005 年 4 月。其后定期随诊，2006 年 8 月于外院行 B 超示右乳腺增生，患者要求行右乳腺切除术，术后病理：右乳腺囊性纤维性增生伴上皮异形增生，见一微小导管内癌（隐性癌），ER（－）、PR（＋）、CerB2（＋＋＋）、P53（＋）和 PCNA（＋＋）。2006 年 11 月初患者出现咳嗽、少量白痰，在外院 CT 示：双肺多发结节，考虑乳癌肺转移，之后转入我院治疗，于 2006-11-30 至 2007-3-27 行健择＋泰素方案化疗 6 个疗程。定期复查到 2007 年 8 月 CT 示双肺转移瘤较前增大，入组 EGF109491 试验，于 2007-9-14 至 2008-7-30 行 Xeloda（2000mg/m²，d1～14）＋ Lapatinib（1250mg，d1～21）联合化疗 16 个疗程，2 个疗程后疗效评价 PR，后一直维持，目前仍在化疗中。治疗中曾出现 I 度皮疹，乏力和 I 度手足综合征，不良反应可耐受（图 2-4-41 至图 2-4-44）。

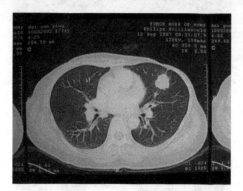
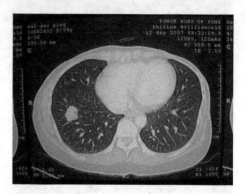

图 2-4-41　Capecitabine＋Lapatinib 联合治疗前

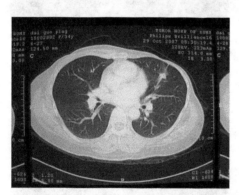
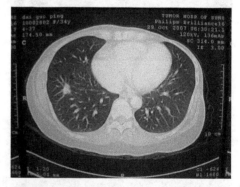

图 2-4-42　Capecitabine＋Lapatinib 联合治疗 2 个疗程后

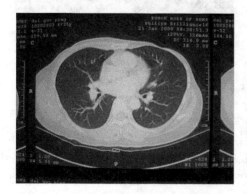
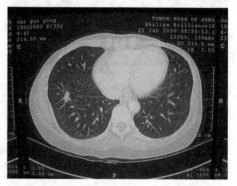

图 2-4-43　Capecitabine＋Lapatinib 联合治疗 6 个疗程后

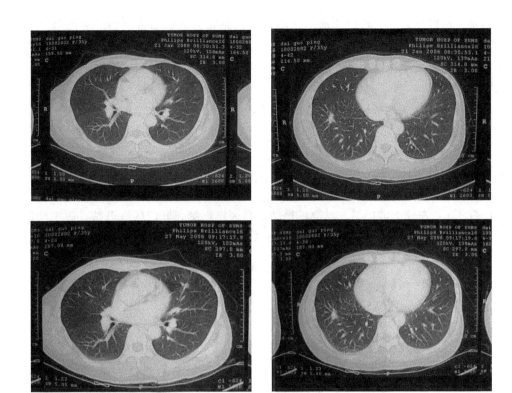

图 2-4-44　Capecitabine＋Lapatinib 联合治疗 10 个疗程后

第四部分　靶向药物治疗淋巴瘤实例分析

一、抗 CD20 单抗治疗弥漫大 B 细胞淋巴瘤实例分析

抗 CD20 单克隆抗体是最成功的抗体类靶点药物之一。CD20 是 B 淋巴细胞表面的跨膜抗原，是理想的免疫治疗靶点。95％的 B 淋巴细胞淋巴瘤（B-NHL）表达 CD20，并在瘤细胞中均一表达。目前临床应用的抗 CD20 单克隆抗体为利妥昔单抗（Rituximab），商品名为美罗华（Mebthera），为人-鼠嵌合抗 CD20 单克隆抗体。国内研发的重组人-鼠嵌合抗 CD20 单克隆抗体正在进行临床试验。此外，与放射性核素钇 90 偶联的抗 CD20 抗体（ibritumomab tiuxetan，Zevalin）也已用于临床。

98％的弥漫大 B 细胞淋巴瘤（DLBCL）表达 CD20，美罗华联合 CHOP 方案化疗是目前 DLBCL 的一线标准方案（GELA 和 MinT 试验）。GELA 试验比较 R-CHOP 和 CHOP 方案治疗大于 60 岁的 DLBCL 患者，入组病例 399 例，经过中位随访 7.1 年，结果显示，R-CHOP 组和 CHOP 组的 7 年 OS 分别为 53％和 35％，EFS 分别为 42％和 25％。MinT 试验入组了 824 例 60 岁以下的 DLBCL 患者，中位随访 34 个月，R-CHOP 和 CHOP 组患者的 3 年 OS 分别为 93％和 84％（$P = 0.0001$），EFS 分别为 79％和 59％（$P < 0.0001$），两组的不良事件没有差别。

病例　男性，34 岁，腹痛伴发热、消瘦 2 个月。伴有间断发热，无畏寒，体温最高 38.9℃，服用"百服宁"可退热，胃纳差，伴夜间盗汗，体重减轻 6kg。至门诊检查发现左锁上淋巴结肿大，行切除活检，病理示：弥漫大 B 细胞淋巴瘤。肿瘤情况：PS 2。左锁上手术疤痕，浅表淋巴结未扪及肿大，扁桃体无肿大。肝脾肋下未及，上腹部轻压痛，扪及可疑肿物，边界不清。

实验室检查

血常规：WBC 8.7×10⁹/L，Hb 104g/L，Plt 162×10⁹/L

血生化：LDH 493 U/L，ALT 64 U/L，AST 38 U/L，Cr 78μmol/L

乙肝两对半：HBS Ag（+），HBeAb（+），HBcAb（+），其余（-）；HBV-DNA 拷贝数<1×10³/ml

骨髓检查：异常淋巴细胞占 8%。

PET-CT：左锁上淋巴结、纵隔淋巴结、胃旁淋巴结、肝门区淋巴结、腹主动脉旁淋巴结肿大，部分融合，大小 1.5～6.5 cm（图 2-4-45）。

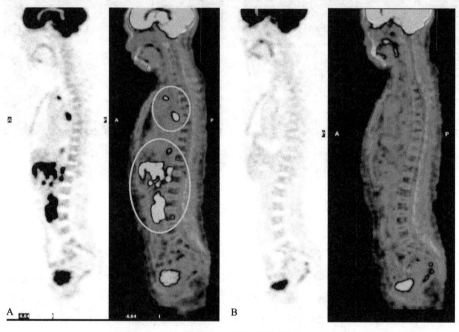

图 2-4-45　弥漫大 B 细胞淋巴瘤 PET-CT

A. R-CHOP 方案化疗前，纵隔腹腔，腹膜后多发高代谢淋巴结肿块；B. 4 个疗程 R-CHOP 化疗后，高代谢淋巴肿块影像消失。另见彩图。

病理（左锁上淋巴结）　符合非霍奇金淋巴瘤，弥漫大 B 细胞性。免疫组化：CD20+，CD79a+，Bcl-2+，Ki67 70%+，CD3-，MUM1+，CD10-，CyclinD1-，CD5-。

诊断　（1）非霍奇金淋巴瘤，IVBE，弥漫大 B 细胞性，IPI 4 分（高危）

（2）慢性乙型肝炎

治疗经过　采用 R-CHOP 方案化疗（美罗华 375mg/m² d1、环磷酰胺 750mg/m² d2、阿霉素 50mg/m² d2、长春新碱 2mg d2、强的松 60mg/m² d2-d6）化疗 6 个疗程。首个疗程化疗期间给予水化、碱化尿液及利尿等处理预防肿瘤溶解综合征。2 个疗程化疗后 CT 评价疗效 Good PR；4 个疗程化疗后复查 PET-CT 病灶消失（图 2-4-45），骨髓检查幼稚淋巴细胞占 1.5%，血 LDH 221U/L，疗效评价 CR。第 6 个疗程加 G-CSF 进行造血干细胞动员，随后进行干细胞支持下超大剂量化疗，预处理方案 BEAM。化疗前开始给予拉米夫定预防乙肝激活，持续服用拉米夫定至大剂量化疗后 6 个月以上，期间定期检测 HBV-DNA 拷贝数。

本例患者首次静滴美罗华 45min 后发生寒战、高热、轻微胸闷、气促。体温 39.8℃，心率 120 次/分钟，血压 95/58mmHg，SaO_2 96%。立即暂停美罗华输注，给予地塞米松 10mg iv，物理降温，补液。热退后继续使用美罗华，速度降至 50ml/h 开始，逐渐增加滴速，患者未再发生不良反应。第二次及之后使用美罗华未发生不良反应。

经验小结

美罗华主要不良反应为输液反应，可见于半数以上患者，表现为寒战、发热，多见于第一次输注过程，通常使用抗组胺药或地塞米松可以缓解症状，并可减慢滴速继续使用美罗华。少数患者症状严重，本中心两例患者第一次输注时并发严重的支气管痉挛、血压下降和休克，经抢救后症状缓解，不再使用美罗华。其他少见的不良反应有白细胞和血小板降低、心律失常、瘙痒和皮疹等。由于美罗华可介导 CD20 阳性细胞快速溶解，已有报道在肿瘤负荷大的患者中，首次单用美罗华后出现肿瘤溶解综合征，因此对于肿瘤负荷大、LDH 显著增高的患者，初次使用美罗华也应采取预防肿瘤溶解综合征的措施。由于前 B 淋巴细胞和成熟 B 淋巴细胞的表面表达 CD20，使用美罗华后外周 B 淋巴细胞计数明显下降，6 个月后开始恢复，治疗完成后 9～12 个月恢复正常。尽管临床试验显示 CHOP 方案联合美罗华不增加严重感染风险，但病毒感染尤其是带状疱疹感染的发生率明显增高。此外，病例报道显示，美罗华有可能诱发原已存在的乙肝病毒激活，对于慢性乙型肝炎患者应在化疗前即开始抗乙肝病毒治疗，并持续至化疗后淋巴细胞恢复正常。对乙肝病毒携带者本中心采用拉米夫定预防乙肝激活，在慢性乙肝患者中仍可安全使用美罗华。

二、抗 CD20 单克隆抗体治疗滤泡性 B 细胞淋巴瘤实例分析

抗 CD20 单克隆抗体单药或与化疗联合目前是治疗滤泡性淋巴瘤（follicular lymphoma，FL）的一线方案。II 期临床试验美罗华（利妥昔单抗）单药治疗初治 FL 的有效率为 61%～73%，CR 25%～37%；对化疗后复发或耐药的 FL，美罗华单药的有效率仍高达 27%～69%，CR 3%～20%。GLSG 的 III 期临床试验 R-CHOP 或 R-FCM 治疗初治或复发耐药 FL 的有效率、无病生存期和总生存期均优于 CHOP 或 FCM，R-CHOP 组的严重粒细胞减少发生率略高于 CHOP 组，但严重感染的发生率没有差别。美罗华维持治疗在 FL 中获得阳性结果，ECOG1496 的 III 期临床试验对初治 FL 采用 CVP 诱导化疗后获得 CR/PR/SD 的患者随机分为美罗华维持治疗组（4 周方案，每 6 个月重复，维持 2 年）和观察组，两组的中位 PFS 分别为 4.2 年和 1.5 年，维持治疗组的 4 年 OS 也显著提高。与观察组比较，美罗华维持治疗并不增加患者感染风险；对于复发和耐药的 FL，无论诱导治疗是否已使用美罗华，美罗华维持治疗均能显著延长患者的 OS 和 PFS（E0RTC20891 和 GLSC 试验）。

病例 男性，48 岁，患者 3 年前发现双侧多个颈部肿物，大小 1～2cm，无自觉不

适，无伴头痛涕血，无发热盗汗，未进行诊治。近半年肿物进行性增大。起病以来无发热、盗汗、体重减轻。肿瘤情况：PS 1，双颈、双腋窝、双腹股沟淋巴结肿大，多个，活动，无融合，质地韧，无压痛，大小 1～3cm。扁桃体无肿大。肝肋下未及，脾肋下 5cm 可及，质地中等，无触痛。

实验室检查

血常规：WBC $6.3×10^9/L$，Hb 132 g/L，Plt $320×10^9/L$。

血生化：LDH 122U/L，ALT 23U/L，AST 20U/L，Cr 66μmol/L。

乙肝两对半：HBS Ab（＋），其余（一）。

骨髓检查：正常骨髓像。

CT：双侧颈部、腋窝淋巴结肿大，大小 0.8～2.5cm，纵隔多个小淋巴结，大小 0.5～0.8cm，脾肿大，未见低密度影。

2007-6-11 右额淋巴结切除活检。

病理（右颈淋巴结） 符合非霍奇金淋巴瘤，滤泡 2 级。免疫组化：$CD20^+$，$Bcl-2^+$，$CD10^+$，$CD5^-$，$CyclinD1^-$。

诊断 非霍奇金淋巴瘤，III_{AS}，滤泡性 2 级，FLIPI 2 分（中危）。

治疗经过 患者初治时拒绝使用利妥昔单抗（Rituximab）治疗，于 2007-6-18 起给予 CHOP 方案化疗 6 个疗程，疗效 PR。末次化疗后 1 个月颈部淋巴结开始进行性增大，2008-2-4 CT 评价肿瘤进展（图 2-4-46），使用国产抗 CD20 单克隆抗体 375mg/m^2，每周重复，连续 4 周，用药前给予苯海拉明和对乙酰氨基酚预防输液反应。用药期间无不良反应，2008-3-3 CT 评价疗效 CRU（图 2-4-46），停止治疗 4 个月仍持续缓解。

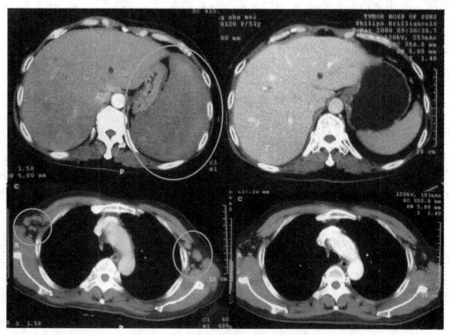

图 2-4-46　滤泡性淋巴瘤 CT 像

左上和左下：抗 CD20 单克隆抗体治疗前；右上和右下：
治疗后，脾缩小，双腋窝淋巴结额缩小。

第五部分　靶向药物治疗白血病实例分析

慢性粒细胞白血病（chronic myelogenous leukemia，CML）的重要发病机制是带有费城染色体（Ph）的造血干细胞克隆性增生形成的骨髓增殖性疾病。Ph染色体是由9号染色体 *c-abl* 癌基因易位到22号染色体的 *bcr* 基因处形成，t（9；22）（q34；q11）。随之形成的 *bcr-abl* 融合基因，表达具有持续性酪氨酸激酶活性的 BCR-ABL 融合蛋白，导致多种底物蛋白的酪氨酸残基磷酸化，激活多条信号转导途径，从而导致造血干细胞异常增生，发生 CML。甲磺酸伊马替尼（imatinib mesylate，STI571，格列卫）是针对 BCR-ABL 构象设计的酪氨酸激酶抑制剂，选择性抑制 BCR-ABL 酪氨酸激酶，从而阻断 BCR-ABL 蛋白导致的下游信号通路的改变，从发病机制上阻断 CML 的发生发展。格列卫的问世使 CML 的治疗发生了巨大改变，是一个具有里程碑意义的分子靶点药物。格列卫除了用于 Ph⁺ 的白血病之外，胃肠间质瘤也是其适应证。伊马替尼目前已取代干扰素和 Ara-C 成为 *bcr-abl* 融合基因阳性的 CML 的一线标准治疗方案。

伊马替尼治疗慢性粒细胞白血病慢性期病例

病例　患者男性，64 岁，3 个月前出现乏力、消瘦，左上腹饱胀，伴食欲减退、夜间盗汗，无反酸呕吐，无腹痛、腹泻，无发热，体重下降 5kg。体检情况：PS 1，轻度贫血貌，浅表淋巴结无肿大，扁桃体无肿大，胸骨无压痛。腹软，肝脏肋下未扪及，脾脏平脐，质硬，无触痛。

辅助检查

血常规：WBC $204×10^9$/L，Hb 98g/L，PLT $320×10^9$/L。

生化检查：ALT 33U/L，AST 30 U/L，Cr 88μmol/L。

骨髓涂片：呈慢性粒细胞性白血病，慢性期骨髓像（图 2-4-47，左）。

bcr-abl 融合基因细胞：94%。

诊断　慢性粒细胞性白血病，慢性期（CML-CP）。

治疗经过　确诊后给予格列卫 400mg/d，口服。1 个月后脾脏缩小至肋下 2cm，复查血象 WBC $3.1×10^9$/L，Hb 93g/L，PLT $90×10^9$/L；骨髓像外周血未见幼稚细胞，骨髓有核细胞增生活跃，各系各阶段细胞比例及形态正常（图 2-4-47，右）。3 个月后复查仍处于血液学完全缓解，bcr-abl 融合基因细胞为 0。继续用药 3 个月复查仍为处于血液学和细胞遗传学完全缓解。

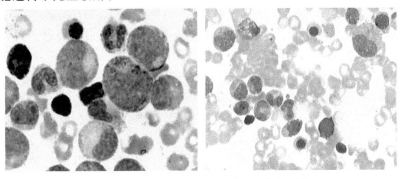

图 2-4-47　慢性粒细胞白血病慢性期骨髓像

左：治疗前；右：治疗后。

经验小结

格列卫的不良反应轻微,仅1％～5％的患者因毒性停药。半数左右患者发生浮肿和水潴留,大多数表现为眶周和下肢浮肿,1％～3％的患者发生严重水潴留,如胸水、腹水和肺水肿等。通常在暂停用药、使用利尿剂和支持治疗后缓解。血液学毒性较常见,表现为白细胞、血小板减少和贫血。其他常见的不良反应有消化道症状恶心、呕吐、腹泻、腹痛,神经肌肉症状,如头痛、疲乏、肌痉挛、肌痛等,皮疹可见于26％的患者。不良反应的发生率与剂量有一定关系,多见于每日剂量600mg以上患者。

伊马替尼治疗慢性粒细胞白血病急变期病例

急变期是CML的终末期,表现为发热、盗汗、消瘦、肝脾肿大,血象血小板和红细胞减少,骨髓幼稚细胞超过30％,伴有多种染色体异常。*bcr-abl*基因表达是CML-CP发生的基础,累积发生的遗传学变异导致肿瘤细胞进一步增殖并丧失分化功能,最终导致慢粒急变。这一过程通常在CML-CP持续3～7年发生。CML-BP缺乏有效的治疗方案,采用急性白血病方案化疗的完全缓解率仅为10％～20％,中位生存期3～6个月。急变期进行异基因造血干细胞移植患者的持续缓解率不足10％,如果移植前患者再次返回慢性期,则移植的效果能得以显著改善。欧美的一项多中心II期临床试验入组260例CML-BP患者,分别接受伊马替尼400 mg/d或600 mg/d,口服,15％的患者获得血液学完全缓解,28％的患者返回慢性期,并且有16％的患者获得主要细胞遗传学缓解,中位缓解时间为10个月;600mg组患者的主要细胞遗传学缓解率明显高于400mg组,目前对于急变期和加速期患者伊马替尼的推荐剂量为600mg/d。耐药是目前伊马替尼遇到的主要问题之一,ABL激酶结构域点突变是伊马替尼耐药最常见的原因,此外与bcr-abl基因相关的耐药因素有BCR-ABL表达增加、肿瘤细胞表达P-gp导致伊马替尼在细胞内浓度降低等有关。目前克服伊马替尼耐药的方法主要有增加剂量、采用二代ABL激酶抑制剂达沙替尼及异基因移植等。

病例 患者女性,42岁,两年半前因"腹胀、消瘦"确诊为CML-CP,接受羟基脲和干扰素治疗。1个月前患者再次出现发热、腹胀、消瘦。体检情况:PS 2,中度贫血貌。浅表淋巴结无肿大,扁桃体无肿大,胸骨压痛明显,双肺无干湿啰音,肝肋下3cm,脾肋下12cm,轻触痛。

辅助检查

血常规:WBC 43×10^9/L,Hb 78g/L,PLT 58×10^9/L。

生化检查:LDH 645U/L,ALT 75U/L,AST 43 U/L,Cr 76μmol/L。

骨髓涂片:原始粒细胞＋早幼粒细胞69％,慢性粒细胞白血病急变期骨髓像(图2-4-48,左)

Ph染色体:阳性。

诊断 慢性粒细胞白血病急变期(CML-BP)

治疗经过 患者接受2个疗程DA方案化疗,骨髓无缓解。改用格列卫600mg/d口服,1个月后复查血象WBC为2.4×10^9/L,Hb为73 g/L,PLT为28×10^9/L,骨髓像原始粒细胞＋早幼粒细胞8％(图2-4-48,右),Ph染色体阳性。体查胸骨压痛缓解,脾脏缩小。继续使用格列卫,出现4度骨髓抑制时减量至400mg/d,患者出现轻微眶周浮肿和下肢水肿。治疗6个月后患者再度出现发热、脾脏增大,复查血象WBC

为 $92 \times 10^9/L$，Hb 为 67g/L，PLT 为 $13 \times 10^9/L$，骨髓像原始粒细胞＋早幼粒细胞 76%，改用 MA 方案治疗一个疗程，骨髓无缓解，患者并发肺部感染死亡。

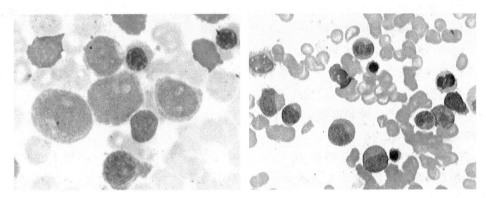

图 2-4-48　慢性粒细胞白血病急变期骨髓像

左：治疗前；右：治疗后。

经验小结

急变期是 CML 的终末期，表现为发热、盗汗、消瘦、肝脾肿大，血象血小板和红细胞减少，骨髓幼稚细胞超过 30%，伴有多种染色体异常。*bcr-abl* 基因表达是 CML-CP 发生的基础，累积发生的遗传学变异导致肿瘤细胞进一步增殖并丧失分化功能，最终导致慢性粒细胞急变。这一过程通常在 CML-CP 持续 3～7 年发生。CML-BP 缺乏有效的治疗方案，采用急性白血病方案化疗的完全缓解率仅为 10%～20%，中位生存期为 3～6 个月。急变期进行异基因造血干细胞移植患者的持续缓解率不足 10%，如果移植前患者再次返回慢性期，则移植的效果能得以显著改善。欧美的一项多中心 II 期临床试验入组 260 例 CML-BP 患者，分别接受伊马替尼 400mg/d 或 600mg/d，口服，15% 的患者获得血液学完全缓解，28% 的患者返回慢性期，并且有 16% 的患者获得主要细胞遗传学缓解，中位缓解时间为 10 个月；600mg 组患者的主要细胞遗传学缓解率明显高于 400mg 组，目前对于急变期和加速期患者伊马替尼的推荐剂量为 600mg/d。本例患者治疗 1 个月后明显缓解，在治疗 6 个月后发生获得性耐药，ABL 激酶结构域点突变是伊马替尼耐药最常见的原因，此外与 *bcr-abl* 基因相关的耐药因素有 BCR-ABL 表达增加、肿瘤细胞表达 P-gp 导致伊马替尼在细胞内浓度降低等。目前，克服伊马替尼耐药的方法主要有增加剂量、采用二代 ABL 激酶抑制剂达沙替尼及异基因移植等。

第六部分　靶向药物治疗晚期肾癌实例分析

索拉非尼（Sorafenib，拜尔公司生产，商品名为索拉非尼）是一多靶点酪氨酸激酶抑制剂。临床前研究显示，索拉非尼能同时抑制多种存在于细胞内和细胞表面的激酶，包括 RAF 激酶、血管内皮生长因子受体-2（VEGFR-2）、VEGFR-3、血小板衍生性生长因子受体-β（PDGFR-β、Kit 和 Flt-3）。索拉非尼具有双重抗肿瘤效应，一方面通过抑制 RAF/MEK/ERK 信号转导通路直接抑制肿瘤生长；另一方面通过抑制 VEGFR 和 PDGFR 阻断肿瘤新生血管的形成，间接抑制肿瘤细胞的生长。

I～III 期临床试验结果均显示索拉非尼对于晚期肾癌（renal cell caicinoma，RCC）

有良好的抗肿瘤活性。总体来说，索拉非尼的疗效和安全性与 TARGET 研究结果相似。绝大多数患者对索拉非尼有良好的耐受性和依从性，文献报道中常见不良反应有皮疹、腹泻、手足综合征、乏力及血压升高等，大多为 1～2 级，大多数不良反应可通过减少药物用量或停药而得到缓解。

2005 年 12 月美国 FDA 批准索拉非尼用于晚期 RCC 的治疗，是继 IL-2 之后批准的第一个治疗晚期 RCC 的药物，2006 年 11 月底正式在我国上市。2008 年 NCCN 指南和中国肾癌指南推荐索拉非尼一线治疗有选择性的晚期 RCC 患者（2A 类证据），后续治疗用于细胞因子治疗失败的晚期 RCC 患者（1 类证据）和酪氨酸激酶抑制剂治疗失败的晚期 RCC 患者（2A 类证据）。

病例一 男性，73 岁，吸烟 40 年，10～20 支/天。2007 年 6 月开始出现间断干嗽，伴乏力和消瘦，2007 年 9 月就诊，行 CT 引导下右肾肿物穿刺术，病理结果为：肾透明细胞癌。

辅助检查

CT 检查：提示"右肾占位性病变，大小 10cm×10cm，双肺多发结节，大小 1～4cm，考虑肺转移"（图 2-4-49）。

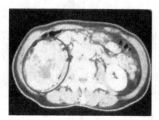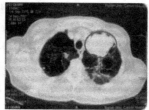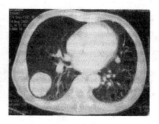

图 2-4-49 治疗前，右肾肿瘤（左）和左右肺（中、右）转移灶

骨扫描示："未见异常"

病理 肾透明细胞癌

诊断 右肾透明细胞癌并双肺转移

治疗经过 患者接受索拉非尼单药治疗（400mg，口服，2 次/天），治疗后咳嗽明显减轻，乏力改善，4 个月后 CT 复查示"右肾肿物稍有缩小，肿块内部液化坏死，双肺转移灶缩小，伴空洞形成，部分病灶消失"（图 2-4-50），根据 RECIST 标准，疗效评价为部分缓解（PR）；不良反应为 2 级手足皮肤反应和 1 级口腔黏膜炎，尿素软膏局部涂抹后手足皮肤反应降为 1 级，复方洗必泰洗漱口液漱口后症状改善。在整个治疗过程中，患者药物剂量未调整，继续用药一年持续 PR 状态。

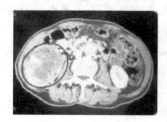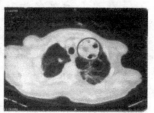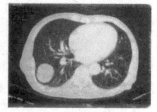

图 2-4-50 索拉非尼治疗 4 个月后，右肾（左）和左右肺（中、右）肿瘤稍缩小

病例二 男性，71 岁，吸烟 40 年，10 支/天。2008 年 2 月因左侧腰痛不适两个月就诊，无发热和血尿。行 B 超引导下左肾肿物穿刺术，病理结果为：肾透明细胞癌。

辅助检查

CT 检查：提示"左肾占位性病变，其内密度不均匀，大小 5cm×4cm，与左侧腰大肌分界不清；双肺多发结节影，大小 1~2.3cm，考虑肺转移"（图 2-4-51）。

病理 肾透明细胞癌

诊断 左肾透明细胞癌并双肺转移

治疗经过 患者于 2008 年 2 月底开始口服索拉非尼（400mg，口服，2 次/天），治疗后腰痛症状减轻，2008 年 8 月 CT 复查示"右肾肿物较前稍有缩小，大小 2.8cm×4cm，双肺转移灶明显缩小，部分病灶空洞形成"（图 2-4-52）。患者口服索拉非尼一周后出现手足皮肤发红伴轻度疼痛不适，尿素软膏局部涂抹两周后好转，患者药物剂量未调整，目前继续用药中。

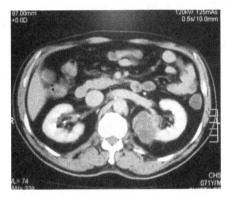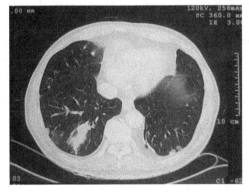

图 2-4-51 治疗前左肾原发灶（左）和右肺转移灶（右）

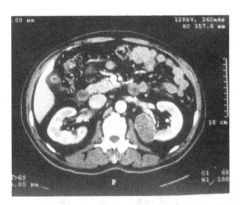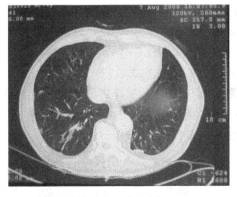

图 2-4-52 治疗后左肾原发灶（左）和右肺转移灶（右）

第七部分 靶向药物治疗肝癌实例分析

索拉非尼（Sorafenib，拜尔公司生产，商品名为多吉美）是一种口服的靶点小分子络氨酸激酶抑制剂，现已广泛应用于晚期肾癌的治疗。该药通过抑制细胞内丝氨酸/苏氨酸蛋白激酶 Raf-1 和 B-Raf，下调 c-KIT、FLT-3、RET、血管内皮生长因子受体

（VEGFR)-1、VEGFR-2、VEGFR-3、血小板源生长因子（PDGF）α 和 PDGFβ 受体酪氨酸激酶的活性，进而抑制多种肿瘤细胞的增殖和血管形成，并促进肿瘤细胞的凋亡，而 Raf-1 和 VEGF 介导的细胞信号通路在肝细胞肝癌的发生发展过程中起很主要的作用。

2007 年 11 月 16 日美国 FDA 正式批准索拉非尼用于治疗不可手术的肝细胞肝癌患者，而且在美国的某些医学指引中也已把索拉非尼列为不可手术的 child-puch 评分为 A/B 的肝细胞肝癌的一线标准治疗用药。同年，欧洲也批准索拉非尼用于肝细胞肝癌的患者。我国 SFDA 也已批准索拉非尼上市用于晚期肝癌的治疗。研究显示，索拉非尼单药应用的耐受性良好，主要的不良反应包括腹泻、手足综合征、脱发、厌食、体重下降及声音改变，但多数毒副反应为 I～II 度。在索拉非尼减量或停药后，皮肤的毒性反应均可得到改善，但在恢复原有剂量后，该症状可能会再次出现，以至于有部分患者需减少索拉非尼的维持药量。

在索拉非尼获批可单药用于肝癌后，目前正在进行索拉非尼联合阿霉素的研究，初步的研究结果显示索拉非尼联合阿霉素并不增加药物的毒性。

总而言之，索拉非尼在肝癌治疗方面所取得的突破，为靶向药物治疗肝癌这种难治性肿瘤打开了崭新的一页，值得继续进行深入的探讨。

病例一 男性，40 岁，有乙肝病史多年，2005 年 7 月确诊为肝细胞肝癌，并于同年 9 月行肝癌切除术，后又行 4 次 TACE 治疗，2006 年 2 月发现肝内病灶复发，并双肺、腹主动脉旁淋巴结转移以及腹膜种植。

辅助检查

肿瘤标记物：AFP 水平一直在正常范围

诊断 肝癌手术后复发，双肺转移

治疗经过 患者于 2006 年 2 月开始口服索拉非尼 400mg bid，期间因反复发生 III 度手足综合征反应而短期停药，后一直维持口服索拉非尼 400mg qd。2006 年 4 月复查影像学检查，疗效达 PR，疗效维持了 30 周（图 2-4-53）。患者在疾病进展后仍维持口服索拉非尼，至 2008-4-12，患者因脑转移死亡。

病例二 男性，45 岁，1993 年发现乙型肝炎，2002 年在外院诊断为"肝硬化"，2006 年 1 月检查发现 AFP 升高，查 CT 发现肝内肿物，肝病灶穿刺病理为"肝细胞性肝癌"，后在当地反复行局部病灶射频及局部介入治疗。2006-2-20 行 PET/CT 检查发现腹膜后多发淋巴结肿大并肋骨转移，体查发现：左锁上肿大淋巴结，AFP 621.8ng/ml，骨扫描示多发骨转移。

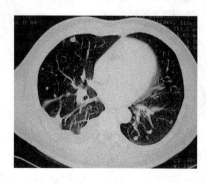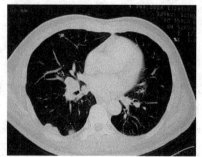

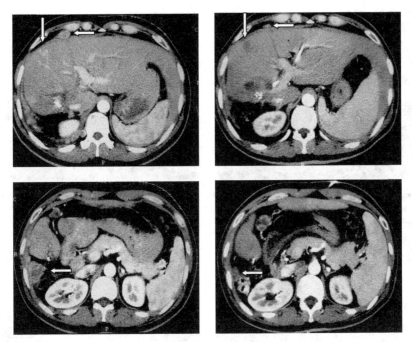

图 2-4-53   索拉非尼治疗前（左）与治疗 5 个月后（右）

辅助检查

PET/CT：腹膜后多发淋巴结肿大并肋骨转移

肿瘤标记物：AFP 621.8ng/ml

骨扫描：多发骨转移

诊断   肝癌综合治疗后复发

治疗经过   患者于 2006-3-16 开始口服索拉非尼 400mg bid，曾因反复 III 度腹泻减量或短期间歇停用索拉非尼用药，用药期间还曾出现 I～II 度的脚痛、声嘶、皮疹及手足综合征等不良反应，从 2006 年 6 月开始索拉非尼改为 400mg qd 维持治疗。用药期间，患者 AFP 曾进行性下降至正常水平，2006 年底开始 AFP 又逐渐升高，但影像学检查示腹膜后及左锁上病灶均持续稳定，疗效评价为稳定（SD）（图 2-4-54）。至 2007-9-11，患者因食道曲张静脉出血死亡，死亡前肿瘤疗效评价仍为 SD。患者用药后维持稳定的时间长达 72 周。

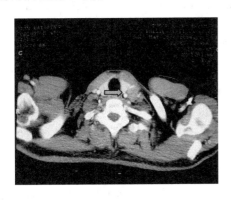
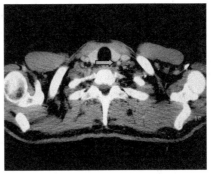

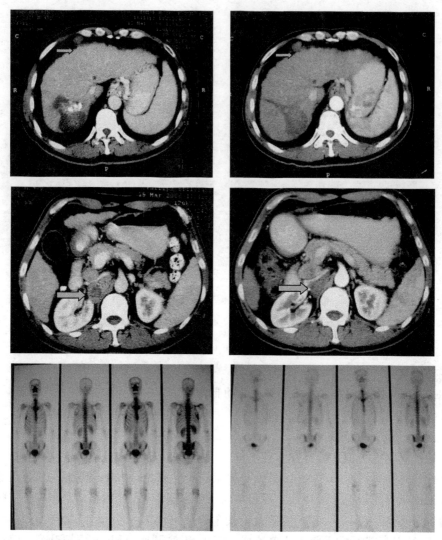

图 2-4-54　治疗前（左）与治疗 3 个月后（右）

第八部分　靶向药物治疗胃肠间质瘤实例分析

胃肠道间质瘤（gastrointestinal stromal tumor，GIST）是胃肠道最常见的 CD117 阳性表达的间叶源性肿瘤，治疗上首选手术切除，转移或复发患者对传统化疗药物不敏感，客观有效率小于 7%。GIST 具有独特的分子生物学特点，研究发现 c-kit 突变导致 kit 蛋白活化在 GIST 的发生发展中起了关键作用。针对 c-kit 受体的酪氨酸激酶抑制剂甲磺酸伊马替尼的问世和临床应用开创了 GIST 靶向治疗的里程碑。2002 年 2 月格列卫被美国 FDA 快速批准用于治疗 GIST，同期也很快被欧盟专利药品评审委员会批准。

GIST 患者，特别是中高度危险患者，接受完整切除术后是否进行格列卫辅助治疗尚无定论。多项国际多中心随机对照研究正在进行中。格列卫治疗 GIST 安全性好，不良反应可耐受。常见不良反应为水肿、恶心、腹泻、乏力、皮疹或皮肤潮红、腹痛和粒细胞减少等，多为轻、中度，对症治疗均可缓解，多不影响格列卫的应用。最严重副作用为出血，发生率约5%，主要发生在肿瘤迅速缩小、组织修复尚未建立时，所以对瘤体较大、囊内出血或黏膜破坏的患者来说，如果其对格列卫治疗极其敏感，应小心出血问题。

2007年11月，我国公布了GIST内科治疗共识，推荐格列卫作为转移或复发GIST的一线标准治疗，初始治疗剂量为400mg/d，若治疗有效，应持续使用直至疾病进展，400mg/d治疗无效或肿瘤缓解后再次进展患者可增加剂量到600～800mg/d，部分患者可再次从治疗中获益；对于不能手术切除的GIST患者，格列卫新辅助治疗可提高手术完整切除率，延长患者生存；对于肿瘤直径大于3cm并接受完整切除的患者，推荐格列卫400mg/d连续服用至少一年，并且建议行分子基因突变类型检测，检测基因突变位点应包括c-kit基因第9、11、13和17号外显子，但辅助治疗时限及不同程度复发风险的GIST患者的选择对患者长期生存情况的影响尚需进一步随访观察。

病例一 女性，81岁，2004年1月因触及一腹腔肿物伴腹胀、腹痛和恶心一个月就诊，CT示"左侧腹腔巨大肿物，大小12.5cm×8.1cm，边缘清楚，其内密度不均，与胃大弯分界不清，考虑来源于胃的肿物"（图2-4-55），胃镜示"胃底和胃体交界处大弯侧见黏膜隆起，表面光滑"。患者一般情况可，无手术禁忌症，于2004-2-12行剖腹探查术，术中见肿瘤大小20cm×15cm，浸润胃后壁，波及胃后壁2/3，突入胃腔，质硬，伴囊性变，血供丰富，与横结肠系膜、肠系膜上动静脉及腹主动脉粘连，大网膜可及散在肿大淋巴结。肿物无法切除，行局部活检。

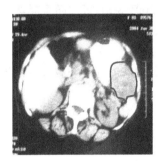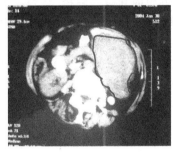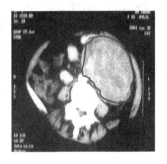

图2-4-55 治疗前腹腔肿物

病理 送检组织见大片坏死及纤维化，边缘见梭形细胞，细胞异型，见核分裂，形态符合恶性梭形细胞肿瘤，免疫组化CD117（＋）、CD34（＋）、Vim（＋）、Syn（＋）

诊断 恶性间质瘤

治疗经过 患者2004-2-20-起口服格列卫（400mg，1次/天），服药3天后腹胀和腹痛减轻，治疗10天和1个月后分别复查CT，示肿物逐渐缩小至4cm×5cm（图2-4-56和图2-4-57），根据RECIST标准，疗效达PR。患者口服格列卫12个月，耐受性良好，主要不良反应为1级乏力、1级双下肢和颜面浮肿。2005年1月CT示腹腔肿物大小2.5cm×3cm，持续PR状态。2005年3月起患者自行停药3个月，2005年6月复查CT示腹腔肿物较前增大，大小为6.5cm×4cm，考虑疾病进展，建议再次口服格列卫，剂量同前。2006年12月复查CT示腹腔肿物4.5cm×4cm，疗效评价SD。末次随访时间为2007年10月，患者继续用药中。

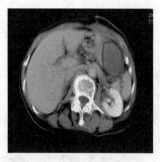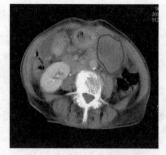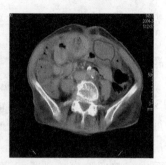

图 2-4-56　治疗 10 天后的腹腔肿物

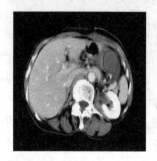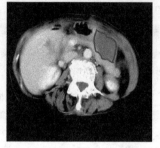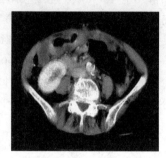

图 2-4-57　治疗 30 天后的腹腔肿物

病例二　男性，47 岁，主诉腹痛和腹腔肿物 20 天，于 2001-3-31 行 "肠系膜肿物切除术＋淋巴结清扫术"，病理考虑 "回肠部高分化平滑肌肉瘤伴腹膜转移"，术后予以 "CTX＋THP＋DTIC" 方案辅助化疗 4 个疗程。2001 年 10 月 PET-CT 检查示 "腹腔两个直径约 3cm 高代谢灶，考虑肿瘤复发"，随后行剖腹探查术，术中见 "全腹腔弥漫播散大小不等结节，最大 5cm×4cm"，行结节剔除术。

辅助检查

病理　肿瘤细胞梭形编织状，核异型，核分裂 53 个/50HPF，免疫组化 CD117（＋）、CD34（＋）、Vim（＋）、NSE（＋）、HHF35（－）

诊断　恶性间质瘤

治疗经过　2001 年 11 月起口服格列卫（500mg，1 次/天），连续服药近两年，服药期间患者主诉除面部虫爬感外无其余不适。2003 年 12 月，即停止用药 2 个月后腹部 B 超提示 "腹部一肿物，大小直径约 3cm，考虑复发"，患者行第 3 次手术治疗，术中见肿瘤广泛腹盆腔种植，行部分肿物切除，术后病理支持恶性间质瘤诊断，术后患者继续服用格列卫，推荐剂量 600mg/d，患者治疗耐受性良好。2004 年 11 月复查 CT 提示 "右下腹腔肿物，大小直径约 5cm"，患者出现明显腹痛伴血色素进行性下降，考虑 "肿瘤破裂出血"，对症保守治疗后好转，患者行泰素单药化疗 3 个疗程，CT 评价示 "肿物增大至 10cm×16cm，与膀胱分界不清，右侧输尿管受压伴轻度积水"，患者于 2005 年 4 月继续口服格列卫，剂量增至 800mg/d，2005 年 8 月复查疾病进展，建议患者改换苹果酸舒尼替尼治疗，但患者在舒尼替尼治疗前接受一次输血后出现溶血性贫血而死亡。

（张　力　刘冬耕　徐瑞华　王凤华　管忠震）

参 考 文 献

管考鹏，马建辉，孙雁. 2007. 索拉非尼的毒副作用及处理. 癌症进展杂志，2007；5（4）：370.

管忠震，张力，李龙云，等. 2005. 吉非替尼，治疗局部晚期或转移性非小细胞肺癌在中国的临床研究. 癌症，24（8）：980-984.

Abou-Alfa G K, Schwartz L, Ricci S, et al. 2006. Phase II study of sorafenib in patients with advanced hepatocellular carcinoma. J Clin Oncol, 24：4293-4300.

Abou-Alfa G, Johnson P, Knox J, et al. 2007. Final results from a phase II (PhII), randomized, double-blind study of sorafenib plus doxorubicin (S+D) versus placebo plus doxorubicin (P+D) in patients (pts) with advanced hepatocellular carcinoma (AHCC) [abstract plus slide presentation]. 14th European Cancer Conference, 2007 Sep 23-27; Barcelona.

Andrea A, Evangella R, Mikhail L, et al. 2007. Interim safety results from TRUST, a global open-lobel study of erlotimb in patients loith advanced mon-small-cell lung cancer (N SCLC). B3-06. Journal of Thoracic on cology, 28（8）：PS342.

Awada A, Hendlisz A, Gil T, et al. 2005. Phase I safety and pharmacokinetics of BAY 43-9006 administered for 21 days on/7 days of in patients with advanced, refractory solid tumours. Br J Cancer, 92：1855.

Baselga J, Norton L, Albanell J, et al. 1998. Recombinant humanized anti-HER2 antibody (Herceptin) enhances the antitumor activity of paclitaxel and doxorubicin against HER2/neu overexpressing human breast cancer xenografts. Cancer Res, 58：2825-2831.

Baselga J, Tripathy D, Mendelsohn J, et al. 1996. Phase II study of weekly intravenous recombinant humanized anti-p185HER2 monoclonal antibody in patients with HER2/neu-overexpressing metastatic breast cancer. J Clin Oncol, 14：737-744.

Bergers G, Benjamin L E. 2002. Tumorigenesis and the angiogenic switch. Nat Rev Cancer, 3：401-410.

Bittencourt H, Funke V, Fogliatto L, et al. 2008. Imatinib mesylate versus allogeneic BMT for patients with chronic myeloid leukemia in first chronic phase. Bone Marrow Transplant, 42：597-600.

Blanke C D, Demetri G D, Von Mehren M, et al. 2008. Long-term results from a randomized phase II trial of standard- versus higher-dose imatinib mesylate for patients with unresectable or metastatic gastrointestinal stromal tumors expressing KIT. J Clin Oncol, 26（4）：620.

Blanke C D, Rankin C, Demetri G D, et al. 2008. Phase III randomized, intergroup trial assessing imatinib mesylate at two dose levels in patients with unresectable or metastatic gastrointestinal stromal tumors expressing the kit receptor tyrosine kinase：S0033. J Clin Oncol, 26（4）：626.

Blay J Y, Le Cesne A, Ray-Coquard I, et al. 2007. Prospective multicentric randomized phase III study of imatinib in patients with advanced gastrointestinal stromal tumors comparing interruption versus continuation of treatment beyond 1 year：the French Sarcoma Group. J Clin Oncol, 25（9）：1107.

Bokemeyer C, Bondarenko I, Hartmann J T, et al. 2008. KRAS status and efficacy of first-line treatment of patients with metastatic colorectal cancer (mCRC) with FOLFOX with or without cetuximab：The OPUS experience. J Clin Oncol, 26：(May 20 suppl; abstr 4000).

Bokemeyer C, Bondarenko I, Makhson A, et al. 2007. Cetuximab plus 5-FU/FA/oxaliplatin (FOLFOX-4) versus FOLFOX-4 in the first-line treatment of metastatic colorectal cancer (mCRC)：OPUS, a randomized phase II study. ASCO：Abstract 4035.

Calvisi D F, Ladu S, Gorden A, et al. 2006. Ubiquitous activation of Ras and Jak/Stat pathways in human HCC. Gastroenterology, 130：1117-1128.

Carter P, Presta L, Gorman C M, et al. 1992. Humanization of an antip185HER2 antibody for human cancer treatment. Proc Natl Acad Sci USA, 89：4258-4289.

Clark J W, Eder J P, Ryan D, et al. 2005. Safety and pharmacokinetics of the dual action Raf kinase and vascular endothelial growth factor receptor inhibitor, BAY 43-9006, in patients with ad vanced, refractory solid tumors. Clin Cancer Res, 11：5472.

Cobleigh M A, Vogel C L, Tripathy D, et al. 1998. Efficacy and safety of herceptin (humanized anti-her2 antibody) as a single agent in 222 women with her2 overexpression who relapsed following chemotherapy for metastatic breast cancer. Proc Am Soc Clin Oncol, 17: 97a (abstract 376).

Coiffier B, Feugier P, Mounier N, et al. 2007. Long-term results of the GELA study comparing R-CHOP and CHOP chemotherapy in older patients with diffuse large B-cell lymphoma show good survival in poor-risk patients. J Clin Oncol, 25 (18S): 8009.

Cunningham D, Humblet Y, Siena S, et al. 2004. Cetuximab monotherapy and cetuximab plus irinotecan in irinotecan-refractory metastatic colorectal cancer. N Engl J Med, 351: 337-345.

de Lavallade H, Apperley J F, Khorashad J S, et al. 2008. Imatinib for newly diagnosed patients with chronic myeloid leukemia: incidence of sustained responses in an intention-to-treat analysis. J Clin Oncol, 26 (20): 3358-3363.

Dematteo R P, Owzar k, Antoescu C R, et al. 2008. Efficacy of adjuvant imatininb mesylate following complete resectionof loca-lized primary gastrointestinal stromal tumor (GIST) at high risk of recurrrenxe: The U. S. Intergroup Phase II Trial ACOSOG Z9000. Gastrointestinal Cancer Symposium, Abstract 8.

Druker B J, Guilhot F, O'Brien S G, et al. 2006. Five-year follow-up of patients receiving imatinib for chronic myeloid leukemia. N Engl J Med, 355: 2408-2417.

Díaz Rubio E, Tabernero J, van Cutsem E, et al. 2005. Cetuximab in combination with oxaliplatin/5-fluorouracil (5-FU) /folinic acid (FA) (FOLFOX-4) in the first-line treatment of patients with epidermal growth factor receptor (EGFR) -expressing metastatic colorectal cancer: an international phase II study. Proc Am Soc Clin Oncol, 23: 254. Abstract 3535.

Escudier B, Eisen T, Stadler W, et al. 2007. Sorafenib in advanced clear-cell renal-cell carcinoma. New Engl J Med, 356 (2): 125.

Escudier B, Szczylik C, Demkow T, et al. 2006. Randomized phase II trial of the multi-kinase inhibitor sorafenib versus interferon (IFN) in treatment-naive patients with metastatic renal cell carcinoma (mRCC). J Clin Oncol, 24 (Suppl): A-4501.

Folprecht G, Lutz M, Schoeffski P, et al. 2006. Cetuximab and irinotecan/5-fluorouracil/folinic acid is a safe combination for the first-line treatment of patients with epidermal growth factor receptor expressing metastatic colorectal carcinoma. Ann Oncol, 17 (3): 450-456.

Fontanini G, De Laurentiis M, Vignati S, et al. 1998. Evaluation of epidermal growth factor-related growth factors and receptors and of neoangiogenesis in completely resected stage I-IIIA non-small-cell lung cancer: amphiregulin and microvessel count are independent prognostic indicators of survival. Clin Cancer Res, 4: 241-249.

Forstpointner R, Dreyling M, Repp R, et al. 2004. The addition of rituximab to a combination of fludarabine, cyclo-phosphamide and mitoxantrone (FCM) significantly prolongs survival as compared with FCM alone in patients with relapsed and refractory follicular and mantle cell lymphoma-results of a prospective randomized study of the German Low Grade Lymphoma Study Group. Blood, 104: 3064-3071.

Fukuoka M, Yano S, Giaccone G, et al. 2003. Multi-institutional randomized phase II trial of gefitinib for previously treated patients with advanced non-small-cell lung cancer (the IDEAL Trial). J Clin Oncol, 21: 2237-2246.

Giatromanolaki A. 2001. Prognostic role of angiogenesis in non-small cell lung cancer. Anticancer Res, 21: 4373-4382.

Harmey J H, Bouchier-Hayes D. 2002. Vascular endothelial growth factor (VEGF), a survival factor for tumour cells: implicationsfor anti-angiogenic therapy. Bioessays, 24: 280-283.

Hiddemann W, Kneba M, Dreyling M, et al. 2005. Frontline therapy with rituximab added to the combination of cy-clophosphamide, doxorubicin, vincristine, and prednisone (CHOP) significantly improves the outcome for patients with advanced-stage follicular lymphoma compared with therapy with CHOP alone: results of a prospective randomized study of the German Low-Grade Lymphoma Study Group. Blood, 106: 3725-3732.

Hochster H S, Weller E, Gascoyne R D, et al. 2005. Maintenance rituximab after CVP results in superior clinical outcome in advanced follicular lymphoma (FL): results of the E1496 Phase III trial from the Eastern Cooperative Oncology Group and the Cancer and Leukemia Group B. Blood, 106: 106a.

Holer T, Dittrich C, Lordick F, et al. 2004. A phase I/II study of cetuximab in combination with 5-fluorouracil (5-FU)/folinic acid (FA) plus weekly oxaliplatin (L-OHP) (FUFOX) in the first-line treatment of patients with metastatic colorectal cancer (mCRC) expressing epidermal growth factor receptor (EGFR): preliminary results. Ann Oncol, 15 (suppl 3): 2620a.

Hurwitz H, Fehrenbacher L, Novotny W F, et al. 2004. Bevacizumab plus irinotecan, flourouracil, and leucovorin for metastatic colorectal cancer. N Engl J Med, 350: 2335-2342.

Ito Y, Sasaki Y, Horimoto M, et al. 1998. Activation of mitogen-activated protein kinases/ extracellular signal-regulated kinases in human hepatocellular carcinoma. Hepatology, 27: 951-958.

Jain R K. 2002. Tumor angiogenesis and accessibility: role of vascular endothelial growth factor. Semin Oncol, 29: 3-9.

Kabbinavar F, Hurwitz H I, Fehrenbacher L, et al. 2003. Phase II, randomized trial comparing bevacizumab plus fluorouracil (FU) /leucovorin (LV) with FU/LV alone in patients with metastatic colorectal cancer. J Clin Oncol, 21 (1): 60-65.

Knox J J, Figlin R A, Stadler W M, et al. 2007. The advanced renal cell carcinoma sorafenib (ARCCS) expanded access trial in North America: safety and efficacy. J Clin Oncol, 2007 ASCO annual meeting procedding: 25 Suppl 1: 5011.

Kris M G, Natale R B, Herbst R S, et al. 2003. Efficacy of gefitinib, an inhibitor of the epidermal growth factor receptor tyrosine kinase, in symptomatic patients with non-small cell lung cancer: a randomized trial. JAMA, 290: 2149-2158.

Lenz H J, Mayer R J, Gold P J, et al. 2004. Activity of cetuximab in patients with colorectal cancer refractory to both irinotecan and oxaliplatin. J Clin Oncol, 22 (suppl 14): 3510.

Lierman E, Folens C, Stover E H. 2006. Sorafenib is a potent inhibitor of FIP1L1-PDGFR. and the imatinib-resistant FIP1L1-PDG- FRα? T674I mutant. Blood, 108 (4): 1374-1376.

Liu L, Cao Y, Chen C, et al. 2006. Sorafenib blocks the RAF/MEK/ ERK pathway, inhibits tumor angiogenesis, and induces tumor cell apoptosis in hepatocellular carcinoma model PLC/PRF/5. Cancer Res, 66 (24): 11851-11858.

Llovet J M, Ricci S, Mazzaferro V, et al. 2008. Sorafenib in advanced hepatocellular carcinoma. N Engl J Med, 359 (4): 378-390.

Lu J F, Eppler S M, Wolf J, et al. 2006. Clinical pharmacokinetics of erlotinib in patients with solid tumors and exposure-safety relationship in patients with non-small cell lung cancer. Clin Pharmacol Ther, 80: 136-145.

Lynch T J, Bell D W, Sordella R, et al. 2004. Activating mutations in the epidermal growth factor receport underlying resonsiveness of non-small-cell lung cancer to gefitinib. N Engl J Med, 350: 2129-2139.

McCormack P L, Keam S J. 2008. Bevacizumab: a review of its use in metastatic colorectal cancer. Drugs, 68 (4): 487-506.

Modi S, DiGiovanna M P, Lu Z, et al. 2003. Phosphorylated/activated HER2 (P-HER2) as a marker of clinical resistance to single agent taxane chemotherapy for metastatic breast cancer (MBC). Proceedings AACR, (44) Abs1635.

Moore M, Hirte H W, Siu L, et al. 2005. Phase I study to determine the safety and pharmacokinetics of the novel Raf kinase and VEGFR inhibitor BAY 43-9006, administered for 28 days on/7 days of in patients with advanced, refractory solid tumors. Ann Oncol, 16: 1688.

Moulder S L, Yakes F M, Bianco R, et al. 2001. A rationale for the use of small molecule EGF receptor tyrosine kinase inhibitors against erbB-2 (HER2/neu) overexpressing breast tumor cells. Proceedings of American Association for Caner Research. New Orleans, LA.

Nagata Y, Lan K H, Zhou X, et al. 2004. PTEN activation contributes to tumor inhibition by trastuzumab, and loss of PTEN predicts trastuzumab resistance in patients. Cancer Cell, 6 (2): 117-127.

Neufeld G, Kessler O, Vadasz Z, et al. 2001. The contribution of proangiogenic factors to the progression of malignant disease: role of vascular endothelial growth factor and its receptors. Surg Oncol Clin N Am, 10: 339-356.

Nicholson R I, Gee J M W, Harper M E. 2001. EGFR & Cancer Prognosis. Eur Journal of Cancer, 37 (suppl 4): 9-15.

Normanno N, Bianco C, De L A, et al. 2003. Target-based agents against ErbB receptors and their ligands: a novel approach to cancer treatment. Endocr Relat Cancer, 10: 1-21.

O'Brien S G, Guilhot F, Larson R A, et al. 2003. Imatinib compared with interferon and low-dose cytarabine for newly diagnosed chronic-phase chronic myeloid leukemia. N Engl J Med, 348: 994-1004.

Paez J G, Janne P A, Lee J C, et al. 2004. EGFR mutations in lung cancer: correlation with clinical response to gefitinib therapy. Science, 304: 1497-1500.

Pao W, Miller V, Zakowski M, et al. 2004. "Never smokers" are associated with sensitivity of tumors to Gefitinib and Erlotinib. Proc Natl Acad Sci USA, 101 (36): 13306-13311.

Pegram M, Hsu S, Lewis G, et al. 1999. Inhibitory effects of combinations of HER-2/neu antibody and chemotherapeutic agents used for treatment of human breast cancers. Oncogene, 18: 2241-2251.

Pfreundschuh M, Trümper L, Osterborg A, et al. 2006. CHOP-like chemotherapy plus rituximab versus CHOP-like chemotherapy alone in young patients with good-prognosis diffuse large-B-cell lymphoma: a randomised controlled trial by the MabThera International Trial (MInT) Group. Lancet Oncol, 7 (5): 379-391.

Poon RT-P, Fan S-T, Wong J. 2001. Clinical implications of circulating angiogenic factors in cancer patients. J Clin Oncol, 19: 1207-1225.

Pérez-Soler R, Chachoua A, Hammond L A, et al. 2004. Determinants of tumor response and survival with erlotinib in patients with non-small-cell lung cancer. J Clin Oncol, 22: 3238-3247.

Radinsky R, Ellis L M. 1996. Molecular determinants in the biology of liver metastasis. Surg Oncol Clin N Am, 5: 215-229.

Ratain M J, Eisen T, Stadler W M, et al. 2006. Phase II placebo-controlled randomized discontinuation trial of sorafenib in patients with metastatic renal cell carcinoma. J Clin Oncol, 24: 2505.

Riely G L, Pao W, Pham D, et al. 2006. Clinical course of patients with non-small cell lung cancer and epidermal growth factor receptor exon 19 and exon 21 mutations treated with gefitinib or erlotinib. J Clin Cancer Res, 12: 839-844.

Rosenberg A, Loehrer P J, Needle M, et al. 2002. Erbitux (IMC-C225) plus weekly irinotecan (CPT-11), fluorouracil (5FU) and leucovorin (LV) in colorectal cancer (CRC) that expresses the epidermal growth factor receptor (EGFR). Proc Am Soc Clin Oncol, 21: 536a.

Rougier P, Raoul J L, Van Laethem J L, et al. 2004. Cetuximab + FOLFIRI as first-line treatment for metastatic colorectal cancer. J Clin Oncol, 22 (suppl 14): 3513.

Rusnak D W, Lackey K, Affleck K, et al. 2001. The effects fo the novel, reversible epidermal growth factor receptor/ErbB2 tyrosine kinase inhibitor, GW2016, on the growth of human normal and tumor derived cell lines in vitro and in vivo. Molecular Cancer Therapeutics, 1: 85-94.

Salomon D S, Brandt R, Ciardiello F, et al. 1995. Epidermal growth factor-related peptides and their receptors in human malignancies. Crit Rev Oncol Hematol, 19: 183-232.

Saltz L B, Meropol N J, Loehrer P J Sr, et al. 2004. Phase II trial of cetuximab in patients with refractory colorectal cancer that expresses the epidermal growth factor receptor. J Clin Oncol, 22: 1201-1208.

Saltz L B, Rubin M, Hochster H, et al. 2002. Cetuximab (IMC-C225) plus irinotecan (CPT-11) is active in CPT-11 refractory colorectal cancer (CRC) that express epidermal growth factor receptor (EGFR). Proc Am Soc Clin Oncol, 21: 7a.

Sandler A, Gray R, Perry MC, et al. 2006. Paclitaxel-carboplatin alone or with bevacizumab for non-small-cell lung cancer. N Engl J Med, 355: 2542-2550.

Sartor C I, Zhou H, Kozlowska E, et al. 2001. Her4 mediates ligand-dependent antiproliferative and differentiations responses in human breast cancer cells. Molecular and Cellular Bioalogy, 21 (13): 4265-4275.

Sawyers C L, Hochhaus A, Feldman E, et al. 2002. Imatinib induces hematologic and cytogenetic responses in patients with chronic myelogenous leukemia in myeloid blast crisis: results of a phase II study. Blood, 99: 3530-3539.

Seidman A D, Berry D, Cirrincione C, et al. 2004. CALGB9840: Phase III study of weekly paclitaxel via 1-hour infusion versus standard 3 hour infusion every third week in the treatment of metastatic breast cancer (MBC), with trastuzumab in HER2 normal MBC. Journal of Clinical Oncology 2004 ASCO meeting proceedings (post-meeting edition), 22 (14s): 512.

Seidman A D. 2003. Sequential single-agent chemotherapy for metastatic breast cancer: therapeutic nihilism or realism? Journal of Clinical Oncology, 21 (4): 577-579.

Semela D, Dufour J F. 2004. Angiogenesis and hepatocellular carcinoma. J Hepatol, 41: 864-880.

Shepherd F A, Rodrigues Pereira J, Ciuleanu T, et al. 2005. Erlotinib in previously treated non-small-cell lung cancer. N Engl J Med, 353: 123-132.

Sliwkowski M X, Lofgren J A, Lewis G D, et al. 1999. Nonclinical studies addressing the mechanism of action of trastuzumab (Herceptin). Semin Oncol, 26 (4 suppl 12): 60-70.

Strumberg D, Richly H, Hilger R A, et al. 2005. Phase I clinical and pharmacokinetic study of the novel Raf kinase and vascular endothelial growth factor receptor inhibitor BAY 43-9006 in patients with advanced refractory solid tumors. J Clin Oncol, 23: 965.

Takahashi Y, Kitadai Y, Bucana C D, et al. 1995. Expression of vascular endothelial growth factor and its receptor, KDR, correlates with vascularity, metastasis, and proliferation of human colon cancer. Cancer Res, 55: 3964-3968.

Takahashi Y, Tucker S L, Kitadai Y, et al. 1997. Vessel counts and expression of vascular endothelial growth factor as prognostic factors in node-negative colon cancer. Arch Surg, 132: 541-546.

Tejpar S, Peeters M, Humblet Y, et al. 2008. Relationship of efficacy with KRAS status (wild type versus mutant) in patients with irinotecan-refractory metastatic colorectal cancer (mCRC), treated with irinotecan (q2w) and escalating doses of cetuximab (q1w): The EVEREST experience (preliminary data). Clin Oncol, 26: (May 20 suppl; abstr 4001).

Thatcher N, Chang A, Parikh P, et al. 2005. Gefitinib plus best supportive care in previously treated patients with refractory advanced non-small-cell lung cancer: results from a randomised, placebo-controlled, multicentre study. Lancet, 366: 1527-1537.

Tsao M S, Sakurada A, Cutz J C, et al. 2005. Erlotinib in lung cancer: molecular and clinical predictors of outcome. N Engl J Med, 353: 133-144.

Van Cutsem E, Lang I, D'haens G, et al. 2008. KRAS status and efficacy in the first-line treatment of patients with metastatic colorectal cancer (mCRC) treated with FOLFIRI with or without cetuximab: The CRYSTAL experience. J Clin Oncol, 26: (May 20 suppl; abstr 2).

Van Cutsem E, Nowacki M, Lang S. 2007. Randomized phase III study of irinotecan and 5-FU/FA with or without cetuximab in the fi rst-line treatment of patients with metastatic colorectal cancer (mCRC): The CRYSTAL trial. ASCOl: Abstract 4000.

van Oers M H J, Klasa R, Marcus R E, et al. 2006. Rituximab maintenance improves clinical outcome of relapsed/resistant follicular non-Hodgkin's lymphoma, both in patients with and without rituximab during induction: results of a prospective randomized Phase III intergroup trial. Blood, 108: 3295-3301.

Verweij J, Casali P G, Zalcberg J, et al. 2004. Progression-free survival in gastrointestinal stromal tumours with high-dose imatininb: randomized trial. Lancet, 364: 1127.

Villanueva A, Newell P, Chiang D Y, et al. 2007. Genomics and signaling pathways in hepatocellular carcinoma. Semin Liver Dis, 27: 55-76.

Wilhelm S M, Carter C, Tang L Y, et al. 2004. BAY 43-9006 exhibits broad spectrum oral antitumor activity and targets the RAF/ MEK/ERK pathway and receptor tyrosine kinases involved in tumor progression and angiogenesis. Cancer Res, 64 (19): 7099-7109.

Wilhelm S, Carter C, Lynch M, et al. 2006. Discovery and development of sorafenib: a multikinase inhibitor for treating cancer. Nat Rev Drug Discov, 5 (10): 835-844.

第五章 化疗联合生物治疗

第一节 恶性肿瘤的化学治疗

癌症治疗目前主要有外科治疗、放射治疗、化学治疗和生物治疗等几种手段。外科治疗和放射治疗可作为局限性癌症的根治性治疗，一旦发生局部复发、播散和远处转移，外科治疗和放射治疗常难以控制。

与外科治疗、放射治疗不同，化学治疗为全身性治疗手段，对于全身性癌症（如白血病、骨髓瘤和淋巴瘤等）、临床及亚临床远处转移性癌症或局部晚期癌症，化学治疗常为唯一可选择的有效治疗手段。自氮芥问世以来，60 余年间，抗癌药的品种迅速增加，目前可供临床使用的已有 70 多种。在肿瘤细胞生物学和细胞动力学的理论指导下，联合化疗得到广泛应用，使癌症化学治疗已从姑息性过渡到根治性。到目前为止，化疗可治愈的癌症已有 10 多种，约占全部癌症患者的 5％，占每年因癌症死亡人数的 10％，包括恶性度很高的全身性癌症，如绒毛膜上皮癌、儿童急性淋巴细胞白血病、霍奇金淋巴瘤、非霍奇金淋巴瘤、睾丸生殖细胞肿瘤、卵巢癌、儿童肾母细胞瘤、胚胎性横纹肌肉瘤、尤文肉瘤和成人急性粒细胞白血病。另外一些癌症，化疗虽不能治愈但可延长生存时间，这些癌症有乳腺癌、前列腺癌、神经母细胞瘤和头颈癌等。近 20 年来引入的"辅助化疗"，由于能控制亚临床、残存的局部或远处微小转移灶，提高了某些癌症，如乳腺癌、骨肉瘤和结肠癌等根治性手术后的生存机会。20 世纪 80 年代以后，又发展了手术前使用的"新辅助化疗"，增加了晚期头颈部癌、卵巢癌、骨肉瘤和非小细胞肺癌的手术切除机会，改善了它们的预后。随着新抗癌药的不断问世，支持治疗手段的提高和大剂量化疗的应用，化学治疗在癌症治疗中将会起着越来越大的作用。

一、抗肿瘤化疗药物的分类及作用机制

根据药物的来源、化学结构和它们的作用机制，抗癌药物可分为 7 类（表 2-5-1）。

（一）烷 化 剂

烷化剂类药物具有活泼的烷化基因，在生理条件下能形成正碳离子的亲电子基团，以攻击生物大分子中富电子位点的物质，与各种亲核基团包括生物学上有重要功能的磷酸基、氨基、巯基和咪唑基等形成共价键。烷化剂的细胞毒作用主要通过其直接与 DNA 分子内鸟嘌呤碱基上 N_7 或腺嘌呤 N_3 的原子形成交叉联结或在 DNA 分子和蛋白质之间形成交联，导致细胞结构破坏而死亡。氮芥（HN_2）为双功能烷化剂的代表，其他药物包括环磷酰胺（CTX）、异环磷酰胺（IFO）、瘤可宁（CB_{1348}）和美法兰（Melphalan）。环磷酰胺为氮芥的衍生物，本身无活性，进入体内后，先在肝脏中经微粒体细胞色素 P450 混合功能氧化酶系统活化而产生细胞毒作用。其他药物，如乙撑亚胺类的噻替派（Thiotepa）、磺酸酯类的马利兰（Myleran）和亚硝脲类药物（BCNU、

表 2-5-1　常用抗癌药物

类别	名称	主要给药途径	常用剂量	主要限制性毒性	其他毒性	主要用途	附注
烷化剂类	氮芥（HN₂）	i. v. 浆膜腔内	0.2mg/kg，每周一次；0.4mg/kg，每 3～4 周一次	骨髓抑制	恶心、呕吐、静脉炎	周期非特异性，作用强烈，但选择性差	漏出血管外可致组织坏死
	环磷酰胺（CTX）Endoxan	i. v. p. o.	600～1200mg/m² p. o.；100mg/m² p. o. 连用 14 天/每 4 周 1 次；200mg/m² p. o. 连用 5～7 天/每 3 周	骨髓抑制	恶心、呕吐、脱发、出血性膀胱炎	广谱，周期非特异性，比 HN₂ 缓和，用于淋巴瘤、骨髓瘤和小细胞肺癌等	不宜局部使用
	异环磷酰胺（IFO）Ifosfamide	i. v.	1.0～1.5mg/m²，连用 5～7 天/每 4 周	骨髓抑制	出血性膀胱炎、恶心、呕吐、脱发	周期非特异性，广谱同 CTX，软组织肉瘤	同时使用 Mesna，每次剂量为 IFO 的 30%，每天用 3 次（0h,4h,8h）+水化
	噻替派 Thio-TEPA	i. m. i. v. 皮下浆膜腔内	0.1～0.2mg/kg，4～5 次后改为每周 2 次，共 20～30 次，或 0.6～1.0mg/kg，每 3～4 周 1 次	骨髓抑制	恶心、呕吐	乳腺癌、卵巢癌、胃肠道腺癌、表浅膀胱癌可膀胱内灌注	
	马利兰 Myleran（白消安）	p. o.	2mg，每日 3～4 次	骨髓抑制	色素沉着，闭经，肺纤维"类阿狄森氏综合征"	慢粒白血病及其他骨髓增生综合征	
	美法兰（Alkeran）Melphalan	p. o.	0.25mg/kg，Q. d.×4，每 4～6 周或 2～4mg 每日	骨髓抑制	恶心、呕吐	睾丸精原细胞瘤、多发性骨髓瘤	
	卡氮芥（BCNU）Carmustine	i. v.	200mg/m²，每 4～6 周	延迟性骨髓抑制，尤其血小板下降	恶心、呕吐	颅内肿瘤、淋巴瘤、小细胞肺癌	可透过血脑屏障，迟发性骨髓毒性，4～6 周内不得用其他化疗
	环己亚硝脲（CCNU）Lomustine	p. o.	100mg/m²，每 4～6 周	同上	呕吐	同上	同上
	甲环亚硝脲（Me-CCNU）Semustine	p. o.	175mg/m²（单药）每 4～6 周	同上	呕吐	同上	同上

类别	名称	主要给药途径	常用剂量	主要限制性毒性	其他毒性	主要用途	附注
烷化剂类	顺铂 (DDP)Cisplatin	i.v.	20mg/m²，Q.d×5日 或100mg/m² 每3~4周	肾小管损害、听神经损害	恶心、呕吐、骨髓抑制	睾丸癌、卵巢癌、头颈癌、肺癌、骨肉瘤	用药前，中需水化利尿以减轻肾毒，特别用大剂量时
	卡铂(CBDCA) Carboplatin	i.v.	300~350mg/m²，每4周1次 AUC5~6，每4周1次	骨髓抑制 血小板下降	恶心、呕吐、肾毒	广谱、周期非特异性、似顺铂	肾毒、呕吐比顺铂轻 不能用盐水稀释
	草酸铂(Eloxatin) Oxaliplatin 奥沙利铂、乐沙定	i.v.	130mg/m²，每3周1次 85~100mg/m² 每2周1次	外周感觉神经损害(感觉减退、遇冷痉挛)	恶心、呕吐、骨髓抑制、过敏	结直肠癌、其他对顺铂耐药的癌症	避免冷饮和四肢接触冷水、总剂量应小于800mg/m²、不能用盐水稀释
	氮烯咪胺(DTIC) Dacarbazine	i.v.	250mg/m²，Q.d.×5，每3周	骨髓抑制	恶心、呕吐	恶性黑色素瘤、霍奇金病、软组织肉瘤	静脉注射时注意避光快滴
	替莫唑胺 Temozolomide	p.o.	150~200mg/m²·d，每4周连用5日	骨髓抑制	恶心、呕吐、头痛、虚弱、乏力	脑胶质瘤、恶性黑色素瘤	可透过血脑屏障
	甲基苄肼(PCB) Procarbazin	p.o.	100~200mg/m²，Q.d×14，每4周	骨髓抑制	骨髓抑制	霍奇金病、脑瘤	剂量累积较大时出现延迟性骨髓毒性
	甲氨蝶呤(MTX) Methotrexate	p.o. i.v. L.T. i.v.输注 (大剂量)	205~705mg，每日 20~40mg/m² 每周1次，5~10mg 每次 100mg~10g/m²，每次输完后6~12h，需用CF(醛氢叶酸)救援治疗(12~15mgQ6.h×12)	骨髓抑制、胃肠道黏膜炎、肾功能损害	恶心、呕吐、色素膜炎、肾功能损害	急性白血病、头颈部鳞癌、绒癌、肺癌、乳腺癌、骨肉瘤等、淋巴瘤、白血病	大剂量用药方法仅限于有经验的癌症中心，必要时在血药浓度监测下小心碱化使用
抗代谢类	巯基嘌呤(6MP)	p.o.	2.5mg/(kg·d)，每月用5天	骨髓抑制	恶心、呕吐、口腔黏膜损害等	急性白血病	
	巯鸟嘌呤(6T-G)	p.o.	2.5mg/(kg.d)，每月用5天	骨髓抑制	同上	急性白血病	
	氟尿嘧啶(5-FU) Fluorouracil	i.v. i.v.d p.o.	15mg/kg，每周一次，400~500mg/(m²·d)，连用5天/3~4周	胃肠黏膜炎 (口腔炎、腹泻)	骨髓抑制、恶心、呕吐、脱发、色素沉着、手足征	胃肠道腺癌、乳癌、绒癌、头颈癌、肝癌、卵巢癌	合用CF(醛氢叶酸)使疗效、毒性增加

类别	名称	主要给药途径	常用剂量	主要限制性毒性	其他毒性	主要用途	附注
抗代谢类	呋氟尿嘧啶(FT-207)Ftoratur	p.o.	每日800~1000mg	神经系统毒性,包括头痛,烦躁,幻觉等	骨髓性轻微,可有轻度恶心,呕吐,食欲减退,偶见肝毒性	同上	为FT207与尿嘧啶复合剂,其余同上
	优氟啶(UFT)	p.o.	同上,6000mg/d(可与CF合用)	同上	同上	同上	比上述FU类药选择性好
	希罗达 Xeloda	p.o.	单用:2500mg/(m²·d),分两次,连用14天,休7天	腹泻,手足综合征	口腔炎,乏力	乳腺癌,结直肠癌,胃癌,头颈癌	
	阿糖胞苷(Ara-c)Cytarabin	i.v. d	100~150mg/m²,Q.d.×(5~7)天,每3周	骨髓抑制胃肠道黏膜炎	恶心,呕吐	急性白细胞病	亦可皮下注射及肌内注射
	双氟脱氧胞苷(健择)Gemcitabine	i.v.	1000~1250mg/m²,Q.W×(2~3)天,每4周	骨髓抑制	恶心,呕吐,过敏	非小细胞肺癌,胰腺癌,头颈癌,尿道癌	
	氟达拉滨 Fludarabine	i.v.	2.5mg/(m²·d)每28天连用5天	粒细胞减少,血小板减少	恶心,呕吐	非霍奇金淋巴瘤(惰性)	
	左旋天冬酰胺酶 L-Asparaginase	i.v.	200~1000U/kg Q.d×(3~7)天,每4周	肝损害,低纤维蛋白血症	过敏反应	急性白血病,淋巴瘤等	用药前皮试
	羟基脲(H.U)Hydroxyurea	p.o.	20~40mg/kgQ.d	骨髓抑制	口腔炎	急性白血病,头颈部癌	
抗微管类	长春新碱(VCR)Oncovin Vincristine	i.v.	0.7~1.0mg/m²,每周一次,最大限量2mg	末梢神经炎	便秘	急性白血病淋巴瘤	漏出血管外可致组织坏死
	长春花碱(VLB)Vinblastine	i.v.	4~6mg/m²,每周一次	粒细胞减少	末梢神经炎	霍奇金病,睾丸癌	同上

类别	名称	主要给药途径	常用剂量	主要限制性毒性	其他毒性	主要用途	附注
抗微管类	长春碱酰胺（VDS）Vindersin	i.v.	3mg/m² 每周一次	骨髓抑制	末梢神经炎	急性白血病、淋巴瘤、肺癌、睾丸癌等	同上
	去碳长春花碱（NVB）Navelbine	i.v.	20~30mg/m² 每周一次×（2~4）次	骨髓抑制	静脉炎	非小细胞肺癌、乳腺癌等	同上
	紫杉醇（Taxol）（素素）Paclitaxel	i.v.	175mg/m²（合用）135mg/m²（单用），每4周	骨髓抑制 中性白细胞小于 $1.5×10^9$/L 禁用	过敏反应（对本品或聚氧乙基蓖麻油配制的药物）、脱发、肌肉酸痛、外周神经炎	广谱，可用于卵巢癌、乳腺癌、非小细胞肺癌、头颈癌、膀胱癌	用药前常规用下列抗过敏药，包括地塞米松 20mg（用药前13h，6h），苯海拉明 50mg，西米替丁 300mg（用药前30~60min），并用带0.22微孔膜的聚乙烯类给药设备滴注
	泰素帝（Taxotere）Docetaxel	i.v.	60~70mg/m²，每3周	中性粒细胞减少	过敏（同紫杉醇）、脱发、水肿	乳腺癌，非小细胞肺癌	用药前一日开始，口服地塞米松 8mg，2饮/天，共3~5天
拓朴异构酶抑制剂	鬼臼乙叉甙（VP-16）Etoposide	i.v. p.o.	50mg/m² Q.d.×5天，每3~4周 50mg, Q.d.×（14~20）天，停2周	骨髓抑制	脱发、恶心呕吐	睾丸癌、小细胞肺癌、淋巴瘤	脂溶性 VP-16 高，可通过血脑屏障，注意过敏
	鬼臼噻吩甙（VM26）Vumon	i.v.	70mg/m² 连用3~5天，每3周	骨髓抑制	输注过快可发生支气管痉挛、低血压、脱发、过敏	脑瘤转移，恶性淋巴瘤	

类别	名称	主要给药途径	常用剂量	主要限制性毒性	其他毒性	主要用途	附注
拓扑异构酶抑制剂	拓扑特肯 Topotecan	i.v.	1.25mg/(m²·d) 连用5天，每3周	骨髓抑制	恶心、呕吐、脱发	卵巢癌、胃癌、小细胞肺癌	不可与碱性药同时输注，勿外漏
	开普拓 (CPT-11) Irinotecan	i.v.	300~350mg/m² 周）或100mg/m²、每周×4，休2周	延迟性腹泻，中性粒细胞减少	同上	结直肠癌、胃癌、小细胞肺癌	大剂量易萎停（2mg，Q2h）可控制延迟性腹泻
抗生素类	阿霉素 (ADR) Adriamycin	i.v.	40~50mg/m² 每3周一次	骨髓抑制 心脏毒性	脱发、恶心、呕吐	淋巴瘤、乳腺癌、小细胞肺癌、软组织肉瘤、骨髓瘤	心脏毒性与累积有关，总剂量不宜超过450mg/m²
	表阿霉素 Epirubicin	i.v.	60~70mg/m²、每3周	同上，心脏毒性较小	同上	同上	毒性比阿霉素小，特别是心脏毒性，累积量小于900mg/m²
	柔红霉素 Daunorubicin	i.v.	30~60mg/m²、Q.d.×(1~3)天，每14~21天	同阿霉素	同上	急性白血病	同阿霉素
	吡柔比星 Pirarubicin (THP)	i.v.	30~50mg/m²、每3周	似表阿霉素	同上、脱发较轻	同阿霉素	心毒中比阿霉素低，累积量900mg/m²
	博莱霉素 (BLM) Bleomycin	i.v. i.m	5~10mg/m²、隔天一次 或每周一次	肺纤维化	皮肤改变、发热、偶有过敏反应	头颈鳞癌、睾丸癌、淋巴瘤	肺纤维化与总剂量有关，i.v.时注意过敏性休克
	丝裂霉素 (MMC) Mitomycin-c	i.v.	10mg/m² 每3~4周	骨髓抑制	恶心、呕吐、静脉炎	乳腺癌、胃肠道癌、肺癌	注意避免漏出静脉外
	更生霉素 Actinomycin D	i.v.	250~400μg/(m²·d)、Q.d.×5天，每4周	骨髓抑制	精心、呕吐、脱发	儿童期肿瘤、胚胎癌、绒癌、睾丸癌、软组织肉瘤	同上
	脂质体阿霉素 Doxil	i.v.	20~50mg/m² 每3~4周	骨髓抑制	手足征、心毒	卵巢癌、乳腺癌	心毒性比阿霉素明显减少

类别	名称	主要给药途径	常用剂量	主要限制性毒性	其他毒性	主要用途	附注
激素类	它莫昔芬 Tamoxife 三苯氧胺	p.o.	10mg~20mg Bid	高钙血症	皮疹、恶心呕吐、月经不规则、阴道样分泌物	乳腺癌	辅助治疗不超过5年,否则可能致子宫内膜癌
	法乐通 Toremifen	p.o.	60mg Q.d.	同上	同上	同上	致癌作用极少
	甲孕酮 Medroxyp-rogesteron	i.m. / p.o.	500~1000mg/d / 1000~1500mg/d	血栓栓塞 高钙血症	闭经、乳溢、黄疸	乳腺癌、子宫内膜癌	
	甲地孕酮 Megace	p.o.	160mg/d	血栓性静脉炎	食欲、体重增加	同上	又名美可治
	氟他胺 Flutamide	p.o.	250mg bit-tid	肝功能损害	男性乳房发育	前列腺癌	
	氨鲁米特 Aminoglutethimide	p.o.	250mg/次 每2周1次	皮质机能减退	恶心、皮疹、发热、头晕	乳腺癌(骨转移)	同时服糖皮质激素(可的松 100mg/d)
	兰他隆 Formestane	i.m.	2.5mg Q.d.	局部疼痛	面红、无力、恶心	绝经后乳癌	又名福美司坦
	来曲唑 (Femara) Letrozole	p.o.	2.5mg Q.d.	孕妇禁用	皮疹、痒、水肿、吐泻、头痛、恶心	绝经后乳癌	不需用糖皮质激素
	瑞宁得 (Arimidex) Anastrozole	p.o.	1mg Q.d.	同上	水肿、盗汗、头晕、吐泻、皮疹	晚期乳癌(绝经后)	不需用糖皮质激素
	依西美坦 (Aromasin) Exemestane	p.o.	25mg Q.d.	孕妇哺乳期妇女禁用	恶心、口干、头痛、便秘、失眠、潮热	绝经后乳腺癌	禁止与含雌激素联用,偶见白细胞下降
	诺雷德 (Zoladex) Goserelin	s.c.	3.6mg,每28天	短暂骨痛增加	发热、性欲减退、皮疹、乳胀	晚期前列腺癌	先用氟他胺以防短期恶化
	利普安 Lupron	s.c.	7.5mg,每28天	同上	同上	同上	避光

类别	名称	主要给药途径	常用剂量	主要限制性毒性	其他毒性	主要用途	附注
分子靶点类	格列卫 (Gleevec) Imatinib	p. o.	400~600mg/d, 连续最大剂量 800mg/d	液体潴留	恶心,乏力,皮疹泻,骨髓抑制	粒白血病各期,胃肠间质瘤	靶点:Bcr/Abl C-kit、PDGFR
	美罗华 (Mabthera) Rituximab	i. v.	375mg/m²,每周1次,连用4周	发热,寒战	气管痉挛,低血压,头痛,乏力	非霍奇金淋巴瘤,慢淋白血病	靶点:CD20
	赫赛汀 (Herceptin) Transtuzumab	i. v.	首剂:4mg/kg,以后2mg/kg 每周1次,用4周	发热、寒战、心脏毒性	乏力,低血压	乳腺癌 (HER2过表达)	
	易瑞沙 (Iressa) Gefitinib	p. o.	250mg/d,连续服用	间质性肺炎	痤疮样皮疹,恶心,腹泻	非小细胞肺癌	靶点:EGFR
	艾比特思 (Erbitax,C-225) Cetuximab	i. v.	首剂:400mg/m²,然后250mg/m²,每周1次	痤疮样皮疹	乏力,不适,过敏	结直肠癌	靶点:EGFR
	埃洛替尼 (Tarceva,OSI-774) Erlotinib	p. o.	150mg/d,每天1次连续服用	皮疹,腹泻	肺炎,流泪	非小细胞肺癌及其他(乳腺、大肠、肾癌)	靶点:EGFR(HERI)
	贝伐西素 (Avastin) Bevacizumab	i. v.	5mg/kg,每2周1次	穿孔出血、高血压、血栓	伤口愈合不良,蛋白尿,过敏	结直肠癌	靶点:VEGF

CCNU 和 Me-CCNU）亦属烷化剂。亚硝脲类药物因系脂溶性，可顺利通过血脑屏障，常用于中枢神经系统恶性肿瘤的治疗。此外，金属类抗肿瘤药顺铂（DDPDDP）与 DNA 双链形成义矛状的交叉联结，作用与烷化剂相似。卡铂（Carboplatin）为第二代铂类抗肿瘤药，肾毒性和胃肠道反应均较轻。草酸铂（Oxaliplatin，乐沙定）为第三代铂类抗肿瘤药，对耐药的肠癌有效，亦无肾毒。氮烯咪胺（DTIC）、甲基苄肼（PCZ）和六甲密胺（HMM）等通过形成活性甲基与 DNA 起烷化作用。DTIC 的同类药替莫唑胺（Temozolomide）可通过血脑屏障，对间变性星形细胞瘤有效。

（二）抗 代 谢 类

抗代谢药物主要通过干扰核酸代谢而影响 DNA、RNA 和蛋白质大分子的合成。甲氨蝶呤（MTX）抑制二氢叶酸还原酶，使四氢叶酸生成障碍，最终抑制 DNA 的合成。在超大剂量 MTX 应用后 6～24h 内给予醛氢叶酸（CF）救援，可使肿瘤细胞，尤其是中枢神经系统内的肿瘤细胞受较大杀伤而正常组织损害减少，这就是大剂量甲氨蝶呤-醛氢叶酸救援（HDMTX-CFR）疗法的原理。巯基嘌呤（6-MP）和硫鸟嘌呤（6TG）能阻断次黄嘌呤转变为腺嘌呤核苷酸而抑制核酸的合成。5-氟尿嘧啶（5-FU）在体内活化为氟尿嘧啶脱氧核苷（FdUMP）后抑制胸苷酸合成酶，从而阻止尿嘧啶脱氧核苷转变为胸腺嘧啶脱氧核苷，干扰 DNA 的生物合成。近年来发现，大剂量醛氢叶酸通过稳定和延长由 5-FU 的活化代谢物 FdUMP、胸苷酸合成酶和甲撑四氢叶酸（5，10-CH_2-FH_4）组成的三重复合物这种生化调节机制令 5-FU 的细胞毒作用明显增加。5-FU 口服吸收不规则，早年曾研制出口服的 UFT 胶囊（复方喃氟啶，ORZEL），它是由口服吸收良好的 5-FU 的前体药物——呋喃氟尿嘧啶（Ftorafurm、FT-207）和尿嘧啶以 1∶4 的摩尔比组成的，后者可抑制二氢嘧啶脱氢酶（DPD），阻止 5-FU 的降解。近年来合成的希罗达（Xeloda、Capecitabine）是由几种酶顺序活化的 5-FUDR 的前体药物，口服希罗达后在胃肠道内经羧酸酯酶代谢成 5-DFCR，再在肝的胞苷脱氨酶作用下代谢为 5-DFUR（去氧氟尿苷），然后在肿瘤组织内经胸苷酸磷酸化酶（TP）转变为 5-FU，这种机制相当于 5-FU 小剂量持续静脉灌注，有毒性低、疗效好的优点。羟基脲（HU）抑制核苷酸还原酶的活性，阻止胞苷酸转变为脱氧胞苷酸，选择性地阻止 DNA 的合成。阿糖胞苷（Ara-c）抑制 DNA 聚合酶，干扰核苷酸掺入 DNA 从而阻止 DNA 的合成。同类药物环胞苷（Cyclo-C）对脱氨酶稳定，克服了体内迅速脱氨破坏的缺点。新药双氟脱氧胞苷（Gemcitabine，健择）亦为核苷类化合物，在细胞内受脱氧胞苷激酶催化后，活化成三磷酸化合物 GCBTP，然后掺入 DNA 结构，干扰 DNA 聚合，此药磷酸化效率比 Ara-c 强 6 倍，且不易脱氨降解，其活化代谢物能在细胞内累积达高浓度且维持较长时间，对多种实体瘤有效。同类药物氟达拉滨（Fludarabine）对腺苷脱氨酶的脱氨作用有一定耐受性，在细胞内磷酸酶化后抑制核糖核苷酸还原酶及其他相关酶，抑制 DNA 和 RNA 的合成。L-天冬酰胺酶（L-asparaginaes）可将天冬酰胺水解为天冬氨酸和氨，使肿瘤细胞缺乏合成蛋白质必需的天冬酰胺，造成蛋白质合成受阻。三尖杉酯碱（harringtonine）可在起始阶段抑制蛋白质合成，并促进核糖核蛋白体分解。

（三）抗 生 素 类

更生霉素（Act-D）、柔红霉素（Daunomycin）、阿霉素（ADM）、表阿霉素（Epi-rubicin）、吡柔比星（Pirarubicin，THP）、善唯达（Idarubicin）和米吐蒽醌（Novan-trone）等药物插入 DNA 双链邻近的碱基对，引起 DNA 双链的解离，干扰 DNA 的转录和 mRNA 的生成。脂质体阿霉素（Doxil）由于采用了聚乙烯甘醇外衣微球包裹的双层磷脂脂质体技术（Steath 聚合化技术），避免了药物的外漏和机体免疫系统的识别，保证血浆阿霉素长期稳定的低水平，减少了心脏毒性，提高了疗效。而博莱霉素（BLM）直接引起 DNA 单链断裂，丝裂霉素（MMC）与 DNA 形成交叉联结，两者与烷化剂的作用相似。

（四）微管蛋白抑制剂

长春花类植物的生物碱，如长春花碱（VLB）、长春新碱（VCR）、长春碱酰胺（VDS）及失碳长春花碱（Navelbine，诺维本）主要与肿瘤细胞核的微管蛋白结合，阻止微管的聚合和形成，令细胞有丝分裂停止于中期，干扰细胞的增殖。新抗肿瘤药紫杉醇（Taxol，泰素）和多西紫杉醇（Taxotere，泰素帝）可促进微管双聚体的装配并阻止其去多聚化，使有丝分裂时纺锤体形成的关键步骤受抑制，其作用机制恰与长春碱类相反，但其最终结果相同，令肿瘤细胞的有丝分裂停止。

（五）拓扑异构酶抑制剂

喜树生物碱的伊立替康（Irinotecan，CPT-11）及托泊替康（Topotecan）主要有抑制拓扑异构酶Ⅰ的作用，阻止 DNA 复制时双链解旋后的重新接合，造成 DNA 双链断裂。而鬼臼树毒素的足叶乙苷（VP-16）和鬼臼噻吩苷（VM26，威猛）则为拓扑异构酶Ⅱ的抑制剂，亦有干扰 DNA 合成和复制的作用。

（六）激　素　类

内分泌激素（如雌激素、孕激素、雄激素等）与细胞内的相应受体结合促进某些激素依赖性肿瘤（如乳腺癌和前列腺癌）的生长。受体拮抗剂，包括抗雌激素类的三苯氧胺（Tamoxifen）、托瑞米芬（Toremifen，法乐通）等和抗雄激素类的氟他胺（Flu-tamide），能分别与肿瘤细胞内相应受体进行竞争性结合，用于治疗乳腺癌和前列腺癌。促黄体激素释放素（LH-RH）类似物，通过刺激促性腺激素（FSH）和黄体生成素（LH）的分泌后负反馈作用最终使卵巢功能衰竭，相当于卵巢的非手术去势，临床可用于乳腺癌和前列腺癌的治疗，主要制剂有诺雷德（Zoladex）和利普安（Lupron）。此外，一类芳香化酶抑制剂（氨鲁米特 Aminoglutethimide、兰特隆 Formestane、来曲唑 Letrozole、瑞宁得 Arimidex 等）主要通过阻止睾酮 A 环芳香化转变为雌二醇，抑制肾上腺皮质合成甾体激素，可用于绝经后乳腺癌的治疗。

（七）分子靶点类

分子生物学的迅速发展使人们对癌症发生、侵袭、扩散与转移的分子机制有进一步的认识，近年来已经研制出针对癌症发生、发展过程中起关键作用的分子靶点，例如：细胞膜分化相关抗原（如 CD-20，CD-33，CD-52，CD-117 等）、表皮生长因子（EGF）及受体（EGFR）和血管内皮生长因子（VEGF）及其受体（VEGFR）上的酪氨酸激酶（TK）、法尼基转移酶（FT）、基质金属蛋白酶（MMP）等作为攻击对象的药物。这些药物与细胞毒性药物完全不同，它们除了有独特作用机制外，不会产生明显的骨髓抑制和消化道反应。已经或正在投入临床的分子靶点抗癌药有：以 BCR/ABL 为靶点治疗慢性粒白血病的格列卫（Imatinib），格列卫也可以治疗表达 C-Kit 或 PDEGR 的胃肠间质瘤（Gastrointestinal stromal tumor，GIST）；治疗表达 CD20 的滤泡性 B 细胞淋巴瘤的美罗华（Rituximab，mebthera）；治疗 HER2 过度表达的乳腺癌的赫赛汀（Transtuzumab，Herceptin）；以 EGFR 为靶点治疗非小细胞肺癌的易瑞沙（Gefitinib，Iressa）和治疗肠癌、头颈癌的 C225（Cetuximab，Erbitux）；具有抑制 HER1 EGFR-TK 活性的 Erlotinib（Tarceva）；与 VEGF 结合并中和其活性的 Bevacizumab（Avastin）等。在这些药物中，有些是小分子化合物，有些事单克隆抗体（包括人、鼠嵌合抗体，人源化抗体）。它们的靶点、适应证、不良反应各不相同，临床应用时应详细了解清楚。

二、抗肿瘤药物的毒性反应

肿瘤化疗的毒性反应包括近期毒性和远期毒性。

（一）近 期 毒 性

（1）骨髓抑制。骨髓抑制是肿瘤化疗的最大障碍。大多数抗癌药物，除激素、博莱霉素、L-天冬酰胺酶以外，均引起不同程度的白细胞下降、血小板减少和贫血。其中，亚硝脲药物（BCNU、CCNU 和 Me-CCNU）、甲基苄肼可引起长达 6～8 周的延迟性骨髓抑制。严重的骨髓抑制可导致感染、败血症和内脏出血。因此，加强全身支持治疗、环境净化、口腔清洁和良好的护理可减少并发症的发生。造血细胞集落刺激因子（G-CSF 和 GM-CSF）的合理使用可防治化疗引起的中性粒细胞减少继发的感染。血小板输注和白细胞介素 11（1L-11，Neumegs）可用于治疗化疗导致的血小板减少症。

（2）胃肠道反应。许多抗癌药常引起不同程度的恶心和呕吐。其中，大剂量 DDP-DDP、DTIC、HN_2、Ara-c、CTX 和 BCNU 等导致的恶心、呕吐尤为剧烈。一类 5-羟色胺 3（5-HT3）受体拮抗剂，如昂丹司琼（Ondansetron，枢复宁）、格拉司琼（Granisetron，康泉，凯特瑞）、托烷司琼（Tropisetron，呕必停）、拉莫司琼（Ramosetron，奈西雅）、阿扎司琼（Azasetron，苏罗同）等可以防止和减轻恶心、呕吐的发生。5-FU、MTX、博莱霉素和阿霉素可引起口腔黏膜溃疡，化疗期间必须加强口腔清洁的护理。5-FU 类药物和 CPT-11 有时可引起严重腹泻，需及时纠正由此引起的水电解质失衡。CPT-11 导致的延迟性腹泻需立即用洛哌丁胺（Loperamide）治疗。

（3）肝功能损害。MTX、6-MP、5-FU、DTIC、VP-16 和天冬酰胺酶等可产生肝损害，而胆红素和 ALP 的升高可影响蒽环类药（如阿霉素）和长春碱类药的排泄。用药时须根据肝功能损害的程度进行剂量调整。特别注意化疗药物使潜在的病毒性肝炎感染迅速恶化，引起急性或亚急性的肝坏死（重症肝炎）。

（4）泌尿系统损害。大剂量 CTX 和 IFO 可引起出血性膀胱炎，同时用巯乙磺酸钠

（美斯纳，Mesna）可阻止其活化产物——丙烯醛的生成，预防出血性膀胱炎的发生。大剂量 MTX 从尿排泄可堵塞肾小管，引起少尿和尿毒症，必须同时水化、碱化、CF 解救或 MTX 血浓度监测以策安全。DDP 直接损害肾实质，大剂量应用时必须水化和利尿。巨大的化疗敏感性肿瘤，如白血病、淋巴瘤、儿童肾母细胞瘤和神经母细胞瘤等化疗时，由于大量肿瘤细胞死亡崩解，导致短时间内大量尿酸生成，可出现尿酸性肾病。因此，化疗前开始使用别嘌呤醇有助于防止尿酸性肾病的发生。恶性肿瘤迅速破坏也可引起一系列的代谢障碍，出现高尿酸血症、高钾血症和高磷酸血症等，称为急性肿瘤溶解综合征，须密切观察，及时做出相应的处理。

（5）心脏毒性。阿霉素和柔红霉素可引起心脏毒性，尤其是蓄积性心毒性。因此，阿霉素的总剂量应控制在单用时 $<550\mathrm{mg/m^2}$，联合化疗时 $<450\mathrm{mg/m^2}$，对心电图异常或心功能不全者，使用时应进行心脏监测。表阿霉素、THP 和米吐蒽醌心毒则较轻。其他药物，如紫杉醇和赫赛汀（Herceptin）也会产生心脏毒性。上述药物应尽量避免与心前区放射治疗同时使用。

（6）肺毒性。博莱霉素和马利兰的长期使用会引起慢性肺纤维化，临床应适当控制总剂量。分子靶新药易瑞沙可引起间质性肺炎，部分可致命，应提高警惕。

（7）神经毒性。VCR、DDP、草酸铂和紫杉醇等可引起周围神经炎，VCR 的单剂量（$\leqslant2\mathrm{mg}$）和草酸铂总剂量（$\leqslant800\mathrm{mg/m^2}$）应严格控制。为减少草酸铂的神经毒性，使用时避免进冷饮和冷水洗手。

（8）过敏反应。博莱霉素、天冬酰胺酶、紫杉醇和泰素帝等可引起寒战、发热、过敏性休克和水肿。为了防止和减少这些反应，博莱霉素使用前可口服消炎痛，天冬酰胺酶应做过敏试验，紫杉醇使用前先给地塞米松、苯海拉明和甲氰咪呱（或雷尼替丁），泰素帝治疗前后使用地塞米松 3～5 天。此外，VM-26、Ara-c、健择也可能出现类似的反应，亦可采取相应的措施进行防治。

（9）其他。阿霉素类药、紫杉醇、VP-16、CTX、Act-D 和 5-FU 等可引起不同程度的脱发和皮肤色素沉着，一般停药后可自行恢复。5-FU 的持续灌注、口服希罗达可出现手足综合征，表现为手掌疼痛、足掌疼痛、红斑、肿胀、渗液、脱屑和溃疡等，应及时控制药物的剂量。

（10）局部毒性。大多数抗癌药刺激性大，如 HN$_2$、ADR、MMC 和 NVB 等，常引起不同程度的血栓性静脉炎，反复多次给药者最好采用中心静脉或深静脉留置导管供注射用。这些药物一旦溢出静脉可致局部组织坏死。HN$_2$ 的溢出可立即用 M/6 的硫代硫酸钠局部周围注射以减轻毒性，其他药物溢出应立即用 0.25% 普鲁卡因溶液局部封闭。

（二）远 期 毒 性

（1）致癌。有些抗癌药物（如 HN$_2$、甲基苄肼、美法兰等）在使用后数月或数年明显增加第二种原发肿瘤发生的机会。

（2）不育。大多数抗癌药可抑制精子和卵巢的功能，导致生育能力的下降。因此，对生长发育中的儿童应注意避免过度的治疗。

三、细胞周期动力学

细胞经过生长和分裂而完成增殖的全过程称为细胞增殖周期，简称细胞周期（cell

cycle)。理论上，把细胞周期看成一套按次序的分子和细胞的过程，在这一过程中，遗传物质要复制并通过有丝分裂过程分配到两个新生的子代细胞中去。细胞周期可被分为形态学和生物化学变化完全不同的两个主要时期：M 期（有丝分裂期，细胞经过有丝分裂产生遗传性与母细胞完全相同的两个子细胞）和 S 期（DNA 合成期，细胞内进行 DNA 复制至增加一倍）。这两个时期被 G（Gap）期分开，G_1 期（DNA 合成前期）在 S 期之前，细胞内合成大量的 DNA 和蛋白质，为 S 期合成 DNA 做准备，而 G_2 期（DNA 合成后期）为细胞分裂准备所需的各种蛋白质并进行结构装配。

细胞周期受一系列的蛋白质，包括周期蛋白（cyclin）及其伴随的周期蛋白依赖性激酶（cyclin-dependent kinase，CKD）和周期蛋白依赖性激酶抑制因子（cyclin-dependent kinase inhibitor，CDKI）的调控。Cyclin/CDK 复合物驱动细胞周期的运行，尤其是 G_1/S 和 G_2/M 两个主要检查点（checkpoint），而 CDKI 则令 Cyclin/CDK 复合物灭活，对细胞周期程序起负调节作用。上述这些蛋白质都是参与细胞周期调节基因（cell cycle regulatory gene）的产物，其中视网膜母细胞瘤（RB）基因和 *P53* 基因是参与 G_1/S 检查点控制的重要的抑制基因。

肿瘤组织比正常组织生长得更快并非由于肿瘤细胞周期时间（cell cycle time）的缩短，而是由于肿瘤细胞遗传学的不稳定性使细胞周期的调节失去控制。有关人类肿瘤的许多研究表明，某些参与细胞周期调节的抑癌基因（suppressor gene），如 *P53*、*Rb1* 和 *CDKN2A* 等发生突变（mutations）或缺失（deletions），而另外一些癌基因（oncogenes），如 *CCND1*、*CDC25B* 和 *KIP1* 等则过度活化或过表达，这些变化导致细胞周期失控，使肿瘤细胞无限制地迅速增殖。

肿瘤细胞周期动力学认为，肿瘤的生长取决于细胞增殖周期中细胞的不断分裂，其余的处于细胞周期以外的细胞包括静止期（G_0 期）不增殖的细胞和分化衰老、无增殖力的细胞。不同类型的肿瘤细胞动力学表现常不一致，这可以从反映细胞动力学的几项指标中看出，这些指标包括：增殖比率（growth fraction，GF，处于活跃增殖期细胞占总体细胞的比例）、倍增时间（doubling time，DT，肿瘤体积增大一倍所需的时间）、标记指数（labing index，LI，被含氚的胸腺嘧啶[3]H-TdR 标记细胞核的 S 期细胞占全部细胞的比例）等，检测这些指标可了解肿瘤的生长速度和对药物的敏感性。

根据作用于细胞增殖周期时相的不同，化疗药可分为两类：一类是细胞周期非特异性药物（CCNSA），可杀死静止期细胞和增殖期细胞；另一类细胞为周期特异性药物（CCSA），杀灭增殖细胞比静止期细胞更多，后者又可进一步分为时相特异性和时相非特异性药物。

为了对处于不同周期时相的癌细胞造成更大的杀伤，按照细胞动力学原理，临床上常采用不同作用机制药物联合化疗（combinational chemotherapy）或序贯使用细胞周期非依赖性药物和周期依赖性药物（序贯化疗，sequential chemotherapy），也可先用作用于某一特定时相（如 M 相）的药物（VCR），把绝大部分癌细胞阻止在 M 期，待癌细胞同步进入 S 期后使用作用于该时相的药物（如 Ara-C）可对肿瘤产生较大的杀伤，此法称为同步化治疗（synchronized therapy）。此外，根据周期非特异性药物对癌细胞呈对数杀灭的一级动力学原理，往往使用一次大剂量给药，杀伤大批癌细胞后诱使 G_0 期细胞进入增殖周期，而 G_0 期细胞一般处于静止期，对化疗药物不敏感，但却是肿瘤复发的根源。

表 2-5-2　常用肿瘤化疗方案

肿瘤类型	化疗方案	剂量及用法	备注
急性淋巴细胞白血病	诱导缓解 VDLP	VCR　1.4mg/m²　iv　d1,8,15,22 DNR　40~50mg/m²　iv　d1~3 L-ASP　6000IU/m²　iv　d17~28 PDN　60mg/m²　po d1~28　每4周重复	
	维持治疗	MTX　20mg/m²　po qw 6-MP　75mg/m²　po qd	
	中枢神经系统预防	鞘注:MTX 8~12mg/(m²·次)　1~2次/周,连用4~6次 Ara-c 30~50mg/(m²·次)　1~2次/周,连用4~6次 HD-MTX 全身化疗:MTX:1.5~2.5g/m²　每3~4周重复	也可加用全颅+全脊髓放疗,剂量:1800~2400cGy HD-MTX 给药前后需要水化、碱化尿液,CF解救
急性粒细胞白血病	诱导缓解 DA(3+7)	DNR　45mg/m²　ivd　d1~3 Ara-c　100mg/m²　ivd　d1~7　每3~4周重复	
慢性淋巴细胞白血病	苯丁酸氮芥土强的松	苯丁酸氮芥　0.1~0.2mg/(kg·d)　po 持续3~6周或至血象正常或苯丁酸氮芥6mg/d po+PDN 30mg/d po　连用6周	
	福达华土CTX	FDR　25~30mg/m²　ivd　d1~5　每4周重复 CTX　600mg/m²　iv　d1	福达华单用和(或)CTX联合应用
	美罗华	Rituximab　375mg/m²　ivd　d1　每3周重复	美罗华应加入生理盐水中缓慢静脉滴注,用药前需用抗过敏药预防输注引起的过敏反应
慢性粒细胞白血病 慢性期	干扰素	IFN 初始剂量300万IU/d,ih,渐增至500万~900万IU/d,ih,持续1~2年或小剂量300万IU/次,2~3次/周	
	马利兰(Busulphan)	6~8mg/d　分2~3次口服	白细胞降至(10~20)×10⁹/L,应减药或停药
	羟基脲(Hydroxyurea)	1~4g/d 分2~3次口服	白细胞降至10×10⁹/L,应停药,小量维持或间断服用
	格列卫(Gleevec)	400mg/d　每日一次,连续口服	
慢性粒细胞白血病 加速期和急变期	格列卫(Gleevec)	600mg/d　每日一次,连续口服 如无效可增至800mg/d	

肿瘤类型	化疗方案	剂量及用法	备注
霍奇金淋巴瘤 (HD)	ABVD	ADM 25mg/m² iv d1,15 BLM 10mg/m² iv d1,15 VLB 6mg/m² iv d1,15 DTIC 375mg/m² ivd d1,15 每4周重复	
	MOPP	NH₂ 6mg/m² iv d1,8 VCR 1.4mg/m² iv d1,8 PCZ 100mg/m² po d1~14 PDN 40mg/m² po d1~14 每4周重复	
非霍奇金淋巴瘤 (NHL)	CHOP	CTX 750mg/m² iv d1 ADM 50mg/m² iv d1 VCR 1.4mg/m² iv d1 PDN 60mg/m² po d1~5 每3周重复	
	IMVP-16	IFO 1.0g/m² ivd d1~5 Mesna 200mg/m² IFO后0,4,8h iv d1~5 MTX 30mg/m² iv d3,10 VP-16 100mg/m² ivd d1,3 每3~4周重复	
	Epoch	VP-16 50mg/(m²·d) civ 24h d1~4 VCR 0.4mg/(m²·d) civ 24h d1~4 ADM 10mg/(m²·d) civ 24h d1~4 CTX 750mg/m² iv d6 PDN 60mg/(m²·d) po d1~5 每3周重复	前三种药每天持续24h滴注,共4天
小细胞肺癌 (SCLC)	PE	DDP 80~100mg/m² ivd d1 VP-16 100~120mg/m² ivd d1~3 每3周重复	化疗第1~3天应水化,利尿
	CAV	CTX 800~1000mg/m² iv d1 ADM 50mg/m² iv d1 VCR 1.4mg/m² iv d1 每3周重复	VCR每次剂量不能超过2mg

肿瘤类型	化疗方案	剂量及用法	备注
非小细胞肺癌(NSCLC)	PC	PTX $135\sim175$mg/m² iv d1 CBP AUC=6(或$300\sim400$mg/m²) ivd d1　每3周重复	PTX用药前要给予抗过敏治疗,PTX:Paclitaxel
	GC	Gem 1.0g/m² ivd d1,8 DDP 100mg/m² ivd d1　每3周重复	化疗第1~3天应水化、利尿
	NP	NVB 25mg/m² ivd d1,8 DDP 80mg/m² ivd d1　每3周重复	化疗第1~3天应水化、利尿
乳腺癌	CAF	CTX 600mg/m² iv d1 ADM 50mg/m² iv d1 5-FU 600mg/m² ivd d1,8　每4周重复	用于乳腺癌术后辅助化疗
	TA	ADM 50mg/m² iv d1 PTX $135\sim150$mg/m² ivd d1　每3周重复	用于晚期转移性乳腺癌的一线化疗,也可用于高危乳腺癌术后的辅助化疗(LN+>7~10个)。
	TX(Taxol或Taxotere+Xeloda)	PTX $135\sim150$mg/m² ivd d1 (或DOC 75mg/m² ivd d1) Xeloda 1000mg/m² po bid d1~14　每3周重复	用于晚期转移性乳腺癌的化疗 PTX:Paclitaxel或Taxol DOC:Docetaxel或Taxotere
食管癌	PF	DDP 20mg/m² ivd d1~5 5-FU 500mg/m² ivd d1~5　每3~4周重复	
	PC	PTX $135\sim175$mg/m² ivd d1 DDP 80mg/m² ivd d1　每3周重复	化疗第1~3天应水化、利尿
胃癌	ECF	EPI 50mg/m² ivd d1 DDP 60mg/m² ivd d1 5-FU 200mg/(m²·d) civ d1~21　每3周重复	5-FU为持续小剂量灌注,连续三周
	FOLFOX6	Oxaliplatin 100mg/m² ivd d1 CF 400mg/m² ivd d1 5-FU 400mg/m² iv d1 5-FU 2.4~3.0g/m² civ 46h　每2周重复	给药按上述排列次序应用
	TLF	PTX 100mg/m² ivd d1 CF 400mg/m² ivd d1 5-FU 500mg iv d1 5-FU 2.4~3.0g/m² civ 46h　每2周重复	给药按上述排列次序应用

肿瘤类型	化疗方案	剂量及用法	备注
结直肠癌	CF/5-FU(de Gramont方案,双周方案)	CF 200mg/m² ivd 2h d1,2 5-FU 400mg/m² iv d1,2 5-FU 600mg/m² civ 22h d1,2 每2周重复	给药按上述排列次序应用
	希罗达(Capecitabine)	Xeloda 2500mg/(m²·d),分2次口服,d1~14 每3周重复	
	FOLFOX6	见胃癌	
	FOLFIRI	Irinotecan(CPT-11) 180mg/m² ivd d1 CF 400mg/m² ivd d1 5-FU 400mg/m² iv d1 5-FU 2.4~3.0g/m² civ 46h 每2周重复	CPT-11给药后24h内出现腹泻、腹痛等应给予阿托品治疗,24h后出现腹泻应给予易蒙停治疗
胰腺癌	健择(Gemcitabine)	Gem 1.0g/m² ivd qw×7,休1周后,qw×3,休1周	亦可与Oxaliplatin合用
头颈部癌	PF	DDP 100mg/m² ivd d1 5-FU 1.0g/m² civ 120h 每3~4周重复	化疗第1~3天应水化、利尿
	DCF	DOC 75mg/m² ivd d1 DDP 75mg/m² ivd d1 5-FU 1.0g/m² civ 96h d2-5 每3~4周重复	化疗第1~3天应水化、利尿 DOC:Docetaxel
软组织肉瘤	MAID	ADM 15mg/m² ivd d1~4 DTIC 250mg/m² ivd d1~4 IFO 1.5~2.0g/m² ivd d1~4 Mesna 400~600mg iv IFO后0,4,8h,d1~4 每3周重复	
	EI	EPI 60mg/m² ivd d1,2 IFO 1.8g/m² ivd d1-3 Mesna 360mg/m² ivd IFO后0,4,8h,d1~3 每3周重复	

肿瘤类型	化疗方案	剂量及用法	备注
睾丸癌	BEP	DDP 20mg/m² ivd d1~5 VP-16 100mg/m² ivd d1~5 BLM 20mg/m² ivd d2,9,16　每3周重复	BLM可改为肌注,以减少过敏性休克
	VeIP	IFO 1.2g/m² ivd d1~5 Mesna 1000mg/m² iv 于IFO后分3次 0,4,8h,d1~5 VLB 6mg/m² iv d1,5 DDP 20mg/m² ivd d1~5　每3周重复	
卵巢癌	PC	PTX 135~175mg/m² ivd d1 CBP AUC=6或300~400mg/m² ivd d1　每3周重复	PTX:Paclitaxel或Taxel
宫颈癌	CC	CTX 750mg/m² iv d1 CBP AUC=6或300~400mg/m² ivd d1　每3周重复	
	M-VAC	MTX 30mg/m² iv d1,15,22 VLB 3mg/m² iv d2,15,22 ADM 30mg/m² iv d2 DDP 70mg/m² ivd d2　每3~4周重复	化疗第2~4天应水化,利尿
膀胱癌(泌尿道癌)	GC	Gem 1.0g/m² ivd d1,8,15 DDP 70~100mg/m² ivd d1或d2　每4周重复	
胆道癌	5-FU/CF(Mayo)	5-FU 425mg/m² iv d1~5 CF 20mg/m² 5-FU前iv d1~5　每4周重复	5-FU剂量过大会引起严重的口腔溃疡和腹泻
	GC	Gem 1.0g/m² ivd d1,8 DDP 30mg/m² ivd d1~3　每3周重复	

肿瘤类型	化疗方案	剂量及用法	备注
骨肉瘤	T10:术前 HD-MTX-CFR	HD-MTX 8~12g/m² ivd d1 每周1次,在术前0,1,2,3周各用1次 CF 10~15mg po或im,MTX后12h使用,q6h,共12次	HD-MTX用药前后共4天要水化、碱化尿液,CF解救,监测血药浓度
	T10:BCD	BLM 15mg/m² ivd d1,2 CTX 600mg/m² ivd d1,2 ACD 600μg/m² ivd d1,2	BCD方案既可以用于骨肉瘤术前的新辅助化疗,也可以用于术后的辅助化疗
	T10:术后 组织学肿瘤坏死大于 90%(Grade III/IV necrosis):ADM/HD-MTX/BCD	ADM 25mg/m² iv d1~3 HD-MTX-CFR 剂量及用法同术前 BCD 剂量及用法同上 具体方案:术后第0周用BCD方案;术后第3,4,8,9周用HD-MTX/CFR;术后第5周用1次ADM。休息1周后,重复2次,共3疗程	
	T10:术后 组织学肿瘤坏死小于 90%(Grade I/II necrosis):AD/BCD	AD:ADM 30mg/m² ivd d1,2 DDP 120mg/m² ivd d1 BCD:剂量及用法同上 具体方案:术后第0,3周用AD方案;术后第6周用BCD方案。休息1~3周后重复AD/BCD方案2次,共3疗程	
脑瘤	BCNU(卡莫司汀)	BCNU 200mg/m² ivd d1 每6~8周重复 或 BCNU 80mg/m² ivd d1~3 每8周重复	应用DDP前后要水化、利尿
	Temozolomide(替莫唑胺)	150~200mg/m² po d1~5 每4周重复	
	PCV	CCNU 110mg/m² po d1 PCZ 60mg/m² po d8~21 VCR 1.4mg/m² iv d8,29 每6~8周重复	

四、化学治疗的临床应用

在具体实施化学治疗前，临床需着重考虑下面几个问题。

（一）确定治疗的目的

化学治疗有各种不同的目的，即根治性化疗、辅助化疗、新辅助化疗、姑息性化疗和研究性化疗。

（1）根治性化疗（curative chemotherapy）。对那些可能治愈的敏感性肿瘤，如急淋白血病、恶性淋巴瘤、睾丸癌和小细胞肺癌等可施行根治性化疗。Skipper 通过研究小鼠白血病 L1210 瘤株发现药物对肿瘤细胞的作用遵循一级动力学（first order kinetics）的原理，即一定量的抗癌药物杀灭一定比例而非固定数目的癌细胞。根治性化疗必须使用由作用机制不同、毒性反应各异且单用有效的药物所组成的联合化疗方案多个疗程，方案中的每种药物尽量用至人体能耐受的最大剂量（maximum tolerance dose，MTD），间歇期尽量缩短以求完全杀灭（total kill）体内所有的癌细胞。目前不少癌症都有一些经实践证明疗效卓著的标准联合化疗方案，如治疗霍奇金淋巴瘤的MOPP（氮芥、长春新碱、甲基苄肼、强的松）和 ABVD（阿霉素、博莱霉素、长春花碱、强的松）方案；治疗小细胞肺癌的 PE（顺铂、足叶乙苷）方案和 CAV（环磷酰胺、阿霉素、长春新碱）方案等，临床上应尽量采用（表 2-5-2）。

（2）辅助化疗（adjuvant chemotherapy）是指根治性手术后施行的化疗，它实质上是根治性治疗的一部分。由于许多肿瘤术前已存在超出手术范围外的微小转移灶，原发癌切除后残余肿瘤生长加速，对药物的敏感性增加，而且一般肿瘤体积越小，生长比例越高，对化疗越敏感，肿瘤开始治疗越早，耐药细胞出现越少。因此，对微小转移灶进行早期治疗，治愈的可能性增加。目前，原发肿瘤大于 1cm 的乳癌，手术后使用 CAF方案，骨肉瘤截肢手术后使用含有大剂量甲氨蝶呤救援治疗（HDMTX-CFR）的 T10和 T12 方案，已发生区域淋巴结转移的结肠癌患者手术切除后用氟尿嘧啶和醛氢叶酸（CF/5-FU）或 FOLFOX 方案，这些均为辅助化疗成功的例证。

（3）新辅助化疗（neoadjuvant or primary chemotherapy）是指手术或放射治疗前使用的化疗。有些局限性癌症单用手术或放射难以完全根除，如果先化疗 2～3 个疗程可令肿瘤缩小、血液供应改善，有利于随后的手术和放疗的施行。同时亦可观察到肿瘤对化疗的反应，及早对可能存在的亚临床转移灶进行治疗。由于新辅助化疗可能存在一旦化疗无效就失去手术机会的风险，故应采用足够证据显示对晚期病变有效的化疗方案。近年来的研究表明，新辅助化疗提高了某些头颈癌、非小细胞肺癌和骨肉瘤的手术切除机会，减少了某些癌症（喉癌、膀胱癌和肛管癌）致残手术的施行，改善了这些患者的生活质量。

（4）姑息性化疗（palliative chemotherapy）。现今大多数人类癌症的化疗效果仍然很差，对这些癌症的局部晚期或转移性病例，化疗仍为姑息性化疗，即只能达到减轻症状、改善生活质量和延长生存时间的作用。这时，医生应仔细衡量化疗给患者带来的利弊，避免因过分强烈的化疗使患者生活质量下降和病情加重。

（5）研究性化疗（investigative chemotherapy）是指探索性的新药或新化疗方案的

临床试验。为了找寻高效低毒的新药和新方案，这种研究是必要的。但试验应有明确的目的、完善的试验计划、详细的观察和评价方法，并需严格遵守医学伦理学原则。现在已有药品临床试验管理规范（good clinical practice，GCP）。

（二）给药途径的合理选择

一般情况下，全身化疗多取静脉注射，有些抗代谢药物（如 5-FU），多次连续长时间静脉灌注可明显降低毒性，允许使用较大剂量从而提高疗效。另一些药物，如足叶乙苷（VP-16）小剂量多次口服的疗效不亚于静脉滴注较大剂量，可用于年老体弱的晚期小细胞肺癌和淋巴瘤的患者。恶性体腔积液的患者，可使用腔内注射用药，常用的药物有顺铂、卡铂、丝裂霉素、氮芥和噻替派等。为在增加药物剂量的同时减少腔内药物吸收所引起的全身毒性，可在腔内注入大剂量药物（如 DDP $100mg \sim 150mg/m^2$）的同时，静脉滴注硫代硫酸钠（$12g/m^2$）解毒，此法称为"双途径化疗"（two route chemotherapy）。有时，对局限性的肿瘤，为了提高局部的药物浓度，可采用动脉（插管）介入灌注药物治疗，如肝癌的肝动脉介入、头颈部癌的颈外动脉插管等，可选择的药物有氟尿嘧啶、表阿霉毒、阿霉素、顺铂和丝裂霉素等。此外，为了预防急性淋巴细胞白血病或非霍奇金淋巴瘤中枢神经系统的侵犯，鞘内注射甲氨蝶呤和阿糖胞苷是行之有效的方法。

（三）加强支持治疗，积极防治化疗合并症

Hryniuk 和 Levin 等认为药物的剂量强度（dose intensity，DI）是药物疗效的最主要因素，但是剂量强度增加在可使疗效提高的同时，必然带来更大的毒性反应，包括剧烈的呕吐、发热和出血等。因此，加强全身支持治疗，如环境净化、口腔清洁和良好的护理可减少并发症的发生。造血因子（G-CSF 和 GM-CSF）可防治化疗引起的中性粒细胞减少而继发的感染。综合使用空气层流室（laminar air flow unit）、骨髓移植（bone marrow transplantation，BMT）或外周血干细胞移植（peripheral blood progenitor cell transplantation，PBPCT）及适当使用各种造血因子等全身支持措施保证了超大剂量化疗的使用，提高了难治性急性淋巴细胞白血病和非霍奇金淋巴瘤的生存率及某些化疗敏感性肿瘤的疗效。近年来发现，一些 5HT3 受体的抑制剂，如枢复宁（Ondansetron）、康泉（Granisetron）等的应用可防治恶心和呕吐。核辐射保护剂氨磷汀（Amifostine）由于能去除氧自由基，明显地减少抗癌药物引起的骨髓、肾脏、神经系统和心脏的毒性，可降低顺铂引起的肾毒性。

（四）克服抗药性

抗药性是癌症化疗失败的主要原因，引起抗药性的原因很多，不同药物有不同的机制。1979 年，Goldie 和 Codman 提出有关抗药性的数学模型，认为肿瘤越大、增殖次数越多，抗药细胞数也越多，但是与使用的药物无关。所以化学治疗应尽早使用，最好是交替使用两套同样有效且由非交叉抗药的药物组成的联合化疗方案。例如，治疗霍奇金淋巴瘤用 MOPP/ABVD，小细胞肺癌用 PE/CAV 交替可减少抗药、提高疗效。

另一引人注目的抗药性称为多药抗药性（multiple drug resistance，MDR）。这是指癌细胞在接触一种抗癌药后，产生了对多种结构上迥然不同、作用原理各异的其他抗癌药的抗药性，这种交叉抗药性常发生于各种天然产物（如植物生物碱）和抗生素之间，可能是由多向抗药基因（*MDR1*）的超表达引起癌细胞的 GP-170 糖蛋白增加，促使抗癌药物从细胞膜外漏增加引起的。曾经发现用钙通道阻断剂，如异搏定（Verapamil）、硫氮卓酮（Diltiazen）、钙调素抑制剂（Trifluperazine，三氟拉嗪）和抗雌激素药三苯氧胺可逆转这种抗药性，但目前这种研究仍未得到临床证实。

总之，作为一种主要的有效治疗手段，癌症化学治疗已经得到了越来越广泛的应用。然而，现阶段癌症化疗仍存在选择性不高、产生抗药性和出现毒性等问题，阻碍了它的进一步发展。随着高效低毒的新抗癌药的不断问世，对抑癌基因和抗药基因及其分子表达的深入研究、新治疗技术的出现，化学治疗将会成为人类征服癌症的有力武器。

（何友谦）

参 考 文 献

Allen T M. 2002. Ligand-targeted therapeutics in anticancer Therapy. Nat Rev Cancer，2：750-763.

Bakemeier R F，Qazi R. 2002. Basic concepts of cancer chemotherapy and principles of medical oncology. *In*：Rubin P，Willams J P. Clinical oncology. 8th ed. Health Science Asia W. B. Saunders company London：146-159.

Cascia to D A，Lowitz B B. Manual of clinical Oncology. 4th ed. Lippicotl Williams & Wilkins Inc：Cancer Chemotherapeutic Agents：48-95.

Ciardiello F，Tortora G. 2001. A novel approach in the treatment of cancer targeting the epidermal growth factor receptor . Clin cancer res，7：2958-2970.

Devita V T. 1997. Principles of cancer management：chemotherapy. *In*：Devita V T，Hellman S，Rsenberg S A. Cancer：Principles and practice of oncology. 5th ed. Philadelphia，J. B. Lippincott Co：333-348.

Krakoff I H. 1996. Systemic treatment of cancer. CA Cancer J Clin，46：137.

Stewart B W，Kleihues P. 2003. Mechanisms of tumor development. *In*：Stewait B W，Kleihues P. World Cancer Report. IARCpress Lyon：83-125.

第二节　化学治疗对肿瘤免疫的影响

传统观点认为化疗诱导肿瘤细胞凋亡，凋亡细胞致免疫无反应性或免疫耐受，化疗引起的骨髓抑制导致机体抗肿瘤免疫反应下降，因此，化疗主要对机体免疫功能产生负面影响。近年来借助新的研究技术和较理想的动物模型，对化疗和免疫反应的相互作用有进一步认识。

抗肿瘤免疫应答反应可分 6 个步骤（图 2-5-1），包括：①肿瘤抗原的释放；②释放的肿瘤抗原到达区域淋巴结后被抗原提呈细胞摄取；③激活后的抗原提呈细胞能够刺激抗原特异性 CD8$^+$ T 细胞发生增殖；④增殖并进入循环中的 T 细胞能够迁移到肿瘤局部；⑤到达肿瘤局部的 T 细胞必须能够克服肿瘤局部的免疫抑制性因素，识别并杀伤靶细胞；⑥肿瘤抗原特异的记忆性 T 细胞的产生。每一步都受多种因素的严格调控，任何一步发生障碍都有可能影响抗肿瘤免疫反应。

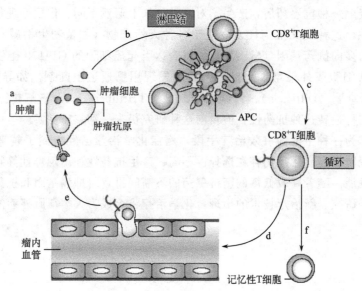

图 2-5-1　有效的 CD8$^+$T 细胞抗肿瘤免疫应答发生的 6 个步骤

肿瘤抗原特异的 CD8$^+$T 细胞杀伤肿瘤细胞是一个多步骤的过程，每一步都是受多种因素调节的，包括：a. 肿瘤抗原的释放；b. 释放的肿瘤抗原到达区域淋巴结后被抗原提呈细胞摄取，并使之激活；c. 抗原特异的 CD8$^+$T 细胞发生有效的增殖；d. 增殖并进入循环中的 T 细胞能够到达肿瘤局部；e. 到达肿瘤局部的 T 细胞必须能够克服肿瘤局部的免疫抑制性因素，识别并杀伤靶细胞；f. 抗肿瘤记忆性 T 细胞的产生。以上任何一步发生问题都可导致肿瘤免疫治疗的失败，因此现在出现了许多方法来评价以上每一步的发生情况，借助这些技术，我们对免疫治疗和化疗的作用有了初步的了解（APC，抗原提呈细胞）。

一、肿瘤细胞死亡对免疫系统的影响

（一）凋亡性细胞死亡与免疫反应

凋亡是指在特定的时空中发生的、受机体严密调控的细胞自杀现象。凋亡过程中常常会伴有磷脂酰丝氨酸外翻，外翻的磷脂酰丝氨酸与巨噬细胞表面的受体结合，在缺乏炎症介质的情况下，巨噬细胞吞噬凋亡小体，避免发生炎症反应。在缺乏炎症介质的情况下，凋亡长期以来被认为是不能引起免疫反应甚至是致免疫耐受的。现在认为，不同途径所诱导的细胞凋亡引起的免疫后果是不同的。在胚胎发育或组织形成的过程中发生的凋亡是温和的，一般不会诱发免疫反应。在病毒感染或通过死亡受体 Fas 诱导的细胞凋亡，常常伴有炎症信号，在这种情况下凋亡的细胞可以诱发免疫反应。在缺乏炎症介质的环境中，肿瘤细胞的自发凋亡或受化疗药物诱导发生的凋亡，常被认为与正常组织细胞的凋亡相同，在凋亡发生过程中并不伴有免疫反应的发生。在肿瘤进展过程中，淋巴瘤或实体瘤所释放出的肿瘤相关抗原并不能引起机体的免疫反应，而是引发免疫耐受。但是，在适宜的环境中，化疗所诱导的肿瘤细胞凋亡是能够触发机体有效的抗肿瘤免疫应答的。化疗药物可通过死亡受体依赖性途径或非死亡受体依赖性途径诱导肿瘤细胞发生死亡。一些化疗药物能够提高肿瘤细胞表面死亡受体的表达水平，通过死亡受体途径诱导肿瘤细胞凋亡。另一些化疗药物还可通过诱导细胞线粒体内细胞色素 c 的释放而引起肿瘤细胞凋亡。不同化疗药物的作用机制不尽相同，大多数药物无论是在体内还是在体外都能诱导肿瘤细胞发生凋亡。在化疗与免疫治疗联合应用之前，我们必须要知道的关键问题是：不同的细胞死亡形式伴随有何种分子标志及它们在免疫反应中的作用。磷脂酰丝氨酸是一种负性免疫调节物质，磷脂酰丝氨酸能够刺激免疫抑制性因子如 TGF-β、PG、IL-10 等的释放。在缺乏其他信号的情况下，识别磷脂酰丝氨酸后还能够抑制促炎症性细胞因子的释放。例如，直接抑制 IL-12 的 p35 亚单位的转录可以减少 IL-12 的合成。凋亡的细胞可通过有力的吞噬作用而被清除，肿瘤细胞在凋亡后可能会出现抗原隔绝或诱发免疫耐受。然而，一旦大量的肿瘤细胞凋亡，可能会超过机体免疫耐受所能承受的能力，从而引起继发性坏死和一系列促炎症介质的释放。另外，一些肿瘤细胞（如白血病细胞），在凋亡时诱导热激蛋白（heat shock proteins，HSP）的产生，HSP 能够提高肿瘤抗原激活树突细胞的能力，上调免疫共刺激分子（如 CD40、CD80 和 CD86）的表达并促进 IL-12 的释放。另外，凋亡细胞所释放的尿酸很可能是最强烈的内源性促炎症反应信号。因此，凋亡后所诱发的免疫反应受一系列条件限制，包括诱发凋亡的途径、凋亡过程中伴随的细胞应激程度及调节型细胞因子的种类。

（二）非凋亡性细胞死亡与免疫反应

化疗药物还可通过非凋亡途径诱发肿瘤细胞死亡，如坏死、自溶及有丝分裂灾难（mitotic catastrophe）等。坏死细胞较凋亡细胞能诱导出更多的、具有抗原提呈能力的树突细胞，然而，自溶或有丝分裂灾难所引起的细胞死亡对机体免疫系统的影响相对较小。替莫唑胺（Temozolomide）诱导肿瘤细胞发生 G_2/M 周期停滞或细胞自溶，是一种很强的淋巴细胞增殖抑制剂，替莫唑胺治疗后仅在肿瘤周围可发现激活的 NK 细胞。但是，在一例个案报道中，替莫唑胺联合树突细胞疫苗治疗儿童复发性恶性胶质瘤具有良好的临床效果。紫杉醇类药物能够促进微管聚合，抑制微管解聚，使细胞的有丝分裂停止，经紫杉醇类药物处理后的肿瘤细胞，其周期素依赖性蛋白激酶 1（cyclin-dependent kinase 1）的激活被异常延长，引起细胞有丝分裂灾难而诱导肿瘤细胞发生死亡。在进展期乳腺癌的治疗中，紫杉醇联合疫苗方案的疗效不如凋亡诱导剂阿霉素联合疫苗方案的疗效，提示通过有丝分裂灾难诱发肿瘤细胞的死亡引起的免疫反应是较温和的。

二、化疗对免疫系统的直接影响

（一）化疗对肿瘤抗原释放的影响

肿瘤抗原可分为肿瘤特异性抗原和肿瘤相关性抗原。肿瘤特异性抗原为机体免疫系统未接触过的新生抗原，如一些突变的基因产物或病毒诱发的肿瘤抗原，机体一般不会对其产生免疫耐受。肿瘤相关性抗原为"自身抗原"，只是表现出量的不同而无严格的肿瘤特异性，这类抗原通常引发免疫耐受，但某些肿瘤相关性抗原通常在体内为限制性表达，较少引起免疫耐受，因此也可引起机体产生免疫应答，如那些只表达于某些肿瘤或正常睾丸中的抗原（又称癌-睾丸抗原）和一些在正常胚胎发育早期并不表达的分化抗原。

肿瘤抗原能否被提呈与抗原的浓度密切相关，一些抗原可达到一定的阈值而被有效地提呈，另一些抗原因浓度较低而不能被有效地提呈。在化疗引起肿瘤消退的情况下，死亡和濒死的肿瘤细胞可释放出更多的肿瘤抗原进入抗原提呈途径，使其有可能引起机体的免疫应答。在这个过程中，可能使那些原来处于阈值以下不能被提呈的抗原，在化疗后可被有效地提呈。当然这并不表示这些抗原一定能够引起机体的免疫应答，因为一个可用的抗原能否引起有效的免疫应答受多种因素的影响，如抗原的差异性、剂量、危险性及持续的时间等。

（二）化疗对抗原提呈的影响

对于某一抗原产生特异性免疫应答反应关键之一是抗原的量。在一系列以小鼠为模型的研究中，发现肿瘤新生抗原能够持续而有效地被传递到肿瘤引流淋巴结中，并且只有在这些淋巴结中才存在抗原的"交叉提呈"。抗原的"交叉提呈"是指那些本来是以MHC II类分子途径提呈的外源性抗原能够被提呈内源性抗原的 MHC I类分子途径提呈，从而激发抗原特异性细胞免疫反应。但是，除了肿瘤的引流淋巴结，在其他淋巴结中肿瘤抗原特异性 CD8$^+$ T 细胞免疫反应的水平较低。目前尚不清楚，到底是活的肿瘤细胞、死的肿瘤细胞还是濒死的肿瘤细胞是提供参与"交叉提呈"途径中肿瘤抗原的来源。如果活的肿瘤细胞为此类肿瘤抗原的来源，那么有效的化疗将有可能引起引流淋巴结中参与"交叉提呈"途径的肿瘤抗原的减少。实际上，有效的化疗之后非但没有引起参与"交叉提呈"途径的肿瘤抗原的减少，如果采用肿瘤大小来校正参与"交叉提呈"途径中肿瘤抗原的量，以特异性地细胞增殖情况作为判断"交叉提呈"效率的标准，那么有效的化疗甚至能够使"交叉提呈"途径中肿瘤抗原的量加倍。当然，这种分析只是一种基于功能上的分析，细胞的增殖情况并不可能准确地反映参与"交叉提呈"途径中肿瘤抗原量的增加情况，但是结合有关的研究，在这种情况下抗原的量应该是增加 10 倍以上。目前比较清楚的是，化疗药物诱发的肿瘤细胞凋亡并不能使肿瘤抗原发生隔离，相反，凋亡的肿瘤细胞是比较好的参与"交叉提呈"途径的肿瘤抗原来源。尽管吉西他滨诱导细胞凋亡，但在吉西他滨耐药的肿瘤模型并未发现肿瘤抗原的"交叉提呈"增加，这表明在肿瘤引流淋巴结中，化疗药物引起的参与"交叉提呈"途径肿瘤抗原的增加应当归功于化疗药物诱发肿瘤细胞的凋亡作用，而不是化疗药物的非特异性反应。推测任何通过凋亡途径来杀伤肿瘤细胞的化疗药物都有可能引起参与"交叉提呈"途径肿瘤抗原的增加。

化疗影响抗原提呈的另一条途径可能是化疗药物对不同免疫细胞亚群的毒性存在差异。例如，吉西他滨能够特异性地清除 B 细胞，从而抑制抗肿瘤的体液免疫应答。B 细胞作为一种抗原提呈细胞，能够引起体内抗肿瘤免疫向体液免疫的方向偏移，从而偏离了体内抗肿瘤免疫的主要力量——细胞免疫（CTL 的产生）。应用吉西他滨清除部分 B 细胞后，并没有发现细胞免疫反应受到削弱，这或许对那些以产生肿瘤抗原特异性

CTL 为目的的"化学免疫治疗"方案有利。然而，对于那些以诱导体液免疫反应为目的的免疫治疗来讲，吉西他滨将有可能减弱其疗效。

（三）化疗对 T 细胞增殖的影响

尽管化疗能够提高引流淋巴结中肿瘤抗原的量，但是化疗本身不会引起有效的抗肿瘤免疫反应。在临床工作中，化疗缩小肿瘤后若停止化疗，肿瘤进一步缩小的病例是十分少见的。在动物模型中同样发现化疗一般不能直接诱发机体的抗肿瘤免疫反应，但环磷酰胺可能是一种特例。早在 1974 年就已经发现环磷酰胺具有免疫调节作用，适宜剂量的环磷酰胺对于机体淋巴细胞的总数并没有直接的影响，但是其能够选择性地剔除免疫抑制性细胞。在一些荷瘤小鼠中给予适宜剂量的环磷酰胺，选择性地剔除调节型 T 细胞从而延缓肿瘤的生长。当环磷酰胺与一些原本不具有治愈能力的免疫治疗方案联用时，在动物模型中能够清除某些具有免疫耐受的肿瘤细胞。

如果体内没有能够识别特异性抗原的 TCR，那么抗原的"交叉提呈"将变得没有任何意义。只有当体内存在相应的 TCR，抗原"交叉提呈"才有可能激活相应的 T 细胞，但也有可能引起免疫耐受。体内存在着外周免疫耐受机制，能够避免一些自身免疫反应性疾病的发生。肿瘤细胞有可能类似于自身组织，通过外周免疫耐受机制引起机体对肿瘤抗原的免疫耐受。然而，对于化疗来说，其并没有减少外周肿瘤抗原特异性 T 细胞的数目。尽管化疗提高了参与"交叉提呈"途径的肿瘤抗原的比例，但这同时也意味着参与免疫耐受形成的肿瘤抗原的量也相应地发生增加，然而这并没有降低 CTL 的激活。总之，现有的资料并不支持肿瘤细胞凋亡的增多能够引起肿瘤抗原特异性 $CD8^+$ T 细胞产生免疫耐受。化疗引起的肿瘤抗原的"交叉提呈"并非零概率事件，相反，化疗还为机体免疫反应相关刺激性信号的产生提供了有利环境。

究竟是何种信号决定负载肿瘤抗原的抗原提呈细胞引起免疫应答或产生免疫耐受呢？目前认为，当抗原提呈细胞上的 CD40 分子被激活后，能够使免疫耐受转向免疫激活。CD40 为肿瘤坏死因子受体超家族的一员，表达于 DC、单核细胞、上皮细胞、内皮细胞及多种肿瘤细胞，如肺癌、结肠癌、乳腺癌和白血病等。CD40 配体——CD40L，又称 CD154，特异性表达于激活的 $CD4^+$ T 淋巴细胞中。CD154 与 CD40 之间的相互作用决定 DC 是激发 CTL 应答还是引发免疫耐受。$CD4^+$ T 淋巴细胞表面的 CD154 与 DC 表面的 CD40 相互作用后，能够激活 DC，提高其表面 B7-1 和 B7-2 分子的表达水平并促进其分泌 IL-12。接受了 CD40 信号的抗原提呈细胞，可激活 $CD8^+$ T 细胞并使其大量扩增，同时还可促使激活的 CTL 离开淋巴结进入外周循环。在这个过程中，激活的 T 细胞始终保持着强大的杀伤肿瘤细胞的能力。这种 CD40 信号的激活到底是只在肿瘤引流淋巴结中发生或者在肿瘤局部也存在现在还不清楚。一些外源性激活 CD40 的措施，如具有激活功能的抗 CD40 单克隆抗体及重组的 CD154 本身，可以部分代替 $CD4^+$ T 细胞的辅助作用，使 DC 表面的 CD40 信号激活，恢复或增强其激发细胞免疫的能力。化疗在诱导肿瘤细胞凋亡后，不仅能够使 APC 负载肿瘤抗原，同时还能激活 APC 表面的 CD40 信号途径。因此，免疫治疗在凋亡诱导剂之后应用可能会比在凋亡诱导剂之前应用更为有效。

关于化疗引起肿瘤细胞死亡为什么不诱导机体产生免疫耐受的原因目前还不是十分清楚。可能的原因是肿瘤局部是一个不完全的炎症环境，表现为巨噬细胞的增多、促炎症介质如 TNF-α 和 IL-6 释放。促炎症介质和抗炎症介质之间的平衡可能会阻断 CTL 反应，然而额外的给予化疗可以引起体内一些促炎症介质（如 HSP）的释放，从而打破这种平衡而引起机体 CD8$^+$ T 细胞的免疫应答。死亡或濒死的肿瘤细胞的增加同时还能够增加抗原提呈细胞的吞噬作用。如果抗原提呈细胞被激活，特别是被释放出的细胞内容物所激活，这将可能引起更多的促炎症介质的释放，并提高 APC 中参与"交叉提呈"途径的肿瘤抗原的量。

烷化剂可直接与肿瘤细胞的 DNA 相互作用，对机体的免疫系统具有独特的作用效果，能够提高参与"交叉提呈"途径中肿瘤抗原的量。实际上，任何能够修饰 DNA 的药物，都有可能对机体的免疫系统产生与烷化剂类似的作用效果。将未成熟的 DC 与经烷化剂美法兰或苯丁酸氮芥处理后的肿瘤细胞共培养，能够提高 DC 表面免疫共刺激分子的表达水平，促进其分泌更多的 IL-12，从而更有效地激活 T 细胞。单独采用经烷化剂处理后的肿瘤细胞的 DNA 也能达到上述效果，这表明，受损的 DNA 本身也可以作为一种炎症因子促进机体的免疫反应。

（四）化疗对 T 细胞迁移的影响

困扰免疫治疗的一个重要的问题是在免疫治疗的过程中，虽然有可能产生抗肿瘤免疫应答，并在循环中也检测到了这种免疫应答，但是这群细胞毒性 T 细胞并不能进入肿瘤局部发挥作用，这可能是因为某一特定组织器官内的各种免疫细胞之间是高度和谐的，任何进入组织局部的 T 细胞都要受到严格的调控，而未经治疗的肿瘤中存在着大量的抗炎症介质，其内部免疫环境处于一定的平衡状态。已经观察到化疗能够引起肿瘤局部的浸润淋巴细胞增多，推测其原因可能是肿瘤局部炎症介质之间的平衡被打破。总之，化疗引起肿瘤浸润淋巴细胞的增多可能和化疗药物引起肿瘤间质细胞的损伤直接有关，或与化疗药物引起的抗原提呈细胞的吞噬作用增强有关。另外，化疗能够促进肿瘤抗原特异性的 CD4$^+$ T 淋巴细胞的应答也可能参与了此过程，CD4$^+$ T 淋巴细胞能够增强 CD8$^+$ T 淋巴细胞的浸润能力并延长了其在肿瘤组织内部的停留时间。

（五）化疗对免疫效应细胞杀伤机制的影响

即使肿瘤抗原能被有效地提呈并诱导出相应的 T 细胞应答，T 细胞也可迁移到肿瘤局部，这仍不能保证肿瘤细胞就一定能被杀伤。为了能更有效地破坏靶细胞，效应细胞还需要被肿瘤局部的抗原提呈细胞再激活。再激活的过程可能会刺激 T 细胞发生再增殖，这也就相应地增加了 T 细胞在肿瘤局部出现的频率。化疗能够影响 T 细胞激活的阈值，提高 T 细胞释放 IFN-γ 和 TNF-α 的量。化疗对这个过程的详细作用机制尚不十分清楚，可能是化疗诱导肿瘤抗原负载 DC 数目的增多并不仅局限于肿瘤的引流淋巴结，在肿瘤局部的 APC 同样也可捕捉到更多的肿瘤抗原，这些 APC 至少能够提供部分供 CD8$^+$ T 细胞再激活所必需的信号。有效的化疗还能降低机体的肿瘤负荷，从而改变效应细胞和肿瘤细胞的比率（效靶比），这可使效应 T 细胞杀伤靶细胞的效率得到非线性的放大。

另外，某些化疗药物还可增加肿瘤细胞表面死亡受体的表达水平，从而提高肿瘤细胞对 CTL 的敏感性。这些化疗药物还能够使一些原本不具有杀伤肿瘤细胞能力的、亲和力较弱或较低的效应细胞，获得了杀伤肿瘤细胞的能力。例如，ADM、MTX 等在诱导肿瘤细胞发生凋亡的同时还能够使肿瘤细胞表面的 FAS 表达增加。其他一些化疗药物还可以不同的方法参与凋亡的过程，从而改变肿瘤细胞对凋亡敏感性的阈值，这些都能提高肿瘤细胞对免疫治疗的敏感性。不同的凋亡途径可能还会具有协同作用，我们可以猜测，化疗的这些作用有助于提高肿瘤细胞对免疫介导杀伤作用的敏感性。

（六）化疗对免疫记忆的影响

免疫记忆的产生能够预防肿瘤的复发或转移。在化疗无效的患者中，并不能诱导出有效的免疫反应，也就不可能诱导出保护性的免疫记忆。在那些化疗后能够长期存活的动物中（少于 2% 的化疗后动物能够长期存活），再给其接种可致瘤数量级的肿瘤细胞，它们仍能够存活，这可能是由于化疗有助于免疫记忆的建立，从而使存活的动物能够长期地对相应的肿瘤细胞保持着一定的免疫排斥能力。

CD8$^+$T 细胞免疫记忆的建立与抗原的持续状态密切相关。当在抗原去除后，如急性感染后或有效的化疗后，CD8$^+$T 细胞首先在抗原的驱动下发生增殖，然后一部分分化为效应性 T 细胞，其中的一小部分又可分化为记忆性 T 细胞。记忆性 T 细胞能够在抗原缺如的情况下长期存在，并保持着对相应抗原的快速反应能力。然而，在抗原长期持续存在的情况下，如慢性感染、肿瘤持续生长或某些化疗后部分缓解的情况下，不存在向记忆性 T 细胞分化所必需的抗原非依赖性阶段，因此也就不能有效地诱导出记忆性 T 细胞。

显而易见的是，进展期的肿瘤能够持续地释放一些抗原刺激机体的免疫系统，使免疫记忆不能有效地建立。化疗可从以下两个方面影响机体免疫记忆的形成：①有效的化疗之后，可以减少释放到引流淋巴结中的肿瘤抗原的量，从而使体内的抗原达到一个足够低的量，出现了免疫记忆建立所必需的抗原非依赖期；②如果化疗引起体内淋巴细胞数量的减少，为了保持机体的免疫稳态，将启动体内有关机制使淋巴细胞的数目保持在一定的水平。在淋巴细胞数目恢复的过程中，就有可能增加肿瘤抗原特异性 T 淋巴细胞的相对数量。

在人体内检测肿瘤特异性免疫应答是非常困难的，因为缺乏明确的肿瘤抗原及相关检测的工具。然而，动物模型中的观察结果可以为将来设计免疫治疗与化疗相结合的临床试验提供一些借鉴：①从抗原"交叉提呈"的水平上来说，化疗能够增加肿瘤抗原释放，免疫治疗可以直接瞄准刺激机体对经"交叉提呈"后的肿瘤抗原的免疫应答；②不能认为所有的药物，即使是那些能够引起肿瘤细胞凋亡的化疗药物，对免疫系统都具有类似吉西他滨的作用；③每一个体的肿瘤对于不同化疗药物的反应性不同，凋亡发生的过程也不尽相同，目前还不清楚细胞死亡和启动机体免疫反应是否有直接联系，确定肿瘤细胞凋亡在何种条件下有助于免疫反应将是十分重要的；④化疗结束后再给予免疫治疗通常比化疗前给予更加有效，因此，免疫治疗起始时间至关重要，延期给予免疫治疗，有可能使化疗所带来的益处消失。如果能在化疗后选择适当时间，回输抗肿瘤效应细胞，就能起到增效的作用。

三、化疗对肿瘤微环境的影响

（一）肿瘤微环境

肿瘤微环境是指肿瘤局部浸润的免疫细胞、间质细胞及所分泌的活性介质等与肿瘤细胞共同构成的局部内环境。肿瘤微环境是肿瘤细胞赖以生存的复杂环境，环境中的多种成分与肿瘤细胞之间存在相互刺激作用，从而促进肿瘤进展和肿瘤细胞的转移。肿瘤微环境不仅仅是肿瘤的生长的支架，而且肿瘤微环境一旦形成，众多免疫细胞，如 T 细胞、B 细胞、髓源抑制性细胞（myeloid-derived suppressor cell，MDSC）、巨噬细胞、肥大细胞、粒细胞等，都被趋化至此，构成肿瘤微环境主要基质细胞。一些非免疫细胞，如成纤维细胞，在肿瘤微环境中亦发挥重要作用。除了细胞因素外，肿瘤微环境中的分子主要包括细胞外基质分子，如胶原蛋白、纤粘连蛋白和层粘连蛋白；多种酶分子，如金属基质蛋白酶（matrix metalloproteinase，MMP）及大量的细胞因子和趋化因子。肿瘤微环境中的细胞和分子处于一种动态变化过程，反映出肿瘤微环境进化的本质，而其最终结局则是大量免疫抑制细胞如 MDSC、调节性 T 细胞（regulatory T cell，Treg）、肿瘤相关巨噬细胞（tumor-associated macrophage，TAM），以及大量炎性相关因子如 IL-6、IL-10、TGF-β 等在肿瘤微环境中大量聚集，共同促进肿瘤免疫逃逸、肿瘤的生长和转移。

免疫疗法已经成为了肿瘤治疗的重要形式，但其抗肿瘤效果往往会受到上述的肿瘤微环境中的免疫抑制因素影响。例如，在肿瘤微环境中，单核细胞来源的髓系树突状细胞（MDC）表达的 B7-H1 上调，从而抑制了 T 细胞的免疫活性，阻断 B7-H1 可以增强MDC 介导的 T 细胞活性和细胞因子 IL-2、IFN-γ 的分泌，同时下调 IL-10 的分泌。同样，肿瘤病灶中浸润性 DC（TIDC）也表达 B7-H3，它能够抑制 CD4$^+$ T 淋巴细胞活化及 IFN-γ、IL-4 等细胞因子的产生。γδTreg 细胞可以诱导 DC 细胞衰老，从而影响其功能。肿瘤细胞可以通过释放白细胞介素-10（IL-10）、白细胞介素-6（IL-6）、粒细胞/巨噬细胞集落刺激因子（GM-CSF）、转化生长因子-β1（TGF-β1）、血管内皮生长因子（VEGF）等细胞因子阻碍 DC 的分化和抗原提呈功能。NK 细胞也是参与抗肿瘤免疫细胞反应的主要细胞之一，而 NK 细胞的活化需要 DC 细胞的触发，所以 DC 细胞功能受损，导致 NK 细胞在肿瘤免疫中的作用下降。此外，肿瘤细胞一方面可以直接激活髓样抑制细胞（MDSC）使肿瘤细胞逃逸免疫监视，另一方面能通过分泌吲哚 2，3-双加氧酶（IDO）等多种因子促使 DC 分化成高分泌 IL-6、TNF-α 的细胞，从而促进 Th2 的分化，最终抑制细胞免疫在抗肿瘤中的作用。在肿瘤组织中，无论是肿瘤细胞还是非肿瘤细胞都能分泌大量的细胞因子，而这些细胞因子在肿瘤免疫逃逸中扮演着极其重要的角色。目前研究发现，肿瘤细胞通过自分泌-旁分泌途径分泌一些免疫抑制作用较强的分子，如转化生长因子-β（TGF-β）、前列腺素 E2（PGE2）和环氧合酶（COX-2）等。这些免疫抑制因子又可以促进肿瘤微环境中的巨噬细胞、肥大细胞、肿瘤相关的成纤维细胞、内皮细胞、中性粒细等分泌 IL-10、IL-6 等炎性介质，由此形成了一个恶性循环，致使肿瘤细胞逃逸免疫系统的攻击。另外，肿微环境是一个低氧的状态，所以肿瘤细胞主要是以无氧糖酵解的方式获取能量，而在获取能量的过程中会产生乳酸、H^+ 等一系列酸性物质，使其微环境中的 pH 降低。低 O_2、低 pH 的状态不足以为细胞免疫反应提供必需的 O_2 和能量，也不利于免疫细胞与攻击目标的接触反应，这也是抗肿瘤免疫治疗不能有效杀伤实体恶性肿瘤原因之一。

（二）化疗改变肿瘤微环境和增强免疫治疗

尽管传统观点认为化学治疗剂主要是通过细胞毒性效应来杀伤肿瘤细胞，但现在认为，有些化疗药物可以调节肿瘤微环境的成分，减少免疫抑制因素，同时使得肿瘤相关抗原重新暴露，从而为肿瘤免疫治疗提供更好的机会。吉西他滨是一种抑制 DNA 复制的核苷类似物。它的一个主要副作用是中性粒细胞减少，但这个副作用同时有利于髓源抑制性细胞（MDSC）的减少。因此，当吉西他滨与细胞因子或肿瘤疫苗联合使用时，会因为 MDSC 数量的减少而产生协同的抗肿瘤反应。另外，吉西他滨治疗能够增加肿瘤微环境中 M1/M2 巨噬细胞的比例和肿瘤内 CD8 $^+$ T 细胞的数量，同时增强 CD8 $^+$ T 细胞和 NK 细胞的抗肿瘤活性。刺激抗原呈递细胞（APC）的免疫疗法，如抗 CD40 激动剂与吉西他滨联合使用时，也能起到更好的抗肿瘤效果。其他化疗药物包括蒽环类药物也可以介导抗原呈递细胞的招募和分化，增加肿瘤抗原的提呈和 T 细胞的活化，从而提高肿瘤免疫反应。奥沙利铂是一种铂类药物，最近发现它能诱导免疫原性肿瘤细胞凋亡，增加被 APC 识别的抗原的释放，同时阻碍 STAT-6 介导的免疫抑制反应。奥沙利铂与白介素-12（IL-12）联合使用，能够降低瘤内 MDSC 的数量，增加 CD8 $^+$ / Treg 细胞的比例，最终形成了一个免疫活性强，免疫抑制弱的肿瘤微环境。但是 IL-12 与吉西他滨的联合使用并没有出现上述的肿瘤微环境改变，这提示并不是所有化疗药物与免疫治疗的联合应用都能改变肿瘤微环境和增强抗肿瘤免疫反应，我们需要具体考虑哪些联合治疗才会达到协同的抗肿瘤作用。的确，虽然目前认为化疗药物能增强免疫治疗效果，但并不是所有药物都有这种作用。事实上，至少在某些情况下，有些化疗药物会增强 MDSC 的免疫调节作用，从而导致抗肿瘤免疫活性的下降。

除了改变肿瘤微环境的细胞组成，化学治疗还可以改变细胞因子的活性和阻断调节细胞的功能。紫杉醇是一种有丝分裂抑制剂，它不但可以减少肿瘤组织 MDSC 的浸润，而且还能损害 Treg 细胞的功能并诱导肿瘤内巨噬细胞产生细胞趋化因子，招募大量的免疫细胞来攻击肿瘤细胞。紫杉醇的这些免疫调节作用使得肿瘤树突细胞疫苗治疗急性淋巴瘤能够达到更好的效果。IL-12 是一种免疫刺激性细胞因子，能够诱导其它细胞因子的产生，增强 T 细胞的增殖和细胞溶解能力。在存在免疫抑制的肿瘤微环境中，IL-12 并不能发挥太大的抗肿瘤免疫作用。然而，当 IL-12 与环磷酰胺结合使用时，却能够有效减少肿瘤相关 MDSC 和 Treg 细胞的数量，从而降低肿瘤微环境中的免疫抑制反应，增加肿瘤免疫治疗的效果。需要注意的是，与 IL-12 联合使用的环磷酰胺必须是小剂量，因为高剂量的环磷酰胺具有免疫抑制作用。同样，OX40 单独共刺激后的 T 细胞不能发挥很强的抗肿瘤活性，但与环磷酰胺联合治疗后，肿瘤内调节性 T 细胞的数量明显减少，因而肿瘤微环境中的负性免疫调节减弱，OX40 共刺激后的 T 细胞活性增强，从而有效消除体内已形成肿瘤。

抑制信号传导途径的小分子靶向治疗是毒性较小的肿瘤治疗方式，而这些治疗也能够导致肿瘤微环境的改变。例如，BRAF抑制剂Vemurafenib可以减少黑色素瘤细胞分泌IL-1，而IL-1分泌的减少可以降低肿瘤相关成纤维细胞表达免疫抑制分子PD-L1和PD-L2。PD-L1和PD-L2是表达于活性T细胞表面的PD-1的配体，它们与PD-1结合后，传递抑制性信号，影响T细胞的增殖和分化，抑制炎性介质的释放，促进调节性T细胞的生成，从而负性调控T淋巴细胞的免疫功能，控制机体细胞免疫反应的活性。也有研究认为，BRAF抑制剂治疗能够增加肿瘤组织内T细胞的浸润、增殖和识别黑色素瘤细胞的能力。其他靶向治疗，如表皮生长因子受体酪氨酸激酶抑制剂拉帕替尼，也可以增强T细胞活化和浸润到肿瘤组织内的能力。因此，小分子靶向治疗也有增强免疫治疗抗肿瘤效应的作用。事实上，大量的动物模型研究已经证明了过继性免疫治疗联合BRAF抑制剂治疗能够起到协同的抗肿瘤效果。但是，跟化疗药物一样，有些小分子靶向药物能够促进免疫细胞的功能和活性，而有些靶向治疗会起到抑制免疫反应的作用。因此，深入了解这些靶向药物对免疫系统和肿瘤微环境的影响将有助于我们找出更有效的肿瘤联合治疗方式。

（夏建川　马海清）

参 考 文 献

Andersen M H, Junker N, Ellebaek E, et al. 2010. Therapeutic cancer vaccines in combination with conventional therapy. J Biomed Biotechnol, 2010: 237623.

Bellone M, Mondino A, Corti A. 2008. Vascular targeting, chemotherapy and active immunotherapy: teaming up to attack cancer. Trends Immunol, 29: 235-241.

Demaria S, Volm M D, Shapiro R L, et al. 2001. Development of tumor-infiltrating lymphocytes in breast cancer after neoadjuvant paclitaxel chemotherapy. Clin Cancer Res, 7: 3025-3030.

Finn O J. 2008. Cancer immunology. N Engl J Med, 358: 2704-2715.

Garnett C T, Schlom J, Hodge J W. 2008. Combination of docetaxel and recombinant vaccine enhances T-cell responses and antitumor activity: effects of docetaxel on immune enhancement. Clin Cancer Res, 14: 3536-3544.

Gelbard A, Garnett C T, Abrams S I, et al. 2006. Combination chemotherapy and radiation of human squamous cell carcinoma of the head and neck augments CTL-mediated lysis. Clin Cancer Res, 12: 1897-1905.

Gunturu K S, Meehan K R, Mackenzie T A, et al. 2010. Cytokine working group study of lymphodepleting chemotherapy, interleukin-2, and granulocyte-macrophage colony-stimulating factor in patients with metastatic melanoma: clinical outcomes and peripheral-blood cell recovery. J Clin Oncol, 28: 1196-1202.

Hirschhorn-Cymerman D, Rizzuto G A, Merghoub T, et al. 2009. OX40 engagement and chemotherapy combination provides potent antitumor immunity with concomitant regulatory T cell apoptosis. J Exp Med, 206: 1103-1116.

Huang X, Huang G, Song H, et al. 2010. Preconditioning chemotherapy with paclitaxel and cisplatin enhances the antitumor activity of cytokine induced-killer cells in a murine lung carcinoma model. Int J Cancer, DoI: 10.1002/ijc.25702

Javeed A, Ashraf M, Riaz A, et al. 2009. Paclitaxel and immune system. Eur J Pharm Sci, 38: 283-290.

Lapalombella R, Andritsos L, Liu Q, et al. 2010. Lenalidomide treatment promotes CD154 expression on CLL cells and enhances production of antibodies by normal B cells through a PI3-kinase-dependent pathway. Blood, 115: 2619-2629.

Lindzen M, Lavi S, Leitner O, et al. 2010. Tailored cancer immunotherapy using combinations of chemotherapy and a mixture of antibodies against EGF-receptor ligands. Proc Natl Acad Sci U S A, 107: 12559-12563.

Ma Y, Kepp O, Ghiringhelli F, et al. 2010. Chemotherapy and radiotherapy: cryptic anticancer vaccines. Semin Immunol, 22: 113-124.

Menard C, Martin F, Apetoh L, et al. 2008. Cancer chemotherapy: not only a direct cytotoxic effect, but also an adjuvant for antitumor immunity. Cancer Immunol Immunother, 57: 1579-1587.

Montagut C, Rovira A, Mellado B, et al. 2005. Preclinical and clinical development of the proteasome inhibitor bortezomib in cancer treatment. Drugs Today (Barc), 41: 299-315.

Nishikawa H, Sakaguchi S. 2010. Regulatory T cells in tumor immunity. Int J Cancer, 127: 759-767.

Park J Y, Jang M J, Chung Y H, et al. 2009. Doxorubicin enhances CD4 (+) T-cell immune responses by inducing expression of CD40 ligand and 4-1BB. Int Immunopharmacol, 9: 1530-1539.

Proietti E, Greco G, Garrone B, et al. 1998. Importance of cyclophosphamide-induced bystander effect on T cells for a successful tumor eradication in response to adoptive immunotherapy in mice. J Clin Invest, 101: 429-441.

Ramakrishnan R, Assudani D, Nagaraj S, et al. 2010. Chemotherapy enhances tumor cell susceptibility to CTL-mediated killing during cancer immunotherapy in mice. J Clin Invest, 120: 1111-1124.

Sims G P, Rowe D C, Rietdijk S T, et al. 2010. HMGB1 and RAGE in inflammation and cancer. Annu Rev Immunol, 28: 367-388.

Spisek R, Charalambous A, Mazumder A, et al. 2007. Bortezomib enhances dendritic cell (DC) -mediated induction of immunity to human myeloma via exposure of cell surface heat shock protein 90 on dying tumor cells: therapeutic implications. Blood, 109: 4839-4845.

Spisek R, Dhodapkar M V. 2007. Towards a better way to die with chemotherapy: role of heat shock protein exposure on dying tumor cells. Cell Cycle, 6: 1962-1965.

Steinman R M. 2008. Dendritic cells in vivo: a key target for a new vaccine science. Immunity, 29: 319-324.

Tanaka H, Matsushima H, Nishibu A, et al. 2009. Dual therapeutic efficacy of vinblastine as a unique chemotherapeutic agent capable of inducing dendritic cell maturation. Cancer Res, 69: 6987-6994.

Tesniere A, Apetoh L, Ghiringhelli F, et al. 2008a. Immunogenic cancer cell death: a key-lock paradigm. Curr Opin Immunol, 20: 504-511.

Tesniere A, Panaretakis T, Kepp O, et al. 2008b. Molecular characteristics of immunogenic cancer cell death. Cell Death Differ, 15: 3-12.

Tsavaris N, Kosmas C, Vadiaka M, et al. 2002. Immune changes in patients with advanced breast cancer undergoing chemotherapy with taxanes. Br J Cancer, 87: 21-27.

Vonderheide R H. 2007. Prospect of targeting the CD40 pathway for cancer therapy. Clin Cancer Res, 13: 1083-1088.

Zhong H, Han B, Tourkova I L, et al. 2007. Low-dose paclitaxel prior to intratumoral dendritic cell vaccine modulates intratumoral cytokine network and lung cancer growth. Clin Cancer Res, 13: 5455-5462.

Zitvogel L, Apetoh L, Ghiringhelli F, et al. 2008a. The anticancer immune response: indispensable for therapeutic success? J Clin Invest, 118: 1991-2001.

Zitvogel L, Apetoh L, Ghiringhelli F, et al. 2008b. Immunological aspects of cancer chemotherapy. Nat Rev Immunol, 8: 59-73.

第三节 化学治疗联合生物治疗的增效治疗

一、化疗联合分子靶向药物的增效治疗

传统的化疗药物由于缺乏特异性,在取得疗效的同时也往往带来较大的毒副作用。近年来,生物治疗作为继手术、放疗、化疗等传统疗法之外的第 4 种治疗手段,在肿瘤的综合治疗中发挥着日渐重要的作用。生物治疗和化学治疗联合应用,又称生物化疗(biochemotherapy),是用于恶性肿瘤治疗的全新综合治疗模式,是根据肿瘤的病理类

型、临床分期、发生部位和发展趋势，结合患者的全身情况和分子生物学行为，有计划地联合应用化疗药物和生物制剂进行治疗，以取得更好的治疗效果，达到最大限度地改善患者生存质量的目的。分子靶向药物治疗的成功应用是生物治疗的一个重大进展。目前已有研究表明，将分子靶向药物与化疗联合应用可明显提高肿瘤治疗的疗效。以下介绍几种常见的分子靶向治疗药物与化疗联合应用治疗恶性肿瘤的实例。

（一） 曲妥珠单抗

HER2/neu 蛋白高表达于乳腺癌、非小细胞肺癌、卵巢癌和前列腺癌等。曲妥珠单抗（trastuzumab，Herceptin，赫赛汀）是第一个针对 HER2/neu 蛋白的特异性人源化单克隆抗体，与受体结合后使 HER2 受体内化，阻断相应的受体酪氨酸激酶信号，抑制肿瘤细胞生长和肿瘤血管生成，增加肿瘤细胞对凋亡信号的敏感性。此外，抗体依赖性细胞的细胞毒性（ADCC）反应也可能是曲妥珠单抗的作用机制之一。FDA 于 1998 年批准曲妥珠单抗用于免疫组织化学染色 HER2（＋＋＋）或荧光原位杂交（FISH）基因扩增的转移性乳腺癌的治疗。已有大量体外和动物试验证实，曲妥珠单抗和下列药物联合作用，可增加抗增殖/抗肿瘤效果：卡铂、顺铂、环磷酰胺、阿霉素、足叶乙苷、氨甲蝶呤、紫杉醇、噻替哌、长春花碱、5-氟脲嘧啶和卡陪他滨。

因此，在完成了曲妥珠单抗的 I 期和 II 期临床试验后，HER2 随即进入了 III 期临床试验，以评价其与化疗药物联合应用治疗转移乳原癌的疗效。这个开放性试验在 12 个国家 150 个中心进行。将 469 位没有接受过化疗的 HER2 阳性转移性乳腺癌患者随机分成两组：只接受化疗或化疗联合曲妥珠单抗。先前没有接受过蒽环类的患者，给予蒽环类（AC 方案：阿霉素 $60mg/m^2$ 或表阿霉素 $75mg/m^2$ 加环磷酰胺 $600mg/m^2$）或 AC 联合曲妥珠单抗。对于先前接受过蒽环类作为辅助治疗的患者，给予紫杉醇 $175mg/m^2$ 或与曲妥珠单抗联用。随访时间中位数为 30 个月，曲妥珠单抗加化疗组的中位疾病进展时间（TTP）由 4.6 个月延长到 7.6 个月，增长了 61%。接受曲妥珠单抗联合化疗的患者比单纯接受化疗的患者整体疗效高、中位有效持续时间长。与单独用紫杉醇亚组比较，曲妥珠单抗加紫杉醇亚组将有效率从 17% 提高到 41%，提高幅度是 141%；中位有效持续时间从 4.5 个月提高到 10.5 个月，提高幅度达 133%。同样，曲妥珠单抗加 AC 亚组与单独 AC 亚组比较，缓解率从 42% 提高到 56%，中位有效持续时间从 6.7 个月提高到 9.1 个月。曲妥珠单抗与化疗联合用药也延长了整个组和每个亚组的中位治疗失败时间（TTF）。曲妥珠单抗联合化疗使患者整体生存时间从 20.3 个月提高到 25.1 个月（$P=0.046$），并使患者的相对死亡危险性下降了 25%。总之，该研究结果显示，曲妥珠单抗联合化疗作为治疗转移性乳腺癌患者的一线治疗方案，可显著提高 HER2 过度表达的乳腺癌患者的临床疗效，延长患者的生存期。

美国 FDA 于 2006 年 11 月 16 日批准将曲妥珠单抗用于治疗 HER2 呈阳性的乳腺癌，该项关于曲妥珠单抗新适应证的补充申请获得了 FDA 的优先审理待遇。由美国国家癌症研究所（NCI）资助的两项临床试验（NCT00004067 和 NCT00005970）结果对该新适应证的批复起了关键作用。参与两项临床试验的受试者在手术后均接受标准化疗（阿霉素＋环磷酰胺＋紫杉醇），其中有 1/2 患者还同时接受曲妥珠单抗治疗。2005 年，Rimond 等将两项临床试验的结果进行了合并分析，发现曲妥珠单抗组的 3 年无病生存率比单纯化疗组高 12%，而死亡危险度降低 33%，说明在标准化疗之后应用曲妥珠单抗和紫杉醇联合治疗可显著改善手术后 HER2 阳性乳腺癌患者的预后。在另一项国际多中心合作的大型随机对照临床试验（ISRCTN76560285）中，对 232 名 HER2 阳性的乳腺癌患者分别应用单纯化疗（泰索帝或长春瑞滨＋5-氟尿嘧啶、表阿霉素和环磷酰胺）和化疗加曲妥珠单抗进行治疗。结果发现，接受曲妥珠单抗治疗的乳腺癌患者 3 年无复发生存率为 89%，而未接受曲妥珠单抗治疗的乳腺癌患者 3 年无复发生存率为 78%，表明曲妥珠单抗与泰索帝或长春瑞滨合用可明显提高 HER2 阳性乳腺癌患者的疗效，而且曲妥珠单抗并未增加左心室的射血分数下降和心衰的发生。

（二）利妥昔单抗

CD20 分子表达于正常 B 淋巴细胞和 95% 以上的 B 细胞型的非霍奇金淋巴瘤。利妥昔单抗（rituximab，Mabthera，美罗华）是一种人鼠嵌合性的单克隆抗体，该抗体与细胞膜表面的 CD20 抗原特异性结合，是全球第一个被批准用于非霍奇金淋巴瘤（NHL）临床治疗的单克隆抗体。利妥昔单抗与 B 淋巴瘤细胞上的 CD20 结合，可诱导 B 细胞溶解，其机制可能包括 CDC 和 ADCC。此外，利妥昔单抗在体外实验中可逆转人淋巴瘤对一些化疗药物的耐受性。

在 GELA 小组进行的临床试验中，对于 399 例 60～80 岁的晚期弥漫性大 B 细胞 NHL 患者随机给予 8 个疗程 CHOP 方案化疗（197 例）或利妥昔单抗联合 CHOP 方案（202 例）治疗，结果发现利妥昔单抗组的有效率为 76%，3 年无进展生存率为 53%，3 年生存率为 62%，而单纯 CHOP 治疗组分别为 63%、35% 和 51%，说明利妥昔单抗联合 CHOP 方案可明显增加老年人晚期弥漫性大 B 细胞 NHL 的缓解率，延长无进展生存期和总生存期，且未增加明显的毒性反应。基于此，利妥昔单抗联合 CHOP 方案已成为美国治疗老年人弥漫性大 B 细胞 NHL 的标准治疗方案。在另一项大型临床试验中，对从 18 个国家招募的 824 例 16～60 岁的弥散性大 B 细胞淋巴瘤患者随机分到 CHOP＋利妥昔单抗组或单用 CHOP 组，两组患者中均有部分患者因肿块性病变接受了放疗。2003 年 11 月，按预先确定的计划对数据进行了首度分析，发现两组间的差异已具统计学意义，因此提前终止试验，并向所有参与者提供利妥昔单抗。自治疗启动 5 个月后，CHOP＋利妥昔单抗组癌症完全缓解率为 86%，显著高于单用 CHOP 组（68%）。研究开展约 3 年后，CHOP＋利妥昔单抗组无进展生存率为 79%，CHOP 组中则为 59%。CHOP＋利妥昔单抗组 3 年总生存率为 93%，也显著高于单用 CHOP 组（84%），且各组的毒性反应均较低。由此认为，利妥昔单抗对 60 岁以下的 B 细胞淋巴瘤患者同样有效。

2010 年 2 月 18 日，基因泰克公司宣布，美国食品药品管理局（FDA）批准利妥昔单抗与氟达拉滨和环磷酰胺（FC）联用，治疗 CD20 阳性的慢性淋巴细胞白血病（CLL）患者，既往未接受过治疗的患者及既往接受过治疗的患者均适用。依据是两项分别名为 CLL8 和 REACH 的全球性、多中心、随机和开放标签的 III 期临床研究的结果，受试者分别为 817 例既往未接受治疗、CD20 阳性的患者和 552 例既往经过治疗、CD20 阳性、无利妥昔单抗治疗史的患者。在 CLL8 研究中，接受利妥昔单抗＋FC 治疗者的 PFS 较只接受 FC 治疗者延长 79％。利妥昔单抗＋FC 组患者在病情未恶化情况下的中位生存期为 39.8 个月，而 FC 组为 31.5 个月，总体有效率和完全有效率的结果均与 PFS 结果一致。在 REACH 研究中，既往接受过治疗（无利妥昔单抗治疗史）的患者中，利妥昔单抗＋FC 组的 PFS 较 FC 组延长 32％。既往接受过治疗者利妥昔单抗＋FC 治疗的中位 PFS 为 26.7 个月，而只接受 FC 治疗者为 21.7 个月。利妥昔单抗加化疗是 CLL 治疗史上新的里程碑，对未经治疗和已经治疗的 CLL 患者都具有良好疗效。欧洲药品局（EMEA）也已批准利妥昔单抗联合任何化疗用于 CLL 的一线治疗。

（三）贝 伐 单 抗

肿瘤生长与血管密切相关，因此可以通过阻断血管生成来达到治疗肿瘤目的。血管内皮生长因子（VEGF）可直接作用于血管内皮细胞，刺激其发生有丝分裂，从而促进新生血管的生长，是最重要的血管形成因子之一。贝伐单抗（bevacizumab，Avastin，阿瓦斯丁）是首个针对肿瘤新血管生成的抗 VEGF 的重组人源化单克隆抗体，包含了 93％的人类 IgG 片段和 7％的鼠源结构，其轻链可变区由鼠源部分组成，可以特异性地与 VEGF 结合，阻碍其与内源性 VEGF 受体（VEGFR）的结合，从而阻断 VEGFR 活化，达到抑制 VEGF 的生物学活性，如抑制内皮细胞的有丝分裂、减少新生血管的形成、破坏已存在的新生血管网结构等，从而阻断肿瘤生长所需的血液、氧气和其他营养供应。多项临床试验提示贝伐单抗与化疗存在协同作用，其机制可能是通过促进肿瘤血管正常化、降低组织间隙压并影响血管通透性，从而增加到达肿瘤细胞的化疗药物浓度，以此来提高化疗疗效。

在一项 III 期试验（AVF2107g）中，共入组 813 例晚期结直肠癌（mCRC）患者，其中 411 例接受 IFL 方案化疗（伊立替康 $125mg/m^2$ ＋5-FU $500mg/m^2$ 或 LV $20mg/m^2$，共 6 周，前 4 周每周给药），402 例接受 IFL 加贝伐单抗（5mg/kg，每 2 周给药）联合治疗。结果显示，两组的中位总生存期（OS）分别为 15.6 个月和 20.3 个月，死亡风险比为 0.66（$P < 0.001$）；中位无进展生存期（PFS）分别为 6.2 个月和 10.6 个月（$P < 0.001$）；缓解率（RR）分别为 34.8％和 44.8％（$P = 0.004$），说明 mCRC 患者在以氟尿嘧啶为基础的化疗上添加贝伐单抗对延长生存期具有显著的临床意义。FDA 已于 2004 年 2 月批准贝伐单抗用于联合以 5-FU 为基础的化疗药物一线治疗转移性结肠癌。

ECOG 3200 临床试验比较了 FOLFOX4 方案（奥沙利铂、5-FU 和亚叶酸钙）＋贝伐单抗与单用 FOLFOX4 方案和单用贝伐单抗在既往经过氟尿嘧啶＋伊立替康治疗失败的 mCRC 的疗效及不良反应。共 822 例患者入组，随机分到 FOLFOX4＋贝伐单抗（10mg/kg，每两周给药）、FOLFOX4 和贝伐单抗（10mg/kg，每两周给药）单药组，随访时间中位数为 28 个月。三组的总生存时间（OS）分别为 12.9 个月、10.8 个月和 10.2 个月，FOLFOX4＋贝伐单抗组较对照组有生存优势，差异有统计学意义（$P = 0.011$）；中位 PFS 在三组中分别为 7.3 个月、4.7 个月和 2.7 个月，缓解率分别为 22.7％、8.6％和 3.3％，差异均有统计学意义（$P < 0.001$）。基于以上数据，贝伐单抗联合 FOLFOX4 方案作为氟尿嘧啶及伊立替康治疗失败的 mCRC 患者二线治疗，可以

延长生存期。

另外两个国际多中心的随机临床试验还证实了贝伐单抗联合铂类化疗在非小细胞肺癌中的协同作用。ECOG 的一项随机临床 III 期试验 E4599 比较了卡铂/紫杉醇方案联合或不联合贝伐单抗对 NSCLC 的治疗效果。IIIB 期和 IV 期 NSCLC 患者被随机分配接受一线化疗药物（卡铂的 AUC 为 6，紫杉醇的剂量为 $200mg/m^2$，每三周一次，共 6个周期）联合或不联合贝伐单抗（15mg/kg 每三周一次，持续一年）。研究发现，在贝伐单抗治疗组中，有效率（27% vs 10%）和无进展生存期（6.4 个月 vs 4.5 个月）都显著优于对照组，总生存期从 10.2 个月提高到 12.5 个月。之后的另一项 III 期随机对照临床研究 AVAIL 又探讨了吉西他滨/顺铂方案（GC）联合贝伐单抗治疗晚期非鳞癌非小细胞肺癌的疗效和安全性。共入组 1043 例患者，随机分为三组，接受 6 个周期的顺铂 $80mg/m^2$ 和吉西他滨 $1250mg/m^2$，联合低剂量贝伐单抗 7.5mg/kg 或高剂量贝伐单抗 15mg/kg 或安慰剂，每三周重复，直到疾病进展。结果显示，贝伐单抗（7.5mg/kg 或 15mg/kg）联合 GC 方案化疗可以显著提高 PFS 和客观有效率。结合 ECOG4599的研究结论可见，贝伐单抗联合含铂方案化疗能够为合适的晚期非小细胞肺癌患者带来临床获益。因此，在 NCCN 指南中，贝伐单抗被推荐联合铂类化疗方案用于非鳞型非小细胞肺癌的一线治疗。

（四）西妥昔单抗

西妥昔单抗（cetuxiumab，Erbitux，爱必妥）是第一个获准上市的特异性针对表皮生长因子受体（EGFR）的 IgG1 单克隆抗体，可与表达于细胞表面的表皮生长因子受体（EGFR）特异性结合，竞争性阻断 EGF 和 TGF。它与表皮生长因子受体结合后会促进后者的降解，使得表皮生长因子受体的表达下调，阻断其酪氨酸激酶结构域磷酸化，抑制其胞内信号转导，从而抑制肿瘤细胞的增殖，诱导肿瘤细胞的凋亡，减少基质金属蛋白酶和血管内皮生长因子（VEGF）的产生，抑制血管生长及转移。西妥昔单抗还可通过其 Fc 段介导 ADCC 作用，诱导抗肿瘤免疫应答，进一步增强化疗及放疗的作用。无论是单药治疗还是联合放、化疗，该药在 EGFR 阳性的恶性肿瘤中均能发挥出色的抗肿瘤活性。目前大量临床研究已证实西妥昔单抗在转移性结直肠癌（mCRC）及头颈部鳞状细胞癌（SCCHN）中疗效确切。

EXTREME 是一项多中心 III 期随机临床试验，旨在评估西妥昔单抗联合常规化疗治疗复发和（或）转移性 SCCHN 的有效性和安全性。进入研究的 442 例患者被随机分为两组：A 组患者（$n=222$）服用西妥昔单抗（初始剂量：$400mg/m^2$，随后每周$250mg/m^2$）＋顺铂（第一天静脉输注 $100mg/m^2$）或卡铂（第一天 AUC5）＋5-FU（每天 $1000mg/m^2$ 持续静脉输注 4 天），3 周为一疗程，最多治疗 6 个疗程；B 组患者（$n=220$）使用的顺铂或卡铂及 5-FU 用法与 A 组相同，当患者不能耐受化疗毒性或疾病进展时开始使用西妥昔单抗。生存分析显示，单纯化疗患者的中位生存时间为 7.4 个月，化疗＋西妥昔单抗组的中位生存时间为 10.1 个月，两组相比有显著差异（$P=0.036$）。联合治疗组无进展生存（PFS）达 5.6 个月，显著高于化疗组的 3.3 个月（$P<0.001$）；加用西妥昔单抗后，死亡和疾病进展风险分别较仅化疗组显著下降20% 和 46%。缓解率在联合治疗组和化疗组分别为 36% 和 20%，无论采用顺铂或卡

铂，加用西妥昔单抗后缓解率均显著提高。在复发转移性 SCCHN 治疗领域中，EX-TREME 研究一举打破了含铂化疗保持 30 年之久的生存纪录，为一线治疗确立了新的标准。基于 EXTREME 研究的数据，西妥昔单抗于 2008 年 11 月获得欧盟的正式批准，用于与含铂化疗联合进行复发转移性 SCCHN 的一线治疗。

自 BOND 试验显示西妥昔单抗联合伊立替康治疗晚期结直肠癌在肿瘤的缓解率、肿瘤的控制率及 TTP 上的优势后，FDA 通过快速审批通道于 2004 年 2 月正式批准这一方案用于治疗既往含伊立替康方案治疗失败且 EGFR 表达的晚期结直肠癌。之后的很多临床试验进一步证实西妥昔单抗联合化疗可明显提高结直肠癌的治疗效果。Van Cutsem 等进行的多中心随机 III 期临床试验 CRYSTAL 中，FOLFIRI 方案（伊立替康＋5-FU＋亚叶酸钙）联合西妥昔单抗一线治疗转移性结直肠癌（mCRC），可显著延长患者无进展生存期（PFS）。1217 例患者被随机分为 A、B 两组，A 组接受西妥昔单抗（初始剂量：$400mg/m^2$，随后每周 $250mg/m^2$）＋每 2 周一次 FOLFIRI（伊立替康 $180mg/m^2$，FA$400mg/m^2$，5-FU 快速推注 $400mg/m^2$，随后持续 46h 静脉输注 $2400mg/m^2$）；B 组仅接受 FOLFIRI 方案治疗。结果显示，A 组与 B 组相比，中位 PFS 显著延长（8.9 个月 vs8 个月，$P＝0.036$）；A 组的 RR 显著增加（46.9％ vs38.7％，$P＝0.005$）。新辅助化疗方面，西妥昔单抗/FOLFIRI 和 FOLFOX 联合治疗已有肝转移的结直肠癌，能使手术切除率提高到 50％，OS 和 PFS 也可达到 20 个月和 13 个月。

与化疗联合是分子靶向药物未来重要的临床应用方向之一，全面了解分子靶向药物及化疗药物的作用机制和特点，充分考虑不同靶向药物与不同化疗药物联合的效应，通过严谨的临床前研究，确定合理的联合方案、最适合的给药时机和最佳的给药顺序，对于尽可能提高抗肿瘤治疗效果具有重要意义。

二、化疗联合免疫调节点阻断剂的增效作用

（一）依匹单抗（anti-CTLA4 单抗，Ipilimumab）

1. 依匹单抗联合西妥昔单抗和贝伐单抗

目前，以铂类为基础的化疗方案是进展期非小细胞肺癌的一线治疗方案。近来，研究者在基础治疗方案上加了西妥昔单抗和贝伐单抗，但并没有显著延长患者的总体生存期。依匹单抗，是第一个获得 FDA 批准上市的免疫调节点阻断剂，能够特异性阻断免疫抑制受体 CTLA-4 与 CD80 或 CD86 的结合，从而使得 T 细胞活化、扩增，增加肿瘤实质内浸润的 T 淋巴细胞的数量，活化 T 细胞的比例，达到抑制肿瘤生长的作用。

为了探索依匹单抗治疗进展期非小细胞肺癌的疗效，耶鲁大学癌症中心的研究者设计了一个 II 期临床试验，来比较依匹单抗联合紫杉醇和卡铂与单用紫杉醇和卡铂的效果。联用依匹单抗和紫杉醇，卡铂具有以下理论依据：①紫杉醇和卡铂是治疗非小细胞肺癌的最常用的一线方案，就有良好的耐受性；②在临床前治疗模型中，紫杉醇和铂类药物能杀死肿瘤细胞，使其释放肿瘤相关抗原，刺激 T 细胞活化；③在动物模型中，这些抗原特异性 T 淋巴细胞能够有效杀伤肿瘤细胞；④临床前动物模型已证实，抗 CTLA-4 单抗联合化疗药物能够起到协同作用。

由于，化疗药物和免疫治疗的顺序也能影响治疗效果，研究者在实验组设计了两种用药方案：①序贯用药：在应用依匹单抗前，先给予紫杉醇和顺铂；②同时用药：同时给予紫杉醇、顺铂和依匹单抗。

此项研究达到了主要研究终点：序贯治疗组提高了免疫相关无疾病进展生存率。同时，根据 WHO 的标准，序贯疗法延长了无疾病进展时间。

2. 依匹单抗联合福莫司汀

NIBIT-M1 是一项有意大利的研究者发起的一项 II 期临床试验，旨在探索依匹单抗联合福莫司汀治疗恶性黑色素瘤的安全性和有效性。研究结果发现，在 86 位入组接受治疗的患者中，46.5% 取得了免疫相关的疾病控制（包括免疫相关完全反应、免疫相关部分反应、免疫相关疾病稳定）；在 20 位存在脑转移病灶的患者中，50% 的患者取得了疾病相关的疾病控制。所有入组患者的 1 年生存率为 52.6%，在 20 位脑转移患者中，1 年生存率为 54.2%。所有患者对这一联合治疗方案均表现出较好的耐受性，并未出现叠加不良反应。

3. 依匹单抗联合替莫唑胺

替莫唑胺可以口服给药，并且可以通过血脑屏障，因此相较于氮烯唑胺，对存在转移灶的恶性黑色素瘤患者有较一定的优势。为了研究依匹单抗联合替莫唑胺的疗效，研究者开展了一项 II 期临床试验，共招募了 64 位 III 期或 IV 期的恶性黑色素瘤患者。在中位随访时间，51 周时，无疾病生存率为 45%，超过了制定的 30% 的预期目标，中位无疾病进展时间为 22 周。总体反应率为 31%，其中有 10 位取得了完全反应，10 位取得了部分反应。

4. 依匹单抗联合贝伐单抗

恶性黑色素瘤是一种血管比较丰富的肿瘤，研究表明抗 CTLA-4 单抗能够引起恶性黑色素瘤的血管病变，因此，研究者尝试将两者结合用于治疗恶性黑色素瘤。目前，一项基于此理论基础的 I 期临床试验招募了 22 位 III 期或 IV 期的恶性黑色素瘤患者。在 21 位可评价疗效的患者中，有 8 位取得了部分反应，6 位疾病稳定，所有的反应均维持了 6 个月以上。增强 CT 结果显示，所有患者的肿瘤血供均持续降低。并且，对治疗后可以接受手术治疗的患者的病灶的免疫组化分析结果表明，肿瘤病灶缺乏中心血管的形成。

5. 依匹单抗联合维罗非尼

维罗非尼是的 B-RafV600E 抑制剂，在 BRIM-3 临床试验中，发现其治疗恶性黑色素瘤的效果显著优于氮烯唑胺，因此，被推荐作为一线治疗用药治疗转移的恶性黑色素瘤患者。同依匹单抗不同，维罗非尼起效非常快，并且能显著延长患者的无疾病进展时间。依匹单抗则对患者的远期生存时间有益。因此，研究者认为将两者联用可以起到增效作用。

目前正在开展的 CA184-161 就是基于上述理论基础的一项 I/II 期临床试验，旨在探索，依匹单抗联合维罗非尼治疗 BRAF V600E 突变阳性的转移性恶性黑素瘤的安全性和耐受性，并为接下来的 II 期临床试验提供剂量，方案基础。

三、化疗联合体细胞免疫治疗的增效治疗

传统的观点认为化疗诱导肿瘤细胞凋亡，凋亡细胞致免疫无反应性或免疫耐受，化

疗引起的骨髓抑制则可抑制抗肿瘤免疫反应，化疗主要对免疫反应产生负性调节作用。随着认识的深入，现在发现化疗可能从多个方面，如肿瘤抗原释放、肿瘤抗原提呈、T细胞增殖和迁移和免疫记忆等，对抗肿瘤免疫应答起正向调节作用。过继细胞免疫治疗是通过输注抗肿瘤免疫效应细胞的方法增强肿瘤患者的免疫功能，以达到抗肿瘤的目的。通常过继细胞免疫治疗输注的效应细胞可选择性杀伤机体肿瘤细胞，而对正常细胞无害；符合组织相容性原则，原则上以自体细胞为主；在应用其他治疗方法降低肿瘤负荷之后，给予过继免疫细胞回输，效果更好。本节以常用于肿瘤过继免疫治疗的免疫活性细胞为例，对过继细胞免疫治疗与化疗的联合应用做一简单介绍。

（一）细胞因子诱导的杀伤细胞

细胞因子诱导的杀伤细胞（CIK）由抗 CD3 单克隆抗体、IL-2、IL-1β 和 IFN-γ 等细胞因子从外周血单个核细胞诱导而成，其主要的效应细胞是 $CD3^+CD56^+$ 细胞，对靶细胞的杀伤作用是非主要组织相容性复合物（MHC）限制性的，具有直接杀伤肿瘤细胞的能力，能在体内直接或间接调节宿主免疫功能。因此，CIK 细胞被认为是新一代抗肿瘤过继免疫治疗的首选方案。CIK 细胞对自体与异体肿瘤细胞均有杀灭作用，对多药耐药细胞及 FasL 阳性细胞也有效。已有研究发现 CIK 细胞与化疗联合应用能起到增效作用。

一项临床试验比较了化疗与化疗联合自体 CIK 细胞治疗晚期非小细胞肺癌的疗效，对入组的 59 例患者随机分为化疗组（多西他赛＋DDP 方案）和 CIK 联合化疗组，结果两组的疾病控制率分别为 65.5％ 和 89.7％，中位生存时间分别为 11 个月和 15 个月，差别具有统计学意义，说明化疗与 CIK 细胞联合应用比单独化疗的效果更好，且未发现 CIK 细胞引起明显的副反应。另一项临床试验对比了化疗与化疗联合自体 CIK 细胞回输治疗晚期胃癌的疗效，共入组 57 例患者，分为化疗组和化疗联合 CIK 细胞治疗组，结果在联合治疗组患者血清中肿瘤标志物比单化疗组显著降低，且联合化疗组的 2年生存率明显比单用化疗组延长，说明 CIK 细胞联合化疗对晚期胃癌的治疗有益。还有一项临床试验评价了术后的非小细胞肺癌患者应用常规化疗后给予 DC 激活的 CIK 细胞的临床效果，共入组 42 例术后分期为 I～IIIa 的非小细胞肺癌患者，分别接受单独化疗或化疗＋DC-CIK 细胞治疗，结果化疗＋DC-CIK 组的 2 年生存率为（94.7±3.6)％，而单独化疗组的 2 年生存率为（78.8±7.0)％，差别具有统计学意义，并发现 DC-CIK 细胞对化疗的协同增效作用可能与上调许多具有抗肿瘤效应的细胞因子，如 IFN-γ、MIG、TNF-α 和 TNF-β 等有关。

（二）淋巴因子激活的杀伤细胞

淋巴因子激活的杀伤细胞（LAK）是外周血单核细胞经 IL-2 诱导而成的多种淋巴细胞的混合体，包含 $CD3^-CD56^+$ 细胞和 $CD3^+CD56^+$ 细胞。LAK 可识别并杀伤多种不同来源的肿瘤细胞，而正常的组织细胞则不会被 LAK 识别和杀伤，这可能与 LAK 的异质型及表面存在的多种与肿瘤识别有关的特异性分子有关。LAK 不需抗原刺激就能杀伤 NK 所不能杀伤的肿瘤细胞，其识别和杀伤作用是非特异性和非 MHC 限制性的，具有广泛的靶细胞杀伤谱，对自体肿瘤细胞、同种或异种的肿瘤细胞均有杀伤作用。

LAK 细胞与化疗联合应用可能有增效作用。

一项随机对照 III 期临床试验对比了肺癌术后常规放、化疗与联合 LAK 细胞过继治疗的结果。该研究共入组 174 例肺癌切除后的患者，对于根治性手术患者，分为常规治疗组和常规治疗联合免疫治疗组，联合治疗方案为 DDP＋VDS＋MMC 化疗两个疗程后行 IL-2＋LAK 细胞过继免疫治疗（在术后 2 年内，每 2～3 个月接受免疫治疗一次）。对于姑息性手术患者，分为常规治疗组和常规治疗联合免疫治疗组，前者依据病期需要行放、化疗，后者在放、化疗的基础上联合 IL-2＋LAK 细胞过继免疫治疗（在术后 2 年内每 2～3 个月接受免疫治疗一次，或到病情进展为止）。结果，常规治疗组的 5 年和 9 年生存率分别为 33.4％和 24.2％，而联合治疗组的 5 年和 9 年生存率则分别为 54.4％和 52.0％，具有显著的统计学意义。在根治性患者中，常规治疗组和联合治疗组的 5 年生存率分别为 40.6％和 65.5％；在非根治性患者中，常规治疗组和联合治疗组的 5 年生存率分别为 20.8％和 43.0％；在腺癌患者中，常规治疗组和联合治疗组的 5 年生存率分别为 23.0％和 47.5％；在鳞癌患者中，常规治疗组和联合治疗组的 5 年生存率分别为 34.8％和 62.1％。上述研究结果表明，LAK 细胞过继性免疫治疗联合常规的化疗和放疗能改善肺癌术后的患者疗效并延长生存时间。

（三）树突细胞

一项 II 期临床研究报道了肺癌术后树突细胞输注辅助全身治疗模式的安全性。共 31 例淋巴结分期为 N2 的非小细胞肺癌患者，在术后 4 个周期标准化治疗的同时，给予每 2 个月一次的树突细胞过继治疗，一直持续 2 年，其中 3 个病例中途退出。结果 2 年和 5 年的生存率分别是 88.9％和 52.9％。对于这一联合治疗的确切疗效，仍有待进一步大规模临床试验的验证。

目前，临床上过继性细胞免疫治疗与化疗的联合应用多数还处于临床试验阶段。对于一种肿瘤，如何选择适合的效应体细胞类型，以及联合何种化疗，都需要进一步优化实施方案和条件。一般来说，在化疗过程中，把握适当的时间，联合免疫细胞治疗，一方面能发挥化疗对肿瘤细胞最大的杀伤作用，另一方面可以减轻化疗对机体免疫功能的损伤，起到保护机体免疫免疫功能的作用，从而起到增效的作用，对肿瘤患者的预后会更好。

（夏建川　马海清）

参 考 文 献

罗荣城，姚广域. 2009. 肿瘤分子靶向治疗与生物化疗进展. 中国肿瘤生物治疗杂志，16（2）：101-105.

Baselga J，Norton L，Albanell J，et al. 1998. Recombinant humanized anti-HER2 antibody（Herceptin）enhances the antitumor activity of paclitaxel and doxorubicin against HER2/neu overexpressing human breast cancer xenografts. Cancer Res，58（13）：2825-2831.

Cunningham D，Humblet Y，Siena S，et al. 2004. Cetuximab monotherapy and cetuximab plus irinotecan in irinotecan-refractory metastatic colorectal cancer. N Engl J Med，351（4）：337-345.

Feugier P，Van Hoof A，Sebban C，et al. 2005. Long-term results of the R-CHOP study in the treatment of elderly patients with diffuse large B-cell lymphoma：a study by the Groupe d'Etude des Lymphomes de l'Adulte. J Clin

Oncol, 23 (18): 4117-4126.

Folkman J. 1971. Tumor angiogenesis: therapeutic implications. N Engl J Med, 285 (21): 1182-1186.

Fujimoto-Ouchi K, Tanaka Y, Tominaga T. 2001. Schedule dependency of antitumor activity in combination therapy with capecitabine/5′-deoxy-5-fluorouridine and docetaxel in breast cancer models. Clin Cancer Res, 7 (4): 1079-1086.

Giantonio B J, Catalano P J, Meropol N J, et al. 2007. Bevacizumab in combination with oxaliplatin, fluorouracil, and leucovorin (FOLFOX4) for previously treated metastatic colorectal cancer: results from the Eastern Cooperative Oncology Group Study E3200. J Clin Oncol, 25 (12): 1539-1544.

Hurwitz H, Fehrenbacher L, Novotny W, et al. 2004. Bevacizumab plus irinotecan, fluorouracil, and leucovorin for metastatic colorectal cancer. N Engl J Med, 350 (23): 2335-2342.

Jiang J, Xu N, Wu C, et al. 2006. Treatment of advanced gastric cancer by chemotherapy combined with autologous cytokine-induced killer cells. Anticancer Res, 26 (3B): 2237-2242.

Joensuu H, Kellokumpu-Lehtinen P L, Bono P, et al. 2006. Adjuvant docetaxel or vinorelbine with or without trastuzumab for breast cancer. N Engl J Med, 354 (8): 809-820.

Kim K J, Li B, Winer J, et al. 1993. Inhibition of vascular endothelial growth factor-induced angiogenesis suppresses tumour growth in vivo. Nature, 362 (6423): 841-844.

Kimura H, Iizasa T, Ishikawa A, et al. 2008. Prospective phase II study of post-surgical adjuvant chemo-immunotherapy using autologous dendritic cells and activated killer cells from tissue culture of tumor-draining lymph nodes in primary lung cancer patients. Anticancer Res, 28 (2B): 1229-1238.

Kimura H, Yamaguchi Y. 1997. A phase III randomized study of interleukin-2 lymphokine-activated killer cell immunotherapy combined with chemotherapy or radiotherapy after curative or noncurative resection of primary lung carcinoma. Cancer, 80 (1): 42-49.

Mrad K, Driss M, Maalej M, et al. 2000. Bilateral cystosarcoma phyllodes of the breast: a case report of malignant form with contralateral benign form. Ann Diagn Pathol, 4 (6): 370-372.

Pegram M D, Slamon D J. 1999. Combination therapy with trastuzumab (Herceptin) and cisplatin for chemoresistant metastatic breast cancer: evidence for receptor-enhanced chemosensitivity. Semin Oncol, 26 (4 Suppl 12): 89-95.

Pegram M, Hsu S, Lewis G, et al. 1999. Inhibitory effects of combinations of HER-2/neu antibody and chemotherapeutic agents used for treatment of human breast cancers. Oncogene, 18 (13): 2241-2251.

Pfreundschuh M, Trumper L, Osterborg A, et al. 2006. CHOP-like chemotherapy plus rituximab versus CHOP-like chemotherapy alone in young patients with good-prognosis diffuse large-B-cell lymphoma: a randomised controlled trial by the MabThera International Trial (MInT) Group. Lancet Oncol, 7 (5): 379-391.

Pietras R J, Pegram M D, Finn R S, et al. 1998. Remission of human breast cancer xenografts on therapy with humanized monoclonal antibody to HER-2 receptor and DNA-reactive drugs. Oncogene, 17 (17): 2235-2249.

Ramalingam S S, Dahlberg S E, Langer C J, et al. 2008. Outcomes for elderly, advanced-stage non small-cell lung cancer patients treated with bevacizumab in combination with carboplatin and paclitaxel: analysis of Eastern Cooperative Oncology Group Trial 4599. J Clin Oncol, 26 (1): 60-65.

Reck M, von Pawel J, Zatloukal P, et al. 2009. Phase III trial of cisplatin plus gemcitabine with either placebo or bevacizumab as first-line therapy for nonsquamous non-small-cell lung cancer: AVAil. J Clin Oncol, 27 (8): 1227-1234.

Romond E H, Perez E A, Bryant J, et al. 2005. Trastuzumab plus adjuvant chemotherapy for operable HER2-positive breast cancer. N Engl J Med, 353 (16): 1673-1684.

Schmidt-Wolf I G, Lefterova P, Johnston V, et al. 1996. Sensitivity of multidrug-resistant tumor cell lines to immunologic effector cells. Cell Immunol, 169 (1): 85-90.

Slamon D J, Leyland-Jones B, Shak S, et al. 2001. Use of chemotherapy plus a monoclonal antibody against HER2 for metastatic breast cancer that overexpresses HER2. N Engl J Med, 344 (11): 783-792.

Van Cutsem E, Nowacki M, Lang I, et al. 2007. Randomized phase III study of irinotecan and 5-FU/FA with or without cetuximab in the first-line treatment of patients with metastatic colorectal cancer (mCRC): The CRYS-

TAL trial. J Clin Oncol, 25 : 18S : suppl. abstract

Vermorken J B, Mesia R, Rivera F, et al. 2008. Platinum-based chemotherapy plus cetuximab in head and neck cancer. N Engl J Med, 359 (11): 1116-1127.

Willett C G, Boucher Y, di Tomaso E, et al. 2004. Direct evidence that the VEGF-specific antibody bevacizumab has antivascular effects in human rectal cancer. Nat Med, 10 (2): 145-147.

Wu C, Jiang J, Shi L, et al. 2008. Prospective study of chemotherapy in combination with cytokine-induced killer cells in patients suffering from advanced non-small cell lung cancer. Anticancer Res, 28 (6B): 3997-4002.

Xin H, Zhang C, Herrmann A, et al. 2009. Sunitinib inhibition of Stat3 induces renal cell carcinoma tumor cell apoptosis and reduces immunosuppressive cells. Cancer Res, 69 (6): 2506-2513.

第六章　放射治疗联合生物治疗

第一节　恶性肿瘤的放射治疗

肿瘤放射治疗学（radiation oncology）是研究和应用放射物质或放射能量治疗肿瘤的一门临床学科，它由放射物理学、放射生物学、放射技术学和临床放射肿瘤学构成。放射物理学（radiation physics）主要研究各种放射源的性能特点、治疗剂量学、质量控制、质量保证及辐射防护等。放射生物学（radiation biology）主要研究机体正常组织和肿瘤组织对射线的反应及如何人为地改变这些反应的质和量。放射技术学（radiation technology）主要研究具体运用各种放射源及设备治疗肿瘤患者，包括射野设置、体位固定、定位、摆位操作等技术实施。临床放射肿瘤学（clinical radiation oncology）则在临床肿瘤学的基础上，研究肿瘤放射治疗的适应证，根据病理、分期、预后确定治疗策略，综合运用放射物理、放射生物和放射技术等知识实施放射治疗，并在治疗过程中及时处理放疗反应、并发症和防治后遗症。

一、放射物理学与放射生物学基础

（一）电离辐射的物理效应

高能射线与物质作用时，物质中的电子从原子或分子轨道移动发生电离。电离是射线引起物质物理、化学变化及生物效应的主要机制。电离辐射包括电磁辐射和粒子辐射。

电磁辐射是指引起电离的高能射线为频率高于 10^{16} Hz、波长小于 10^{-7} m 的电磁波，实质为光子线。临床上使用的光子线主要为高能 X 射线（放射能）和 γ 射线（放射物质）两种。粒子辐射指引起电离的高能粒子，均为原子结构中的成分，如高能电子束、中子、质子和重粒子等。

电离辐射与物质作用时，会产生光电效应、康普顿效应和电子对效应等三种物理效应。

1. 光电效应

入射光子把能量全部传递给轨道电子（主要是内层）而释放出光电子，导致初级电离，光电子的能量等于光子的全部能量减去该电子束缚能（图 2-6-1）。当射线能量小于 35keV 时，该效应是主要效应。骨、肌肉和脂肪对这类射线能量的吸收有明显差别，因此其主要应用于影像诊断。

2. 康普顿效应

入射光子把能量部分传给外层电子，使其成为反冲电子，而光子以较低能量改变射程，称为散射线（图 2-6-2）。当光子线能量为 $0.5 \sim 1$ MeV 时该效应已变得明显。由于骨、肌肉和脂肪对这类射线能量的吸收大致相同，故其为放射治疗的主要吸收方式。

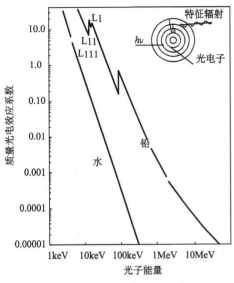

图 2-6-1 光电效应及其反应截面随
能量和原子序数的变化关系

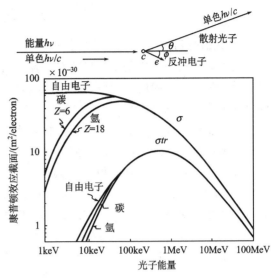

图 2-6-2 康普顿效应及其反应截面随能量
和原子序数的变化关系

3. 电子对效应

入射光子能量大于 1.02MeV 时，光子与原子核的电荷作用变成正负电子，尤当光子能量大于 10MeV 时成为主要效应（图 2-6-3），骨对射线能量的能力增强。

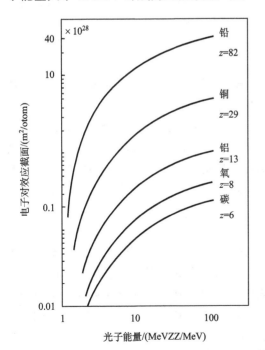

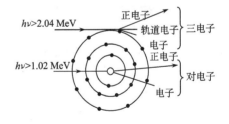

图 2-6-3 电子对效应及其反应截面随能量和原子序数的变化关系

(二) 电离辐射的生物效应

1. 放射线的生物效应

当射线照射的物质是生物机体时，发生的物理作用就会引发机体的生物效应。生物效应首先发生于细胞内，靶位置在细胞核，继而引起受照组织的生物变化。细胞对放射的反应分为以下三个阶段。

(1) 物理阶段：放射线作用于生物体后产生次级电子，次级电子通过相邻原子时使之激发或电离，导致一连串的电离事件。

(2) 化学阶段：物理阶段的电离作用可产生有机自由基（RH·），使细胞核中的DNA物质发生化学变化，出现碱基破坏、酶损伤、DNA单链、双链断裂或交联，这称为直接作用。更多的情况下，射线只是作用到靶分子周围的水分子（机体组织中含80％的水），使水分子电离或激发产生活性很强的羟自由基（OH·），弥散到靶分子使之受到上述一样的损伤，这称为间接作用，这就使物理阶段转入到化学阶段。

(3) 生物反应阶段：大部分细胞的酶和DNA受到化学损伤后可成功修复，继续存活；部分处于有丝分裂间期的细胞受照后所有功能都终止，立即死亡，细胞溶解，称为间期死亡。部分正在分裂的细胞受到照射后在分裂一次或几次后死亡，称为增殖期死亡。因此，射线引起的损伤，按其能修复与否及修复程度，分为致死性损伤（lethal damage，LD）、亚致死性损伤（sublethal damage，SLD）和潜在致死性损伤（potential lethal damage，PLD）。LD亦称为不可修复损伤，是指细胞所受损伤在任何情况下都不能修复。SLD是指在一定时间内能正常修复的损伤。PLD则是指细胞受损后，如有适宜环境条件，可以修复，否则将转化为不可逆的损伤。

2. 细胞辐射损伤的主要影响因素

1）氧

氧在放射线和生物体相互作用中所起的影响称为氧效应。氧效应的机制尚不完全清楚，比较公认的理论是"氧固定假说"，即当射线穿过机体产生自由基击断靶分子化学键造成损伤后，在有氧存在的情况下，氧与自由基R作用形成有机过氧基（RO_2），它是靶物质的不可逆形式，于是损伤被化学固定下来，因此认为氧对辐射损伤起了"固定"作用，故称之为"氧固定假说"。在乏氧及空气情况下达到相等生物效应所需的照射剂量之比，称为氧增强比（oxygen enhancement ratio，OER），通常用以衡量不同射线氧效应的大小。

2）射线的质

射线的质用线性能量传递（liner energy transfer，LET）来描述。LET表示沿次级粒子径迹单位长度上的能量转换，单位为 keV/μm（千电子伏特/微米），临床上一般分为高LET及低LET射线。高、低LET射线的区别主要在于其物理特性和生物特性的差异。高LET射线电离密度大，传递给介质能量高，相对生物效应（relative biological effect，RBE，用来衡量不同质射线对同一种细胞生物效应的大小）大，OER为1.0～1.8，对含氧状态依赖小，有利于杀伤乏氧细胞；而且高LET射线入射到机体，从皮肤开始以一个很小的剂量穿入前行，随着射程增加，速度减慢，到最后射程能量突然增加，形成电离吸收峰（bragg peak），随即能量急剧降至零，因此剂量分布较好，峰以外及皮肤入射处剂量很小，并可调节峰的位置及宽度，适于做精确放疗；此外，高 LET 射线引起 DNA 双链断裂多，主要为致死性损伤，有利于提高疗效。而低 LET 射线的 OER 为 2.5～3.0，RBE 较小，对乏氧细胞杀灭差。

3）照射剂量

照射剂量与细胞损伤形式有关，小剂量所引起的是分子水平放射损伤，通过遗传突变（染色体畸变和基因损伤）的形式显现；剂量增大，导致细胞分裂抑制；造成细胞死亡则需要更高剂量。

4）剂量率

单位时间内照射的剂量称为剂量率，目前常用外照射剂量率的范围为 1～10Gy/min，生物效应差别不大。但使用过低剂量率照射时，由于亚致死损伤的修复和未损伤细胞的再增殖，可出现更多细胞存活，需要提高总剂量、缩短总疗程时间才能达到治疗效果。

3. 肿瘤细胞在分次照射中的反应

由于放射治疗多采用分次照射，因此了解肿瘤细胞在分次照射中的反应，有助于认识放疗治癌的原理，其主要变化有 4 个方面，简称"4R"。

1）肿瘤细胞放射损伤的修复

肿瘤细胞由于其生物特性，具有"无限"繁殖分裂能力，肿瘤组织中的细胞处在有丝分裂期的细胞数量多，易受辐射损伤，损伤后的修复时间需要较长，往往在下一次照射时还未能完成修复，因此损伤严重，修复率低，甚至不能修复（repair）。而正常细胞一般都处于 G_0 期，不易损伤，即使损伤，修复时间也相当快，修复率高。临床上就利用这种差异进行分次治疗。

2）肿瘤细胞的再增殖

肿瘤受照射后多数细胞受损而死亡丢失，肿瘤逐渐消退，但残存的肿瘤细胞会出现加速再增殖（regeneration）及 G_0 期细胞进入增殖周期，这是放射治疗局部控制失败的主要原因。临床上对于增殖快的肿瘤已试行加速分割治疗，以克服肿瘤细胞的再增殖。

3）细胞周期再分布

肿瘤细胞处于增殖内不同时相其放射敏感性是不同的。处于 M 期和 G_2 末期的细胞对放射线最敏感，S 期（特别是 S 晚期细胞）的放射敏感性最低，G_0 期细胞对放射抗拒。这些存活细胞在照射期间重新恢复增殖周期活动又可进入放射敏感时相。

4）乏氧细胞的再氧合

肿瘤细胞分裂繁殖速度快，肿瘤血管生成相对较慢，且构造不同于正常血管，所以肿瘤内层细胞呈乏氧状态甚至坏死。在分次照射时富氧肿瘤细胞易受放射损伤以至死亡，随着细胞丢失，耗氧减少，肿瘤体积缩小，毛细血管循环改善，使残存乏氧细胞获得较多氧而变成富氧细胞，即乏氧细胞的再氧合（reoxygenation）。

4. 正常组织与肿瘤组织对辐射反应的异同

1）射线对正常组织的影响

放射线对正常组织和器官造成的损伤是相当复杂的。一般而言，人体组织对射线敏感性与其增殖能力成正比，与其分化程度成反比。在一定剂量下敏感性与照射体积有关，受照射体积越大，反应越大，反之亦然。身体状况好坏、有无其他伴发疾病、年龄等都影响放射敏感性。

正常组织受损伤后，自动稳定控制系统开始作用，细胞增殖周期缩短，以适应修复的需要。近年来，根据增殖动力学认识和细胞存活公式的推算将正常组织分为早反应组织和晚反应组织。一般认为，快更新组织在放疗中是早反应组织，而慢更新或基本无更新的组织属于晚反应组织，肿瘤基本属于早反应组织。

早反应组织在照射后主要表现为急性反应，大多数早反应组织细胞在放疗过程中（4~5周）有显著的再增殖，如皮肤、造血系统的前体细胞、小肠隐窝细胞和睾丸精原细胞等。晚反应组织受照射后，损伤一般由纤维细胞和其他结缔组织的过度生长、纤维化来修复，如肺、骨髓、膀胱、脑和肾组织。区分早反应组织和晚反应组织有利于临床上改变分次照射方案的制订，如将常规分割（2Gy/次）改为低分割（＞2Gy）时，晚期并发症增加，而急性反应则可以通过减少总剂量以适应此改变。

2）肿瘤对辐射的反应

大多数肿瘤都有相当比例的快增殖细胞，对射线的反应类似于早反应组织。肿瘤对射线的反应与肿瘤内在敏感性相关，根据放射敏感程度，可将肿瘤分为以下三类。①放射敏感肿瘤：淋巴瘤、白血病和精原细胞瘤等。②中度放射敏感肿瘤：鳞状细胞癌和部分腺癌等。③放射不敏感或抗拒肿瘤：特殊组织的腺癌、黑色素瘤和软组织肉瘤。1923年，Bergonie-Tribondeau在用大鼠研究放射效应时，提出了B-T定律，即一个组织的放射敏感性与其细胞的分裂活跃性成正比，与分化程度成反比。但放射敏感性只是衡量肿瘤是否适宜放疗的指标之一，放射敏感并不等于放射治愈，能否放射治愈，还要取决于许多因素。

3）正常组织器官耐受量

虽然正常组织器官对射线的损伤较肿瘤组织损伤小，但不同组织器官只能对射线耐受一定范围的剂量，超过一定剂量，会出现放射合并症。因此，放射治疗时肿瘤周围正常组织所接受的剂量应不超过其耐受剂量，临床上常用 TD5/5 和 TD50/5 来衡量。TD5/5 即最小耐受量，是指照射后 5 年内放射合并症发生率不超过 5% 所对应的放射剂量；TD50/5 即最大耐受量，则是 5 年内放射合并症发生率不超过 50% 所对应的剂量。不同组织器官的 TD5/5 和 TD50/5 有所不同，甚至相差非常悬殊，在放疗设计中要充分掌握受照正常组织和器官的耐受量。此外，耐受量受照射分割方式及受照体积等多种因素影响，临床上要予以充分考虑。

二、放射治疗设备与治疗流程

（一）放射源及其设备

放射源分为放射能和放射物质。低 LET 放射能主要是指由 X 射线治疗机和各类加速器产生的不同能量的 X 射线，属于光子线。深部 X 射线机产生的 X 射线能量低，皮肤剂量大，深部量下降快，骨吸收量高，现已少用，但对浅表肿瘤或良性肿瘤（如血管瘤和早期基底细胞癌等）有良好的疗效，且价格最低廉。高能 X 射线由直线加速器产生，为目前外照射使用最多的设备，一般能量为 4~15MeV。高能 X 射线皮肤剂量低，骨、脂肪和肌肉吸收基本相同，深度量可根据需要调节，散射线相对较少，为低 LET 射线中最理想的放疗设备，但价格较高，需要高素质的工程、物理人员维护和开发使用。

此外，临床上常用的低 LET 放射能还有直线加速器产生的高能电子束，它本身属于粒子辐射线，临床使用的能量范围多在 4～15MeV。高能电子束是带电粒子，其剂量特点如下所述。①在组织中射程深度与其能量成正比，可按病灶深度选择合适能量进行照射。②从表面到一定深度内它的剂量分布比较均匀，超过一定深度后剂量迅速下降，有利于保护深于病灶的正常组织。临床上常用电子线的能量是使照射区置于 85％深度量处，该深度大约是电子线能量的 1/3cm 数，如 15MeV 电子线的 85％深度量约在 5cm 深处。③骨、脂肪和肌肉等对电子线的吸收差异不显著（但肺含气腔，空气吸收少，肺组织实际吸收量比计算吸收量大，需行剂量校正）。④可用单野做浅表或偏心部位肿瘤的照射。

临床主要用的低 LET 放射物质为 γ 射线。放射物质分为两类：一类是天然放射物质，主要是镭（^{226}Ra），由于其半衰期长（1622 年），防护困难，现已不再使用；另一类是人工同位素，临床上常用的是钴（^{60}Co），主要用于远距离（外照射）治疗机，该设备结构比较简单，故障率低，皮肤量小，百分深度量大，价格适中，在 20 世纪 60 年代为主要治疗设备。但因能量不可调，在目前以适形照射为主要治疗模式的临床治疗中，^{60}Co 逐渐退出使用。铱（^{192}Ir）的 γ 能量为 0.296～0.612MeV，半衰期大于 74 天，很适合作为高剂量率后装放射治疗。后装放射治疗是近距离放射的主要方法，治疗时先用后装放疗机把假施源器通过人体腔道或直接插植于组织间，操作人员在隔离室内开动机器，把铱源送到需照射部位进行照射，所以称为"后装"，这样可使工作人员避免射线辐射。由于 ^{192}Ir 能量较高，一般每次照射在 10min 内可达到较高的分次剂量，便于门诊患者治疗。碘（^{125}I）是近年来兴起的另一种近距离照射-放射性粒子组织间近距离照射（粒子植入）常用的放射源，半衰期为 60.2 天，平均光子能量为 28keV，用镍钛合金包壳制成微型粒子，在影像引导下永久植入肿瘤组织，近距离杀灭肿瘤。由于起始剂量较低，肿瘤周边剂量为 12Ga/a，因而可不考虑对周围的辐射，周围正常组织损伤小，对于局限（≤7cm）且增殖比较慢的肿瘤，有极佳疗效，特别适于前列腺癌和胰腺癌等的治疗。

（二）放射流程

根据放射源及设备特点，放疗基本的照射方式分为远距离照射（外照射）和近距离照射两类。远距离照射一般是源皮距（放射源到人体皮肤距离）大于 30cm，即射线从体外发出穿过机体组织到达肿瘤部位，直线加速器常用源皮距为 100cm。近距离照射包括后装和粒子植入，是直接把放射源置于肿瘤边缘或肿瘤组织内。两种照射方式的放疗流程基本相同，现仅以外照射为例简述之。

1. 确定治疗原则

因为放射治疗在杀灭肿瘤的同时，对正常组织也有所损害，甚至会诱发第二肿瘤或基因畸变而致畸，因而放疗主要用于恶性肿瘤，对良性肿瘤有严格的限制。实施放射治疗，首先，必须要取得病理确诊。病理的确诊对治疗剂量的选择及综合治疗方案的制订起关键作用。其次，病理确诊后，医师要根据临床体检及影像学资料进行 TNM 分期（T 为原发灶，N 为区域淋巴结，M 为远处转移），根据分期确定治疗方案，制订出整个治疗原则。

2. 体位固定

现代放疗以适形放疗为常规治疗模式，对放疗体位的重复性要求较高，摆位误差要控制在几个毫米之内。因此在定位之前先要做体位固定，通常头颈部肿瘤采用硬塑面膜做面罩或面颈肩面罩固定，体部肿瘤用体膜或负压真空袋固定体位。

3. 定位

肿瘤定位过去用 X 射线模拟机来进行。X 射线模拟机与普通的 X 射线诊断机类似，在透视下通过旋转机头及升降、进退床面寻找出体内肿瘤位置的等中心点，通过激光系统定出各个射野的体表入射点和体表等中心点，然后予以拍片，便可完成定位。现代放疗已进入三维适形放射时代，X 射线模拟机已不作为定位主要设备，代之为 CT 模拟定位。CT 模拟机实质与诊断 CT 机相同，区别在于孔径较大，且扫描床与治疗床一致，是平板而非凹形，可容许患者在体位固定下连同固定装置一起行 CT 扫描。CT 模拟机最关键是有激光驱动定位系统，可很容易定出肿瘤中心位置。CT 扫描图像可通过 CT 模拟机工作站传输至治疗计划系统（treatment planning system，TPS）工作站进行虚拟计划设计。

4. 放疗计划设计

近 10 年来，得益于计算机和影像学的发展，三维适形放疗已逐渐取代常规放疗，并在此基础上开展调强放射治疗和立体定向放射治疗，向影像引导放射治疗和生物调强放射治疗等方向发展。放疗计划的制订一般都在三维 TPS 工作站进行虚拟设计。放疗科医师在 CT 图像上逐层勾划靶区，授予处方剂量、危及器官剂量限制，交予物理师进行射野设置和计划设计。射野完成后放疗医师与物理师共同评估放疗计划是否达到各项要求，若不满意继续修改，满意后确认打印放疗计划，完成对该患者的放疗计划设计。TPS 的实质是一台计算机，可显示影像图像，必要时还可以行图像融合（如 CT 与 MRI、PET/CT 图像融合），可虚拟显示体内射线投照的方向和射野大小，可定出入射点和摆位标志点体表位置，从三维方向观察到照射区域内肿瘤及附近组织的剂量分布，并且可以通过剂量体积直方图（dose volume histogram，DVH）和正常组织并发症概率（normal tissue complication probability，NTCP）模型等评价、优化治疗计划。

靶区指需要照射的范围，具体定义如下：①肿瘤区（gross tumor volume，GTV）指经临床及影像学检查能见到的肿瘤范围；②临床靶区（clinical target volume，CTV）指包括肿瘤区、亚临床灶和根据肿瘤生物学特性估计可能侵犯的范围；③计划靶区（planning target volume，PTV）包括患者器官在射野中的移动导致临床靶区的位移范围及日常摆位和设备系统误差等所造成靶位置和靶体积变化所致的必需予以适当扩大照射的范围。

5. 适形照射实施方法

临床上主要使用适形挡块和多叶准直器（multi-leave collimator，MLC）两种方法。适形挡块多用低熔点铅根据各射野靶区形状灌制而成，用于静态照射。MLC 则可由计划系统根据 PTV 自动生成，可用于静态或动态照射，其作用是使射线最大限度地与肿瘤形状适合，尽量保护正常组织免受射线照射。

6. 网络传输

放疗计划设计完毕后，除打印出放疗参数形成放疗处方外，TPS 工作站尚需通过网络传输到治疗机控制每次照射。

7. 实施照射

放疗计划传输到治疗机后，放疗技师予以设定并复核无误后，患者便可在治疗机房进行放射治疗。放疗技师将患者用固定装置固定在治疗床上，开启治疗室激光装置的激光线，通过治疗床控制手盒左右移动、上下升降或旋转床的位置，使治疗室激光线与CT扫描激光线重合（三维重合）。打开机头灯光野，根据医嘱上各射野参数，先设定源轴距（SAD）、O位源皮距（O位SSD）、射野大小、准直器设置X（X1/X2，射野横轴尺寸）、准直器设置Y（Y1/Y2，射野纵轴尺寸）；移床到O位（肿瘤中心点到体表的垂直距离体表标志点），再设定多叶光栅（或挂上低熔点铅挡块）、臂架角度、准直器角度，如有使用楔形板则同时核对楔形板角度和方向，在核对光野中心点与该射野入射点重合无误后便摆位成功，如医嘱上有补偿膜要求则需按要求厚度、大小在体表射野上铺上补偿膜，拍摄射野验证片交设计医师审核。设计医师审核无误后签名同意便可实际照射。照射后把治疗机臂架、床面、准直器恢复到O位，松开固定装置让患者离开治疗室，然后按照射日期在处方上填写各射野该次实际投照剂量，并签上技师姓名，就完成了初次照射。第二次照射一般不需再拍射野验证片，待医师认为有需要时才在治疗期间再拍。放疗过程中，放疗技师在控制室内要对投照中的患者实时监控，如发现设备有故障或患者有异常，必须马上停止放疗进行处理，避免发生意外。因此，治疗室与控制室之间必须有闭路电视和对讲设备。验证片的拍摄方法有很多种，常用的是慢感光γ光片拍摄或利用治疗机上加装电子射野成像装置（electronic portal imaging device, EPID）拍摄。

由于外照射多采用分次治疗，现代放疗技术又以精确放疗为主，对放射治疗质量保证、质量控制和剂量测定等有很严格的规定，各步骤需要放疗医师、工程物理人员和技师们共同合作、负责，才能保证放射治疗的顺利实施。

三、放射治疗的临床应用

（一）治疗原则

1. 诊断明确

放疗前要取得明确的病理诊断，这对于治疗方式的选择和放疗剂量的确定具有重要意义。以肺癌为例，小细胞肺癌需采用每次1.5Gy，每天两次，间隔6~8h的超分割放疗模式；而非小细胞肺癌，则一般使用常规分割照射（每次2Gy，每天一次）或5~6Gy/次，每周3~4次的大分割照射。在病情紧急的情况下，如出现严重上腔静脉压迫综合征或中枢神经压迫（包括脑或脊髓），也必须根据临床症状和体征，综合各项有关检查特别是肿瘤标记物及影像学资料足以临床诊断为恶性肿瘤，经科室集体讨论同意及患者或其家属知情同意后才可予以放射治疗。

2. 重视首程治疗，选择最佳方案

首程放疗失败，再程放疗一般效果不佳，且后遗症明显增加，甚至无法耐受再程放疗。因此，首程治疗应根据具体病情缜密考虑综合治疗方案及放疗的具体实施方案，力求取得最佳的治疗效果及生存质量。

3. 优化放疗计划

一个好的放疗计划，应符合临床剂量学原则：靶区剂量应控制在目标剂量±5%内，照射区内正常组织照射剂量尽可能降低，力争不要超过其耐受量 TD5/5，照射体积应尽可能减小，即靶区的适形度要高。

4. 适当辅助治疗

放疗前适当的辅助治疗可以使放疗顺利进行，避免或减少并发症。例如，贫血的纠正、靶区内炎症的处理、中枢神经照射时的脱水减压及基础疾病的控制都至关重要。

（二）放射治疗适应证

放射治疗虽然是一种局部治疗手段，但作为综合治疗中的一种重要手段，适应证很广。它既可作为根治性治疗的主要手段，如鼻咽癌和浅表基底细胞癌；又可在晚期肿瘤的治疗中起到很好的姑息性治疗作用，如骨转移的局部止痛、肿瘤压迫（如上腔静脉压迫和脊髓压迫）的缓解、癌性溃疡的出血控制、溃疡的缩小甚至愈合、腔道梗阻的缓解（如食管、气管、结直肠等），起到抑制肿瘤生长、减轻痛苦、延长寿命并提高生活质量的作用。

（三）放射治疗禁忌证

一般来说，对于放疗有效的大部分肿瘤患者，放射治疗禁忌证并不十分严格，严格放疗禁忌证主要如下：患者已到肿瘤终末期，随时可能死亡或伴有严重基础疾病，放疗有可能加剧病情甚至导致生命危险；患者肿瘤区曾经接受过首程放疗，照射区正常组织器官已不能耐受再程放疗损伤。

（四）放射反应及处理

放疗反应是指在射线作用下出现的暂时性且可恢复的全身或局部反应。

1. 全身反应

全身反应常表现为失眠、疲乏或易激动、食欲下降、恶心呕吐，血象反应为白细胞和血小板减少等。反应程度主要与放射剂量大小、照射体积及照射部位有关，也与患者全身情况及个体耐受差异有关，一般只需对症处理。严重病例可予以输液、升白或成分输血，很少需暂停放疗。

2. 局部反应

局部反应指表现在照射区内皮肤、黏膜和小血管等在照射过程中发生的急性反应，其中以全脑照射时出现脑水肿或脑水肿加剧、喉癌照射初期喉头水肿引起呼吸困难等症状最为危急。照射过程中应密切观察，及时处理。

3. 放射性损伤

放射性损伤是辐射引起组织器官不可逆永久损伤，会给患者带来极大痛苦，如放射性溃疡、脊髓坏死、脑干坏死和骨坏死等，应尽力避免。

（五）放疗在综合治疗的应用

目前，就诊时中晚期恶性肿瘤患者居多，单纯手术、放疗、化疗一般疗效欠佳，制订合理的综合治疗方案，可以提高疗效，改善患者的生存质量。因此，放疗作为综合治疗的主要手段之一，得到了广泛应用。

1. 放疗与手术综合治疗

（1）术前放疗：①可以缩减肿瘤浸润范围，减少癌性粘连，提高手术切除率；②使手术野内的有活力肿瘤细胞数目减少，可降低肿瘤的种植机会；③闭塞瘤床血管和淋巴管，减少复发及远处转移的机会。最成功的病例为直肠癌，术前放化疗可使60％以上病例降期，有效提高远期生存率。

（2）术中照射：可采用术中切除大体肿瘤后暴露瘤床在直视下对准瘤床行一次性大剂量照射，主要用于腹盆腔肿瘤。其优点是可有效避免邻近耐受量不高的肠管受到辐射损伤，但须严格消毒机房，运送患者不便，且剂量只能单次给予，总量受到限制，疗效未达理想，因此较少单位开展。

（3）术后照射：目的是消灭手术野和（或）区域淋巴结残存或亚临床病灶，减少局部复发进而减少远处转移。一般在拆线后，身体基本恢复时尽快开始。适用病种较多，如软组织肉瘤行广泛切除术后，常规术后放疗可有效降低复发率。经过多年临床实践，各病种术后放疗适应证已有明确的"指引"，在各论中有详细的规定。

2. 放疗与化疗综合治疗

由于放射治疗是局部治疗，不能解决潜在的远处转移，而化疗可望解决这一难题。有些需要放疗根治的肿瘤，因肿瘤范围较大，邻近有放射耐受较差的器官和组织，限制了放疗剂量的提高，通过化疗有望缩小肿瘤范围，从而使放疗能予以根治量；还有一些肿瘤，本身内在放射敏感性不高，但在放疗过程中加用化疗，可大大提高放射敏感性。临床上常用的方法有诱导化疗、同期化疗和辅助化疗等几种方法。尤其是同期放化疗，已成为目前放疗最重要的治疗模式之一。放化疗综合得当，能提高肿瘤的局部控制率，降低远处转移率并提高生存率。临床上肺癌和食管癌的根治性放疗、综合放化疗已取得显著效果。

3. 手术、放疗和化疗综合治疗

临床上经常使用多种治疗手段综合应用治疗肿瘤，如常见儿童肿瘤及中晚期乳癌。多学科综合治疗的优越性已被大量临床资料证明，具体请参考本书专门章节。

（六）肿瘤放射治疗的新进展

近20年来，肿瘤放射治疗学的发展非常迅速，主要集中于放射物理方面。三维适形放疗已成为常规放疗方式，在此基础上进行的调强适形放射治疗和立体定向放射治疗已在临床上广泛应用，并进一步发展到四维适形放疗、影像引导放疗和自适应放疗等。此外，高LET射线（如质子）治疗已成功应用于临床，中子、重粒子治疗等已初步开始临床实施。同时，随着功能影像学和分子生物学的研究进展，生物调强放射治疗已开展临床研究；伴随着基因研究的深入，利用基因修饰放射敏感性已成为放射增敏的主要研究方向。我们相信，随着本学科基础研究、放射技术及多学科综合治疗的发展，放射治疗的疗效将不断提高，而放疗并发症发生率将不断下降。

（崔念基　刘孟忠）

参 考 文 献

崔念基，卢泰祥，邓小武. 2005. 实用临床放射肿瘤学. 广州：中山大学出版社.

王俊杰，修典荣，冉维强，等. 2004. 放射性粒子组织间近距离治疗肿瘤. 第二版. 北京：北京大学医学出版社.

殷蔚伯，余子豪，徐国镇，等. 2008. 肿瘤放射治疗学. 第四版. 北京：中国协和医科大学出版社.

Leibel S A，Phillips T L. 2004. Textbook of Radiation Oncology. 2nd ed. Philadelphia. Pa.：Saunders.

Perez C，Brady L W，Halperin Ec，et al. 2008. Principles and Practice of Radiation Oncology. 4th ed. J. P. Lippincoll
Co.，philade-lphia. P. A.

Steel G G. 2002. Basic Clinical Radiobiology. 3rd ed. Amold，London，New York：Sydney，Auckland.

第二节　放射治疗对肿瘤免疫的影响

放疗应用于肿瘤治疗的历史已经超过 100 年。相比于正常组织，肿瘤细胞迅速生长的特性使其对放疗造成的 DNA 损伤更为敏感，这是放疗杀伤肿瘤细胞的原因所在。作为恶性肿瘤的重要治疗手段，放疗的目标是在最大限度地杀伤肿瘤细胞的同时，最大限度地保护肿瘤周围的正常组织。因此，多数情况下放疗只作为局部治疗手段。同时放疗也伴随一定的负效应，常常可以观察到放疗后患者白细胞数减少的现象。实际上，肿瘤细胞的放射敏感性在很大程度上受到了宿主的免疫状态的影响。同时值得重视的是，放疗除了能直接杀伤靶区内肿瘤细胞外，还能抑制放疗靶区外的肿瘤的生长，显然这种抑制作用不能用直接杀伤来解释。最近的研究提示，放疗诱导的死亡细胞、濒死细胞、它们的微环境和宿主免疫系统之间有着复杂的相互作用。下面将通过 4 个方面来试图阐述局部放疗与机体免疫之间的关系。

一、未照射的细胞对源于被照射细胞的信号的反应

近年来，有研究通过低剂量的组织照射发现了辐射对邻近照射细胞的非照射细胞的重要作用。有细胞实验显示，当仅有 1% 的细胞被 α 粒子照射时，30% 的细胞产生了染色体损伤，具体表现为姐妹染色体交换。另外有实验证实，对啮齿类动物的肺血管某区域的上皮细胞进行照射，结果更大范围的非上皮细胞出现了 P53 蛋白的高水平表达。这种非直接照射所引起的细胞效应被称为"旁观者效应"，这一效应可引起诱导染色体不稳定、基因突变乃至细胞死亡。已有实验证实，只需要细胞质被照射，就能够诱导非照射细胞出现出旁观者效应。一个经典的例子是，一例在一次核事故中受到了致死放射剂量的日本患者，在接受了其姐姐的骨髓移植后，其移植的骨髓细胞发生了染色体断裂。在大鼠肺的照射实验中证实，在非照射肺组织中的 TNF-α、IL-1α、IL-1β、IL-6 和 TGF-β 均表达增高。可见，这些非照射区的"旁观者效应"涉及了天然免疫系统并影响了放疗靶区外的组织。

二、免疫调节效应

体内实验已经证实，放疗可以激活天然免疫系统的免疫细胞，使其产生导致基因组不稳定的前炎症介导因子，这称为免疫调节效应。在一个放疗诱导的鼠白血病生成模型中，巨噬细胞通过识别经过 4Gy 照射后凋亡的脾脏细胞而被激活。激活的巨噬细胞通

过产生 TNF-α 和活性氮从而诱导未被照射的造血干细胞产生染色体不稳定。

放疗的免疫调节效应与肿瘤的内在特点及实验对象的遗传和免疫背景有关。比如，来源于容易被放疗诱导形成急性髓细胞性白血病的 CBA/Ca 小鼠的巨噬细胞显示出 M1 样（前炎性）的表型，而来源于对放疗诱导形成急性髓细胞性白血病抵抗的鼠系的巨噬细胞显示出 M2 样（前伤口愈合性）的表型。同样，机体的遗传背景与对放疗的反应也是相互影响的，Flint-Richter 和 Sadetzki 的研究证实了这一点。已知放射治疗头癣可增加脑膜瘤的风险，通过对 525 个家庭进行分析，发现有 11% 的患有放疗相关脑膜瘤的患者其一级亲属也有此类经历，而在无放疗相关脑膜瘤成员的家庭中，其成员患该病的比例仅为 1%。这一结果再次说明了遗传易感性在放疗致癌过程中的重要角色。

放疗的免疫调节效应也与放疗的剂量相关。在低剂量条件下，放疗的免疫调节效应几乎是致肿瘤性的。在低于 0.5Gy 的低剂量照射下，通常不能直接杀伤细胞，被照射细胞释放活性氧和活性氮自由基激活免疫细胞（如巨噬细胞），进一步释放细胞因子。这个过程离不开组织微环境和遗传背景，最终导致能引起遗传改变的慢性炎症并间接导致细胞死亡。相反，在足以杀伤肿瘤细胞的剂量水平上，放疗可以产生特殊的危险信号，这些信号可以被如树突细胞等的免疫细胞所感受，从而激活了获得性免疫反应。在肿瘤放射治疗中，这一过程可以促进抗肿瘤免疫。

因此，放疗的免疫调节效应受放射剂量、照射和非照射细胞产生的信号，以及天然免疫系统不同种类免疫细胞激活的影响。此外，组织微环境及其他免疫调节剂和遗传背景等，也共同参与调节这个过程。

三、放疗改变肿瘤微环境，放大免疫效应

已经证实免疫系统通过促肿瘤和抗肿瘤两种作用参与了肿瘤发生。临床上，肿瘤的发生过程均经过了"免疫编辑"，并对免疫排斥产生了耐受。耐受的机制是复杂多样的，包括产生免疫抑制的细胞因子、肿瘤细胞抗原分子的下调、招募具有免疫调节作用的髓系白细胞和类淋巴细胞，以及树突细胞的失活。这些因素阻碍了免疫治疗的效果。

放疗不仅导致了存活肿瘤细胞的减少，而且改变了肿瘤微环境。目前绝大多数免疫治疗通过拮抗 CTLA-4（cytotoxic T-lymphocyte antigen-4）、PD-1（programmed cell death receptor-1）、TIM3 等免疫抑制因子，以及其他髓系细胞（如骨髓衍生的抑制性 MDSC）来改变肿瘤微环境，促进 T 细胞活化和应答。以细胞为基础的免疫治疗避免淋巴细胞的活化过程，直接由体外输入活化的肿瘤特异性淋巴细胞。但这些活化的淋巴细胞到达肿瘤微环境后，在多种抑制因子作用下功能同样被抑制。放疗通过促进 HMGB-1 释放，进而促进 APC 活化和成熟，促进 T 细胞的活化。

放疗可导致大多数对放疗敏感的肿瘤细胞的死亡。最近已发现的两种调节物——钙网织蛋白（calreticulin，CRT）和高移动群蛋白 B1（high-mobility group protein B1，HMGB1），可以解释经照射的肿瘤细胞如何变成原位自我免疫的丰富抗原。CRT 转位到濒死细胞的表面，从而促进其被树突细胞摄取并释放可被树突细胞有效提呈的抗原，而濒死细胞释放 HMGB1 又提供了危险信号，该信号可通过 TLR4 通路激活树突细胞。

电离辐射可以通过促进免疫原性来增强机体的抗肿瘤免疫。当放射损伤不足以引起

细胞死亡时，肿瘤细胞会表达增强的黏附分子，如细胞间黏附分子 1（ICAM-1）、死亡受体 Fas 和主要组织相容性复合物 I（MHC-I）抗原提呈分子，提供进一步被抗肿瘤 T 细胞识别和杀伤的工具。射线照射后几个小时，蛋白质翻译过程通过 mTOR 通路被激活，同时释放能够诱导肿瘤特异性免疫反应的放射特异性的肽。另外，还可以通过诱导产生 CXCL16 等能够吸引效应 T 细胞到肿瘤照射靶区的趋化因子，从而增强免疫细胞的游走。实验研究已经发现，CXCL16 的诱导在联合应用放疗和 CTLA4 阻断剂治疗小鼠转移乳腺癌中起到了关键作用。

激活的树突细胞携带肿瘤来源的抗原，迁徙到肿瘤引流的淋巴结。如果淋巴结位于放疗靶区之外，幼稚 T 细胞通过与迁移来的树突细胞相互作用而被激活，进而增生成为效应 T 细胞。这些效应 T 细胞又通过趋化因子的梯度吸引，被吸引到被照肿瘤部位。这个过程被肿瘤内皮细胞上血管细胞黏附分子 1（VCAM-1）的过表达所增强，而 VCAM-1 的表达又由 T 细胞产生的 INF-γ 所介导。INF-γ 也能增强肿瘤细胞的主要组织相容性复合物 I（MHC-I）的表达，从而维持并延长了最初的放疗的效应，保证 T 细胞持续发挥对肿瘤的识别和杀伤作用。效应 T 细胞通过 Fas 介导的凋亡或者细胞毒颗粒的释放来杀伤肿瘤细胞，释放出新一轮的肿瘤抗原，进而放大了免疫反应，这是机体获得性抗肿瘤免疫的一个机制。

放疗诱导的 MHC-I 表达上调和其他促免疫原性的效应，均在放射部位被发现。如果已经产生了足够的 T 效应细胞，它们就可以透过转移部位识别肿瘤细胞。IFN-γ 的释放增强了这一过程，可以有效地清除靶区外转移部位的肿瘤细胞。总之，在肿瘤照射部位产生的持久的抗肿瘤效应，不仅决定了被照射肿瘤的总体反应，还引起照射区外的肿瘤产生远隔效应。

四、远 隔 效 应

在动物实验中，手术切除原发肿瘤加速了转移瘤的生长，支持原发肿瘤和转移瘤之间相互作用的假说。有意思的是，在同一模型中，术前放疗则取消了手术引起的转移瘤生长。实验和临床证据都表明了局部放疗对远隔肿瘤的生长具有抑制作用，包括了淋巴瘤、黑色素瘤和其他肿瘤，这一抑制效应最先由 R. J. Mole 命名为远隔效应（abscopal effect）。动物实验还提示，肿瘤生长的抑制效应呈放疗剂量依赖性，在大剂量时更为明显。远隔效应的机制复杂，可能涉及 P53 的表达、抗肿瘤 T 细胞的激活、Flt-3 配体的表达，以及细胞因子和其他免疫机制的参与，有待于进一步的研究。

众多的证据表明，针对局部肿瘤的放疗能够产生超出单纯的肿瘤细胞杀伤效应，并且能够激发宿主免疫系统的特异性反应，但是仍然需要进一步研究这些复杂信号间的相互作用及其后果，并证实局部放疗的这种全身效应。临床上肿瘤局部放疗和免疫治疗的合理运用将为临床实践提供更多的选择和机会，最终提高肿瘤的疗效。

（夏建川　马海清）

参 考 文 献

Ahn G O，Brown J M. 2008. Matrix metalloproteinase-9 is required for tumor vasculogenesis but not for angiogenesis：

role of bone marrow-derived myelomonocytic cells. Cancer Cell, 13 (3): 193-205.

Allavena P, Sica A, Garlanda C, et al. 2008. The Yin-Yang of tumor-associated macrophages in neoplastic progression and immune surveillance. Immunol Rev, 222: 155-161.

Antoniades J, Brady L W, Lightfoot D A. 1977. Lymphangiographic demonstration of the abscopal effect in patients with malignant lymphomas. Int J Radiat Oncol Biol Phys, 2: 141-147.

Apetoh L, Ghiringhelli F, Tesniere A, et al. 2007. Toll-like receptor 4-dependent contribution of the immune system to anticancer chemotherapy and radiotherapy. Nat Med, 13: 1050-1059.

Calveley V L, Khan M A, Yeung I W, et al. 2005. Partial volume rat lung irradiation: temporal fluctuations of in-field and out-of-field DNA damage and inflammatory cytokines following irradiation. Int J Radiat Biol, 81 (12): 887-899.

Chakraborty M, Abrams S I, Camphausen K, et al. 2003. Irradiation of tumor cells up-regulates Fas and enhances CTL lytic activity and CTL adoptive immunotherapy. J Immunol, 170: 6338-6347.

Chakraborty M, Abrams S I, Coleman C N, et al. 2004. External beam radiation of tumors alters phenotype of tumor cells to render them susceptible to vaccine-mediated T-cell killing. Cancer Research, 64: 4328-4337.

Chiba S, Saito A, Ogawa S, et al. 2002. Transplantation for accidental acute high-dose total body neutron- and gamma-radiation exposure. Bone Marrow Transplant, 29 (11): 935-939.

Coates P J, Rundle J K, Lorimore S A, et al. 2008. Indirect macrophage responses to ionizing radiation: implications for genotype-dependent bystander signaling. Cancer Research, 68 (2): 450-456.

Demaria S, Kawashima N, Yang A M, et al. 2005. Immune-mediated inhibition of metastases following treatment with local radiation and CTLA-4 blockade in a mouse model of breast cancer. Clin Cancer Res, 11: 728-734.

Dunn G P, Bruce A T, Ikeda H, et al. 2002. Cancer immunoediting: from immunosurveillance to tumor escape. Nature Immunol, 3: 991-998.

Ehlers G, Fridman M. 1973. Abscopal effect of radiation in papillary adenocarcinoma. Br J Radiol, 46: 220-222.

Fisher B, Gunduz N, Coyle J, et al. 1989. Presence of a growth-stimulating factor in serum following primary tumor removal in mice. Cancer Research, 49 (8): 1996-2001.

Fisher B, Saffer E, Rudock C, et al. 1989. Effect of local or systemic treatment prior to primary tumor removal on the production and response to a serum growth-stimulating factor in mice. Cancer research, 49 (8): 2002-2004.

Galluzzi L, Maiuri M C, Vitale I, et al. 2007. Cell death modalities: classification and pathophysiological implications. Cell Death Differ, 14 (7): 1237-1243.

Hickman A W, Jaramillo R J, Lechner J F, et al. 1994. Alpha-particle-induced p53 protein expression in a rat lung epithelial cell strain. Cancer Research, 54 (22): 5797-5800.

Kaminski J M, Shinohara E, Summers J B, et al. 2005. The controversial abscopal effect. Cancer Treat Rev, 31 (3): 159-172.

Khan M A, Van Dyk J, Yeung I W, et al. 2003. Partial volume rat lung irradiation: assessment of early DNA damage in different lung regions and effect of radical scavengers. Radiother Oncol, 66 (1): 95-102.

Langan A R, Khan M A, Yeung I W, et al. 2006. Partial volume rat lung irradiation: the protective/mitigating effects of Eukarion-189, a superoxide dismutase-catalase mimetic. Radiother Oncol, 79 (2): 231-238.

Lorimore S A, Chrystal J A, Robinson J I, et al. 2008. Chromosomal instability in unirradiated hemaopoietic cells induced by macrophages exposed in vivo to ionizing radiation. Cancer Research, 68 (19): 8122-8126.

Lorimore S A, Coates P J, Scobie G E, et al. 2001. Inflammatory-type responses after exposure to ionizing radiation in vivo: a mechanism for radiation-induced bystander effects? Oncogene, 20 (48): 7085-7095.

Lugade A A, Sorensen E W, Gerber S A, et al. 2008. Radiation-induced IFNgamma production within the tumor microenvironment influences antitumor immunity. J Immunol, 180 (5): 3132-3139.

Mantovani A, Allavena P, Sica A, et al. 2008. Cancer-related inflammation. Nature, 454: 436-644.

Marigo I, Dolcetti L, Serafini P, et al. 2008. Tumor-induced tolerance and immune suppression by myeloid derived suppressor cells. Immunol Rev, 222: 162-179.

Matsumura S, Wang B, Kawashima N, et al. 2008. Radiationinduced CXCL16 release by breast cancer cells attracts effector T cells. J Immunol, 181: 3099-3107.

Melief C J. 2008. Cancer immunotherapy by dendritic cells. Immunity, 29 (3): 372-383.

Nagasawa H, Little J B. 1992. Induction of sister chromatid exchanges by extremely low doses of alphaparticles. Cancer research, 52 (22): 6394-6396.

Obeid M, Tesniere A, Ghiringhelli F, et al. 2007. Calreticulin exposure dictates the immunogenicity of cancer cell death. Nat Med, 13: 54-61.

Ohba K, Omagari K, Nakamura T, et al. 1998. Abscopal regression of hepatocellular carcinoma after radiotherapy for bone metastasis. Gut, 43 (4): 575-577.

Rees G J, Ross C M. 1983. Abscopal regression following radiotherapy for adenocarcinoma. Br J Radiol, 56 (661): 63-66.

Reits E A, Hodge J W, Herberts C A, et al. 2006. Radiation modulates the peptide repertoire, enhances MHC class I expression, and induces successful antitumor immunotherapy. J Exp Med, 203 (5): 1259-1271.

Shao C, Folkard M, Michael B D, et al. 2004. Targeted cytoplasmic irradiation induces bystander responses. Proc Natl Acad Sci U S A, 101 (37): 13495-13500.

Smyth M J, Godfrey D I, Trapani J A. 2001. A fresh look at tumor immunosurveillance and immunotherapy. Nat Immunol, 2: 293-299.

第三节　放射治疗联合生物治疗的增效治疗

放射治疗是恶性肿瘤治疗的基本和重要手段之一。在临床治疗中，为了最大限度地提高肿瘤控制率，同时最大限度地降低治疗毒性，肿瘤综合治疗成为重要选择。在临床实践中，放疗和化疗多种不同方式的联合应用，使治疗效果得到了明显的提高。由于常规化疗药物的毒性反应和非特异性杀伤，治疗的副反应会不可避免地出现，在一定程度上限制了两者的联合应用。分子靶向药物是近年来出现的新的生物治疗制剂，具有选择性作用于特定单个或多个肿瘤靶点、高效低毒的特点，而且避免了一般化疗药物的毒副作用和耐药性。近年来的研究资料表明，分子靶向药物和放射治疗联合应用的尝试，在临床也取得了良好的疗效，证实了分子靶向药物与放疗联合应用对肿瘤治疗具有明显的协同作用。

一、放疗与表皮生长因子受体通路阻断剂

表皮生长因子受体（EGFR）是一种细胞膜表面的糖蛋白受体，具有酪氨酸激酶活性，对维持细胞增殖分化、肿瘤生长、转移和血管生成等发挥主要作用。EGFR 配体（包括 EGF 和 TGF-α 等）与受体结合后，酪氨酸激酶自身磷酸化，从而启动该信号通路引起一系列分子级联反应，导致细胞增殖分化、肿瘤生长和转移、血管生成及凋亡抑制等，并增加放射抗拒性。研究发现，头颈肿瘤、膀胱癌和肾癌等多种实体瘤中均有 EGFR 的高表达。目前针对 EGFR 通路的阻断剂主要有两类：一类是以 EGFR 胞外区为靶点的单克隆抗体，如西妥昔单抗和曲妥珠单抗等；另一类是针对胞内区的小分子酪氨酸激酶抑制剂，如吉非替尼和伊马替尼等。

（一）西妥昔单抗

西妥昔单抗（C225，cetuximab，Erbitux，爱必妥）是特异性针对 EGFR 的 IgG1

单克隆抗体，在 EGFR 表达阳性的肿瘤中能发挥抗肿瘤活性。已有研究发现，西妥昔单抗可将肿瘤细胞周期阻滞于对放疗敏感的 G_2/M 期和相对敏感的 G_1 期，使 S 期细胞的比例减少，并可抑制放射引起肿瘤细胞的亚致死和潜在致死损伤的修复，从而显著提高了肿瘤的放射敏感性。相关研究证实，西妥昔单抗与放疗联合具有协同作用。

Nakata 等对比了西妥昔单抗与多西他赛荷瘤小鼠的放射反应，以肿瘤生长延迟作为观察指标评价放射增敏作用，发现西妥昔单抗显著增加了肿瘤对多西他赛、单次照射和多西他赛加照射的反应，这一实验结果提示，西妥昔单抗＋放疗＋多西他赛的联合治疗可以获得较好的肿瘤控制效果。Robert 等最先进行了一项西妥昔单抗与放疗联合应用治疗晚期头颈部鳞状细胞癌（SCCHN）的 I 期临床研究，共 15 名患者接受了西妥昔单抗与放疗的联合治疗，结果 13 例达到完全缓解（CR），2 例部分缓解（PR），1 年和 2 年的无病生存率为分别为 73％和 65％，证明了西妥昔单抗与放疗联合应用的安全性。Bonner 等报道了一项国际多中心的随机对照 III 期临床试验，结果显示，西妥昔单抗联合高剂量放疗可以提高晚期局部头颈部鳞癌的生存期。此试验共入组 424 名患者，所有患者随机分成 2 组，一组（213 人）接受单纯大剂量放疗，另一组（211 人）接受大剂量放疗加西妥昔单抗治疗，每周给药一次，初始剂量为 400mg/m² 体表面积，以后在化疗期间每周为 250mg/m² 体表面积。所有患者随访至少 24 个月，中位随访时间 38 个月。结果显示，中位生存期西妥昔单抗组为 54 个月，单纯化疗组为 28 个月，2 年和 3 年生存率分别为 62％ vs 55％和 57％ vs 44％，说明使用大剂量放疗和西妥昔单抗联合治疗头颈部局部深在的鳞状上皮细胞癌可增加其局部控制，减少病死率，而且不增加常见放疗相关毒性反应的发生率。

（二）吉 非 替 尼

吉非替尼（ZD 1839，gefitinib，Iressa，易瑞沙）是针对 EGFR 酪氨酸激酶的口服小分子抑制剂。体外研究表明，吉非替尼能抑制 EGFR 酪氨酸激酶磷酸化和 EGF 刺激的细胞增殖。除了能增强大多数细胞毒类化疗药物的作用，吉非替尼与放射治疗联合也具有协同作用。体外研究发现，吉非替尼在体外可以降低头颈鳞癌细胞 A431 在放射后的克隆形成能力，还可以抑制经放射后小鼠 A431 移植瘤的生长；吉非替尼与放射联合应用可以明显延长荷人 GEO 结肠癌小鼠的生存，与单独放射组和单独吉非替尼组相比均有显著统计学差异，在荷人 A549 肺腺癌的小鼠上也得到相似的结果。Huang 等发现吉非替尼可以促进细胞聚集在对放射相对敏感的 G_1 期，能抑制移植瘤经放射后的肿瘤生长，从而与放疗联合应用具有协同增效作用。

（三）厄 洛 替 尼

厄洛替尼（OSI774，erlotinib，Taceva，特洛凯）也是一种 EGFR 酪氨酸激酶抑制剂。已有研究发现，厄洛替尼与放疗有协同作用。厄洛替尼联合放疗诱导肿瘤细胞堆积在 G_2/M 期和 G_1 期，而 S 期细胞的比例进一步减少。厄洛替尼增强凋亡诱导，抑制放射后的 EGFR 自我磷酸化和 Rad51 的表达，从而显著提高肿瘤的放射敏感性。同时，移植瘤实验证实厄洛替尼与放疗联用可以显著抑制肿瘤的生长，还发现厄洛替尼影响了几种与放射敏感性相关的基因的表达，包括 *Egr-1*、*CXCL1* 和 *IL-1β*，说明厄洛替尼在多个水平增强肿瘤的放射敏感性，包括细胞周期阻滞、凋亡诱导、增加细胞复制和 DNA 损伤修复等。

二、放疗与以 VEGF 为靶点的抗肿瘤血管新生药物

血管生成与大多数实体瘤的生长和转移密切相关，因而抑制血管生成就成为控制肿瘤生长的一种重要方法。血管内皮生长因子（VEGF）是最重要的促血管生成因子之一，与肿瘤的发展及放射敏感性有密切的关系。已有研究发现，VEGF 抑制剂与化疗或放疗的联合治疗效果明显优于单用，可以使原本对放射治疗耐受的肿瘤细胞重新变得敏感，还可以减少无效血管密度，增加肿瘤灌注，提高氧合状态，提高肿瘤对放射治疗的敏感性。

（一）ZD6474

ZD6474（zactima，Vandetanib，范得它尼）能够抑制 VEGFR 和 EGFR 介导的细胞内信号转导途径，与放疗联合具有明显的肿瘤放射增敏效果。相关实验显示 ZD6474 在体外抑制人脐静脉内皮细胞的增生，并导致细胞滞留于 G_1 期，同时抑制毛细血管网的形成，增加放射敏感性。有研究进行了 ZD6474 与放疗同步应用于头颈部鳞癌治疗的实验观察，结果证实二者同步应用的肿瘤生长延迟效应明显优于单一治疗。Williams 等评价了 ZD6474 联合放疗对小鼠荷人类非小细胞肺癌 Calu-6 的影响：一组为同步给药，在首次照射前 2h 给予 ZD6474；另一组为序贯给药，在照射后 30min 给予 ZD6474。分析结果显示，与单照射和单用 ZD6474 组比较，序贯组细胞表现出明显的再生长延迟，而在同步给药组的细胞生长延迟则更为明显。Shibuya 等的实验显示 ZD6474 显著增加了体外人肺腺癌 NCI-H441 对放疗的敏感性，并抑制了亚致死损伤的修复；与化疗相比，ZD6474 与放疗联用对动物体内肿瘤的生长、转移和胸膜渗出有明显的抑制；还发现伴随着肿瘤血管密度的降低，肿瘤细胞的凋亡明显增加。还有研究发现在人大肠癌动物模型中观察到 ZD6474 与放疗联用时，肿瘤生长延迟明显。

（二）SU11248

SU11248（sunitinib malate，舒尼替尼）是广谱酪氨酸激酶抑制剂，可作用于 VEGFR-2、PDGFR、c-kit 和 FITK-3 等靶点。已有不少研究发现 SU11248 与放疗联用可以增强肿瘤细胞对放疗的敏感性，具有协同作用。在 SU11248 与放疗联用治疗小鼠 Lewis 肺肉瘤和恶性胶质细胞瘤的实验中，联合治疗组的肿瘤体积减小程度比任一单用组都明显，对肿瘤血管的破坏能力也最强。另外，两个不同的研究组均发现 SU11248 与放疗联用可明显增强胰腺癌细胞对放疗的敏感性，具有协同作用。还有研究比较了 SU11248 联合放疗，与单用 SU11248 或单用放疗对小鼠软组织肉瘤的治疗效果，发现联合治疗组在抑制肿瘤细胞生长和肿瘤血管生成、促进肿瘤细胞和血管内皮细胞凋亡方面均显著高于单用 SU11248 和单用放疗组，说明 SU11248 可明显增强放疗对肿瘤的控制效果，具有协同作用。

（三）SU11657

SU11657 是一种酪氨酸激酶受体的多靶点抑制剂，可抑制 VEGF 和血小板衍生的

生长因子（PDGF）。已有研究发现，SU11657联合放疗可显著抑制脑膜瘤细胞的增殖、迁移、微管形成和克隆生存，并促进凋亡；且效果明显优于任一单用，并证明SU11657通过抑制Akt信号通路来促进血管内皮细胞对化疗或放疗的敏感性。

三、放疗与免疫调节点阻断剂

肿瘤细胞与正常细胞相比具有许多遗传性及表观遗传性改变，理论上可以提供足够数量的抗原，被免疫系统识别区分，进而引发抗肿瘤免疫反应。但是肿瘤相关的免疫抑制使得肿瘤抗原难以引发有效的抗肿瘤免疫。在有效的抗肿瘤免疫过程中，T细胞作为核心执行者，首先被T细胞受体（T cell receptor，TCR）介导的抗原识别信号激活，同时众多的共刺激信号和共抑制信号精确调节T细胞反应的强度和质量，这些抑制信号即为免疫检查点。在生理情况下一方面参与维持对自身抗原的免疫耐受，避免自身免疫疾病，另一方面避免免疫反应的过度激活对组织造成的损伤。肿瘤细胞可以通过免疫检查点，抑制T细胞激活，从而避免免疫杀伤。因此，通过不同的策略增强T细胞的激活对肿瘤免疫治疗具有重要意义，其中针对免疫检查点的阻断是增强T细胞的激活的有效策略之一。目前绝大多数免疫治疗通过拮抗CTLA-4、PD-L1、PD-1等免疫抑制因子来改变肿瘤微环境，促进T细胞活化和应答。Ipilimumab是获得FDA批准的一种抗CTLA4抗体，它可以用来松开对免疫系统的刹车，使得T细胞能够浸润并攻击肿瘤细胞。癌细胞利用PD-L1信号通路来躲避免疫系统，近来一些抗PD-1疗法即阻断PD-L1信号通路的抗体包括Pembrolizumab或Nivolumab也获得了FDA的批准。

宾夕法尼亚大学Abramson癌症中心的一个多学科研究人员小组领导的一项新研究表明，利用三重威胁包括放射治疗及靶向CTLA-4和PD-1信号通路的两种免疫疗法来治疗转移性黑色素瘤，可以在更多的患者中引起最佳的反应，增强免疫系统对疾病的攻击。在一项称作为"RadVax"试验的I期临床研究中，研究小组发现依匹单抗（Ipili-mumab）结合放疗是安全的，患者在接受了对单个肿瘤的体部立体定向放射治疗（stereotactic body radiation therapy，SBRT）3～5天后，分4个疗程每三周给予一次Ipili-mumab治疗。研究小组发现，18%的患者未经辐射的肿瘤获得了部分缓解，18%的患者疾病稳定，64%的患者疾病发生了进展。在平均18.4个月和21.3个月的随访期内患者的中位无进展生存期和总生存期分别为3.8个月和10.7个月。这组患者的总生存率为35%。而过去的一项III期研究显示仅接受Ipilimumab治疗患者的总生存率为20%。为了更好地了解在许多患者中看到的治疗耐受背后的机制，研究人员借助了小鼠荷瘤模型。在小鼠中获得了相似的结果：17%的小鼠对放疗和抗CTLA4抗体组合治疗产生反应。进一步研究发现，放疗和抗CTLA4治疗后复发的小鼠肿瘤显示较高水平PD-L1表达情况。在小鼠中，抑制PD-L1可恢复T细胞的功能，以及肿瘤对放疗及抗CTLA4治疗的反应，将生存率提高到了60%。回到临床试验中，那些肿瘤显示高水平PD-L1的患者的T细胞也丧失了功能，导致治疗失败，而肿瘤显示低水平PD-L1的患者有50%的生存率。因此，肿瘤细胞上的PD-L1是对放疗和Ipilimumab的一个主要的抑制性受体。研究者将开展更大型的临床试验来检验三重威胁疗法的安全性和有效性。

四、放疗与其他分子靶向药物

随着分子肿瘤学的发展，新的与肿瘤发生、发展和药物耐受等相关的肿瘤靶点不断被发现，干预这些靶点则成为新的抗肿瘤药物发展的方向，包括信号转导途径抑制剂、凋亡诱导剂、环氧化酶-2抑制剂、周期蛋白激酶抑制剂和端粒酶抑制剂等。下面就环氧化酶-2（COX-2）抑制剂与放疗的增效作用做一简单介绍。

COX-2是体内前列腺素生物合成的限速酶。与COX-1不同，COX-2只有在细胞因子、内毒素、白细胞介素（IL-1）、致癌剂及癌基因等促分裂因子的刺激下才能在某些细胞内迅速产生。已知COX-2在多种实体瘤，如肺癌、胃癌、食管癌、结肠癌、乳腺癌、肝癌、胰腺癌、前列腺癌和鼻咽癌中过表达，它可以促进肿瘤细胞增殖；通过激活AKT-PKB信号通路抑制肿瘤细胞凋亡；促进VEGF和前列腺素类产物（PG）生成，诱导肿瘤血管生成；增加肿瘤细胞的侵袭力，提示COX-2抑制剂可抑制肿瘤血管生成、促进肿瘤细胞凋亡、降低肿瘤的浸润性并减少血行转移。不仅如此，COX2抑制剂还可以通过抑制PGE-2合成来提高肿瘤细胞的放射敏感性，与放疗产生协同增效作用。相关研究证实COX-2抑制剂SC236能够抑制NFSA鼠肉瘤细胞亚致死损伤的修复，缩短肿瘤细胞的存活时间。SC236与放疗联合应用，可使受照射的细胞在间隔4h的分次放疗中不能修复其放射损伤，其机制可能是SC236使肿瘤细胞停留在放射最敏感的G_2/M期。另一种COX-2抑制剂NS398可以使H460肺癌细胞停留在放射相对敏感的G_1期。研究显示，COX-2抑制剂Celecoxib（赛来昔布）能增强多西他赛联合放疗对裸鼠肺移植瘤的治疗效果，这一现象与其抑制细胞放射损伤后的修复和细胞周期调控有关，但是赛来昔布具有一定的心血管疾病的危险性，因此，寻找新的高效低毒的COX-2特异性抑制剂仍然是目前的研究热点之一。

分子靶向药物与放疗联合已显示出特有的增效优势，为肿瘤治疗带来新希望。但两者联合治疗的最佳时机、药物和照射的最佳剂量仍有待于进一步研究，以期获得更好的肿瘤治疗效果，提高患者的生存质量，延长患者的生命。总之，肿瘤是多基因、多步骤的复杂过程。抗肿瘤靶点药物应该与放疗、化疗等治疗手段联合应用才能取得更好的效果。

（夏建川　马海清）

参 考 文 献

Akimoto T，Hunter N R，Buchmiller L，et al. 1999. Inverse relationship between epidermal growth factor receptor expression and radiocurability of murine carcinomas. Clin Cancer Res，5（10）：2884-2890.

Barker F G，Simmons M L，Chang S M，et al. 2001. EGFR overexpression and radiation response in glioblastoma multiforme. Int J Radiat Oncol Biol Phys，51（2）：410-418.

Bonner J A，Harari P M，Giralt J，et al. 2006. Radiotherapy plus cetuximab for squamous-cell carcinoma of the head and neck. N Engl J Med，354（6）：567-578.

Casneuf V F，Demetter P，Boterberg T，et al. 2009. Antiangiogenic versus cytotoxic therapeutic approaches in a mouse model of pancreatic cancer：an experimental study with a multitarget tyrosine kinase inhibitor（sunitinib），gemcitabine and radiotherapy. Oncol Rep，22（1）：105-113.

Chinnaiyan P, Huang S, Vallabhaneni G, et al. 2005. Mechanisms of enhanced radiation response following epidermal growth factor receptor signaling inhibition by erlotinib (Tarceva). Cancer Res, 65 (8): 3328-3335.

Cuneo K C, Geng L, Fu A, et al. 2008. SU11248 (sunitinib) sensitizes pancreatic cancer to the cytotoxic effects of ionizing radiation. Int J Radiat Oncol Biol Phys, 71 (3): 873-879.

Frederick B, Gustafson D, Bianco C, et al. 2006. ZD6474, an inhibitor of VEGFR and EGFR tyrosine kinase activity in combination with radiotherapy. Int J Radiat Oncol Biol Phys, 64 (1): 33-37.

Geng L, Donnelly E, McMahon G, et al. 2001. Inhibition of vascular endothelial growth factor receptor signaling leads to reversal of tumor resistance to radiotherapy. Cancer Res, 61 (6): 2413-2419.

Gustafson D L, Merz A L, Zirrolli J A, et al. 2004. Impact of scheduling on combined ZD6474 and radiotherapy in head and neck tumor xenografts. Eur J Cancer, Suppl 2: 45-46.

Huang S M, Harari P M. 2000. Modulation of radiation response after epidermal growth factor receptor blockade in squamous cell carcinomas: inhibition of damage repair, cell cycle kinetics, and tumor angiogenesis. Clin Cancer Res, 6 (6): 2166-2174.

Huang S M, Li J, Armstrong E A, et al. Modulation of radiation response and tumor-induced angiogenesis after epidermal growth factor receptor inhibition by ZD1839 (Iressa). Cancer Res, 62 (15): 4300-4306.

Huber P E, Bischof M, Jenne J, et al. 2005. Trimodal cancer treatment: beneficial effects of combined antiangiogenesis, radiation, and chemotherapy. Cancer Res, 65 (9): 3643-3655.

Kim D W, Huamani J, Fu A, et al. 2006. Molecular strategies targeting the host component of cancer to enhance tumor response to radiation therapy. Int J Radiat Oncol Biol Phys, 64 (1): 38-46.

Milas L. 2001. Cyclooxygenase-2 (COX-2) enzyme inhibitors as potential enhancers of tumor radioresponse. Semin Radiat Oncol, 11 (4): 290-299.

Milker-Zabel S, Zabel-du Bois A, Ranai G, et al. 2008. SU11657 enhances radiosensitivity of human meningioma cells. Int J Radiat Oncol Biol Phys, 70 (4): 1213-1218.

Nakata E, Hunter N, Mason K, et al. 2004. C225 antiepidermal growth factor receptor antibody enhances the efficacy of docetaxel chemoradiotherapy. Int J Radiat Oncol Biol Phys, 59 (4): 1163-1173.

Nakata E, Mason K A, Hunter N, et al. 2004. Potentiation of tumor response to radiation or chemoradiation by selective cyclooxygenase-2 enzyme inhibitors. Int J Radiat Oncol Biol Phys, 58 (2): 369-375.

Pyo H, Choy H, Amorino G P, et al. 2001. A selective cyclooxygenase-2 inhibitor, NS-398, enhances the effect of radiation in vitro and in vivo preferentially on the cells that express cyclooxygenase-2. Clin Cancer Res, 7 (10): 2998-3005.

Raju U, Nakata E, Yang P, et al. 2002. *In vitro* enhancement of tumor cell radiosensitivity by a selective inhibitor of cyclooxygenase-2 enzyme: mechanistic considerations. Int J Radiat Oncol Biol Phys, 54 (3): 886-894.

Robert F, Ezekiel M P, Spencer S A, et al. 2001. Phase I study of anti-epidermal growth factor receptor antibody cetuximab in combination with radiation therapy in patients with advanced head and neck cancer. J Clin Oncol, 19 (13): 3234-3243.

Schueneman A J, Himmelfarb E, Geng L, et al. 2003. SU11248 maintenance therapy prevents tumor regrowth after fractionated irradiation of murine tumor models. Cancer Res, 63 (14): 4009-4016.

Shibuya K, Komaki R, Shintani T, et al. 2007. Targeted therapy against VEGFR and EGFR with ZD6474 enhances the therapeutic efficacy of irradiation in an orthotopic model of human non-small-cell lung cancer. Int J Radiat Oncol Biol Phys, 69 (5): 1534-1543.

Shintani S, Li C, Mihara M, et al. 2003. Enhancement of tumor radioresponse by combined treatment with gefitinib (Iressa, ZD1839), an epidermal growth factor receptor tyrosine kinase inhibitor, is accompanied by inhibition of DNA damage repair and cell growth in oral cancer. Int J Cancer, 107 (6): 1030-1037.

Siemann D, Shi W. 2004. The VEGFR2 tyrosine kinase inhibitor, ZD6474, enhances the antitumor effect of radiation. Eur J Cancer, Supp 12: 49.

Solomon B, Hagekyriakou J, Trivett M K, et al. 2003. EGFR blockade with ZD1839 ("Iressa") potentiates the antitumor effects of single and multiple fractions of ionizing radiation in human A431 squamous cell carcinoma. Epidermal growth factor receptor. Int J Radiat Oncol Biol Phys, 55 (3): 713-723.

Wachsberger P, Burd R, Dicker A P. 2003. Tumor response to ionizing radiation combined with antiangiogenesis or vascular targeting agents: exploring mechanisms of interaction. Clin Cancer Res, 9 (6): 1957-1971.

Williams K J, Telfer B A, Brave S, et al. 2004. ZD6474, a potent inhibitor of vascular endothelial growth factor signaling, combined with radiotherapy: schedule-dependent enhancement of antitumor activity. Clin Cancer Res, 10 (24): 8587-8593.

Yoon S S, Stangenberg L, Lee Y J, et al. 2009. Efficacy of sunitinib and radiotherapy in genetically engineered mouse model of soft-tissue sarcoma. Int J Radiat Oncol Biol Phys, 74 (4): 1207-1216.

第七章　微创介入治疗联合生物治疗

第一节　肿瘤微创介入治疗的概念和特点

微创介入治疗（minimally invasive interventional therapy）是以现代医学影像设备为导向，利用微创介入方法进行治疗的学科。

肿瘤的微创介入治疗可以分为血管性微创介入治疗和非血管性微创介入治疗，前者是在血管内进行的介入治疗，后者是在血管外进行的肿瘤介入治疗。

一、肿瘤的血管性微创介入治疗

血管性微创介入治疗是指通过经皮血管（主要是动脉）穿刺进行选择性或超选择性血管插管，将导管置于靶血管完成肿瘤及肿瘤相关病变的治疗。

（一）血管插管技术

（1）器械：肿瘤血管性微创介入治疗必备的器械包括穿刺针、导丝、导管，同时还可以配合一些辅助性的介入器械，如导管鞘等。目前最常用的血管穿刺针是 7cm 长的 18G 不带针芯前壁穿刺针；导丝的长度一般为 145～220cm，直径 0.032～0.035in（0.81～0.89mm）；导管的长度多为 65～100cm，外径多为 4F（1.34cm）和 5F（1.68cm），临床上根据插管靶动脉的不同需选用不同形状的导管。

（2）穿刺插管途径：股动脉是最常用的动脉穿刺插管途径。股动脉位于腹股沟附近，管径较粗，位置浅表，比较固定，易于触摸且周围无重要组织器官，其后方为股骨头，拔出导管后易于压迫止血。在各种动脉穿刺插管技术中，经股动脉穿刺的安全性最高、并发症发生率最低。患者在术中采用仰卧体位，便于穿刺操作，同时该种体位患者比较自然，能与操作医生取得良好配合。肱动脉和锁骨下动脉穿刺插管途径则不常用。

（3）方法步骤：用 3‰ 的利多卡因对腹股沟区皮肤组织进行局部麻醉后，采用 Seldinger 法穿刺股动脉，经穿刺针送入导丝，然后交换导管进行有关插管操作（图 2-7-1）。也可经导丝引入导管鞘后再行插管操作。插管操作是在 X 射线电视透视下进行的。将导管选择性插入靶动脉行动脉造影，了解血管的分布、肿瘤的供血情况，为介入治疗提供造影资料，然后经导管注入治疗药物或栓塞剂。治疗结束后，拔出导管，对穿刺部位压迫止血，穿刺侧下肢制动 12h，平卧 24h，以防穿刺部位出血或血肿形成。

（二）药盒导管系统（port-catheter system，PCS）

（1）原理：应用 Seldinger 血管插管技术将导管的一端置于肿瘤供血靶动脉，另一端与埋植于皮下的带有穿刺膜的小盒体相连，为恶性肿瘤患者输注化疗药物、血液制品、营养支持及血液取样提供长期、安全、可靠的血管通路。

（2）方法：有经动脉和静脉两条途径行药盒导管植入。动脉途径多选择锁骨下动脉

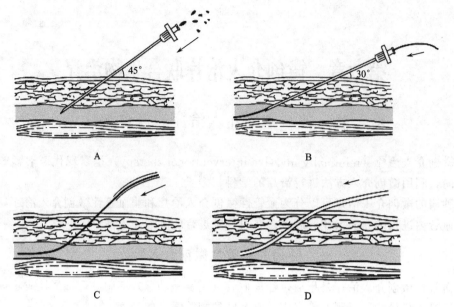

图 2-7-1　A. 用斜面穿刺针穿透动脉前壁，见动脉血从针尾喷出；B. 经穿刺针置入导丝；

C. 退出穿刺针后沿导丝引入导管；D. 撤出导丝行导管插管介入治疗

或股动脉穿刺插管，静脉途径多选择锁骨下静脉穿刺插管。导管的一端置于肿瘤供血靶动脉，另一端与盒体相接并埋植于皮下。

（3）适应证：全身各部位实体肿瘤的动脉灌注化疗；恶性肿瘤患者输液通路。

（4）禁忌证：对植入材料过敏者；植入药盒的局部组织有炎症、疤痕、肿大淋巴结等。

（5）并发症：与该系统本身有关的并发症主要有留置导管移位、阻塞；药盒植入部位感染；导管断裂、药盒渗漏等。

（三）经导管动脉灌注化疗（transcatheter arterial infusion，TAI）

（1）原理：选择性动脉插管将化疗药物经肿瘤供血动脉直接注入肿瘤组织内实现局部灌注化疗，可以大大提高肿瘤局部药物浓度，减少血药浓度，从而提高疗效，减轻不良反应。

（2）方法：应用上述动脉穿刺插管技术将导管置入肿瘤供血动脉，再经导管注入化疗药物。经动脉插管灌注化疗前，需确定肿瘤病理性质，选择对肿瘤敏感的化疗药物。化疗方案一般参照静脉全身化疗方案，但有些化疗药物需经体内活化后才起作用（如环磷酰胺），如果直接灌注将失去动脉插管介入治疗的意义。化疗剂量不应超过全身化疗一个疗程的用药量。如应用动脉药盒导管系统，则可方便长期动脉化疗给药。

（3）适应证：全身各部位实体肿瘤，如肺癌及转移性肿瘤。

（4）禁忌证：碘过敏患者；恶液质或心、肺、肝、肾功能衰竭；心功能失代偿；骨髓明显抑制；大出血、严重出血倾向；严重感染或白细胞计数低于 3×10^9/L 等。

（5）并发症：穿刺局部出血和血肿；血管创伤形成夹层或假性动脉瘤；化疗药物引起的毒副反应等。脊髓损伤较罕见。

（四）经导管动脉栓塞治疗

（transcatheter arterial embolization，TAE）

（1）原理：经导管向肿瘤出血动脉注入栓塞物质，达到止血目的；或经导管注入栓塞物质对良性富血供肿瘤的供血动脉进行栓塞，达到使肿瘤萎缩或减少肿瘤术中出血的目的；或部分破坏功能亢进的脏器功能。

（2）方法：应用股动脉穿刺插管技术将导管置入出血动脉或肿瘤供血动脉，再经导管注入固体性栓塞物质（如明胶海绵、金属环圈、聚乙烯醇栓塞微粒等）。

（3）适应证：肿瘤侵犯或破裂引起的出血，如宫颈癌、鼻咽癌、肝癌大出血等的栓塞止血；良性富血供肿瘤，如子宫肌瘤、鼻咽血管纤维瘤、脑膜瘤等；脾脏功能亢进的治疗。

（4）禁忌证：碘过敏者；全身衰竭、恶液质、严重肝功能损害、严重肾功能不全、心功能失代偿，怀孕患者；肌瘤短期内明显增大者等。

（5）并发症：栓塞后综合征（包括下腹痛、发热、恶心、呕吐等），子宫肌瘤坏死脱落经阴道排出，子宫内膜炎，栓塞剂误栓等。

（五）经导管动脉化疗栓塞

（transcatheter arterial chemoembolization，TACE）

（1）原理：经导管将化疗药物和栓塞剂通过肿瘤供血动脉注入肿瘤组织，化疗药物以较高浓度、较长时间停留于肿瘤内，在杀伤肿瘤细胞的同时栓塞肿瘤血管可促使肿瘤细胞坏死，并且可降低体循环的药物浓度，减轻全身化疗毒性作用，达到更好的治疗效果。

（2）方法：应用最为广泛的化疗栓塞方法是将化疗药物（如 ADR、MMC、DDP）与超液化碘油（lipiodol）混合成乳剂进行微血管水平的化疗栓塞，或再加上明胶海绵颗粒近侧血管栓塞。其他的方法有用明胶海绵颗粒浸泡抗肿瘤药物进行化疗栓塞，或用抗癌药物微球或微囊进行化疗栓塞等。

（3）适应证：不能手术切除、术后复发、不宜手术切除的原发性肝癌和转移性肝癌；肺癌、盆腔恶性肿瘤等。其中以肝癌肝动脉化疗栓塞应用最多、最广。

（4）禁忌证：肝功能属 Child C 级合并严重黄疸者；大量腹水；严重心肺肾功能不全者；严重凝血机制障碍有出血倾向；糖尿病未控制者；碘过敏者；门静脉主干被癌栓完全阻塞者。

（5）并发症：栓塞后综合征；胆道炎症，严重时发生坏死；肝动脉损害；胆汁瘤；化疗药物引起的毒副反应等。

二、肿瘤的非血管性介入治疗

非血管性介入治疗主要包括经皮肿瘤消融治疗、经皮胃肠造瘘、经导管引流术、腔内支架植入术、椎体成形术、放射性粒子植入术等内容。

（一）肿瘤消融治疗（ablation）

肿瘤消融治疗是在影像设备的导向下经皮穿刺肿瘤组织，通过物理或化学的方法破坏肿瘤，使局部肿瘤部分或完全性坏死，达到治疗肿瘤的目的。化学消融是利用化学物质（如无水乙醇、乙酸等）杀灭肿瘤细胞达到治疗肿瘤的目的，其适应证、禁忌证、并发症与物理消融基本相同，在此不做详细介绍。物理消融的方法包括射频消融、冷冻消融、微波消融、激光消融、热消融等，其中以射频消融应用最多，以下将重点介绍。

（1）原理：肿瘤射频消融治疗（radio-frequency ablation，RFA）的原理是用高频电流使组织离子产生振动、相互摩擦产生热量，局部温度可达到 45～50℃，引起组织脱水、蛋白质变性、细胞膜崩解，达到治疗目的。

（2）方法：在影像导向下将消融电极插入肿瘤组织中，逐渐加大功率，使电极温度升高到 95℃左右，以高频电流转化的热能治疗肿瘤组织。

（3）适应证：不适宜手术或拒绝手术的原发、复发及转移性（肿瘤数目在 4 以下）肝癌，经 1～2 次 TACE 治疗的巨块型肝癌、肺癌及肺转移瘤、肾上腺转移瘤、肾癌、腹膜后淋巴结转移瘤、盆腔肿瘤、腹盆部软组织肿瘤等。

（4）禁忌证：体质差、活动性感染未控制，有难以控制的大量腹水，严重出血倾向，合并有其他严重疾病。

（5）并发症：穿刺部位感染、肝内血肿、出血，胸腔积液，肝脓肿等。

（二）经皮经肝胆道引流术
（percutaneous trans-hepatic cholangic drainage，PTCD）

（1）原理：PTCD 是经皮肝穿刺在受梗阻的胆道内放置引流管，解除恶性病变所致的胆道梗阻，减轻或消退患者的黄疸，为其他治疗创造条件，也可作为长期姑息治疗手段，延长患者生存期和提高生活质量。

（2）方法：在 X 射线透视或 B 超的导向下，经腋中线或剑突下入路，用千叶针穿刺梗阻扩张的胆管，并在导丝的引导下置入引流管。胆道引流术目前主要包括外引流、内引流和内外引流三种方法。外引流是通过 PTCD 将外引流管置入梗阻的胆管内，解除梗阻，引流胆汁，利于肝功能的恢复和后续治疗。内外引流则是在外引流的基础上，将引流管直接通过胆管狭窄处，送入十二指肠，胆汁既可流入十二指肠，亦可引流出体外。内引流是最符合人体生理的理想引流方法，在完成 PTCD 后，置入内引流导管或行胆道内支架植入术，使胆汁能够直接流入胃肠，参与胆肠循环。

（3）适应证：胆管癌、胰腺癌、壶腹癌、肝门区转移肿瘤引起胆道狭窄或闭塞；中晚期肝癌造成的梗阻性黄疸。

（4）禁忌证：终末期患者；恶液质、肝肾功能衰竭者；大量腹水及严重出血倾向患者。

（5）并发症：胆道出血、胆汁漏、逆行胆道感染等。

（三）经皮胃造瘘术（percutaneous gastrostomy，PG）

（1）原理：恶性肿瘤所致上消化道梗阻及吞咽困难患者，采用经皮穿刺胃造瘘术建立新的进食通道，提高这类患者的晚期生活质量。

（2）方法：透视下先通过口或鼻腔将导管置入胃内并经导管注入气体，胃扩张满意后穿刺胃前壁，再经导丝插入胃造瘘管到胃内或经十二指肠至空肠。造瘘管外部用丝线或固定盘固定于皮肤上。术后第二天即可经造瘘管注入流质营养品。

（3）适应证：恶性肿瘤引起的恶液质及厌食；食管贲门癌、食管纵隔瘘、食管气管瘘、头颈部巨大肿瘤侵及下咽部及食管而造成进食困难者；终末期衰竭患者吞咽困难者。

（4）禁忌证：胃部疾病所致幽门梗阻；大量腹水造成胃前壁与腹壁分离；严重的门静脉高压造成腹内静脉曲张。

（5）并发症：腹膜炎；肠道出血；造瘘口外漏；造瘘口周围感染等。

（四）经皮气胸引流术（percutaneous pheumothorax drainage，PPD）

（1）原理：应用经皮穿刺的方法将气胸引流管置入胸腔清除胸膜腔内的气体，使萎陷的肺叶复张，恢复肺组织的功能。

（2）方法：气胸侧第二或第三前肋间隙锁骨中线处穿刺，然后借助导丝引入 8～10F 多侧孔猪尾形引流管于胸腔内，导管外端通过连接导管与 Heimlich 单相活瓣气胸引流管相接。

（3）适应证：肺或纵隔肿瘤穿刺活检、肺肿瘤射频消融治疗等引起的气胸；自发性气胸等。

（4）禁忌证：严重恶液质预计生存期不超过 2 周或严重出凝血功能障碍患者。

（5）并发症：胸腔出血、感染等。

（五）经皮穿刺椎体成形术（percutaneous vertebroplasty，PVP）

（1）原理：经皮穿刺椎体成形术是在影像设备的导向和监视下经皮穿刺颈、胸、腰椎体并灌注填充材料骨水泥（化学名：甲基丙烯酸树脂）治疗溶骨性骨质破坏和骨质疏松疾病的一种技术，可增强椎体强度和稳定性、防止塌陷、缓解腰背疼痛，甚至完全恢复椎体高度。

（2）方法：操作时在 CT 和 C 臂 X 光机导向下使用专用骨穿刺针经椎弓根穿刺进入病灶内，骨水泥注射量通常情况下颈椎 2～4ml、胸椎 4～7ml、腰椎 5～8ml。

（3）适应证：椎体血管瘤；椎体原发和转移性肿瘤；椎体疏松或创伤性压缩骨折。

（4）禁忌证：有肿瘤压迫的神经症状；凝血功能异常者；明显的椎体塌陷。

（5）并发症：骨水泥向椎旁外渗漏致神经、脊髓被灼伤或受压；椎外静脉引流致异位栓子和急性肺栓塞。

（六）影像导向下放射性粒子种植（radioactive seeds implanting）

（1）原理：通过放射性粒子释放的 r 射线杀伤肿瘤细胞，达到治疗肿瘤的目的。

（2）方法：利用计算机三维立体种植治疗计划，重建肿瘤的三维形态，准确设计植入粒子的位置、数量及种植路径，然后在 CT 或 B 超导向下精确的植入放射性粒子到肿瘤区域。

（3）适应证：全身各部位原发肿瘤；拒绝根治手术的肿瘤患者；孤立的转移性肿瘤；外照射效果不佳或失败者。

（4）禁忌证：预计生存期不足 6 个月；穿插部位皮肤溃烂感染；放疗不敏感的肿瘤。

（5）并发症：感染、出血；粒子远处转移。

三、内支架置入术

内支架是用于支撑体内狭窄管腔或新建通道的假体。在影像设备的导向下通过导管、导丝、支架输送器，将支架放置于管道狭窄处或瘘口部位，使之再成型或堵住瘘口的技术称之为内支架置入术，可分为血管性和非血管性两大类。血管性内支架是指应用于血管内的支架如髂动脉内支架和腔静脉内支架；非血管性内支架是指用于非血管性管腔的支架，如食道、胃肠道、气管、胆道内支架，而输尿管狭窄多采用置入内涵管的方式对狭窄的输尿管进行支撑。本章节只涉及与肿瘤病变有关的临床较常用的一些内支架置入术。

（一）腔静脉内支架置入术

腔静脉内支架置入术分上腔静脉和下腔静脉内支架置入术。现以上腔静脉内支架置入术为例介绍腔静脉内支架置入术。

（1）原理：上腔静脉综合征（superior vena cava syndrome，SVCS）是由各种原因引起的完全性或不完全性上腔静脉阻塞，致使血流受阻所造成的一组综合征。上腔静脉内支架置入可及时解除上腔静脉综合征，为其他治疗创造条件。

（2）方法：穿刺股静脉送入珠头导丝至右心房内，寻找上腔静脉狭窄段及潜在的缝隙。导丝通过狭窄段后，沿导丝送入猪尾巴导管至狭窄段上端，行 DSA 造影，确定狭窄位置、范围、有无瘤栓及血栓形成。若有血栓，注入尿激酶溶栓。沿导丝送入支架推送器，将支架植入狭窄段。

（3）适应证：①阻塞症状发展快，静脉回流障碍明显，特别是伴有呼吸困难及颅内压增高症状者；②对放疗、化疗不敏感且位于上腔静脉旁的恶性肿瘤经正规治疗后肿瘤复发者，可考虑行内支架置入术，防止上腔静脉综合征的发生。

（4）禁忌证：严重的心肺衰竭不能耐受手术者；严重出血倾向者。

（5）并发症：血栓、瘤栓脱落导致肺梗塞，发生率为 10% 左右，为避免发生肺梗塞，于扩张前应常规进行导管溶栓治疗。一般用尿激酶 30 万～60 万 U/30min。

（二）非血管性内支架

（1）原理：应用人造支架将受肿瘤压迫或侵犯变得狭窄或梗阻的管腔重新开通，恢复管腔的原功能。

（2）方法：首先确定狭窄部位及长度或瘘口位置，然后在影像导向下将装有内支架的支架推送系统置入狭窄部位，确认位置后将其释放。胆道内支架置入需先行 PTCD，然后在导丝的引导下，通过支架推送系统释放胆道支架。输尿管内涵管置入需先行经皮肾盂穿刺，在导丝的引导下置入内涵管。

（3）适应证：①各种良恶性病变所至的食管狭窄以及食管癌引起的食管气管瘘、食管纵隔瘘；②胆道及其周围组织恶性肿瘤引起的阻塞性黄疸；③气管内或气管外肿瘤引起的气道狭窄；④恶性肿瘤浸润压迫引起的胃肠道管腔狭窄或闭塞和胃肠吻合口及造瘘口肿瘤浸润复发的患者；⑤膀胱肿瘤、前列腺肿瘤、宫颈肿瘤、腹膜后肿瘤及肿瘤放疗后引起的输尿管梗阻。

（4）并发症：支架置入部位疼痛；黏膜损伤出血；支架移位或滑脱。

（5）禁忌证：年老体衰或严重恶液质患者；脏器功能衰竭。

（吴沛宏　黄金华）

参 考 文 献

孙燕. 2001. 内科肿瘤学. 北京：人民卫生出版社. 134-164.

吴沛宏，黄金华，罗鹏飞，等. 2005. 肿瘤介入诊疗学. 北京：科学出版社.

曾益新. 2003. 肿瘤学. 第 2 版. 北京：人民卫生出版社：485-535.

Andreas J A. Bremers, Parmiani G, et al. 2000. Immunology and immunotherapy of human cancer: present concepts and clinical developments. Critical reviews in Oncology/Hematology, 34: 1-25.

Belghiti J, Carr BI, Greig P D, et al. 2008. Treatment before liver transplantation for HCC. Ann Surg Oncol, 15 (4): 993-1000.

Chua T C, Liauw W, Saxena A, et al. 2010. Systematic review of neoadjuvant transarterial chemoembolization for resectable hepatocellular carcinoma. Liver Int, 30 (2): 166-174.

Hannon G J. 2002. RNA interference. Nature, 418 (6894): 244-251.

Liapi E, Geschwind J F. 2010. Chemoembolization for primary and metastatic liver cancer. Cancer J, 16 (2): 156-162.

Ma S, Jiao B, Liu X, et al. 2010. Approach to radiation therapy in hepatocellular carcinoma. Cancer Treat Rev, 36 (2): 157-163.

Matsui O, Miyayama S, Sanada J, et al. 2010. Interventional oncology: new options for interstitial treatments and intravascular approaches: superselective TACE using iodized oil for HCC: rationale, technique and outcome. J Hepatobiliary Pancreat Sci, 17 (4): 407-409.

McWilliams J P, Yamamoto S, Raman S S, et al. 2010. Percutaneous ablation of hepatocellular carcinoma: current status. J Vasc Interv Radiol, 21 (8 Suppl): 204-213.

Tsochatzis E A, Germani G, Burroughs A K, et al. 2010 . Transarterial chemoembolization, transarterial chemotherapy, and intra-arterial chemotherapy for hepatocellular carcinoma treatment. Semin Oncol, 37 (2): 89-93.

Vogl T J, Mack M G, Eichler K, et al. 2011. Chemoperfusion and embolization in the treatment of liver metastases. Rofo, 183 (1): 12-23.

Wong S L, Edwards W J, Chao C. 2001. Radiofrequency ablation for unresectable hepatic tumors. Am J Surg, 186: 522.

第二节　肿瘤的微波与超声治疗

一、微波治疗的概念与临床应用

微波治疗是临床上一种新的治疗手段，其疗效已得到公认。当微波作用于机体组织时，引起组织细胞中离子、水分子和偶极子的高频震荡，当微波能量低时，产热低，可增强局部血液循环，加快局部代谢，增强局部免疫能力，因此能有效地改善局部血液循环、促进水肿吸收，消炎止痛。当微波能量高时，产热高，可使蛋白质变性、凝固、坏死，此时微波具有烧灼、切割、消融的作用。

（一）微波的物理特性

微波是频率为 300～300 000MHz、波长 1mm～1m 的超高频电磁波。在微波治疗仪中，微波传输特性由微波馈线和辐射器决定，优良的辐射器能使微波具有极佳的方向性，有相当准确的定位精度。微波是属于非电离辐射，它不能使化学物质中较弱的氢键断裂，也不能使化学物质产生电离作用，只能对分子的自由旋转度起作用，故不改变物质的化学性质，使用安全。微波辐射在介质上的透入深度与频率成反比，与波长成正比。一般而言，微波在高水分组织中吸收快但穿透深度小，而在低水分组织中则相反，穿透深度深。根据这种性质，在微波治疗仪类型中，有不同的频段划分，不同性质的疾病可用不同频段的微波治疗。

（二）微波治疗肿瘤的机理

微波治疗肿瘤的机理主要是利用微波的热效应和肿瘤不耐热的特点达到灭活肿瘤的目的。微波作用于肿瘤时，由于肿瘤组织内大部分是由水和蛋白质等极性分子组成，在微波电场力矩的作用下，极性分子沿着微波电场的方向进行有序排列的取向运动，并随着高频电场的交变而来回转动，在转动的过程中与相邻的分子产生类似摩擦，碰撞而产生热量，在极短的时间内达到 60～107℃ 的局部高温。实验研究表明，当温度升高达 46℃（60min）时细胞出现不可逆性破坏；50～52℃（4～6min）即能诱导细胞毒性反应；60℃ 以上细胞即刻发生死亡。因此微波能使电极周围的肿瘤凝固，变性坏死，达到原位灭活。

与其他加热方法不同，微波加热的热源不是从外部加热传导，而是由生物组织本身产生的，这种热作用效率高，均衡性和热稳定性好。

肿瘤组织不耐热性与肿瘤组织含水丰富、血管结构发育不良、紊乱、热交换能力差、pH 低、组织缺氧等有关。

（三）微波在肿瘤治疗中的临床应用

1. 微波热疗

以微波作为热源加热局部或全身，使之升温至 42～43℃，维持 40min 以上，即可达到治疗目的，常需多次治疗。

2. 微波热消融

利用微波可凝固坏死组织的作用，临床上用来治疗良性的肿瘤（如息肉）、癌前病变（如不典型增生）、恶性的实体肿瘤（如肝癌）等。对某些实体肿瘤，微波治疗可达到与手术相同或相近的治疗效果。对某些不能手术的患者，微波治疗可显著改善患者的症状，提高生存质量。

二、超声治疗的概念与临床应用

超声用于诊断已是十分成熟的技术，而用于治疗的超声（0.02～5MHz）是近年来发展的一种新手段。因其具有无创伤性，超声治疗技术已广泛应用于眼科、理疗、消化、普外等临床领域中。小功率超声仪用于常规理疗，高强度聚焦超声可以施行功能保护型手术，进行无创性的肿瘤治疗，这完全符合肿瘤治疗的发展趋势。

高强度聚焦超声（high intensity focused ultrasound，HIFU）是利用超声波（0.8～1.6MHz）具有穿透性、方向性、聚焦性好的特点，将体外发射的低能量超声波聚焦于肿瘤部位，通过超声波在肿瘤组织中的一系列生物学效应使肿瘤靶区内温度瞬间达到 65～100℃，肿瘤组织产生凝固性坏死而达到治疗肿瘤肿瘤的目的。

（一）高强度聚焦超声治疗肿瘤的原理

高强度聚焦超声治疗肿瘤的原理包括两个方面，即高强度聚焦超声的生物学效应和肿瘤组织的生物学特性。

1. 高强度聚焦超声的生物学效应

（1）热效应。当超声波在人体组织内传播时，由于组织的内摩擦黏滞损耗、热传导损耗及一些分子弛豫过程，不断地把一部分有序的声波震动能量转化成为无序的分子热运动能量，这种能量在超声波聚焦点处产生瞬间高温（靶区组织温度在 $0.5 \sim 1.0 \mathrm{s}$ 内骤升至 $65 \sim 100 ^\circ \mathrm{C}$），使焦点处的靶组织发生不可逆的凝固性坏死。

（2）空化效应。空化效应是强超声在液体中引起的一种特有的物理现象，其机制通常是指液体中存在的微小气泡（空化泡），在超声波作用下被激活所表现的震荡、膨胀、收缩、崩溃等一系列的动力学过程。

（3）免疫机制。由于 HIFU 治疗时焦域内高温造成肿瘤靶组织发生凝固性坏死，这起到了高温固化留置瘤苗的作用：一方面，超声破坏癌种，使瘤/宿主优势得以改善；另一方面，高温使瘤组织变性，肿瘤组织抗原性改变，更易刺激机体免疫。肿瘤局部热疗与免疫关系的研究发现，高热可促进肿瘤组织合成热激蛋白，热激蛋白可刺激机体免疫系统，提高机体免疫功能。肿瘤局部热疗还可刺激机体的细胞免疫和体液免疫，NK细胞、T 淋巴细胞和巨噬细胞的细胞免疫功能将增强。

（4）与化疗的协同作用。国内研究 HIFU 加阿霉素治疗实验性肝癌的大鼠生存时间显著长于单用阿霉素的化疗组，两组的平均生存时间分别为 78 天和 42 天，并且接受 HIFU 加阿霉素治疗的 12 只大鼠中有 3 只被"治愈"，即治疗 150 天后未发现肿瘤生长的病理学证据。

2. 肿瘤组织的生物学特性

肿瘤组织由于其解剖组织学上的缺陷致使其供血不足、缺氧、偏暖、不耐热，癌瘤组织的血供仅为正常组织的 $2\% \sim 15\%$，这种在血循环方面的显著差别，是 HIFU 及其他加热方法治疗肿瘤的基础。

（二）高强度聚焦超声在肿瘤治疗中的临床应用

1. 肿瘤热疗

高强度聚焦超声可作为热源加热肿瘤局部，使之达到所需的温度并维持一定时间从而起到肿瘤热疗的效果。

2. 热"切除"

高强度聚焦超声的生物学焦域通常约为 $1 \mathrm{mm} \times 1 \mathrm{mm} \times 3 \mathrm{mm}$ 大小，治疗过程中，焦域处的温度瞬间可达 $65 \sim 100 ^\circ \mathrm{C}$ 而使组织发生凝固性坏死。在超声的实时监测和计算机的控制下，通过不断移动治疗探头即移动生物学焦域达到由点—面—块凝固坏死所预定的靶区肿瘤的目的，即热"切除"。理论上，凡是超声能到达部位的肿瘤均可使用高强度聚焦超声治疗，但在实际过程中尚有许多问题有待解决。目前主要应用于实体肿瘤的治疗包括肝癌、乳腺癌、恶性软组织肿瘤、恶性骨肿瘤、肾癌、胰腺癌等的治疗。

（三）高强度聚焦超声技术杀死肿瘤组织的优点

1. 强度高，辐照时间短

研究表明，当肿瘤细胞温度上升到 60 ℃时，肿瘤细胞会在短时间内发生不可逆的变化，然后死亡。由于在聚焦区内的超声强度一般超过几百 $\mathrm{W/cm^2}$ 因此只需很短时间

$(0.2\sim10s)$，位于聚焦区的肿瘤组织即可升温到 60 ℃以上。

2. 具有很高的精确性

一般来说，HIFU 技术聚焦区小，高温范围集中，聚焦区外组织温度基本安全。实验研究表明，在聚焦区与未受损伤组织有着明显的分界线，一般不超过 10 个细胞的宽度。在光学显微镜下观察亦表明：HIFU 辐照后的组织着色后出现明显的分界区，聚焦区组织很快着色，而包围它的区域（边界区域）着色慢于正常组织，因此，在光镜下焦斑的边界非常明显。HIFU 技术虽然在聚焦区内强度高，但是在聚焦区外组织中强度却很低而且由于辐照时间短、因此单次辐照对于正常组织不会产生影响。

3. 对肿瘤组织局部加热不受大血管血流散热影响

由于辐照时间短，即使处于大血管周围的肿瘤组织也能在短时间内升至所需温度，因此可以使治疗彻底。而一般热疗法因受大血管血流散热影响而使处于大血管周围的肿瘤组织不能达到预期的治疗效果。此外，对血管损伤研究表明，HIFU 能毁坏直径小于 $200\mu m$ 的血管及毛细血管，但不易损伤大血管。

（四）HIFU 治疗肿瘤存在问题

1. 术中超声实时监测问题

HIFU 治疗过程中是通过 B 超进行实时监测，使用超声灰度变化来判断治疗效果，在大量活体和离体动物实验结果均表明：超声显像中有灰度改变一定发生凝固性坏死，但已发生凝固性坏死的组织在超声显像中不一定有灰度变化，这是因为回声的强度除与组织坏死程度有关外，还取决于肿瘤的种类、肿瘤发展的不同阶段，以及该肿瘤是否曾用过其他方法治疗等。现在有学者试用 MRI 和 HIFU 进行偶联，以 MRI 来监控治疗效果，但动态显示较困难，费用也很高。因此，HIFU 技术在肿瘤治疗过程中的监测问题有待于进一步完善，以便缩短治疗时间，客观地评价每次治疗是否已达到凝固性坏死的要求。

三、热消融治疗与肿瘤免疫

近年来的研究表明，热消融（包括微波、射频、激光、高强度聚焦超声等）对于机体提高抗肿瘤免疫能力有较大的影响。①热消融治疗提高了淋巴细胞免疫功能，肝癌患者的淋巴细胞亚群研究表明，微波或射频消融治疗后 $CD3^+$、$CD4^+$ 细胞数量较治疗前显著提高，抑制性 $CD8^+$ T 淋巴细胞数量明显降低，$CD4^+/CD8^+$ 比例明显升高。②动物实验表明，T 淋巴细胞活性、腹腔内巨噬细胞活性均在消融治疗后显著升高。③研究还发现微波消融治疗后肝癌患者外周血中 NK 细胞活性、LAK 细胞活性及彻底＋淋巴细胞百分比均显著高于治疗前；而手术切除组和经肝动脉栓塞治疗组患者治疗前、免疫指标则无显著变化，甚至由于手术创伤，患者术后短期内还出现了免疫抑制。④对同一患者不同部位两个肝癌结节的微波消融治疗对照研究表明，治疗一个结节后，另一个未受微波热场影响的结节内部免疫细胞浸润数量也增加，体积增大，而且与受治疗结节内浸润的免疫细胞表型相同，说明治疗结节和未治疗结节内有相同抗原，免疫细胞均是被激活的，故产生同样的免疫应答反应。⑤微波消融肿瘤前后患者血中 NK 细胞比例、IL-2、SIL-2R 及 AFP-mRNA 水平等有明显的差异。⑥热消融治疗改善了红细胞的免疫功能。红细胞在识别抗原、免疫黏附、免疫调控和抗肿瘤等免疫过程中有重要作用。肝癌患者存在继发性红细胞功能障碍，红细胞免疫复合物花环形成率（RBC-ICR）明显升高，而红细胞补体C3b受体花环形成率（RBC-C3bRR）均明显低于健康人。热消融后消融治疗后红细胞免疫功能明显改善，形成率明显升高，形成率降低至正常水平，治疗前后变化均有显著性差异，说明射频消融治疗后机体红细胞免疫功能得到明显改善。⑦热消融治疗降低了某些免疫抑制因子的水平，如肿瘤细胞分泌的可溶性IL-2、能中和活化T淋巴细胞分泌的IL-2、作用类似封闭因子、能使肝癌患者IL-2水平降低。微波和射频消融治疗后患者的sIL-2R下降，与治疗前相比显著降低。微波消融治疗可以使患者外周血中的TGF-β1在短期升高，但1周后已明显低于治疗前的水平。⑧国内研究表明肝癌微波热消融能促进树突细胞（DC）成熟和归巢，刺激淋巴细胞免疫应答，但消融温度须适当（50±5）℃。⑨热疗原位灭活可以促进肿瘤组织合成热激蛋白（heat shock protein，HSP）HSP70，热激蛋白是生物体或离体培养细胞在不良环境因素作用下产生的一组特殊的蛋白质。肿瘤细胞变性坏死后释放抗原多肽，与HSP70形成多肽复合物，激活CD8$^+$T细胞，引起T细胞介导的特异性肿瘤免疫应答；HSP可以促进Th细胞向Th1细胞转化，调整肿瘤患者机体的免疫状态，有利于控制肿瘤的发展。⑩国内学者研究表明，HIFU治疗后，活化的淋巴细胞可杀伤同种肿瘤细胞；过继免疫这些活化的淋巴细胞，在肿瘤局部能特异性杀伤肿瘤细胞，发挥抗肿瘤作用。

（徐国良 黎建军）

参 考 文 献

陈敏山，李锦清，梁惠宏，等. 2005. 经皮射频消融与手术切除治疗小肝癌的疗效比较. 中华医学杂志，85（92）：80-85.

董宝玮，温朝阳，梁萍，等. 2006. 微波消融与手术切除治疗原发性小肝癌对癌细胞播散入血的影响. 中华肿瘤学杂志，28（1）：39-42.

甘慧，孙萍. 2005. 红细胞免疫研究的历史、现状和前景. 国外医学免疫学分册，28（4）：227-229.

孙燕. 2001. 内科肿瘤学. 北京：人民卫生出版社：134-164.

吴沛宏，黄金华，罗鹏飞，等. 2005. 肿瘤介入诊疗学. 北京：科学出版社.

曾益新. 2003. 肿瘤学. 第2版. 北京：人民卫生出版社：485-535.

周忠信，吕明德，殷晓煜，等. 2006. 小鼠肝癌微波消融后瘤内注射树突细胞的归巢实验研究. 中国病理生理杂志，22（2）：355-359.

Lu M D, Xu H X, Xie X Y, et al. 2005. Percutaneous microwave and radiofrequency abalation for hapatocellular carcinoma：a retrospective comparative study. J Gastroenteroly, 40（11）：1054.

Schueller G, Kettenbach J, Sedivy R, et al. 2004. Expression of heat shock proteins in human hepatocellular carcinoma after radiofrequency ablation in an animal model. Oncol Rep, 12（3）：495-499.

Sinha P, Clements V K, Miller S, et al. 2005. Tumor immunity：abalancing act between T cell acti vation, macrophage activation and tumor induced immune suppression . Cancer Immunol Immunother, 54（11）：1137-1142.

Tacke J, Mahnken A, Roggan A, et al. 2004. Multipolar radiofrequency ablation：first clinical results. Rofo, 176：324-329.

Wu F, Wang Z B, Chen W Z, et al. 2004. Extracorporeal high intensity focused ablation in the treatment of patients with large heptocellular carcioma. Ann Surg Oncol, 11（12）：1061-1069.

Wu F, Wang Z B, Chen W Z, et al. 2005. Advanced hepatocellular carcinoma：treatment with high intensity focused ultrasound ablation combined with transcatheter arterial embolization. Radiology, 235（5）：659-667.

Wu F, Wang Z B, Lu P, et al. 2004. Activated anti tumor immunity in cancer patients after high intensity focused ultrasound ablation. Ultrasound Med Biol, 30（9）：1217 1222.

第三节　常见恶性肿瘤的微创介入治疗

一、原发性肺癌的介入微创治疗

（一）概　　述

原发性肺癌（primary lung carcinoma）简称肺癌（lung cancer），近半个世纪以来，世界上许多国家和地区肺癌的发病率和死亡率都有所增加，在某些工业发达的国家更为明显。我国许多地区肺癌发病率亦呈增长趋势，在大城市中已占恶性肿瘤发病率的首位。近 20 年的追踪发现，每年的肺癌新增病例以大约 0.5% 的速度在增长，肺癌目前已成为严重危害人民生命和健康的常见病，也是全世界最常见的恶性肿瘤。

（二）病　　理

肺癌起源于支气管上皮、腺体或细支气管及肺泡上皮，主要分为小细胞肺癌（SCLC）及非小细胞肺癌（NSCLC），后者又分为鳞癌、腺癌、复合癌及大细胞未分化癌。鳞癌约占肺癌的 40%，多发生在肺段以上较大的支气管，肿瘤中心易坏死，生长慢，发生转移晚；腺癌占肺癌的 30%，多发生在外围小支气管，发生转移早；细支气管肺泡癌为腺癌的一个亚型，占 2%~5%，自然病程数月至数年；复合癌系指同一肿瘤内有两种类型的癌细胞，以腺鳞癌多见；大细胞未分化癌较少见，多发生在肺外围，有早期转移倾向。小细胞肺癌常发生在较大支气管，生长快，转移早，为肺癌中恶性程度最高的一种，约占肺癌的 20%。其他类型的肺癌还有支气管腺癌、类癌、癌肉瘤等，均较少见。

（三）临 床 表 现

肺癌的临床表现因原发肿瘤的部位、大小、类型、是否侵犯或压迫邻近器官及有无转移的不同而异。常见的临床表现有以下几种。

1. 肿瘤所引起的局部和全身症状

（1）咳嗽：肺癌最常见的症状，多为刺激性干咳，无痰或少许白色黏液痰。

（2）血痰：肺癌最典型的症状，多为血丝痰或痰中带血。

（3）胸闷胸痛：早期仅表现为轻度的胸闷，当癌瘤累及壁层胸膜或直接侵犯胸壁时，可引起该部位的持续性疼痛。

（4）气促：肿瘤堵塞支气管引起阻塞性肺炎或肺不张是肺癌气促的原因之一。

（5）发热：阻塞性肺炎是肺癌发热的主要原因，也可为癌性毒素或骨髓转移所致。

（6）非特异性全身症状：食欲不振、体重减轻、晚期出现恶液质等，上述症状没有特异性，不能依靠症状做出肺癌的临床诊断。

2. 肺癌外侵与转移的症状

（1）上腔静脉阻塞综合征

（2）Horner 综合征

（3）Pancoast 综合征

（4）其他，如累及喉返神经引起声嘶，脑转移出现头痛、呕吐和偏瘫，骨转移引起相应部位的持续性疼痛等。

3. 肺癌的伴随症状

(1) 肺性肥大性骨关节病

(2) 类癌综合征

(3) 男性乳房发育

(4) 其他，如异位甲状腺样物质引起的高血钙症，癌性神经病变和肌肉病变、皮肌炎，嗜酸性细胞增多症，柯兴综合征和抗利尿激素过多症等。

（四）诊　　断

肺癌的临床诊断，根据临床表现、各种影像学表现和病理学而做出；任何没有细胞学或病理组织学证据的诊断，都不能视为最后的诊断。当今的医学影像学对肺癌的定性、定位和分期的诊断有了很大的提高；细胞学或病理组织学的诊断为肺癌的定性诊断。

1. 影像学表现

1）X 射线检查

X 射线检查是肺癌诊断的基本方法，常用的有胸部透视、胸部正侧位片和体层摄影。

(1) 中央型肺癌 X 射线表现：肿瘤组织向支气管腔内生长，可引起阻塞性肺气肿、阻塞性肺炎、阻塞性肺不张。肿瘤同时向腔外生长或伴有肺门淋巴结转移，可形成肺门肿块影。右上叶支气管肺癌，其肺门部肿块与右上叶不张连在一起可形成反 "S" 形的下缘（图 2-7-2）。较大的肿块中心可发生坏死形成癌性空洞。受肿瘤侵蚀的支气管可表现为：①管腔内息肉样充盈缺损；②管壁不规则增厚；③管腔环形、不规则形、鼠尾状狭窄；④管腔呈平直或呈杯口状截断。

(2) 周围型肺癌 X 射线表现：主要表现为结节状或球形肿块影。肿瘤影可成分叶状、边缘毛糙有放射状短细毛刺和胸膜凹陷。生长快而较大的肿块，边缘可较光滑，肿块中心可以发生坏死形成癌性空洞，表现为偏于肿块一侧的透光区，壁内缘不规则或呈结节状（图 2-7-3）。

(3) 细支气管肺泡癌 X 射线表现：早期可表现为孤立的结节状或肺炎样浸润影，其中可见含气的支气管或小的透明区，系部分肺泡尚含有空气所致。晚期可表现为弥漫性病变，在一侧或两侧肺内出现多处大小不等，边缘不清的结节状或斑片状影，进一步发展可融合成较大的片状癌性实变。

2）CT 检查

胸部 CT 检查已成为肺癌诊断的常规方法，比普通 X 射线检查灵敏，能提供更多更清晰的细节显示，采用胸部 CT 进行体检可提高早期肺癌的检出率。多层螺旋 CT 快速成像和三维重建，有利于检查有无肺外转移。怀疑肺外脏器转移时，应进行 CT 检查。

(1) 中心型肺癌 CT 表现：①支气管壁增厚，多不规则；②支气管腔狭窄，CT 仿真内镜技术能显示支气管腔狭窄与突向腔内的肿块；③肺门肿块，分叶状或边缘不规则，常同时伴有阻塞性肺炎或肺不张；④侵犯纵隔结构，瘤体与纵隔结构之间的脂肪界面消失、瘤体直接与纵隔结构相连、浸润纵隔结构，增强扫描有助于显示肿瘤与心脏大血管的关系；⑤纵隔淋巴结转移（图 2-7-4）。

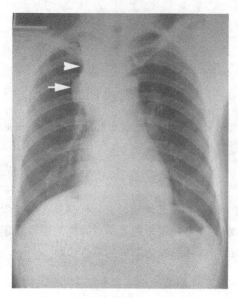

图 2-7-2 中央型肺癌，肺门区肿
块（▲），伴右上叶肺不张（↑）

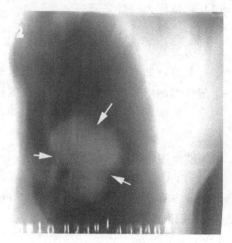

图 2-7-3 周围型肺癌，肿块
呈明显分叶（↑）

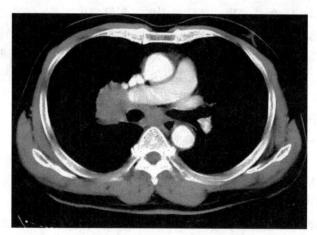

图 2-7-4 肺癌的 CT 表现：中央型肺癌，右肺的
分叶状肿块伴隆突下淋巴结转移

　　（2）周围型肺癌 CT 表现：较小的肺癌（＜3cm）结节，肿块内可出现呈小圆形及
管状低密度影的空泡症及含气细支气管症，可呈分叶、边缘放射状细短毛刺、放射冠和
胸膜凹陷等征象。较大的肿块（3～6cm），边缘可有分叶、伴或无毛刺，密度均匀，增
强扫描呈密度均匀的中等强化，CT 值可增加 20Hu 以上。较大的肿块可发生坏死，形
成壁内缘凹凸不平的偏心性厚壁空洞，多见于鳞癌（图 2-7-5）。

　　（3）细支气管肺泡癌 CT 表现：①肺内孤立性结节、肿块，多发性结节、弥漫性结
节、不同大小区域结节融合，在结节与片状融合灶中有细小空泡、细支气管影；②大片
肺炎样实变影，可按肺叶或肺段分布，近肺门部可见空气支气管症，肺泡癌时由于癌细
胞分泌多量黏液，实变区密度较低，可见到其中高密度的血管影，为其重要特征。

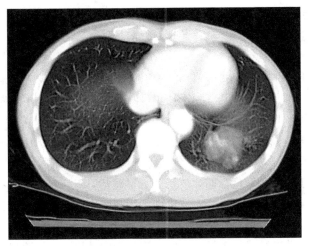

图 2-7-5　周围型肺癌 CT 表现：左下肺见分叶状肿块

3）MRI 检查

胸部 MRI 检查的最大特点是较 CT 更容易清晰显示纵隔结构的变化、实质性肿块与血管的关系、区分肿瘤与阻塞性肺炎肺不张、胸膜与胸壁转移性，但对肺部小结节瘤灶的显示不如 CT。

（1）中心型肺癌 MRI 表现：①肺门肿块，肿瘤与呈流空信号的血管影结构易于区分，当血管内信号异常增高时提示血管瘤栓；②支气管受侵及阻塞性改变，肺癌肿块 T1WI 呈与肌肉相似的中等均匀信号、T2WI 信号多不均匀增高，阻塞性肺炎及肺不张 T1WI 信号略低于肿瘤、T2WI 高于肺癌肿块信号；③侵犯纵隔结构，肿瘤邻近推压大血管、大血管周围的脂肪间隙肿瘤侵润、肿瘤与大血管的接触面增加甚至包绕，血管内瘤栓；④纵隔淋巴结转移，散在的单个增大、多个增大堆集、多个融合成块、大块融合呈纵隔铸型和肺门淋巴结或肺门肿块融合，T1WI 上呈中等信号，T2WI 上呈略高信号。

（2）外围型肺癌 MRI 表现：外围型肺癌主要表现为肺内孤立结节或肿块，T1WI 呈中等信号、T2W1 呈中高信号，信号多不均匀。增强扫描肿块可有明显强化。肿块边缘可分叶或光滑，MRI 常不能显示出肿块边缘的毛刺、肿块内的空泡与含气细支气管及瘤内细小钙化等。当肿块内坏死区域，T1W1 呈更低信号，T2WI 呈更高信号（图 2-7-6）。

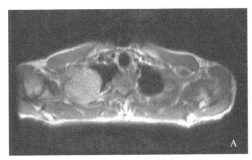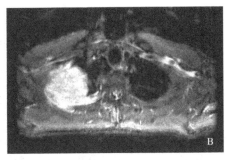

图 2-7-6　肺癌 MRI 表现：A. T2 加权像，右上肺癌侵犯右后胸壁；
B. T1 加权增强像，见肿瘤明显强化

4）支气管动脉造影检查

见"肺癌血管造影表现"。

5）PET检查

正电子发射体层扫描的机制是利用正常细胞和肺癌细胞对荧光去氧葡萄糖（fluoro-2-deoxy-D-glucose）的代谢不同而有不同的显像，主要用于显示有无胸内淋巴结和远处转移。

其他影像学检查：胸腹部B超，用于胸水、腹部脏器转移，ECT检查有无骨转移。

2. 细胞学检查

细胞学检查属于肺癌的定性诊断，常用的方法包括：①痰细胞学检查；②胸水癌细胞学检查；③细针肺穿刺细胞学检查，对周围性肺结节肿块性病变，定性诊断困难或不明确时，经皮穿刺活检，有助于诊断和指导治疗，据报告阳性率可达94%。其他的细胞学检查还包括锁骨上肿大淋巴结或皮下结节的穿刺涂片细胞学检查、切除或切取活检。

3. 内镜检查

属于肺癌的定性诊断的范畴，常用的方法包括：①纤维支气管镜检查；②纵隔镜检查；③胸腔镜检查。

（五）血管应用解剖

熟悉支气管动脉的解剖是经支气管动脉化疗药物灌注治疗肺癌、支气管动脉栓塞治疗咯血等手术成功的关键。根据已有的研究，我们可以简单总结出下面几点：①支气管动脉多数从胸降主动脉发出，单独或与肋间动脉共干，少数则经迷走从主动脉弓、锁骨下动脉、无名动脉和胸廓内动脉等部位发出；②右侧支气管动脉大多与同侧、特别是右第3肋间动脉共干，而左侧单独开口于降主动脉者占绝大多数；③一侧肺可有一支或多支支气管动脉；④支气管动脉从胸降主动脉发出，其开口分布范围较长，多集中于T4/5椎间隙平面到T6椎体下1/3平面之间，左侧开口平面多略低于右侧；⑤右支气管动脉常呈直角开口于降主动脉的右侧壁，然后主干斜向右上走行，其直径约2.0mm，左支气管动脉则常成锐角开口于降主动脉的前侧壁，直径为1.1~1.5mm；⑥支气管动脉经过纵隔间隙时，分支到气管、支气管、肺门与纵隔淋巴结、食管中段等。支气管动脉在支气管壁外膜组织中形成动脉丛，并由此发出分支，穿透肌层进入黏膜下层，形成细的毛细血管丛以营养支气管黏膜。2/3的支气管动脉血液最后经支气管静脉流入肺静脉，剩余的则流入奇静脉（右侧）和副半奇静脉（左侧）。

（六）肺癌血供

肺癌主要接受支气管动脉供血。靠近脏层胸膜者可从肋间动脉获得血供，靠近前纵隔胸膜者可从胸廓内动脉获得血供，位于肺上叶尖部可从锁骨下动脉或颈根部动脉血管获得血供，位于下肺叶近膈肌者可从膈上动脉或膈下动脉获得血供，如此等等。一个肿瘤病灶可能只有一条体动脉供血，也可能同时有多条体动脉供血。这些体动脉血管在肿瘤内的分布区域，可相互分离，也可部分重叠。绝大多数肺癌瘤灶在有多支体动脉供血时，其血管分布相互分离，在肺癌血管介入诊治时要尽可能发现所有的肿瘤供血动脉，逐一进行治疗才会有好的疗效（图2-7-7至图2-7-10）。

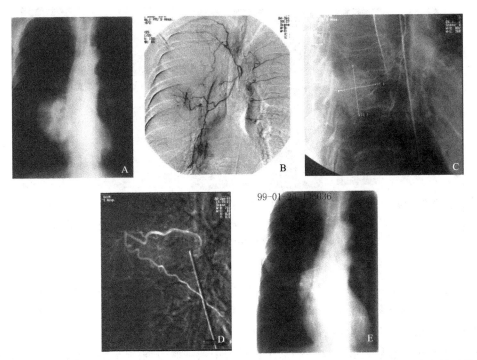

图 2-7-7　右下肺背段鳞癌，右支气管动脉与右上位肋间动脉共干。正侧位造影显示右支气管动脉背段分支是肿瘤主要供血动脉，肋间动脉后段发出一支向下走行供血肿瘤；右第七肋间动脉（斜位造影）后段形成须根样血管供血肿瘤。经两次 BAI 治疗，第一次 BAI 后三个月复查胸片，肿瘤近乎完全消退

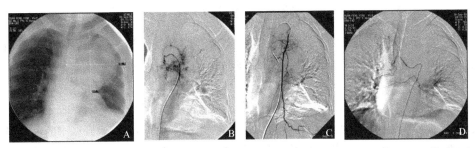

图 2-7-8　左上肺低分化鳞癌，左上叶支气管动脉血供较少，左胸廓内动脉参与肿瘤供血。右支气管动脉造影，右支气管动脉与肋间动脉共干，右支气管动脉分支跨中线成为左侧支气管副动脉并供血肿瘤下部

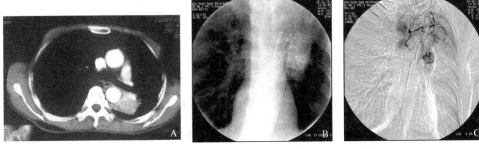

图 2-7-9　左上肺后亚段中央型鳞癌，左侧支气管动脉与左第四肋间动脉分支各供应肿瘤部分区域

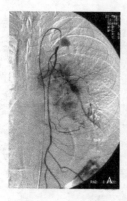
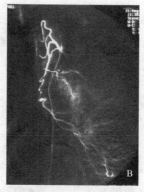
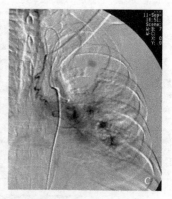

图 2-7-10　左上肺中央型未分化癌：A. 未探寻到正常起源的支气管动脉，肿瘤由
左胸廓内动脉；B. 左锁骨下动脉分支形成的迷走支气管动脉共同供血；C. 采用
3F-SP 导管超选择性靶血管插管

目前多数学者的共识是：肺癌的血供主要来自体循环，绝大多数由支气管动脉供血，也可得到瘤体邻近的肋间动脉、内乳动脉、锁骨下动脉和膈动脉等血管的血供。常恒与肖湘生认为对肺癌血供的研究和评价应遵循以下原则：①应确切认定供血动脉进入肿瘤并形成肿瘤血管；②确认在肿瘤生长过程中被肿瘤包绕的肺动脉残支，这些血管没有供血功能，不是肿瘤血管和供血动脉；③供血动脉的基本形态学改变是扩大和增多，而不是缩小和减少。

（七）肺癌血管造影

血管造影是肺癌经血管途径介入治疗的基础，同时具有诊断和指导治疗双重作用，包括支气管动脉造影、相关体动脉造影和肺动脉造影。

1. 供血动脉

供血动脉增粗、分支增多、纤曲；肿瘤包绕血管侵蚀供血动脉时，呈血管包绕征；受累的血管在进入肿瘤或邻近肿瘤的一段僵直、狭窄、粗细不均和边缘不规则或中断，呈串珠状和梭形等变形；肿瘤呈膨胀性生长时行走于肿瘤表面的血管呈"抱球状"表现（图 2-7-11）。

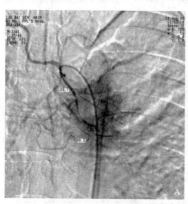
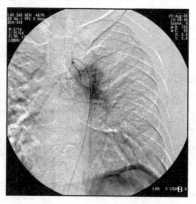

图 2-7-11　支气管动脉超选择性插管；A. 左上肺叶中央型中等分化腺癌，左支气管
动脉-右肋间动脉共干；B. 通过调节导管达到左支气管动脉超选择

2. 肿瘤内血管

表现为肿瘤内杂乱无章的新生血管，构成紊乱缠绕的网状、寻状和麻团状的肿瘤血管团，杂有增粗怪异血管，呈密集团块或呈稀疏散布。当肿瘤破坏血管引起咯血时可见造影剂外渗或血管内瘤栓征象。根据肿瘤血管的多少可分为"多血供"、"中等血供"、"少血供"、"无血供"，大多数原发性支气管肺癌为中等血供或多血供。

3. 肿瘤染色

肿瘤毛细血管床造影剂充盈呈现肿瘤染色，染色或浅或深，或呈与肿瘤大小相一致的团块状，或呈边界不清的片状块状、地图状、新月形和类圆形，造影剂从血管内溢出或进入瘤内裂隙与腔隙而成片状造影剂"池"或造影剂"湖"。当肿瘤有多支体动脉供血时，每支血管供血区域肿瘤可重叠或互不重叠。肿瘤呈浸润性生长时染色瘤块边缘模糊不清，膨胀性生长时肿瘤染色边缘清晰，在合并肺炎或肺不张时表现为炎症或不张肺团片块状不均一染色区域中相对比较浓密的肿瘤染色，或在肿瘤染色的外周侧紧邻炎性或不张肺染色。肿瘤染色可均匀或不均匀，肿瘤坏死区呈充盈缺损。一般根据肿瘤染色的深浅，可将之分为"高度或深度染色（＋＋＋）"、"中度染色（＋＋）"与"轻度或浅淡染色（＋）"。通常肿瘤血管越丰富，染色就越深。

4. 支气管动脉—肺循环分流

支气管动脉—肺循环分流包括体动脉—肺动脉瘘和体动脉—肺静脉瘘。瘘或吻合的部位位于肿瘤外围的瘤-肺移行区，或位于肿瘤的周边部从肿瘤伸入肺实质，其血流方向可为离心性或向心性。体动脉—肺动脉分流时相应区域动脉呈树枝状显影和肺实质染色，体动脉—肺静脉分流时可见稍后肺静脉较大干支显影并向左心房回流。支气管动脉造影时顺行性显影的肺动脉支的近心侧血管通常受到肿瘤的压迫甚至浸润而血流中断。

5. 纵隔淋巴结肿瘤转移

正常的肺纵隔淋巴结，支气管动脉等体动脉造影时不显像。淋巴结转移的造影表现有三种：①淋巴结区域有丰富的支气管动脉小分支，呈网状、丛状，淋巴结包膜血管增生呈抱球状；②淋巴结染色，勾画出病灶形态及大小，少数可见血管池；③两种情况都有。通常前上纵隔转移淋巴结多由胸廓内动脉供血，肺门、隆突下与气管旁淋巴结多由支气管动脉纵隔段分出的分支供血。

一个肺癌瘤体可有一条或多条供血动脉，一条或多条支气管动脉参与血供，或只显示出非支气管动脉源性体动脉供血，每支供血血管的分布区域可重叠或隔离，当选择性支气管动脉造影表现为肿瘤仅部分染色，提示肿瘤有多支动脉供血，应继续对其他参与供血的动脉进行选择性插管造影。

（八）经支气管动脉等体动脉灌注化疗

抗癌药物对癌细胞杀伤作用与三个因素成正相关：①癌细胞对所用抗癌药物的敏感性；②作用肿瘤的局部药物浓度；③药物作用于癌细胞的时间长短。实验结果表明，BAI可提供较静脉给药高2～6倍的药物浓度，局部药物浓度增加1倍其所产生的杀伤作用可增加2～10倍。BAI可减少药物与血浆蛋白结合，增加游离药物浓度，提高抗癌药物的细胞毒性作用。如果我们选用肿瘤敏感药物组成局部灌注化疗方案，经肿瘤的供血动脉灌注，则可有效地满足这三个条件。因此，不难理解在用药相同的情况下BAI

的近期局部疗效优于静脉化疗。

1. 治疗常规

　　1) 适应证

　　(1) 肺癌术前新辅助局部化疗。

　　(2) 肺癌手术后辅助局部化疗或放疗前局部增敏化疗。

　　(3) 不愿接受手术治疗或因各种原因不能进行手术切除或手术不能切除的各期肺癌。

　　(4) 和静脉化疗合用以达局部与全身协同。

　　(5) 肺癌合并症，如咯血、阻塞性肺炎、肺不张、胸水和腔静脉综合征等内科止血效果不佳者。

　　2) 禁忌证

　　所有的有关血管途径介入治疗的禁忌证都适于 BAI。

　　(1) 恶液质或心、肺、肝、肾功能衰竭。

　　(2) 高热、严重感染或外周血白细胞计数明显低于正常值（白细胞计数低于 $3 \times 10^9/L$）。

　　(3) 严重出血倾向和碘过敏等血管造影禁忌。

　　3) 术前准备

　　(1) 影像学检查，明确诊断和分期。例如，术前当天胸部正侧位摄片（平片或数字化摄影），有利于和术后片比较分析；CT 与 MRI 平扫和增强检查，有条件者行病灶和血管三维重建对诊断和指导治疗都有相当高的实用价值；头部及其他部位 CT/MRI 检查及全身核素检查，特别是发射体层成像有助于分析有无胸外脏器转移。

　　(2) 病理学诊断，一方面防止对肺癌的误诊误治，另一方面可用于指导介入治疗化疗方案选择。获取病理学诊断的方法包括：痰检、胸水检查、纤支镜或经皮穿刺活检、转移淋巴结活检和剖胸探查时活检等。

　　(3) 患者方面的准备包括：①实验室检查，如血常规、出凝血时间、肝肾功能、电解质、癌胚抗原和心电图等入院常规；②局麻药和碘过敏试验；③术前与家属说明病情、治疗大致经过及可能的并发症，并签订手术协议书；④术前 4h 禁食，非糖尿病患者术前给予 50% 的 GS 20～40ml；⑤计划使用顺铂者提前进行水化。

　　(4) 器械和药物准备包括：①导管：选择 5F 或 4F 导管，其弯直径应大于主动脉宽度 10%，操作者可根据自己的习惯和动脉的实际情况准备多种导管，如 Cobra 和 Simons 等，备用小于或等于 3F 的微导管；②造影剂：采用 DSA 法者以选用 300mgI/ml 的非离子型造影剂为宜；③化疗药：以铂类药物为主，参照静脉化疗方案给药，由于新的有效化疗药物不断应用于临床，也应考虑将新的静脉化疗方案引入到 BAI 临床研究；④止吐药：昂丹司琼 8mg（或枢丹、康泉等）或灭吐灵 20mg；⑤减少过敏和化疗反应药：地塞米松 10mg、非那根 25～50mg；⑥其他：如顺铂水化药硫代硫酸钠，升白细胞药，心电监护仪、急救器材和药物。

　　4) 操作要点

　　与前述的支气管动脉插管与造影的操作要点相同，下述几点需要引起重视。

　　由于多数的肺癌瘤灶具有多支血管供血的特性，一侧肺肿瘤还可以通过侧支从对侧肺及邻近部位体动脉获得血供，因而要强调在开始治疗前首先要尽可能充分明确肿瘤的供血，换言之就是要对可能的供血血管逐一插管造影观察分析，而不要满足于只找到一支支气管动脉。对有脊髓动脉显影或与肋间动脉共干的虽无脊髓动脉显影者，在造影与灌注前从该支血管注入地塞米松 5mg，保护脊髓免受造影剂与抗肿瘤药物的影响。行数字减影血管造影（DSA），分析在保持背景图像和减去背景图像两种情况下的造影表现，了解支气管动脉的走行与分布、肿瘤与淋巴结染色情况，有无脊髓动脉分支和其他侧支交通。对血管造影肿瘤染色不完整、CT 增强扫描强化显著而造影上染色不明显或治疗效果不满意者，更应考虑到多支血管供血的可能。

5）供血动脉的灌注化疗

（1）灌注范围应包括瘤灶和纵隔内受累的淋巴结。支气管动脉-肋间动脉共干时，尽可能避开肋间动脉或用明胶海绵先将其栓塞。采用流控法灌注优于阻控法，灌注时不要阻断血流，有条件者可应用微导管超选择性插管灌注。当由于受到解剖或条件的限制，避不开脊髓动脉时，可采用手推造影剂测试发出脊髓动脉的肋间动脉分支不显影时的流速与流量，以低于此阈值的流速流量灌注可以有效减低对脊髓的影响。

（2）有多支肿瘤供应血管时，应根据每条动脉对肿瘤血供的贡献和在肿瘤内的分布范围来分配药物的灌注量，以使整个瘤体能比较均衡地"浸浴"于抗肿瘤药液之中。

（3）根据肿瘤的细胞类型，选取 2～3 种可能的敏感药物，分别溶于 50ml 生理盐水中，逐一推注，药物推注时间应在 15min 以上。注药时间歇性透视，保证导管头在灌注靶血管内。经肋间动脉灌注抗肿瘤药物时，要增加药物稀释度以减少对肋间动脉营养区域的肌肉与皮肤的化学性损伤。个别病例找不到供血动脉时，在主动脉弓降部左锁骨下动脉开口后推注。

（4）灌注化疗药物时要密切注意患者有无背痛、下肢感觉或运动异常，有无过敏征象；如有异常则须立即停止灌注，经导管向靶血管内注入肝素生理盐水和地塞米松，进行抗过敏处理。

2. BAI 疗效分析

（1）NSCLC 术前 BAI 是一种特殊的术前新辅助化疗形式，直接从肿瘤供血动脉灌注，局部药物浓度高、作用强。可在以下几方面获益：①对化疗敏感的生长活跃的肿瘤细胞多位于肿瘤周边部位，术前 BAI 可使肿瘤缩小，为外科提供易切除的肿瘤游离缘，并缩小切除范围；②术前 BAI 可以减阻术中医源性播散；③控制已经存在的纵隔淋巴结或肺外器官的微小转移；④可有效降低 NSCLC 的分期，提高手术切除率（图 2-7-12）。李槐对 20 例影像学评价不能手术切除的中心型 NSCLC 进行 BAI 治疗，BAI 后 17 例（85％）肿瘤缩小，5 例（25％）无存活肿瘤细胞，2 例（10％）临床分期降期，9 例（75％）肺不张得到改善，6 例（37.5％）与周围组织关系得到改善，12 例（66.67％）纵隔淋巴结缩小，20 例在 BAI 后获得了手术切除的机会并取得较好的手术效果。贺钢枫等报告术前 BAI 治疗 30 例临床 III 期肺癌（IIIA27 例，IIIB3 例），BAI 后临床有效率为 83.3％（CR6 例，PR19 例），外科治疗 29 例，根治切除 25 例，切除率为 86.2％。

（2）BAI 具有肿瘤局部高药物浓度较长药物接触作用时间的特点，作为姑息治疗，可以增加肿瘤的近期疗效，获得比全身静脉化疗更高的有效率。陈方满等对 200 例 II～IIIb 期肺癌进行 BAI 治疗，结果 CR 42 例、PR 109 例、NC 37 例、PD 12 例，CR＋PR 为 75.5％。崔新建报告了 96 例中、晚期肺癌患者 BAI 治疗，结果 CR23 例，PR64 例，

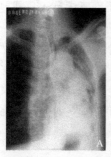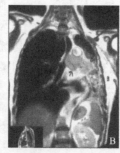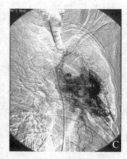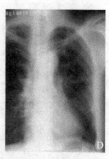

图 2-7-12　左侧中央型肺鳞癌：A 和 B. 胸片与 MRI 显示左肺门肿块、纵隔淋巴结转移、阻塞性肺不张、阻塞性肺炎；C. DSA 显示由左支气管动脉供血的富血供性肿瘤；D. 经一次 BAI 治疗，BAI 术后 1 个月时复查胸片，胸片表现近乎正常

NC9 例，总有效率为 91%；有 11 例因肿瘤缩小显著而获手术切除。

（3）经支气管动脉灌注化疗联合支气管动脉内灌注免疫强化治疗原发性支气管肺癌，疗效肯定。IFN 和 IL-2 是应用较多且疗效肯定的细胞因子，配合 BAI 采用支气管动脉内灌注，使免疫治疗与化疗有机结合，克服了其全身静脉内应用半衰期短、局部药物浓度低、副作用大且疗效不佳的缺点，有效地发挥细胞因子的直接和间接抗肿瘤作用，又可发挥与某些化疗药物的协同作用，提高机体免疫力，减轻化疗药物的全身毒副作用，适当增加化疗药物的用量。张国福等将 68 例 NSCLC 患者随机均分为 A、B 两组，A 组采用以 24h 间隔经支气管动脉灌注化疗药物—灌注细胞因子（IFN 和 IL-2）—灌注化疗药物的模式，B 组单纯 BAI，每组治疗 3～4 次。结果 A、B 两组的近期有效率分别为 91.18% 和 44.12%，一年生存率分别为 94.12% 和 68.34%。免疫指标变化测定，两组血清癌胚抗原 CEA（下降 36% 为 CR+PR，上升 36% 为 PD）有效例数分别为 18 例和 7 例，可溶性白细胞介素-2 受体（sIL-2R）的下降平均值分别为 232.5U/ml 和 48.2U/ml。两组的差异均有显著性或非常显著性意义，两组的 CEA、sIL-2R 与肿块缩小情况呈现一致性改变。高中度等经支气管动脉灌注化疗药物和 CD3 单克隆抗体激活的杀伤细胞 CD3AK，治疗 32 例中晚期肺癌取得良好的近期疗效，对中晚期肺癌介入治疗有肯定的疗效。

（4）BAI 的 5 年生存率低，其远期疗效并未比静脉化疗有明显提高。化疗并发症较轻，易为患者接受，对改善患者的生命质量有积极的作用。

二、肝癌的微创介入治疗

（一）概　　述

原发性肝癌（primary hepatic carcinoma，PHC，简称肝癌）是临床上最常见的恶性肿瘤之一，全球发病率逐年增长，已超过 6216 万例/年，居于恶性肿瘤的第 5 位；死亡接近 60 万例/年，位居肿瘤相关死亡的第 3 位。目前，我国发病患者数约占全球的55%；在肿瘤相关死亡中仅次于肺癌，位居第 2。近 50 多年来，肝癌的基础研究和临床实践都取得了很大的发展，特别是近一二十年来，科学技术在医学上的应用和现代医学影像指导下的微创介入治疗不断发展和日臻成熟，使肝癌的早期诊断率得到提高，肝癌的整体疗效也有了很大的进步。

（二）病　　理

肝癌分为肝细胞肝癌（hepatocellular carcinoma，HCC）、胆管细胞癌（cholangiocellular carcinoma）和混合型肝癌（肝细胞胆管细胞混合癌，combined hepato-cholangiocarcinoma），其中 HCC 约占肝癌总数的 90% 以上。因此本节所论述的肝癌临床及介入治疗主要是指 HCC。纤维板层型肝癌（fibrolamellar carcinoma of liver）是近年新认识的一种 HCC 的特殊组织学亚型，具有许多不同于普通 HCC 的特点，如多见于青年、肿瘤单个、生长慢、很少伴肝硬化、亦少见 HBV 感染、AFP 多阴性、手术切除率高、预后好。

（三）临　床　表　现

肝癌起病隐匿，早期缺乏典型症状。常见的临床症状有肝区疼痛、上腹肿块，纳差、消瘦、乏力、腹胀、腹泻、发热等全身及消化道症状。晚期有黄疸、腹水、远处转移、症状和恶病质。常见的体征包括肝肿大、腹水、脾肿大、下肢水肿和胸腔积液等。

1. 症状

（1）肝区疼痛是肝癌最常见的症状，呈隐痛、钝痛，是由于肿块迅速增大使肝包膜受牵拉所致，疼痛剧烈可引起右肩胛骨区及右背部的放射痛。突然剧痛伴有腹膜刺激征多系癌结节破裂出血引起，并出现腹膜刺激症或休克等急腹症情况。

（2）消化道症状。食欲减退、腹胀、恶心呕吐，尤其以食欲减退和腹胀较常见，腹胀、腹泻多系胃肠道功能紊乱或有腹水所致。

（3）乏力、消瘦全身衰竭。癌肿摄取蛋白质，必需氨基酸作为增殖生长的原料，加之胃肠道功能失调，可以有消瘦、疲乏、贫血等全身衰竭的表现，严重时可出现恶液质。

（4）发热。多为低热，无寒战为其特点，是因肿瘤坏死、合并感染及肿瘤异常代谢产物引起。

（5）黄疸。多为晚期表现。位于肝门邻近之肝细胞癌侵入胆管，沿胆管生长可引起梗阴性黄疸，偶起因于肝门淋巴结转移压迫，晚期也可有肝细胞性黄疸。

（6）呕血。肝硬化及肝门静脉内癌栓、肝动脉门静脉瘘均可导致门脉压力升高，食道下段静脉和（或）胃底静脉曲张、破裂而发生上消化道出血。

（7）其他症状。转移至肺有咯血，癌栓循肝静脉经右心至肺可引起肺梗死而胸痛气急，压迫下腔静脉的肝静脉开口有 Budd-chiari 综合征。转移至脊柱有腰疼、椎体压痛，压迫脊髓致截瘫，肝癌患者还可出现红细胞增多症、低血糖症等癌旁综合征的表现。

2. 体征

（1）肝肿大为诊断肝癌最有意义的体征，肝肿大呈进行性，在患者上腹部常可摸到巨大的质地坚硬，表面凹凸不平，呈大小不等的结节或肿块，常有不同程度的压痛。少数早期肝癌患者或病灶不位于肝表面者，可能摸不到肿大的肝脏或肿块。

（2）腹水为晚期征象，多数是肝硬化基础上癌栓阻塞门脉或肝静脉所致，腹水可为草黄色或血性且常伴有下肢肿胀，肝静脉或下腔静脉癌栓引起腹水更加严重。

（3）脾肿大并存肝硬化或慢性肝炎所致，癌栓进入脾静脉偶致脾淤血肿大。

（4）其他肝癌晚期可见下肢和踝水肿，脐周皮下静脉怒张，合并肝硬化者多有肝掌、肝舌（舌尖和舌缘呈绛红色）和蜘蛛痣，简称"肝三征"，与肝分解雌激素功能降低、血中雌激素水平较高有关，晚期肝癌还可发生肺、骨、胸、脑等转移症。肝外转移以肺癌最为多见，肝癌淋巴结转移可见皮下转移性结节和锁骨上淋巴结转移。

3. 主要并发症

肝癌的常见并发症如下：①上消化道出血，多为门静脉高压引起的食管、胃底静脉曲张破裂出血，此外，后期患者也因肝功能受损及凝血功能障碍导致胃肠道黏膜糜烂或溃疡而广泛出血；②肝昏迷，为终末期肝癌的表现，由肝癌、肝硬化引起的肝功能衰竭所致；③肝癌结节破裂出血，是一种严重的并发症，多因癌灶增大坏死自发破裂或被挤压、外伤所致，大量出血导致休克和死亡，小破裂口出血引起肝包膜下积血或血性腹水。

（四）诊　　断

1. 影像学表现

1）超声显像

超声显像是肝癌首选的检查方法，患者常有肝炎及肝硬化病史。肝癌的超声声像图表现较复杂，其超声特征和肿瘤大小、病理类型、周围组织器官、肿瘤内部病理变化等有关。超声显像表现为以下三型。①巨块型：多为高回声或混合回声，可由单独的巨块或密集结节融合而成，直径一般大于10cm，有时其邻近可见散在卫星结节，该型易发生坏死、液化、破裂、出血。②可为单个结节或多个结节，大小不一，回声强度不一，大多表现为低和中等回声，肿块直径多在2～5cm，癌结节与周围组织的分界不如巨块型明显，大多伴有肝硬化。③弥漫型：最少见，癌结节多发且弥散分布，不易和结节性肝硬化相鉴别。

肝癌可继发门静脉、肝静脉、下腔静脉癌栓形成，肝门区淋巴结及腹主动脉旁淋巴结转移，肝内外胆管扩张等表现。

彩色多普勒血流显像（CDFI）表现：肿物血供丰富，其内及周边一般可引出丰富高速高阻的动脉血流，部分内部及周边可引出门静脉样血流。同时，应用能量多普勒血流显像（PWI）较易检出低速血流信号；超声造影可提高肿物内外低速血流的检出率，增强肿物的灰阶信号，从而提高超声显像对原发性肝癌的诊断及鉴别诊断能力。

2）CT 扫描

CT 已成为肝癌诊断中最重要的检查项目。螺旋 CT 双期扫描法对发现1～2cm 的小肝癌十分有效。应用碘油 CT（lipiodol CT，LPCT）技术可检查出直径在 0.5cm 的微小癌灶。肝癌 CT 的影像表现：平扫时肿瘤为低密度病灶，有包膜病灶界限清楚，无包膜病灶界线模糊；增强扫描，动脉期常见病灶呈不均匀强化，门静脉期呈低密度。其他表现还有：①静脉瘤栓，包括门静脉、肝静脉、下腔静脉瘤栓，平扫表现为血管内低密度区域，增强后表现为血管内充盈缺损征象；②胆管内肿瘤浸润造成肝内胆管扩张；③肝内转移，也称为子结节，平扫及增强后病变密度变化特点基本与原发灶相同；④肝细胞癌破裂出血，可为肿瘤内出血，也可为腹腔内广泛性出血，还可形成肝被膜下血肿；⑤肝硬化、腹水。

3）MRI 扫描

MRI 对于肝癌的诊断与鉴别诊断有很大的优势，主要表现在以下几个方面。①多方向直接成像。MRI 可以在任意方向上直接成像，不需借助于多层面重建技术（MPR）即可在任何方向上获得极高的空间分辨率，不存在 CT 图像的纵向分辨率差的缺点，而且 MRI 同样可以进行 MPR。②多参数成像。CT 成像是密度成像，为单参数成像，而磁共振是多参数成像。通过改变各种成像参数，可以改变不同组织的信号特点，使不同组织间存在丰富的对比度，这就为区分不同组织提供了巨大的选择空间。③高空间分辨率。目前先进的 MRI 设备已经可以在视野小于 1cm 的前提下重建出 1024 像素的图像，空间分辨率明显高于于 CT 图像。④动态增强扫描，可以帮助了解肝脏病变的血液供应情况，结合肝癌独特的血液供应特点，对于其鉴别诊断很有帮助。⑤特异性造影剂的使用。目前临床上广泛应用的血管影像造影剂，无论是用于 CT 的碘剂，还是用于 MRI 的 Gd-DTPA，均不具有组织特异性。而以肝网状内皮系统为靶的特异性造影剂——超顺磁性氧化铁（SPIO），极易被网状内皮系统细胞识别而被吞噬，但 SPIO 不会被肝脏细胞摄取。由于肝窦内含有丰富网状内皮细胞（Kupffer 细胞），SPIO 进入体内后，被网状内皮细胞吞噬而聚集在肝内，成为肝脏的靶器官造影剂，对肝癌具有特异性的诊断价值。⑥磁共振胆胰管造影（MRCP），不需注射任何造影剂即可清晰显示肝内、外胆管的情况，对于了解肝癌患者有无胆道梗阻、胆系扩张的程度及范围等都很有帮助。⑦磁共振血管造影（MRA），有助于了解肝癌病灶的血供情况、有无门静脉、肝动脉及下腔静脉有无癌栓，以及癌栓所导致梗阻的程度及范围。

4）肝动脉造影

肝癌（肝细胞肝癌）多为富血性肿瘤，主要接受肝动脉供血。癌结节内部有丰富的肿瘤血管，常伴有动-门脉、动静脉短路，门静脉及肝静脉内易产生癌栓。因此，肝癌肝动脉造影具有比较特异性的改变，在肝癌的诊断中占有重要位置。血管造影可以确定肝癌的形态、分型、大小、分布和数目，显示肝血管的解剖和血供情况，明确静脉系统有无受累等，为介入治疗方案的设计提供必不可少的资料。肝癌动脉造影所见如下所述。①供血动脉增粗、肿瘤血管丰富，供应肿瘤的动脉及其分支可明显增粗，有些纡曲成弹簧状。在动脉期和动脉后期，肿瘤区内可见多数粗细不均、排列紊乱、成网状走行纡曲的肿瘤血管（图 2-7-13）。②血管僵硬、不规则或中断，由于肿瘤包绕侵蚀动静脉血管，使血管壁僵硬、不规则，管腔粗细不均，狭窄或中断，静脉血管尤其易被阻塞中断。③血管湖或血管池，表现为不成血管形态的湖样或池样造影剂团，在动脉期开始出现，消失较慢，在动脉内的造影剂排空后仍可见到，但不能持续显影达静脉期（图 2-7-14）。常见于肿瘤坏死区及其周围，为扩张的肿瘤血管或瘤血管之间的异常交通。④邻近动脉推移、包绕，因肿瘤的推压，特别是较大的肿瘤常使邻近瘤体的动脉和其分支血管绕瘤体走行，呈弧形推移，有时呈"抱球状"包绕瘤体周围（图 2-7-15）。⑤动静脉瘘引起静脉早期显影，肿瘤侵犯肝静脉或门静脉可引起动-门脉、动-静脉瘘，动静脉瘘以肝动脉-门静脉瘘多见，造影表现分为周围型及中央型两种。周围型表现为在动脉期出现与动脉平行的门静脉分支，称"双轨征"（图 2-7-16）。中央型表现为动脉期见到门静脉主干或主支及肿瘤染色出现在门静脉显影后（图 2-7-17）。⑥肿瘤染色，于毛细血管期，由于肿瘤内的毛细血管通透性强而收缩功能差，所以当正常毛细血管内的造影剂已消失时，肿瘤毛细血管内的造影剂仍然存留，表现为浓密的结节或团块，称之为"肿瘤染色"，并可清晰地显示出肿瘤的形状、大小和位置（图 2-7-18）。较大的肿瘤，由于瘤体中央部位常伴有坏死，故肿瘤中央染色程度减低或无肿瘤染色出现。⑦门静脉癌栓形成，表现为门静脉内不规则充盈缺损或阻塞（图 2-7-17），还可以表现为门静脉增粗或癌性门脉高压。

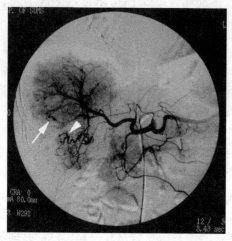

图 2-7-13　肝癌腹腔动脉 DSA，动脉期示肝右动脉增粗、纤曲，瘤内见大量粗细不均、排列紊乱的肿瘤血管（↑）

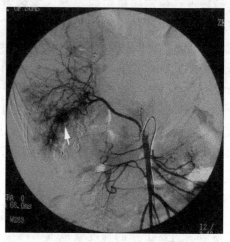

图 2-7-14　肝右叶肝癌 DSA 显示肿瘤由肠系膜上动脉侧枝供血，↑示肿瘤血管池

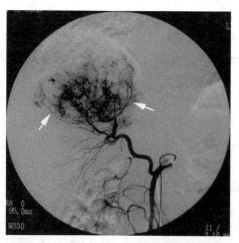

图 2-7-15　肝右叶肝癌，DSA 造影示肠系膜动脉供血，肿瘤血管"抱球状"包绕瘤体（→）

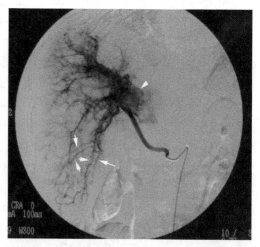

图 2-7-16　肝癌动门脉瘘，同时见肝动脉 DSA 在肝动脉显影早期显影的粗大门静脉主干（▲）及"双轨征"（→，肝动脉与门静脉分支）

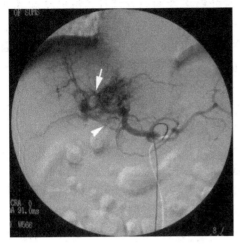 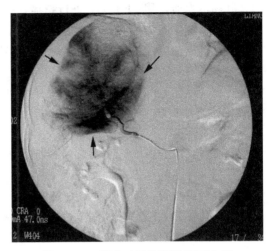

图 2-7-17　动脉期见到门静脉右支显影（▲），
其内可见表现呈充盈缺损的癌栓（→），门静
脉显影出现在肿瘤染色之前

图 2-7-18　肝右叶巨块型肝癌 DSA 示
肿瘤血管染色明显

5）放射性核素显像

肝癌的核素影像学诊断主要包括 SPECT 和 PET 诊断两部分，基于示踪原理的核素显像法反映器官、组织、细胞甚至基因的代谢和功能状态等，与显示形态和结构为主的 CT、MRI 和 B 超相比，这一特点为其突出的优势。以扫描机和 γ 相机的肝胶体放射性核素显像在 20 世纪 50～70 年代曾是肝癌的主要定位诊断手段，在 80～90 年代由于 B 超、CT 和 MRI 等新技术相继问世，肝癌的诊断逐渐为上述方法取代。近两三年来，由于选用射线球管替代放射性核素棒源做核素衰减校正，缩短扫描时间，提高图像空间分辨率，目前 ECT/CT 的空间分辨率达 1cm 以下，PET/CT 分辨率达 0.5cm，图像质量有极大的提高，同时伴随放射性药物的飞速发展，核素影像学方法在肝癌诊断方面又日益发挥其应有的作用。

目前，核素影像学在肝癌的诊断中有以下几个方面的应用：①肝癌的临床分期；②肝癌治疗效果的随访；③肝细胞功能储备情况监测；④肝癌（包括胆道系统肿瘤）的诊断与鉴别诊断；⑤肝癌放射治疗生物靶区的确定。

ECT/CT 和 PET/CT 的应用使核素图像除反映组织细胞的代谢、功能特征外，也能显示其各脏器的解剖结构。肝癌核素影像学诊断的特点是：在 CT 低密度信号基础上的放射性浓聚或缺损。对于不同的放射性药物，肝癌细胞摄取情况不一。^{18}F-FDG 图像上，部分肝癌细胞的磷酸化酶活性较高，图像可以是中高度的放射性浓聚；另一部分肝癌和所有胆管细胞癌图像表现为放射性浓聚；肝细胞癌表现为 CT 低密度信号基础上的放射性缺损；肝血管瘤表现为 CT 低密度信号基础上的红细胞高度填充（^{99m}Tc-RBC 图像为放射性浓聚）。^{99m}Tc-植酸钠胶体图像上，肝癌表现 CT 低密度信号基础上的放射性缺损。

同时，肝细胞对 FDG 的摄取情况也反映肝细胞功能情况。由于肝功能有多个方面，^{18}F 标记脂肪酸和氨基酸，其 PET 图像又可反映脂肪酸和氨基酸及蛋白质的代谢状况。

肝癌治疗前，用 PET/CT 进行扫描，能够对肝癌患者的原发病灶、淋巴结和其他脏器的转移情况有清楚的界定，确定患者的临床分期，为肝癌患者制订全面、准确的治疗方案。肝癌治疗后，首先表现为肝细胞异常代谢的改变，而病灶的变化较晚，因此，[18]F-FDG-PET 显像可早期评价肝癌细胞对治疗方案的反应，及早评估疗效。由于 FDG-PET 显像显示肝癌细胞的活性，对肝癌放疗时生物靶区的确定有决定作用。

2. 癌性标志物检测

1）甲胎蛋白（AFP）的检测

甲胎蛋白系肝细胞粗面内质网核糖体所合成，胎儿出生后，血清 AFP 浓度下降，几个月至一年内降至正常（20μg/L），除肝细胞癌可显著升高外，妊娠，恶性畸胎瘤，卵巢癌和极少数胃、胰、胆管，结肠癌亦可升高，但其绝对值不如肝细胞癌高。慢性肝炎和肝硬化可有 AFP 的分子变异体，亦可一过性升高，因此血清 AFP 检测结果必须结合临床与超声才有诊断意义。正常成人血清 AFP 浓度小于 20μg/L。AFP 对肝细胞癌而言，其专一性仅次于病理诊断，如按一定标准诊断，其准确率为 98%，但是肝癌仅 60%～70%AFP 阳性。

近年 AFP 克隆抗体酶免疫法的应用及 AFP 变异体的发展进一步提高了 AFP 的诊断价值。AFP-R-L 亚型是早期 HCC 中相当有用的标志物，岩藻糖酰化 AFP 对 HCC 早期诊断也有作用。

2）其他肝癌标志物

肝癌其他标志物较多，但都缺乏特异性，联合交叉应用对甲胎蛋白阴性的患者有参考价值。①r-谷氨酰转肽酶（r-GT）。血清中 r-GT 除在原发性肝癌中可检测到活性升高外，在慢性活动性肝炎、肝内外胆管梗阻、急性胰腺炎、继发性肝癌及心肌梗塞后期等情况均能引起血清 r-GT 上升，故 r-GT 总活力测定对肝癌诊断的特异性较差，但在临床估计手术根治性切除率及肝癌的预后等方面有一定的应用价值。②r-GT 同工酶（r-GTII），其对 HCC 诊断阳性率为 25%～50%，而除 HCC 以外大部分肝胆疾病此特异条带均为阴性，假阳性率仅为 3%，并在早期肝癌及 AFP 正常的肝癌中也有相似的阳性率，所以认为 r-GTII 在 HCC 的诊断、鉴别诊断及早期诊断上均有一定的价值。③血清碱性磷酸酶（AKP），主要来源于肝脏、骨和胎盘组织，肝癌 AKP 阳性率为 64.9%。④碱性磷酸酶同工酶 I（ALP），肝内局限性胆道阻塞（常见于肝癌）时，ALP 明显增高，ALT 无明显增高，血清胆红素不高。其他标志物还有异常凝血酶原（DCP）、α-L-岩藻糖苷酶、α1-抗胰蛋白酶、铁蛋白及酸性同工蛋白、转铁蛋白及其异质体等。

3. 分型与分期（表 2-7-1）

表 2-7-1 我国的 HCC 患者的分型和分期标准

分型	
单纯型	临床和化验无明显肝硬化表现
硬化型	有明显肝硬化的临床和化验表现
炎症型	病情发展快，伴持续性癌性高热或 SGPT 持续升高一倍以上

分期	
I 期	（早期、亚临床期）无明确肝癌症状和体征
II 期	（中期）超过 I 期标准而无 III 期证据
III 期	（晚期）有明确恶病质、黄疸、腹水或远处转移之一

（五）微创介入治疗

1. 肝癌的动脉化疗栓塞

1）肝动脉化疗栓塞的原理

肝动脉化疗栓塞（transcatheter arterial chenmoembolization，TACE）是中晚期肝癌的最有效的治疗办法，TACE可显著提高肿瘤组织的药物浓度及阻断肿瘤的血供，两者协同作用达到最有效的疗效。TACE治疗HCC的原理是基于肝癌主要由肝动脉供血，而非癌肝组织则由门静脉和肝动脉共同供血。

（1）正常肝脏血供特点：正常肝脏接受肝动脉和门静脉的双重血供，肝动脉供血量为20%～25%，供氧量占50%，门静脉供血75%～80%，供氧50%。肝动脉和门静脉的末梢分支均终于肝窦，两者之间存在着广泛的吻合，因此，当动脉和门静脉任何一方受阻，另一方血流便会代偿性增加。如果这种代偿机制完好，单纯阻塞两者中的任何一支的近端，所供血的肝组织都不会坏死。所以，常规肝动脉栓塞后门静脉足以维持肝脏的正常功能。

（2）肝癌的血供特点：肝癌90%～95%的血供来自肝动脉，主要由其所在肝叶动脉供血。肿瘤血供丰富，或跨叶，或多发时，常常接受多支的血管供血，并可通过侧支吻合或变异途径，获取多来源的血供。肝动脉无论是正常或异位起源，都是肝脏的营养血管。但较大的肝肿瘤常常侵犯膈肌或腹壁，并通过相应的血管获取血供，这类属于非肝脏的营养血管，称为寄生性血供或滋养动脉，如膈下动脉、肋间动脉和肾上腺动脉等。对肝动脉进行选择性栓塞，可使肿瘤缺血性坏死、缩小以至消失，而正常肝组织由于门静脉血供而不受损。尤其有包膜的肿瘤完全由肝动脉供血，此型肿瘤对TACE有高度反应。然而对于无包膜的浸润型病灶、多发结节型病灶或转移性肝癌，则除肝动脉外，还在相当大程度上接受来自门静脉系统的血供，而且动物实验还显示，一旦癌灶供血动脉栓塞后，门静脉血供明显增加。Nakao在经肝动脉途经对肝癌实行化疗栓塞后，又经皮肝穿刺门静脉，通过门静脉分支栓塞相应区域的癌组织，结果发现癌灶彻底坏死。由此看来，单纯TACE不足以杀死所有癌细胞，必须结合门静脉治疗，才能进一步提高疗效。

要达到好的治疗疗效，须熟悉肝及肝癌的血供特点，并通过熟练的导管操作技巧应用才能达到目的。

2）肝脏的血管解剖及血流动力学

正常的肝动脉80%起源于腹腔动脉干的延伸，进入肝脏后，不断分支走行在肝叶、段及小叶间。肝叶之间存在侧支吻合通道，一般情况下，无重要的血流动力学意义。20%的肝动脉起源异位，认识和掌握肝动脉变异情况有助于顺利施行肝动脉造影和超选择插管。最常见肝动脉起源异位是肠系膜-右肝型，占70%，其余依次分腹腔干-右肝型、胃十二指肠-右肝型、胃左-左肝型。起源异位的肝动脉除肝内可有侧支吻合外，肝外段也可存在侧支吻合（最常见是通过胃十二指肠动脉连接）。一般情况下，血流各行其道，无重要的血流动力学意义。但肝动脉发生阻塞时（包括造影时高压注入药物、肝动脉插管损伤后、栓塞治疗后），血流就通过肝内外的侧支吻合发生血流再分配。

3）适应证和禁忌证

（1）适应证：①不能手术切除的肝癌，瘤体占肝体积 70%以下，肝功能为 child A、B 级者；②癌块过大，可用栓塞治疗使癌块缩小，以利二期切除；③肝癌术后复发，不宜手术切除者；④肝癌未能完全手术切除者或考虑有残留病灶者；⑤肝癌破裂出血不适于行肝癌切除者；⑥行肝移植术前等待供肝者，可考虑化疗栓塞以期控制肝癌的发展。

（2）禁忌证：①肝功能属 Child C 级合并严重黄疸者或 Okuda III 期者；②严重心、肺、肾功能不全者；③严重凝血机制障碍有出血倾向或凝血酶原时间大于正常的两倍以上者；④肝癌体积占肝脏的 70%以上者；⑤严重的代谢性疾病（如糖尿病）未予控制者；⑥门静脉高压伴中度以上胃底食道静脉曲张有破裂出血的危险者；⑦大量腹水、全身状况差或恶液质；⑧碘过敏者忌用碘油栓塞；⑨门静脉主干被癌栓完全阻塞者；⑩广泛肝外转移者；⑪合并严重感染者。

4）化疗栓塞方法（图 2-7-19A～G）

（1）栓塞剂：常用的栓塞剂为碘化油、明胶海绵碎块或明胶海绵条和药物微球或 PVA 等，用量需要根据肿瘤的部位、大小、数量、供血和肝功能等因素综合决定，通常碘化油（lipiodol）的用量为 10～20ml，对巨块型肝癌碘化油的量最多不要超过 30ml，以免因栓塞剂过量导致肿瘤组织迅速坏死崩解，产生肿瘤崩解综合征，危及患者的生命。

（2）操作步骤：多采用经皮股动脉穿刺插管，选用 5F 的 Yashiro 或 RH 导管先行腹腔动脉造影，以全面了解肝动脉解剖形态、有无血管变异、肿瘤的部位、大小、数量、供血类型及有无动静脉、动门脉瘘，以及有无门静脉阻塞等情况，然后在超滑导丝的引导下将导管经肝总动脉插至肝固有动脉或经变异的血管进入肿瘤供血分支，将化疗药物与碘化油经三通开关在两个注射器之间混合成乳剂后，在透视监视下经肿瘤供血动脉缓慢注入肿瘤内，当出现碘油返流时应停止注射。当肿瘤供血动脉较粗大时，可在碘油栓塞后，注入长 0.5～1cm 明胶海绵条 3～5 条阻塞供血动脉，以免沉积在肿瘤内的碘化油被血流冲走同时也有利于肿瘤的缺血坏死。许多因素都会影响到疗效，要求操作者熟练掌握肝动脉血管解剖，有娴熟的器械应用和操作技巧，并熟悉化学治疗，设计合适的化疗方案。除正常的插管注药方式外，遇到一些复杂的情况可根据下面的方法选择应用：①利用胃十二指肠动脉成襻方法，即先将导管经导丝引导至胃十二指肠动脉，再回拉导管致肝固有动脉再到肝右或肝左动脉，用于腹腔干冗长，导管襻不能到达肝固有动脉者；②胃十二指肠动脉栓塞法，用于腹腔干冗长、扭曲、被推移、选择性插管困难、导管头端不能越过胃十二指肠动脉到达肿瘤供血动脉者，方法是在导丝的引导下先将导管插至胃十二指肠动脉主干，然后用明胶海绵条或直径 3～5mm 的弹簧钢圈栓塞，导管退到肝总动脉进行化疗栓塞；③血流再分配法，多支供血动脉栓塞（包括侧支和滋养动脉），仅留下最有利插管的血管；④微导管应用，为了减轻化疗药物和栓塞剂对正常肝组织的损害，应尽可能行超选择性肝段动脉栓塞术，其方法为用 5F 导管插至肝总动脉或肝固有动脉，然后经导管引入 3F 微导管至供应肿瘤的肝段或亚肝段动脉，再注入化疗药——碘化油乳剂，达到肝段动脉化疗栓塞目的，若在多个肝段有子灶，可分别超选择到各个肝段或亚肝段动脉栓塞，除上述面情况外，还可应用于肝动脉闭塞后的侧支供血插管；⑤经锁骨下动脉入路，适用于上述各种情况，尤其是右肝动脉起源异位或肝动脉闭塞后，胃、胰十二指肠动脉的侧支供血。

TACE 现已被公认为肝癌非手术切除外科治疗中疗效最好的措施之一,它可使肝癌缺血、坏死,缩小甚至消失,也可使部分中晚期肝癌缩小,从而获得二期切除的机会。

5) 栓塞治疗的副反应与并发症

a. 副反应

副反应包括恶心、呕吐、腹痛和发热等症状,统称为栓塞后综合征,主要是由化疗栓塞导致的肿瘤组织坏死和器官缺血、水肿、迷走神经反射等所引起。处理措施为对症处理,恶心、呕吐和腹胀可给予止吐药(如格拉司琼),腹胀可给消化道动力药(如吗丁啉),在明确腹痛是肿瘤缺血引起的急性肝区疼痛时,可用度冷丁或吗啡肌注 1~2 次,长期止痛可用口服缓释吗啡(商品名:美施康定)或芬太尼透皮贴剂(商品名:多瑞吉)。术后出现大汗、脉搏缓慢和四肢湿冷等迷走反射症时应予以吸氧、肌注阿托品,直至脉搏变快,四肢变暖。术中经导管常规给以地塞米松 10mg,术后连续三天每天用 5mg 地塞米松静滴可有效防止栓塞后肿瘤组织坏死引起的吸收热。

b. 消化系统并发症

(1) 胃肠道。①黏膜病变:包括胃及十二指肠炎性糜烂和溃疡,多数是由于栓塞剂返流入胃左动脉或胃十二指肠动脉造成黏膜出血或化疗药物对胃肠黏膜直接损害所致,处理措施包括给予胃肠道黏膜保护剂和止酸药物,如西咪替丁和洛赛克等。②消化道出血:栓塞物反流入胃十二指肠动脉和化疗药物对黏膜直接损害也可进一步导致上消化道出血。预防措施包括术中超选择动脉插管化疗栓塞、术中及术后应用胃黏膜保护药剂如西咪替丁和洛赛克等。化疗栓塞可导致肝硬化进一步加重,门静脉压力增高,也是导致上消化道出血的原因之一。需要提醒的是,DSA 造影有动门脉漏时,肝动脉的栓塞或大量栓塞剂经漏口进入门静脉系统均可引起门静脉压力增高,导致上消化道出血。

(2) 胆道。①炎症:胆管与胆囊均可发生炎症,其中胆囊炎的发生率为 10%,严重时发生坏死。治疗措施有术后给予解痉、消炎和利胆治疗。②穿孔:胆囊穿孔是一种严重的并发症,通常发生于 TACE 后 1~2 周,其原因多是肝动脉化学栓塞时,栓塞剂大量进入胆囊动脉引起胆囊动脉栓塞,导致胆囊壁坏死。防止措施包括在进行肝动脉化学栓塞时导管头端尽可能越过胆囊动脉;动脉造影如发现胆囊动脉显影时不可推注化疗栓塞剂;在推注栓塞剂过程中如发现碘化油乳化剂进入胆囊动脉,则应立即停止注药;诊断胆囊穿孔后如内科治疗无效应立即外科手术。若出现胆囊化脓感染,可行经皮经肝胆囊引流术。

(3) 肝脏。①肝动脉损害:化疗药物可对肝动脉内膜造成损害,导致肝动脉变细、狭窄甚至闭塞。②肝实质损害:肝癌 TACE 后导致或加重肝硬化属于一种迟发性改变,一次 TACE 也许不会引起严重的肝硬化,多次(大于或等于 3 次)TACE 后则往往引起较严重的肝硬化。TACE 后导致或加重肝硬化的发生率为 70.4%,其发生与碘油累积用量、是否加用明胶海绵栓塞、栓塞范围及治疗次数明显相关。因此,肝癌 TACE 后应积极进行护肝治疗,此外,采用 TACE 与 RF 或 PEI 交替治疗的肝癌介入治疗新模式也是减轻肝硬化发生的有效措施。③肝脓肿:TACE 后肝脓肿形成的主要临床表现为长期持续高热,高达 39.5~41℃,呈弛张热,同时伴有不同程度的肝区疼痛,因此,TACE 后如有不明原因的持续长时间高热伴肝区疼痛(不同于栓塞后综合征)应想到脓肿形成,需及时行肝脏 B 超或 CT 检查。一旦发现肝脓肿形成,即应行经皮肝穿脓肿引流,并用抗生素盐水冲洗脓腔后根据细菌培养结果及时应用敏感抗生素。如果脓液引流通畅，感染控制，则有利于癌肿的进一步治疗；否则，将导致败血症、腹膜炎及肝功能衰竭而死亡。④肝破裂：TACE 后肝破裂的发生国内外均有报道，多发生在 TACE 后 1 周左右，表现为突发腹痛，接着出现急腹症的表现，出血过多则会导致失血性休克。当有腹水时上述表现可不典型，容易被漏诊，当怀疑肝破裂时可行腹穿，如抽出不凝固血即可确诊，一经诊断应立即行肝动脉栓塞术。⑤胆汁瘤也是 TACE 术并发症之一，较少出现，发生率为 1‰～2‰，原因尚不清楚，有些专家认为可能与栓塞化疗损伤胆管有关，表现为病灶旁不规则形囊性改变，穿刺抽出物为稀薄的胆汁。治疗方法是抽出稀薄的胆汁后，囊腔内注入无水乙醇。

（4）胰腺。碘化油乳剂等栓塞物经胃十二指肠动脉或脾动脉进入胰腺分支可出现不同程度的胰腺功能受损，严重者可表现为急性坏死性胰腺炎或胰腺梗死。预防措施是避免碘化油乳剂等栓塞物反流到胰腺分支。

（5）脾。主要为脾梗死或脾脓肿形成。脾脓肿形成应及时使用大量抗生素，必要时穿刺引流或手术治疗。

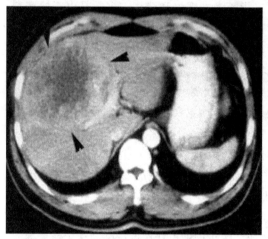

图 2-7-19A　腹部 CT 示肝 7、8 段有 8cm× 9cm 肿块，其中有部分强化（▲）

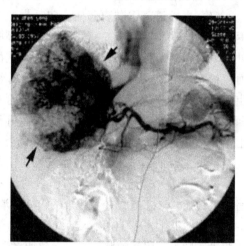

图 2-7-19B　同一患者肝动脉 DSA 示肝右动脉供血肿瘤血管丰富，染色明显（→）

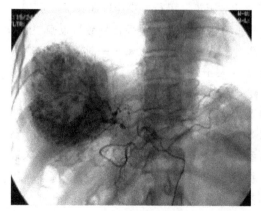

图 2-7-19C　DSA 监视下进行 TACE 术，肿瘤内有较多碘油沉积

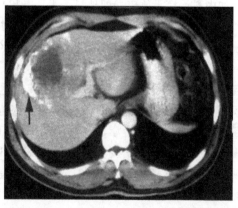

图 2-7-19D　术后 2 个月复查 CT，见肿瘤中央坏死，周边有部分碘油沉积（→）

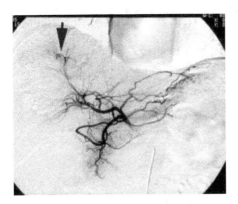

图 2-7-19E　TACE 两个月后 DSA 造
影示肿瘤血管明显减少（→）

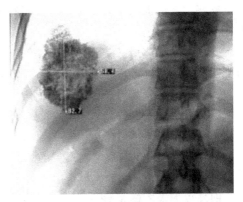

图 2-7-19F　进行第二次 TACE，碘油
大量沉积于病灶内

c. 呼吸系统并发症

（1）脂性肺炎。当肝癌伴有动静脉瘘时，碘化油乳剂可通过瘘口流入肺，引起油脂性肺炎。患者可伴有暂时的胸闷，但有较长时间的咳嗽。胸片示肺内有散在碘油影，一般 1～2 个月后可自行吸收。

（2）肺梗塞。肺梗塞的发生可能是癌栓脱落进入肺动脉所致。当肝癌并发有下腔静脉或肝静脉癌栓时，癌栓脱落进入肺动脉引起肺梗塞。患者多为大便后由蹲位改变成站位时发生，表现为突发胸痛，呼吸急促，面色紫绀，大汗淋漓，因来不及抢救多数患者

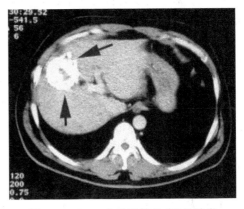

图 2-7-19G　4 个月后复查 CT 示肿瘤
内碘油沉积完全（→）

发病后即时死亡。近年来，由于下腔静脉滤器的应用，有效地减少了肺梗塞的发生率。

d. 血管系统并发症

（1）ADM 心肌中毒。

（2）柏查氏综合征：它是较严重的并发症，患者可在数天内因肝肾功能衰竭而死亡，其发生原因可能是化疗药物对瘤细胞的杀伤作用及栓塞性缺血引起肿瘤充血、水肿，进而压迫下腔静脉所致。处理办法是用导丝、导管疏通和尿激酶溶栓，使得下腔静脉复通或部分复通；使用下腔静脉支架，疏通效果更为迅速和明确。

e. 造血系统并发症

造血系统并发症主要为骨髓抑制，表现为白细胞、血小板减少。可输全血、成分血及使用相应种类的骨髓细胞集落刺激因子。

f. 泌尿系统并发症

文献有报道 TACE 后发生肾功能衰竭。

g. 脊髓损伤

脊髓损伤较罕见，在行下位肋间动脉造影时，应仔细观察有无脊髓动脉显影，不应

盲目栓塞。脊髓损伤一旦发生，应及时行扩血管、脱水、改善微循环及神经营养治疗。

2. 肝癌的消融治疗

原发性肝癌使用 TACE 完全充填法，仍有相当部分癌灶残存，这是 TACE 不能根治肝癌的主要原因。近 10 年来，经皮无水乙醇注射、微波、射频、高能超声聚焦、氩氦刀、电化学和激光等局部物理及化学消融治疗发展很快。本节拟就开展最广泛、费用最低廉的肝癌无水乙醇化学消融术（percutaneous ethanol injection，PEI）及近年来广泛使用的物理射频消融术做一介绍。

1）化学消融(PEI)治疗（图 2-7-20A、B）

日本学者 Sugiura 首次报道由影像学引导下的经皮直接无水乙醇注入瘤体治疗小肝癌，即经皮无水乙醇治疗术（percutaneous ethonal injection，PEI）。目前在临床 PEI 主要用于治疗小肝癌、结节型肝癌及 TACE 和 RF 联合治疗的一部分。PEI 是单个病灶、直径在 3cm 以内的原发性肝细胞癌或伴有较严重的肝硬变、肝功能不良者的首选方法之一；对于病变数目为 3 个，直径大于 5cm 的肿瘤，需要大剂量的无水乙醇才能将肿瘤填充。由于肿瘤体积大，血供增加，无水乙醇注入后受瘤体内的血流"冲刷"的程度增加；另外，肿瘤内的纤维分割存在使瘤体内完全填充无水乙醇较为困难，单纯 PEI 治疗效果不佳，仅仅起到"减负"作用，应结合 TACE 技术，即首先行 TACE 治疗后，使肿瘤缩小并使瘤床血管栓塞。病变数目在 4 个以上时，由于肿瘤周围常存在微小转移灶（minimal metastasis），即使所见病变被无水乙醇填充，PEI 治疗效果难以提高，需联合 TACE 等治疗。由于 PEI 对肝功能仅仅发生一过性轻微的影响，肝硬变 Child C 级肝癌患者也可接受 PEI 治疗。

（1）机制：无水乙醇注入瘤体内后，肿瘤细胞出现脱水、细胞内蛋白质凝固，同时肿瘤血管内血栓形成进一步促使肿瘤细胞坏死和纤维化。由于肝癌组织内细胞间结构松散，而肿瘤周围肝组织由于存在纤维化，可以阻止乙醇的进一步扩散，使无水乙醇注入后"选择性"地在癌肿内扩散，因而能迅速有效破坏肿瘤组织，对正常肝组织损伤却较小。

（2）方法：选用的穿刺针规格为 21～22G，长度 15～20cm；由 B 超或 CT 定位穿刺，穿刺进针过程中要求患者平静呼吸屏气，目的是使定位更加准确，同时避免针尖对肝包膜撕划。运用无水乙醇经多侧孔灌注针灌注的目的是使无水乙醇在瘤体内分布更加均匀。Akamatsu 发明的 3 侧孔笔芯灌注针是长度为 15cm 或 20cm、直径为 21G 的穿刺针，超声对针尖能准确定位，在临床上已经运用。Redvanly 用 18G 的带有 3 测孔的笔芯灌注针，每次注射 1ml 后，旋转针尖 36°，重复上述步骤至旋转 360°。对于较大的病变，可在 CT 导向下运用多针同时治疗，每次留置 3～5 个针，从不同角度，根据肿瘤形态，注射无水乙醇，保证药物的均匀分布。为防止乙醇外渗，留针时间至少 30min。无水乙醇注入肿瘤应遵循的原则：①多点注射；②注入的速度要慢，防止药物流入血管、胆道或反流出针道进入腹膜腔；③在观察到有针道反流时，应更改针尖注射位点或停止注入无水乙醇。

对于较大肿瘤，如要完全填充肿瘤组织保证肿瘤完全坏死，治疗的病例注入的无水乙醇总量为：$V = 4/3\pi (R+0.5)^3$（V 为需要无水乙醇的总量，R 为肿瘤的半径，0.5 为修正数，保证肿瘤周边组织有无水乙醇的浸润）。通常用 9：（1～3）(9ml 乙醇：1～3ml 碘化油）的碘油乙醇进行 PEI 治疗，其优点是碘油作为标记物，可显示乙醇的分布范围。为防止严重并发症的发生，每个进针点注入无水乙醇剂量一般不要超过 2～8ml。为强化治疗减少消融治疗的次数，乙醇-碘油配制中可加入化学药物（如 MMC4mg 和 ADR20mg），化疗药物在肿瘤内部直接杀灭肿瘤组织，起到"消融栓塞化疗"作用。治疗结束后，为防止无水乙醇及可能渗出血液沿针道反流入腹膜腔，需延长留针时间 10min 以上。要强调多次治疗，治疗频率为每周重复治疗 2～3 次，保证肿瘤内无水乙醇的完全填充。

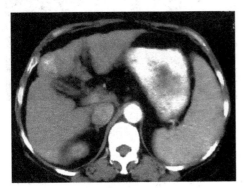 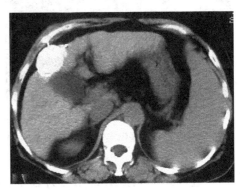

图 2-7-20A　小肝癌大小为 1.5cm×1.4cm，合并严重肝硬变及肝功能异常，AFP 明显升高 　　图 2-7-20B　对病变进行 PEI 治疗，病变内见碘化油完全沉积，PEI 术后 AFP 下降至正常

（3）并发症及处理：经 PEI 治疗的患者中，约有 25% 出现一过性肝区疼痛、发热、轻度乙醇毒性反应，有 25%～50% 的患者血清转氨酶一过性升高。肿瘤体积的大小同上述表现密切相关，较大的肿瘤，PEI 中使用无水乙醇剂量增加、肿瘤坏死及坏死组织吸收增多，高热、上腹部疼痛亦较常见。腹部疼痛的主要原因是由于无水乙醇返流入腹膜腔引起无菌性腹膜炎，处理措施是延长留针时间；其他的严重并发症包括肿瘤坏死及肝脏损伤引起的腹膜腔出血；肝功能失代偿引起的肝细胞性黄疸、腹水；胆道系统的损伤及继发性肝内胆管扩张；无水乙醇反流入肝动脉或门静脉引起的肝实质节段性梗死；无水乙醇反流入脾动脉引起的肝脓肿和脾脓肿；损伤胸膜或胸膜刺激引起气胸、胸腔积液等。此类严重并发症报道发生概率共约为 1%～3%。大约有 5% 的患者出现红细胞压积降低、肌红蛋白尿、迷走神经反射和一过性低血压。

2）射频消融术（RFA）治疗

射频消融（radiofrequency ablation，RFA）是近 10 年来发展较快的一种治疗肿瘤的方法，临床上主要用于肝脏等部位实体肿瘤治疗。TACE 治疗与 RFA 联合治疗，可大大提高肿瘤的完全坏死率，减轻 TACE 重复次数过多造成的肝损害。RFA 对肿瘤直径在 3～4cm 以下者疗效最佳，而当肿瘤体积超过 5cm 时需要运用穿刺迭加技术。RFA 还适合于手术治疗后局部复发者、肝功能较差不能耐受或拒绝外科手术者、klantskin 肿瘤等，一般要求肝内肿瘤数目在 4 以下。在有条件许可的情况下，CT 应作为首选的穿刺导向设备。

（1）原理：利用高频电流使组织离子产生振动、相互摩擦产生热量。局部温度达到 45～50℃，组织脱水、蛋白质变性、细胞膜崩解；70℃ 时，组织产生凝固性坏死；100℃ 时，局部组织炭化。RFA 电极在局部组织中位点的温度可升高到 90℃ 以上，保证相应消融的肿瘤组织完全坏死。

（2）方法：可采用 B 超和 CT 导向定位，但 CT 导向能直观了解消融电极展开后的立体位置，具有分辨率高、安全、定位准确、重复性好及不易遗漏病变等优点（图 2-7-21）。

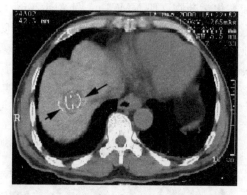

图 2-7-21A　CT 导向下将 RF 消融针准确插在肝癌病灶内，打开多极消融针包绕肿瘤（↓）

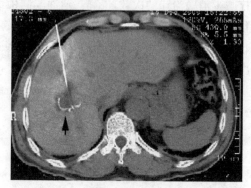

图 2-7-22B　对肿瘤进行消融治疗（↓）

在进行肝脏肿瘤 RFA 治疗过程中，胆囊可能受到刺激引起心脏骤停，即所谓的"胆心反射"。因此，术前应肌注阿托品 0.5mg 以防止"胆心反射"发生。治疗开始时经 B 超或 CT 影像定位及确定进针深度和角度，穿刺部位局麻并做 2～3mm 的皮肤小口后穿入肿瘤组织，根据影像确定消融电极针前端是否位于肿瘤组织内，同时根据病灶大小将子针（prong）打开至合适直径开始施行消融治疗。每个针位的消融治疗时间掌握在 5～15min 之间，每次治疗可调整 4～6 个不同针位进行治疗。

（3）并发症及处理：部分患者术中出汗较多，为防止继发性脱水，在治疗中可补充一定量电解质维持体液平衡，多数患者在治疗中有发热感，无需处理；当肿瘤位于肝顶时，有时会发生气胸，术前应备气胸穿刺针和引流导管，气胸量在 30％ 以上同时伴有呼吸不畅时，应立即进行胸腔闭式引流，多数处理后会自行缓解。部分患者在治疗后 3～5 天出现肿瘤坏死吸收热，较大肿瘤 RFA 术后可出现高热体温达 39.4℃，有时持续 2～3 周，其他有肝包膜下血肿；肝内动脉出血；胸腔积液；肿瘤坏死引起继发感染，肝脓肿；有个别报道手术中出现结肠穿孔的病例，需要外科修补。

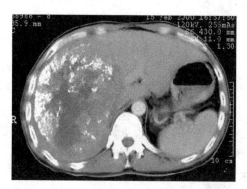

图 2-7-22A　原发性肝癌经 TACE 治疗后病灶周边部分碘油沉积

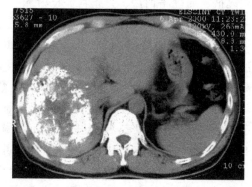

图 2-7-22B　TACE 治疗后一个月复查，肿瘤体积缩小明显，肿瘤中心区及部分边缘无碘油沉积，AFP 仍然高达 5000ng/ml

（4）RFA 较 TACE 及 PEI 的优点。①RFA 治疗不仅是 TACE 治疗后的一种补充治疗，而且是两者的有机结合，优势互补，使肿瘤的完全坏死率成倍地增加，由单一的 TACE 平均完全坏死率的 20% 左右提高到 90% 以上。TACE 治疗后再行消融治疗，TACE 可有效减少病变区域血流，增强 RFA 的疗效，同时减少 TACE 的治疗次数，从而有效保护肝功能，提高患者的远期存活率。②相对于 PEI 治疗，RFA 治疗所需要的疗程更短，小于 3cm 的肿瘤，只要 1～2 个疗程即完成治疗，而 PEI 需要 3～4 个或更多的疗程。③RFA 治疗

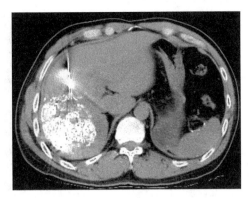

图 2-7-22C　CT 导向下 RFA 治疗。3 周后 AFP 下降至 150mg/ml，一个月后第二次 RFA，CT 示癌块已明显缩小

后的肿瘤残留理论上比 PEI 低。有前瞻性资料研究表明，PEI 治疗肝癌，疗效确切，70%～80% 小肝癌病例病灶可发生完全性坏死，但无水乙醇弥散会受到纤维间隔的阻隔影响肿瘤坏死率，而 RAF 不受这一因素的影响，故坏死率可达 90%。④对于 4cm 以下的肿瘤，一般进行一次 RFA 可使肿瘤完全坏死。但对于较大肿瘤，RFA 和 PEI 均难以使肿瘤完全坏死，但 RFA 可进行叠加治疗并要求消融针超过肿瘤的边缘 0.5cm 以上（图 2-7-22A～C）。

3. 肝癌肝硬化合并脾功能亢进

肝癌肝硬化合并脾功能亢进或上消化道出血的部分脾动脉栓塞治疗（partial splenic embolization PSE）（图 2-7-23A～D）

栓塞目的：1980 年，Trofanouski 最先报道了将脾动脉栓塞用于治疗上消化道出血。原理是部分脾动脉栓塞使脾动脉血流减少。门脉血流的 2/3 来源于脾静脉，通过减少脾静脉回流、降低门静脉压力可达到止血目的。门静脉高压合并肝癌患者在行肝动脉栓塞化疗的同时给予部分脾栓塞，以减少门脉高压，可降低上消化道出血的发生率。另外，此类患者由于脾功能亢进，白细胞及血小板下降较明显，加上化疗药物对骨髓造血细胞的抑制，使免疫细胞进一步损伤，通过脾栓塞治疗脾亢，可能会提高患者的免疫功能。

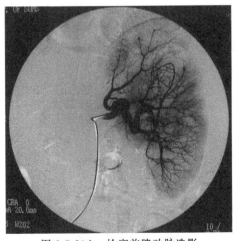

图 2-7-23A　栓塞前脾动脉造影

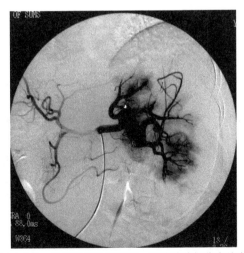

图 2-7-23B　栓塞后脾动脉造影，见脾动脉部分支栓塞

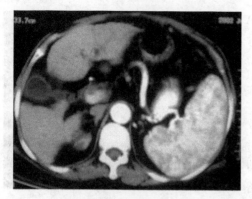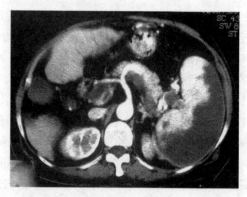

图 2-7-23C　脾动脉栓塞 CT
见脾脏增大

图 2-7-23D　栓塞后 CT 复查，脾脏
体积的 2/3 被栓塞

栓塞材料：较多采用 2mm×2mm×2mm 大小明胶海绵颗粒或 1mm×10mm 大小明胶海棉条。浸入含稀释造影剂的肝素盐水中配制而成，另外还采用微球等材料。

导管选择：多采用 RS（脾管），也可采用 RH、Yashiro 管或 cobra 导管等。

栓塞部位：多采用全脾性周围性栓塞，导管尽可能超选到脾动脉深处，最好达胰背动脉的远端。预防误栓造成医源性胰腺炎发生。

栓塞范围：通过脾动脉主干造影了解脾动脉分支情况后来决定栓塞的程度，一般为脾体积的 50%～60%。

术后处理：术后常规静脉滴注一种或联合两种抗生素 3～5 天；术后当日给予地塞米松 15mg，术后第 1、2 天地塞米松 10mg，术后 3～5 天改为 5mg；给以营养支持治疗；治疗脾区或右上腹及左下胸部疼痛，可术前给予多瑞吉，术中栓塞前注入利多卡因，术后酌情镇痛措施；如有反应性左侧大量胸腔积液应抽胸水治疗；术后适时对患者进行红细胞、肝肾功能、胸片及脾脏 B 超或 CT 检查随访。

副作用和并发症的处理：主要的副作用是发烧，一般为 38.5～39.8℃，发烧平均持续 2 周时间，可用抗生素及少量地塞米松。腹痛也是较多见的并发症，可用较强的止痛药或经导管硬膜外给予镇痛剂；如出现肺炎、肺不张和胸腔积液，则应抗炎、抽胸水、适当下床活动，多可自行吸收；脾脓肿，预防为主，必要时 B 超引导下穿刺引流；脾假性囊肿和脾破裂，行穿刺引流。这种情况多见于脾叶动脉以上大分支及主干栓塞和（或）栓塞范围过大引起；尽量避免胰腺炎的发生，如出现胰腺炎时，按胰腺炎常规处理。

术后血细胞改变：文献报道脾栓塞后最先反应的是白细胞，可在术后 24h 升高；其次为血小板，术后 2～3 天上升；红细胞发生反应较慢，一般脾动脉术后 1 周升高，但幅度小。

三、胃癌的微创介入治疗

（一）概　　述

胃癌是我国消化道最常见的恶性肿瘤之一。我国胃癌发病率男性为 47/10 万，女性为 24/10 万，在农村其死亡率居恶性肿瘤之首，在城市居第二位。胃癌的发病原因仍不清楚，近年来的研究表明，饮食中含有被真菌污染的食物或腌制食品中过量的硝酸盐及其前体，以及幽门螺旋杆菌感染、慢性萎缩性胃炎、胃溃疡、胃息肉在胃癌的发生中起重要作用，其他因素包括遗传因素、吸烟、饮酒等也与胃癌有一定的关系。胃癌出现症状后如不进行治疗，90％以上的患者均在一年内死亡。我国胃癌治疗水平地区差异较大，多数医院早期胃癌的发现率不到10％，大约80％的患者在诊断时已有淋巴结转移，40％的患者已有腹腔扩散或肝脏，甚至远处器官的转移。因此，胃癌在诊断时已有1/3的患者不能行根治性切除术；另外，对胃癌根治术后复发和转移者，目前尚无十分有效的治疗手段。如何改进中、晚期胃癌治疗方法和手段，提高生存期和改善生存质量，是胃癌治疗的重要研究课题之一。将介入放射学方法引入到胃癌的综合治疗，是近20多年来的重大进步，为中晚期胃癌的治疗提供了一条新途径。

（二）临 床 表 现

胃癌可发生于胃的任何部位，以胃窦部最多见，其次为贲门和胃体部。早期胃癌发病率，男性明显高于女性，男：女为（4.2～4.7）：1，青年至高龄老年人均可发病，以40～60岁居多。上腹疼痛是早期胃癌最常见症状，部分患者饥饿时疼痛明显，餐后或服解痉药后可缓解，部分患者疼痛无规律，近期疼痛加重应引起重视。黑粪和呕血亦较常见，部分患者可出现反酸、嗳气、上腹不适和消瘦等。进展期胃癌可出现典型临床表现，症状与病变所在的部位、大小、范围、胃癌类型及有无并发症有关。常见症状为腹部饱胀、隐痛、呕吐、进食不适、食欲不振、胃酸缺乏及上消化道出血，胃癌出血最常见的为黑粪或大便隐血持续阳性，部分患者可出现呕吐咖啡色血液；消瘦、贫血、上腹部肿块。贲门癌可有吞咽不适和吞咽困难等症状。晚期胃癌常有癌转移的表现，如腹水、黄疸、巨大腹块、多发腹块、恶液质和左锁骨上淋巴结肿大、卵巢、腹腔等转移灶出现。

（三）影 像 学 表 现

1. X 射线表现

（1）早期隆起型胃癌（包括Ⅰ、Ⅱa型）的X射线表现为向胃腔内突出的隆起性病变，Ⅰ型隆起高度大于5mm；Ⅱa型隆起高度在5mm以下。肿瘤与周围黏膜有明显分界，形状不规则，呈平坦息肉状、分叶状、花坛状、菜花状和平盘状等；表面欠光滑，可见不规则钡纹和钡斑。基底部与正常黏膜分界清楚，切线位可为广基型，与正常黏膜形成切迹，有蒂或无蒂。

（2）早期凹陷型胃癌（包括Ⅱc、Ⅲ、Ⅱc＋Ⅲ、Ⅲ＋Ⅱc）。X射线表现为病变范围大小不一的形态不规则的表浅溃疡或深溃疡，可呈楔状、星芒状等龛影，边缘清楚、锐利。病变周围或部分周围有黏膜皱襞集中现象，其皱襞尖端有明显病理变形，如增粗呈杵状、变细呈笔尖状和皱襞融合等。溃疡口边缘轻微毛糙不平。

（3）早期浅表平坦型胃癌（Ⅱb型）。X射线表现中，双对比造影表现为胃小区的微细变化，如胃小区紊乱、模糊，呈不规则的颗粒状。

（4）进展期蕈伞型胃癌X射线表现为病变一般比较大，3～4cm，X射线特征是突出于胃腔内不规则的菜花样充盈缺损，表面凹凸不平，可见不规则钡纹和钡斑。黏膜皱襞至充盈缺损处中断、消失，病变区域显示局限性胃壁僵硬。

（5）进展期溃疡型胃癌 X 射线表现：X 射线特征为存在于癌块中恶性溃疡。双对比造影表现龛影形态不规则，呈半月形、多角形、放射形等，内缘呈多个尖角；龛影口形态不规则，有特征性指压迹征；龛影位于胃腔轮廓内，周围呈不规则性结节状隆起，形成"环堤征"，若龛影骑跨角切迹或小弯垂直部，切线位投影则形成"半月征"。黏膜至环堤边缘中断、破坏，有的断端呈粗大结节状隆起。局部胃壁明显僵硬、蠕动消失。

（6）进展期浸润型胃癌根据癌组织浸润范围的不同，又可分弥漫浸润型和局限浸润型。局限型多见于胃窦部，X 射线表现为胃腔呈局限性狭窄，严重时呈管状、漏斗状；胃壁僵硬、蠕动消失；黏膜皱襞增粗，排列紊乱、破坏和消失。弥漫型为癌组织浸润胃大部或全部，胃腔明显缩小，黏膜皱襞平坦、消失；胃壁僵硬、蠕动消失，犹如皮革囊样，称"皮革样胃"。

2. CT 表现

早期胃癌由于胃壁不增厚或增厚不明显，CT 诊断困难。由于 CT 不能分辨胃壁各层组织结构，对肿瘤确切分期尚存在一定困难。但对幽门前区癌造成幽门狭窄、梗阻伴胃潴留者，胃镜和钡剂造影困难时，CT 价值则较大。扩张良好的增强胃 CT 可以直接显示胃癌组织浸润造成的胃壁增厚，胃腔内、外肿块的大小和范围。同时，通过显示胃周脂肪间隙消失表示癌组织与周围器官融合，指导临床治疗方案的制订。CT 对胃周、后腹膜等淋巴结转移诊断价值较大，甚至可发现腹膜、网膜、盆腔的种植转移，以及远处脏器的血行转移灶。

3. MRI 表现

MRI 表现为胃壁增厚和大小不同的原发肿块：胃壁增厚型，表现为病变局部胃壁规则或不规则增厚，其内缘凹凸不平，增厚胃壁在 T_1WI 为等或低信号，T_2WI 为高信号；肿块型 T1WI 为与肌肉信号相等的低信号，T2WI 为高信号，信号强度高于同层面的肝脏，质子密度像上信号强度略低于肝脏；溃疡型表现为胃壁增厚或肿块基础上出现溃疡，有造影剂充入，位于胃轮廓之内。由于 MRI 可分辨胃壁组织结构，对胃壁的浸润深度和肿瘤的腔外侵犯可清楚显示，正常胃壁低信号外带的不规则或缺失均提示胃癌的浆膜外已受侵犯，增强 MRI 可显示强化的转移性淋巴结。

（四）应 用 解 剖

胃的动脉血供来自于腹腔动脉干的分支（图 2-7-24）。腹腔动脉干是腹主动脉的最大分支，它在腹主动脉上段（相当胸 12 至腰 1 平面）的腹侧发出，该动脉干长 2～4.5cm，从该动脉干分出三大分支，即肝动脉、脾动脉和胃左动脉。从肝固有动脉发出的胃右动脉与胃左动脉在胃小弯侧形成弧形吻合；从胃十二指肠动脉发出的胃网膜右动脉与从脾动脉发出的胃网膜左动脉在胃大弯侧形成吻合，两个弧形吻合形成两个动脉弓。由该弓发出许多分支至胃前、后壁。这些血管在胃壁内相互吻合，形成丰富的血管网。

（1）胃左动脉：由腹腔干直接发出，向左上方行走至贲门部发出食管支，然后转向下方沿胃小弯向右行走，发出许多小支至胃前后壁并与胃右动脉相吻合。

（2）胃右动脉：由肝固有动脉或胃十二指肠动脉发出，较胃左动脉细。走向幽门上

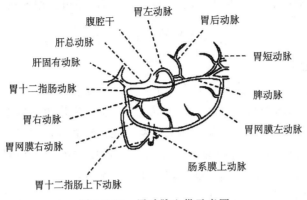

图 2-7-24 胃动脉血供示意图

缘附近后，沿胃小弯向左走行，并发出许多分支至胃前后壁。终末支与胃左动脉相吻合，形成胃小弯动脉弓。

（3）胃网膜右动脉：由胃十二指肠动脉发出，在幽门下方沿胃大弯向左走行，沿途发出许多分支至胃前后壁和大网膜，终末支与胃网膜左动脉相吻合。

（4）胃网膜左动脉：由脾动脉近脾门处发出，经脾胃韧带沿胃大弯向右走行，终末支与胃网膜右动脉吻合形成胃大弯动脉弓。

（5）胃短动脉：胃短动脉有 3～4 支，由脾动脉发出，经脾胃韧带至胃底部前后壁。

（6）胃后动脉：起自于脾动脉，约半数以上的人有胃后动脉，经胃膈韧带至胃后壁。

（五）术前准备

1. 患者的准备

（1）肝肾功能检查、出凝血时间及凝血酶原时间测定。

（2）血常规、血小板计数检查。

（3）上胃肠道钡餐造影、胃镜、腹部 CT 及胸片检查。

（4）备皮、碘和普鲁卡因过敏试验。

（5）术前禁水、禁食 4h（若有消化道梗阻，则禁食、禁食 12h），术前 30min 注射地西泮（安定）10mg。

2. 药品准备

（1）参照全身化疗方案选用 2～3 种化疗药物。

（2）辅助用药：2% 利多卡因 20ml，地塞米松 10～15mg，甲氧氯普胺（胃复安）40mg 或枢复宁 8mg，注射用水 1000ml，肝素 2 支（12 500U/支）。

（3）造影剂：非离子型造影剂（如碘必乐）或离子型造影剂（如泛影葡胺）。

（4）栓塞剂：超液态碘化油、明胶海绵。

3. 器械准备

（1）血管介入手术包。

（2）动脉穿刺插管介入器械：穿刺针，泥鳅导丝，动脉导管鞘（5F）。

（3）导管的选择：多选用 5F 的动脉导管。导管类型有肝动脉导管（如 Yashiro 管和 RH 管)、胃动脉导管（如 RLG 管和 LH 管），有时还可选用 Simmons 导管等。

<h2 style="text-align:center">（六）介 入 治 疗</h2>

1. 适应证和禁忌证

介入治疗的适应证：①作为胃癌术前的新辅助治疗，尤其对那些肿瘤较大、切除困难者，术前介入可以增加切除率；②作为胃癌术后辅助化疗的一种方法，可以与全身化疗交替进行，对术中可能有癌残留、局部复发可能性较大者；③剖腹探查术后，因局部肿瘤较大或侵及邻近脏器无法切除者，介入治疗可以改善生活质量，延长生存时间；④根治术后局部复发或肝脏及其他脏器转移作为一种治疗手段。

介入治疗的禁忌证：恶液质状态、严重感染、心肝肾功能严重不良及出凝血严重功能障碍者，以及对碘造影剂过敏者。

2. 插管技术及血管造影

介入治疗前先行血管造影了解肿瘤供血动脉的情况。

（1）选择性动脉插管。采用 Seldinger 法插管至腹腔动脉行动脉造影，如为术前化疗或作为肝、腹腔动脉淋巴结转移治疗者，可直接给药。如需行超大型选择性局部病灶化疗，可根据病灶位置行胃左或胃右动脉插管化疗。

（2）选择性胃左动脉插管技术。当导管进入腹腔动脉开口，轻微左旋导管，同时抖动导管，有轻阻力时上推导管即可进入胃左动脉。

（3）胃右动脉和胃十二指肠动脉的插管方法同肝动脉内插管。

3. 造影方法

（1）腹腔动脉造影。先行腹腔动脉造影，以了解胃癌病灶动脉供血情况，剂量35～45ml，注射速度每秒 6～10ml。如采用 DSA，造影剂用量可减至 20～25ml。

（2）选择性胃左动脉造影。剂量 10～15ml，流速每秒 2～3ml。

4. 造影的目的与征象

（1）造影的目的主要：①确定病变的存在；②明确肿瘤血供；③明确有无肝转移。

（2）胃癌的血管造影表现胃癌的血管造影表现与病理类型密切相关，根据肿瘤血管的丰富与否分为少血管、中等血管和丰富血管类型。常见的表现有：①供血动脉及分支增粗、扩张、扭曲、动脉拉直、移位；②肿瘤出血；③肿瘤血管和肿瘤染色等。

胃癌由于发生部位不同，表现也有所不同。胃窦部肿瘤染色比实际范围小。溃疡型胃癌在肿瘤周边可见到肿瘤血管改变，但难以见到肿瘤染色。幽门部肿瘤伴胃窦部狭窄者，癌肿区域则可见到持续的肿瘤染色。胃癌的血管造影表现受到幽门梗阻程度和肿瘤附近炎症的影响，炎症与胃腔内压力增高可导致血管增多和早期出现引流的静脉。晚期胃癌局部淋巴结转移并增大可导致附近血管的移位、伸直和中断；肿瘤侵犯附近脏器，如脾、肝和胰等时，则可出现相应部位的异常血管造影表现。

胃癌的血管造影还可估计胃癌浸润程度，若侵蚀的动脉位于胃壁内，表示胃癌的浸润尚未超出胃壁。肿瘤染色与其组织学类型也有一定的关系，如乳头状或乳头管状腺瘤，肿瘤染色和肿瘤血管丰富；而管状腺癌则染色较少。肿瘤位于贲门和胃体部上 1/3 者，肿瘤染色明显。

5. 动脉灌注化疗及栓塞化疗治疗

1) 动脉灌注化疗

胃癌动脉灌注化疗的优点是：①减少非靶器官药物接触，全身毒性反应轻；②直接大剂量联合灌注几种不同作用机制的抗癌药物，增强直接杀伤瘤细胞和抑制其增殖的能力；③化疗后药物经肿瘤静脉回流至门静脉系统可直接杀灭血循环中的癌细胞，不仅可预防肝转移，而且对肝已经存在的微转移灶也能起较好的治疗作用；④体较大的病灶，术前介入治疗，可缩小瘤体，有利于二期手术切除。

可根据患者的具体情况行动脉插管一次性化疗或植入动脉药盒进行序灌化疗（图2-7-25）。注药靶血管应根据肿瘤所在的部位，选择或超选择插入肿瘤主要供血动脉，才能使抗癌药物分布于癌灶及周围区域。同时应注意变异动脉。胃左动脉在胃小弯分布于 A、M、C 三区，在胃大弯，A 区主要为胃网膜右动脉，M 区为胃网膜右和胃网膜左动脉，C 区为胃网膜左和胃短动脉。在行胃癌灌注化疗时，胃左动脉往往为必选动脉，另选一支肿瘤供血区域的动脉为次选血管。选择两支或多支胃动脉灌注化疗比单支治疗更有效。

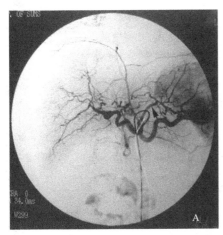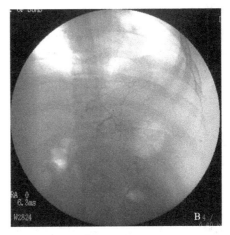

图 2-7-25　A. 晚期胃癌行腹腔动脉造影，胃左动脉及其分支增粗；
B. 行胃左动脉超选择性插管行灌注化疗

腹腔动脉造影时能显示胃的所有动脉分支。做超选择动脉插管造影时，不仅可显示其插管的动脉，其他动脉分支也能显示。在毛细血管期胃肿瘤可染色，显示其肿瘤部位和轮廓。但有时胃收缩时肥厚的胃黏膜皱襞有类似肿块的表现。静脉期通常只能显示较大的静脉，如冠状静脉和胃网膜静脉。

2) 动脉内栓塞化疗

为了延长药物的作用时间，增加治疗效果，可用栓塞化疗的方法（图2-7-26），对于肿瘤主要供血动脉，最后再用碘油或明胶海绵颗粒栓塞。碘油所携带的化疗药物持续释放，可提高肿瘤区域的药物浓度，延长药物的作用时间，持续杀伤肿瘤细胞。动脉内栓塞化疗是将药物与栓塞剂通过选择性动脉插管的方法栓塞至靶血管，提高局部药物浓度，延长作用时间，增加化疗效果。碘化油是一种可以安全用于胃癌治疗的栓塞剂。栓塞化疗的适应证为：①手术探查无法切除的胃癌；②胃癌姑息性手术后，局部有明显癌残留；③癌溃疡伴大出血，需控制大出血者；④胃癌伴肝转移，可同时行肝动脉和胃左动脉栓塞治疗。栓塞治疗的禁忌证为：①明显恶液质伴重度腹水者；②严重肝肾功能不良者；③高龄，有广泛动脉硬化，腹腔干或胃左动脉分支狭窄或闭塞者。主要并发症有：左上腹部不适，恶心、呕吐；严重者有呕血、黑便、发热等，一般一周左右消失。发生缺血性梗死、溃疡和穿孔者少见。

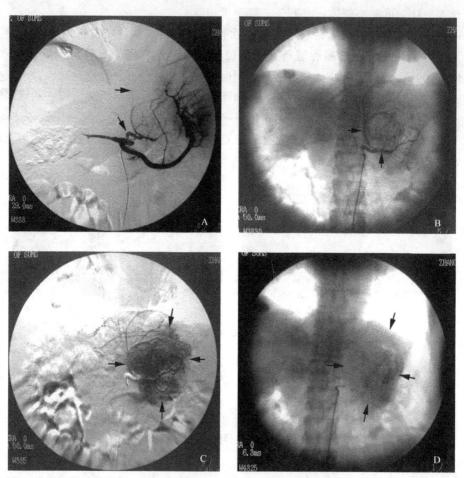

图 2-7-26　A. 胃癌腹腔动脉 DSA，胃左动脉增粗，分支血管包绕肿瘤（↑）；B. 胃左动脉超选择性插管，见 7cm×8cm 尖圆形肿瘤，分支血管推压包绕（↑）；C. 实质期见肿瘤染色明显（↑）；D. 经导管注入化疗药物-碘化乳剂行栓塞化疗

（七）治疗规范及在综合治疗中的地位

1. 介入治疗规范

介入治疗根据胃癌分期的不同采用的方法不同。一般早期胃癌较少使用介入治疗；中晚期胃癌患者应用介入治疗较普遍。中期胃癌宜在手术前后进行治疗，晚期胃癌主要为姑息治疗，应作为综合治疗中的主要治疗手段，对复发的胃癌也可采用介入治疗。

2. 介入治疗在综合治疗中的地位

介入治疗在不能手术的胃癌的综合治疗中一直占据着主导地位，而对于能手术治疗的胃癌则为最主要的辅助治疗手段，这是因为介入治疗局部抗癌药物浓度高，副作用小，并发症少，不仅对原发肿瘤、复发肿瘤和转移肿瘤有较好的控制作用，而且还可降低肿瘤转移、复发的概率。

（八）问题及展望

胃癌介入治疗存在的主要问题是对于中晚期肿瘤远期疗效是否确切、能否在早中期肿瘤治疗上达到手术治疗的效果。

近年来，随着肿瘤诊断技术和肿瘤基因治疗技术的飞速发展，将来可以通过分子靶向治疗技术尽可能早期完整地把胃癌在分子水平进行消灭。

四、大肠癌的微创介入治疗

（一）概　　述

大肠癌是最常见的消化道恶性肿瘤之一。在过去 20 多年的时间内，世界大多数国家或地区大肠癌发病呈上升趋势，并以发病率低的发展中国家上升更明显。我国大肠癌作为重点肿瘤研究已近 20 年，随着人民生活水平的提高、生活方式的改变，大肠癌发病率逐年增长，死亡率已由 10 年前占恶性肿瘤第 6 位上升为第 4 位。

大肠癌确切的病因目前尚不清楚，一般认为与摄取高脂肪和低纤维素饮食有关。据流行病学调查，大肠癌高发因素为：肠息肉、慢性腹泻、黏液血便、饮不洁水、精神刺激、阑尾切除、便秘和癌症家族史；癌前病史有家族性息肉病和大肠腺瘤病等。

（二）分　　期

1. Dukes 分类法

A 期：癌瘤浸润深度未穿出肌层，且无淋巴结转移。

B 期：癌瘤已穿出深肌层，并可侵入浆膜层、浆膜外或直肠周围组织，但无淋巴结转移。

C 期：癌瘤伴有淋巴结转移。又根据转移淋巴结部位不同分为 C1 和 C2 期。

C1 期：癌瘤伴有肠旁及系膜淋巴结转移。

C2 期：癌瘤伴有系膜动脉根部淋巴结转移。

D 期：癌瘤伴有远处器官转移，或因局部广泛浸润或淋巴结广泛转移而切除后无法治愈或无法切除者。

2. TNM 分期

T_{is}　原位癌

T_1　肿瘤侵犯黏膜下层

T_2　肿瘤侵犯固有肌层

T_3　肿瘤侵犯浆膜下或无浆膜区的肠旁组织

T_4　肿瘤穿破浆膜或直接侵犯附近脏器和组织

N_0　无淋巴结转移

N_1　肠旁淋巴结转移数 $1\sim3$ 个

N_2　肠旁淋巴结转移数超过 4 个

N_3　大血管旁淋巴结转移

M_0　无远处转移

M_1　有远处转移

3. 临床分期根据肿瘤生长情况，大肠癌临床分 0～IV 期

临床分期	TNM 分期			Dukes 分期
0 期	T_{is}	N0	M0	A 期
I 期	T1～T2	N0	M0	B 期
II 期	T3～T4	N0	M0	C 期
III 期	任何 T	N1-N2	M0	D 期
IV 期	任何 T	任何 N	M1	D 期

（三）临床表现

本病以男性为多见，好发年龄为 30～50 岁，发病高峰期在 45 岁左右。大肠癌早期常无任何症状，但随着肿瘤增长、病情进展，对患者机体局部和全身影响逐渐加重，从而产生一系列症状，如大便形状和习惯改变、腹痛、腹胀、腹部肿块、贫血及消瘦、全身乏力等表现。由于肿瘤的部位、病程不同，其临床表现各又有一定的特点。

1. 右半结肠癌的临床表现

右半结肠由于：①肠腔大、肠壁相对薄；②血液循环及淋巴组织丰富，吸收能力强；③盲肠、升结肠蠕动小而密，大便在右半结肠呈稀糊状；④肿瘤以隆起型（肿块型）为主，常发生广泛溃烂、出血、感染。故而右半结肠发生肿瘤临床常表现以贫血、腹痛及腹部肿块为特征，而便血、肠梗阻情况远较左半结肠少见。

2. 左半结肠癌的临床表现

左半结肠有以下特点：①肠腔较右半结肠小；②大便成形、呈固体状；③肿瘤以浸润型（缩窄型）为多见，易引起肠道梗阻，故而左半结肠癌临床上常出现大便习惯改变，最常见的主诉为便秘加重，常出现腹痛、腹胀，类似消化不良的症状，随着病情加重，表现为慢性不完全性机械性肠梗阻。

3. 远端乙状结肠癌与直肠癌的临床表现

由于解剖上近肛门的缘故，临床上常表现出更有特点的一系列临床症状。常见的症状为便血，腹泻、便秘交替。便血多为鲜血或暗红色血液，不与大便相混合；大便次数明显增多，有里急后重表现，饭后及睡眠后更为明显。

总之，大肠癌的临床症状与肿瘤病程位置相关。以便血及腹泻为主要症状的多为直肠癌；以慢性肠梗阻及全身症状为主者常为左半结肠癌；而右半结肠癌常以贫血及腹部肿块为临床特点。

4. 肿瘤标志物检查

CA19-9 和 CEA 二者不是大肠癌的特异性抗原，不能用于早期诊断，但在估计预后、监察疗效和术后转移复发方面有一定价值，如治疗前 CA19-9 或 CEA 水平较高，治疗后下降，说明治疗有效，反之无效。手术后患者的 CA19-9 或 CEA 水平升高，预示有复发或转移的可能，应做进一步检查，明确诊断。

5. 影像学检查

1) 内镜检查

70％～75％大肠癌位于距肛门缘 25cm 以内，应用乙状结肠镜可以观察到病变，25cm 以上的结肠可以用电子结肠镜检查。在镜检时，可以照相、活检，以及刷检涂片做病理细胞学检查。

2) X 射线检查

钡灌肠 X 射检查，对乙状结肠中段以上的癌瘤是必要的检查方法，可发现肿瘤部位有恒定不变的充盈缺损、黏膜破坏、肠壁僵硬及肠腔狭窄等改变，亦可发现多发性结肠癌。此项检查法阳性率可达 90％。钡气双重对比检查法对于发现小的结肠癌和小的息肉有很大帮助。已有肠梗阻时，钡剂灌肠检查应谨慎进行，并透视观察，防止过量钡剂进入梗阻以上肠腔。疑肠梗阻时，一般不宜钡餐检查。X 射线立位和卧位腹部照片可见到梗阻以上的肠襻积气及积液，肠管扩张，显"阶梯状"液气平面的肠梗阻征象，对判断肠梗阻部位有一定帮助。

3) 超声检查

腔内超声能清楚显示肠壁 5 层结构及周围组织器官，对直肠癌浸润肠壁的深度、范围、扩散方向及毗邻脏器受累程度等具有特殊的价值。直肠癌超声图像为边界不规则的低回声或相对低回声区，对检查直肠癌浸润深度的正确诊断率为 88.8％，对早期癌的正确诊断率为 80％，而肛诊检查的正确诊断率仅为 52.8％。

4) CT 检查

CT 检查的主要目的是对已知肿瘤进行分期，作为选择治疗方案的依据，诊断手术并发症；确定有无肿瘤残留、复发与转移。

5) MRI 检查

MRI 检查对大肠癌的应用与 CT 相比还没有显示出明显的优越性，但有学者曾利用 MRI 检查晚期直肠癌，证实 MRI 在直肠癌向外浸润检查方面优于 CT。

6) 血管造影

大肠癌的临床诊断主要依靠直肠指检、结肠内窥镜及 X 射线钡灌肠双重对比造影，一般不需行血管造影，但血管造影可为动脉灌注化疗及外科手术后治疗了解肿瘤供血情况提供依据；大肠癌血管造影可表现为肿瘤供血血管迁曲扩张及肿瘤染色、周围正常血管受压移位（图 2-7-27）。对肠道内出血，当出血量超过一定速度，造影时可见造影剂在肠腔内弥散，因此可用于指导大肠癌肠道出血的止血治疗。

（四）血管应用解剖

大肠的动脉供血虽有变异，但主要来源为腹主动脉所发出的脏支：肠系膜上下动脉、髂内动脉的分支、腹主动脉的终末支骶中动脉。①肠系膜上动脉（图 2-7-28）为腹主动脉成对脏支中的第二大分支，在腹腔动脉下 1.0～1.5cm，相当于第 1 腰椎水平从腹主动脉前壁发出，此动脉走行呈现凸形向左下方。供应相应大肠血管依次有：中结肠动脉→肝曲、横结肠；右结肠动脉→升结肠；回结肠动脉→盲肠。②肠系膜下动脉（图

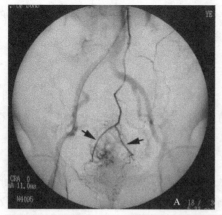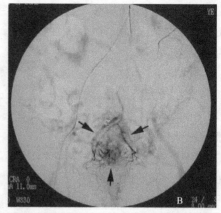

图 2-7-27　直肠癌：A. 经肠系膜下动脉造影示直肠上动脉增粗，直肠肿瘤部位血管粗细
不均、紊乱（↑）；B. 实质期见肿瘤染色（↑）

2-7-29）：起始点平第 3 腰椎高度由腹主动脉前壁或左前壁发出。供应相应大肠血管依次为：左结肠动脉（最大分支）→降结肠；乙状结肠动脉→乙状结肠；直肠上动脉（为直肠主要血管）→直肠上段，在肠系膜上下动脉之间存在吻合支（图 2-7-30）。③骶中动脉（图 2-7-31）为腹主动脉的终末支，起于腹主动脉后壁分歧部上方约 1cm 处，

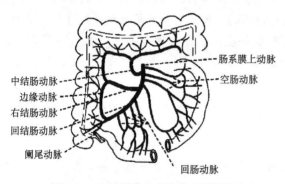

中结肠动脉
边缘动脉
右结肠动脉
回结肠动脉
阑尾动脉

肠系膜上动脉
空肠动脉
回肠动脉

图 2-7-28　肠系膜上动脉供血示意图

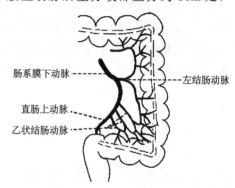

肠系膜下动脉
直肠上动脉
乙状结肠动脉

左结肠动脉

图 2-7-29　肠系膜下动脉供血示意图

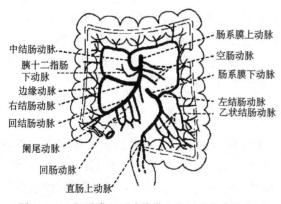

中结肠动脉
胰十二指肠
下动脉
边缘动脉
右结肠动脉
回结肠动脉
阑尾动脉
回肠动脉
直肠上动脉

肠系膜上动脉
空肠动脉
肠系膜下动脉
左结肠动脉
乙状结肠动脉

图 2-7-30　肠系膜上下动脉供血之间吻合支示意图

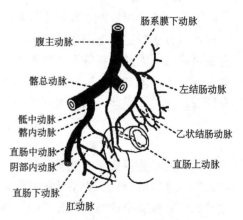

腹主动脉
髂总动脉
骶中动脉
髂内动脉
直肠中动脉
阴部内动脉
直肠下动脉

肠系膜下动脉
左结肠动脉
乙状结肠动脉
直肠上动脉
肛动脉

图 2-7-31　髂内动脉及骶中动脉供血示意图

相当于腰骶交界平面，供应直肠上中段后壁。④髂内动脉（图 2-7-31）为髂总动脉的分支，一般在第 5 腰椎或腰骶关节平面高度发出，行向后下进入小骨盆，影像上与髂外动脉的区别是髂外动脉在骨盆区域甚少分支。髂内动脉脏支前干分出直肠中动脉、阴部内动脉分支直肠下动脉供应直肠中下段及肛管。

<h2 align="center">（五）介 入 治 疗</h2>

1. 适应证

  1）动脉灌注化疗适应证

  （1）外科手术前后化疗

  （2）不能外科手术的大肠癌

  （3）大肠癌腹腔脏器扩散（如肝转移）

  （4）术后复发

  2）动脉栓塞化疗适应证

  （1）大肠癌引起下消化道出血

  （2）盆腔脏器肿瘤侵犯直肠

  （3）直肠癌侵犯盆腔脏器

2. 禁忌证

  （1）Karnofsky 行为状态评分小于 50 分

  （2）WBC 小于 3000/L，PLC 小于 8×10^9/L

  （3）有明显全身出血倾向

  （4）全身有细菌或病毒感染

  （5）全身重要脏器功能衰竭

  （6）碘试验过敏者

3. 术前准备

  术前准备主要包括以下几个方面。

  （1）患者准备：术前 4～6h 禁饮食，术前 30min 注射镇静剂（如安定 10mg 肌注），视患者情况及手术时间长短决定停留尿管。

  （2）医生准备：术者及助手应详细了解病情，做出正确判断，制订周密手术及化疗方案，对可能出现的问题，准备好相应防范处理措施。

  （3）器械准备：穿刺针、导引钢丝、导管鞘及导管等，需行药盒置入者需准备动脉药盒。肠系膜上动脉插管通常选用 4F～5F Cobra 管（C 形管）、Yashiro 管或 RH 管；肠系膜下动脉及髂内动脉插管通常选用 4F～5F Cobra 管或 RIM 小弯管。

  （4）药物准备：根据介入化疗方案准备好相应的化疗药物，准备好抗过敏、止吐、保护胃黏膜等药物。

4. 操作方法和技术

  （1）穿刺部位：动脉穿刺常选用股动脉。采用埋植药盒化疗时可穿刺锁骨下动脉并将药盒埋植于锁骨下皮下；通常选择股动脉穿刺成功率高，并发症少见。可以将药盒埋置穿刺点下方大腿内侧或下腹部皮下。

  （2）插管技术：目前最常用为 Seldinger 插管技术。其特点是经皮穿刺血管，通过导丝、导管交换，将导管引入造影或临床治疗部位。①肠系膜上动脉的插管（图2-7-32A）：选用C型导管，头端朝前在L_1椎体水平上下慢慢探查，挂住血管后手推造影剂如证实为肠系膜上动脉即可行DSA造影，尔后根据造影结果进行相关治疗，如注入化疗药物。如需留置导管药盒，因导管留置时间长，导管前端置于肠系膜上动脉在腹主动脉开口上方1～2cm处。②肠系膜下动脉插管（图2-7-32B）：采用上述方法，于L_3椎体水平上下探查，选择插管造影治疗。③髂内动脉插管（详见盆腔动脉插管章节）。

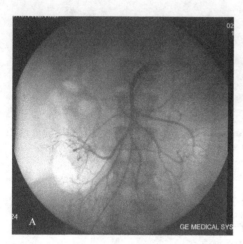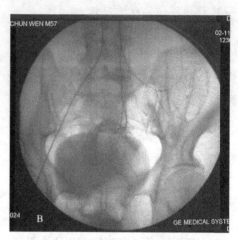

图2-7-32　A.肠系膜上动脉插管造影；B.肠系膜下动脉插管造影

（3）动脉造影：①肠系膜上动脉造影：造影剂注射速率为每秒6～8ml，总剂量20～30ml，DSA图像采集时间为20s左右；②肠系膜下动脉造影：造影剂注射速率为每秒4～6ml，总剂量15～25ml；③髂内动脉造影：造影剂注射速率为每秒6～8ml，总剂量20～30ml。

5. 术后处理

（1）穿刺侧体保持伸直，穿刺点用0.5kg重的沙袋压迫6～8h，穿刺侧肢体平放、制动12h。

（2）观察穿刺部位有无淤血或血肿，足背动脉搏动及远端肢体肤色、温度和感觉的变化。

（3）监测血压、脉搏、呼吸等生命体征4～6h。

（4）静脉补液1000～1500ml，内加抗生素、制酸剂（如甲氢咪呱）等以减轻化疗药物对肝肾损害、化疗药物的胃肠反应及预防感染，一般无须使用止血药。

6. 术后并发症及其处理

（1）穿刺插管操作及药盒植入的并发症及处理可参见相关章节。

（2）肿瘤坏死出血。大肠癌化疗后因肿瘤坏死可能发生出血，应及时应用止血药物，也可以考虑经动脉导管注入止血药，但要慎重使用栓塞剂进行肠系膜的栓塞。经上述处理仍难止血者，应及时行手术止血治疗。

7. 介入治疗规范及在综合治疗中的地位

近年来，伴随对肿瘤基础理论与临床实践相结合的研究工作的加深，各种治疗手段不断发展完善，使肿瘤治疗水平有了明显提高。但就目前而言，外科手术仍然是大肠癌最有效最基本的治疗方法，手术和其他治疗法的综合应用已成为肿瘤治疗发展总的趋势。

化疗是治疗恶性肿瘤的三大手段之一。手术和放疗在肿瘤治疗方面固然起到重要作用，但化疗也有它的优势。首先，手术及放疗只是局部治疗，对于多处转移大肠癌无能为力，而化疗则可能行全身治疗；其次，手术及放疗难以彻底消灭亚临床的肿瘤细胞，术后常复发，而辅助化疗可提高手术放疗治愈率，减少复发。

介入化疗相对全身化疗而言，有其明显优势：它既属于局部化疗，又属全身治疗；疗效高而副作用小；患者全身化疗无效果，但对介入化疗仍可能有效。但介入化疗也有自身不足之处：它的开展应用尚需要一定条件；会给患者带来一定创伤；使用价格也高于全身化疗。

8. 存在的问题及瞻望

近年来，从实验室到临床开展了大量的新抗癌药物的研究工作，对肿瘤治疗效果取得了稳定向前的发展。随着对介入治疗全面深入研究，大肠癌的化疗开辟出了一条新的有效途径，但目前尚有许多问题需要解决。①探索手术、化疗、放疗治疗顺序；②寻找最佳联合化疗方案、给药途径；③对药物耐药性的测定及解决方法；④肿瘤的有效率与生存期延长，局部疗效与全身效果之间关系；⑤寻找新的、更有效的抗大肠癌的药物。

总之，介入化疗是一种比较有前途的辅助化疗，为了达到突破性进展，需要不断更新实验与研究，期待使大肠癌疗效得到更进一步的提高。

（吴沛宏　周启明）

参 考 文 献

曹喜才，贺能树，徐乃勋，等. 2002. 支气管肺癌介入治疗的临床研究. 临床放射学杂志，21 (7)：557-560.

常恒，肖湘生，董伟华，等. 2005. 动脉 CT 血管造影对肺转移瘤的血供研究. 中华放射学杂志，39 (1)：34-38.

范卫君，赵明，吴沛宏，等. 2002. 经皮射频消融术在肝脏肿瘤治疗中的临床价值. 中华放射学杂志，36：313.

高中度，茅爱武，蒋廷辉，等. 2004. 介入治疗中晚期肺癌 264 例疗效分析. 介入放射学杂志，13 (4)：361-362.

黄金华，吴沛宏，张福君，等. 1999. 经股动脉药盒导管植入系统治疗晚期恶性肿瘤. 中华肿瘤杂志，5：386-388.

李麟苏. 1999. 介入放射学. 北京：中国科学技术出版社.

李茂全. 1999. 胃癌介入治疗的现状和研究进展. 介入放射学杂志，8 (1)：51-53.

缪竞陶，王颖，李征宇，等. 2003. MR 动态增强时间减影技术对肺癌体循环血供定性及定量评估的价值. 中国肺癌杂志，6 (1)：13-17.

欧阳墉. 1999. 数字血管造影诊断学. 北京：人民卫生出版社.

汤钊猷，余业勤. 1999. 原发性肝癌. 上海：上海科学技术出版社.

王荣长，张炎. 2006. 中晚期非小细胞肺癌介入治疗联合放射治疗疗效观察. 中华医学会第十三届全国放射学大会论文汇编（上册）：277-278.

吴沛宏，李立. 1998. 肝动脉栓塞化疗联合 CT 导向下碘油乙醇注射治疗原发性疗效观察. 中华肿瘤杂志，20：39.

吴沛宏，李立，张益民，等. 1998. 肝动脉栓塞化疗联合 CT 导向下碘油乙醇注射治疗原发性肝细胞癌疗效观察. 中华肿瘤杂志，20：391.

吴沛宏，张福君，黄金华，等. 2000. 植入性药盒系统在中晚期肝脏肿瘤治疗中的临床应用. 癌症，19：1168.

肖湘生. 2008. 坚守肺癌介入治疗的阵地. 介入放射学杂志，17：153-154.

肖湘生，董生，董伟华，等. 2008. 肺癌血供系列研究. 介入放射学杂志，17 (3)：169-171.

张福君，吴沛宏，杨柳明，等. 2000. PCS 联合灌注羟基喜树碱在中晚期肝脏肿瘤治疗中的应用研究. 中国肿瘤临床，27：912.

中华医学会中华放射学杂志编委介入放射学组. 2001. 肝癌介入治疗规范化条例（草案）. 中华放射学杂志，35：887.

周毅，吴沛宏，黄金华. 2001. 术前动脉灌注化疗直肠癌临床疗效的观察. 影像诊断与介入放射学杂志，2001，1：5-7.

Ahmed M，Brace C L，Lee F T Jr，et al. 2011. Principles and advances in percutaneous ablation. Radiology，258 (2)：351-369.

Barnett C C Jr，Curley S A. 2001. Ablative techniques for hepatocellular carcinoma. Semin-Oncol，28：487.

Bodle A，Liu L F，Israel M，et al. 1989. DNA Topoisomerase mediated. Jnteraction of Dxorubicin and Daunorabicin Congeners with DNA Cancer Res，47 (21)：5969-5978.

Cosano Povedano A，Munoz Cabrera L，Rubio Sanchez J，et al. 2005. Endoscopic treatment of central airway stenosis：five years experience. Arch Bronconeumol，41 (6)：322.

Dupuy D E，Zagoria R J，Akerley W，et al. 2000. Percutaneous radiofrequency ablation of malignances in the lung. AJR，174 (1)：57-59.

Gadaleta C，Catino A，Ranieri G，et al. 2009. Single-step therapy-feasibility and safety of simultaneous transarterial chemoembolization and radiofrequency ablation for hepatic malignancies. In Vivo，23 (5)：813-820.

Giannini E G，Bodini G，Corbo M，et al. 2010. Impact of evidence-based medicine on the treatment of patients with unresectable hepatocellular carcinoma. Aliment Pharmacol Ther，31 (4)：493-501.

Goldberg S N，Gazelle G S. 2001. Radiofrequency tissue ablation：physical principles and techniques for increase coagulation necrosis. Hepatogastroenterology，48：359.

Hess A，Palussière J，Goyers J F，et al. 2011. Radiofrequency ablation in patients with a single lung：feasibility，efficacy，and tolerance. Radiology，258 (2)：635-642.

Iazzo F，Brnett C，Curley S，et al. 2001. Radiofrequency ablation of primary and metastatic malignant liver tumors. Adv-Surg，35：225.

Kiessling F，Boese J，Corvinus C，et al. 2004. Perfusion CT in patientswith advanced bronchial carcinomas：a novel chance foreharacterization and treatment monitoring. Eur Radio I，14 (7)：1226-1233.

Lencioni R，Cioni D，Donati F，et al. 2001. Combination of interventional therapies in hepatocellular carcinoma. Hepatogastroenterology，48：8.

Little S A，Fong Y. 2001. Hepatocellular carcinoma：current surgical management. Semin-Oncol，28 (5)：474-486.

Matsuo M，Kanematsu M，Inaba Y，et al. 2001. Pre-operative detection of malignant hepatic tumors：value of combined helical CT during arterial portography and biphasic CT during hepatic arteriography. Clinical Radiology，56：138 .

Moiseyenko V M，Danilov A O，Baldueva I A，et al. 2005. Phase I/II trial of gene the rapy with autologous tumor cells modified with tag7/PGRP S gene in patients with dissem inated solid tumors. Ann Onc，16：162-168.

Okusaka T，Kasugai H，Shioyama Y，et al. 2009. Transarterial chemotherapy alone versus transarterial chemoembolization for hepatocellular carcinoma：a randomized phase III trial. J Hepatol，51 (6)：1030-1036.

Olivo M，Valenza F，Buccellato A，et al. 2010. Transcatheter arterial chemoembolisation for hepatocellular carcinoma in cirrhosis：survival rate and prognostic factors. Dig Liver Dis，42 (7)：515-519.

Reyes D K，Vossen J A，Kamel I R，et al. 2009. Single-center phase II trial of transarterial chemoembolization with drug-eluting beads for patients with unresectable hepatocellular carcinoma：initial experience in the United States. Cancer J，15 (6)：526-532.

Rice D，Geller A，Bender C E，et al. 2000. Surgical and interventional palliative treatment of upper gastrointestinal malignancies. Eur J Gastroenterol Hepatol，12 (4)：403-408.

Tarazov P G. 2000. Transcatheter therapy of gastric cancer metastatic to the liver：preliminary results. J Gastroenterol，35 (12)：907-911.

Wong S L，Edwards W J，Chao C. 2001. Radiofrequency ablation for unresectable hepatic tumors. Am-J-Surg，186：522.

Xiao S D，Meng X J，Shi Y，et al. 2002. Interventional study of high dose folic acid in gastric carcinogenesis in beagles. Gut, 50 (1): 61-64.

Yamasaki T, Kurokawa F, Okita K. 2001. Balloon-occluded radiofrequency ablation for patients with hepatocellular carcinoma Nippon-Rinsho, (59): 731.

Zagoria R J, Chen M Y, Shen P, et al. 2002. complications from radiofrequency ablation of liver metastases. Am-J-Surg, 68: 204.

Zhang L, Fan WJ, Huang J H, et al. 2009. Comprehensive sequential interventional therapy for hepatocellular carcinoma. Chin Med J (Engl), 122 (19): 2292-2298.

第四节　微创介入治疗联合生物治疗的增效治疗

利用血管介入技术，对肿瘤进行治疗已被广泛应用于临床。从一定高度上说，介入技术改变了传统的治疗模式，它的出现，为一些难于进行手术治疗的肿瘤患者的治疗带来了契机。而随着新世纪生物治疗时代的来临，也为介入医学提供了更为广阔的用武之地。介入技术通过局部注入或血管内导入，进行准确投放，将细胞或药物直接输注到靶器官，达到治疗的目的。

现阶段的生物治疗主要包括基因治疗、免疫治疗、细胞因子治疗、生物靶向治疗和细胞移植治疗等。进入 21 世纪以来，随着分子生物学迅速发展，生物治疗已从理论概念和动物实验阶段逐渐进入了临床应用阶段，成为现代医学发展最快的领域之一。多种生物大分子，包括各种细胞因子、肿瘤抗体或疫苗、重组蛋白和抗肿瘤效应细胞等生物免疫药物制剂，可以抑制肿瘤生长，也逐渐从起初的全身给药发展成为全身和局部多种途径给药，通过介入技术，使药物和细胞直接达到局部，大大增加了局部药物和细胞的浓度，从而取得更好的疗效。

过继性细胞免疫治疗在恶性肿瘤治疗中的疗效取决于多方面因素。例如，输注的免疫活性细胞对肿瘤靶细胞的特异性和杀伤活性、效应细胞在体内肿瘤靶区的聚集、患者免疫应答反应等。不同的治疗途径对治疗的效果和副作用也可能有不同。传统的体细胞免疫治疗方法是采用静脉滴注，将具有抗肿瘤效应的细胞输入患者体内，杀伤在血液里流动的肿瘤细胞和局部残余的肿瘤细胞。近年来，随着微创介入技术的发展，介入治疗方法借用导管可以把效应细胞或生物调节剂（IL-2、IFN 和 TNF）沿动脉输送到肿瘤局部区域内，既可保证足够数量的效应细胞集中在肿瘤区域发挥最大的杀伤效应，又可避免全身应用因到达的肿瘤局部的效应细胞的数量不够充分，使杀伤肿瘤的作用受到限制，这是介入治疗的优势。将介入疗法与体细胞免疫治疗有机结合，可以在增强患者机体免疫功能的同时提高肿瘤局部杀伤作用。在这方面，中山大学附属肿瘤医院生物治疗中心和介入微创中心合作开展原发性肝癌个体化治疗模式的研究，结果显示，肝癌的局部病灶的栓塞化疗（TACE）联合射频消融（RFA）局部的强化治疗，在肿瘤负荷得到有效降低后，采用体细胞免疫治疗对残余的肿瘤病灶进行有效杀伤，这种原发性肝癌的个体化治疗模式能有效延长原发性肝癌的生存期。

吴海鹰等报道，由中山医科大学肿瘤防治中心为负责单位的全国白细胞介素-2III期临床试验协作组的总结资料显示，56 例原发性肝癌患者接受化疗＋IL-2＋LAK 细胞介入动脉灌注，1 例患者获得 CR，20 例患者获得 PR，7 例 MR，总有效率为 37％。10

例肝转移癌患者接受了类似的治疗，有 5 例获得 PR，2 例 MR，总有效率为 50％。

上海医科大学中山医院和上海同仁医院报告用化疗＋IL-2±LAK 细胞或类似化疗介入动脉灌注，治疗原发性肝癌或转移性肝癌，结果显示，介入化疗＋IL-2±LAK 治原发性肝癌的疗效高于单独化疗的疗效（表 2-7-2）。

表 2-7-2　化疗＋IL-2±LAK 与单独化疗介入肝动脉灌注的疗效对比

肝癌	化疗＋IL-2±LAK				化疗			
	例数	CR	PR	CR＋PR/％	例数	CR	PR	CR＋PR/％
原发性肝癌	27	1	6	26	22	0	3	14
肝转移癌	5	0	3	60	5	0	2	40
合计	32	1	9	31	27	0	5	19

江西医学院肝瘤科倪愆文等报道用 HACE-LA（碘油阿霉素乳剂）＋IL-2 100 万单位一次，共应用 2～4 次，总有效率为 18.36％，与传统疗法比较，疗效明显提高（$P <$ 0.01）。进一步研究发现，在 HACE-LA＋IL-2 动脉灌注的基础上再加用 IFN 和 IL-6 等 1～2 种细胞因子联合免疫治疗，临床疗效进一步提高，总有效率达 27.27％，并且出现完全缓解（CR）的病例，受治患者免疫指标和生活质量（KPS）明显提高或改善。

安徽医科大学附属医院梅慰德亦报道，采用肝动脉插管注入 IL-2＋化疗药＋碘油，并以单独化疗药＋碘油作为对照治疗原发性肝癌，结果表明，加入 IL-2 的免疫治疗组有效率明显提高。应用免疫治疗剂肝动脉灌注，其不良反应主要为介入术后发热，一般出现在手术后 0.5h，体温为 37.5～38.5℃，2～3h 后可自行消退，必要时口服消炎痛控制发烧。

综合所述，应用免疫活性细胞［如 LAK 和细胞因子（IL-2）］进行动脉灌注治疗原发性肝细胞癌的方法是安全有效的，而且比单用碘油加化疗药的传统介入治疗方法的疗效好。此外，有多个学者报道免疫治疗（IL-2/LAK）应用于局部瘤内注射或腔内灌注，对于局部肿瘤消退、消除癌性胸水及腹水有明显效果，用于治疗胸腹水有效率达 80％以上。

综上各家报道资料，提示采用肝动脉插管灌注细胞因子 IL-2 和 LAK 细胞治疗原发性细胞和转移性肝癌，或腔内导入治疗癌性胸腹水，其疗效明显优于全身治疗，且具有毒副作用轻的优点。

随着医学科技水平的进一步发展，将肿瘤免疫治疗方法和肿瘤的介入疗法有机结合起来，通过增强患者自身机体免疫机能、增加肿瘤细胞的抗原性，以及通过介入手段增强治疗的靶向性等多种治疗手段的结合为肿瘤的治疗提供了更多的选择。

（夏建川　马海清）

参 考 文 献

程英升，李明华. 2003. 现代介入放射学发展和展望. 介入放射学杂志，12：242.
李焱，综述. 2002. 树突细胞技术在肿瘤临床中的应用. 癌症，2（4）：443-446.
沈学宁，综述. 1991. 肿瘤免疫抑制因子研究进展. 癌症，10（2）：160-162.

吴海鹰，管忠震，何友兼，等. 1994. 白介素-2 的 II 期临床实验报告. 癌症，13（3）：221-227.

杨建勇. 2005. 介入放射学：技术还是科学. 中华放射学杂志，39：12.

Hughes R M. 2004. Strategies for cancer gene therapy . J Surg Oncol，85（1）：28-35.

Maron D J，Tada H，Moscioni A D，et al. 2001. Intra-arterial delivery of a recombinant adenovirus does not increase gene transfer to tumor cells in a rat model of metastatic colorectal carcinoma. Mol Ther，4（1）：29-35.

Muul L M，Tuschong L M，Soenen S L，et al. 2003. Persistence and expression of the adenosine deaminase gene for 12 years and immune reaction to gene transfer components：long-term results of the first clinical gene therapy trial.Blood，101（7）：2563-2569.

Rutanen J，Rissanen T T，Kivela A，et al. 2001. Clinical applications of vascular gene therapy. Curr Cardiol Rep，3（1）：29-36.

Suh R D，Goldin J G，Wallace A B，et al. 2004. Metastatic renal cell carcinoma：CT-guided immunotherapy as a technically feasible and safe approach to delivery of gene therapy for treatment. Radiology，231（2）：359-364.

第八章　肿瘤多学科联合的综合治疗

随着对肿瘤认识的不断深入，人们逐步认识到现有的各种肿瘤治疗手段都有其局限性，单一方法很难取得理想的效果，必须综合应用现有的多种治疗手段，合理地应用到每一个具体患者的身上，因此肿瘤多学科综合治疗的概念应运而生。

我国的肿瘤学专家早在 20 世纪六七十年代就已经认识到了单一方法治疗肿瘤的弊端和综合治疗的重要性，提出"根据患者的机体情况及肿瘤的病理类型、侵犯范围（病期）和发展趋向，有计划地、合理地应用现有的治疗手段，以期较大幅度地提高治愈率"。经过几十年实践，这一观点被逐渐加以丰富，发展为内涵更广的肿瘤综合治疗的概念：根据患者的身心状况及肿瘤的具体部位、病理类型、侵犯范围（病期）和发展趋向，结合细胞分子生物学的改变，有计划地、合理地应用现有的多学科各种有效治疗手段，以最合适的经济费用取得最好的治疗效果，同时最大限度地改善患者的生存质量。这一观点迄今已得到国际肿瘤学界多数学者的认同。例如，1995 年 Abeloff 等所著的《临床肿瘤学》中专门列出"综合治疗"的一章，日本文献中则频繁地出现"多学科治疗"、"集学治疗"等与综合治疗含义相近的命名，指的是多个学科互相学习、补充，共同配合争取把患者治疗得更好。

现代肿瘤治疗学的三大支柱为肿瘤外科学、肿瘤化学治疗学和肿瘤放射治疗学。对于大部分内脏器官的实体肿瘤而言，以手术治疗为主；但某些肿瘤，尤其是解剖部位特殊的肿瘤（如鼻咽癌），则放射治疗效果更佳；对于非实体瘤（如白血病），药物治疗扮演着更为重要的角色。三种治疗手段各有千秋，在肿瘤治疗中都有无法替代的地位。除此之外，近 20 年来又崛起了一些新的治疗方法，如生物治疗、中医治疗、介入治疗、激光治疗、微波治疗、热疗等。值得一提的是，以细胞因子疗法、过继性免疫治疗、单克隆抗体疗法、肿瘤疫苗和分子靶向药物为基础形成的肿瘤生物治疗方法，已被称为肿瘤治疗的第 4 种模式，为恶性肿瘤的治疗添加了一支生力军。因此，要想联合现有的肿瘤治疗手段，制订出取得最佳治疗效果的多学科联合的综合治疗方案，首先必须充分了解各种治疗方法的特点。

第一节　常见肿瘤治疗方法的联合应用

（一）手术治疗

外科手术是目前多学科治疗肿瘤疾病最主要的组成部分，肿瘤患者 60％以手术为主要治疗手段，90％需应用手术作为诊断及分期的手段。外科医生通过手术可治愈大部分尚未扩散的肿瘤，也只有通过手术的方法才能准确地了解肿瘤生长的部位、侵犯的范围，给予正确的分期。近代肿瘤外科的治疗已从单纯外科扩大手术，演变为改良手术，并结合综合治疗达到提高生存率及生活质量的目的。因此，现代肿瘤外科的治疗新概念是：最大限度切除肿瘤，最大限度保护机体及器官功能，尽可能提高生存率及生活质量。

一部分肿瘤患者经过外科手术治疗可获根治，但肿瘤发生是一个漫长的过程，外科手术只对肿瘤发病过程中的某些阶段能获得好的疗效。因此，手术治疗在肿瘤的自然病程中可能有三种结果：①对少数早期发现的肿瘤患者，通过手术治疗后获得长期生存，即临床治愈，即便有少量亚临床转移的癌细胞亦能被机体的免疫系统所控制；②对多数中晚期患者，术后肿瘤未能控制，继续发展而导致机体死亡；③对多数中晚期患者，术后在一个明显的缓解期后复发，出现新的病灶。因此，虽然肿瘤外科手术在肿瘤治疗中仍占有极其重要地位，但由于多数肿瘤发现都已到中晚期，单靠手术治愈肿瘤已不可能，肿瘤外科医生应该考虑如何与其他治疗手段有机结合，掌握更多肿瘤生物学知识，熟悉机体防御机制，了解其他治疗手段的进展，结合患者的具体情况，制订出合理的综合治疗方案，更好地发挥外科手术在肿瘤治疗中的作用。

目前临床上比较常用的外科手术与其他肿瘤治疗手段的联合主要有以下几种。①术后放化疗。对于比较局限的肿瘤手术，根据手术情况加用放疗和（或）化疗，主要目的是针对可能存在的微转移病灶，防止癌症的复发转移。事实上，许多肿瘤在手术前已经存在超出手术范围外的微小病灶。另外，原发肿瘤切除后，残留的肿瘤生长加速，生长比率增高，对药物和放射治疗的敏感性增加，且肿瘤体积小，更易杀灭。②术前放化疗。对于局部肿块较大或已有区域性转移的患者，可先做内科治疗或放疗，使局部肿瘤缩小后再行手术，以减少手术造成的损伤。另外，还可清除或抑制可能存在的微转移灶，从而改善预后。③通过化疗或放疗，使部分局部晚期的不能手术的患者变为可以手术。④术后与生物治疗联合。一方面，通过向术后的肿瘤患者输注抗肿瘤免疫效应细胞，如具有广谱抗癌活性的抗肿瘤效应细胞——自体 CIK 细胞和自体 NK 细胞；具有特异性抗肿瘤作用的效应细胞——负载肿瘤相关抗原的树突细胞激活的自体 T 淋巴细胞（CTL）和肿瘤浸润淋巴细胞（TIL）等，以增强患者的免疫功能，杀伤残余的肿瘤细胞，抑制肿瘤的复发和转移，从而达到抗肿瘤的目的；另一方面，生物治疗，特别是靶向治疗药物与化疗药物结合，在肿瘤的辅助和新辅助化疗中发挥了重要的抗肿瘤作用。⑤术后与中医治疗联合。中医认为，手术损伤机体的元气，导致脾胃损伤，气血虚弱，如低热、气短、乏力、自汗或盗汗，食欲减退。一方面，中医药有利于机体的恢复，可减轻术后并发的炎症和粘连等；另一方面，中医药治疗还可以改善机体免疫功能，减少肿瘤复发、转移，延长患者生存期。

（二）化 学 治 疗

化学治疗即化疗，以药物治疗肿瘤或使用化学合成的药物杀伤恶性肿瘤细胞或抑制恶性肿瘤细胞，治愈患者或延长患者的生存时间。化学治疗是肿瘤治疗的三大主要方法之一，在综合治疗中占有越来越重要的地位。化疗的主要作用有三个方面：①作为根治性治疗手段，对造血系统恶性肿瘤和一些实体瘤采用化疗可取得较好疗效，如白血病、小细胞肺癌、恶性淋巴瘤、绒癌和精原细胞瘤等；②作为术后巩固化疗，由于肿瘤是一种全身性疾病，手术和放疗均属局部治疗，对局部的肿瘤病灶有较好的杀伤作用，播散趋向很小的肿瘤可治愈，但不能预防或减少远处转移，而化疗属全身性治疗，可对其他转移部位的肿瘤病灶和血液中的肿瘤细胞进行有效的杀伤，使容易播散的肿瘤有相当部分得以治愈；③作为晚期肿瘤患者姑息性治疗手段，延长患者生存期，提高生活质量。

化疗与其他肿瘤治疗手段的联合主要有以下几种。①辅助化疗。部分癌症在采取有效的局部治疗（手术或放疗）后使用化疗，主要目的是针对可能存在的微转移病灶，防止癌症的复发转移。例如，骨肉瘤手术后用辅助化疗已被证明能明显改善疗效。在高危乳腺癌患者中，多中心随机研究的结果也证明辅助化疗能改善生存率及无病生存率。目前，辅助性化疗多用于头颈癌、乳腺癌、胃癌、大肠癌、骨肉瘤和软组织肉瘤的综合治疗。还有些肿瘤，目前术后辅助化疗疗效尚不肯定，但若手术时病变范围较广，肿瘤侵犯较深，淋巴结有转移，也应考虑做术后化疗，如非小细胞肺癌和胃癌等。但是，并不是所有这类肿瘤均需要辅助性化疗，每种肿瘤按分期的不同、高危因素各异，应根据患者的实际情况采取合适的治疗方案。②新辅助化疗，指对临床表现为局限性肿瘤、可用局部治疗手段（手术或放疗）者，在手术或放疗前先使用化疗，希望通过化疗使局部肿瘤缩小，减少手术或放疗造成的损伤，或使部分局部晚期的患者也可以手术切除。另外，化疗可清除或抑制可能存在的微转移灶从而改善预后。现已证实，新辅助化疗能减少如肛管癌、膀胱癌、乳腺癌、喉癌、骨肉瘤、软组织肉瘤等外科治疗引起的损伤，并提示以后其可能在多种肿瘤包括非小细胞肺癌、食管癌、胃癌、宫颈癌、卵巢癌、鼻咽癌及其他头颈癌的综合治疗中产生很大的作用。③根治性化疗＋手术/放疗。对化学治疗可能治愈的部分肿瘤，如急性淋巴性白血病、恶性淋巴瘤、睾丸癌和绒癌等，进行积极的全身性化疗。④化疗与生物治疗的有机结合。根据我们医院的临床经验，对一些进行全身性化疗的患者，联合自体体细胞免疫治疗，能减轻化疗的负作用，保护机体的免疫功能，起到增效的作用。但是，即使是化疗效果很好的恶性肿瘤，经常也需要综合治疗。例如，睾丸癌需要将睾丸原发病灶切除，小细胞肺癌需加用放疗甚至手术等，它们均是综合治疗的很好例子。

（三）放　疗

WHO 曾在 20 世纪末报道恶性肿瘤患者中有 45％是可治愈的，其中由外科治疗治愈的为 28％，由放射治疗治愈的为 12％，由化疗治愈的为 5％。65％～70％的肿瘤患者在不同阶段、因不同的治疗目的需要接受放射治疗，可见放射治疗在肿瘤治疗中有着重要地位和价值，是肿瘤综合治疗三大手段之一。随着肿瘤多学科综合治疗模式的深入，放射治疗在临床肿瘤中的应用同样产生较大变化。例如，Ⅰ、Ⅱ期霍奇金病的治疗传统上以放疗为主，随着化疗的发展，其治疗模式正在经历由以放疗为主向以化疗为主、放疗为辅的模式转变。综合治疗的发展对乳腺癌放疗的价值有了更加明确的认识，放射治疗在早期乳腺癌综合治疗中的作用越来越重要。

按照肿瘤多学科综合治疗的原则，常见放疗与其他肿瘤治疗手段综合应用的方式包括以下几种。

（1）术前放疗。术前放疗适用于对射线中等以上敏感、肿瘤位置较深、体积较大、粘连明显、估计手术切除较为困难或容易转移的中晚期肿瘤患者。通过给予一定剂量（30～40Gy）的术前放疗，往往可以使原发肿瘤缩小，癌性粘连变为纤维粘连，杀灭肿瘤周围的亚临床病灶，降低肿瘤细胞的活力，增加手术切除率，降低局部复发和血行转移，从而提高治愈率。放疗结束一般宜在 2～4 周进行手术治疗。间歇期太短放射水肿消退不完全，术中易出血；若间隔时间太长，纤维结缔组织增生加重，影响手术切除。

（2）术后放疗。术后放疗主要针对肿瘤粘连，浸润广泛无法切除者；术中明显残留或切除不彻底者；术后病理标本证实切缘有癌细胞浸润者；手术彻底但术后局部极易复发的肿瘤，如脑胶质瘤、腮腺癌和软组织肉瘤等。术后放疗一般要求伤口愈合即开始放疗，照射剂量通常要达到根治剂量或根治剂量的 2/3。

（3）预防性放疗。预防性放疗是指手术和放疗分别治疗不同的部位和区域，这也是放疗和手术综合治疗的一种方式，如乳腺癌术后对腋窝锁骨上淋巴引流区进行的照射，睾丸精原细胞瘤术后对髂动脉、下腔静脉和腹主动脉旁等淋巴引流区的照射。预防性放疗和术后放疗一样，间隔的时间越短越好。

（4）放疗和化疗联合。放疗和化疗联合有三种基本方式：放疗前化疗；放、化疗同步进行；放疗结束后化疗。放疗主要控制局部病灶，化疗的主要目的在于减少肿瘤细胞并消灭可能或已经发生的远处转移，两者联合的目的在于既提高局部控制率，又降低转移率（或者延迟转移和复发）。一般放、化疗联合应用主要基于二者的相加、协同和增敏等有益作用。

（5）放疗和生物治疗联合。已经有部分定论的研究证明放疗合并靶向治疗药物对提高肿瘤局控率和生存率优于单纯放疗。例如，Bonner 等在美国临床肿瘤学会（ASCO）2004 年年会报道了一项比较单纯放疗或联合西妥昔单抗治疗 EGFR 阳性的局部晚期头颈部鳞癌的随机 III 期临床试验，共有 424 例患者参加。结果显示，西妥昔单抗联合放疗组的一年和两年局部控制率均优于单纯放疗组，联合治疗组和单纯放疗组一年的局部控制率是 69％ 和 59％，两年局部控制率分别是 56％ 和 48％，联合治疗和单纯放疗中位生存期分别是 54 个月和 28 个月。

（6）放疗和中医治疗联合。一方面，中医药与放射治疗相结合，可以增加肿瘤对放射的敏感性，提高放射疗效；另一方面，中医药还可以预防和治疗放射治疗的副反应。

（四）生物治疗

肿瘤生物治疗是指通过机体防御机制或生物制剂的作用调节机体自身的生物学反应，从而抑制或消除肿瘤生长的治疗方法。肿瘤生物治疗涵盖面甚广，主要包括以下领域：①肿瘤免疫治疗，包括非特异性免疫刺激、细胞因子治疗、过继性细胞免疫治疗、单克隆抗体治疗和肿瘤疫苗；②肿瘤基因治疗；③小分子靶点药物等。经过近一个世纪的探索，肿瘤生物治疗已经发展成为继手术、化疗和放疗之后的第 4 种肿瘤治疗模式，在肿瘤的综合治疗中发挥着日渐重要的作用，越来越受到人们的重视。

随着肿瘤生物治疗的深入，生物治疗已经不再局限于提高机体对肿瘤的免疫和防御反应，而是靶向治疗药物的崛起，逐渐成为生物治疗的新生主力军，在恶性肿瘤治疗领域起着越来越重要的作用。总体来看，生物治疗与其他肿瘤治疗手段联合应用的方式主要包括以下几种。

（1）生物治疗与化疗联合。生物治疗（主要是靶向治疗药物）与化疗联合应用于恶性肿瘤治疗的全新综合治疗模式，称为生物化疗。生物化疗在许多晚期肿瘤的治疗中被广泛应用，占据重要地位。不少临床研究更证实，生物化疗在肿瘤辅助治疗和新辅助治疗中也发挥重要作用。一项贝伐单抗治疗早期结肠癌的 III 期研究比较了结肠癌患者术后立即接受贝伐单抗联合化疗（FOLFOX）方案和单独化疗方案的疗效。虽然结果显示治疗组 DFS 较对照组提高 12%，无统计学意义，但在研究的第一年，当患者接受 6 个月标准辅助化疗联合贝罗伐治疗时，与单独接受化疗组相比无病生存时间提高 67%，这一结果提示为了减少早期结肠癌复发风险而进行长期贝伐单抗治疗需要进一步考虑。另一项研究表明，对 HER2 阳性的局部晚期乳腺癌患者，术前联合应用赫赛汀（Herceptin）和泰素（Taxol）可缩小手术范围，降低治疗失败的危险性，并最大限度地提高患者的生存期。肿瘤对化疗药物的耐药是肿瘤治疗面临的一大难题，现已发现许多靶向药物可以逆转化疗耐药。早在 2004 年就发现加用西妥昔单抗继续治疗对伊立替康耐药的转移性结肠癌，比单用西妥昔单抗的有效率提高一倍，说明西妥昔单抗有逆转伊立替康耐药的作用。最近一项研究发现，应用吉非替尼在体外处理缺氧诱导的对铂类、紫杉醇和吉西他滨耐药的非小细胞肺癌细胞株，结果后者重新恢复了对化疗药物的敏感性。尽管目前关于靶向治疗逆转恶性肿瘤化疗药物耐药的研究报道多集中于基础方面的研究，但这些研究让我们对生物化疗有了更深刻的认识，也为生物化疗的进一步应用提供了理论依据。

（2）生物治疗联合放疗。生物治疗与放疗（内照射或外照射）联合用于肿瘤治疗的另一种全新治疗模式称为生物放疗。近年来的研究资料表明，分子靶向药物和放射治疗联合应用的尝试在临床也取得了良好的疗效。例如，靶向表皮生长因子受体（EGFR）的药物与放疗联合，可有效增强肿瘤的放射敏感性，对高表达 EGFR 的肿瘤（如头颈肿瘤、膀胱癌和肾癌等）具有良好的应用前景。已有研究发现，西妥昔单抗可将肿瘤细胞周期阻滞于对放疗敏感的 G_2/M 期和相对敏感的 G_1 期，而 S 期细胞的比例减少，并可抑制放射引起肿瘤细胞的亚致死和潜在致死损伤的修复，从而显著提高了肿瘤的放射敏感性。又如，靶向血管内皮生长因子（VEGF）的抗肿瘤血管新生药物与放疗联合，可以使原本对放射治疗耐受的肿瘤细胞重新变得敏感，还可以减少无效血管密度，增加肿瘤灌注，提高氧合状态，以及肿瘤对放射治疗的敏感性。随着分子肿瘤学的发展，新的与肿瘤发生、发展、药物耐受等相关的肿瘤靶点不断被发现，因此产生了许多干预这些相应靶点的新的抗肿瘤分子靶向药物，如信号转导途径抑制剂、凋亡诱导剂、环氧化酶-2 抑制剂、周期蛋白激酶抑制剂和端粒酶抑制剂等。它们与放疗联合已显示出各自的优势，为肿瘤治疗带来了新希望。

（3）过继性细胞免疫治疗与放化疗的联合。过继性细胞免疫治疗是通过输注抗肿瘤免疫效应细胞的方法增强肿瘤患者的免疫功能，以达到抗肿瘤的目的。目前，临床上过继性细胞免疫治疗与放化疗的联合应用多数还处于临床试验阶段。例如，利用化疗联合自体 CIK 细胞治疗晚期非小细胞肺癌、化疗联合自体 CIK 细胞回输治疗晚期胃癌、肺癌术后常规放化疗与联合 LAK 细胞过继治疗，均提示过继细胞免疫治疗联合化疗的良好应用前景，是一种非常有前景的治疗模式。

肿瘤生物治疗近年来发展迅速，越来越受到临床医师的认可，但在实际临床应用中，需要了解肿瘤生物治疗自身的特点，概括地说包括以下几方面：①低水平的客观有效率，由于肿瘤生物治疗是通过活化机体自身免疫系统来发挥抗肿瘤作用，它不同于传统的放化疗直接靶向肿瘤细胞，因此与放化疗相比总的客观缓解率较低；②疗效的延迟效应，与上述的低客观缓解率类似，肿瘤生物治疗疗效出现时间相比于化疗一般较晚，而且即使观察到 PD 的患者，在继续接受生物治疗后，会出现疾病的改善；③肿瘤生物治疗后出现的长期 SD 是药物起效的表现。

因此在应用肿瘤生物治疗的过程中，现在推荐用新的免疫治疗疗效评价标准（irRC）来评价肿瘤的治疗效果。irRC 的内容如下。

1）新发现可测量病灶（如≥5mm×5mm）：需要纳入总肿瘤负荷再评价疾病是否进展；

2）新发不可测量病灶（如≤5mm×5mm）：不定义为疾病进展；

3）CR：在间隔不少于 4 周的两次连续观察，均证实所有病灶消失；

4）PR：在至少间隔 4 周的两次连续观察，均证实总肿瘤负荷较基线肿瘤负荷下降50％以上；

5）SD：在连续 2 次观察均证实总肿瘤负荷较基线肿瘤负荷下降不足 50％，或增加不足 25％；

6）PD：在至少间隔 4 周的连续两次观察，任一时间检测到总肿瘤负荷较基线肿瘤负荷增加 25％以上。

在了解以上肿瘤生物治疗的特点和疗效评价标准后，再有机地与其他肿瘤治疗方法联合应用才能起到更好的治疗效果。

（五）中 医 治 疗

阴阳五行、脏腑经络、辨证论治是中医药学的理论基础，也是中医治疗肿瘤的理论基础。中医学认为机体是由脏腑经络构成，而营卫气血、津、精、液等是它的物质和功能基础。正常的机体保持着这些物质功能基础的平衡，不断运转，维持生命，抵御不良因素的侵袭。中医学认为肿瘤的形成就是由于营卫气血、脏腑经络运行失调。由于失调可在某个部位引起气血停留，中医称"气滞血瘀"，而且体内的湿气和痰聚而不行即"湿聚痰凝"，气血痰湿凝聚在一起成块，形成肿瘤。

中医治疗学的内容很多，如药物疗法、针灸疗法、推拿按摩、饮食疗法、气功疗法等，目前肿瘤常用治疗方法有如下几种。①内治法，包括口服用药，各种注射治疗是最常用的方法。②外治法，外用敷药或膏药，如"三品一条枪"治疗宫颈癌、"皮癌净"治疗皮肤癌等。③针灸疗法，偶见用火针治疗体表肿瘤的报道。针灸用于止痛及其他合并症的治疗。由于某些肿瘤可致骨转移，临床上慎用推拿按摩疗法，以免导致骨折。

大量的临床资料证实，中医药在一定程度上可稳定或缩小肿瘤，可改善症状，提高生存质量，延长生存期。一般地，中医药适用于：①直接的抗肿瘤治疗；②与手术治疗、放疗、化疗等同时应用，可减轻手术、放疗、化疗的不良反应，使患者能顺利完成疗程；③对不能手术、放疗、化疗的患者，中医药作为主要的治疗方法，目的是尽可能控制肿瘤，改善症状，提高生存质量；④对某些终末期癌症，中医药可减轻症状，在一定程度上改善患者的生存质量。

按照肿瘤多学科综合治疗原则，常见中医药治疗联合其他肿瘤治疗方法的综合应用的方式包括以下几种。

（1）中医药与手术联合。一方面，中医药与手术联合可以调理手术后的一些并发症。中医认为，手术损伤机体的元气，导致脾胃损伤，气血虚弱，常表现为低热、气短、乏力、自汗或盗汗，食欲减退，可用健脾益气养血中药（如四君子汤、八珍汤、十全大补汤等）辨证加减，有利于机体的恢复。术后并发炎症，可加用清热解毒中药。活血化瘀中药（如血府逐瘀汤）可减轻术后的粘连。另一方面，中医药与手术联合可以减少肿瘤复发、转移：扶正中药可以改善机体免疫功能；活血化瘀中药可降低血小板的黏附、聚集性能，降低纤维蛋白含量，增加纤维蛋白的溶解，增加血流量，改善血液循环及机体的高凝状态，抑制肿瘤灶周围新生血管形成，减少肿瘤复发、转移，延长患者生存期。

（2）中医药与放疗联合。一方面，中医药与放射治疗相结合可以增加肿瘤对放射的敏感性，提高放射疗效。实验证明，活血化瘀具有改善微循环、增加组织血流量、抑制血小板集聚、调节组织代谢等作用，改善肿瘤细胞乏氧状态，增加肿瘤细胞对射线的敏感性。另一方面，中医药还可以预防和治疗放射治疗的副反应，如头颈部肿瘤放射治疗出现的口腔炎、鼻炎、咽炎，放射性膀胱炎，放射性白细胞减少等。

（3）中医药与化疗联合。化疗药物的毒副反应临床表现很多，主要为骨髓造血功能抑制、消化道胃肠反应和免疫功能下降等，有些药物表现为对心脏、肾脏、肝脏和神经组织的损害，中医药在防治这些毒副反应方面有很好的疗效。

总之，综合治疗方案的设计，必须考虑到恶性肿瘤治疗失败的原因，才能做到设计科学、合理，达到最佳治疗效果。恶性肿瘤治疗失败的原因主要有三：局部治疗不彻底及局部复发；远处转移；机体免疫功能降低。因此，在实施肿瘤综合治疗时，各种手段的选择和使用顺序应该符合不同肿瘤细胞生物学的规律。如果重点在于减少局部复发与局部淋巴结转移，则引流区及瘤床的放射治疗不可少。如果肿瘤为容易扩散转移的病理类型，分化程度差或是侵犯血管，属于有远处转移倾向的，则手术前后辅助治疗手段的使用必须针对减少转移这一目的。另外，如何调动和提高机体的抗病能力，是综合治疗方案自始至终都需要贯彻的基本原则。

第二节　肿瘤多学科综合治疗的基本原则

一种好的肿瘤多学科综合治疗方案，必须是能够延长患者的无瘤生存期和总生存期，必须是尽量少的近远期毒副作用，必须是能够提高患者的生存质量，也必须是符合成本效益的原则。

（一）局部与全身并重的原则

大部分恶性肿瘤是由局部发展至全身的。一般来说，早期的肿瘤多局限于局部，中晚期则应视为全身性疾病，但两者之间并无明确的界限。局部与全身并重的原则，指的是在局部肿瘤为主时，应兼顾全身治疗的方法，而在以全身肿瘤为主时，辅以局部治疗，往往能收到事半功倍的效果。例如，早期乳腺癌的治疗模式已从过去局部治疗过分扩大的方法，改为小范围肿瘤局部切除加腋窝淋巴结清除。术后加以放疗以巩固局部治疗的效果，有效地减少了局部复发率。有些情况下，同时配以化疗再加上内分泌治疗等全身疗法的应用，既有效防止了全身转移，也减少了局部复发和死亡的危险。再如，肿瘤的不完全切除是现代肿瘤外科治疗实体瘤的常见手段，为防止局部治疗不彻底可加用放射治疗局部病变，但是恰当地使用全身治疗同样可以消灭可能存在微小转移病灶、降低局部治疗不彻底带来的肿瘤转移加速问题。一些情况下，如绒毛膜癌、骨肉瘤和小细胞肺癌等，虽尽量扩大切除或照射，但都不能消除远处播散的可能。因此，必须采取必要的全身措施，才能达到根治的目的。但是，多数早期癌，单独手术即可治愈，过分的放疗或化疗反而有害。因此，必须根据实际情况确定局部治疗和全身治疗的度。

（二）生存率与生活质量并重的原则

随着生物-心理-社会学模式的建立，改善和提高肿瘤患者的生活质量已成为肿瘤综合治疗方案设计中日益重视的问题。其主要表现有两个方面：一是尽量减少破坏性治疗手段所致的毁容致残，如乳腺癌手术趋向保守和乳房再造，骨肉瘤保留肢体的术式等；二是重视姑息和支持治疗，尽可能降低晚期肿瘤患者的痛苦，提高其生活质量，最有代表性的就是近年来倡导的癌症三阶梯止痛法。生存率和生活质量并重的原则体现在肿瘤综合治疗中，应该是使患者的生命得到延长，同时生活质量也得到提高。在某些肿瘤，生活质量是一项独立的预后因素。有研究证实，在非小细胞肺癌患者，体重减轻指数超过15%的患者，化疗的耐受性和效果均差，患者的预后也差。生活质量也是肿瘤姑息治疗临床研究的一个独立的终末评价指标。对于预期寿命很短的肿瘤患者来说，治疗的唯一效果可能就体现在生活质量的有效改善上。因此，恶性肿瘤的治疗从过去单纯追求生存率到今天的生存率与生活质量并重，是恶性肿瘤治疗观点一个极其重要的改变。

（三）成本与效果并重的原则

不可否认，肿瘤的多学科综合治疗比单一治疗的花费要大得多。如何用尽可能少的钱来取得肿瘤治疗的最好效果，是一个十分现实却又经常被忽略的问题。如果采用多学科综合治疗仅仅比单一治疗的效果稍微有所提高，但其经济代价却要增加数倍，那样的话，是否采用多学科综合治疗就值得仔细考虑。因此，成本与效果并重的原则体现在肿瘤多学科综合治疗中，就需要首先建立在对各种治疗方法和手段充分了解的基础之上，然后值得遵守以下几条规律：①成本最低原则，在临床效果基本一样的前提下，首选经济费用最低的方案；②成本效果原则，当两种方法比较时，以生存年为分母，以成本为分子，以标准方法和新方法成本的差异与两者生命年的差异之比来计算，选用结果优于标准方法者；③成本效用原则，在成本同样的情况下，选择在预算内能达到最大质量调整生存年的治疗模式；④成本效益原则，以货币为单位进行计算，效益大者为首选。在卫生资源有限的情况下，如何合理应用成本分析来确定肿瘤综合治疗的方案，需引起高度重视并加以深入研究。

（四）个体化治疗的原则

大量的临床研究和实践证明，发生在不同个体、不同部位、不同病理类型和病期的恶性肿瘤，其生物学行为表现具有明显差异，即便是同一部位、同一病理类型和病期的肿瘤，发生在不同的患者身上，其生物学行为也存在着很大的差异。因此，个体化的肿瘤综合治疗并不是几种不同肿瘤治疗方法简单地共同应用，而是必须针对每一个肿瘤患者的具体情况，制订科学的个体化综合治疗方案，有计划地合理应用各种治疗手段，多学科协同治疗。同时，在治疗中密切观察病情变化，及时调整治疗方案，以期获得最佳的治疗效果。

第三节　根据肿瘤患者的具体状况制订适合患者的个体化治疗方案

个体化治疗是肿瘤多学科综合治疗的一个重要原则，但个体化绝对不是随意化。个体化建立在强有力的基础和临床研究基础上，是生物标记指导下治疗方案的个体化，其原则与综合治疗并不相违背。通常，临床上制订个体化肿瘤综合治疗方案时，需考虑以下几个方面。

（一）患者治疗前的综合评价

早在 20 世纪 90 年代，对癌症患者治疗前的综合评价就开始日益受到重视，众多的评价体系被逐渐地建立起来，如评价患者功能状态的行为状态和日常生活能力，评价伴随病情况的伴随病等级，评价生存质量等。伴随病是一个影响癌症患者预期寿命和治疗耐受性的独立因素。伴有冠心病、高血压、糖尿病的肿瘤患者，往往难于耐受多学科的综合治疗。年龄是另一个在决定癌症个体化多学科治疗方案时需考虑的因素。以肺癌患者来说，目前老年肺癌患者的划分标准是 WHO 认可的 70 岁以上的患者。老年患者虽然接受各种治疗的效果和中青年患者差不多，但是老年患者往往随着年龄的增加大多体弱，且伴有一些其他慢性病，因此他们对于治疗的耐受性就不如年轻的患者，其治疗方案就需要根据实际情况进行调整。

（二）肿瘤的分期

目前，国际抗癌联盟（UICC）制定的"恶性肿瘤 TNM 分类法"是临床上用来设计肿瘤综合治疗方案的基础。TNM 的不同组合形成了恶性肿瘤不同的临床分期，同一恶性肿瘤不同的 TNM 和不同的分期，其综合治疗方案是不同的。例如，I 期乳腺癌，可采取保守的手术加上放疗和化疗，但 I 期的非小细胞肺癌，则以根治性的肺叶切除为主，术后考虑辅以提高免疫力的全身治疗。而同是非小细胞肺癌，不同的分期其治疗策略完全不同。I、II 期以手术为主，IIIA 期（包括偶然性和边缘性两个类型）目前推崇诱导化疗后手术或放疗的模式，IIIB 期和 IV 期则以非手术治疗为主。因此，对于早期肿瘤患者，治疗的目的是根治，此时需综合应用手术、放疗、化疗等治疗手段，尽量达到根治的目的；对于中晚期的患者，治疗的目的是控制肿瘤发展，尽量减轻症状，延长生存期，提高生存质量。由于中晚期肿瘤患者体质较弱，常无法采取强烈的放化疗措施，因此治疗上多以微创定向治疗、中医药治疗为主；对于疾病终末期的患者，由于病情已不可逆转，多以姑息治疗为主，目的在于减轻患者的痛苦。

（三）患者的免疫状态

在肿瘤的发生、发展过程中，机体的免疫反应起了很大作用。在通常情况下，肿瘤与机体防御之间处于动态平衡，这种动态平衡的失调导致肿瘤的增殖与播散。机体免疫功能状态对肿瘤发展具有很大的影响，机体免疫功能状态良好时，肿瘤发展慢，甚至出现自发消退现象，预后良好。肿瘤发展快，预后不良的患者，免疫功能往往表现下降或功能缺陷。因此，了解肿瘤患者的免疫状况，对指导肿瘤的综合治疗具有重要意义。免疫功能低下有利于肿瘤发展，而肿瘤发展又会进一步抑制机体的免疫功能。因此，肿瘤患者尤其是晚期患者，免疫功能的缺损通常是明显的，在这种情况下，必须适当地采取消除肿瘤及提高免疫力的措施。

（四）肿瘤生物学标记

随着分子生物学的不断发展和分子靶向药物的出现，肿瘤的分子病理标志在肿瘤的治疗中也凸现出了重要的意义。在这方面，肿瘤的个体化特性表现得愈加淋漓尽致，不但不同肿瘤的分子病理标志存在极大的区别，即使是患同一种肿瘤的不同个体之间，甚至同一个体的肿瘤发展的不同阶段，肿瘤的分子病理标志也存在着不同。尤其是近年来，分子靶向治疗已经成为了肿瘤治疗的热点和主要发展方向，而这种治疗主要就是以肿瘤的分子靶位为基础的，必须根据患者的分子病理检测结果进行治疗方案和药物的选择。目前大量的临床研究已经证实，抗 Her-2 单抗曲妥珠单抗对于晚期乳腺癌、抗 EGFR 单抗西妥昔单抗对晚期结直肠癌有很好的疗效，但乳腺癌患者的病理标本检测 Her-2 强阳性才是应用曲妥珠单抗的适应证，而结肠癌的患者应用西妥昔单抗的前提也是病理标本检测 EGFR 须为阳性。因此，对于这些有明确分子标记的肿瘤类型，患者的分子标记物检测就成为选择靶向治疗药物的指征。

（夏建川　马海清　张　蓓）

参 考 文 献

刘昆平. 2006. 恶性肿瘤的中医治疗. 见：隋军，黄云超. 临床肿瘤学概论. 昆明：云南科技出版社：251-252.

吴一龙. 1999. 肿瘤单病种首席专家制. 中国肿瘤，8（1）：3-4.

吴一龙. 2006. 肿瘤的多学科综合治疗. 见：曾益新：肿瘤学. 北京：人民卫生出版社：545-549.

Abeloff M D，Armitage J O，Niederhuber J E，et al. 2008. Abeloff's Clinnical Oncology 46h edition. Philade lphic. P A：Chruchin Livingston-Elsevier.

Bonner J A，Harari P M，Giralt J，et al. 2006. Radiotherapy plus cetuximab for squamous-cell carcinoma of the head and neck. N Engl J Med，354（6）：567-578.

Burstein H J，Harris L N，Gelman R，et al. 2003. Preoperative therapy with trastuzumab and paclitaxel followed by sequential adjuvant doxorubicin/cyclophosphamide for HER2 overexpressing stage II or III breast cancer：a pilot study. J Clin Oncol，21（1）：46-53.

Cunningham D，Humblet Y，Siena S，et al. 2004. Cetuximab monotherapy and cetuximab plus irinotecan in irinotecan-refractory metastatic colorectal cancer. N Engl J Med，351（4）：337-345.

Desch C H，Gafni A，Gibson G A，et al. 1997. Pharmacoeconomics：a scientific approach to resource allocation at the bedside. Education Book，ASCO：180-183.

Gelber R D, Cole B F, Goldhirsch A, et al. 1996. Adjuvant chemotherapy plus tamoxifen compared tamoxifen alone for postmenopausal breast cancer: Meta-analysis of quality-adjusted survival. Lancet, 347: 1066-1071.

Geng L, Donnelly E, McMahon G, et al. 2001. Inhibition of vascular endothelial growth factor receptor signaling leads to reversal of tumor resistance to radiotherapy. Cancer Res, 61 (6): 2413-2419.

Hortobagyi G. 1998. Early breast cancer: introduction. Education Book, ASCO: 129-131.

Huang S M, Harari P M. 2000. Modulation of radiation response after epidermal growth factor receptor blockade in squamous cell carcinomas: inhibition of damage repair, cell cycle kinetics, and tumor angiogenesis. Clin Cancer Res, 6 (6): 2166-2174.

Jiang J, Xu N, Wu C, et al. 2006. Treatment of advanced gastric cancer by chemotherapy combined with autologous cytokine-induced killer cells. Anticancer Res, 26 (3B): 2237-2242.

Kim D W, Huamani J, Fu A, et al. 2006. Molecular strategies targeting the host component of cancer to enhance tumor response to radiation therapy. Int J Radiat Oncol Biol Phys, 64 (1): 38-46.

Kimura H, Yamaguchi Y. 1997. A phase III randomized study of interleukin-2 lymphokine-activated killer cell immunotherapy combined with chemotherapy or radiotherapy after curative or noncurative resection of primary lung carcinoma. Cancer, 80 (1): 42-49.

Non-small Cell Lung Cancer Collaborative Group. 1995. Chemotherapy in non-small cell lung cancer: a meta-analysis using updated individual patient data from 52 randomized clinical trials. BMJ, 311: 899-909.

Rho J K, Choi Y J, Lee J K, et al. 2009. Gefitinib circumvents hypoxia-induced drug resistance by the modulation of HIF-1alpha. Oncol Rep, 21 (3): 801-807.

Wachsberger P, Burd R, Dicker A P. 2003. Tumor response to ionizing radiation combined with antiangiogenesis or vascular targeting agents: exploring mechanisms of interaction. Clin Cancer Res, 9 (6): 1957-1971.

Wu C, Jiang J, Shi L, et al. 2008. Prospective study of chemotherapy in combination with cytokine-induced killer cells in patients suffering from advanced non-small cell lung cancer. Anticancer Res, 28 (6B): 3997-4002.

第三篇

体细胞免疫治疗规范化操作
和实验室管理

第一章　体细胞治疗管理参考指南和制度建设

第一节　体细胞治疗管理参考指南

一、参照国家关于生物制药、组织器官移植、血液管理等相关法规。

二、参照美国卫生及公共服务部、食品药品监督管理局、生物制品评价和研究中心于 1998 年 3 月联合发布的"人类体细胞治疗和基因治疗指南"。

第二节　体细胞免疫治疗相关的制度建设

一、安全性评估

（一）体细胞治疗项目的开展须向相关卫生管理部门申报。

（二）新的体细胞治疗技术的开展须提供国内或国外已进行的临床研究资料。

（三）新的体细胞治疗项目须由国家相关管理部门进行审批。

（四）提供体外操作过程的细胞培养成分和修饰物（血清、培养液等）的来源和质量认证。

（五）应严格遵守国家关于血液管理的相关法规，尤其要从源头上杜绝艾滋病、乙肝及其他血源性传染病的传播。

二、患者的准入制度

（一）符合肿瘤综合治疗和在遗传背景指导下的个体化治疗原则。

（二）严格把握体细胞免疫治疗的适用范围，切不可擅自扩大治疗范围。

（三）需有知情同意书：知情同意书是

1. 保护患者、医生、医院的法律性文件；

2. 知情同意书应如实向病人说清楚体细胞免疫治疗过程中可能出现的问题；

3. 知情同意书必须在医疗管理部门指导下形成；

4. 知情同意书中要包括以下内容：

1）生存利益与治疗风险的衡量；

2）治疗中最重要并发症的发生；

3）对可预见和不能预见毒副反应的对策；

4）病人终止治疗的权利。

三、杜绝医源性传染病的对策

（一）为杜绝传染病的发生，对接受体细胞免疫治疗患者应做艾滋病、甲肝、乙肝、丙肝和性病等传染病的检查。

（二）对感染重大传染病的患者，如艾滋病、性病，须根据医院处理传染病的相关规定，及时转送传染病医院救治。

（三）肝癌同时是乙肝患者，在体细胞培养过程中应考虑专人管理、分开培养的原则。

（四）细胞制备过程中所用的培养液和耗材应提供相关部门的质量认证，确保使用安全。

四、生物制品生产单位的资格验证

（一）细胞制品的制备须在符合 GMP 要求的实验室进行。

（二）细胞制品制备的 GMP 实验室须经权威机构（省级以上疾病预防控制中心和食品药品监督管理局）的检查及出具相应的合格证明。

五、GMP 实验室必须有严格的管理制度

实验室有严格的管理规范，定期监测室内空气中细菌含量，保证空气质量，以确保生物制备环境符合国家有关的空气净度规定的要求，具体操作细则参照本实验室系列相关规定。

（一）生物治疗实验室规则。

（二）生物治疗实验室的清洁消毒准则。

（三）生物治疗实验室清洁消毒工作具体步骤。

（四）生物治疗实验室加强控制感染的规定及补充规定。

六、严格管理规程

（一）在体细胞制备实验室工作人员应具备良好的健康状况，并严格限制无关人员进入。

（二）工作服的选材、式样和穿戴方式与空气洁净度要求相适应，每次更换，需高压消毒或采用一次性无菌工作服。

（三）严禁裸手操作，禁止携带与实验无关的饰物进入实验室。

（四）实验室内应配备紫外消毒灯，每天两次定时进行 1h 以上的空气消毒。

七、工作人员的资质认证

（一）提供实验与临床单位全部人员（包括负责医师、护士和实验室操作人员的学历、工作简历、从事该项工作的经验等资料），配置专门人员负责生物制剂的制备，以及制备过程中所需的相关耗材和生物制品的采购。实验室负责人应具有医学、生物学或免疫学方面的学士以上专业文凭。

（二）实验室操作人员需接受相关细胞培养专业的培训，提供承担生物治疗的临床与实验室人员资质材料，包括实验与临床单位的全部主要研究人员和临床工作人员（包括负责医师、护士和实验室操作人员）的工作简历及从事与实施该项体细胞治疗有关的经验。

八、细胞制剂的质量控制

（一）对体外培养操作过程涉及的所有成分，包括分离、培养及所有器具进行质量控制，各种成分需进行均一性和污染物检查，达到《中国生物制品规程》的要求。

（二）活性物质的活性检测。

（三）每批制品留样检测。

九、进口治疗用生物制品申报

（一）生产国家或地区药品管理机构出具的允许制品上市销售及该药品生产企业符合《药品生产质量管理规范》的证明文件、公证文书及其中文译本。

（二）申请未在国内外获准上市销售的制品，需提供相关的质量证明和进行临床试验研究的相关文件，与临床研究报告一并报送。

（三）由境外制药厂商长驻中国代表机构办理注册事务的，应提供《外国企业长驻中国代表机构登记证》。

（四）未在生产国家或地区获准上市销售的制品，可以提供在其他国家上市销售的证明文件，并须经国家食品药品监督管理局认可。但该生产企业符合《药品生产质量管理规范》的证明文件须由生产国家或地区药品主管机构出具。

十、生产过程的质量控制

（一）对生产过程每一操作均进行质量控制。

（二）制定每个项目质量控制的操作规程。

（三）项目的质量控制和操作规程要有一定时效性，不能随意改动。

（四）由于理论和实践在不断发展，因此也应在一定时间后通过认真总结和反复论证，对质量控制和操作规程作适当更新。

十一、应有严格的操作记录

（一）操作记录（医疗文件）应存档。

（二）避免交叉操作。

（三）操作过程禁止接听与工作无关的电话，禁止闲聊。

（四）坚持双人操作，以便杜绝事故。

（五）操作过程意外情况的及时处理。

十二、细胞终制剂的质量控制

（一）得率和存活率。

（二）纯度和均一性或特征性表面标志。

（三）生物学活性。

（四）外源性因子的检测：细菌、真菌、支原体、病毒及内毒素。

（五）其他添加成分的检测（如牛血清蛋白、抗体、血清、抗生素、固相微粒等）。

（六）稳定性检验。

十三、安全回输

（一）送病房前的核对：患者姓名、性别、病区、床号、制剂名称，制备人员对质量的验证和签名，检验科出具的无病原体的检测报告等。

（二）病区护士在交接过程中应坚持"三查七对"的原则，再次查对：重复查对以上项目，核实无误后共同签名以示负责。

（三）病区医护人员对整个回输过程的观察和护理：

1. 对出现不良反应的患者应及时报告主管医师，以及时对症处理；

2. 健全对不良反应的报告制度，重大问题及时上报医务处；

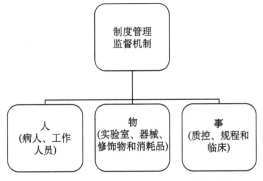

图 3-1-1　体细胞免疫治疗管理制度建设

3. 出现不良反应，应及时与实验室联系，及时检查培养过程中的每一个环节，查找原因；

4. 对门诊患者的回输应加强管理，落实责任到人。

十四、制度管理和监督机制有机结合，确保体细胞免疫治疗临床应用安全

成功的保证：①严肃的实验室纪律；②严格的操作规程；③严谨的工作作风；④严密的制度管理（图 3-1-1）。

（夏建川　李永强）

第二章 生物治疗实验室安全管理制度

第一节 生物治疗实验室管理规则

一、实验室总体要求

（一）生物治疗实验室分为两部分：

第一部分为标本接收、实验前准备、基础研究区，为普通实验室。

第二部分为 10 000 级局部和 100 级洁净实验室区，通称生物治疗实验室，用于临床用免疫活性细胞的培养和制备，以及生物制剂的制备。

（二）实验室应保持清洁、整齐和无污染源。

（三）进入生物治疗实验室须更换无菌工作服和室内拖鞋，进入生物治疗实验室须按生物治疗实验室有关规则执行。

（四）未经同意不得将实验室用品带出或带进与本实验室无关的物品。

（五）进入实验室的人体血液、体液、组织和送出实验室的生物制品要经"三查七对"，以确保准确无误（查对姓名、性别、年龄、住院号、科室、病种和治疗项目）。

（六）注意安全，做好防火、防盗、防止意外事故发生；每次实验完毕后要检查仪器、水、电、门窗安全。

（七）无关人员不得进入实验室。

二、消毒物品使用、存放要求

消毒灭菌的实验用品按不同规格、不同种类进行包装和放置。

（一）高压消毒的物品要按不同规格、品种包装，贴上标有规格、品种、消毒日期的标签。

（二）未启用的消毒品如果超过消毒期限，必须重新消毒，方能使用。

（三）工作人员每次启用物品前，应该严格核对消毒日期，不得使用超出消毒有效日期的器皿和物品。

三、生物治疗实验室操作规则

（一）进入生物治疗实验室的物品必须经过消毒处理（无菌、无内毒素、无致热源）方可放进。

（二）每次操作前，生物治疗实验室必须用紫外线灯照射 30min，照射完后启动空气净化机至实验结束。

（三）无菌操作台必须保持无菌状态，物品放置要整齐、布局合理、方便操作。

（四）每次操作前须按顺序进行清洁消毒：用肥皂水洗刷双手，然后用灭菌液搓手，再戴无菌帽和口罩、穿无菌衣、换无菌拖鞋和戴消毒手套；无菌衣帽的穿戴要合规定。

（五）操作前要用消毒液或 75% 酒精擦拭操作台。

（六）实验结束，要清理实验用品，恢复操作室和操作台的洁净及整洁。

（七）非工作人员不得进入生物治疗实验室，生物治疗实验室钥匙由专人保管。

（八）每次实验结束，由专人检查实验室相关的仪器设备是否运行正常，并按规定填写工作日志。

第二节　生物治疗实验室清洁消毒工作总则

一、生物治疗实验室需符合 GMP 的要求，即局部操作区 100 级、工作区 1000 级、整体 10 000 级的空气层流净化实验室，室内的尘埃粒子和细菌含量都必须符合 GMP 的标准；空气层流净化器的风机保持 24h 正常运转，每间实验室各自的空气压力保持一定的高低差，以维持实验室整体的洁净；每间工作室的过滤器风速、空气交换量和室内空气压力必须符合 GMP 的标准，不能低于标准要求。

二、根据本实验室的实际情况，各 1000 级工作室的空气实际压力保持在 $24\sim26KPa/m^3$，仪器室的实际空气压力保持在 $16\sim20KPa/m^3$，物品出口室的实际空气压力保持在 $6\sim10KPa/m^3$，缓冲室的实际空气压力要比仪器室的略低，保持在 $10\sim14KPa/m^3$。各 1000 级工作室的空气压力必须比仪器室的高，而仪器室的实际空气压力必须比缓冲室和物品出口室的高。

三、实验室各工作室每天保证三次紫外消毒，时间分别设定在 7：00～8：00、13：00～14：00 和 19：00～20：00。

四、每天实验开始之前，工作间的超净工作台应用紫外灯照射 30min，在使用紫外灯照射期间，不能启动超净工作台的风机，不能启动紫外灯周围的日光灯，以免影响紫外灯消毒效果。超净工作台的风机在实验前启动，启动 20min 后再进行实验工作。

五、根据 GMP 管理的基本要求，实验室内的工作人员应控制在最少人数，无菌操作人员必须严格执行无菌操作规则，并且不得佩戴任何首饰进入实验室。操作人员每天实验结束后及时清理实验用品，并将按医院控制感染的有关规定处理用过的各种医疗废物废液，并将按废物处理的相关文件进行分类处理，保持实验室的清洁整齐，用 75% 医用酒精擦拭超净台，同时用 2.0% 过氧乙酸混合消毒液进行实验室内的空气消毒。实验结束后超净工作台在静态和避日光灯的环境下用紫外灯照射 30min。

六、每周周日清洁消毒一次，包括门、窗、天花板、地板、墙壁、仪器各个表面、实验桌子的各个表面、凳子、玻璃柜子里外表面等。每两周进行菌落培养试验，洁净度应符合生物制品实验室的要求。清洁步骤如下所述：

（一）每周周五下午下班前关实验室过滤器风机和紫外消毒机电源，静止实验室空气 24h 以上，等待尘埃粒子和细菌自然沉降。

（二）用吸尘器将各个实验室逐一独立吸尘，包括地板、墙壁、仪器各个表面、实验桌子的各个表面、凳子、玻璃柜子里外表面、天花板、门、窗等；清理实验室内的垃圾并清除出实验室。

（三）使用不掉绒毛的布料，先用干净的水擦拭仪器各个外表面（不包括超净工作台 100 级空间即工作台里面）、实验桌子的各个表面、凳子、玻璃柜子里外表面、天花板、门、窗、墙壁、地板。

（四）使用不掉绒毛的布料，再用 75% 医用酒精擦拭仪器各个外表面（包括超净工作台 100 级空间即工作台里面）、实验桌子的各个表面、凳子、玻璃柜子里外表面、天花板、门、窗、墙壁、地板。

（五）现用现配稀释 2.0% 过氧乙酸混合消毒液，混合后进行各实验室的空气消毒（勿喷洒在仪器和金属表面），含量适中。另外，使用的过氧乙酸须在稀释前 1～2 天按比例（过氧乙酸甲液 4：过氧乙酸乙液 6，体积比）相混合在密闭的塑料试剂瓶中，混合液不能放置超过 2 天，否则会致使过氧乙酸自然分解，降低有效含量，从而影响消毒效果。

（六）喷洒过氧乙酸 30min 后方可重新启动空气过滤风机，消毒过夜后才能进行实验用。

第三节　生物治疗实验室清洁消毒工作细则

生物治疗中心实验室环境空气无菌程度是否符合临床用细胞制品的要求，与实验室的清洁消毒工作做的好坏有很大的关系。本实验室的清洁消毒工作主要分吸尘、清水擦拭、75% 酒精擦拭、2.0% 过氧乙酸空气消毒等步骤，具体操作程序如下述。

一、吸尘

需要吸尘的地方：地面、天花板、墙壁、仪器表面、桌子面和底面、衣柜及玻璃柜。

吸尘先后顺序：走道→男一更衣室→女一更衣室→二更衣室→风淋室→缓冲间→仪器室→第一工作室→第二工作室→第三工作室→污物出口室（包括转角的地方，即死角部分，吸好一间关好一间门）。

二、第一次用清水擦，第二次用 75% 的消毒酒精擦，每清洁好一室，关好该室的门。程序如下。

1. 第一工作室

用专门消毒过的小方巾和盆擦超净工作台里面、外面，天花板墙壁，空气消毒机整体表面，CO_2 箱、氧气瓶整体表面，显微镜、桌子及凳的面、底、四只凳脚，地面。

2. 第二工作室

用专门消毒过的小方巾和盆擦超净工作台里面、外面，天花板墙壁，空气消毒机整体表面，CO_2 箱、氧气瓶整体表面，显微镜、桌子及凳的面、底、四只凳脚，地面。

3. 第三工作室

用专门消毒过的小方巾和盆擦超净工作台里面、外面，天花板墙壁，空气消毒机整体表面，CO_2 箱、氧气瓶整体表面，显微镜、桌子及凳的面、底、四只凳脚，地面。

4. 污物出口室

天花板，墙壁，蜂鸣机的里面、外面，推车的整体表面，地板。

5. 仪器间

天花板，墙壁，离心机内外表面，桌子及凳的面、底、凳四只脚，冰箱整体表面，玻璃柜的里外表及缝隙等，地面。

6. 缓冲间

天花板，墙壁，空气消毒机的整体表面，台面、底、凳四只脚，鞋柜的里、外，地面，风机室天花板，排风口的里、外，墙壁，地面。

7. 风淋室

风淋口，天花板，墙壁，地面。

8. 二更衣室

天花板，墙壁，台面、底，凳四只脚，台上物品的外表，衣柜的里、外、底、顶，地面。

9. 女一更衣室

墙壁，洗手处，衣柜的里、外、底、顶，地面。

10. 男一更衣室

墙壁，洗手处，衣柜的里、外、底、顶，地面。

11. 走道

墙壁，地面。

12. 进门换鞋间

墙壁，鞋柜的里、外，地面。

三、2%过氧乙酸空气消毒

程序如下：第一工作室→第二工作室→第三工作室→污物出口室→仪器间→缓冲间→风淋室→二更衣室→女一更衣室→男一更衣室→走道（向空中均匀喷放，喷好一间关好这间的门）

四、30min后开空调机，第二天可以正常运作。

第四节　生物治疗实验室控制感染的管理规定

体细胞免疫治疗细胞制品［包括树突细胞疫苗、细胞因子诱导的杀伤细胞（CIK细胞）、树突细胞刺激剂的CIK细胞（D-CIK细胞）、自然杀伤细胞（NK细胞）、树突细胞疫苗（DC疫苗）、树突细胞负载肿瘤相关抗原刺激活的T淋巴细胞（DC-T细胞）、DC与肿瘤细胞融合细胞疫苗等］不同于一般的生物制品或药物，它是经过体外刺激和培养后，回输到人体的细胞制品，每个环节都事关病人的安危。本实验室为加强管理，控制感染，确保安全，特对每一个操作环节制定相应的加强控制感染管理的规定，具体如下。

一、本室工作人员必须严格遵守执行生物治疗操作规程，包括生物治疗实验室的清洁、消毒、生物制品的制备和检测，责任到人。

二、无关人员未经实验室主任同意，不得进入生物治疗实验室。

三、实验室内紫外空气净化器每月检查滤网尘埃积聚情况，每周检查紫外消毒是否正常运转和对紫外灯紫外强度进行评估，对紫外灯紫外强度减弱的要及时更换，此工作由专人负责，并做好记录。

四、每两周进行一次实验室空气的细菌状况检测，由专人负责执行。

五、实验室内每周大清洁一次，包括门、窗、天花板、地板、墙壁、实验桌子的各个表面、凳子、玻璃柜子里外表面、超净工作台、培养箱、离心机，由本专业技术人员协助、监督和指导，具体操作指定专人负责执行。空气消毒用的过氧乙酸，以及清洁墙壁、地板等用的75%酒精由专人负责配制准备。

六、实验室内空气的层流过滤风速改变、气压的稳定性、空调机的正常运转、温度和湿度的调控，以及每三个月须请生物治疗实验室装修公司派人员检查实验室层流系统机器仪表是否正常运作等工作，由专人负责监管。

七、体细胞免疫生物治疗的相关实验须在生物治疗实验室内进行。其他无关实验包括动物实验、同位素实验、细菌实验、不直接注射入人体的生物治疗的前期试验和预实验等，都不得在生物治疗实验室内进行。

八、体细胞免疫生物治疗所用的实验仪器和实验用品与病毒转导类实验的仪器及用品应严格分开，不得相混用。其中包括超净工作台、二氧化碳培养箱、冰箱、离心机、显微镜等。

九、上述各事项，有关执行人要进行严格登记，由实验室负责人验收，确认签收。

第五节　体细胞制品质量控制管理总则

自体体细胞免疫治疗是指应用肿瘤病人自体外周血单个核细胞在体外经过培养、扩增，在多种细胞因子作用下得到特异性或非特异性的免疫活性细胞，将其回输给患者，可改善肿瘤病人自身的免疫功能，同时能有效杀伤肿瘤细胞的一种生物治疗手段。为确保自体体细胞免疫治疗过程安全、有效，需对自体体细胞免疫治疗的过程进行规范管理，并制定生物治疗中心实验室管理及生物制品质量控制管理总则。其余各具体项目的质量控制规范参照本实验室的相关规定。

本总则包括三部分：安全性评估和准入制度；实验室管理及控制感染；生物制品的制备及质量控制。

一、安全性评估和准入制度

（一）本中心开展的体细胞免疫治疗项目须有国家相关医疗管理部门或当地医疗行政管理部门的批文。

（二）新项目应提供国内或国外已进行的临床研究的资料。

（三）提供体外操作过程的细胞培养成分和修饰物（血清、培养液等）的来源及质量认证。

（四）有对可预见的毒副反应的观察指标及相应对策。

（五）美国 FDA 制定的 *Guidance for Human Somatic Cell therapy and gene therapy* 是现阶段生物技术应用可参考的指导性文件。

（六）执行人员的资质认证。

（七）从接收患者到细胞制品回输过程须严格遵守本实验室制订的《体细胞免疫治疗病人的收治及生物制品安全回输的规定》。

二、实验室管理和控制感染

（一）临床用细胞制品的制备须在符合 GMP 要求的实验室进行。

（二）进行细胞制品制备的实验室须经省级以上疾病预防控制中心或食品药品监督管理局的检测，并出具相应的检测报告。

（三）实验室有严格的管理规范，并定期检测室内空气净度和细菌含量，以确保生物制备环境符合国家有关规定要求，具体操作细则参照本实验室系列相关规定：

1. 生物治疗实验室规则；

2. 生物治疗实验室的清洁消毒总则；

3. 生物治疗实验室清洁消毒工作具体步骤；

4. 生物治疗实验室加强控制感染的规定及补充规定。

（四）生物制备过程须严格对每批次细胞培养成分和修饰物（血清、培养液等）进行质量认证及无病原体的有效认证。在操作记录中应附上上述资料。

（五）工作人员定期进行体格检查，防治感染重大传染性疾病；进入人员须获得生物治疗中心主任许可。

（六）生产过程的医疗垃圾按中山大学肿瘤防治中心《关于加强医疗污物分类包装的通知》执行，严格进行分类管理并及时处理。

（七）实验室管理和控制感染工作专人负责，发现问题及时向生物治疗中心主任汇报，使问题得到及时解决，绝不允许隐瞒问题不报。

（八）我国国家食品药品监督管理局发布的《药品生产管理规范》是重要指导性文件。

三、生物制备和质量控制

（一）为保证生物制品的质量，工作人员必须树立对病人高度负责的精神，认真执行操作规程，不得随意擅自改动制定的操作规程，以保持临床治疗的稳定性和连贯性。

（二）随着研究的深化，确需对操作规程进行改动或完善时，应由研究室正、副主任召集专业人员进行科学论证，任何改动均需经研究室主任审批，重大改动要报请医务处组织相关专家进行评估后方可决定。

（三）各项目应有独立的操作规程和质量控制标准，并进行定期监控。

（四）每周召开一次会议，及时讨论并解决实验室管理和生物制品质量控制问题，研究室正、副主任必须到场，并对存在问题提出切实可行的解决方法。如涉及医院层面的重大问题，应及时向医务处汇报。

（五）自体树突细胞疫苗制备流程及质控规程（自体 DC 疫苗）（另文）。

（六）自体 CIK 细胞制备流程及质控规程（自体 CIK 细胞）（另文）。

（七）自体树突细胞刺激 CIK 细胞制备流程及质控规程（自体 D-CIK 细胞）（另文）。

（八）白血病人骨髓树突细胞制备流程及质控规程（自体 DC 疫苗）（另文）。

（九）自体自然杀伤细胞制备流程及质控规程（自体 NK 细胞）（另文）。

（十）自体树突细胞负载相关肿瘤抗原刺激 T 淋巴细胞的制备流程及质控规程（自体 DC-T）（另文）。

（十一）生物制品回输前的查对制度参照本实验室制订的《体细胞免疫治疗患者的收治及生物制品安全回输的规定》。

（十二）任何可能影响生物制品质量的问题，应及时向实验室主任汇报，对质量有不确定因素的细胞制品不得回输。

（十三）未经医务处批准，本实验室的细胞制品不得在院外回输。

（十四）本生物治疗中心实验室纳入我院医务处管理和监督，每季度进行一次交叉检查，对出现的重大问题及时向医务处汇报，由医院组织相关部门及时解决。

第六节　病例选择及生物制品安全回输规定

体细胞免疫治疗可作为肿瘤综合治疗的一部分，也可作为肿瘤手术、化疗和放疗后的巩固治疗的手段之一，对抑制肿瘤的复发和转移具有较好的作用。对一些免疫原性较强的恶性肿瘤（如肾癌、恶性黑色素瘤、恶性神经胶质瘤）或对化疗和放疗不敏感肿瘤（原发性肝癌）在手术或介入微创治疗后可直接接受细胞免疫治疗；通常在进行体细胞免疫治疗前，要降低肿瘤负荷；体细胞免疫治疗联合抗肿瘤的细胞因子、抗肿瘤抗体、分子靶向药物能取得更好的疗效；因此，肿瘤患者在综合治疗原则下辅以个体化的细胞免疫治疗，能取得更好的疗效。

一、病例选择

（一）体细胞免疫治疗可作为肿瘤患者综合治疗的一部分，即联合手术、放疗、化疗的综合治疗；

（二）常规治疗方案（放疗、化疗、激素疗法、手术疗法）结束后的巩固治疗；

（三）对现有标准治疗方案（放疗、化疗、激素疗法、手术疗法）失败者；

（四）患者综合身体情况：生存质量卡式评分≥60％；

（五）患者血常规检测，白细胞总数达到 $3000×10^6/L$ 以上；

（六）患者没有严重的贫血，血红蛋白的含量在 8g/100ml 以上；

（七）患者凝血功能没有明显异常：凝血酶原活动度（PTA）＞50％，血小板（PLT）＞ $50×10^9/L$ ；

（八）有患者或法定代理人签字的知情同意书。

二、病例排除标准

（一）心脑血管疾病、严重高血压和糖尿病、肾功能不全或衰竭者；

（二）器官移植后长期使用免疫抑制剂的患者；

（三）正在使用免疫抑制药物的患者；

（四）有严重的贫血，血红蛋白的含量在 8g/100ml 以下；

（五）凝血功能明显异常：凝血酶原活动度（PTA）＜50％，血小板（PLT）＜ $50×10^9/L$ ；

（六）白细胞总数低于 $3000×10^6/L$ ；

（七）有明确感染或者发热的患者；

（八）T细胞淋巴瘤，骨髓瘤；

（九）自身免疫性疾病的患者；

（十）HIV 阳性，有其他免疫缺陷疾病的患者；

（十一）孕妇；

（十二）患者不能进行淋巴细胞分离术或者少量多次抽血者，如冠心病患者、外周静脉通道不能开放者等；

（十三）主要脏器功能不全患者。

根据有关体细胞免疫治疗适应证的相关规定，不得随意无原则擅自扩大治疗的范围。为安全起见，患者接受体细胞免疫治疗必须在病区进行，不提倡异地采血、异地回输。确有特殊情况的 VIP 病人，需由病人向生物治疗研究中心和我院医务处提出书面申请，由医务处根据具体情况考虑决定。

三、已在我院接受生物治疗，出院后需要继续治疗者，仍由原所在病区及主管医师向生物治疗研究中心提出申请，并主管医师介绍病人的情况，根据病人的病情情况，共同讨论，制定下一步体细胞治疗的方案。门诊病人可考虑转到生物治疗研究中心进行治疗，由生物治疗研究中心的医师负责治疗和随访。各病区应根据此原则，制定确保病人安全的管理措施。

四、接收病人的手续

（一）由病区主管医师填写《生物治疗申请单》。

（二）病人签署《知情同意书》一式两份，一份由病区归档，一份由生物治疗实验室保存。

（三）上述资料送生物治疗研究中心后，由生物治疗研究中心的细胞免疫治疗专家与主管医师会诊，根据病人的病情状况，制定适合患者的个体化体细胞免疫治疗方案，并由科室主管医师与病人预约，安排抽血时间。

（四）在病人抽血之前，护士确认《病人知情同意书》、主管医师填写的《生物治疗申请单》及交费凭证均齐备后，方可开始抽血。

（五）主管医师将送预约单一式两份，一份交病人，一份交病区。预约单将告知约定的回输时间，主管医师应负责安排好病人回输事宜。

（六）生物治疗实验室工作人员根据细胞生长情况，在预约回输时间的前三天，实验室工作人员会电话联系病区，对回输时间予以确认。

（七）如有特殊情况，不能按时回输，实验室工作人员必须在原定回输的前三天通知主管医生，并与主管医师商量后确定相应处理意见，由主管医师转达病人。

（八）对于外地病人，在预定回输日期的前三天，实验室工作人员应主动与病人电话联系，以确定回输时间。

（九）为确保 GMP 生物治疗实验室的正常工作状态及生物制品的质量，收治病人数量必须根据实验室的最大运作能力，在尽量满足临床需要和确保安全的情况下，经论证确定每周接收病人的数量，超过每周承受的病人数量，应采取预约的方法，安排在下一周。

（十）为保证医疗工作有序进行，所有病人均要求至少提前三天预约，将按预约先后顺序安排治疗时间，VIP 患者和确有特殊需要的患者由主管医师与生物治疗研究中心主任联系，考虑解决方法。

五、保证细胞制剂安全回输的规定

（一）生物治疗实验室收集好细胞后，实验室工作人员要认真填写生物治疗记录表各项内容，交生物治疗研究中心主任审查签字后，送病房护士站，护士经"三查七对"后，在医嘱的指导下回输给病人。

（二）每个病人均有自己专用的体细胞制备记录，实验室工作人员应逐日认真记录，该记录由生物治疗实验室统一保管，疗程结束后归档保存。

（三）在细胞培养过程中如果出现问题要立即报告科室主任，根据细胞的生长情况，及时做出处理。

（四）每次回输前，制备人须对制剂取样，再次仔细镜检，确定无异常情况，活细胞数符合要求，然后严密封口，签名，交实验室主管复核。

（五）细胞制品由生物治疗实验室送出后，由专人复核病人姓名及相关资料，查对由检验科出具的病原体检测报告单，确定无误并在生物治疗记录表送样人栏签名后，将细胞制品连同该病人的记录表尽快送到病区护士站。

（六）病区护士应仔细核对生物治疗记录表，准确无误后，在制品接收人一栏签名，在医嘱的指导下即可给病人回输。

（七）回输过程应在病房执行，医护人员要对病人进行严密观察，病人完成回输后应留观至少 1h，如出现异常情况要及时报告主管医师，根据出现的症状及时对症处理，若出现严重反应，除紧急处理外，应及时报告医务处，组织相关专家会诊，根据专家组意见及时处理。

（八）检验科在签发病原体检查报告后应留样备查，细胞制品送病房回输前，生物治疗实验室应留样封存，备查，并保留三个月。

（九）有关 GMP 实验室的管理、控制感染的制度、制剂和药物安全使用等参阅相关规定，并严格执行。

第七节　生物治疗实验室工作分工管理规定

重申生物治疗中心已有有关质量控制、安全回输、控制感染及药品管理等各项规定仍然有效，务必严格执行。为强化管理，责任到人，现将各项分工以文字形式重新规定，未经科室主任同意，任何人不得擅自更改或拒不执行。

一、生物制品质量控制

责任人工作要求：

对各项生物制品建立明确的质量控制指标，并严格执行。每半年或一年按执行情况由集体讨论后修订。此项工作由科室主任主持制定。

对每批细胞制品质量把关（细胞数目、生物学活性、细胞表型、无其他修饰物、无内毒素、无病原体的确证等，定期抽查细胞表型）由实验室主管负责。有问题或有不确定因素时必须请示科室主任。

定期就质量控制中存在的问题组织业务讨论，及时解决。重大问题报请医务处组织相关专家讨论处理。

二、实验室管理和控制感染

责任人工作要求：

参照实验室管理规范，定期检测室内空气质量，每两周做一次实验室细菌培养，检测结果严格登记、留档和备查，并向科室主任汇报检测结果，对出现的问题及时解决。每半年约请相关部门做室内粉尘、粒子测定，定期联系装修单位更换、清洗滤膜及消毒灯等设施，以确保生物制品制备环境符合 GMP 有关规定要求，具体操作细则参照本实验室系列相关规定。

（一）生物治疗实验室规则

（二）生物治疗实验室的清洁消毒细则

（三）生物治疗实验室清洁消毒工作步骤

（四）生物治疗实验室加强控制感染的规定及补充规定

细胞制品制备过程须严格对每批细胞培养成分和修饰物（血清、培养液等）进行质量认证及无病原体的有效认证。在操作记录中应附上上述资料。

三、物品消毒和实验室清洁

负责人工作要求：

需消毒物品的包装、标识、消毒。已消毒物品的检查验收、保存、更换、有效消毒期的确认；实验室消毒用液体的配置；对实验室清洁工人工作的监督；严格禁止已消毒物品和未消毒物品的混放。

四、细胞培养过程中，细胞因子、培养液和相关耗材的定购、分装、灭活，无病原体检查，保管

负责人工作要求：

至少提前一个月制订计划，根据需要定购相关药物的数量、规格，经科室主任签批，交送医院相关部门招标采购。对特殊细胞因子、进口细胞因子或需要量较大的采购计划应通过科委会集体讨论，提请领导审批。务必保证不因工作延误而影响病人治疗，也不许造成无谓的药物浪费。所有细胞因子、培养液、耗材必须登记做册，出入账目分明，由科室主任定期组织交叉检查。特殊需要采购的物品要另行提交书面申请，注明用途、用量、经手人，提交主任审批。每批购买订单，进货单一式三份，分别由责任人、实验室主管及科室主任存档备查。各批进货需有相关的出厂质量认证标准证明，仔细阅读有效使用的时间，并存档被查。

五、财务管理

负责人工作要求：

管理所有病区提交的收费单据，核查落实；对所有培养液、耗材的进出、开支给予入账；定期与财务处结算，提成；负责重大仪器的采购计划、申请、验收，做固定资产登记。

六、考勤登记

负责人工作要求：

严格按照医院的相关考勤制度执行，对于技术员因工作加班，或在法定节假日加班，应按医院的相关规定给予补休，或支付加班津贴；关于补休的时间应考虑工作的需要，顾全大局，统一协调安排。

七、仪器管理及细胞、病人标本保管

负责人工作要求：

对重要仪器应指定专人进行严格管理，坚持登记、定期检测的原则，对报废仪器办理必要的报废手续；指定专人对二氧化碳罐和液氮罐定期检查和更换；保管重要细胞株及病人标本。

八、病人的收治与生物制品的安全回输

负责人工作要求：

与临床联系，接收、安排病人治疗，及时通知回输日期，并落实到主管医师及病人；仔细检查病人治疗申请单，确保符合治疗指标，有完整病历，有有效的知情同意书

及交费证明；回输前核查病原体检查单，核对细胞数目、病人所在病区、床号、姓名、性别、年龄、住院号等，亲自按单送交病区；按要求"三查七对"后直接交值班护士，并由值班护士在回输单上签字验收。

详细步骤按本实验室《体细胞免疫治疗病人的收治及生物制品安全回输的规定》操作。

九、实验室业务学习

负责人工作要求：

在科室主任指导下每两周组织一次科室内业务学习，更新知识，对细胞培养过程中的步骤或出现的问题提出改良的意见，不断完善操作步骤，解决工作中出现的各种技术问题。轮流做读书报告，要求提前一周做出安排，通知到人。

十、日常杂务及每天安全值日

负责人工作要求：

每天开、关紫外灯等，取培养细胞的病原体检验报告，阅后交实验室主管复核，再交负责外勤同志回输前复查并归档；每天治疗结束后将垃圾分类妥善处理；对 GMP 实验室及用电安全进行检查，做好安检记录，签名登记，并负责开 GMP 实验室的中央空调和锁门；如值周人员因事不能上班应亲自委托另外一同志代班。负责人要履行职责，并承担相应的责任。

（夏建川　李永强）

第三章　实验室安全事故防范、应急处理及污染控制

第一节　实验室安全事故防范

　　为确保生物治疗实验室生物制品质量安全、工作人员的人身安全、实验室仪器设备的使用安全、实验室的财产安全，防止实验室安全事故发生，必须制订有效的实验室管理制度，并确保管理制度的严格执行。本生物治疗研究中心通过多年实验室安全管理工作中的经验总结，制订了一系列实验室安全管理制度。

　　一、生物治疗研究中心安全管理制度

　　（一）门窗、水电、空调、钥匙管理

　　1. 工作人员均应强化安全保卫、防盗的意识，发现安全隐患应及时向上级反映，采取相应的措施，防患于未然。

　　2. 严禁一人多灯、长明灯、长流水的现象，要做到人走灯灭、水止、空调关。凡违反者按中心《缺陷管理规定》有关规定处理。

　　3. 科室内建立完善的每日安全轮值制度，值日人员须按值班要求在下班前检查科室内各实验室的水电、门窗及各种仪器、电器的安全。交班时要当面交值班记录本给下一位同志，避免因交接班不明确造成责任不清现象。最后离开实验室的人员关闭门窗、水电、空调，检查重要仪器设备安全情况，发现异常及时报告有关部门处理。

　　4. 研究生毕业、职工调离，实验室应收回其在本单位使用的所有钥匙；外单位进修、实验人员一律不予配发钥匙。

　　（二）消防安全管理

　　1. 加强宣传教育，提高安全防火的意识。

　　2. 保持消防通道通畅，禁止堆放杂物。实验室全体人员应熟悉消防器材的存放位置并能正确使用灭火器，发现火险隐患及时报告处置；有火险的场所严禁使用明火，发生火灾主动扑救，及时报警或通知保卫科。

　　3. 采购、运输、使用、储存易燃易爆化学物品，应了解其产品的燃点、闪点、爆炸极限等数据和安全操作方法，按安全管理规定执行。

　　4. 生物治疗实验室禁止使用明火电炉。

　　（三）岗前培训制度

　　1. 外单位或非生物治疗研究中心人员到本实验室做实验，按中心文件规定做好登记。

　　2. 生物治疗研究中心应为新进入实验室工作的研究生、职工及外单位进修人员进行岗前培训，培训内容为生物治疗研究中心相关规章制度、大型公用仪器设备的性能和操作、紧急情况的处理和细胞培养的相关技能等。

　　3. 培训、考核通过后，由生物治疗研究中心发给胸卡，凭胸卡在生物治疗研究中心工作。研究生毕业、外单位人员离开生物治疗研究中心均须交回胸卡。

4. 在生物治疗研究中心工作的所有人员均须佩戴胸卡，以便识别。

（四）贵重仪器设备操作管理

1. 新购入的设备，特别是贵重精密仪器设备，投入使用前，操作使用人员必须经过培训学习，熟练操作，考核合格后才能正式使用仪器。

2. 操作使用人员在熟悉操作后，必须制订出操作规程和安全注意事项。

3. 贵重仪器设备一般要求专人管理、专人操作。因工作需要必须移交他人操作时，应该由原操作人员负责教会使用并移交操作规程和注意事项，否则后果由原操作人员负责。

4. 使用各种仪器设备，必须严格遵守操作规程，并做好使用记录，确保人身和仪器设备的安全。

5. 未经培训擅自操作仪器或有章不循造成仪器故障者，按中心《缺陷管理规定》处理。

（五）生物安全管理

1. 严禁在生物治疗研究中心进行以 SARS 病毒、HIV 病毒等高传染性病原体为对象的实验研究，严格控制与病原相关的材料和标本，严防因实验而造成的污染。

2. 有专人保管各实验室的贵重生物试剂、细胞株、标本、有毒、致癌及放射性物品等，做好登记，以防出现损坏、丢失等不良后果。

3. 医疗废物严格按照《医疗废物管理条例》和《中山大学肿瘤防治中心生物治疗研究中心医疗废物管理细则》的规定执行。

（六）安全事故处理制度

1. 科室负责人具体负责本实验室的安全工作，对容易出事的重要部位及重要仪器设备，应提醒科室工作人员注意。发生事故及时处理，并报告上级领导，同时通知相关科室。

2. 责任事故处理制度，参照中心《缺陷管理规定》执行。

3. 非责任事故处理制度，参照中心《缺陷管理规定》执行。

二、危险化学品安全管理制度

（一）危险化学品的定义

本制度所称危险化学品包括爆炸品、压缩气体和液化气体、易燃液体、易燃固体、自燃物品和遇湿易燃物品、氧化剂和有机过氧化物、有毒品和腐蚀品等。

（二）危险化学品的储存

1. 危险化学品须按照适当的储存保管条件单独存放，与一般化学品区分。

2. 危险化学品需由两人共同专管，专用记录本登记化学品的种类、品名、数量、有效期及领用等相关情况。

3. 储存危险化学品的容器应贴有标签，标明品名、缩写名、代号、批号、有效期、储存条件等。

4. 危险化学品应按规定分类、分项存放，相互之间保持安全距离。

5. 定期对储存的危险化学品进行检查，以发现其品质变化、泄漏等情况，并及时处理。

6. 存放区域确保阴凉、通风，保持整洁。

7. 危险化学品的存储量不宜过多，不得超过一个季度的用量或一个实验周期所需用量。

（三）危险化学品的使用

1. 使用者应严格按照说明书进行操作。

2. 初次使用者须经过科室的相关培训。

3. 化学品在使用中严禁污染空气、水、操作台等实验环境，确保实验试剂和实验系统不受污染。

4. 进行有毒、有腐蚀性物质操作时，应戴好防护手套、护目镜，并在通风橱中进行操作。

5. 按照说明书在使用前准备好防护及应急物资，用于事故发生时的处理。

（四）危险化学品及包装物的废弃

所有过期和报废的危险化学品，以及其包装物应由各实验室专人进行收集，集中递交相关部门处理，不得与生活垃圾及医疗垃圾混放。

三、同位素实验管理办法及安全操作规程

（一）管理办法

1. 凡在生物治疗所有实验室的通风橱（毒气柜）中应用放射性同位素（主要为 β 射线 ^3H、^{14}C、^{125}I、^{32}P、^{35}S）进行实验的人员，必须遵守《同位素实验安全操作规程》。

2. 凡进行有关同位素实验的人员须通过基本操作培训，发给上岗证，才可参加有关实验。

3. 有关同位素实验必须在各自实验室的通风橱中进行，对工作环境、工作台和个人采取积极的防护措施，防止或尽量减少放射性同位素对环境和个人的污染，并认真做好记录。

4. 要指定专人保管、监督放射性同位素的使用、存放及废弃物处理等。保管人名单报实验研究部办公室备查。

5. 同位素废弃物、废液应用医疗垃圾袋密封，分类存放于指定地点，登记存放情况，由中心有关部门统一定期处理。

6. 定期进行同位素污染测定。

7. 如发生同位素污染，应及时报告科室同位素管理小组人员，必要时上报中心放射防护委员会处理。

（二）操作规程

1. 应在通风橱设备中进行放射性同位素实验操作。

2. 注意安全防护。为防止受到射线的外照射，在进行 β 射线和 γ 射线实验时，均需用屏蔽。β 射线一般用 0.5～1cm 左右的有机玻璃屏屏蔽。对 γ 射线则要用铅砖或铅玻璃进行屏蔽。

3. 进行放射性同位素实验时要穿工作服，严禁用口吸移液管，实验操作要戴医用橡胶手套，操作完毕在规定的地方洗手，脱去手套，再洗手。

4. 实验室的放射活性物下水道要与普通下水道严格分离。放射性污物要放在指定污物筒内。无论是固体、液体的放射性物质都应按照放射性元素的种类分别处理，存放在指定地点。

5. 短半衰期的废物可令其自然衰变，当趋于本底水平时，可按普通废物处理。对于长半衰期的废物，需集中运至有关的卫生防疫部门，统一处理。如果放射性物污染了工作面或衣物时，应立即做好标记，以便进行去除污染的处理。

6. 所有放射性操作应在铺有吸水纸的搪瓷盘内进行。玻璃器皿较易去除污染，一般先用 3mol/L 盐酸或硝酸浸泡数日，然后再用水浸洗。金属用具要用 10% 柠檬酸溶液浸洗 1h，随后用水冲洗，再置于 3mol/L 硝酸溶液内浸泡 2h，再用水冲洗干净。其他尚可利用非放射性载体或络合剂等化学方法去除污染。

7. 放射性同位素实验室的地面、桌面、墙面要用光滑的和不易受腐蚀的材料制成，如塑料板等，以便去除污染。

8. 存放放射性废物的容器要分类（即一个容器存放单一同位素），一定要有鲜明的标签，标明同位素种类、经手人、存放日期等。

四、医疗废物管理细则

1. 为加强生物治疗实验室医疗废物安全管理，防止疾病传播，保护环境，保障人体健康，根据《医疗废物管理条例》并结合本实验室实际情况制订本细则。

2. 本细则所称医疗废物，是指实验研究部在科研、医疗等活动中产生的具有直接和间接感染性、毒性及其他危害性的废物。

3. 医疗废物收集分三种收集容器：医疗垃圾袋、锐器盒和生活垃圾袋。医疗垃圾袋主要装感染性医疗废物，如棉签、敷料、使用后的一次性医疗用品及一次性医疗器械、病原体培养基、标本和菌种、各种废弃的医学标本、废弃的血液、血清等。锐器盒主要装损伤性医疗废物，如针头、玻片、解剖刀、玻璃试管、玻璃安瓿等。生活垃圾袋主要装剩余饭菜、果皮、饮料瓶、手纸等。

4. 医疗垃圾袋必须为防渗漏、高密度黄色聚乙烯专用包装袋，锐器盒必须为防泄漏、防锐器穿透的专用包装盒，生活垃圾袋使用黑色包装袋。垃圾桶和锐器盒外必须有明显的标识。

5. 对医疗废物中病原体的培养基、标本和菌种、毒种保存液等高危废物，就地用所需浓度的"消佳净"浸泡消毒后放入医疗垃圾袋中，实验用毕的动物尸体就地用福尔马林浸泡后放入医疗垃圾袋中。

6. 实验室的医疗废物收集桶必须定点、分类放置。

7. 每日下午 15：00 由专职保洁员到实验室收集医疗废物，清理好并在《实验室医疗废物登记簿》内登记。

8. 医疗废物收集完成后，储存医疗废物的垃圾桶和运送医疗废物的工具统一由专职保洁员进行消毒清洁。

9. 专职保洁员必须做好个人防护，穿戴工作衣帽、口罩和胶手套，防止疾病传播。

第二节　实验室安全事故应急处理

一、发生火灾的应急处理措施

1. 保持镇定。

2. 立即切断电源。

3. 立即启动火警警报。

4. 正确使用灭火器材灭火。

5. 打医院消防报警电话或市消防局报警电话报警。

6. 迅速从紧急安全通道离开。

7. 若无法逃离火灾现场,应设法报警,通知其他人你所在的位置。保护自己免受浓烟伤害,用湿毛巾或湿纸巾捂住口鼻,尽量靠近地面。应听从救援人员的指示。

二、发生病人血液、体液及生物制品暴露的应急处理措施

1. 用肥皂液和流动水清洗污染的皮肤,用生理盐水冲洗黏膜。

2. 如有伤口,应当在伤口旁端轻轻挤压,尽可能挤出损伤处的血液,再用肥皂液和流动水进行冲洗;禁止进行伤口的局部挤压。

3. 受伤部位的伤口冲洗后,应当用消毒液,如75%酒精或0.5%碘伏进行消毒,并包扎伤口;被暴露的黏膜,应当反复用生理盐水冲洗干净。

4. 用消毒液,如1%消佳净或0.1%新洁尔灭擦拭被污染的工作台、仪器或地面,并用清水擦拭干净,再用紫外线照射30min进行空气消毒。

三、发生危险化学品事故的应急处理措施

1. 抢救中毒人员:应迅速移离危险物品,并对中毒者予以及时救治。

2. 立即上报:储存和使用过程中,发现危险化学品泄漏情况时,发现人应立即报告相关管理人员。

3. 控制危险源:管理人员接到报告后,应立即查明泄漏的化学品种类名称,并按化学品安全技术说明书的要求进行现场控制。

4. 处理泄漏危险物:处理过程中产生的废弃物,由实验室专人进行收集,集中递交相关部门处理,不得与生活垃圾及医疗垃圾混放。

四、发生同位素泄露污染的应急处理措施

1. 同位素泄露后,应先用草纸小心拭去(尽量减少污染面积),丢入同位素垃圾箱,再用草纸沾少量肥皂水擦洗至<5cpm,再用水擦洗干净。

2. 如同位素污染衣物,则必须脱下,用肥皂水浸泡,不得直接交洗衣房。

3. 发生同位素污染,应及时向同位素管理小组人员汇报,必要时上报中心放射防护委员会处理。

第三节　生物治疗实验室污染控制

体细胞免疫生物治疗不同于一般的生物制品或药物,它属于体外加工处理后注入人体的生物制品,每个环节都事关病人生命的安危。为了加强实验室控制感染防范工作,确保细胞生物制品的质量,应在制备细胞生物制品的各个环节都应严格管理,制订一系列措施来防范生物制品的污染。

一、实验室污染的预防

(一)实验室环境的管理

生物治疗实验室是符合生物制品要求的局部100级、工作区1000级、整体10 000级的空气层流净化实验室,室内的尘埃粒子和细菌含量都必须符合GMP标准。

1. 每天监控实验室内空气的层流过滤风速改变、气压的稳定性、空调机的运转、湿度、温度等。

2. 每天专人检查每间实验室的压力，各1000级工作室压力保持在24～26kPa/m³，仪器室压力保持在16～20kPa/m³，缓冲室压力保持在10～14kPa/m³，物品进出口室的压力保持在6～10kPa/m³。各室应保持一定的压力差。

3. 实验室每天保持三次紫外线消毒，时间设定在早上7：00～7：45、中午13：00～13：45、晚上20：00～20：45，每周评估紫外灯紫外线强度，每月检查紫外空气净化器滤网尘埃积聚情况，及时清洗。

4. 保持实验室整齐清洁，实验结束后及时清理实验用品，并按医院控制感染有关规定处理医疗废物、废液。

5. 每周大清洁一次（包括门、窗、天花板、地板、墙壁、仪器表面、桌椅柜里外等），用2％过氧乙酸溶液喷洒消毒。

6. 每周进行一次实验室空气的细菌培养检测，将检测结果归档保存。

7. 每年请生物工程公司协助检测实验室层流系统机器仪表运作情况、空气粒子浓度及滤网尘埃积聚情况，及时更换滤网。

（二）工作人员的管理

1. 工作人员必须通过岗前培训，考核合格后方可进入无菌室操作。

2. 制备细胞的工作人员必须健康无传染性疾病，进入生物治疗实验室前必须严格执行洗手程序，进入生物治疗实验室必须换上室内鞋，戴无菌口罩、帽子，以及按无菌要求清洁消毒双手和更换实验室专用的无菌工作衣；制备细胞过程中必须戴上无菌手套，严格执行无菌操作要求。

3. 非工作人员未经实验室领导同意不得进入无菌室，无菌室钥匙由专人保管。

（三）试剂耗材的管理

1. 细胞培养所用的培养液、血清、试剂必须是符合临床使用标准，有质量合格证的产品。完全培养液中加入注射用庆大霉素，工作浓度为160国际单位。

2. 所有用于细胞培养的培养瓶、离心管、玻璃瓶、毛细吸管等均为符合生物制品要求，不含致热源的一次性产品；工作人员每次启用物品应严格核对消毒日期，不得使用超过消毒有效日期的器皿、物品，未启用的消毒品超过有效期必须重新消毒，方可使用。

（四）仪器的管理

1. 用于细胞制备用的仪器如超净工作台、离心机、CO_2培养箱、显微镜应指定专人管理，定期检修、清洁和消毒。

2. 超净工作台必须保持无菌状态，每天保持三次紫外线消毒，时间设定在早上7：00～7：45、中午13：00～13：45、晚上20：00～20：45，每次30～45min；物品放置要整齐，方便操作；实验结束后用75％医用酒精擦拭。

3. CO_2培养箱定期紫外线消毒，托盘用75％医用酒精擦拭，湿化盆内1：10 000 NaN_3溶液须每周更换。

（五）细胞制备和回输管理

1. 每次细胞制备前的采血工作由实验室提供采血瓶（含抗凝剂），并由实验室专人协助和监督病房的采血过程，整个过程严格执行无菌操作。

2. 细胞收集前一周和48h抽样送本院检验科进行细菌培养检查，回输前1h进行内毒素检测。确保细胞成品不含外源因子，包括细菌、真菌、支原体和内毒素等。

3. 细胞制备完应留样封存。

二、实验室发生污染的应急处理措施

（一）实验室空气细菌培养超标的处理措施

1. 检查实验室内空气的层流过滤风速改变、气压的稳定性、各室的气压差、空调机的运转、湿度、温度等，如有异常，应查明原因，及时维修。

2. 检查紫外灯设定的照射时间及次数，评估紫外灯紫外线强度，检查紫外空气净化器滤网尘埃积聚情况，及时清洗。

3. 清洁消毒实验室，包括门、窗、天花板、地板、墙壁、仪器各个表面、实验桌子的各个表面、凳子、玻璃柜子里外表面等。清洁步骤如下：

1）下班前关实验室过滤器风机和紫外消毒机电源，静止实验室空气24h以上，等待尘埃粒子和细菌自然沉降；

2）用吸尘器各个实验室逐一独立吸尘，包括地板、墙壁、仪器各个表面、实验桌子的各个表面、凳子、玻璃柜子里外表面、天花板、门、窗等；清理实验室内的垃圾并清除出实验室。

3）使用不掉绒毛的布料，先用干净的水擦拭仪器各个外表面（不包括超净工作台100级空间即工作台里面）、实验桌子的各个表面、凳子、玻璃柜子里外表面、天花板、门、窗、墙壁、地板。

4）使用不掉绒毛的布料，再用75％医用酒精擦拭仪器各个外表面（包括超净工作台100级空间即工作台里面）、实验桌子的各个表面、凳子、玻璃柜子里外表面、天花板、门、窗、墙壁、地板。

5）现用现配稀释2％过氧乙酸混合消毒液，混合后进行各实验室的空气消毒（勿喷洒在仪器和金属表面），含量适中。另外，使用的过氧乙酸须在稀释前1~2天按比例（过氧乙酸甲液：过氧乙酸乙液＝4：6，体积比）相混合在密闭的塑料试剂瓶中，混合液不能放置超过2天，否则会使过氧乙酸自然分解降低有效含量，从而影响消毒效果。

6）喷洒过氧乙酸30min后方可重新启动空气过滤风机。消毒过夜后才能进行实验操作。

4. CO_2培养箱托盘用75％医用酒精擦拭，更换湿化盆内1：10 000 NaN_3溶液，紫外线照射消毒。

5. 实验室清洁消毒一天后进行空气细菌培养试验，洁净度符合生物制品实验室要求后方可进行生物制品制备操作。

（二）实验室发生细胞污染的应急处理措施

1. 怀疑污染的该批次细胞全部丢弃，不得回输给病人。

2. 污染或怀疑污染的细胞、培养液、血清、试剂、耗材不得继续使用，不得在无菌室内打开暴露。

3. 将污染或怀疑污染的整瓶细胞放入黄色医疗垃圾袋，封住垃圾袋口拿到检验科做细菌培养鉴定。

4. 将怀疑污染的培养液、血清、试剂、耗材送检验科做细菌培养鉴定，逐一排查污染原因。

5. CO_2 培养箱托盘用 75% 医用酒精擦拭，更换湿化盆内 1:10 000 NaN_3 溶液，紫外线照射消毒。

6. 大清洁实验室（包括门、窗、天花板、地板、墙壁、仪器表面、桌椅柜里外等），用 2% 过氧乙酸溶液喷洒消毒。

7. 实验室清洁消毒一天后做空气细菌培养。

8. 实验室各项指标检验达标后方可进行细胞生物制品制备。

9. 免费为污染病例重新抽血制备细胞。

（夏建川　李永强）

第四章　肿瘤生物治疗临床试验

随着 20 世纪 80 年代中期现代肿瘤生物治疗理论与技术的建立，肿瘤生物治疗逐渐成为继肿瘤手术治疗、放射治疗和化学治疗三大常规治疗后的第四种治疗模式。目前认为，恶性肿瘤生物治疗是用生物制剂或调节生物反应的制剂治疗恶性肿瘤的新疗法，包括：体细胞治疗，细胞因子、单克隆抗体、核酸等生物大分子治疗，以及特异性靶向肿瘤信号转导通路的小分子药物治疗。上述制剂是通过调节抗肿瘤免疫反应或者调节肿瘤生物学行为（生长、凋亡、分化、转移、血管生成等）而达到抗肿瘤的目的。

一、肿瘤生物治疗及其临床试验的特点

生物治疗与细胞毒性药物相比，具有自身的特殊性，主要表现为：①生物治疗作用于特异性靶点发挥抗肿瘤作用，同时肿瘤细胞也表现出高度的异质性（如靶点表达水平的异质性、肿瘤细胞对靶点相关信号通路依赖性的异质性、肿瘤微环境的异质性等），因此，生物治疗本身就是一种"个体化"的治疗；②生物治疗的作用为非细胞毒性，副反应轻微，临床疗效表现为肿瘤停止生长或生长减慢，肿瘤复发机会降低；③与传统化学治疗不同的是，部分生物治疗制剂的剂量、生物学效应和临床疗效与毒性存在着非线性的关系，因此，恶性肿瘤生物治疗临床试验的设计与实施必然要依赖于实验室参数，实验室质量控制显得更为重要；④恶性肿瘤生物治疗临床试验技术要求不同，具体包括：靶点鉴定，确定可指示临床疗效或调整试验设计的生物学标志，实验室参数的标准化、质量控制和有效监管等。

与传统治疗方法相比，恶性肿瘤生物治疗临床研究主要具有以下特点：①生物治疗具有明确的作用靶点，有效剂量与毒性剂量之间差距较大，生物学效应与临床效应不一定呈线性关系，通过 I 期临床试验寻找最大耐受剂量（MTD）无明确临床意义，依据药物作用机制，设计生物学效应指标，寻找最佳生物学有效剂量应是 I 期临床试验的终点；②对于免疫治疗而言，在其临床试验设计方案中还需包括是否诱导自身免疫性疾病，因此，评估免疫治疗药物时，应采用流式细胞术、酶联免疫斑点试验、四联体分析和酶联免疫吸附分析（ELISA）等方法评估特异性细胞免疫和体液免疫功能变化；③评价病毒载体的基因药物时，应采用实时聚合酶链反应（polymerase chain reaction，PCR）技术检测病毒载体的分布和代谢，免疫组织化学和分子生物学技术观察病毒载体的复制性，ELISA 检测机体对病毒载体的免疫反应和肿瘤标志物变化；④评价血管生成抑制剂时，应通过酶联免疫吸附试验监测体液血管生成因子浓度变化，通过磁共振技术观察肿瘤血流变化；⑤评价酪氨酸激酶抑制剂是应用免疫组织化学技术和分子生物学技术评估相应靶点的表达强度及其下游信号通路变化；⑥生物治疗毒性轻微，在 I 期临床试验中允许以更快速度进行剂量爬升。此外，细胞治疗是生物治疗的主要组成部分，细胞治疗需个体化制备，终制剂质量控制是其他药物临床试验不曾涉及的问题，标化生产工艺、严格执行质量控制标准是临床试验成功的前提。针对目前各地生物治疗科（中

心）集细胞制备和临床应用于一体的现状，在细胞治疗临床试验中需要"第三方"有效监管终制剂质量。由上可见，生物治疗与化学治疗临床试验设计有所不同（表3-4-1）。

表 3-4-1　恶性肿瘤生物治疗与化学治疗各期临床试验设计对比

		化学治疗	生物治疗
I 期	研究目的	MTD，毒性，药代动力学	OBD，毒性，药代动力学，PK-PD关系
	药物剂量	剂量爬升	剂量爬升
	观察终点	毒性	靶点抑制
II 期	研究目的	抗瘤谱	靶点依赖的抗瘤谱
	药物剂量	<MTD	OBD
	观察终点	肿瘤缩小（周期短）	肿瘤进展时间（周期长）
III 期	研究目的	临床获益	临床获益
	药物剂量	<MTD	OBD
	观察终点	生存情况	生存情况

注：MTD，最大耐受剂量；OBD，最佳生物学剂量。

广义生物治疗指应用现代生物技术研究成果治疗疾病。恶性肿瘤生物治疗体现在两个方面：调节机体抗肿瘤免疫能力和干扰肿瘤细胞增殖、分化、凋亡、转移等生物学行为。大多数生物治疗不具备直接细胞毒性作用，治疗反应表现为肿瘤生长停止、减慢、复发减少和生存时间延长。以"缩小肿瘤"为标志的传统细胞毒药物临床试验规范可能遗漏有临床价值的生物治疗药物，因此探索恶性肿瘤生物治疗临床试验设计的规律和方法，一方面将推动生物治疗新药的研发，为患者提供新的治疗选择，另一方面还将为国家将来制定恶性肿瘤生物治疗临床试验规范和相关政策法规提供参考与依据。

二、不同类别生物治疗药物的临床试验概况

（一）分子靶点药物和免疫治疗药物临床试验

20世纪80年代以来随着分子生物学技术的发展和对发病机制从细胞、分子水平的进一步认识，分子靶向性治疗药物的临床研发备受关注。许多分子靶点新药及免疫治疗药物为肿瘤患者带来新的希望，部分参与临床试验的患者已从试验中获益。随着伊马替尼（Glivec）、埃罗替尼（Tarceva）、吉非替尼（Gefitinib）等分子靶点药物和曲妥珠单抗（Trastuzumab）、利妥昔单抗（Rituximab）等抗体的成功研发，更多的分子靶向药物进入人体临床试验阶段。下面以日本的分子靶向治疗药物研发为例，介绍靶向治疗药物开发现状（表3-4-2）。

表 3-4-2　小分子靶向治疗药物在日本的研发现状

药物名称	作用靶点	临床试验进行情况
酪氨酸激酶抑制剂		
Gefitinib	EGFR-RTK	I 期和 II[a] 期
ZD6474	PDGFR，EGFR，VEGFR-RTK	I 期
Semaxinib	VEGFR-RTK	I 期
SU6668	VEGFR，PDGFR，FGFR-RTK	I[a] 期

药物名称	作用靶点	临床试验进行情况
Imatinib	BCR-ABL 酪氨酸激酶	I 期和 II[a] 期
TAK-165	HER2/neu 酪氨酸激酶	I 期
CDK 抑制剂		
UCN-01	PKC、CDK 和 CHK-1	I[a] 期
Flavopiridol	CDK	I 期
E7070	CDK	I 期
FTIs		
R115777	RAS 法尼基转移酶	I[a] 期
mTOR 抑制剂		
CCI-779	mTOR	I 期
肿瘤血管微管黏合剂		
ZD6126	肿瘤内皮细胞微管	I 期

注：EGFR，表皮生长因子受体；RTK，受体酪氨酸激酶；PDGFR，血小板来源的生长因子受体；VEGFR，血管内皮（细胞）生长因子；FGFR，纤维母细胞生长因子受体；CDK，细胞周期依赖激酶；PKC，蛋白激酶 C；a. 临床试验已完成。

与日本相似，目前许多国家治疗实体瘤的靶向治疗药物正处于临床前和临床试验阶段。其中一些药物的 I 期临床试验已经完成，但其中大部分药物由于抗肿瘤作用弱和（或）重要的毒性反应没有继续 II 期和（或）III 期临床试验。上述小分子靶点药物和抗体常作用于信号转导的上游通路。影响分子靶向药物成功开发有两个因素：一是被选为靶向目标的分子是否合适，它们对肿瘤生长、侵袭和（或）转移是否是必需的？二是临床试验设计是否科学合理，它能否不同于普通的临床试验设计而能揭示药物带来的生存优势，如果没有生存优势，能否在设计 III 期临床试验时确定合适的研究目的。

1. 靶点药物与细胞毒性药物临床前和临床评估的差异

细胞毒药物和靶点治疗药物都有"分子靶"，但靶向治疗药物能特异性调节肿瘤自身或其周围环境的分子改变。尽管筛选新药时目标是"明确了靶向"的小分子，但其实靶向药物不仅抑制"目标靶"，也非特异性地作用于其他生物学靶点。所以当确定合适剂量时，除了分析毒性和药代动力学特性，有必要在 I 期临床试验中分析其抗肿瘤活性，以及评估靶向抑制与抗肿瘤效应之间的关系。对细胞毒药物而言，在 II 期临床研究中肿瘤缩小是主要研究目的。在设计小分子靶点药物的临床试验时，有学者主张转变传统设计理念，将研究目的从肿瘤客观有效率变为疾病进展时间（time to progression，TTP）和生存时间。曲妥珠单抗、吉非替尼等药治疗效果显示肿瘤缩小，但还有多个小分子靶点药物的治疗效果有待研究证实。在研发过程中，如果这类药物的抗肿瘤活性在 I 期、II 期临床试验中没有显现出来，那么有两种选择，如继续试验，下一步就应做与常规药物合用的 I/II 期临床试验，了解联合用药组是否优于单纯常规用药组。

2. 免疫治疗药物临床试验

最早选择抗体治疗肿瘤是因为抗体能高亲和性与肿瘤相关细胞表面的靶抗原结合。最早研发的抗体是鼠单抗，但由于制备技术的限制使得所制备的鼠单抗免疫原性较强，半衰期短，不能有效激发免疫反应。鉴于上述问题，研发的热点转为利用转基因技术用人相应基因替代动、植物内源性抗体基因。近年来随着分子生物学、免疫学、肿瘤学的发展及生物工程技术在免疫学、肿瘤学中的成功应用，目前基因重组细胞因子治疗、单克隆抗体治疗、过继性免疫治疗、肿瘤疫苗及免疫基因治疗等多生物治疗方案纷纷进入临床试验阶段，试验设计的方法和问题与其他生物治疗有相似之处，但由于免疫治疗药物的作用机制的特殊性，临床试验前的制备、检测及药理毒性试验等更显重要，其中人用单克隆抗体研发应参考我国 SFDA 制定的《人用单克隆抗体质量控制技术指导原则》。

3. 小分子靶点药物与免疫治疗药物的临床试验对比

Ottaiano 等复习了 1990～2002 年生物治疗药物治疗实体瘤的 334 例临床试验，将上述试验根据药物作用机制不同分为两组：一组以分子靶点药物为主，另一组以免疫治疗药物为主，并用 χ^2 检验对比了两组不同期别临床试验的特征（表 3-4-3）。

表 3-4-3　实体瘤分子靶点药物临床试验与免疫治疗药物的临床试验比较

	分子靶点药物治疗临床试验/例数	免疫治疗药物临床试验/例数	P（χ^2 检验）
肿瘤分期			0.003
进展期	143	151	
非进展	9	31	
先前化疗数			＜0.0001
＜3	51	144	
≥3	70	44	
未确定	30	34	
体能状况			＜0.0001
≤1	35	72	
≤2	96	72	
≤3	10	7	
未报道	11	31	
体能分级标准			0.624
WHO/ECOG	115	135	
KPS	32	37	
其他	5	10	
是否根据分子靶选择患者			0.049
是	27	50	
否	125	132	
转移瘤部位数			＜0.0001
已报道	49	97	
无报道	103	85	
试验分期			＜0.0001
I 期	91	51	
II 期或 I/II 期	52	89	
III 期或 II/III 期	7	33	
未确定	2	9	
是否记录肿瘤进展时间			＜0.0001
是	51	120	
否	101	62	

	分子靶点药物治疗临床试验/例数	免疫治疗药物临床试验/例数	P（χ^2 检验）
是否随访			<0.0001
是	26	74	
否	126	108	
是否使用生物学研究终点			0.928
是	75	90	
否	77	92	
统计研究设计			<0.0001
未明确设计	25	84	
有明确的设计	125	98	

由上可见，小分子靶点药物临床试验更多入选进展期、之前进行过多程化疗或 PS 状态较差的患者，较少进行 III 期临床试验（免疫治疗试验 33/182，分子靶点药物临床试验 7/152，$P=0.049$）。另外 Ottaiano 等还报道了免疫治疗临床试验设计更多根据患者生物学基础（免疫治疗试验 50/182，分子靶点药物临床试验 27/152，$P=0.049$）。从整个研究来看，88%（294/334）的临床试验选择了肿瘤晚期患者，该研究的结果值得设计者深思，生物治疗药物在肿瘤治疗中的作用是否只能限于"最后的希望"？晚期患者体能状况较差，可能影响生物治疗药物与肿瘤的相互作用，另外，患者因晚期存在的其他合并症死亡，也将影响对药物作用的评估。这些都是将来设计上述两类药物临床试验时应重视的问题。

（二）基因治疗临床试验

近 20 年来，随着分子生物学的发展，疾病的分子诊断和基因治疗的实验研究也取得了飞速发展。在肿瘤治疗领域，目前一些基因治疗的研究已从实验室研发阶段发展到临床试验和临床运用阶段，成为肿瘤生物治疗领域中新的治疗研究热点，为治疗肿瘤提供了新的治疗选择。肿瘤的基因治疗主要通过三种作用：①增强肿瘤免疫反应；②抑制肿瘤细胞生长；③将"自杀基因"导入肿瘤细胞内。起到上述三种作用的基因包括肿瘤抑制基因（如 p53 基因），其能恢复突变肿瘤细胞的增长抑制或诱导凋亡；免疫调节基因（如 GM-CSF、IL-2 或者 TNF 基因），它能选择性激活或诱发对肿瘤的免疫反应；药物前体转化酶基因（如胸苷激酶基因），它能在肿瘤部位将无细胞毒性的药物前体转化为有细胞毒性的抗肿瘤药物。在过去 15 年中，全球肿瘤基因治疗临床试验占基因治疗全部临床试验的 66%，几乎在所有类型肿瘤中都进行过基因治疗临床试验。目前研究较多的是抑癌基因 p53 治疗肿瘤的临床试验。

1. 研发过程

基因治疗领域最早的发现包括载体（如质粒、病毒载体等）和能杀灭肿瘤细胞的基因。其中关于载体治疗的临床前和临床研究显示，目前研究较多的载体（如病毒、细菌、质粒）都不能感染所有的肿瘤细胞，随着对肿瘤构成异质性的认识增加，研究者认为单个基因药物在肿瘤的治疗中作用有限。由于上述发现，基因基础上的综合治疗方法得到了发展，如溶瘤病毒治疗肿瘤。

研发简要过程为：从细胞库或病毒库中寻找候选的基因治疗靶点，研制试验用新药，了解药物特点，按药品生产质量管理规范（good manufacture practice，GMP）标准生产，按药物非临床研究质量管理规范（good non-clinical laboratory practice，GLP）标准检测药物毒性，实验室进行生物分布和基因转染分析，临床试验方案初步形成，向药物管理行政部门提出临床试验申请（我国向 SFDA 提出申请，基因治疗在美国则应向 FDA 的生物制剂发展研究中心、生物治疗活动办公室提出申请），向研究机构及其伦理委员会提出审核申请（包括审核药物实验室、有无伦理问题和临床前有关资料等，在美国还要通过生物安全委员会审核），进行 I、II、III 期临床试验，由药监部门批准上市，有条件者进行 IV 期临床试验。

值得一提的是，不同于其他抗肿瘤生物治疗药物，基因抗肿瘤药物的临床前研究需要设计更复杂和更有预测性的药理学模型及研究目的，动物体内实验要求肿瘤模型的解剖学位置恰当，能很好地反映肿瘤生长、血供的模式。另外，还应注意基因治疗中物种特异性的存在，以及由此引发的药物与宿主免疫应答的相互作用可能影响药物的生物学和药效学，如人类转基因和（或）溶瘤病毒对非灵长类动物肿瘤效果不佳。肿瘤体外细胞株和体内组织在受体表达方面差异很大，这也影响了基因治疗药物的作用，这些因素在临床前的实验研究中尤其值得关注。临床前实验室毒性评估方面，不同于分子靶向药物，由于上述物种特异性的问题，基因治疗从动物实验中能否得到毒性资料这一问题上尚无定论，可能需要结合每个不同病毒或基因治疗药物来具体分析。分子靶向药物主要评估药物的吸收、分布、代谢与排泄，基因治疗则需要评估相关动物模型（通常用鼠）中组织的生物分布和清除，实验室推荐的给药途径对以后的临床给药极具参考价值。

2. 临床试验设计特点

考虑到病毒基因治疗不同于其他分子靶向或抗体治疗的特点，我国已在《生物制品注册分类及申报资料要求》、《人基因治疗研究和制剂质量控制技术指导原则》中作出相关的规定。考虑基因治疗的复杂性和风险性，我国 SFDA 要求申请基因治疗的临床试验时须提供下列资料：①提供申报单位符合 GMP 生产条件的证明；②提供临床研究单位和直接参与研究人员的名单及简历；③明确给药的方式、剂量、时间及疗程，如需通过特殊的手术导入治疗制剂，须提供详细的操作过程；④一般临床指标和实验室检测；⑤病人及家属的同意书；⑥靶组织和非靶组织的分子生物学与分子免疫学检测，若导入重组病毒或可能改变机体免疫状态的制剂，须针对性地提供观察人体免疫学方面的相关检测指标及对可能发生的免疫学反应的必要处理措施；⑦可能产生的副作用或不良反应的记录，建立实施治疗方案中的事故报告制度；⑧随访的计划及实施办法。

（三）肿瘤生物治疗临床试验的管理、实施与评价

肿瘤生物治疗临床试验的管理实施参见《抗肿瘤药物临床试验技术指导原则》中关于抗肿瘤新药临床试验实施的有关内容，试验实施应注意以下几点：①在获得患者知情同意时，应详细解释生物治疗新药与化疗等治疗的区别；②必要时注意防护，如当医务人员在肿瘤局部注射以病毒为载体的基因治疗药物时的防护；③注意观察生物治疗很少发生但却非常严重的毒副反应。疗效与毒性评价与细胞毒药物大致相同，但应注意按方案规定的周期进行评价（生物治疗用药疗程可能与化疗药物不同）。

三、肿瘤生物治疗各期临床试验设计

（一）设 计 概 要

临床研究者在设计肿瘤生物临床试验前，应首先了解药政部门的相关法规，随着生物治疗药物研发的种类增加，我国 SFDA 对生物治疗不同类型药物临床试验的报送审批制定了有关法规，包括《生物制品注册分类及申报资料要求》、《人基因治疗研究和制剂质量控制技术指导原则》、《人用单克隆抗体质量控制技术指导原则》、《人体细胞治疗研究和制剂质量控制技术指导原则》、《疫苗临床试验技术指导原则》等。有关临床试验设计的规定如下：临床试验的病例数应当符合统计学要求和最低病例数要求。最低病例数包括试验组和对照组。临床试验的最低病例数要求为：Ⅰ期：20～30 例，Ⅱ期：100 例，Ⅲ期：300 例。按规定，上述小分子靶点药物、免疫治疗药物和基因治疗药物均视为新药需进行临床试验（包括国外已上市的药物），详细规定参考《生物制品注册分类及申报资料要求》。由于药物类别不同、研究中各种因素的不同，各期试验设计各有特点，在上述"抗肿瘤新药临床试验设计"中已简要叙述设计要点，总体来说，肿瘤生物治疗临床试验设计将参考细胞毒药物临床试验设计，并在实践中根据自身的特点，不断完善设计方法，更好地推动生物治疗新药的研发。在临床试验设计实践中，临床试验入组例数、用药剂量和研究目的的设计与临床试验所处的分期有关，各期试验设计环环相扣，如临床的用药剂量和适应证多来自于Ⅲ期临床试验结果，而Ⅲ期的试验设计又要依据Ⅰ期、Ⅱ期临床试验结果。不同国家的研究机构试验设计可能会有些差别，笔者认为在熟悉我国有关临床试验法规的基础上可参考其他国家或大型抗肿瘤研究机构的设计原则。下面是美国抗肿瘤新药临床试验分期简表，供设计临床试验时参考（表 3-4-4）。

表 3-4-4　抗肿瘤新药研发过程中临床试验分期

试验分期	Ⅰ期	Ⅱ期	ⅡB 期[b]	Ⅲ期
患者例数	15～30[a]	单组 30～60 两组 60～120	120～200	150～>1000
患者人群特点	疾病终末期	任何期别	终末期 （不能化疗）	任何期别
参加试验的研究基地数	1～3	3～10	>10	>10～>100
是否随机	否	是或否	否	是
主要研究目的	MTD[a] DLT PK PD	RR TTP QOL	RR TTP QOL	Survival RR TTP QOL

注：MTD，最大耐受剂量；DLT，剂量限制性毒性；PK，药代动力学（pharmacokinetic）；PD，药效学（pharmacodynamic）；RR，有效率（response rate）；TTP，肿瘤进展时间；QOL，生活质量（quality of life）。a. 依赖于确定 MTD 前所要爬升的剂量级数，找到 MTD 时通常还应增加 6～12 例受试者；b. 在美国临床试验分期中 ⅡB 期通常指介于 Ⅱ期和 Ⅲ期间的加速研发阶段，我国的临床试验无此分期。

目前，从体外实验、动物实验和临床前研究中获得许多关于非细胞毒药物治疗的可喜发现，这些发现有赖于Ⅰ期临床试验的药代动力学去了解人体对药物的耐受情况；Ⅱ期临床试验则应考虑药物对肿瘤和目标靶的作用，以及如何选择病人；Ⅲ期试验则更关注药物能否延长肿瘤病人的生存和减轻出现的症状。下面将以Ⅰ期临床试验设计为主，分析讨论各期临床试验的设计要点。

（二）肿瘤生物治疗Ⅰ期临床试验设计要点

肿瘤生物治疗的Ⅰ期临床试验设计的设计要点可参见《抗肿瘤药物临床试验技术指导》抗肿瘤新药Ⅰ期临床试验设计的有关内容，但上述设计主要针对细胞毒药物，下面将就生物治疗药物特点的探讨其Ⅰ期试验设计方法。

1. 非细胞毒药物Ⅰ期临床试验设计应注意的问题

Ⅰ期临床试验设计的基于三个假设：①随着药量的增加，病人用药的临床受益率增加；②随着药量的增加，试验用药的毒性增加；③存在毒性能够耐受、又能使临床获益的合适用药剂量。设计非细胞毒性药物的Ⅰ期临床试验，研究者和临床医生最感兴趣的是第三个假设是否能达到，但设计中同样应考虑第一、二个假设。

关于非细胞毒性药物的Ⅰ期临床试验终点设计，首先，随着药量的增加，病人用药的临床受益率增加的假定是否合理？以往进行的非细胞毒药物研究发现，在达到一定剂量后，即使增加用药剂量而疗效并不增加，呈现一个临床受益率的平台，所以一些这类药物的研究显示非细胞毒药物的最佳生物学剂量远小于最大耐受剂量。非细胞毒药物的这一特点在Ⅰ期终点设计时应予考虑，假定①或许并不适合于这类药物，或者说试验中我们可以以最大耐受剂量为终点，但并不推荐临床使用仅比 DLT 低一级别的用量。另外，设计终点时还要考虑用药时间的问题，非细胞毒性药物不同于细胞毒性药物，多需要较长期治疗。这就需要Ⅰ期临床试验进行完成后仍继续寻找低于最大耐受剂量、又具有足够生物学效力的剂量，因为Ⅰ期试验只能观察短期用药后的毒性，长期用药后会为临床提供更全面的资料。其次，在设计Ⅰ期终点时应注意的问题是Ⅰ期试验后药物的继续开发问题，即Ⅰ期临床试验后继续Ⅱ期临床试验或直接进行大规模多中心随机的Ⅲ期临床试验。例如，能明显使肿瘤缩小的药物（如细胞表面受体拮抗剂）在完成Ⅰ期临床试验后通常会进入一个或多个Ⅱ期临床试验，而其Ⅱ期临床试验常以用药后的客观疗效作为终点。这些规模较小的Ⅱ期临床试验根据受试者接受比Ⅰ期试验更长时间药物治疗的经验，可以适当调整用药剂量。另外，如果试验用药跳过标准的Ⅱ期临床试验，直接进行大规模、随机Ⅲ期临床试验，那么安排足够的人力和时间进行Ⅰ期临床试验是必要的，因为这种情况下要求Ⅰ期临床试验提供合适的用药剂量和受试人群资料。非细胞毒药物中能带来临床受益、但肿瘤缩小不明显的药物（如基质金属蛋白酶抑制剂），可以考虑从Ⅰ期到大规模Ⅲ期临床试验这种开发途径；这类药物也可以在完成Ⅰ期临床试验后进行约 100~300 例患者参加的更大型Ⅱ期临床试验，并尽可能寻找分子分析的方法了解在无或有临床受益的两组病人中存在的分子差异。另外，大规模Ⅱ期临床试验中的亚组分析有助于结合分子生物学的方法发现对治疗敏感的少数人群，如目前发现非小细胞肺癌患者中发生 EGFR 突变者对吉非替尼（Iressa）更加敏感。

Ⅰ期研究终点的选择固然重要，但目前对非细胞毒药物，尚无标准去决定是否依赖毒性来设计是正确的，但使用非毒性依赖的终点似乎在实践中困难重重。以往的试验中，结果阴性并不意味药物无效，有阳性结果的试验也不意味着更低的用药剂量不是有效剂量。

2. 非细胞毒性药物 I 期临床试验设计的目的

细胞毒药物 I 期临床试验的目的是为了找到 MTD，为 II 期临床试验剂量提供合理的依据。而目前抗肿瘤领域的研究热点药物是靶向治疗药物，又称为所谓的"非细胞毒药物"。对这类药物研究开发中的 I 期临床试验设计则对我们传统细胞毒药物的 I 期临床设计方法提出了挑战。不同于细胞毒药物的作用机制，多数靶向治疗药物不作用于细胞 DNA 或微管蛋白，这些新药可作用于许多其他靶点，包括膜受体、细胞质信号转导通路、细胞周期调节蛋白及血管生成中重要的蛋白质或因子。由于其抗肿瘤作用是细胞生长抑制性的（即抑制肿瘤成长或防止转移）而不是细胞毒性的，早期的疗效评价试验除考虑肿瘤大小变化外，还应综合其抗肿瘤活动来评价这些新药。除作用机制不同之外，靶向治疗药物极少产生重要器官毒性，这也是不同于常规化疗的特点。因而，通过观察药物毒性来确定 II 期推荐剂量的 I 期临床设计方法对这类生物治疗药物并不适用。

3. 非细胞毒性药物 I 期临床试验剂量设计和剂量爬升

不同于细胞毒药物的 I 期剂量递增试验设计，目前认为设计靶向治疗新药 I 期临床试验可通过测定目标靶被抑制的情况和（或）药代动力学分析来实现。检测目标靶被抑制的情况看似简单，但存在以下几个难点。首先，细胞通路和信号传导过程的复杂，很难找到合适的方法去测定药物对靶向的抑制作用。其次，试验要求有可取材的病灶限制了许多病人的参与，同时引发伦理问题；即使受试者同意肿瘤组织活检，连续肿瘤采样会增加病人的痛苦、使临床操作困难，而且由于肿瘤组织构成的异质性，多次采样可能出现抽样误差。解决上述问题可考虑检测其他组织如皮肤、黏膜或外周血，但能否检测准确还需探讨。再次，如何定义"达到最好的靶目标抑制"？最重要的是，如何设计一种可靠的分析方法来检测药物的效应。药代动力学的方法，如检测靶器官血循环中药物浓度等方法，也许对非细胞毒药物 I 期临床试验剂量选择有帮助，但是只有在充分的临床前研究资料证实药代动力学与药效学确实有关联的情况下，这种检测药代的方法才有价值。同时，不可否认，在所有抗肿瘤新药的 I 期临床试验中，药物毒性评价仍是一个重要的部分。所以在靶向治疗药物的 I 期临床设计中，药物毒性虽不是剂量递增的主要依据，但严格观察和记录还是必要的。

Wendy 等检索了 60 篇已完成 I 期临床试验的在 *Medline* 上发表的论著，包括了最具代表性的 31 项生物靶向治疗药物治疗实体瘤的 I 期临床试验。上述 I 期试验中大部分试验对病人群是否表达靶分子没有具体的规定，只有曲妥珠单抗 I 期临床试验规定表达 HER2 的乳腺癌病人才能入组，另外 5 项如表皮生长因子受体抑制剂治疗非小细胞肺癌和头颈癌的试验根据临床前和临床资料要求入组病人表达靶分子。多数研究没有明确指出选择初始剂量和剂量递增的原则性依据，但多数研究具体描述了用药剂量、途径和接受不同剂量治疗的病人数。在这 60 项 I 期临床试验中，36 项试验以出现毒性为停止剂量递增的主要依据；8 项试验则以药代动力学检测为依据，即达到稳态血药浓度或曲线下面积大于临床前研究显示有活性时的曲线下面积。其他较少见的停药原因为：已达到计划的最高剂量（5 项试验），药物供应有限（4 项试验）。对 27 个药物进行研究的 52 项试验报告了 I 期试验结束所推荐的 II 期用药剂量。在 52 项试验中 35 项试验推荐

II 期剂量的主要依据是药物毒性；11 项试验推荐剂量的主要依据是药代动力学；其他较少见的方法有：从其他试验获得的资料指导 II 期用药量、根据用药后的临床观察、其他组织研究发现（如外周血单核细胞的改变）、测量肿瘤靶向效应的变化、根据给药的便利程度。

依据出现的毒性来确定 II 期推荐剂量的 I 期试验报告的靶向药物主要是小分子物质，其作用的目标靶包括抗血管生成、细胞外基质、EGFR/HER2 和 EGFR/HER2 信号转导通路。另外，在反义寡核苷酸的 I 期临床试验中，毒性也是决定 II 期用药的主要依据。抗体的 I 期临床试验确定 II 期给药剂量常通过药代动力学和观察抗肿瘤作用的方法加以确定。

众所周知，当所评价的靶向治疗药物有一个专门的靶点、很少发生毒副反应时，进行相关实验室研究来检测药物对肿瘤或其他组织的效应很有价值。但在上述 60 项 I 期临床试验中，只有 5 项试验进行了这类在肿瘤组织的相关研究（如测定肿瘤组织 EGFR 下游的信号转导），而以此为剂量选择依据的试验只有 1 项，即 EGFR 抗体治疗非小细胞肺癌或头颈癌的 I 期临床试验。与之不同的是，用其他组织如外周血单核细胞、皮肤、颊黏膜来评估药物效应（如评估治疗前后组织 mRNA 的变化）的实验研究在靶向治疗药物的 I 期临床试验中更常见。上述 60 项研究中 16 项包括对其他组织的实验室相关研究，其中 12 项研究采集外周血单核细胞，4 项研究采集病人的皮肤或颊黏膜。但仅在 RAF 激酶抑制剂的 1 项研究中用这种检测其他组织中药物效应的方法来推荐 II 期给药的剂量。共有 10 项 I 期试验，将检测其他组织中药物效应的结果用作药量选择时的参考依据。6 项 I 期临床试验进行了功能性显像的研究，但只有其中 1 项试验将这种研究的数据作为推荐 II 期剂量的依据。

合理设计非细胞毒药物的 I 期临床试验对我们来说仍是个挑战。主要值得关注的问题是：能否选择不同于细胞毒药物临床试验研究终点（MTD）作为终点？能否根据靶向药物的特点对病人进行筛选从而提高有效率，避免"可能不能从试验中受益的病人"进入临床试验？但是，迄今为止，大部分非细胞毒药物的 I 期临床试验仍采用了传统设计的终点，即依赖所出现的毒性最终找到 DLT；同时，大多数靶向治疗药物的 I 期临床试验没有检测病人体内目标靶是否表达或表达水平如何；造成这种局面的原因可能由于缺乏一个可靠或合理的分析检测方法检测目标靶的表达、缺乏合理识别目标靶的标准，或缺乏明确证据证实目标靶表达水平与药物效应间的关系。

从多个非细胞毒药物 I 期临床试验可以明确的一点是，虽然以毒副反应作为 I 期试验终点观察指标尚需推敲，但毒副反应在这类药物的 I 期试验中可作为停止药量爬升和推荐的 II 期用药量的主要依据。回顾上述研究，重视靶向治疗药物治疗中的毒副反应至关重要，因为"非细胞毒药物"并不意味"无毒性药物"。例如，以往的研究显示吉非替尼（Iressa）可能引起致死性的间质性肺炎，这种肺炎发生发展迅速，而且可能与用药剂量无关；又如，曲妥珠单抗（Trastuzumab）可能引起严重的心脏损害，所以在非细胞毒药物 I 期及其他期临床试验时应警惕罕见的或潜在、逐渐增加的毒副反应。

除了监测毒副反应外，药代动力学也能为药物剂量选择提供依据。已有几个靶向治疗药物 I 期试验用测定血药浓度为依据来选择剂量，另外，临床前研究显示血药浓度与药物目标靶抑制和抗肿瘤活性有关，所以连续的血药浓度测定可以为 II 期用药剂量的选择提供有力依据。目前，药物在肿瘤或其他组织对靶向抑制的测量在 I 期临床试验还不是常规操作，而且提供的数据作用有限，仅能作为推荐 II 期用药剂量时的参考。功能影像研究则很少被用于 I 期临床试验中，可能由于不能反映靶向药物治疗的变化，目前推荐 II 期药量时尚不主张以此为参考。

4. 基因治疗的 I 期临床试验设计

和小分子靶向药物相似，选择最大耐受剂量作为基因治疗药物 I 期临床试验的研究终点同样不妥。最有效的剂量并非最大耐受剂量；最佳剂量也许是根据生产能力和药物价格最具临床使用可行性的剂量；或者是能获得最大靶向抑制的剂量（根据患者生物样本的药效学检测）。另外，入选患者应根据其肿瘤的基因特点（如癌基因产物的过度表达），而非肿瘤的组织学类型。总体来说，考虑到基因治疗药物的特点，应在临床试验中重视作用机制的研究。对基因治疗的 I 期临床试验来说，仅得到安全性和有关疗效的试验结果就进入 II 期试验是不够的。从 I 期试验开始，努力阐明试验方法的生物学依据和作用机制至关重要。而这些研究可以通过功能影像学检查实现，例如，通过正电子发射计算机断层扫描（positron emission computed tomography，PET）进行全身扫描了解肿瘤新陈代谢；通过动态磁共振成像（magnetic resonance imaging，MRI）了解肿瘤血供；通过检测患者组织（如正常外周血单核细胞或肿瘤组织切片）了解肿瘤病理类型。病毒和基因治疗药物在体内运输、分布和排泄等情况可通过分析患者的血液、肿瘤、尿等反映出来。研究者应经常分析患者的病毒基因、转染单位或者基因表达。另外，研究者还应了解机体对病毒和（或）转基因的先天性免疫反应（如由细胞因子、补体、NK 细胞介导的免疫反应）和获得性免疫反应（体液免疫和细胞免疫）。

5. 非细胞毒性药物临床试验设计要点

总而言之，目前非细胞毒抗肿瘤药物的 I 期研究设计有以下几个特点：①I 期研究的主要目的与传统设计类似，以观察毒性，确定最大耐受剂量为研究终点；②以选择监测药物毒性或药代动力学的方法推荐 II 期用药剂量；③检测病人肿瘤组织或其他组织目标靶药物效应的方法尚不成熟，有待将来进一步研究；④重视 I 期临床试验中可能出现的毒副反应。

了解这类药物对肿瘤目标靶的作用和选择合适治疗的人群是很有价值的，可以为将来肿瘤治疗的"个体化"奠定基础。目前在抗肿瘤靶向治疗药物 I 期试验设计中值得我们思考的问题是：如果要继续一个非细胞毒药物的 II 期研究，对 I 期研究的设计和结果有没有最低的标准？回答好这个问题将推动药物研发向前迅速迈进。

（三）肿瘤生物治疗 II 期临床试验设计要点

目前药物研发过程很少在完成 I 期试验后直接进行 III 临床试验，因为 II 期临床试验在研发中有重要的作用。II 期临床试验确定适应证，即明确该生物治疗新药作用于某个或某些特定的瘤种，以便后续试验针对目标瘤种来进行；如果在 II 期试验中，新药没有显示出临床效果，则可考虑避免设计大规模 III 期临床试验，节省人力和物力；在 I 期试验推荐剂量的基础上进行调整，为 III 期试验推荐合适剂量。

1. 确定研究目的

II 期临床试验主要研究目的是：①在适当的用药剂量下确定试验用药的抗肿瘤疗效

和毒副反应；②决定是否继续进行大规模和昂贵的 III 期临床试验；③确定推荐 III 期临床试验使用的有效性研究终点；④确定 III 期临床试验必需的患者人数。有效性的研究终点通常包括客观有效率（完全缓解和部分缓解）、肿瘤进展时间、无进展生存期、总生存期、临床获益（如疼痛减轻、体重增加、体能状态好转）、生活质量（quality of life，QOL）评估［根据试验前确定的评估表，例如，欧洲癌症研究和治疗组织生活质量调查问卷——C30（EORTC QLQ-C30）］。上述提供抗肿瘤新药 II 期临床的常用研究目的，在临床实践设计中，其他研究目的或针对某个生物治疗新药有价值的 II 期研究目的应根据治疗瘤种的不同由临床试验研究者决定。研究目的可能因为受试肿瘤类型、分期和既往治疗等的不同而不同。到目前为止，抗肿瘤新药 II 期临床试验的主要研究目还是肿块缩小反映出的客观有效率，曲妥珠单抗、利妥昔单抗、伊马替尼和吉非替尼等非细胞毒的生物治疗药物，治疗肿瘤的效果都可以反映为病灶缩小。尽管如此，很多的生物治疗药物（如细胞抑制剂）治疗肿瘤的反应不尽相同，有学者认为客观有效率可转化为生存获益，所以认为可以继续使用客观有效率做研究目的，但如何设计这些药物 II 期临床试验主要研究目的尚无定论。

2. 试验分组设计

II 期临床试验可以设计为单组或经随机化后的两组，II 期临床试验单组设计通常在终末期肿瘤患者已经没有治疗选择的情况下，考虑到不治疗组不可能出现肿瘤缩小等反应，所以不用设定对照组。单组 II 期临床试验多设计为历史对照或自身对照，目前运用较多，将在下文详述。如果是随机化设计，组别包括试验用药组和对照组，后者可以是空白对照组（如安慰剂对照），标准治疗药物对照组，或者两组为两个不同剂量的试验用药，或者为两个或多个的生物治疗药物。如果不能确定对照组在治疗中所起的作用，或 III 期临床试验的最佳剂量未选定，那么最好采用随机对照试验设计。随机对照 II 期临床试验设计不要求样本量足够大到能显示两组的统计学差异，它主要是为大规模的 III 期随机对照临床试验设计提供参考，或提供依据来决定是否继续进行 III 期临床试验。关于生物治疗＋标准治疗（如放疗、化疗）的 II 期临床试验设计，应采用随机对照设计方法，通常设计的两组为：试验组（生物治疗联合标准治疗组）和对照组（单用标准治疗组）。

许多新的抗肿瘤生物治疗药物治疗作用表现为肿瘤肿块稳定而不是缩小，这类药物被称为细胞稳定剂（cytostatics）。这类药物 II 期试验的结果使研究者很难决定是否继续进行 III 期临床试验，因为长期肿瘤稳定也可能发生在一些不治疗的患者，所以很难解释没有对照的单组 II 期试验结果。如果设计为随机对照试验也存在问题，因为在这种情况下的设计要求入组更多患者，并且要求部分患者接受无效对照治疗。为解决这一问题，Ratain 等设计了一种新方法，即随机不连续设计法（randomized discontinuation design），这种设计分两个阶段，第一阶段所有患者都接受有效药物（如化疗药）的治疗，治疗后在预定时间点将患者分为治疗有效组、肿瘤稳定组和肿瘤进展组。治疗有效组继续上述治疗，肿瘤进展组退出研究，肿瘤稳定组进入第二阶段。在第二阶段，肿瘤稳定组患者被随机化分到试验用药组（细胞稳定剂组）或不治疗组。最后比较两组的肿瘤进展时间（TTP）来确定是否试验用药在肿瘤稳定方面起了主要作用；第一阶段因疾病进展的患者可进行试验用药的再治疗。上述设计是肿瘤创新药物 II 期临床试验设计的典型代表。

3. 与历史对照的单组设计

运用历史对照来进行单组 II 期设计是药物研发中的重要方法之一。例如，某肿瘤在某阶段以往治疗常规（如细胞毒药物化疗）能获得 5％ 的有效率，则可按新药有 20％ 有效率的推断来设计试验。联合设计时，如以往有效治疗的有效率为 30％，则设计该有效治疗联合新药治疗后有效率提升至 50％。

用上述方法进行在某些生物治疗药物特别是细胞稳定剂 II 期临床试验设计时，考虑到药物的作用特点，设计时可将观察目标由原来的有效率变为其他目标，如无病生存时间。标准设计中，如果预计运用生物治疗将以往的无进展生存率由 5％ 提升至 20％（无病生存期从 4 个月提升到 8 个月），则需要入选 37 例受试者。目前正在进行的细胞周期依赖激酶抑制剂 Flavopiridol 治疗进展期结直肠癌就采用了这种研究方法。

更复杂的设计有两阶段设计，即用 6～12 个月时间完成并评估第一阶段与历史对照相比的结果，然后决定是否进行第二阶段试验。另外，两阶段设计对观察药物毒性有帮助，设计时应明确进行第二阶段的标准，并根据试验的结果作相应的调整。例如，试验进行中，如 13 例患者中有 4 例以上达到 1 年无病生存时间或有 1 例以上获得部分缓解或完全缓解，则要设计更复杂的评价标准来决定是否加速进入第二阶段。例如，沙利度胺治疗神经胶质瘤就运用了较复杂的评定标准。相对而言，两阶段设计较复杂，如果已知生物治疗新药毒性小，预计入组较快或与成熟细胞毒药物联合使用时，最好还是采用上述简单设计而不用两阶段设计。

由于类似细胞稳定剂药物作用主要是抑制肿瘤，采用上述设计时要注意如何确定合适的研究目标，如如何假定新药应达到的无病生存时间，因为有些肿瘤（如肾癌）即使不治疗，无病生存时间也可以维持 1 年以上。所以设计生物治疗新药获得 20％ 的 1 年无进展生存率，要求以往有效治疗或无效治疗的 1 年无进展生存率要小于 5％，如果以往治疗的例数较少，则设计时要解释如何评估这些以往治疗得出的无进展生存率，以及如何设计将其作为历史对照。如果采用无进展生存率作为研究目标有困难，也可采用生活质量或临床受益率作对照终点。例如，评价治疗前后患者是否疼痛减轻或体能状况改善，如得到阳性结果则推动其进行进一步 III 期随机对照的验证。例如，由于细胞毒药物吉西他滨治疗胰腺癌的 II 期试验发现该药能改善肿瘤相关症状，从而推动其进行 III 期试验明确该药带来的临床获益，最终使吉西他滨得到治疗胰腺癌的适应证。

4. 与自身对照的单组设计

这类设计的原理是假定对每个患者而言，使用生物治疗新药后较使用前相比肿瘤进展速率减慢。这种设计必然需要量化肿瘤生长速率的方法。通常设计时明确在固定时间内肿瘤进展率的大小，例如，规定在 2 个月内，肿瘤体积增大 25％ 或出现新病灶就定义为肿瘤进展，不出现上述情况则认为生物治疗起到抑制肿瘤的作用。但即使所有患者在入组前 2 个月内进展，而接受生物治疗新药后只有一半的患者出现肿瘤进展，但这一结果也可能是由于以下两种原因所致，而不能说明生物治疗有效：①在肿瘤生长中存在偏倚，入选前 2 个月内肿瘤的生长大于 25％，而在用药的后 2 个月生长又减少到 25％ 以下；②对许多肿瘤而言，当肿瘤负荷较大时（如先前的进展使肿瘤明显增大），即使不治疗，肿瘤生长速率也会减慢。

针对上述问题，有学者提出确定肿瘤进展的不同量化方法，即测量生物治疗新药用药前后 2 个月肿瘤的生长速率，用得出的前、后生长速率的比率来反映生物治疗新药的肿瘤抑制效果。通常要得出阳性结果需要治疗前 2 个月内肿瘤明显增长（如≥50%），治疗后 2 个月或更久肿瘤增长减慢（如≤25%且无新的转移灶）。然而这种设计在实践中也存在困难，主要原因是：①患者在治疗前 2 个月入组，而不接受任何治疗；②如出现新的转移灶，则应采用新的方法来计算肿瘤生长速率，目前还缺乏这些新方法；③要求根据肿瘤生长速率来入选合适的患者，在实践中存在难度。

另一种自身对照是通过比较肿瘤进展时间来定义肿瘤的进展，即每例患者在生物治疗作为二线治疗后的肿瘤进展时间如果明显比细胞毒药物一线治疗后的长，则反映了生物治疗的肿瘤抑制作用。通常如果肿瘤进展时间较前延长 33% 或以上，则认为生物治疗是成功的。是否继续进行下一步研究则取决于获得上述延长的病例数。这种设计方法曾被用于测定治疗淋巴瘤的一、二线细胞毒药物的治疗效果和持续时间。这种设计目前已推荐用于生物治疗尤其是细胞稳定剂治疗恶性肿瘤的 II 期试验。存在的问题主要是：研究者在判定一线治疗后进展时可能存在偏倚，如潜意识认为判断其进展后可尽快接受生物治疗，减少这一问题发生有赖于方案设计时对进展的严格界定；另外的问题是，为进行二线治疗，在一线治疗前就要入组患者，这给临床实施带来一定困难，一线治疗进展后再入组可能容易些，但这又带来患者选择偏倚的问题。

5. 试验设计及报告的评价

Ottaiano 等复习了 1990～2002 年间发表的生物治疗药物治疗实体瘤临床试验论著（包括各期临床试验报道）。为了解 II 期试验设计和报道质量，设计了下列抗肿瘤生物治疗药物 II 期试验设计报告方法学质量评估标准（表 3-4-5）。按上述标准给 141 项 II 期临床试验报道评分，结果试验设计的质量参差不齐，分值在 18～86 分，平均分为 53 分。其中 37.1% 的免疫治疗 II 期试验论著得分<50 分，小分子靶点药物及其他生物治疗药物 II 临床试验中则有 36.5% 的论著得分<50 分。由上述评价的结果来看，由于在生物治疗药物治疗实体瘤的 II 期临床试验设计目前尚无公认的设计指导原则，所以目前这类药物的 II 期临床设计水平有待提高。笔者建议设计生物治疗 II 期试验时可参考上述标准进行。另外，在生物治疗 II 期试验设计中还应强调的问题是：①未依据患者的生物学特征来选择入选受试人群，这个问题在本节其他部分已提到，但因为这直接影响到 II 期试验的结果，所以从某种意义上说，生物治疗药物 II 期设计更应该重视这个关键"设计缺陷"；②设计缺乏正规的统计学设计，目前的研究显示这个问题在 II 期较在 I 期、III 期生物治疗临床试验中更为突出。

表 3-4-5 抗肿瘤生物治疗药物 II 期试验设计报告方法学质量评估标准

评估项目	项目分类	得分 （总分 100）
研究人群		
A 患者选择	未根据有效的生物或分子基础入选	0
	根据有效的生物或分子基础入选	10
B 研究样本量	患者总数<30	2
	患者总数为 30～50	6

评估项目	项目分类	得分（总分 100）
	患者总数＞50	10
生物学效应的分析评估		
C 研究设计	未包含生物学效应的分析评估内容	0
	包含生物学效应的分析评估内容	10
D 生物学研究目的	研究未设计生物学研究目的	0
	研究设计生物学研究目的	10
疗效和毒性评价标准		
E 疗效评价标准	未明确疗效评价标准	0
	明确疗效评价标准	10
F 毒性评价标准	未明确毒性评价标准	0
	明确毒性评价标准	10
临床前的资料回顾情况		
G PERI	无	0
	PEI＜15 篇	2
	PEI＞15 篇	8
H 肿瘤发生部位	未报道	0
	有报道	8
I 治疗依从性	未报道	0
	有报道	8
J 生存分析结果	报道了总生存期或无进展生存期	8
K 随访资料	报道了随访持续时间和失访的情况	8

注：PERI（preclinical evidence reporting index），临床前证据报道指数，计算方法为统计 II 期临床试验论著中在临床前部分中采用的文献数。

（四）肿瘤生物治疗 III 期临床试验设计要点

基质金属蛋白酶抑制剂（如 Marimastat、Prinomastat 和 Tanomastat）的研发都以失败告终，上述药物在治疗胃癌、胰腺癌、卵巢癌、小细胞/非小细胞肺癌中，与常规治疗相比，没有显示出生存优势；Semaxinib 属于一种 VEGF 酪氨酸激酶抑制剂，其在治疗进展期肠癌的临床试验同样没得到阳性结果；RAS 法尼基转移酶抑制剂治疗结直肠癌、胰腺癌的临床试验也以阴性结果告终；另外，在非小细胞的治疗中没有发现曲妥珠单抗比标准治疗更能提高病人存活率。上述失败的原因可以解释为靶向选择的不恰当，进行 III 期临床试验与否的决策不当，临床试验中研究目的、目标人群设计不当等。抗肿瘤的生物治疗药物 III 期试验设计时要考虑的三个问题：①设计要求更大的试验样本量和更长的观察时间；②由于生物治疗药，尤其是细胞稳定剂需要较长的治疗期才能了解其抗肿瘤的效果，还应关注药物累积的毒性；③由于早期肿瘤多有标准的根治手段和辅助治疗方法，所以生物治疗临床试验多在晚期或转移的肿瘤患者中进行，如果生物治疗药物在早期肿瘤治疗中有效果，则应设计在辅助治疗阶段的随机对照临床试验，如 Hera 临床试验（比较曲妥珠单抗治疗早期乳腺癌的随机对照试验），但应注意的是如果仅通过治疗早期微小残留病灶的临床试验，即使有阳性结果也不能确定该生物治疗药物的治疗作用，还应进行治疗同样瘤种晚期患者的临床试验。

1. 确定研究目的

III 期临床试验的研究目的通常包括生存期和（或）临床获益率/生活质量。新药如想获得药监部门许可上市，通常需 III 期随机临床试验结果显示试验组较对照组有明显的统计学差异及临床有重要获益。在这点上，生物治疗药物与细胞毒药物设计类似，不像 I 期临床试验那么有争议。值得注意的是，生物治疗药物尤其是细胞稳定剂的作用机制是抑制肿瘤，那么从理论上说，即使在肿瘤进展时也可以继续使用，在实际的随机对照设计中，如果生物治疗试验用药治疗组在肿瘤进展后继续给予生物治疗，而细胞毒药物治疗对照组在进展后改为其他救援方案（多为细胞毒药物治疗方案），这就会给两组的生存分析带来偏倚。

2. 设计方法与样本量

生物治疗药物 III 期试验的一些试验方法如双盲、交叉设计等可参考《抗肿瘤药物临床试验技术指导原则》中抗肿瘤新药临床试验相关内容。为显示统计学差异，III 期临床试验常需要设计为样本量很大的随机对照研究。III 期的另外一种设计是单组设计，即入组肿瘤终末期、缺乏有效治疗的患者，单用试验药物治疗在患者身上能观察到预期的疗效（如大于 15％的患者有效）。这种试验严格来说属于 II 期试验，但试验结束后可以考虑申请审批上市，审批通过后再加做确证性的试验，疗效特别显著的抗肿瘤生物治疗药可考虑这种设计。样本量的估算对 III 期试验的设计值关重要，由于生物治疗的特殊性，目前尚无统计学设计标准，笔者建议参考下表随机对照试验的总样本量估算（表3-4-6）。

表 3-4-6　随机对照临床试验中总体样本量的估算

中位无进展生存期的提升	危险比	估算需要入组的患者人数					
		入选＝2年，随访＝1.5年			入选＝1年，随访＝1年		
		$\alpha＝0.05$	$\alpha＝0.10$	$\alpha＝0.20$	$\alpha＝0.05$	$\alpha＝0.10$	$\alpha＝0.20$
4→6 个月	1.5	216	168	116	232	178	122
6→9 个月	1.5	228	176	120	262	202	138
8→12 个月	1.5	244	188	128	298	228	158
12→18 个月	1.5	284	220	152	374	288	198
4→8 个月	2	76	60	40	84	64	44
6→12 个月	2	84	64	44	98	76	52

值得注意的是，对小分子靶点药物、免疫治疗药物及基因治疗药物而言，重视试验用药作用机制的临床检测和观察是必需的。一些针对生物治疗的功能影像学检查（如PET 扫描；动态强化的 MRI）或血清学标记（如测定前列腺癌患者的前列腺特异性抗原）等方法虽然能否成为 III 期研究目的还有争议，但对更好了解这类药物的作用有帮助。另外，III 期生物治疗临床试验入组时应尽量挑选可能从研究获益的患者，例如，单克隆抗体曲妥珠单抗在过度表达 ERBB2/HER2 乳腺癌患者中有效率约为 15％，在不表达组有效率不到 5％，在非选择的患者预期有效率为 10％。

3. 生物治疗与安慰剂对照的临床试验

这类临床试验通常用于肿瘤患者只适合接受支持治疗的阶段，包括完成先前的细胞毒药物治疗后肿瘤缩小或稳定，以及患者的肿瘤当时无有效治疗两种情况。经典的试验设计方法是 2 年时间内入组两组患者各 122 例，随访 1.5 年。上述设计运用单侧检验 $\alpha=0.05$、功效 $=0.90$，可观察到试验组 50% 的患者的中位生存时间较对照组的 8 个月提升到 12 个月。其他样本量估算的方法可参考表 3-4-6。表 3-4-6 所列的样本量估算也适用于研究终点为总生存时间的情况。但若以总生存时间为研究终点，可考虑用不再进一步治疗的空白对照来代替安慰剂对照组。

对先前未显示临床疗效的生物治疗药物可设计进行筛选试验；对目前已显示出临床疗效的，则需设计更大的确证试验。两种情况都可考虑用单侧检验 $\alpha=0.10$ 或 $\alpha=0.20$ 来设计样本量（单侧检验 $\alpha=0.10$ 常用于细胞毒药物 II 期临床试验设计）。单侧检验 $\alpha=0.10$ 和 $\alpha=0.20$ 设计分别可使所需样本量减少 23% 和 47%，当单侧检验 $\alpha=0.20$ 时，只要 $P\leqslant0.20$ 就足以说明试验用药有临床疗效应进行下一步临床试验，但应注意无治疗作用的药物有 1/5 的可能性出现 $P\leqslant0.20$ 的情况。筛选试验设计中，若研究者评估认为试验用药无效，可早期停止试验，目前已有许多针对这种情况的统计学方法，大大减少设计过多样本和研究时间带来的浪费。

安慰剂随机对照试验在实践中有一些困难，因为必然有一组患者接受无效治疗，这给入组患者带来难度；目前解决的办法主要是设计无进展生存期为研究终点，这样在患者肿瘤进展后就可以转而接受其他治疗。这类试验设计多要求双盲，以减少研究者在判断肿瘤进展时的偏倚。

4. 生物治疗与细胞毒药物对照的临床试验

这类临床试验设计多针对以下两种情况：转移性肿瘤、适于细胞毒药物的治疗；高危患者的辅助治疗或局部晚期患者的治疗。经典的样本量设计可参考表 3-4-6。目前单用生物治疗药物与标准的细胞毒药物比较的临床试验较少，因为在这类设计中，细胞毒药物的治疗常为已存在的标准治疗，而此时给患者单用生物治疗可能产生伦理问题。所以目前的设计多为细胞毒药物＋生物治疗观察无进展生存或总生存期（见下文）。

（五）生物治疗与化疗联合的临床试验设计

1. 设计原理

肿瘤的联合治疗包括了联合不同抗肿瘤药物同时或序贯使用，或联合不同治疗模式（如新辅助化疗后手术，化疗与放疗同期或序贯的联合）。生物治疗药物与化疗或放疗联合，通过联合的药物和治疗原理不同，可能提高药物效力，减少药物拮抗的发生。因此，生物治疗联合化疗或放疗的临床试验在抗肿瘤药物发展中的作用不可忽视。目前成功的两个例子包括利妥昔单抗联合 CHOP 方案治疗弥漫大 B 细胞淋巴瘤临床试验和曲妥珠单抗联合化疗治疗 HER2 高表达乳腺癌的临床试验，两试验中联合组较单用化疗组可延长生存期。最佳组合模式为放化疗补充了生物治疗的作用，或生物治疗是放化疗增敏剂。对生物治疗而言，如何根据药物作用机制和效能来定义与其联合的最佳药物，目前尚无定论。此外，最佳的用药顺序应该在药物研发的早期阶段明确，从而避免大型 III 期临床试验得到阴性结果（如吉非替尼联合化疗治疗非小细胞肺癌的 III 期临床试验、INTACT 试验）。并非所有生物治疗药物都需要与放化疗联合设计来推动药物的研发，例如，伊马替尼治疗慢性淋巴细胞白血病 III 期随机对照试验显示单用伊马替尼较干扰素/阿糖胞苷联合的标准治疗有明显生存优势，没有必要再设计联合治疗试验来明确其疗效。值得注意的是，靶向治疗药物治疗肿瘤但肿块不缩小时，可以考虑将这种药物用作化疗的增敏剂，当然靶向药物的这种特性应该通过临床前研究显现出来，以便为今后的联合设计奠定基础。

2. 各期联合治疗的设计

设计联合治疗的 I 期临床试验可以选用标准治疗药物（化疗药），按标准剂量使用，同时开始试验用药的剂量爬升，直至出现 MTD。在评估这类设计中药物的作用和毒性，必须尽可能排除标准治疗的影响。既然临床试验结果较难评价，是否进行 III 期临床试验也无"金标准"。联合用药的 II 期试验通常要求设计大样本单组试验或随机对照试验，如想快速确定联合用药的疗效，一是试验设计时入选难治的患者，观察其治疗反应（如西妥昔单抗与 CPT-11 联合治疗结直肠癌），这种设计的要点在于需要有足够的证据确证肿瘤为难治性的；二是在多个肿瘤存在时选择其中之一局部使用试验药物（如局部注射基因治疗药物），后续以标准治疗，最终观察试验用药注射部位和非注射部位变化以明确试验用药的疗效，后续联合的标准治疗包括化疗（如 ONYX-015 治疗头颈鳞癌的 II 期临床试验）或放疗（如肿瘤坏死因子治疗多种实体瘤的 I 期临床试验）。III 期随机对照临床试验设计细胞毒药物单用或联合生物治疗存在的主要问题是细胞毒药物与生物治疗间是否会产生"负性"的相互作用，使试验得出生物治疗无效的"假阴性"结果。要解决这一问题，可设计循环使用两类药的联合用药模式，但生物治疗新药常要求持续治疗，中断治疗可能影响其作用；另外的设计方法是先用细胞毒药物后用生物治疗药物的联合设计方法，但如果实际上生物治疗药物先用更有效的话，这种设计也不够完善。最好能在临床前阶段初步了解两类药物的相互作用，并在启动试验前进行少量患者两类药物的药代动力学和药效学研究来更好理解其在联合中的相互作用。

总之，由于恶性肿瘤生物治疗还处于起步阶段，目前国内外仍延用基于细胞毒性药物的肿瘤新药临床试验规范，这明显与上述生物治疗的特殊性不相适合。面对每年以数百亿美元速度递增的世界生物医药市场，恶性肿瘤生物治疗临床试验规范发展不够。因此，探索恶性肿瘤生物治疗临床试验规律、研究方法和操作规程，规范、科学地开展相关的临床研究，将是将来工作的重点。

（李志铭　姜文奇）

参 考 文 献

Baer A R，Cohen G，Smith D A，et al. 2010. Implementing clinical trials：a review of the attributes of exemplary clinical trial sites. J Oncol Pract，6（6）：328-330.

Bryan J，Borthakur G. 2010. Role of rituximab in first-line treatment of chronic lymphocytic leukemia. Ther Clin Risk Manag，22（7）：1-11.

Eskens F A，Verweij J. 2000. Clinical studies in the development of new anticancer agents exhibiting growth inhibition in models：facing the challenge of a proper study design. Crit Rev Oncol Hematol，34（2）：83-88.

Fox E，Curt G A，Balis F M. 2002，Clinical trial design for target-based therapy. Oncologist，7（5）：401-409.

Korn E L，Arbuck S G，Pluda J M，et al. 2001. Clinical trial designs for cytostatic agents：are new approaches needed? J Clin Oncol，19（1）：265-272.

Lynch S M, Vrieling A, Lubin J H, et al. 2009. Cigarette smoking and pancreatic cancer: a pooled analysis from the pancreatic cancer cohort consortium. Am J Epidemiol, 170: 403-413.

Mariani L, Marubini E. 2000. Content and quality of currently published phase II cancer trials. J Clin Oncol, 18 (2): 429-436.

Mick R, Crowley J J, Carroll R J. 2000. Phase II clinical trial design for noncytotoxic anticancer agents for which time to disease progression is the primary endpoint. Control Clin Trials, 21 (4): 343-359.

Ottaiano A, Castello G, Ascierto P A. 2005. Evidence of publication bias in clinical trials of biotherapies for solid tumors. Cancer, 103 (4): 653.

Ottaiano A, Mollo E, Di Lorenzo G, et al. 2005. Prospective clinical trials of biotherapies in solid tumors: a 5-year survey. Cancer Immunol Immunother, 54 (1): 44-50.

Perrone F, Di Maio M, De Maio E, et al. 2003. Statistical design in phase II clinical trials and its application in breast cancer. Lancet Oncol, 4 (5): 305-311.

Saijo N, Tamura T, Nishio K. 2000. Problems in the development of target-based drugs. Cancer Chemother Pharmacol, 46 (Suppl): 43-45.

Seymour L. 2002. The design of clinical trials for new molecularly targeted compounds: progress and new initiatives. Curr Pharm Des, 8 (25): 2279-2284.

Simon R M, Steinberg S M, Hamilton M, et al. 2001. Clinical trial designs for the early clinical development of therapeutic cancer vaccines. J Clin Oncol, 19 (6): 1848-1854.

Smith F O, Downey S G, Klapper J A, et al. 2008. Treatment of metastatic melanoma using interleukin-2 alone or in conjunction with vaccines. Clin Cancer Res, 14: 5610-5618.

Sosman J A, Carrillo C, Urba W J, et al. 2008. Three phase II cytokine working group trials of gp100 (210M) peptide plus high-dose interleukin-2 in patients with HLA-A2-positive advanced melanoma. J Clin Oncol, 26: 2292-2298.

Stadler W M, Ratain M J. 2000. Development of target-based antineoplastic agents. Invest New Drugs, 18 (1): 7-16.

Tan A R, Swain S M. 2001. Novel agents: clinical trial design. Semin Oncol, 28 (5 Suppl 16): 148-153.

第五章　生物治疗相关资料档案的建立和管理

建立生物治疗档案，能客观、正确、全面地记录和反映生物治疗实验室在日常医疗、科研、教学工作的过去和现状，并为生物治疗实验室日后在各个领域的发展提供更有利的、更有建设性的指导思想。标准化、规范化、科学化管理好生物治疗档案，也将是我们实验室在建设和发展过程中相当重要的一部分。根据我们生物治疗实验室的实际情况，并借鉴先进的管理理念，建立我们实验室生物治疗相关资料的保存档案，并加强管理。

一、实验室病例治疗档案的管理

（一）临床方面

所有进行生物治疗的患者必须资料完整，必须按规定的要求签署知情同意书两份（临床病历和实验室各存档一份）、填写生物治疗申请表，申请资料填写完整，并有主管医生签名。

（二）实验室方面

在临床资料完整的情况下，必须填写《生物治疗记录表》、相对应的项目制备培养的记录表、检验科出具的细菌培养报告结果；定期出具内毒素报告单、细胞表型的流式报告结果、支原体检查报告结果。特殊重要的 VIP 病人的检查报告应专人保管，并存档。

（三）每份表格资料的要求

1.《生物治疗记录表》必需填写患者的完整资料，经科室领导审批并有科室领导签名。

2.每份项目培养制备表上，必须填写患者的完整资料，制备操作的两位实验室人员在相对应的步骤完成操作后的签名，操作内容如有修改，须有修改人及审核人两人签名。

3.检查每份出具的报告结果，须有操作人员及审核人员的签名。

4.实验室治疗项目的表格应作为临床治疗病历和医疗文件资料的一部分，所有记录表格内容字迹必须清晰明了，不能有涂改、模糊不清、缺失、破损等。

（四）患者治疗结束后资料归档

每位患者治疗完毕，整理患者资料归档。资料包括：申请单、知情同意书、生物治疗记录表、项目培养制备表、细菌、真菌和内毒素等检查报告结果；细胞表型的流式报告结果、需要长期培养的细胞应有支原体检查报告结果。

（五）档案保存方法

所有病人归档资料，统一按归档时的时间顺序存放于档案柜里，标明档案标签，以便以后检索。

（六）建立生物治疗病例电脑信息化数据库

每天接受生物治疗的每位病人，及时录入电脑信息化数据库中；每天的免疫细胞回输数据、检查报告结果数据等，要求当天的数据当天录入电脑数据库。

（七）建立的病例电脑信息化数据库

建立的病例电脑信息化数据库必须具有的项目包括：流水号、抽血日期、姓名、性别、年龄、身份证号、病历号、入住的科室、生物治疗项目名称、临床诊断、免疫细胞回输时间、免疫细胞回输数量、患者主管医生、病原体（细菌、真菌和支原体等）和内毒素报告结果、细胞表型流式报告结果、外周血标本接收人、细胞培养操作者等。

（八）定期检查

上述资料实验室负责人不定期检查，随时抽检。

（九）生物治疗病例档案需由专人保管

所有生物治疗病例档案的保管，由专人管理和专人负责；为避免不必要的医疗纠纷，实验室病例档案的保管工作，是实验室工作的重要组成部分，保护实验室档案的完整与安全，防止档案的损坏、遗失和混乱，是实验室所有成员应尽的责任和义务。

二、实验室常用试剂及耗材档案的管理

（一）所有采购的试剂及耗材必须经科室成员集体讨论决定，专人负责订购，并由科室负责人的审批后，经由医院相关的采购组按规定的采购程序招标采购。采购申请单回执经由试剂或耗材管理人统一整理，并按时间顺序保管以备归档。

（二）采购回来的各种试剂因子、培养液，应具有相应的质量检验报告结果、合格证等正本或复印件，相应的试剂、耗材责任人需将采购的数量、生产日期、生产批号、有效期等专设记录本登记在册，管理人签名和核对人签名。

（三）所有的试剂和耗材的质量检验报告结果、合格证等及时将其与对应的申请采购计划单或回执归纳在一起，作为试剂资料存放到相应试剂档案中，并按时间的先后顺序存放。

三、实验室建设及设备维护档案管理

（一）实验室维护中，所有相关资料，除医院设备科需要备存的之外，其余的实验室维修资料统一存档，设专门的维护资料盒，存放到实验室的档案柜中。

（二）所有的设备由专人报批申请采购，申购资料存一份。设备维修及保养专人专本登记，设备资料统一专人负责保管，与其他类别档案统一存放在实验室的档案柜中。

四、实验室的各项规范、规章制度文件的档案管理

（一）每个治疗项目的规范文件，专设资料盒存放。资料内容包括制备操作规范、申请表、知情同意书、生物治疗记录表、免疫细胞制备记录表等。

（二）各种规范及记录表格更新或更换，需经科室委员会讨论同意后才能执行新的方案，并将讨论结果文字记录在案，附在档案中一起存放。新旧规范或表格按时间先后存放，并标明执行的起始时间。

五、实验室人员、教学、科研档案的管理

实验室人员考核管理资料、教学、科研等相关资料，由中山大学肿瘤防治中心人事处、科教处统一管理，以上述部门档案为准。

六、小结

本实验室的档案管理，大多数是计算机信息化管理，以保证实验室档案材料的完整、准确、系统、可靠，这是提高实验室档案质量的重要措施，也是符合目前档案工作

要现代化管理的要求。

　　另外，实验室档案能准确地反映了生物治疗实验室质量管理、实验室发展建设、科研教学等有关实验室工作的全过程，做好实验室的档案工作，在日后的医疗工作中，既能保护好每一位实验室的工作人员，又能保护好每一位患者的生命安全和治疗疗效的客观评估。所以，建立生物实验室所有资料的归档制度和保护好档案的真实性、完整性，是实验室的所有成员应尽的责任和义务。

　　　　　　　　　　　　　　　　　　　　（夏建川　李永强）

第六章　建立生物治疗研究中心的网络系统，实现生物治疗技术资源共享

　　目前治疗肿瘤的手段是手术、放疗、化疗以及近年来发展起来的生物治疗。肿瘤的生物治疗已成为肿瘤综合治疗中的组成部分，近来的临床研究表明把肿瘤的手术、放疗、化疗与生物治疗有机结合能取得更好的疗效。生物治疗作为一种新的治疗手段，方法涉及面广，包括免疫制剂、单克隆抗体及多种免疫细胞治疗，治疗原则有个体化的特点，由于生物治疗理论和技术的不断完善和更新，新项目的研发发展迅速，因而，我们有必要在医院内建立一个完善的生物治疗研究中心的网络系统，以便实现资源共享。

　　一、生物治疗研究中心网络系统的组成

　　生物治疗研究中心包括三个部分：生物治疗病区、生物治疗研究室、临床用细胞制备室（符合 GMP 要求的实验室）。

　　生物治疗病区：直接与患者接触的窗口，把握生物治疗的适用范围；监测生物治疗过程的安全性；及时处理在生物治疗过程中可能出现的各种副反应；制订生物治疗有效的治疗方案，并研究把肿瘤生物治疗与其他治疗方法有机结合的有效治疗方案；对接受生物治疗患者的疗效进行评估。

　　生物治疗研究室：结合不同生物治疗项目的生物学特性，为生物治疗病区提供生物治疗项目；向患者和医生解释生物治疗的原理和可行性；建立生物治疗研究室的各种规章制度；监控 GMP 实验室的质量和安全性；建立完善的患者治疗档案；建立生物治疗后特异性免疫指标的检测技术与平台；开发和研制新的生物治疗项目。

　　临床用细胞制备室（GMP 实验室）：制备各种免疫活性细胞并负责协助医生执行免疫细胞的安全回输。

　　二、生物治疗研究中心网络的运作

　　生物治疗研究中心的运作流程如下（图 3-6-1）：

　　（一）由临床医师根据患者病情决定是否适合细胞免疫治疗，填写《肿瘤免疫治疗申请表》。

　　（二）临床医生与生物治疗研究室负责人根据患者的病情共同讨论制定适合患者的个体化体细胞免疫治疗方案，生物治疗研究室负责人负责向患者和家属详细介绍免疫效应细胞的生物学特性和制备的过程；临床医生向患者和家属详细介绍治疗方案和在治疗过程中可能出现的各种情况，签订《体细胞免疫治疗知情同意书》。

　　（三）临床用细胞制备室按标准化程序进行抗肿瘤效应细胞的制备，经检测合格后尽快送生物治疗病区，临床医生负责实施细胞免疫治疗方案。

　　（四）临床医生负责细胞免疫治疗患者的疗效评估、病例的追踪和随访；生物治疗研究室负责免疫治疗过程中相关免疫指标的检测，确保提供安全、具有相应生物活性的免疫细胞。

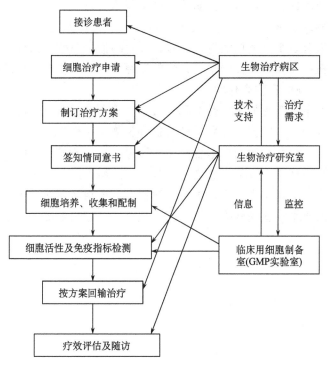

图 3-6-1　生物治疗研究中心三个组成部分在治疗过程中相互配合的示意图

三、生物治疗技术资源共享

生物治疗技术资源共享主要包括：病例资源的共享；研究合作与结果的共享；新项目研发临床试验结果的共享等。如今，人们都已经深刻地认识到了信息资源的重要性。病例资源、操作技术及各种临床试验的结果都是重要的临床信息资源，是关于客观事实的可通讯知识。根据共享的目标，建立有效的管理规范，用适当的方法运转起来，处理好各部门之间的关系，协调好它们之间的工作，生物治疗技术的资源将最大化地实现它的价值。

四、院内合作与地区合作

（一）生物治疗研究中心与临床各科室的合作

院内生物治疗研究中心网络需要与临床各科室建立合作关系，构成合作交流的网络系统，而临床科室在这个网络系统中扮演类似于生物治疗病区的角色。与临床各科室之间的合作是一个经常性的配合行为，是以患者为中心，在为广大患者谋取最大利益的前提下，通力合作来组织生物治疗项目的开展。生物治疗研究中心还可将各个临床科室作为临床试验的平台，更广泛地开展新项目的临床试验研究，使各临床科室及时了解生物治疗研究中心新项目的临床应用和研发情况，同时，生物治疗研究中心也有义务在自己的专业范围内为其他临床科室介绍生物治疗的新进展和新技术，并回答生物治疗临床应用过程中可能出现的问题，架起与各临床科室在生物治疗领域相互交流和合作的桥梁。

（二）同一地区兄弟医院之间的合作

医学各专业在各个地区都有相应级别的学会，以加强本专业不同医院间的合作，有利于新知识、新技术的运用，最终提高该地区的整体实力，更好的为当地病人服务。生物治疗专业也不例外，重视同一地区兄弟医院间的联系，如南方生物治疗协作网的成立，实现了不同医院多个方面切实有效地合作：生物治疗规范的完善；生物治疗知识的宣传；生物治疗医生与实验人员的培训；病例资源的共享和技术资源的共享等。

（三）不同地区间的远程合作

我国的医疗水平有明显的区域性差别，特别是广大农村和边远地区的医疗水平还很低下，在生物治疗领域，即使一些发达城市也处于刚刚起步阶段，因此远程医学合作在我国更有发展的必要。尽管我国的远程医学已取得了初步的成果，但距离发达国家的水平还有很大差距，在技术、政策、法规、实际应用方面还需不断完善，肿瘤生物治疗对不同地区间远程合作的运用也还有待加强。我们有理由相信加强肿瘤生物治疗的不同地区间的远程合作对于推动我国肿瘤生物治疗在规范化管理的基础上健康有序的发展具有重要意义。

（夏建川　马海清）

第七章 生物治疗实验室设计的基本原则

生物治疗实验室设计需依照国家的相关法规，如《GB50073—2001 洁净厂房设计规范》和《医药工业洁净厂房设计规范 GMP—97》等要求，并结合生物治疗临床用实验室的相关要求制定其基本原则。

一、生物治疗生产区域的环境参数

（一）一般规定

1. 为了保证生物治疗产品的生产质量，防止生产环境对产品的污染，生产区域必须满足规定的环境参数标准。

2. 生物治疗洁净室和洁净区应以微粒和微生物为主要控制对象，同时还应对其环境的温度、湿度、新鲜空气量、状差、照度等参数作出必要的规定。

3. 环境空气中不应有不愉快气味，以及有碍药品质量和人体健康的气体。

（二）环境参数的设计要求

1. 生物治疗洁净室的空气洁净度按表 3-7-1 规定分为三个等级。

表 3-7-1　生物治疗空气洁净度等级

空气洁净等级	含尘浓度		含菌浓度	
	尘粒粒径 /μm	尘粒数 /(个/m³)	尘降菌 /(ϕ10cm 培养皿 0.5h)	浮游菌 /(个/m³)
100 级	≥0.5	≤3 500	≤1	≤5
	≥5	0		
1000 级	≥0.5	≤35 000	≤3	≤50
	≥5	≤300		
10 000 级	≥0.5	≤350 000	≤3	≤100
	≥5	≤2 000		

注：①空气洁净度的测试以静态条件为依据，测试方法应符合《国家医药管理工业洁净室和洁净区悬浮粒子的测试方法》中的相关规定；②对于空气洁净度为 100 级的洁净室，室内大于或等于 5μm 尘粒的计数，应进行多次采样，当其多次出现时，方可认为该测试数值是可靠的。

2. 生物治疗生产的有关工序和环境区域的空气洁净度等级按国家 GMP 等有关规定确定。

3. 洁净室内的温度和湿度应符合下列规定：空气洁净度 100 级、10 000 级区域一般控制温度为 20～24℃，相对湿度为 45％～60％。

4. 洁净室内应保持一定的新鲜空气量，其数值应取下列风量中的最大值：单向流洁净室总送风量的 2％～4％，补偿室内排风和保持室内正压值所需的新鲜空气量，保证室内每人每小时的新鲜空气量不小于 40m³。

5. 洁净室必须维持一定的正压。不同空气洁净度的洁净区之间以及洁净区与非洁净区之间的静压差不应小于 5Pa，洁净区与室外的静压差不应小于 10Pa。

6. 洁净室和洁净区应根据生产要求提供足够的照度。主要工作室一般照明的照度值不宜低于 300lx；辅助工作室、走廊、气闸室、人员净化和物料净化用室可低于 300lx，但不宜低于 150lx。

7. 洁净室内噪声级，动态测试时不宜超过 75dB（A）。噪声控制设计不得影响洁净室的净化条件。

二、工艺设计

（一）工艺布局

1. 工艺布局应按生产流程要求，做到布置合理、紧凑，有利操作，并能保证对生产过程进行有效的管理。功能间一般设计有洁净间（换鞋、更衣）、缓冲、气闸、设备间、操作间；配套间如空调机房、准备间、清洗消毒间、人员办公休息室、资料室等。

2. 工艺布局要防止人流、物流之间的混杂和交叉污染，并符合下列基本要求：分别设置人员和物品进出生产区域的通道，生物治疗实验室的物品传递路线尽量要短；人员和物品进入生物治疗实验室应有各自的净化用室和设计出入口。净化用室的设置要求与制备区的空气洁净度等级相适应；生物制品操作区内应只设置必要的工艺设备和设计。用于生产、储存的区域不得用作非本区域内工作人员的通道；

3. 在满足工艺条件的前提下，为提高净化效果，节约能源，有空气洁净度要求的房间近下列要求布置：空气洁净度高的房间或区域宜布置在人员最少到达的地方，并宜靠近空调机房；不同空气洁净度等级的区域宜按空气洁净度等级的高低由里及外布置；空气洁净度相同的房间或区域宜相对集中；不同空气洁净度房间之间相互联系应有防止污染措施，如气闸室或传递窗（柜）等。

4. 生物治疗实验室内应设置与生产规模相适应的设备及实验所需要的物品。

（二）人员净化

1. 人员净化用室宜包括雨具存放室、换鞋室、存外衣室、盥洗室、更换洁净工作服室、气闸室或空气吹淋室等。对于要求严格分隔的洁净区，人员净化用室和生活用室应布置在同一层。

2. 根据不同的空气洁净度和工作人员数量，生物治疗实验室人员净化用室和生活用室的建筑面积应合理确定，一般可按洁净区设计人数平均每人 $4\sim6m^2$ 计算。

3. 人员净化用室和生活用室的布置应避免往复交叉。一般按下列程序进行布置（图 3-7-1）。

4. 人员净化用室和生活用室应符合下列要求：生物治疗实验室入口处应有净鞋设施；10 000 级洁净区的人员净化用室中，存放外衣和洁净工作服应分别设置，外衣存衣柜和洁净工作服柜按设计人数每人一柜；洁净工作服室内，对空气净化应有一定的要求；盥洗室应设洗手和消毒设施，宜装手烘干器，水龙头按最大班人数每 10 人设一个，龙头开启方式以自动为宜；浴室不得设在有空气洁净度要求的生产区内。为保持洁净区域的空气洁净度和正压，洁净区域的入口处可设置气闸室或空气吹淋室。气闸室的出入门应有防止同时打开的措施。设置单人空气吹淋室时，宜按最大班人数每 30 人设一台。

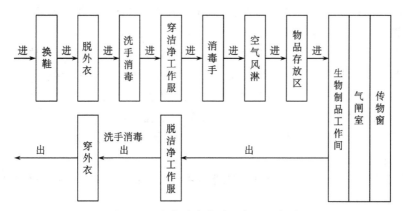

图 3-7-1　生物治疗实验室布置示意图

洁净区域工作人员超过 5 人时，空气吹淋室一侧应设旁通门。

（三）物品净化

1. 进入有空气洁净度要求区域的物品应有清洁措施，一般用带紫外灯消毒和洁净吹淋的传递窗。

2. 制备过程中产生的废弃物出口不宜与物品进口合用一个气闸或传递窗（柜），宜单独设置专用传递设施。

三、设备

（一）洁净室内应采用具有防尘、防微生物污染的设备和设施，设计和选用时应满足下列要求：

1. 结构简单，需要清洗和灭菌的零部件要易于拆装，不便拆装的设备要设清洗口，设备表面应光洁，易清洁，与物料直接接触的设备内壁应光滑，平整、避免死角，易清洗，耐腐蚀；

2. 凡与物料直接接触的设备内表层应采用不与其反应、不释出微粒及不吸附物料的材料；

3. 设备的传动部件要密封良好，防止润滑油、冷却剂等泄漏时对原料、半成品、成品、包装容器和材料的污染；

4. 无菌室内的设备，除符合以上要求外，还应满足灭菌的需要；

5. 药液过滤时，不得使用可能释出纤维的过滤装置，否则须另加非纤维释出性过滤装置；

6. 洁净区内的设备，除特殊要求外，一般不宜设地脚螺栓；

7. CO_2 气瓶可直接设置在洁净室内，也可根据需要设置在洁净室外，通过预敷的管道进入洁净室内的用气点，减少污染。

四、建筑

（一）一般规定

1. 建筑平面和空间布局应具有适当的灵活性。洁净区的主体结构不宜采用内墙承重。

2. 洁净室的高度应以净高控制，净高一般以 240cm 为宜，天花夹层最好要有 100cm 或以上，保证一定维修空间。

3. 生物治疗实验室主体结构的耐久性应与室内装备、装修水平相协调，并应具有防火、控制温度变形和不均匀沉陷性能。实验室伸缩缝应穿过洁净区。

4. 洁净区应设置技术夹层或技术夹道，用以布置送、回风管和其他管线。

5. 洁净区内通道应有适当宽度，以利于物料运输、设备安装、检修。

6. 洁净区内的操作间对外公共通道应设置安全门，在紧急情况下可作逃生和方便日后更换设备的进出。

7. 洁净区天花和墙体的风口开口处都应用铝合金型材密封、以防止粉尘的脱落。

（二）防火和疏散

1. 生物治疗实验室洁净房间的耐火等级不应低于二级，吊顶材料应为非燃烧体，其耐火极限不宜小于 0.25h。

2. 生物治疗实验室洁净房间内的甲、乙类（按国家现行《建筑设计防火规范》火灾危险性特征分类，下同）生产区域应采用防爆墙和防爆门斗与其他区域分隔，并应设置足够的泄压面积。

3. 生物治疗实验室洁净房间每一洁净区的安全出口的数量，均不应少于两个。

4. 安全出口的设置应满足疏散距离的要求。人员进入空气洁净度 100 级、1000 级、10 000 级生产区的净化路线不得作为安全出口使用。

5. 安全疏散门应向疏散方向开启，且不得采用吊门、转门、推拉门及电控自动门。

（三）室内装修

1. 生物治疗实验室洁净区的建筑围护界区和室内装修，应选用气密性良好，且在温度和湿度变化的作用下变形小的材料。墙面内装修当需附加构造骨架和保温层时，应采用非燃烧体或难燃烧体。

2. 洁净室内墙壁和顶棚的表面，应平整、光洁、不起尘、避免眩光，耐腐蚀阴阳角均宜做成圆角。当采用轻质材料融断时，应采用防碰撞措施。

3. 洁净室的地面应整体性好、平整、耐磨、耐撞击，不易积聚静电，易除尘清洗。水磨生物治疗实验室洁净区夹层的墙面、顶棚均宜抹灰。需在技术夹层内更换高效过滤器的，墙面和顶棚宜增刷涂料饰面。

4. 当采用轻质吊顶作技术夹层时，夹层内应设置检修走道并且通达送风口。

5. 建筑风道和回风地沟的内表面装修标准，应与整个送回风系统相适应并易于除尘。

6. 洁净室和人员净化用室外墙上的窗，应有良好的气密性，能防止空气的渗漏和水汽的结露。

7. 洁净室内的门、窗造型要简单、平整、不易积尘、易于清洗；门框不应设门槛；洁净区域的门、窗不应采用木质材料，以免生霉生菌或变形。

8. 洁净室的门宜朝空气洁净度较高的房间开启。并应有足够的大小，以满足一般设备安装、修理、更换的需要。

9. 洁净室的窗与内墙在宜平整，不留窗台。如有窗台时宜呈斜角，以防积灰并便于清洗。

10. 传递窗（柜）两边的门应联锁、内侧壁的交角应用圆弧过渡、密闭性好并易于清洁。

11. 洁净室内墙面与顶棚采用涂料面层时，应选用不易燃、不开裂、耐腐蚀、耐清洗、表面光滑、不易吸水变质、生霉的材料。

12. 洁净室内的色彩宜淡雅柔和。室内各表面材料的光反射系数、顶棚和墙面宜为0.6～0.80，地面宜为15～0.35。

五、空气净化

（一）一般规定

1. 生物治疗实验室洁净区各洁净室的空气洁净度等级的确定，应以局部100级，整个洁净区1000级，总体10 000级为标准。

2. 洁净室内温度、湿度、新鲜空气量、压差等环境参数的控制应符合相应的要求。

（二）净化空气调节系统

1. 空气洁净度应采用初效、中效、高效过滤器三级过滤。

2. 空气过滤器的选用、布置方式符合：初效空气过滤器不应选用浸油式过滤器；中效过滤器宜集中设置在净化空气调节系统的正压段；高效空气过滤器宜设置在净化空气调节系统的末端。

3. 空气净化系统宜分开设置：单向流洁净室与非单向流洁净室；高效空气净化系统与中效空气净化系统；应设排风设施。

4. 洁净室排风系统应有防倒灌措施。

5. 含有易燃、易爆物质的局部排风系统应有防火、防爆措施。

6. 换鞋室、更衣室、盥洗室及淋浴室应设通风装置，室内静压值应低于有空气洁净度要求的生产区。

7. 送风、回风和排风的启闭应联锁。系统的开启程序为先开送风机，再开回风机和排风机。系统关闭时联锁程序反之。

8. 非连续运行的洁净室，可根据生产工艺要求设置值班风机，并保持室内空气洁净度和正压，防止室内结露。

9. 事故排风装置的控制开关应与净化空调系统联锁，并设在洁净室外便于操作的地点。室内宜设报警装置。

六、气流组织

（一）气流组织的选择应符合下列要求：洁净室的气流应满足空气洁净度和人体健康的要求，并应使洁净工作区气流流向单一；回风口宜均匀布置在洁净室下部；余压阀宜设在洁净空气流的下风侧，不宜设在工作面高度范围内。

（二）非单向流洁净室内设置洁净工作台时，其位置应远离回风口。

（三）洁净室内有局部排风装置时，其位置应设在工作区气流的下风侧。

（四）洁净室的气流组织和送风量，宜按表3-7-2选用。换气次数的确定，应根据热平衡和风量平衡计算加以验证。

表 3-7-2　气流组织

空气洁净度		100 级	1000 级	10 000 级
	气流流型	垂直单向流	垂直单向流	非单向流
气流组织形式	主要送风方式	1. 顶送 2. 侧布高效过滤器顶棚设阻尼层送风	1. 顶送 2. 侧布高效过滤器顶棚设阻尼层送风	1. 顶送 2. 上侧墙送风
	主要回风方式	1. 相对两侧墙下部均布回风口 2. 格栅地面回风	1. 相对两侧墙下部均布回风口 2. 格栅地面回风	1. 单侧墙下布置风口 2. 走廊回风（走廊内均布回风口或端部集中回风）
送风量	气流流经室内新面风速/(m/s)	不小于 0.25		
	换气次数/(次/小时)		不小于 50	不小于 25

七、风管和附件

（一）风管断面尺寸应考虑对内壁的清洁处理，并在适当位置设清扫口。

（二）净化空气调节系统的新风管、回风总管，应设密闭调节阀。送风机的吸入口处和需要调节风量处，应设调节阀。洁净室内的排风系统，应设置调节阀、止回阀或密闭阀。总风管穿过楼板和风管穿过防火墙处，必须设置防火阀。

（三）净化空气调节系统的风管和调节阀，以及高效空气过滤器的保护网、孔板和扩攻孔板等附件的制作材料、涂料，应根据输送空气的洁净度等级及的处空气环境条件确定。

（四）在中效和高效的空气过滤器前后，应设置测压孔。在新风管和送回风总管以及需要调节风量的支管上，应设置风量测定孔。

（五）风管以及风管的保温、消声材料及其黏结剂，应采用非燃烧材料或难燃烧材料。

八、电气

（一）配电

1. 医药工业洁净厂房的供电设计应符合国家《工业与民用供电系统设计规范》。

2. 医药工业洁净厂房的电源进线应设置切断装置，并宜设在非洁净区便于操作管理的地点。

3. 医药工业洁净厂房的消防用电负荷应由变电所采用专线供电。

4. 洁净区内的配电设备，应选择不易积尘、便于擦拭、外壳不易锈蚀的小型暗装配电箱及插座箱，功率较大的设备宜由与配电室直接供电。

5. 洁净区内不宜设置大型落地安装的配电设备。

6. 生物治疗实验室内的配电线路应按照不同空气洁净度等级划分的区域设置配电回路，分设在不同空气洁净度等级区域内的设备一般不宜由同一配电回路供电。

7. 进入洁净区的每一配电线路均应设置切断装置，并应设在洁净区内便于操作管理的地方。如切断装置设在非洁净区，则其操作应采用遥控方式，遥控装置应设在洁净区内。

8. 洁净区内的电气管线宜暗敷，管材应采用非燃烧材料。

9. 洁净区内的电气管线管口，安装于墙上的各种电器设备与墙体接缝处均应有可靠密封。

（二）照明

1. 生物治疗实验室的照明应由变电所专线供电。

2. 洁净区内的照明采用荧光灯。

3. 洁净区内应选用外部造型简单、不易积尘、便于擦拭的照明灯具。不应采用格栅型灯具。

4. 洁净区内的一般照明灯具宜明装，但不宜悬吊。采用吸顶安装时，灯具与顶棚接缝处应采用可靠密封措施。如需要采用嵌入顶棚暗装时，除安装缝隙应可靠密封外，其灯具结构必须便于清扫，便于在顶棚下更换灯管及检修。

5. 生物治疗实验室内应根据实际工作的提供足够的照度。

6. 洁净区主要工作室一般照明的照度均匀度不应小于 0.7。

（三）其他电气

1. 生物治疗实验室内应设置与室内外联系的通讯装置。

2. 生物治疗实验室内应设置火灾报警系统。火灾报警系统应符合《火灾报警系统设计规范》的要求。报警器应设在有人值班的地方。

3. 当有火灾危险时，应有能向有关部门发出报警信号及切断风机电源的装置。

4. 洁净室内使用易燃、易爆介质时，宜在室内设报警装置。

（夏建川　王其京）

第八章　几种抗肿瘤效应细胞的制备流程、规范化操作和质量控制

第一节　体细胞生物制品质量控制和规范化管理

根据《中国生物制品规程》要求，对医学血液生物制品成品质量控制一般应该从成品的安全性、有效性和稳定性三个方面考虑。根据本实验室的实际情况，现制定以下有关体细胞免疫治疗项目的质量控制和规范化管理细则，并在今后的工作中不断总结经验，进一步完善质量控制和规范化管理。

一、实验室环境的管理

生物治疗实验室是符合生物制品要求的局部 100 级、工作区 1000 级、整体 10 000 级的空气层流净化实验室，室内的尘埃粒子和细菌含量都必须符合 GMP 标准。

（一）每天专人监控实验室内空气的层流过滤风速改变、气压的稳定性、空调机的运转、湿度、温度等。

（二）每天专人检查每间实验室的压力，各 1000 级工作室压力保持着 $24\sim26\text{kPa/m}^3$，仪器室压力保持在 $16\sim20\text{kPa/m}^3$，缓冲室压力保持在 $10\sim14\text{kPa/m}^3$，物品进出口室的压力保持在 $6\sim10\text{kPa/m}^3$。各室之间应保持一定的压力差。

（三）实验室每天保持三次紫外线消毒，时间设定在早上 7：00～7：45、中午 13：00～13：45、晚上 20：00～20：45，每周评估紫外灯紫外线强度，每月检查紫外空气净化器滤网尘埃积聚情况，出现问题及时清洗或更换。

（四）保持实验室整齐清洁，实验结束后及时清理实验用品，并按医院控感有关规定分类处理医疗废物和废液。

（五）每周大清洁一次（包括门、窗、天花板、地板、墙壁、仪器表面、桌椅柜里外等），用 2.0％过氧乙酸溶液喷洒消毒。

（六）每周进行一次实验室空气的细菌培养检测，将检测结果归档保存。

（七）每半年请生物工程公司协助检测实验室层流系统机器仪表运作情况、空气粒子浓度及滤网尘埃积聚情况，及时更换滤网。

二、试剂材料的管理

（一）细胞培养用的无血清培养液（如 AIM-V 培养液）必须是有质量合格证的产品，符合临床使用的要求。

（二）在细胞培养过程中，必须使用自体血清或者自体血浆；不允许使用异体血清或者血浆。如果特殊情况下需使用异体血清和血浆时，应有医务处的批准下，使用市级以上血站提供的健康人 AB 型血清，需具有相关检测报告，确保不含外源因子（细菌、真菌、支原体、病毒、内毒素等）。

（三）分离淋巴细胞用的 Ficoll 溶液必须使用符合临床要求的合格产品。

（四）IL-2 等细胞因子必须使用国家食品药品监督管理局批准的用于临床，具有有效批准文号的产品，并遵守国家相关部门制定的管理规范；对于确实要用的无临床使用或临床治疗级的细胞因子，须提供详细的产品质量合格证书，包括供应商/制造商提供的产品说明、质量合格证明、使用说明和质量控制等。

（五）抗生素须使用国家食品药品监督管理局批准的用于临床，具有有效批准文号的产品。

（六）抗凝剂使用临床注射用的肝素钠。

（七）生理盐水均为临床注射用 0.9％生理盐水。

三、消耗材料的管理

所有用于细胞培养的培养瓶、培养袋、离心管、玻璃瓶等均为符合生物制品要求，不含致热源的一次性产品；其余耗材（如玻璃毛细吸管、胶塞）应由专人浸泡、清洗、烘干后送本院供应科高压消毒后才能使用。工作人员每次启用物品应严格核对消毒日期，不得使用超过消毒有效日期的器皿物品，未启用的消毒品，如超过有效期必须重新消毒，方可使用。

四、仪器管理

用于细胞制备用的仪器如超净工作台、离心机、CO_2 培养箱和显微镜应指定专人管理，定期检修、清洁和消毒。

（一）超净工作台必须保持无菌状态，每天保持三次紫外线消毒，时间设定在早上7：00～7：45、中午 13：00～13：45、晚上 20：00～20：45；物品放置要整齐，方便操作；实验结束后用 75％医用酒精擦拭。

（二）CO_2 培养箱定期紫外线消毒，托盘用 75％医用酒精擦拭，湿化盆内 1：10 000 NaN_3 溶液需每周更换。

五、工作人员的管理

（一）生物治疗研究室技术人员必须通过岗前培训，考核合格后方可进入无菌室操作。

（二）生物治疗研究室技术人员必须健康无传染性疾病，进入生物治疗实验室前必须严格执行消毒程序，进入生物治疗实验室必须换上室内鞋、按无菌要求清洁消毒双手、戴无菌口罩和包帽、更换实验室专用的无菌工作衣；制备细胞过程中必须戴上无菌手套和严格执行无菌操作规程。

（三）非工作人员未经实验室领导同意不得进入无菌室，无菌室钥匙由专人保管。

（四）实验工作人员必须严格执行细胞制备的有关程序，不得擅自修改细胞制备操作规程，操作过程中应详细如实地做好实验记录，制备人员对本次实验操作过程负责。

六、细胞制备和回输管理

（一）每次细胞制备前的采血工作由实验室提供采血瓶（含抗凝剂），并由实验室专人协助和监督病房护士的采血过程，整个过程严格执行无菌操作。

（二）培养的细胞制品须进行质量检测：

1. 细胞收集前一周和 48h 抽样送本院检验科进行细菌和真菌培养检查，回输前 1h 进行内毒素检测，定期抽样检测支原体，对长期培养的细胞要进行支原体的检测，确保细胞成品不含外源因子，包括细菌、真菌、内毒素和支原体等。

2. 回输前进行细胞活性检测，用台盼蓝染色，在显微镜下，计数活细胞和死细胞的数目，回输细胞的存活率必须大于 95％，经冻存后复苏的细胞存活率大于 80％。在抽 50～60ml 外周血基础上，每次回输的 CIK 细胞数量应不低于 1.0×10^{10}；每次回输的 DC 细胞数量应不低于 3.0×10^{6}；每次回输的 D-CIK 细胞数量应不低于 1.0×10^{10}；每次回输的 NK 细胞数量不低于 2.0×10^{9}；每次回输的 DC-T 细胞数量不低于 1.0×10^{7}。定期抽样检测所培养细胞的表型：①回输的 CIK 细胞中：$CD3^+CD56^+$ 的细胞不低于 10%；②回输的 DC 细胞中：CD80，CD83，CD86 均为阳性；③回输的 D-CIK 细胞中：$CD3^+CD8^+$ 不低于 50%；④回输的 NK 细胞中 $CD56^+$ 阳性的细胞不低于 70%；⑤回输的 DC-T 细胞中：$CD3^+CD8^+$ 不低于 50%。

（三）每批细胞制品必须留样封存，保存时间不低于 3 个月，并为制品的质量控制提供完整资料。

（四）回输细胞之前必须严格核对病人的姓名、性别、年龄、住院号等资料，确保各项资料准确无误后由专人送病房。

（五）细胞制品在送病房时应与病区护士共同核对无误，双方签名方可生效，并提醒病房在规定时间内及时回输完。

七、质量控制记录的保存与管理

详细如实做好实验记录，对每一步质量控制和终制剂的检查结果要有专门的实验记录本记录，并由当事人签字，建立实验记录本保存档案，并由专人妥善管理。

（李永强　夏建川）

第二节　自体 CIK 细胞制备流程与规范

一、名词解释

（一）肝素瓶：10ml 0.9% 注射用生理盐水＋4000IU 注射用肝素钠，100ml 0.9% 注射用生理盐水瓶存放。

（二）完全培养液：临床用无血清培养液＋2%～5% 自体血清。

（三）CIK 培养液：含临床用无血清培养液＋2%～5% 自体血清＋IFN-α。

（四）CIK 扩瓶培养液：含临床用无血清培养液＋2%～5% 自体血清＋IL-2。

（五）CIK 混合因子：临床用无血清培养液稀释于 15ml 离心管中，含 IL-2 和 IL-1α，于冰箱 $-20℃$ 保存。

二、CIK 细胞制备

（一）患者在病房由医护工作人员抽外周血 50～60ml，收集于肝素瓶中，室温或 37℃ 存放。

（二）在超净工作台正常工作状态下，用 2 支 50ml 离心管分别装 20ml 的淋巴细胞分离液。

（三）用玻璃毛细吸管将病人外周血均匀注入于离心管中的淋巴细胞分离液液面上层，每支离心管加 30ml 外周血。

（四）高速低温离心机离心，20℃，800g 离心 15min。

（五）使用负压器吸掉离心后分离管中的血浆层大部分血浆，收获分离所得的淋巴细胞层细胞于另一支 50ml 离心管中。用生理盐水（500ml），20℃，1800～2000r/min

离心 8min，洗涤 1～2 次。

（六）离心洗涤后，吸掉上清液，移入 175cm² 培养瓶中，置于饱和湿度、37℃、5.0% CO_2 培养。

（七）培养 24h 加入 CIK 混合因子液 1ml，Anti-human CD3、IL-2、IL-1α，继续于饱和湿度、37℃、5.0% CO_2 培养。

（八）第 5 天，观察细胞生长状态，将培养 CIK 细胞的 175cm² 培养瓶，传代扩瓶到 2 个 175cm² 培养瓶中，125ml/瓶，置于饱和湿度、37℃、5.0% CO_2 继续培养。

（九）第 7 天或第 8 天，观察细胞生长状态，由原来的 2 个 175cm² 培养瓶传代扩瓶到 4～6 个 175cm² 培养瓶中，125ml/瓶。

（十）根据细胞生长情况，每隔 2 天进行一次扩瓶，第 11 天或第 12 天，观察细胞生长状态，抽样于 15ml 离心管中，1ml/瓶（送检），将 CIK 细胞扩增到 24 个 175cm² 培养瓶中，125ml/瓶；详细填写好验单项目后，送检验科细菌室做细菌、检测。

（十一）第 14 天或第 15 天，检查检验科的细菌、检测结果是否为阴性。仔细观察细胞生长状态后，随机均匀抽样 5ml，台盼蓝染色法计数活细胞、死细胞总数量；并在收获前 1h 抽样进行内毒素检测，如为阴性可收集 24 瓶细胞于 50ml 离心杯中，2500r/min 离心 8min 收集。

（十二）离心收集后，用 0.9% 注射用生理盐水平衡每支离心管容量，2000r/min 离心 8min 清洗收集。

（十三）离心收集后，用 0.9% 注射用生理盐水平衡每支离心管容量，2000r/min 离心 8min 清洗收集。

（十四）离心收集后，并将细胞收集到约 100ml 0.9% 注射用生理盐水中，加入一定量的人血白蛋白到细胞悬液中。用刻度吸管抽样 1ml 细胞悬液于玻璃安瓿中，封安瓿口，做标识，－4℃存放 3 个月备查。

三、安全回输

（一）将完成的细胞悬液封好瓶口，核对好病人姓名、性别、年龄、住院号、细胞数、无菌结果、病区及治疗项目，确定准确无误后，贴上标签，送病区进行回输；同时填写好详细实验记录并签名后存档。

（二）极少数的病人偶尔会出现 CIK 细胞难以激活或出现 CIK 生长较慢的情况，此时需要向科室领导汇报，经科室领导审批同意后，可视细胞生长的实际情况适当调整传代扩瓶的速度、扩瓶的间隔时间及回输的日期。

（李永强　夏建川）

第三节　自体树突细胞疫苗（DC 疫苗）制备流程与规范

一、名词解释

（一）肝素瓶：10ml 0.9% 注射用生理盐水＋4000IU 注射用肝素钠，100ml 0.9% 注射用生理盐水瓶存放。

（二）培养液：临床用无血清培养液＋5% 自体血清。

（三）DC 细胞培养液：临床用无血清培养液＋5% 自体血清＋IL-4＋GM-CSF

二、DC 细胞制备

（一）患者在病房由医护工作人员抽外周血 50～60ml，收集于肝素瓶中，室温或 37℃存放。

（二）在超净工作台正常工作状态下，用 2 支 50ml 离心管进行单核细胞分离。

（三）用玻璃毛细吸管将病人外周血均匀注入于离心管中的淋巴细胞分离液液面上层，每支离心管加 30ml 外周血。

（四）高速低温离心机离心，20℃，800g 离心 15min。

（五）吸掉离心后分离管中的血浆层大部分血浆，收获分离所得的淋巴细胞层细胞于另一支 50ml 离心管中。

（六）用适量的注射用生理盐水加满到 50ml，混匀，20℃，1800～2000r/min 离心 8min，洗涤 1 次。

（七）离心洗涤后，吸掉上清液，用 50ml 临床用无血清培养液重悬分离所得的淋巴细胞于 175cm² 培养瓶中，于饱和湿度、37℃、5.0% CO_2 静置培养 40min 后收获贴壁细胞。

（八）轻摇细胞瓶，将不贴壁的悬浮细胞吸掉，并加入 10ml 1640 完全培养液将残余的悬浮细胞轻轻清洗 1 次，之后加入 50ml DC 细胞培养液执行 DC 细胞培养，置于饱和湿度、37℃、5.0% CO_2 条件下。

（九）第 3 天，DC 细胞补加 IL-4、GM-CSF；若预先留有术后肿瘤组织，可加肿瘤组织裂解液，使终浓度为 100μg/ml。

（十）第 6 天，DC 细胞补加 IL-4、GM-CSF、TNF-α，抽样 1ml DC 液于 15ml 离心管中，详细填写好验单项目后，送检验科做细菌、检测。

（十一）第 8 天，检查检验科的细菌检测结果是否为阴性。仔细观察细胞生长状态后，随机均匀抽样 1ml，台盼蓝染色法计数活细胞、死细胞总数量；并在收获前 1h 抽样进行内毒素检测，如为阴性可收集 DC 细胞于 50ml 离心管中，20℃，1000r/min 离心 8min 收集。

（十二）离心收集后，吸掉上清液，0.9% 注射用生理盐水重悬 DC 细胞离心清洗 1 次，20℃，1000r/min 离心 8min。

（十三）离心收集后，吸掉上清液，并将细胞收集到约 150ml 0.9% 注射用生理盐水中，用 10ml 注射器抽取 5ml 20% 的人血白蛋白注入细胞悬液中。用刻度吸管抽样 1ml 细胞悬液于玻璃安瓿中，封安瓿口，做标识，−4℃存放 3 个月备查。

三、安全回输

（一）将完成的细胞悬液封好瓶口，核对病人姓名、性别、年龄、住院号、细胞数、无菌结果、病区及治疗项目，确保无误，贴上标签，送病区进行回输；同时填写好详细实验记录并签名后存档。

（二）极少数的病人偶尔会出现 DC 细胞难以培养或出现生长较慢的情况，此时需要向科室领导汇报，经科室领导审批同意后，可视细胞生长的实际情况调整回输的日期，如扩增不起来，可考虑重新抽血。

（王其京　夏建川）

第四节　自体 D-CIK 细胞制备流程与规范

一、名词解释

（一）肝素瓶：10ml 0.9％注射用生理盐水＋4000IU 注射用肝素钠，100ml 0.9％注射用生理盐水瓶存放。

（二）完全培养液：临床用无血清培养液＋5％自体血清 CIK 培养液：含临床用无血清培养液＋2％～5％自体血清＋160IU/ml 注射用硫酸庆大霉素＋500～1000IU/ml IFN-γ。

（三）CIK 扩瓶培养液：含临床用无血清培养液＋2％～5％自体血清＋IL-2。

（四）CIK 混合因子：临床用无血清培养液稀释于 15ml 离心管中，含 IL-2 和 IL-1α，于冰箱－20℃保存。

（五）DC 细胞培养液：临床用无血清培养液＋5％自体血清＋160IU/ml 注射用硫酸庆大霉素＋10～30ng/ml IL-4＋50～100ng/ml GM-CSF。

（六）D-CIK 扩瓶培养液：含临床用无血清培养液＋5％自体血清＋IL-2＋GM-CSF。

二、D-CIK 细胞制备

（一）患者在病房由医护工作人员抽外周血 50～60ml，收集于肝素瓶中，室温或37℃存放。

（二）在超净工作台正常工作状态下，用 2 支 50ml 离心管盛装淋巴细胞分离液，每支 20ml。

（三）用玻璃毛细吸管将病人外周血均匀注入于离心管中的淋巴细胞分离液液面上层，每支离心管加 30ml 外周血。

（四）高速低温离心机离心，20℃，800g 离心 15min。

（五）使用负压器吸掉离心后分离管中的血浆层大部分血浆，收获分离所得的淋巴细胞层细胞于另一支 50ml 离心管中。

（六）用生理盐水加满到 50ml，混匀，20℃，1800～2000r/min 离心 8 min，洗涤 1 次。

（七）离心洗涤后，吸掉上清液，用 60ml 完全培养液重悬分离所得的淋巴细胞于175cm² 培养瓶中，于饱和湿度、37℃、5.0％ CO₂ 静置培养 40min 后收获未贴壁细胞。

（八）轻摇细胞瓶，将不贴壁的悬浮细胞吸出到另外一个 175cm² 培养瓶中，并加入 0.5ml IFN-α（储备液为 10 万 IU/ml）悬浮的细胞进行 CIK 细胞培养；贴壁的细胞加入 50ml DC 细胞培养液进行 DC 细胞培养；分别置于饱和湿度、37℃、5.0％ CO₂培养。

（九）培养 24h 后，CIK 细胞加入 CIK 混合因子液 1ml，IL-2 和 IL-1α，继续于饱和湿度、37℃、5.0％ CO₂ 条件下培养。

（十）第 3 天，DC 细胞补加 IL-4、GM-CSF，加肿瘤组织裂解物。

（十一）第 5 天，观察细胞生长状态，传代扩瓶到 2 个 175cm² 培养瓶中，125ml/瓶，置于饱和湿度、37℃、5.0％ CO₂ 条件下继续培养。

（十二）第 6 天，DC 细胞补加 IL-4、GM-CSF、TNF-α。

（十三）第 7 天或第 8 天，观察细胞生长状态，将 DC 细胞收集后平均等量分配到两瓶 CIK 细胞中，DC 与 CIK 混合培养；过夜，将原来的 2 个 175cm² 培养瓶传代扩瓶到 6 个 175cm² 培养瓶中，100ml/瓶。

（十四）第 9 天或第 10 天，观察细胞生长状态，由原来的 6 个 175cm² 培养瓶传代扩瓶到 12 个 175cm² 培养瓶中，125ml/瓶。

（十五）第 11 天或第 12 天，观察细胞生长状态，抽样 12 瓶于 15ml 离心管中，1ml/瓶（送检），之后将 D-CIK 细胞由原来的 12 个 175cm² 培养瓶传代扩瓶到 24 个 175cm² 培养瓶中，详细填写好验单项目后，送检验科细菌室做细菌、真菌检测。

（十六）第 14 天或第 15 天，检查检验科的细菌、真菌检测结果是否为阴性。仔细观察细胞生长状态后，随机均匀抽样 5ml，台盼蓝染色法计数活细胞、死细胞总数量；并在收获前 1h 抽样进行内毒素检测，如为阴性可收集 24 瓶细胞于消毒好的 250ml 离心杯中，2500r/min 离心 8min 收集。离心收集后，吸掉上清液，并将细胞收集到 8 支 50ml 离心管中，0.9% 注射用生理盐水平衡每支离心管容量，2000r/min 离心 8min 清洗收集。

（十七）离心收集后，吸掉上清液，并将细胞集中收集到 4 支 50ml 离心管中，用 0.9% 注射用生理盐水平衡每支离心管容量，2000r/min、8min 离心清洗收集。离心清洗后，吸掉上清液，并将细胞收集到 100ml 0.9% 注射用生理盐水中，加入一定量的人血白蛋白到细胞悬液中。用刻度吸管抽样 1ml 细胞悬液于玻璃安瓿中，封安瓿口，做标识，−4℃存放 3 个月备查。

三、安全回输

（一）将完成的细胞悬液封好瓶口，核对病人姓名、性别、年龄、住院号、细胞数、无菌结果、病区及治疗项目，确保无误，贴上标签，送病区进行回输；同时填写好详细实验记录并签名后存档。

（二）极少数的病人偶尔会出现 D-CIK 细胞难以激活或出现 D-CIK 生长较慢的情况，此时需要向科室领导汇报，经科室领导审批同意后，可视细胞生长的实际情况适当调整传代扩瓶的速度、扩瓶的间隔时间及回输的日期，如扩增不起来，可考虑重新抽血。

（李永强　夏建川）

第五节　自体 NK 细胞制备流程与规范

一、名词解释

（一）肝素瓶：10ml 0.9% 注射用生理盐水＋4000IU 注射用肝素钠，100ml 0.9% 注射用生理盐水瓶存放。

（二）完全培养液：临床用无血清培养液＋2%～5% 自体血清。

（三）NK 细胞培养液：临床用无血清培养液＋2%～5% 自体血清＋IL-2。

二、NK 细胞制备

（一）患者在病房由医护工作人员抽外周血 30ml，收集于肝素瓶中，室温或 37℃存放。

（二）在超净工作台正常工作状态下，用 2 支 50ml 离心管盛装淋巴细胞分离液，每支 20ml。

（三）用玻璃毛细吸管将病人外周血均匀注入于离心管中的淋巴细胞分离液液面上层，每支离心管加 15ml 外周血。

（四）高速低温离心机离心，20℃，离心力 800g 离心 15min。

（五）使用负压器吸掉离心后分离管的血浆层大部分血浆，收获分离所得的淋巴细胞层细胞于另一支 50ml 离心管中。

（六）用生理盐水加满到 50ml，混匀，20℃，1800～2000r/min 离心 8min，洗涤 1 次。

（七）离心洗涤后，吸掉上清液，用 50ml NK 培养液重悬分离所得的淋巴细胞，于 NK 培养试剂盒-I 型中，置于饱和湿度、37℃、5.0% CO_2 培养箱中培养。

（八）第 6 天或第 7 天，观察细胞生长状态，将 NK 细胞传代由一个 24 孔板转到三个 75cm^2 培养瓶中。

（九）50ml/瓶 NK 细胞培养液（临床用无血清培养液＋2%～5%自体血清＋IL-2）。

（十）第 8 天或第 9 天，观察细胞生长状态，将 NK 细胞培养液加入到正在培养 NK 细胞的 75cm^2 培养瓶中，加到 250ml/瓶，由原来的三个 75cm^2 培养瓶传代分瓶扩增到 6 个 175cm^2 培养瓶中，125ml/瓶。

（十一）第 10 天或第 11 天，观察细胞生长状态，将 NK 细胞培养液加入到正在培养 NK 细胞的 175cm^2 培养瓶中，由原来的 6 个 175cm^2 培养瓶传代分瓶扩增到 12 个 175cm^2 培养瓶中，抽样检测，0.5ml/瓶，于 15ml 离心管中，送检验科细菌室做细菌、真菌检测。

（十二）第 14 天或第 15 天，检查检验科的细菌、真菌检测结果是否为阴性。仔细观察细胞生长状态后，随机均匀抽样 5ml，台盼蓝染色法计数活细胞、死细胞总数量；并在收获前 1h 抽样进行内毒素检测，如为阴性可收集 12 瓶细胞于消毒好的 250ml 离心杯中，2500r/min 离心 8min 收集。

（十三）离心收集后，吸掉上清液，并将细胞收集到 4 支 50ml 离心管中，0.9%注射用生理盐水平衡每支离心管容量，2000r/min 离心 8min，清洗收集。

（十四）离心收集后，吸掉上清液，并将细胞收集集中到 2 支 50ml 离心管中，0.9%注射用生理盐水平衡每支离心管容量，2000r/min 离心 8min，清洗收集。

（十五）离心收集后，吸掉上清液，并将细胞收集到约 150ml 0.9%注射用生理盐水中，用 5ml 注射器抽取 5ml 20%的人血白蛋白注入细胞悬液中。用刻度吸管抽样 1ml 细胞悬液于玻璃安瓿中，封安瓿口，做标识，-4℃存放 3 个月备查。

三、安全回输

（一）将完成的细胞悬液封好瓶口，核对病人姓名、性别、年龄、住院号、细胞数、无菌结果、病区及治疗项目，确保无误，贴上标签，送病区进行回输；同时填写好详细实验记录并签名后存档。

（二）极少数的病人偶尔会出现 NK 细胞难以激活或出现 NK 生长较慢的情况，此时需要向科室领导汇报，经科室领导审批同意后，可视细胞生长的实际情况适当调整传代扩瓶的速度、扩瓶的间隔时间及回输的日期，如扩增不起来，可考虑重新抽血。

（王其京 夏建川）

第六节　自体 DC-T 细胞制备流程与规范

一、名词解释

（一）肝素瓶：10ml 0.9%注射用生理盐水＋4000IU 注射用肝素钠，100ml 0.9%注射用生理盐水瓶存放。

（二）完全培养液：临床用无血清培养液＋2%～5%自体血清。

（三）DC-T 细胞培养液：含临床用无血清培养液＋2%～5%自体血清＋IL-2＋GM-CSF。

（四）T 细胞培养液：含临床用无血清培养液＋2%～5%自体血清＋IL-2＋GM-CSF。

（五）DC 细胞完全培养：含临床用无血清培养液＋2%～5%自体血清＋GM-CSF＋IL-4。

二、DC-T 细胞制备

（一）患者在病房由医护工作人员抽外周血 100ml，收集于肝素瓶中，室温或 37℃存放。

（二）在超净工作台用 4 支 50ml 离心管盛装淋巴细胞分离液，每支 20ml。用玻璃毛细吸管将病人外周血均匀注入于离心管中的淋巴细胞分离液液面上层，每支离心管加 30ml 外周血。

（三）高速低温离心机离心，20℃，离心力 800g 离心 15min。

（四）收获分离所得的淋巴细胞层细胞于另两支 50ml 离心管中。

（五）用适量的注射用含庆大霉素 160IU/ml 的注射用生理盐水加满到 50ml，混匀，20℃，1800～2000r/min 离心 8min，洗涤 1 次。

（六）离心洗涤后，使用负压器吸掉上清液，用 27ml 临床用无血清培养液重悬分离所得的淋巴细胞，用 10ml 刻度吸管吹打混匀均匀加到 3～4 个六孔板中，1.5ml/孔。置于饱和湿度、37℃、5.0% CO_2 培养箱贴壁 3h。

（七）贴壁 3h 后，将悬浮的细胞吸出，1800r/min 离心 8min 一次，吸掉上清液，加入 50ml T 细胞培养液混匀用毛细管吸到 75cm^2 培养瓶中做 T 细胞培养。将六孔板中的贴壁细胞加入 DC 培养液，3ml/孔进行 DC 细胞培养。

（八）第 2 天吸出六孔板中的培养液放入一支 50ml 的离心管中，1800r/min 离心 8min，吸掉上清液，加 54ml DC 完全培养液混匀，加到六孔板中，3ml/孔。

（九）第 4 天，观察细胞生长状态，①DC 补液：2ml/孔的 DC 完全培养液。②将 T 细胞半量换液补全量因子即从正在培养的 T 细胞培液中吸取 25ml，放到 50ml 的离心管中离心，1800r/min 离心 8min，吸掉上清液，加入 T 细胞培养液 25ml 混匀，用毛细管吸到 T 细胞的培养瓶中。

（十）第 6 天，观察细胞生长状态，①DC 补因子 IL-4、GM-CSF 并加 TNF-a；②将 T 细胞半量换液补全量因子，即从正在培养的 T 细胞培液中吸取 25ml，放到 50ml 的离心管中离心，1800r/min 离心 8min，吸掉上清液，加入 25ml T 细胞培养液 25ml 混匀，用毛细管吸到 T 细胞的培养瓶中。

（十一）第 7 天，观察细胞生长状态，用 2 支 50ml 离心管收集 DC 细胞，1 支 50ml 离心管收集 T 细胞，1800r/min 离心 8min，吸掉上清液，每支 50ml 的离心管中加 18ml 的 DC-T 细胞培养液，用毛细管吹打混匀吸到一支管中，将其加到原来的六孔板中，3ml/孔。

（十二）第 9 天或第 10 天，观察细胞生长状态，根据生长态势可将 3ml/孔的 DC-T 细胞培养液加到正在培养的 DC-T 细胞的六孔板中混匀扩成 6 个六孔板继续培养或将 3 个六孔板中的 DC-T 细胞转到 3 个 75cm^2 培养瓶中培养，50ml/瓶的 DC-T 细胞培养液。

（十三）第 11 天或第 12 天，观察细胞生长状态，根据生长态势可将正在培养的 6 个六孔板 DC－T 细胞扩成 6 个 75cm^2 培养瓶中培养 50ml/瓶的 DC-T 细胞培养液；随机抽样，从 6 个培养瓶中抽取 0.5ml/瓶于 15ml 离心管中，送检验科细菌室，做细菌、真菌检测。

（十四）第 14 天或第 15 天，检查检验科的细菌、真菌检测结果是否为阴性。仔细观察细胞生长状态后，随机均匀抽样 5ml，台盼蓝染色法计数活细胞、死细胞总数量；并在收获前 1h 抽样进行内毒素检测，如为阴性可收集 24 瓶细胞于消毒好的 250ml 离心杯中，2500r/min 离心 8min，收集。

（十五）离心收集后，使用负压器吸掉上清液，将细胞收集到 4 支 50ml 离心管中，0.9％注射用生理盐水平衡每支离心管容量，2000r/min 离心 8min，清洗收集。

（十六）离心收集后，使用负压器吸掉上清液，并将细胞收集集中到 2 支 50ml 离心管中，0.9％注射用生理盐水平衡每支离心管容量，2000r/min 离心 8min，清洗收集。

（十七）离心收集后，使用负压器吸掉上清液，并将细胞收集到约 150ml 0.9％注射用生理盐水中，用 5ml 注射器抽取 5ml 20％的人血白蛋白注入细胞悬液中。用刻度吸管抽样 1ml 细胞悬液于玻璃安瓿中，封安瓿口，做标识，4℃存放 3 个月备查。

三、安全回输

（一）将完成的细胞悬液封好瓶口，核对病人姓名、性别、年龄、住院号、细胞数、无菌结果、病区及治疗项目，确保无误，贴上标签，送病区进行回输；同时填写好详细实验记录并签名后存档。

（二）极少数的患者偶尔会出现 DC-T 细胞难以激活或出现 DC-T 生长较慢的情况，此时需要向科室领导汇报，经科室领导审批同意后，可视细胞生长的实际情况适当调整传代扩瓶的速度、扩瓶的间隔时间及回输的日期，如扩增不起来，可考虑重新抽血。

（夏建川　李永强）

第七节　自体 CAR-T 细胞制备流程与规范

一、名词解释

（一）肝素瓶：10ml 0.9％注射用生理盐水＋4000IU 注射用肝素钠，100ml 0.9％注射用生理盐水瓶存放。

（二）完全培养液：临床用无血清培养液＋2％～5％自体血清。

（三）T 细胞培养液：临床用无血清培养液＋2％～4％自体血清＋20～40IU/ml IL-2。

二、CAR-T 细胞制备

（一）分离外周血 T 淋巴细胞

1. 患者在病房由医护工作人员抽外周血 50～60ml，收集于肝素瓶中，室温或 37℃ 存放。在超净工作台正常工作状态下，用 2 支 50ml 离心管盛装淋巴细胞分离液，每 支 25ml。

2. 用玻璃毛细吸管将病人外周血均匀注入离心管中的淋巴细胞分离液液面上层，每只离心管加 15ml 外周血。

3. 高速低温离心机离心，离心力 800g，15min，20℃。使用负压器吸掉离心后分离管中的血浆层，收获分离所得淋巴细胞层的细胞于另一支 50ml 离心管中。

4. 用生理盐水加满到 50ml，混匀，1800～2000r/min，8min，20℃，洗涤 1 次。离心洗涤后，吸掉上清液，用 20ml 临床用无血清培养液重悬分离所得的淋巴细胞，用 10ml 刻度吸管吹打混匀加到 2 个六孔板中，2ml/孔。置于饱和湿度、37℃、5.0％CO_2 培养箱贴壁 3h。

5. 贴壁 3h 后，将悬浮的细胞吸出，1800r/min，8min，20℃，离心 1 次。吸掉上清液，加入 50ml T 细胞培养液混匀用毛细管吸到 75cm^2 培养瓶中做 T 细胞培养。

（二）T 细胞培养及激活

1. 第 4 天，观察细胞生长状态，将 T 细胞半量换液并补全量因子，即从正在培养的 T 细胞培养液中吸取 25ml，放到 50ml 的离心管中离心，1800r/min，8min，吸掉上清液，加入 T 细胞培养液 25ml 混匀，用毛细管吸到 T 细胞的培养瓶中。

2. 第 6 天，观察细胞生长状态，从正在培养的 T 细胞培养液中吸取 25ml，放到 50ml 的离心管中离心，1800r/min，8min，吸掉上清液，加入 T 细胞培养液 25ml 混匀，用毛细管吸到 T 细胞的培养瓶中。将抗人 CD3 抗体（OKT3）用 PBS 稀释成 1ug/ml，包被表面未处理的 24 孔板，250ul/孔，4℃过夜。

3. 第 7 天，用一支 50ml 离心管收集 T 细胞，1800r/min，8min，用 PBS 洗一次细胞，用培养基重悬，计数后以 $1×10^6$/ml 细胞密度接种于已包被 OKT3 的 24 孔板，同时加入 1ug 抗人 CD28 抗体及 100U/ml 重组 IL-2，37℃ 5％CO_2 激活 2 天。

（三）载体制备

1. 明确治疗所针对的肿瘤相关抗原的具体信息。

2. 构建含有来源于小鼠杂交瘤的抗肿瘤相关抗原特异性抗体的 ScFv 段与人类 CD3ζ 及 CD28 等共刺激结构域相融合而形成的针对肿瘤相关抗原的嵌合抗原受体（CAR）转基因组分的逆转录病毒载体或慢病毒载体。

3. 将携带目的基因的逆转录病毒载体或慢病毒载体与包装质粒共同感染 293T 细胞以实现病毒包装。

4. 构建完成后，病毒载体还需进行如下检测，包括但不限于：

a) 鉴别试验；

b) 复制型病毒（RCR/RCL）检测（生产时的批次和冻存复苏时的批次）；

c) 无菌试验；

d) 内毒素检测；

e) 支原体检测；

f）残留量测定：应根据生产工艺及成品的添加成份，对有潜在危险性的成份进行残留量检测；

g）病毒滴度测定；

h）效力试验：插入基因的表达水平测定及生物学活性测定。

（四）病毒转染制备 CAR-T

1．用 8ug/ml PBS 稀释的 retronectin 包被 24 孔板，4℃过夜。

2．吸去包被液，2％ BSA/PBS 室温封闭 24 孔板 30min。

3．吸去封闭液，加入 200ul 病毒上清液，37℃ 5％CO_2 孵育 6h。

4．吸去病毒液，收集激活后的 T 细胞与新的病毒上清液并 1：1 混合，按 $1×10^6$/ml 细胞密度接种于已包被 retronectin 的 24 孔板，同时加入 100U/ml 人 IL-2。

5．转导病毒 2 天后，收集细胞，并转移至 75cm² 细胞培养瓶中，同时加入 100U/ml 人 IL-2。

6．继续培养 5 天后，随机从培养瓶中抽取 0.5ml 于 15ml 离心管中，送检验科做细菌、真菌检测。

7．核查细菌、真菌检测结果是否为阴性。仔细观察细胞生长状态后，随机均匀抽样 5ml，台盼蓝染色法计数活细胞、死细胞总数量；并在收货前 1h 抽样进行内毒性检测，如为阴性可收集细胞于消毒好的 250ml 离心管中。

8．2500r/min 离心 8min 收集后，使用负压器吸掉上清液，并将细胞收集到 4 支 50ml 离心管中，0.9％注射用生理盐水平衡每支离心管容量，2000r/min 离心 8min，清洗收集。

9．离心收集后，使用负压器吸掉上清液，并将细胞收集到 2 支 50ml 离心管中，用 0.9％注射用生理盐水平衡每支离心管容量，2000r/min 离心 8min。

10．离心收集后，使用负压器吸掉上清液，并将细胞收集到约 150ml 0.9％注射用生理盐水中，用 5ml 注射器抽取 5ml 20％的人血白蛋白注入细胞悬液中，同时用刻度吸管抽样 1ml 细胞悬液于玻璃安剖中，封安剖口并做标识，4℃存放 3 个月以备检查。

四、安全回输

（一）将完成的细胞悬液封好瓶口，核对病人姓名、性别、年龄、住院号、细胞数、无菌结果、病区及治疗项目，确保无误，贴上标签，送病区进行回输；同时填写好详细实验记录并签名后存档。

（二）极少数的患者偶尔会出现 CAR-T 细胞难以激活或 CAR-T 生长较慢的情况，此时需要向科室领导汇报，经科室领导审批同意后，可视细胞生长的实际情况适当调整传代、扩瓶的间隔时间及回输的日期，如扩增不起来，可考虑重新抽血。

（杨洁莹 夏建川）

第八节　自体 TCR-T 细胞制备流程与规范

一、名词解释

（一）肝素瓶：10ml 0.9％注射用生理盐水＋4000IU 注射用肝素钠，100ml 0.9％

注射用生理盐水瓶存放。

（二）完全培养液：临床用无血清培养液＋2％～5％自体血清。

（三）T细胞培养液：临床用无血清培养液＋5％自体血清＋IL-2。

（四）DC细胞培养液：临床用无血清培养液＋5％自体血清＋160IU/ml注射用硫酸庆大霉素＋10～30ng/ml IL-4＋50～100ng/ml GM-CSF。

二、TCR-T细胞制备

（一）分离外周血T细胞及DC细胞

1. 患者在病房由医护工作人员抽外周血50～60ml，收集于肝素瓶中，室温或37℃存放。

2. 在超净工作台正常工作状态下，用2支50ml离心管进行单核细胞分离。

3. 用玻璃毛细吸管将病人外周血均匀注入于离心管中的淋巴细胞分离液的液面上层，每支离心管加30ml外周血。

4. 高速低温离心机离心，20℃，800g离心15min。

5. 吸掉离心后分离管中的血浆层，收获分离所得的淋巴细胞层细胞于另一支50ml离心管中。

6. 用适量的注射用生理盐水加满到50ml，混匀，20℃，1800～2000r/min离心8min，洗涤1次。

7. 离心洗涤后，吸掉上清液，用50ml临床用无血清培养液重悬分离所得的淋巴细胞于175cm^{2}培养瓶中，于饱和湿度、37℃、5％CO$_2$静置培养40min后收集贴壁细胞，并加入10ml 1640完全培养液将残余的悬浮细胞轻轻清洗1次，之后加入50ml DC细胞培养液并置于饱和湿度、37℃、5％CO$_2$条件下进行DC细胞培养。

8. 轻摇细胞瓶，将不贴壁的悬浮细胞吸到新的50ml离心管，离心收集后用流式分选CD8$^+$T细胞，在50ml T细胞完全培养基加入0.5ml IFN-α（储备液为10万 IU/ml）重悬分选后的细胞，并置于75cm^{2}培养瓶中培养。

9. 培养24h后，加入混合因子液1ml使终浓度为50～100ng/ml Anti-humanCD3、500～1000 IU/ml IL-2、0.5～1ng/ml IL-1a，继续于饱和湿度、37℃、5％CO$_2$静置培养。

（二）T细胞及DC细胞活化

1. 第3天，DC细胞补加IL-4、GM-CSF。

2. 第6天，DC细胞补加IL-4、GM-CSF、TNF-α，同时加入肿瘤抗原表位肽段，使得终浓度为10μg/ml。

3. 第7天或第8天，观察细胞生长状态，将CD8$^+$T细胞平均分至2个75cm^{2}培养瓶，将负载抗原表位肽的DC细胞收集，按照DC：T＝1：10的比例与一瓶CD8$^+$T细胞混合，置于饱和湿度、37℃、5％CO$_2$条件下共培养7天，隔天换液。

4. 第15天，将负载抗原表位肽的DC刺激后的CD8$^+$T细胞进行测序，获得抗原特异性TCR a和b链的序列，并合成该片段。

（三）病毒转染制备TCR-T

1. 第16～20天，构建慢病毒载体，利用慢病毒感染的方法将抗原特异性TCR序列转入另一瓶CD8$^+$T细胞，之后加入T细胞完全培养基，置于饱和湿度、37℃、5％

CO_2 条件下培养 TCR-T 细胞。

2. 第 20 或 21 天，观察细胞生长状态，将细胞传代扩瓶到 3 个 $75cm^2$ 培养瓶中，50ml/瓶。

3. 第 22 或 23 天，观察细胞生长状态，将细胞传代扩瓶到 6 个 $175cm^2$ 培养瓶中，100ml/瓶。

4. 第 24 天或第 25 天，观察细胞生长状态，由原来的 6 个 $175cm^2$ 培养瓶传代扩瓶到 12 个 $175cm^2$ 培养瓶中，125ml/瓶。

5. 第 26 天或第 27 天，观察细胞生长状态，将 TCR-T 细胞由原来的 12 个 $175cm^2$ 培养瓶传代扩瓶到 24 个 $175cm^2$ 培养瓶中，并详细填写好检验单项目，送检验科做细菌、真菌检测。

6. 第 28 天或第 29 天，检查细菌、真菌检测结果是否为阴性。仔细观察细胞生长状态后，随机均匀抽样 5ml，台盼蓝染色法计数活细胞、死细胞数量。收获前 1h 抽样进行内毒素检测，如检测结果为阴性，则 2500r/min 离心 8min 收集 24 瓶细胞于消毒好的 250ml 离心杯中，0.9％注射用生理盐水将细胞转至 8 支 50ml 离心管中清洗一次后 2000r/min 离心 8min。

7. 离心收集后，吸掉上清液，将细胞收集到 4 支 50ml 离心管中，用 0.9％注射用生理盐水平衡每支离心管容量清洗一次后 2000r/min，离心 8min。

8. 离心去掉上清，并将细胞集中收集到 100ml 0.9％注射用生理盐水中，用 10ml 注射器抽取 5ml 20％的人血白蛋白注入细胞悬液中，用刻度吸管抽样 1ml 细胞悬液于玻璃安瓿中，封安瓿口并做标识，−4℃存放 3 个月备查。

三、安全回输

（一）将完成的细胞悬液封好瓶口，核对好病人姓名、性别、年龄、住院号、细胞数、无菌结果、病区及治疗项目，确保无误，贴上标签，送病区进行回输；同时填写好详细实验记录并签名后存档。

（二）极少数的病人偶会出现 TCR-T 细胞难以转染、激活或生长较慢的情况，此时需要向科室领导汇报，经科室领导审批同意后，可视细胞生长的实际情况适当调整传代扩瓶的速度、扩瓶的间隔时间及回输的日期，如扩增不起来，可考虑重新抽血。

（宋梦佳 夏建川）